U0104412

中医理论传承丛书

周超凡

学术传承

文集

主编◎于智敏

张立平 郭文华

全国百佳图书出版单位
中国中医药出版社
·北京·

图书在版编目（CIP）数据

周超凡学术传承文集 / 杨金生总主编；于智敏，张立平，郭文华主编 . — 北京：中国中医药出版社，2023.2

（中医理论传承丛书）

ISBN 978 – 7 – 5132 – 7851 – 5

Ⅰ . ①周… Ⅱ . ①杨… ②于… ③张… ④郭… Ⅲ . ①中医学—文集 Ⅳ . ① R2 – 53

中国版本图书馆 CIP 数据核字（2022）第 190983 号

中国中医药出版社出版

北京经济技术开发区科创十三街 31 号院二区 8 号楼

邮政编码 100176

传真 010-64405721

鑫艺佳利（天津）印刷有限公司印刷

各地新华书店经销

开本 889 × 1194 1/16 印张 41.75 彩插 0.5 字数 1110 千字

2023 年 2 月第 1 版 2023 年 2 月第 1 次印刷

书号 ISBN 978 – 7 – 5132 – 7851 – 5

定价 188.00 元

网址 www.cptcm.com

服 务 热 线 010-64405510

购 书 热 线 010-89535836

维 权 打 假 010-64405753

微信服务号 zgzyycbs

微商城网址 https://kdt.im/LIdUGr

官 方 微 博 http://e.weibo.com/cptcm

天猫旗舰店网址 https://zgzyycbs.tmall.com

如有印装质量问题请与本社出版部联系（010-64405510）

版权专有 侵权必究

《中医理论传承丛书》编委会

总主编 杨金生

副主编 郑 齐 郭文华

编 委 （以姓氏笔画为序）

于 峥 于智敏 马燕冬 刘丽梅

刘理想 刘寨华 李海玉 沈 宁

张立平 林明欣 岳广欣 金香兰

徐世杰 韩学杰

主 审 孟庆云 周超凡 阎孝诚 李维贤

曹洪欣 吕爱平 潘桂娟 胡镜清

《周超凡学术传承文集》编委会

主 编 于智敏 张立平 郭文华

副主编 岳广欣 刘 颖 杜 松

编 委 （以姓氏笔画为序）

于智敏 刘 颖 杜 松 张立平

岳广欣 郭文华

发扬古意

融合新知

徐向前题

一九八六年四月

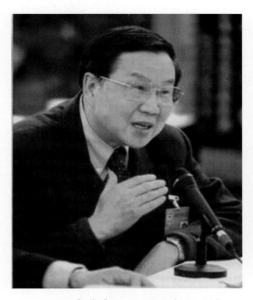

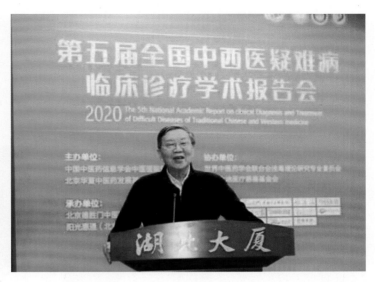

周超凡委员在全国政协会上发言

2020年11月8日，周超凡先生在第五届全国中西医疑难病临床诊疗学术报告会上发言

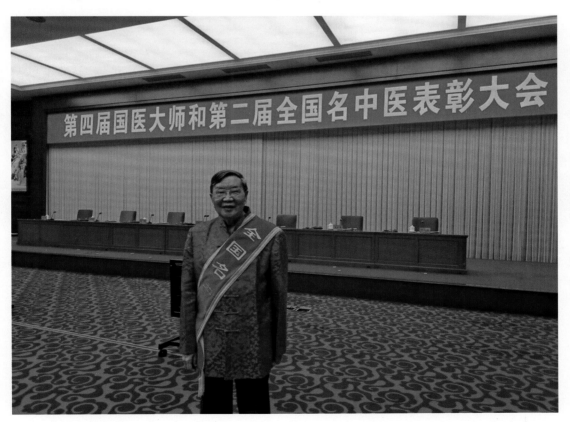

2022年7月20日，第四届国医大师和第二届全国名中医表彰大会上，周超凡研究员获授"全国名中医"称号

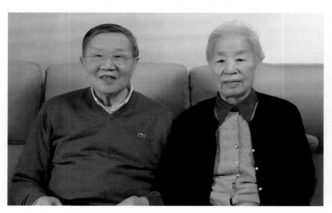

2022 年 3 月，周超凡研究员与夫人张静楷主任药师合影

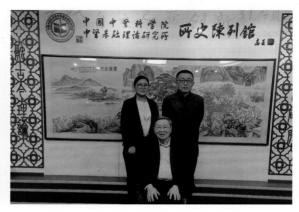

2022 年 4 月 25 日，本书主编于智敏研究员（二排左一）、张立平副研究员（二排左二）与周超凡老师合影

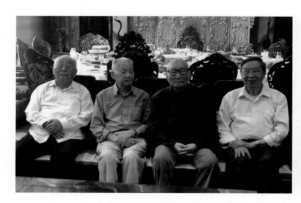

2021 年 9 月 10 日教师节会后，国医大师金世元（左一）、路志正（左二）、颜正华（左三）与周超凡合影

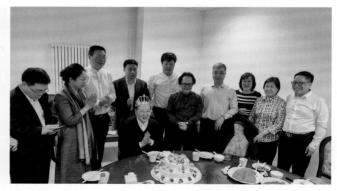

2021 年 5 月 10 日，"周超凡学术传承大会"后，中国中医科学院中医基础理论研究所领导及弟子为周超凡研究员庆祝生日

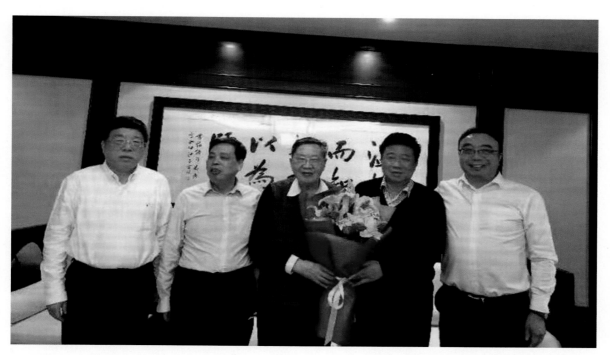

2022 年春节，宜善医疗集团董事长郭文华（左一）、对外经济贸易大学院长夏友富（左二）、国家行政学院教研室主任许正中（右二）、政企智库顾问郝祥保（右一）与周超凡先生合影

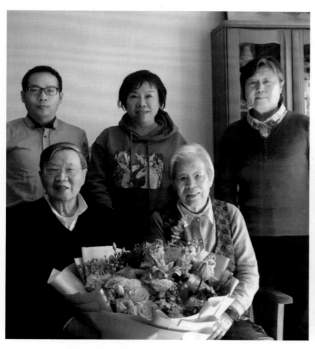

2022 年春节，中国中医科学院中医基础理论研究所副所长金香兰（二排右一）、人事处处长赵红霞（二排右二）、治则治法与养生研究室主任刘理想（二排右三）看望周超凡研究员

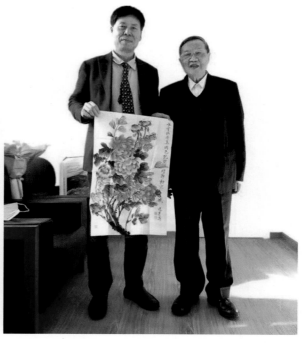

2021 年 5 月 10 日，学术会后，温州市卫生局原副局长谷献旦给周超凡老师赠画并合影

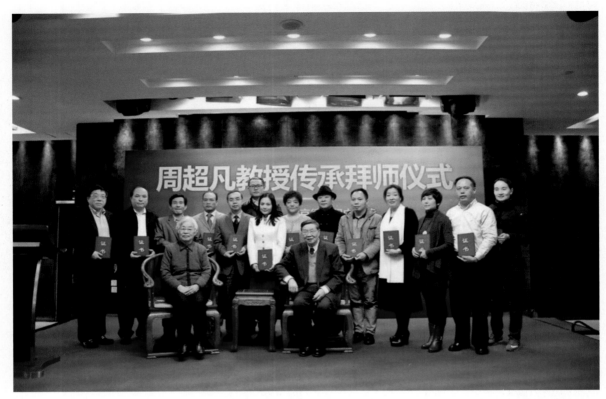

2016 年 12 月 26 日，"周超凡传承拜师仪式"后，周超凡研究员与郭文华（左一）等 14 位弟子合影

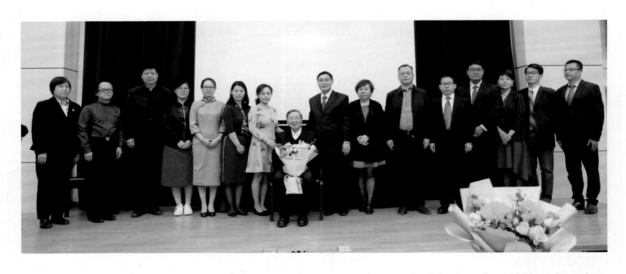

2021 年 5 月 10 日，"周超凡学术传承大会"后，周超凡研究员与中国中医科学院中医基础理论研究所所长杨金生（左三）、书记马燕冬（左二）、副所长金香兰（左一）及 12 位弟子合影

王 序

中医药学是具有中国特色的生命科学，具有科学与人文有机融合、互补互动的学科特点，其学术发展与基业常青，得益于始终坚持理论指导下的临床实践，坚持在临床实践中丰富完善与发展中医理论，坚持理论与实践结合的守正传承进而包容创新。

既往中医传承重视对一方一药一病等的经验继承，这只是传承工作的第一步，由临床经验上升到系统理论并升华的传承工作还有很长的路要走。中医学是理论医学而非单纯的经验积累，理论医学的特点就在于能把临床实践中得到的正面成功的经验与反面失败的教训加以总结提炼，逐渐上升为知识与证据，令后学知所趋避。因之可知中医传承始于经验，继之于理论的提炼升华，最终形成具有普适性规律价值的知识证据，这应该是学术传承的目标与归宿。

中医药学蕴藏着丰富的哲学、史学、逻辑、心理等学科的本底并体现在理法方药中，而思想观念与思维方法的传承是跬步千里，探赜索隐，钩深致远的发轫。传承仁心是灵魂，仁术是根本；传承是基础，创新是归宿的核心思想；弘扬"继往圣，开来学，利众生""大医精诚"的价值标准；崇尚"勤求古训，博采众方""博极医源，精勤不倦"的治学方法，以彰显传承精华、守正创新的真谛，堪称中医学术发展的"不二法门"。

中医治学与人才培养当遵循"心悟者上达之机，言传者下学之要"之古训，传承必须重视言传身教的行为示范与心灵心智的启迪养成，此乃登堂入室的阶梯。如此方能使学问与技术得以升华，理论与实践融会贯通，中医的知识体系方趋完备；如此方能使临床个体诊疗经验上升为完整的学术体系，进而具备完整的理论框架结构、普适的实用价值和永续的发展动力。而"心悟"是臻此境界的有效路径之一，且古往今来，概莫能外。金元大家刘河间自述"法之与术，悉出《内经》之玄机"，倡导"六气皆从火化"，阐发火热病症脉治，创立脏腑六气病机、玄府气液理论，是深谙经典、勤于临证、发皇古义、心悟新知、传承创新的典范，值得我们景仰与膜拜。

理论传承譬如"传灯"，有"薪尽而火传"之意，所谓"为令法不灭，当教化弟子，弟子展转教，如灯燃余灯"。由是观之，浩如烟海、汗牛充栋的中医典籍就是往圣先贤传给我们的"薪"与"灯"，循此路径方可登堂入室。我多年来一直倡导"读经典，做临床，参名师，悟妙道"的治学原则意蕴诸此。

守正传承是保持中医药学术长盛不衰的关键。高尚的思想与道德情操的养成，圆融的智慧与精湛技艺的培育，均需要传承以开启留存。小至一门技术、一个学科，大到一个国家、一个民族，如果忘记历史，忽视守正，轻慢传承，前景堪忧。王闿运所言"见传灯之欲灭，感大宅之先坏"绝非危言耸听，而是"盛世危言"！中医学人当有危机意识，传承与发展并重，崇尚国故，追思前贤，立德修身，精进技艺，慎思明辨，融汇新知，凝练理论内涵，提高临床疗效，成为新一代明医再图创新。

"道门深远，传承不易。"对于具有独特认识论、方法论与实践论知识体系的中医药学，做好其传承工作并非一蹴而就之事，还需吾侪同人付出艰苦卓绝的努力，以筚路蓝缕之力，期投石问路之功，方能探微索赜，触类旁通，精勤修学，证法实性，求真创新，悟道导航。

中国中医科学院中医基础理论研究所作为专门从事理论研究的机构，名家众多，领衔基础理论研究。诸位名家不惟有扎实的理论功底，还具有独到的临床经验和识证组方遣药的心法秘诀，更具甘为人梯之德、淡定清雅之性、精进沉潜之功，志笃岐黄，熟谙经典，堪为师表，在中医理论体系和防病治病关键科学问题研究方面做了大量工作，取得了丰硕成果，对此从理论传承角度加以整理，庶几为后学可资借鉴。

所长金生博士从事中医科研、教学、临床、管理工作30余年，敏思善行，潜心于道，学验俱丰，在中医药诸多领域多所建树而颇多成就。作为首批全国中医药著名专家的传承博士后，对中医理论和名家学术传承多所感悟，深感传承特别是理论传承之于中医学术发展的重要性，奈何理论内涵博大精深，业内人士尚有"戛戛乎其难哉"之叹！因念"求木之长者，必固其根本；欲流之远者，必浚其泉源"，中医守正传承创新发展同样应该遵循此规律。遂发编纂之心，奋掉摩之志，沉潜良久，构思经年。他就任中医基础理论研究所所长伊始，遂组织所内外青年学人，对建所以来的学术成果进行整理，编写了《中医理论传承丛书》，这实在是一件功德无量的大好事！

余观本丛书，编者系统梳理了陆广莘、孟庆云、周超凡、沈绍功、阎孝诚、李维贤、孔令诩七位专家的学术思想，并对每位专家自身学术历程及其学术思想传承脉络加以阐发，概述其代表性科研学术成果，整理其临床实践经验，宣传其良好的医德医风和敬业精神，气脉神韵跃然纸上。本丛书通过展现七位名家的学术思想，进而揭示基于中医理论与临床实践的普适价值与发展规律，体现的是继承，传承的是学术，突出的是创新。该丛书既具有理论与实践的回顾性，又兼顾学术发展的前瞻性；既是对该所既往研究工作的全面总结回顾，也对未来加快推进中医药科研和创新具有指导与借鉴意义，是以实际行动对守正传承创新的践行。

学术研究要保持学术的独立性与纯洁性，坚持理论与实践的统一性，这既是我一贯的主张，也是我工作的指导原则。世界开新逢进化，贤师受道喜传薪。中医药学欣逢良好的发展机遇，以科学求中医之真，以人文弘中医之善，以艺术彰中医之美，促进科学、人文、艺术的和合共进。亦希望以此项工作为契机，弘医道，造福祉，利众生，将国学、国医、国药发扬光大，彰显薪火相传之效力，为新时代培养出更多的中医药名家。

总之，《中医理论传承丛书》是一套较为深刻、系统、全面回顾与展望中医理论传承的学术著作，其中凝聚着所长金生主编及其团队成员的心血。这是志同道合之士同心协力办大事的典范，也是"为自己工作，为他人着想，为社会作贡献"精神的体现，在主张个性张扬的今天，这精神仍然是值得提倡发扬的。

在本丛书即将杀青付梓之际，金生所长邀余作序。体编者之仁心，念传承之迫切；愿中医同人澄怀以观道，积学以储宝，在中医学领域大展宏图。欣喜之余，聊志数语，乐观厥成，爰为之序。

中央文史馆馆员

中国工程院院士 王永炎

中国中医科学院名誉院长

2022年7月8日于北京

前 言

中医药学是中华民族的伟大创造，是中国古代科学的瑰宝，也是打开中华文明宝库的钥匙，为中华民族繁衍生息作出了巨大贡献。在传承前人理论研究和实践经验基础上，发现新问题，总结新经验，形成新理论，从而不断发展、完善，这是中医药学延续千年，经世不衰、历久弥新的关键所在。实践证明，没有全面的继承，就没有持续的发展，没有不断的创新，就没有美好的未来。继承、创新成为中医药理论和实践的源头活水。名老中医药专家对中医药理论有着深刻的认识，在长期的实践过程中，形成了独特的学术思想和临床经验，是中医药学特有的宝贵资源，所以全面继承当代名老中医药专家的学术思想和临床诊疗经验是中医药传承工作的重要组成部分。

党和政府历来高度重视中医药工作，特别是党的十八大以来，以习近平同志为核心的党中央把中医药传承发展工作摆在更加突出的位置，习总书记在致中国中医科学院成立 60 周年贺信中提出"切实把中医药这一祖先留给我们的宝贵财富继承好、发展好、利用好"。《中共中央国务院关于促进中医药传承创新发展的意见》中明确指出要"挖掘和传承中医药宝库中的精华精髓"，特别强调了要"加快推进活态传承，完善学术传承制度，加强名老中医学术经验、老药工传统技艺传承"。在这样一些国家战略引领下，国家中医药管理局、中国中医科学院相继开展了"全国老中医药专家学术经验继承工作""国家科技支撑计划名老中医传承系列项目""中国中医科学院名医名家传承项目"等一系列关于名老中医药专家的学术继承工作，扎实推进了名老中医药专家学术经验的系统整理与抢救挖掘，有力推动了中医药人才的培养和水平提高。

中国中医科学院中医基础理论研究所的前身是 1980 年成立的中国中医研究院中心实验室，至今已经走过 40 余年的奋斗历程。40 余年来，经过几代人的不懈努力，中医基础理论研究所在深入、系统地开展中医理论体系研究和中医药防病治病的关键科学问题研究方面做了大量工作，取得了丰硕成果，也涌现出一批学验俱丰、誉满杏林的专家学者。既往，依托国家中医药管理局、中国中医科学院相关研究项目，已经部分开展了一些名老中医专家的学术传承与学术思想研究工作，取得了一些成果和成功的经验。为系统梳理建所以来名老中医专家的学术成就与思想，推动以传承精华为主体的中医理论原创性研究，落实中医基础理论研究所"十四五"发展规划中"进一步深化名医大家的学术思想及诊疗经验研究，编著具有标志性的大型学术专著"的要求，2021 年初启动了"基础所名老专家学术思想整理与传承研究"工作，系统开展对陆广莘、孟庆云、周超凡、沈绍功、阎孝诚、李维贤、孔令诩 7 位建所以来著名中医药专家的学术思想研究工作，并于 2021 年 5 月正式设立为中医基础理论研究所自主选题重点支撑项目，投入人力物力，确保研究工作顺利开展。

《中医理论传承丛书》正是依托这一研究项目与背景，在全体课题组成员的共同努力之下，对陆广莘、孟庆云等 7 位建所以来著名中医专家的学术论文、学术著作的系统整理及其学术思想初步研究所取得的成果。丛书包括以下 5 个分册。

《陆广莘学术传承文集》收集了国医大师陆广莘先生生前发表的各类论文、序评、报告、访谈、信件、建言等，从基础理论阐发、中医临证思考、中医科研思路、中医特色阐明、中医发展探索、访谈及报告、序评、建言献策 8 个方面进行分类编排。该书整体呈现了陆老从医近 70 年在中医理论和临床实践方面探索的成就，展示了对中医学术发展方向和道路提出的一系列重要主张，尤对其健康医学思想进行了系统阐发。

《孟庆云学术传承文集》收集了孟庆云研究员 50 余年来发表的各类文章和著述，将精华汇编成文集，分为中医经典理论探讨、中医药研究方法及其方法论、《中国中医基础医学杂志》卷首语汇集、中医流派与学派研究、序评、医案与医话、古典医籍孤本提要、思考中医和论著概述 9 个部分。该书有理论探讨，有临证经验，有客观评述，有深入思考，也有研究展望，较为系统地反映了孟老的研究成果和时代思考，对于提高科研水平、助力临床实践均具有重要指导作用。

《周超凡学术传承文集》收集了周超凡研究员发表的论文、出版论著的提要、为中医著作撰写的序言、参加全国政协工作所做的提案及相关报道等，从医药圆融、大医医国、著作概述、采访报道及学术思想与诊疗经验研究 5 个方面进行分类编排。该书不仅全面介绍了周老在中药研究和中医治则治法研究领域取得的成绩和贡献，而且系统展示了其对编制《中国药典》的建议、参加政协工作的建言献策及对中医药传承与发展的思考，体现了其大医医国的情怀与担当。

《沈绍功学术传承文集》收集了沈绍功研究员生前发表的论文以及弟子后学整理沈老学术思想的文章，从理论探讨、临床研究、实验研究三个方面进行了编排整理；同时收集了沈老主编或参编著作及后学整理沈老学术思想著作，撰写了论著提要。该书充分体现了沈老在中医急症救治、冠心病与肿瘤诊疗理论研究，以及沈氏女科学术思想继承创新等方面所取得的成就与学术思想。

《阎孝诚 李维贤 孔令诩学术传承文集》是阎孝诚研究员、李维贤研究员、孔令诩研究员学术传承文集的合编。阎孝诚部分收集了阎老发表的学术论文及出版的论著提要，分理论探讨、临证心得、临床研究、论著提要 4 个部分进行分类编排，充分展示了阎老在中医理论研究及临床实践中的学术成就。李维贤部分收集了李老正式发表的论文、学术传承人撰写的相关论文及期刊相关报道，从学术历程与主要工作成绩、主要学术观点、临证经验简述、医德、论文论著发表与带徒情况 5 个方面，全面介绍了李老从事医、教、研各个方面工作的成就。孔令诩部分收集了孔老生前正式发表的论文及其学术传承人撰写的相关论文，从医家小传、学术思想与经验、学术传承、论文论著 4 个方面，介绍了孔老一生从事中医药临床、科研取得的成绩，以及孔门学术传承的情况。

参与课题研究和本丛书编撰的人员，主要是名老专家的学术继承人、弟子及相关科研人员，特别需要指出的是，孟老、周老和阎老不顾年事已高，对分册内容进行了认真审阅，亲自修改，其严谨的治学精神和工作态度令所有参编人员感动！系统研究整理他们的学术思想与临床经验的过程，也是所有参编人员学习、感受诸位老专家质疑问难、皓首穷经的为学之道的过程，同时也是对我所既往研究工作的一次总结回顾，也必将对未来加快推进我所中医药科研和创新具有指导与借鉴意义。在此，谨以此套丛书向为我所中医理论研究发展作出重要贡献的老专家们，致以崇高的敬意！

在课题研究和本丛书编撰过程中，王永炎院士提出了宝贵的指导意见，并拨冗赐序，对我们的工作既是肯定，也是鞭策与鼓励；中医基础理论研究所的领导全过程参与了丛书编写、出版事项，部署落实、亲力亲为，相关职能处室的领导和老师们提供了大力的支持和帮助；诸位老专家的家人、弟子为丛书的出版不辞辛劳，鼎力相助；中国中医药出版社的编辑同人们不顾出版周期紧、任务重，工作保质保量、兢兢业业。在丛书即将付梓之际，向所有为了丛书出版提供协助、指导的领导、老师、同人们，表示衷心感谢！

由于时间、能力所限，我们对诸位专家学术思想研究还不够深入，错误和不当之处在所难免，恳请业界同人和读者朋友不吝指正。

《中医理论传承丛书》编委会

2022 年 7 月

编写说明

　　《周超凡学术传承文集》是《中医理论传承丛书》的一编。依托中医基础理论研究所2021年度自主选题重点支撑项目"基础所名老专家学术思想整理与传承研究"，旨在对建所以来的名老专家学术论文、论著进行全面编纂、整理。

　　本书收集整理了与周超凡相关的六类文献：①署名文章122篇：包括作为第一作者、通讯作者、指导老师发表的文章，参与撰写、指导的论文；②为他书所做序言2篇；③政协提案50项：作为第一提案人提交的65项提案中与医药和健康相关的提案50项；④相关著作18种：收集周老主编著作14部、参编4部，研究周超凡学术相关著作4部；⑤传略、报道26篇；⑥友人、同事、弟子、后学整理撰写的周老学术思想与诊疗经验相关文章14篇。编为医药圆融、大医医国、著作概述、传略与报道及学术思想与诊疗经验研究等五部分内容，计15章，全面介绍了周老从医60年的历程及其在中医药方面取得的成绩和贡献。

　　开篇为"周超凡小传"，从家学渊源、求学经历、上下求索、基层历练、学术贡献、身兼数职、不忘初心、征程未有穷期等8个方面，介绍了周超凡的学术历程和主要贡献。

　　第一篇　"医药圆融"，共收录署名文章104篇、序言2篇，列为治则治法、中药理论与应用、安全用药、临床诊疗经验及医苑杂谈等5章内容。

　　第二篇　"大医医国"，共收录署名文章18篇、全国政协提案50项，列为对编制《中国药典》的建议、对中医药传承与发展的思考及政协建言献策3章内容。

　　第三篇　"著作概述"，对22种著作，包括周超凡14部主编著作、4部参编著作及4部对周超凡学术研究的著作，进行了概要介绍。分别撰写了"内容提要"，按治则治法类、中药方剂类、其他著作、相关著作编排。

　　第四篇　"传略与报道"，收录文章26篇，列为传略、访谈及报道3章内容。其中，报道涉及医药事业、安全用药、配方颗粒、临床附余、医保目录等部分内容。

　　第五篇　"学术思想与诊疗经验研究"，收录14篇探讨周超凡学术思想、诊疗经验的学术论文，列为2章，内容涉及特效方药、医药圆融思想、临证治则思想，以及治疗偏头痛、糖尿病、老年痴呆等病证的临床用药思路。

　　周老学术思想和贡献主要集中在以下三个方面：

　　（1）治则治法研究：完成了对治则源流的考察，重新定义了治则治法的概念，明确了治则的内容和范畴，并对治则进行了层次划分，强调辨证与辨病相结合，实现了治则治法体系和学科的构建。

　　（2）方药研究：①中药研究与心悟：中药理论与中药药理相结合指导临床用药、粪便类中药的使用利弊、中药复方药理学研究等。②安全用药：提出了理性对待中药不良反应、安全应重金属类中药及慎重使用中药注射剂的思想和指导意见。③激活中药饮片用量：指出了《中国药典》对诸多饮片用量的规定偏小，掣肘临床用药的问题，并给出了具体建议。④编制《中国药典》提出建设性建议：如药物的功能主治要规范且有中医特色、根据临床调整品种、要重视中药不良反应、重视中药重金属含量、农药残留、微生物限度等问题。

（3）临床诊疗特点与经验：注重辨证用药与辨病用药相结合；二是传统中药理论与现代药理研究相结合。

本书各部分内容独立成篇，又交相呼应，周老的学术思想蕴含其中，对于广大中医院校师生、中医药科研人员及中医药爱好者当有一定的启迪。

在本书编撰过程中，周超凡研究员亲自审稿，杨金生研究员给予指导，周老家人和学术传承人提供了大力支持，在此一并致以诚挚的谢意！

《中医理论传承丛书·周超凡学术传承文集》编委会
2022 年 7 月

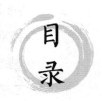

目录

第三篇　著作概述　/ 515

第九章　主编与参编著作　/ 517

第十章　相关研究著作　/ 532

医家小传

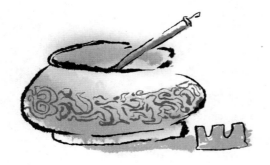

一、书香门第，家学渊源

周超凡，1936年4月出生于浙江省温州市平阳县五代传承的中医世家，与中医的缘分与生俱来。祖上由儒而医，祖父周觐光早年接受儒家教育，又受家传医学熏陶，喜研中医，是一名儒医。后受洋务运动影响，留学日本，毕业于日本明治政法大学专门部法律科，归国后又考取了法政科举人，后又参加了中国同盟会，投身革命，42岁早逝。父亲周志俊（号仲直），幼承家学，青年时期便以医立身，在当地颇有医名。父亲从小接受传统文化教育，文史哲知识广博，同时也学习新学，思想开阔，是一位开明的中医。在动荡的年代，行医谋生颇为艰难，为生计曾一度到周超凡舅舅马星野任社长的南京《中央日报》社工作。但是，周父毕竟是名医生，无心政治，加上时局不稳，不久便辞职，回到温州，重操旧业，他开了药店，命名为"培康药店"，每日坐堂看病，重新做回了中医。

母亲出身平阳望族陈岙马氏，书香门第。外祖父马敏中治学严谨，外祖母吴佩年慧敏贤淑，舅舅是中国杰出的新闻教育家、新闻巨子马星野。母亲受家庭熏陶，也接受过良好的教育，十分注重对周超凡的培养。在他幼年开蒙时，母亲就教他背诵唐诗宋词；稍长，又讲解《古文观止》、唐宋八大家的散文。母亲并未系统学习过医药知识，但有深厚的传统文化功底，受周氏医学世家氛围的影响，也兼通医药。有很长一段岁月，都是周超凡的父亲坐堂看诊，母亲负责抓药。高高的药橱、药橱里花样繁多的饮片、忙碌的药工和往来不断的患者是童年时期周超凡印象最深的场景。

耳濡目染，周超凡便对中医药产生了浓厚的兴趣。父亲看在眼里，便刻意对他进行培养，开始让他诵读《医学三字经》《药性赋》《汤头歌诀》及《濒湖脉诀》等入门书籍，也时不时带他出诊和上山采药。初中毕业时，他已经能辨认上百种草药。

初中毕业后，因为家庭困难暂时失学，周超凡一边在家里的药店帮忙，一边全身心地学习中医中药。在此期间，他阅读了大量的医药书籍，医药知识逐渐丰富。他还跟随父亲坐堂抄方、出诊、采药，积累了不少的临床经验和药物知识。父亲有意把他培养成一个能够为民解除疾苦的医者，这也是周超凡心中所愿。

就这样过了两年时间，父亲意识到这样下去不行，靠自己培养不出大才；这个时代，如果不了解和精通西医药知识，在诊病治病和发扬祖国医药学方面会困难重重，难有大的作为。于是，父亲克服困难，让周超凡继续上学。功夫不负有心人，1954年，失学两年后，他考入了浙江省瑞安中学高中部。父亲最大的愿望就是希望儿子能读大学，接受系统的、科学的中医教育。

二、上海求学，崭露头角

20世纪50年代，由于国家迫切需要提高科技水平进行社会主义建设，"学好数理化，走遍天下都不怕"是非常响亮的口号，"重理轻文"现象普遍存在。班主任老师强烈建议周超凡攻读理工科，成为国家需要的人才。但是在周超凡的内心还是想完成父亲的心愿，报考中医。

1956年，我国在西（成都）、北（北京）、东（上海）、南（广州）各建了一所中医学院，四所最早的中医学院诞生。周超凡在《中国青年杂志》看到了四大中医院校成立和鼓励有志青年投身中医药事业的文章，心潮澎湃。他拿着杂志，和班主任老师说出了自己内心所向和决心。班主任意识到中医和"数理化"一样，都是国家需要的人才，于是支持了周超凡的选择。

1957年，周超凡实现了父亲"不为良相，便为良医"的心愿，顺利考入上海中医学院（现上海中医药大学），成为新中国最早的中医大学生之一。在这所中医药高等学府，有不少泰斗级中医大师，周超凡就有幸受教于程门雪、黄文东、石筱山、秦伯未、章次公等名家。他系统地学习了《黄帝内经》《伤寒论》《金匮要略》及温病学、中药学等课程，同时还能经常跟师出诊见习，逐步提高了自己的中医理论和诊疗水平。除此之外，他也努力学习现代医药知识，也认识到中西医理论体系不同，但是学好西医可以为我所用。

他学到的不仅是学术，更是学到了他们精勤不倦、执着的治学精神。这些令人景仰的医学大家"青衿之岁，高尚兹典，白首之年，未尝释卷"，学了一辈子尚不满足，自己所学更是远远不够的。他深深体会到古人所说的"书山有路勤为径，学海无涯苦作舟"实在是至理。

勤奋是成才的阶梯。他每天三点一线，教室—宿舍—图书馆的生活方式，在别的同学看来，或许有些枯燥，但他却在书目的海洋中自得其乐。课余时间，他也会跟师出诊抄方，从临床中体悟所学。1959～1961年史称三年困难时期，周超凡在清苦中度过，他肚子时常空空，但仍然刻苦地学习，精神十分富足。在整个读大学期间，周超凡回家的次数屈指可数，他把时间都用在了学习上。

6年的时间，他不仅以出色的成绩完成了学业，还阅读了大量的中医药经典著作，并做了近十万字的读书笔记，发表了数篇有较高学术价值的中医药论文。1963年毕业时，由王筠默等老师推荐，周超凡被分配到中国中医研究院中药研究所工作，开始全身心投入中药科研工作中，主要致力于传统中药方剂理论与现代生药、药理、药化相结合的研究。

三、上下求索，登堂入室

20世纪60年代的中医研究院，名家荟萃，济济一堂。浓厚的学术空气、丰富的图书资料使他如鱼得水，踌躇满志。初到中药所的一两年，周超凡阅读了十几部本草著作，并做了大量读书笔记；在实验室里，看到也做了一些药物的动物实验。但是他却陷入了困惑中：一种药物有多种甚至数十种化学成分，在不同的方子不同的配伍及/或不同的用量就有不同的功效；一种药物在人身上产生一种功效，到了动物身上却是另一种功效；一些药物在小鼠身上起了很好的作用，在人身上却失灵了等。彼时，中医药科研刚刚起步，广大科研工作者都是摸着石头过河，都在寻找中医药科研的科学路径。周超凡也在寻找，他隐隐约约地意识到，中药药化的研究有它的科学性也有局限性，撇开配伍和临床方剂，单纯分析成分，就背离了传统中医理论；中药药理和毒理的研究更不能唯成分论，也不能单靠动物实验。周超凡意识到了"不能"，但还是没有找到"能"走的路径。

好在还有临床学习的时间，他渴望从中找到解开困惑的钥匙。

每周有一天的时间，他都要去广安门医院出门诊。更有幸的是，他被杨树千先生收入门下。杨树千系孟河学派大家丁甘仁嫡传大弟子，是中医研究院元老之一，杨老独具慧眼，收他为入室关门弟子，亲炙三年。

杨老在西学中班讲中药学，所以其对周超凡在中药方面要求很高，也就在这段时间，周超凡打下了深厚的中药学功底。他又勤学、善思，于杨师学术多有继承和发挥，深得恩师赏识。3年期间，他的医药理论基础日益深厚，临床技能突飞猛进。

时至今日，每当周超凡谈起这段经历，总是真情流露，对恩师的尊崇和感激之情溢于言表。他犹然记得，每次下了门诊都跟老师回家，师母做好了一桌的饭菜。饭后，老师不午休，讲《丁甘仁医案》，到一点半，接着去门诊。他说："老师带我的时候71岁的年纪，他'精力充沛'，但是一整天门诊看到最后都是勉强支撑着。"除了勤勉，杨老还有一个特点，对周超凡的影响很大。民国时期，杨老在武汉挂牌应诊，都是给百姓看病，诊费便宜、方子不贵，靠车夫、船夫等劳苦大众口碑相传而成名。在调至中国中医研究院广安门医院后，杨老仍然秉持初心，不开大方，轻易不开贵药。周超凡也很好地传承了这一品质。

20年后，当他成为研究生导师，指导学生从事临床、科研工作时，他也是把平生所学悉心教授给学生。他也一直强调：兴趣是最好的老师，只有对中医药学怀着浓厚的兴趣，才能深入进去；勤奋是成才的阶梯，只有摒弃一切私心杂念，不断钻研，才能有所作为。

经过临床的历练，周超凡深刻认识到，临床是中医的根本。实验研究应该从临床中来、到临床中去才是正途。他豁然开朗，坚定不移地走上了坚持探索与研究中医临床和实验相结合的道路。与此同时，他始终没有离开中医临床。

四、梅花香自苦寒来——基层历练

1965年，为响应"把医疗卫生工作的重点放到农村去"的号召，一支支医疗队撒向了祖国辽阔的农村、山区、边疆。周超凡先后三次参加北京医疗队中医研究院分队，赴山西、湖北、江西等地进行巡回医疗、中草药的收集整理及为西学中班讲课。这三年正值国家困难时期，深入偏远地区，其生活之艰苦、工作之繁重可想而知。

周超凡所在的医疗队被派往山西稷山。他尽心为当地老百姓看病，深受欢迎。不仅如此，他还得给动物看病，这是一个新的挑战。山西万荣县配种的马出现了心脏病，不知马的心脏在什么部位，更估量不清马的体重有多重，周超凡边问边学，开出了炙甘草汤，研成粉灌服，马竟然痊愈了。

一年后，他从山西返京后，接着就被派往武汉。武汉军区后勤部卫生部举办西学中班，旨在培养军队中西医结合人才，他作为主讲教师赴任。当时正值"文革"，各方面条件都很差，连教材都没有，他每天上午讲课，下午组织讨论、答疑、带学员实习，晚上就自编教材，有时还要出诊。这种紧张的生活整整持续了一年。一年中他没有休息过一个星期天，没有睡过一个安稳觉。一分辛苦就有一分收获，学习班结束时，他讲的课博得学员们的一致好评；他编写的教材也由武汉军区卫生部内部出版；他的医术、医德、医风，也得到当地百姓的交口称赞。在此期间，他曾带领学员到湖北省阳新县一个湖区巡诊，当地一位患先天性白内障的孕妇临盆时突发肠梗阻，疼痛几次使她昏死过去。此处地势偏僻，交通不便，当地医疗水平低下，转院显然来不及了，孕妇身兼两命，当地医生在束手无策之际，找到了医疗队，请他出诊。他在仔细分析病情后，根据《内经》"有故无殒"的治疗原则，果断地投予加味大承气汤以泻下通腑。患者服药后，腑气得通，疼痛旋即缓解，次日顺产一女婴。此事在当地一时传为佳话。后来，在参加首届全国中医药大会时，时任天津医学院副院长的吴咸中院士做学术报告，讲到了复方大承气汤治疗急腹症的应用。周超凡当即想到了这个病例，深以为然，在治疗思路上不谋而合。

经历了11个月的军旅生活后，1969年，他又随医疗队来到江西省上饶德兴县（现德兴市）。此次出征，他身兼两职：一是继续举办西学中班，为当地培养中西医结合人才；二是整理民间地方中草药，调查中草药资源情况。前者，由于有武汉班的经验，可谓轻车熟路；后者对他来说则面临严峻的考验。虽说周超凡上山采过药，也已经具备了丰富的中药知识，但独立地、全面系统地研究地方草药，还是第一次。他深入药农中间，虚心向他们学习；钻进书本中，向前人学习；在诊病过程中，向患者学习。白天和药农一起上山采药，晚上在灯下制作中草药标本，弄清每味药的科属、药性、药效及临床应用等问题。

有一次在采集中药标本的过程中，他被飘香的山蜡梅所吸引，了解到当地老百姓用山蜡梅叶治疗感冒。他通过走访、口尝身试和应用，确认了山蜡梅叶是一味很好的辛凉解表药。后来，在周超凡的建议下，1977 版《中国药典》就收录了山蜡梅叶，用治风热或流行感冒、发热、咳嗽等。再后来，江西某公司开发了山蜡梅叶颗粒，作为辛凉解表、清热解毒的常用药物，被收入了医保目录。

离开江西回京时，周超凡汇集了 100 多种中药标本，并做了上千张卡片。江西上饶的经历，极大地丰富了周超凡在中药方面的学识，也为他后来的工作奠定了基础。

在艰苦环境中，他能安贫乐道，甘之若饴。时至今日，回想起这段岁月，他仍然认为，这三年是对他最好的历练，收获之大远超预期，甚至可以说是他医疗事业发展的一个新起点。

"文革"时期，中医药科研工作也被迫中断。周超凡选择了参加医疗队、出门诊、去西学中班讲课，再加上他还担任领导人的保健工作，在一定程度上也起到了一层保护作用。有两年的时间，他在中国中医研究院西苑医院当门诊大夫，还有好几年的时间在西学中班讲课。北京的东直门医院、309医院（现中国人民解放军总医院第八医学中心）等多期的西学中班，都留下了他讲课的身影。他负责讲中药学、方剂学两门课程。他失去了大量宝贵的科研时间，但是并没有荒废所学，他的学术生命没有停止。

到了"文革"中后期，部分工作得到一定程度的恢复。周超凡在艰苦的条件下参加了《全国中草药汇编》《中国药典》的编写，这是他经多年积累后的一个新起点。

五、砺得梅花扑鼻香——一展身手

（一）两个奖项的背后

从 1970 年参编《全国中草药汇编》到 1975 年开始参加《中国药典》的编写和修订，周超凡在特殊的时代开启了他新的征程。他埋头苦干，终于迎来了科学的春天。

1. 全国科学大会奖

参加《全国中草药汇编》的编写工作，周超凡身负重任，他担任药理临床组长，负责编写药理、临床两部分内容。多年的科研、诊疗、教学工作积累的经验，成了他最宝贵的财富。在这些积累的基础上，他又花费了大量的精力，搜集整理各地草药手册和以往研究资料，结合自己的认识，开展编写工作。历经 8 年，该书上、下两册，分别于 1976、1978 年出版。

1978 年 3 月 18～31 日，中共中央、国务院在北京隆重召开了全国科学大会，这是我国科学史上空前的盛会，标志着我国科技工作经过"十年动乱"后终于迎来了"科学的春天"。就在这次大会上，《全国中草药汇编》荣获全国科学大会奖。这是一份集体荣誉，但何尝不是对个人的肯定呢？此后，周超凡在中医药界有了一定的知名度，后来还作为正式代表受邀参加了首届全国中医药大会。

2. 中国药典发展卓越成就奖

自 1975 年，周超凡就开始参与第三版（1977 年）《中国药典》的编写和修订工作。1985 年，他被选为第五届国家药典委员会委员，这份工作一干就是 20 年，连任五、六、七、八、九届药典委员会委员。他发现了一些问题，提出了很多的建议，发表了数篇掷地有声的学术论文。

如建议修订《中国药典》对中药功能主治的表述，激活中药饮片的用量，增加关于毒性和用药安全的指导，以及根据临床需求和药物质量删除和新增部分成方制剂等；经过考证和深入研究，订正了马钱子、斑蝥、枳实、枳壳等药物的性味。再如，基于化学成分不稳定及卫生等问题，他建议限制粪便类中药的临床应用，1995年版《中国药典》取消了对粪便类中药的收录。但是，他很严谨，他倡导的是"限制"，但不主张一刀切，认为对粪便类药物盲目草率地一概废除的观点或做法欠妥，尤其对五灵脂（活血化瘀药）这类临床常用而有效的药物，应该在加强临床研究和基础研究的基础上加以利用。

再如，他对有毒矿物药（重金属类）剂量超标应用，鉴别方法、含量测定的缺失等问题忧心忡忡，在1989、1993年分别提交了"尽快解决中成药含朱砂、雄黄的问题案""对有毒矿物药要加强研究与限制使用案"，发表了《含铅类中药的临床应用、中毒及防治》《朱砂治病要兴利除弊》《应加强对朱砂、雄黄药用价值的再评价》3篇文章。部分建议被《中国药典》采纳，如《中国药典》曾经两次大幅度降低朱砂、雄黄的剂量。尽管如此，仍有很多相关超剂量的成方制剂存在，但还有一些具体问题未得到解决。于是在2006～2009年间，他又陆续发表了《关于〈中国药典〉2000年版（一部）含朱砂（兼含雄黄）成方制剂问题的讨论》（2003）、《从牛黄解毒片（丸）看含砷中成药的安全性问题》（2006）、《应加强对朱砂、雄黄药用价值的再评价》（2007）、《朱砂、雄黄的应用概况及评价》（2009）等论文，以及"关于应当加强对朱砂、雄黄药用价值的再评价的提案"（2007）。力推有毒矿物药的兴利除弊工作，对防止医源性有毒矿物药中毒，保证人民身体健康，加快中医药走向世界的步伐有着重要意义。这是周超凡执着坚持而不遗余力的初衷。

至2010年第九版《中国药典》出版后，周超凡已经连续参与了6版药典的修订，连任了5届药典委员会委员。他为中药的安全应用和规范化倾注了大量的精力和心血。鉴于他作出的重大贡献，2010年被授予中国药典发展卓越成就奖。

由于年龄和精力的关系，在连任5届后，周超凡退出了药典委员会，第十届任特别顾问，仍然会提出一些建设性的意见和建议。时至今日，他仍然心系《中国药典》的修订工作，他说还有很多未完成的工作需要后来人去完成。2020年第十一版《中国药典》出版，他对其中的变化如数家珍，中药又新增了11种，修订了452种，穿山甲已升级为国家一级保护野生动物、马兜铃和天仙藤肾毒性问题、黄连羊肝丸因含有粪便类的夜明砂被剔除等。这份执着和情牵，着实让人动容。

周超凡获得过不少奖项和荣誉，但很看重"全国科学大会奖""中国药典发展卓越成就奖"这两个奖项，他在意的不是奖项本身，而是那份责任和使命。

除了参编《全国中草药汇编》《中国药典》外，周超凡还主编了《中草药应用》（1978），与章国镇等共同完成了本草学家、中国生药学先驱赵燏黄遗稿《本草新诠》（1988）的整理和出版。其后，他还主编了《家庭常用中成药》（1999、2003）、《中国乡村医师合理用药指南》（2007）、《中国基层医师用药指南》（2008）、《国家基本药物实用指南 基层部分》（2010）等多部指导中药应用的工具书。

（二）开创新领域——深耕治则治法

1985年，周超凡奉命调至成立伊始的中医基础理论研究所，主持筹建中医治则治法研究室并任主任，开始致力于中医治则治法的学科建设和治则治法理论的研究。

1986年，他组织促成首届"全国中医治则学术研讨会"召开，后又连续主持召开3届，并延续开展了6届，壮大了治则研究队伍，也在一定程度上提高了研究人员专业素质。1988年，由其主编的内部刊物《中医治则治法研究》杂志创刊，共发行了5期，虽然时间不长，但中医治则研究有了自己交流的平台和学术阵地，有了一个良好的开端。与此同时，他还在有条不紊地推进另一项工作——采撷汇集中医治则精华。他带领团队从3000余种医籍中选取了先秦至晚清时期300余种医籍，博录、采撷中医治则与治疗大法的重要医论。董建华院士评价说："《历代中医治则精华》一书，既博采了历代医家纵论治则的珠玉，又撷采古典医籍治则理论的精华，开创了中医治则文献研究整理的先河。"

《历代中医治则精华》属于文献整理研究，对历代中医治则文献进行了全面整理，以辨章学术、考镜源流，也为后续的研究奠定了文献基础。周超凡继续攀登，历经数年，又完成了其代表著作《中医治则学》，重点在于建立中医治则理论体系，并用治则治法指导临床实践。

业内同行专家对《中医治则学》一书评价极高，如国医大师路志正评谓其"冶历代治则于一炉，集万家精髓于一编"、中国中医科学院广安门医院谢海洲研究员赞其为"中医治则学的扛鼎之作"、中国中医科学院中医基础理论研究所孟庆云研究员则谓其学术"论辩醇正，法度粲然"。

在研究工作中周超凡也深刻认识到，中医治则治法是一门上承基础，下启方药，密切联系临床的桥梁，只有和临床应用相结合，中医治则治法才能显示其强大的生命力和较高的学术价值。因而他在研究治则治法理论的同时，紧密联系临床实际，并在中医药理论的指导下，探索出一些行之有效的治疗疑难杂病的方药和制剂。如1998至1999年，他研究补肾填髓法治疗老年性痴呆，开发"填精益智颗粒""补肾养脑丸"；治疗骨刺，开发了"骨刺止痛丸"；治疗咳喘，开发了"咳喘清丸"，获得北京市卫生局同意配制的批复。2005年，针对偏头痛开发的"息风止痛颗粒"，获得国家食品药品监督管理总局药物临床研究批件；2012年"息风止痛颗粒的临床研究"项目获得创新基金支持。

周超凡在治则治法领域坚守、深耕30余年，是业内公认的中医治则治法领域的开创者和学术带头人。

六、身兼数职，多重责任

周超凡担任过第七、八、九、十届全国政协委员，农工民主党中央委员，国家科学技术委员会秘密技术专家组专家，《国家基本药物目录》评审组成员，国家医疗保险目录评审咨询专家，国家中药保护品种审评委员，中国中医科学院专家委员会委员，以及国家领导人保健工作。他身兼数职，无时无刻不在为中医药事业的发展振兴而工作着。

作为全国政协委员、农工民主党中央委员，周超凡有着强烈的社会责任感，他关心体察民情社意，积极参政议政，为中医药事业的兴旺发达、为关注到的国计民生之事大声疾呼。在全国政协七届四次（1991年）会议期间，他的"关于建立中国中医药博物馆"提案受到38位委员的联名认可，成为医药卫生界提案中签名委员最多的提案。此后，在全国政协七届五次（1992年）、全国政协十届三次（2005年）及十届五次会议（2007年）上，分别提交了"建立国家级中医药博物馆""建立医药文化博物馆""建设国家医学文化博物馆"的提案，也曾提出"十馆两园"的设想。他认为中医药博物馆不仅具有保存、保护中国医药文物的功能，也能够起到传承和传播中医药文化的作用。多年以来他不断呼吁，这是他的夙愿，也代表了很多中医人的愿望。2022年伊始，闻悉中医药博物馆建设项目在京规划选址，周超凡感到莫大的欣慰。正所谓"念念不忘，必有回响"。

从1988年当选政协委员至2007年卸任，由他牵头发起的提案有65项之多，内容涉及加强中医药基础性研究、完善中药品种保护制度、中药材培育相关问题、组织中药饮片使用剂量调研、保障中药质量、统一配方颗粒质量标准、关注中药用药安全、推进中医药研究成果的转化应用、西药中药化、中药国际化、中医药现代化、完善基本药物报销制度、中医药高级科研人才培养、建设医药文化博物馆等诸多方面。不仅如此，他还关注民族医药发展，提交了"应大力发展民族医药事业建议案""采取必要措施保护民族医药文化土壤建议案"等4项相关提案。他也关心特殊人群的健康和权益，提交了"保障乙肝病毒携带者的合法权益建议案""关于加强对精神残疾人群的防治监护和救助工作建议案"2项提案。他还为希望工程、蔬菜与中药材中农药残留超标等关问题疾呼与献策。正是"医之大者，为国为民为苍生"。

作为一名医生，因为科研工作的关系，虽然出诊的时间不是很多，但他仍然尽其所有可以利用时间为患者看病。他每次看病，也总会讲一些辨证施治的道理。患者在一知半解间，也能大概明白，中医把人看作一个整体，把人和自然看作一个整体，中医治病除了辨证论治外，还有因人、因时、因地制宜。不仅如此，他很早就承担了国家领导人保健的工作。20世纪80年代中期，他就运用中医传统的辨证与现代辨病相结合的方法，开出芎辛汤合半夏白术天麻汤，治愈了徐向前元帅的"原发性血管性头痛"。徐帅为表谢意，写下"发扬古意，融合新知"8字相赠。这幅字，现存放在中医基础理论研究所所史馆。这8个字，正是周超凡追求中医药事业的真实写照和最好总结。周超凡融合"古""新"，在临床上治愈了多种疑难病证。如其曾治愈一名自出生28天就患有湿疹，两年多反复发作的两岁半幼儿的湿疹。患儿是过敏体质，遍访名医，西药中药都用过，甚至举家南迁、自种食物，也没什么效果。周超凡诊为血热生风，拟清热凉血、祛风止痒治法。知患儿曾服用非洲犀牛角无效，虑犀牛角、水牛角属于角质蛋白，有过敏之虞，所以采用"犀角地黄汤"的其他三味药（生地黄、牡丹皮、芍药）与消风散、当归饮子，加用乌梅抗过敏，化裁成方。药不过10味，四诊后痊愈，且未再复发。以中医辨证结合现代药理用药，是周超凡临床处方的一大特色。他是传统的、现代的中医，他追求的不是"名医"而是"明医"。

作为国家中药品种保护审评委员会委员、国家科学技术委员会秘密技术专家组专家的他，深深感到，中医中药是个伟大宝库，在发掘、整理和对外交流过程中，必须做到内外有别，保护与保密相结合，确保知识产权；保密太过，则不利于内外交流沟通；无端泄密，又会造成国家重大损失。

他还曾是《中国中药杂志》副主编、定稿组组长。此外，还身兼《中成药》等十几家中西医药杂志的编委，审理的稿件源源不断。他经常说审稿也是学习，可以从中吸取不少知识与养分。现在，他不再担任这些职务，但是仍然有一些文稿、书稿送到他这里。他一如既往地认真，看到好的稿子，他会欣喜和欣慰；看到不尽如人意的稿子，他会明确表示此文恐怕不能发表或出版。

作为一名学者，他曾应邀出国访问朝鲜、韩国，也曾为亚、非、欧、美等洲的留学生上课，传播中华民族的医药文化。他无论走到哪里，都把中医药的知识传播到哪里。他一直认为，中医药是全人类的财富。

作为研究生导师，他严于律己，以身作则，既教书，又育人。指导研究生治学严谨、认真负责，在生活上关心爱护学生。他特别希望学生成才，能够"青出于蓝而胜于蓝"。他的第一个硕士研究生已经是颇有成就的二级教授，耳顺之年仍然与他保持着亲密的联系。周超凡先后培养了20多名博士生、硕士生、进修生。即使退休后，也不遗余力地广收学生、培养后辈400余名，可谓桃李满天下。

科研、教学、保健任务、医疗、评审、审稿……每天的工作都安排得满满的，如果没有很高的工作效率是很难完成各项工作的。对于各项工作，他没一丝将就和对付，也没有任何诀窍，用他的话讲，就是"惜时"。1992年，作为有突出贡献的中医药专家，他荣获了国务院颁发的政府特殊津贴。在退休前，他的生活大致如此，几乎没有休闲的时间。他特意上下班走走路、爬楼梯，工作累了擦擦地、洗洗衣服，偶尔浇一浇花草，抱抱小孙子作为自己的休闲方式。他没有娱乐生活，他没有需求，因为他沉浸在中医药的海洋中，自得其乐。

2004年，周超凡开始致力于中药注射剂的研究，2005～2006年两年时间发表了相关学术论文

20 余篇。其中，他最关注的是中药注射剂不良反应的问题，其在查阅文献、总结中药不良反应类型和发生原因的基础上，提出了警示和防范措施，主张对中药注射剂的安全性进行再评价，同时对今后如何更好地使用和发展中药注射剂提出了建设性意见。他的系列文章为注射剂审评审批制度提供了很好的参考。2017 中共中央办公厅、国务院办公厅印发《关于深化审评审批制度改革鼓励药品医疗器械创新的意见》明确"严格药品注射剂审评审批""将对已上市药品注射剂进行再评价"。10 年时间，他得到了想要的答案。

2008 年，是周超凡在科研岗位的最后一年。这一年，他发表了《激活中药饮片用量，提高中医临床疗效》《中药饮片用量的探讨》两篇文章，并参与指导了《论中药用量的特点及研究展望》学术论文，以及中医内、外、妇、儿科临床处方饮片用量系列调研报告。对于《中国药典》中诸多饮片用量，在辨证与用量的关系、用量更新及用量大小等方面存在的问题，他仍然在研究和呼吁中。

他指出，自古就有"中医不传之秘在于量"之说，诸多饮片《中国药典》规定用量偏小，不能充分发挥指导作用，激活饮片用量研究势在必行。及至今日，谈起这个问题，他仍有遗憾，认为自己的任务没有完成。

2008 年，周超凡退休了，这一年他 72 岁。因为《中国药典》修订、新药评审、政协工作等重要职位的需要，他在工作岗位上多坚守了 12 年。

七、不忘初心，得始终

退休后，周超凡不再处在科研一线，也减少了临床诊疗工作，虽然还有一些社会职务，但时间还是宽松了起来。只是他并没有放轻松，把精力和时间又用在了中医药学术的传承和文化的传播上。他说，让更多中医人学好中医、更多人了解中医是我的使命所在。

对于学术传承，他秉持"中医是理论医学，更是实践医学；中医是传统医学，也应该是与时俱进的医学"的理念，围绕中医药理论与实践、实验与临床相结，先后进行了 28 次专题讲座，重点讲辨证与辨病、传统药性理论与现代药理、继承古方与创立新方相结合用药的思想与经验。他看到中医药研究，成果累累，但没有得到充分的利用，甚感惋惜。他时常嘱咐他的学生、弟子，不能抱守残缺，一定要与时俱进，在科研、临床上一定要充分吸收和利用现代的研究成果。周超凡说："搞药的人要懂中医临床，才能有感性知识；搞临床的中医大夫，也要吸取现代药理研究的成果，才能与时俱进。"

对于传播中医药文化，周超凡很是用心。为了增进青少年对中医文化、中华优秀文化的了解，他在 2019、2020 年相继编写出版了科普图书《精彩诗图话中药》《精彩诗图话方剂》。为此，他听了 1 年多儿童节目"小喇叭"，吸取灵感，通过图文并茂的形式，把中医药文化传播开来，把中医的种子播撒在青少年一代人的心里。

周超凡还不遗余力地广收学生，培养后辈。如 2016 年 12 月 26 日，他招收了 14 位弟子，并在北京德胜门中医院成立了"周超凡教授传承工作室"。2021 年 5 月 10 日，在中国中医科学院中医基础理论研究所主办的"周超凡学术传承大会"上，招收了 21 名传承人。他的学生、弟子有专业的中医科研人员、一线的医务人员、中医行政管理人员，也有中医药爱好者，他因材施教，尽心竭力，为中医培养人才。学生是周超凡家里的常客，经常带着问题而来，带着收获而归。看到学生的进步，看到后继有人，他颇感欣慰。他说："人的一生很短，我一辈子做一件事也没有完成，这一代人没有完成，希望后学有人，并勇于超越。"

最近，85 岁的周超凡还在同时推进着两件事：一是指导调研中医治则学编成教材纳入中医药大学选修课的可行性；二是推动《中医治则精华》《中医治则学》英文译本的出版。前者，他还在努力探索中，后者已完成出版。周超凡认为，中医药学是自然科学、社会科学和生命科学融合后的精华，中国传统儒、释、道优秀思想都渗透在其中，并充分反映在中医的治疗思想、治则上，中医治则学与中国优秀传统文化的对外交流和传播相得益彰。世界中医药学会联合会及孔子学院都伸出了橄榄枝，助力将中医治则学传播出去。

中医治则学是周超凡的专长，他的初衷是以此为依托，把中医的治疗思想和理论的精华传承下去、传播开来。他常说，中医的思想和理论是中医的灵魂，中医要传承下去、传播出去，不能丢掉思想，不能不讲理论。

一个年过八旬的老人，仍然乐此不疲，以传承和传播中医药为乐，这只有一种解释——流淌在血液里、渗透到骨子里的热爱。

八、情系中医 60 载——征程未有穷期

周超凡从医 60 载，医药皆精，学验俱丰，在中医治则学、中药传统理论与现代药理相结合、辨证用药与辨病用药相结合、特效方药的应用及安全用药等方面均有所建树，在《中国药典》的修订上更是倾注了大量的心血。然而，回望过去，他更喜欢以学术生涯为计。他说："除去学习和特殊年代的磨砺，我的学术生涯有 40 年，前 20 年是搞中药研究，后 20 年是搞中医治则学研究。"

在中药研究方面，周超凡以传统的药性理论和现代药理学相结合的思想为导向，在指导辨证用药与辨病用药，分析复方、精简复方、组成新方，发掘新药和原有药物的新用途，探究药物的配伍禁忌和控制药物的毒副作用，以及探索改善剂型和给药途径等方面倾注了很多精力，提出了不少科学性的创见。他的部分研究成果，也融入了第四至九版《中国药典》的修订中，内容涉及饮片炮制加工、药物功能主治、用量用法、品种的增汰、药物的不良反应等诸多方面。《中国药典》指导中药的应用越来越科学、安全与规范化，其中都渗透着他的一份辛劳。

在治则研究方面，周超凡完成了对治则源流的考察，修订了治则的定义，明确了治则的内容并扩展了其范畴，提出中医治则的多层次性并对治则进行了层次划分，厘定了中医治疗思想、治则与治法的区别与联系，实现了治则治法体系和学科的构建；同时，又将中医的原创思维，中医学的理、法、方、药贯穿其中，彰显了中医治则治法理论的实践价值。

在临床实践上，周超凡把中药药理、治则治法方面的研究心得融合，辨证用药与辨病用药相结合，临床经验及现代中药药理研究相结合，在治疗血管性头痛、糖尿病、老年性痴呆、高血压、支气管炎等疾病上，都有独特有效的思路和治疗方法，创制了不少实用的方剂。

周超凡一直致力于把传统的中药、方剂理论与现代药化、药理、制剂结合，真正做到了"发皇古义，融会新知"。《礼记·大学》说君子之学"苟日新，日日新，又日新"。周超凡具备了君子之风。他守得住中医的思维方式、中医药理论的根本，又能及时汲取和利用现代的科研成果，是一位既"传统"又与时俱进的"现代"中医。中国中医科学院院长、中国工程院院士黄璐琦这样评价周超凡："当今能说清楚病、药、方的人。""他不仅是一个中医学家，还是一个中药学家。他讲究药物原理，对很多用药讲得非常透彻，并且与时俱进，就连最新的药理成果都能在他的方子里得以体现。"耄耋之年，他又把让更多人学好中医、了解中医药当作自己的使命，尽显大家风范。

他的学术生涯又何止 40 年？

有人以"老骥伏枥"形容现在的周超凡，而他则一直用"老牛自知夕阳晚，不待扬鞭自奋蹄"来

描述自己。回望 60 多年的学习、科研和临床经历，他说："我的介绍里有很多头衔，但我的身份只有一个——中医人。我一辈子只干一件事——坚持在中医临床和实验相结合的道路上探索中医药传承精华、发展创新之道。"

周超凡还写下了更为精简的 13 个字的自我总结——"不忘初心 60 载，中医人生渐展开"。在周超凡的思想里，成绩已成过往，征程未有穷期。

"莫道桑榆晚，为霞尚满天"正是对周超凡的真实写照。

"一辈子，一件事"，对中医药的坚守与实干，便是他走过的人生历程。

[注：本文初稿由于智敏、张立平完成于 2021 年 11 月 3 日，为《周超凡：发扬古意，融合新知》（中国报道网，2021-11-06）、《发扬古意，融合新知！看看这位 85 岁老中医的求学路》（《中国中医药报》官方号，2021-11-11）、《中医周超凡：行医六十载 人生渐展开》（《光明日报》，2021-12-06）供稿，定稿有增删。]

第一篇 医药圆融

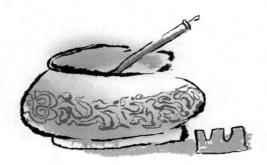

第一章　治则治法研究

中医治则研究概况

治则就是治疗疾病的法则，是在整体观念和辨证论治基本精神指导下制定的。治则是对临床治疗、立法处方用药，具有普遍指导意义的治疗规律。治疗法则和具体的治疗方法不同。治疗法则是用以指导治疗方法的总则，任何具体的治疗方法总是由治疗法则所规定，并从属于一定的治疗法则。研究治则可以阐明中医治疗、立法处方用药的理论，促进中西医药理论的结合，现将治则研究归纳如下。

一、清热解毒

清热解毒法，临床上主要用于热病高热、热痢、痈肿、瘟毒及咽喉肿痛等症，此法在温病学说中有很大发展。经药理学研究发现，清热解毒药中不少药物具有抗菌抑毒、消炎退热和提高机体屏障的作用。

1. 抗细菌、病毒感染

天津市南开医院观察一些清热解毒药对家兔实验性腹膜炎形成过程的影响，发现这类药可使肠管黏膜炎症渗出减少，能基本控制肠壁脓肿的形成，既抗感染，又防止细菌扩散。中医基础理论研究所在筛选抗流感、副流感、鼻病毒、腺病毒等呼吸道病毒中药中，发现有效的抗病毒药主要是属于清热解毒药。

2. 抗炎症

有些清热解毒药，如金银花、连翘能抑制感染性炎症渗出，连翘对无菌性炎症也有良好的抗渗出作用，并能提高腹腔炎症渗出细胞的吞噬能力，降低微血管壁的脆性，保护微血管以抵抗病毒性损害。

黄芩能抑制变态反应性炎症发展。山豆根、白花蛇舌草能增强肾上腺皮质功能，而有抗炎症作用。有些清热解毒药如知母、重楼、败酱草的抗炎症作用可能与所含的皂苷有关，其作用可能是皂苷和细胞膜结合，改变了细胞膜的通透性所致。

3. 解毒

能明显对抗细菌的毒素和其他毒物的毒性、保护微血管以抵抗毒性损害的有黄芩、甘草、玄参、地锦草、小檗等。

4. 调整机体免疫功能

①能增进外周白细胞的吞噬能力，如黄连、黄芩、金银花、鱼腥草、穿心莲等；②提高网状内

皮系统的吞噬功能，如白花蛇舌草、广豆根、头花千金藤等；③提高人体血淋巴细胞的转化能力，如黄连、金银花、蒲公英、紫花地丁、生地黄；④能促进抗体形成，如山豆根、生地黄；⑤对化疗或放疗所致人或动物的白细胞下降有明显升高作用，如生地黄、玄参、虎杖、水牛角；⑥能提高气管炎患者的痰中溶菌酶的活力及血清备解素水平，如鱼腥草；⑦对一些变态反应性疾病，又表现为免疫抑制作用、抗变态反应的作用，如黄芩；⑧对新生儿高胆红素血症及 ABO 型溶血，黄疸茵陈冲剂及茵栀黄注射液均能抑制红细胞抗体的产生；⑨能抑制反应素抗体引起的肥大细胞脱颗粒作用，如黄连、牡丹皮；⑩抑制大白鼠的嗜同种细胞抗体的产生，临床上常用复方龙胆草治疗湿疹等。

5. 解热作用

对于一些感染性疾病引起的发热，有解热退热作用，如黄芩、鸭跖草。

6. 增强肾上腺皮质功能

兴奋垂体—肾上腺皮质功能，增强白细胞吞噬细菌的能力，如小檗碱、穿心莲、白花蛇舌草、山豆根、秦皮等。

7. 降压

有人对 498 种中药做了动物降压作用筛选，发现 50% 以上的寒性药能降低血压。

8. 抗肿瘤

有人将 90 种中草药做了抗动物移植性肿瘤试验，有一定活性的大都是苦寒的清热药。

清热解毒药的性味多属苦寒，对清热解毒药做广泛深入的研究，将会有助于我们对中药性味理论的进一步理解和认识。

二、活血化瘀

活血化瘀法，临床上主要用于血滞经闭、痛经、产后瘀血腹痛、癥瘕、痞块、跌打损伤、骨折、瘀血肿痛等症。此法始于《内经》，在《伤寒论》《金匮要略》《医林改错》《血证论》等书中都有许多发展，现在广泛用于临床各科。北京、上海等地在临床、实验方面都做了大量工作，主要从微循环、血液流变学和血流动力学等方面探讨活血化瘀的原理及物质基础。现归纳如下。

1. 改善血循环，特别是微循环，改善缺血状态，治疗心血管、肺血管、脑血管、眼底血管、肢体血管等疾病。在改善血循环的基础上，还能降低纤维蛋白稳定因子和提高血液内纤维蛋白的溶解活性，并能降低血小板表面活性和聚集性，降低血液黏度，防止血栓形成；可增加冠脉血流量，提高机体耐缺氧能力。

2. 改善结缔组织代谢，既能促进增生病变的转化吸收，又能使萎缩的结缔组织康复。活血化瘀药既能治疗瘢痕疙瘩，使结缔组织增生减少，又可治疗外阴硬化性苔藓，使萎缩的结缔组织恢复。能使慢性肝炎引起的肝脾肿大、矽肺引起的肺纤维增生、丝虫病引起的象皮肿、烧伤引起的瘢痕疙瘩、外科手术引起的肠粘连及结核感染引起的结核性肉芽肿等病变减轻或消退。

3. 改善毛细血管通透性，减轻炎症反应，促进炎症病灶消退，治疗炎症性疾病，如慢性盆腔炎、阑尾炎、炎症包块、褥疮等。能降低毛细血管通透性，减轻炎症水肿，减轻慢性炎症肉芽肿的增生和渗出。

4. 调整机体免疫系统功能，治疗自体免疫、变态反应及细胞免疫功能低下的疾病，如新生儿溶血、系统性红斑狼疮、类风湿关节炎及过敏性肠炎等。北京地区发现活血化瘀药能预防曾患过新生儿 ABO 型溶血症的孕妇再次发病，并测得部分孕妇免疫性抗体消失。用益肾汤治疗慢性肾炎，取得一定疗效，其作用原理与抗变态反应有关。用溶血空斑试验证明，活血化瘀药对小鼠抗体形成细胞有明显的抑制作用。有些活血化瘀药在治疗肿瘤时（肿瘤患者一般细胞免疫功能低下），能提高免疫功能，增强单核细胞的吞噬活性，清除游离的肿瘤细胞，认为能防止血行扩散。但观察结果不一，也有人认为活血化瘀药可促使肿瘤的转移。

5. 改善机体代谢失调。活血化瘀药能改善机体的氮代谢，使动物因损伤而引起的氮的负平衡很快转为正常平衡状态。它使氮分解代谢降低，合成代谢增加，纠正伤创机体的负氮平衡，而有利于组织的修复、创伤的愈合。对其他代谢亦有影响，如改善结缔组织代谢方面，已如上述。

三、扶正固本

中医强调"肾为先天之本""脾为后天之本"，扶正固本当以补脾肾为主。补益类方药多数具有扶正固本的作用。此法对慢性疾病，特别是虚证有着重要的治疗作用，亦有人说它是治疗慢性病的根本大法。补脾肾药是通过调整人体的神经、内分泌、免疫及代谢功能而发挥治疗作用的。

1. 调节机体抗应激机能，具有适应原样作用

扶正固本药，对整体具有广泛调节作用的物质——核糖核酸（RNA）和脱氧核糖核酸（DNA）有调节作用。补阳药（附子、锁阳、淫羊藿、菟丝子）能提高DNA、RNA的合成率。滋阴药（麦冬、生地黄、玄参、龟甲）能使细胞内DNA、RNA合成率降至正常。扶正固本药能增强机体的非特异性免疫力，它对物理的、化学的、生物的有害刺激因子均有提高抵抗力的作用。不管疾病的病理改变如何不一，都有可能使之渐趋正常。如人参，既可使低血压升高，又可使高血压降低，既可降低食物性和肾上腺性高血糖，也可升高因胰岛素引起的低血糖；既可升高因苯中毒引起的白细胞减少，又可降低因注射牛奶引起的白细胞升高。又如肾气丸既可治疗浮肿少尿，又可治疗多尿、夜尿。

2. 调整免疫功能

补气药党参、白术、茯苓煎剂内服，有促进细胞免疫的作用。补血药熟地黄、首乌、枸杞子等也能增强机体免疫功能。但也有例外，如补气药甘草却有抑制免疫的作用。补阳药（附子、锁阳、淫羊藿、菟丝子）有促进抗体提前生成的作用，滋阴药（麦冬、玄参、生地黄、龟甲）有延长抗体存在时间的作用。因此，扶正固本药可能有增强人体免疫功能的作用。补肾方法可能提高机体免疫力，改善机体的免疫状态。对肾虚型慢性气管炎患者，用补肾药后，T细胞比值升高，血清免疫球蛋白A及G由正常低值升到正常高限。肿瘤患者免疫功能低下时，用补肾药后，免疫指标常得到明显的改善。

但是补肾药在临床上也用于肾炎、系统性红斑狼疮、血小板减少性紫癜、支气管哮喘、类风湿关节炎、重症肌无力等自身免疫性疾病，说明补脾肾药可能具有调节、改善机体免疫状态的作用。对免疫反应过高而引起的一些免疫性疾病有较好的治疗作用，这方面药理学研究尚未很好跟上。

3. 增强神经内分泌调节功能

脾虚患者常有副交感神经功能偏亢现象，真性胆碱酯酶测定、自主神经功能检查都证明了这一点。用健脾益气药后，都能得到不同程度的改善，如健脾方四君子汤有明显的抗乙酰胆碱、抗组织胺及一定程度的抗肾上腺素作用。因此，健脾药是否能调整自主神经和胃肠功能，并能解痉止痛，值得进一步研究。

补脾肾药如附子、鹿茸、人参、黄芪、甘草、淫羊藿、五味子有增强肾上腺皮质功能的作用，能减少患者对激素的依赖现象及撤激素时的反应。甘草、地黄本身就可能具有肾上腺皮质激素样作用，并且对放疗、化疗所引起的肾上腺皮质功能抑制有一定的保护作用。有人测定肿瘤患者的血浆皮质醇，在单纯化疗前后对比，皮质醇水平下降 27%；配合扶正固本药治疗后，皮质醇则不下降，甚至升高 60% ～ 100%。

4. 增强机体解毒功能

有些扶正固本药如五味子、灵芝、黄芪、当归、甘草能促进肝脏糖原和蛋白质的合成代谢，或减轻某些毒物对肝脏的损害，起保肝作用，有的还能诱导肝脏药物代谢酶，增强机体的解毒功能。

5. 改善造血系统功能

党参、黄芪、白术、当归、熟地黄、鸡血藤、枸杞子、紫河车、鹿茸、巴戟肉、补骨脂能升高红细胞和血红蛋白。人参、鸡血藤、丹参能增加白细胞。当归、熟地黄、山茱萸、肉苁蓉、红枣、龙眼肉能升高血小板。有些助阳药能使红细胞中 ATP 的含量上升；有些滋阴药可防止化疗引起的白细胞减少。

四、通里攻下

"六腑以通为用"，用通里攻下法，以大承气汤加减或复方大承气汤治疗单纯性肠梗阻、急性胆囊炎、急性阑尾炎而有便秘、苔黄、脉实者有较好疗效。此方能增加胃肠蠕动、增加游离肠绊血流量、扩张血管、降低血管通透性，并能抗感染，这样就可能改善胃肠道的机能状态，从而对肠管缺血、瘀血、血管内凝血、出血及感染组织坏死等病理改变发挥治疗作用。

武汉医学院附属二院（现武汉大学中南医院）了解到中医治疗心腹卒痛的三物备急丸、九痛丸、走马汤等均含巴豆的方药之后，用方中主药巴豆来治疗胆绞痛，解决"痛则不通"的问题，用通里攻下法使其达到"通则不痛"的目的。

胆绞痛近似于心腹卒痛，临床实践证明疗效不错，简便易行。其机理是否与巴豆刺激肠道引起蠕动增强，而使胆总管括约肌松弛，有利于胆汁排出及胆道内压力降低等因素有关，值得探讨。

北京友谊医院采用通里攻下法，用病毒 1 号方和 4 号方治疗 132 例小儿流行性感冒，其中 108 例在两天内退热。

五、理气开郁

理气开郁药有行气消胀、解郁止痛、降气等作用。临床上多用于脾胃气滞所引起的脘腹胀痛、嗳气吞酸、恶心呕吐、便秘等，脾气郁滞所引起的胁肋胀痛以及肺气壅滞所引起的胸闷作痛咳喘等症，这些大都是副交感神经功能亢进的表现。由柴胡、木香、枳壳、陈皮、郁金、白芍、炙甘草所组成的理气开郁方药能降低大白鼠结扎幽门所引起的胃溃疡发病率，使胃液分泌量减少，游离酸度与总酸度降低，并对中枢神经有镇静作用。多数理气药都有降低肠管紧张性和乙酸胆碱的作用，如抑制胃肠平滑肌痉挛的乌药、陈皮、菖蒲、豆蔻、藿香；抑制消化液分泌或中和胃酸的延胡索、肉豆蔻、洋金花；降低十二指肠和小肠平滑肌张力的厚朴、青皮、陈皮、香附、延胡索、川楝子等。但也有例外的情况，有些理气药能兴奋胃肠平滑肌，增强胃肠蠕动，如枳实、枳壳，增加胆汁分泌和促进胆道括约肌松弛的作用，如郁金、木香等。实验结果不一致的原因可能与动物的功能状态以及中药的双相调节作用有关。

最近几年从研究治则入手，初步阐明了一些中医治疗、立法处方用药的理论，但仍然是较肤浅的。如果我们在研究治则的基础上进一步研究治法，也许能使中医理论研究深入一步。疾病出现的证候是多种多样的，病理变化是极其复杂的。这可能与发病机体的体质因素、病情的轻重缓急、发病的时间地点等不同有关。在用同一治则时，还需用不同的具体的治法。如同扶正治则，在临床还有益气、养血、滋阴、助阳等不同的治法。这样才能体现辨证论治的精神，中医治病是辨证论治，非常重视"证"。中药复方的疗效与"证"密切相关，如五苓散，只适用于五苓散证。它对健康人、正常家兔和小鼠均无利尿作用，但当机体有水盐代谢障碍而形成水肿时，则能发挥明显的利尿作用。只有对证才能发挥疗效，也就是说，只对特定的病理状态有效，而对正常机体不一定有作用。因此，今后还需进一步加强中医"证"和治法的研究。

上海从辨证论治中发现功能性子宫出血等六种全然不同的疾病，当发展到一定阶段时，都可出现肾阳虚的症状，经临床深入研究，都有垂体—肾上腺皮质功能减退的共同特点。用补肾阳药治疗都有较好疗效，并能使垂体—肾上腺皮质功能改善和恢复，从而达到异病同治的目的。为探求肾阳虚的实质和补肾阳药的作用机理，就从肾上腺皮质功能低下入手，用大量皮质素"逼虚"小鼠模拟"阳虚"证，然后再用补肾助阳药治疗，从中探索阳虚证的有关客观指标和补肾阳药的作用机理，为中医药基础理论研究提供新的依据。因此，在进行中药理论和中药复方研究时，可以根据临床观察结果，设计一些临床上不能进行的药理指标做动物实验，从动物实验中得到的结果，又提供给临床研究参考。经过反复实践，即临床研究—实验研究—临床研究，这样进行下去，就能在总结、整理、提高辨证论治的过程中，既能使治法、复方的作用机理逐步被阐明，又能使中医的"证"与机体的功能状态、病理改变结合并统一起来，使"证"逐步客观化，为中西医药结合打下基础。

【周超凡，屠国瑞. 中医治则研究概况［J］. 中级医刊，1980（2）：25-29】

中医治则研究简况及设想

中华人民共和国成立以来，人们对治则进行了广泛的研究，本文就中医治则研究的简况以及对治则研究的一些初步设想，做一论述。

一、治则研究简况

1. 文献研究

这是目前治则研究中研究较多的一个方面。近几十年来，发表了数以百计的学术文章，涉及的面较广，现仅陈其大概。《内经》治则的研究，如徐氏等对《素问》"阴阳应象大论""标本病传论"等篇中的治则理论进行了有计划的研究。其他则多以某个专题研究形式出现，如治病求本、标本论治、正治反治、扶正祛邪、上病下取、同病异治等。有人阐述了《伤寒论》中扶阳气的法则，以及伤寒六经提纲和治疗原则。也有人系统地论述了《伤寒杂病论》的治则，总结为无病早防、有病早治，卒病急治、久病缓治，表病先治、里急急治，同病异治、异病同治，逆者正治、从者反治，上病下治、下病上治六方面。有人总结了《金匮要略》同病异治的规律。对温病学治则的研究，有人指出养阴保津为温病的重要治疗原则。对温病卫气营血治则也有探讨，特别是对"在卫汗之"的意义讨论得比较深入。对三焦治则也有所讨论。

文献研究中也还存在着一些问题。第一，对《内经》等经典的治则思想研究较多，而对其他医家的治则思想研究较少，不足以反映治则思想之全貌。第二，缺乏系统性，对治则的概念、内容、范围及治则之间的关系等问题，研究较少。

2. 临床研究

临床研究就研究方法分为验证和发挥两部分论述。

（1）验证，是指今人的临床实践对各个治则的检验。如众所熟知的"扶正祛邪"治则指导肿瘤治疗，采取"攻邪""攻补兼施""扶正祛邪"，早、中、晚三阶段论治，以及在"标本论治"对哮喘病采取发则治其标（肺）、缓则治其本（肾）等，都取得较好的效果，从而证明了"扶正祛邪""标本论治"等原则的有效性。再如，最近兴起的"时间治疗学"，从临床角度证明"因时制宜"原则是很有道理的。如仲氏报道，按子午流注规律，依时服药，对部分疑难顽症取得佳效。刘氏根据《素问·金匮真言论》所谓"合夜至鸡鸣，天之阴，阴中之阴也"，认为子时人体阴气最盛，阳气最微，对子时发作的一些病症，运用温阳法取效。又如"治痿独取阳明"原则，焦氏依之用针灸取阳明经穴位治痿证取得良效，从而证明了这一治则是有其临床依据的。蔡氏则进一步指出该治则不仅指导针灸上取阳明经穴位，更重要的是指处方用药从中焦脾胃着手，包括补阳明之虚和泻阳明之实。董氏则更将泻阳明之实分清胃热、化痰湿、下腑实三方面论治，都从临床角度对"治痿独取阳明"治则进行了验证。从总体上看，临床验证占治则临床研究的主流。

（2）发挥，是指在传统治则的基础上加以突破和提高，或根据临床需要创立新的治则。如姜氏提出的"截断扭转"理论，包含着对温病治则的突破，认为治疗温病，不必拘泥"卫之后方言气，营之后方言血""到气才可清气"的顺应疗法，主张先证而治，截断扭转的原则。其截断重症温病的三大原则：重用清热解毒，抑制病原，使病程阻断或缩短；早用苦寒攻下，迅速排泄邪热瘟毒；及时凉血化瘀。这一法则经各地较多单位验证，证明对治疗乙脑、急性肺炎、败血症、菌痢、流行性出血热等能显著提高疗效，缩短病程。

另外，像孙氏提出"调整月经周期的中医治则"就是根据临床需要，对治则的一种创新。

临床研究存在着和文献研究一样的缺陷，即缺乏有计划的系统研究工作，基本上靠广大临床大夫的自发研究。

3. 现代研究

近些年来，采用多学科的方法对中医理论进行了广泛的研究，对治则也有一些研究。从总体上看，直接对中医治则的现代研究不多，这类研究有何氏等对"三因制宜"原则进行的系列研究，发现地理、季节气候等因素对人体的影响规律，对阐明"三因制宜"原则有一定帮助。

但更多的是与其他中医基础理论的现代研究交叉在一起，如证、方、法、药的研究，五运六气、时间医学的研究等，这些研究虽然不是直接的治则研究，但往往可说明治则的一些问题。如郝氏指出五运六气所揭示的周期不仅是存在的，而且有一定的物理意义，有助于阐明"因时制宜"的一个方面。宋氏等对阴虚火旺、命门火衰患者十二时辰尿渗透压和尿量曲线的观察发现，人尿渗透压与尿量曲线有一定时辰节律性，从机体变化角度提示"因时制宜"原则有其内在依据。傅氏对"异病同治"的原理进行了论述，认为功能、结构、代谢的辨证统一是"异病同治"的病理生理学基础，同时论述了"异病同治"的分子生物学基础、药理学基础。

对"证、法、方、药"，更是一个研究广泛且已比较深入的领域，其大量的研究成果，许多都有助于治则的阐明，也是值得借鉴的。例如，祁氏等指出，一切正气虚的患者，免疫功能均较低。上海中医药大学附属龙华医院发现，补阳（气）药能使抗体形成时间提前，养阴药能使抗体存在时间延长，认为补阳药和养阴药能纠正免疫功能缺损，都可从一定程度上揭示"虚者补之""扶正祛邪"等治则的机理。由此，人们进一步提出了"证药效应"，即"证的生理病理变化，与对之治疗的方、药的药理效应是互相吻合的"，这样也就证明了指导这些方药运用的治则、治法是正确的。如危氏探讨了温阳益气和滋阴清热方药的作用效应，认为"清热、养阴清热、补气温阳等治疗，除可改善临床阴阳寒热偏盛偏衰症状外，神经系统、内分泌系统和环核苷酸含量均发生相应的改变，这些改变符合中医调和阴阳的根本原则"。陈氏指出，部分虚寒证发生的机理，包含 β 受体兴奋性减弱的因素，而部分温热药、方，如附子、麻黄附子细辛汤等的作用确实包括部分 β 受体效应，从而也从一个侧面提供了"虚则补之""寒者热之"的依据。

阴阳的研究，也是一个较为深入的领域，其研究成果同样有助于阐明治则实质。例如邝氏等以 cAMP/cGMP 的比值作为阴阳平衡的观察指标，为"调整阴阳"原则提供了一个客观指标。

二、对治则研究的一些设想

综上可见，文献、临床、科研等方面对治则的研究都已取得一定的成绩，有了初步的基础。但也存在着许多问题，如对治则体系认识的局限性和模糊性，既往的文献、临床等研究缺乏计划性、系统性。针对这些情况，笔者提出一些不成熟的设想，供大家参考。

1. 文献学研究

这是治则研究的基础工作。文献研究包括两个方面，一是对古代文献的整理，二是对现代文献的整理。前者是文献研究的主要工作，由于中医治则内容散见于历代医著医论之中，内容庞杂散乱，到目前为止还没有进行过系统的整理，因此，应开展系统整理、汇集成书，力求充分体现中医治则的源流发展和治则体系的全貌，更好地做到古为今用。

同时，也应重视现代文献的整理，特别是运用现代方法对治则的研究。在完成这两方面文献整理的基础上，编写中医治则学专著，其任务是搞清治则的概念、内容、作用、治则间的关系等问题。同时，充分结合现代研究的成果，使中医治则具有时代特色，并可作为中医院校的教材。总之，文献研究的目的有三：争取早日使治则成为一门独立的学科，更好地为临床实践服务，为现代科学研究服务。

2. 临床研究

临床研究主要有两大任务：一是传统的治则内容进行进一步的验证和发挥；二是争取创立一个新的治则体系，以适应临床提出的要求。临床验证是继承中医治则精华的根本保证，今后仍需继续进行这方面的工作，除了用传统的方法以外，也可运用现代方法帮助验证。

通过我们的临床实践，创立一个新的治则体系是可能的。所谓新的治则体系，是与以辨证论治为核心的传统的治则体系相对而言的。我们设想将治则分为三个部分：辨证治疗原则、辨病治疗原则、辨因治疗原则。辨证治疗原则一直为临床所用，毋庸赘言。

辨因治疗原则是以消除病因为依据和目的的治疗原则，又可分广义和狭义。广义者包括未病和已病的病因治则，泛指一切防止或终止疾病发生发展过程的对策和原则，它指导人们通过锻炼、气功、食养等使机体处于不是无邪（病因），而是"邪不可干"（阻断病因）的稳态之中，这包括预防原则、摄生原则等。狭义者，主要指针对已病病因的治疗原则，是今后临床研究的重要内容之一。目前的一个突出问题是要通过临床摸索出针对病前状态和疾病早期无证可辨情况下的治疗原则。如一些疾病，在出现症状前，在血液流变、细胞亚显微结构等方面已出现变化，只要及时消除病因，增强体质，就可能终止疾病的发展。

辨病治疗原则的最大优点是对某一特定疾病能纵观全局，对发生发展和预后都能做到基本把握。以"病"为单位，对刚起病尚无证可辨的患者和症状消失后，仍有某些病理改变的患者，就能运用外推法等进行论治，这是目前比较切实可行的道路。

3. 现代手段的研究

治则体系含有丰富的哲学思想，是古代辩证法在一个实践领域里的成功运用，所以应重视对中医治则哲学基础的研究，这样可以更清楚地搞清治则之间的联系、治则的作用等问题。但更大量的工作应是应用研究，可从以下几方面进行。

（1）由"天地（自然）、社会心理、人"向治则的顺向研究。研究自然气候、地理环境，以及社会心理等因素对人体的影响，将有助于阐明"治未病""因人、因时、因地制宜"等原则的实质，为中医治则提供客观依据。这一研究须借助于气象、地质、环境、心理等多学科的力量。

（2）从"证"入手研究。治则是一个不可忽视的方面：一方面中医理论是实际诊疗经验的归纳，从"证"入手更为切合实际；另一方面，如前面所述，"证"的研究往往可阐明治则的问题，即有其可行性。研究可以以"证"为中心，对受辨证过程指导的层次较低的那部分治则，如寒者热之，随着寒证本质的阐明，进而研究"热之"的机理就比较容易。对不受辨证过程指导的层次较高的那部分治则，因其最终仍需通过证来表现它的指导作用，如"调整阴阳"原则，最终通过阴阳失调证表现出它的指导作用，故搞清阴阳失调证的实质，就为"调整阴阳"原则提供了客观依据。类似的如近年"肾"实质与"垂体—肾上腺"轴的联系、阴阳和环核苷酸代谢的联系、无证可辨的病、"微观辨证"的研究、扶正与免疫功能的联系等，都部分地揭示了"异病同治""调整阴阳""治未病""扶正祛邪"等中医治则的实质。

（3）从法、方、药入手，逆向研究。即从药、方到"法"，从"法"到"则"的研究。药、方研究将有助于阐明"法"的实质，这部分工作目前已做得较多，而"法"的研究将有助于"则"的阐明。为此，我们另文尝试了对治则体系划分层次的工作，目的之一就是给从药、方、法入手的逆向治则研究提供一个层次有序的结构，使研究顺利、可行。大致这一研究应从抽象程度较低的下级层次着手为宜，如"寒者热之、热者寒之"等，就能充分借鉴或引用治法、方剂、中药研究已取得的成果和经验，这可能是治则现代研究中较为容易进行的一条途径。

综上所述，多学科对中医理论各环节的研究，虽然有许多看来不是直接的治则研究，但都可为治则的现代研究打下基础、铺平道路，甚至直接解决问题。治则的许多问题将有待于各项研究工作进一步开展和深入。

【周超凡，倪健伟. 中医治则研究简况及设想［J］. 中医杂志，1987（4）：59-61】

中医治则的多层次思想

治则，顾名思义，就是指治疗疾病的原则和根本指导思想，它是长期医疗实践经验的总结和高度概括。任何疾病的治疗都需在此理论指导下，确立相应的治法，选择适当的方药，才能取得理想的疗效。因此，深入探讨中医治则的内在规律，对于继承和发扬中医特色，提高临床疗效，具有重要的意义，也是中医治疗学理论研究的重大课题。笔者仅就中医治则的多层次思想，略述管见，旨在抛砖引玉。

自中医理论形成开始，作为其重要组成部分的治则学说，在自身不断充实和完善的过程中，一直从不同的角度，在不同的高度上指导着临床的辨证论治。中医治则具有多层次思想。首先，中医治则理论的内容十分丰富，其中既有对临床立法起普遍指导作用的较高层次的抽象原则，如治病求本、调整阴阳、扶正祛邪等，又不乏对特定病证限定治法的低层次的具体规定，如寒者热之、热者寒之，实则泻之、虚则补之等。其次，各治则的抽象程度不同，抽象度较高的大治则往往下统数个抽象度较低的小治则，从而呈现出治则间的主从关系。另外，不同治则的适用范围也是不一致的。因此，我们可以将治则划分出几个不同的层次。高层次的治则，是面对患者，先要辨证，然后才能考虑论治，是治疗疾病整个过程中的指导性原则；低层次的治则是在辨证基础上产生的具体治疗法则，它直接规定了治法方药。

如脾胃虚寒之胃脘痛的治疗，就要在"治病求本"这一高层次治则的指导下，紧紧抓住脾胃虚寒这一根本病机，运用"寒者热之""虚则补之"这组低层次的治则，选用温中健脾的黄芪建中汤。现试将中医治则的层次划分如下。

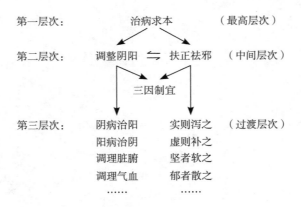

第一层次：　　　　　　治病求本　　　　（最高层次）

第二层次：　　调整阴阳 ⇆ 扶正祛邪　　（中间层次）

　　　　　　　　　　三因制宜

第三层次：　　阴病治阳　　实则泻之　　（过渡层次）
　　　　　　　阳病治阴　　虚则补之
　　　　　　　调理脏腑　　坚者软之
　　　　　　　调理气血　　郁者散之
　　　　　　　……　　　　……

治病求本，是辨证论治的根本原则和最高准则，也是中医各种辨证的共同目标。求本的核心是透过现象看本质，抓主要矛盾，找出疾病的根本病因病机和主要证候，给予针对性的治疗，即所谓"一拔其本，诸证尽除"。所以，治病求本当属于中医治则的最高层次，统领全部治则理论。

中医学认为，各种疾病的发生，无不是机体阴阳失调、气血失和、正气虚弱、邪气亢盛的结果，那么，治疗疾病的前提，则是辨明疾病的阴阳、表里、寒热、虚实及脏腑气血，然后，依据"治病求本""调整阴阳""扶正祛邪"的原则，根据患者的具体情况，因人、因时、因地制宜，寻求相应的治疗法则，以恢复阴阳平衡、气血和调的状态，达到"阴平阳秘"的目的。所以，"调整阴阳""扶正祛邪"是从属于"治病求本"这一原则的，居于第二层次。

第三层次的治则，是联系治则与治法的桥梁，其特点是抽象度较低，针对性较强，大多可直接过渡到治法。如虚则补之与补法、实则泻之与下法等，是为疾病模式而设的具体治疗原则，是临床遣方用药的理论依据。

治则的三个层次相互维系，不可分离，共同形成完整的治则理论体系，它既能高度概括中医治疗学特色，又能适应千变万化的临床现象，体现了以整体观念为中心的丰富多彩的辨证论治方法。其中高层次的治则能从宏观、整体上考虑对于疾病的治疗原则，尚需低层次的治则使之具体化。而低层次的治则是在高层次治则的指导下，直接与治法联系。因此，高层次的治则不能脱离低层次的治则，否则，治则理论就会成为空洞的言辞，不仅不能指导临床实践，反而要阻碍医学的发展。相反地，低层次治则没有高层次治则的指导，就有可能出现盲目性，而降低临床疗效。

治则理论既强调治病求本，本于阴阳，又重视内因正气，外因邪气之间的相互斗争及人与自然的关联性，提出"调整阴阳""扶正祛邪""因人、因时、因地制宜"的治疗原则，同时，又在多年临床实践的基础上，形成了中医独特的治疗法则，使中医治则理论具有多层次的立体感和适应临床复杂病证的灵活性，从而体现了中医辨证论治的优势，从本质上阐明了中医治疗学实质。

【丁京生，周超凡. 中医治则的多层次思想［J］. 中医药学报，1987（2）：55-56】

中医治则的现代研究

中医治则上承自然、社会、心理、辨病、辨证等有关中医理论，下接"法、方、药"等具体论治的内容，起着承上启下的桥梁作用。按理论研究中医治则，就应直接从有关中医治则入手，来阐明中医治则的实质内容，并带动整个中医理法方药的研究。这种研究方法，在中医治则的现代研究上，将会遇到很多的困难，很可能是一种事倍功半的研究方法，故不是首选的研究方法。

首选的研究方法是什么呢？似宜从低层次的治则入手，结合中医治疗大法（即八法）进行一些研究为上策。如从"寒者热之""热者寒之"开始，结合中医的温法、清法进行研究。再往下延伸，结合方剂中温里剂、清热剂进行研究。如再具体一些说，就是要结合理中汤、四逆汤、白虎汤、清营汤来研究，甚至还可结合温里药、清热药来进行研究。这样可以从药入手研究方，从方入手研究法，从小法到大法，从大法过渡到治则的研究。为什么要这样从最基础、最具体的地方开展研究呢？这是一种比较切合实际的研究方法。因为中医治则也是在中药、方剂、治法的基础上，结合中医辨证发展起来的。现在要研究它，必须追根寻源，才能水落石出。目前中医治则研究很难，若从药、方、法入手，可借鉴的研究资料较多，也许是一条行之有效的途径，我们不妨试试看。

其次，是从中医的"证"入手研究治则，也许能阐明一部分治则的实质。中医治病是以辨证论治为主，辨病论治为辅的。"调整阴阳"治则，指导着"阴虚证""阳虚证"的辨证论治，"阴虚证"和"阳虚证"均属于阴阳失调的范畴。邝安堃教授在研究阴阳失调证时发现，环核苷酸在血浆含量的变化上有一定的规律性。阴虚者 cAMP 占优势，阳虚者 cGMP 占优势，两者在 cAMP、cGMP 的比值上有差别，并可作为阴阳平衡的观察指标，从而为"调整阴阳"治则提供一个客观指标。又如肾虚，可分肾阴虚、肾阳虚，"虚则补之"治则，直接指导着"肾阴虚""肾阳虚"的论治。肾阴虚证是六味地黄丸证，肾阳虚证是肾气丸证。如果我们能从肾阴虚证入手研究六味地黄丸的作用机理，若把六味地黄丸的药理作用研究得差不多了，肾阴虚证的实质也就阐明了。久而久之，当肾阴虚证、肾阳虚证、脾阳虚证、肺阴虚证等都搞清楚了，"虚则补之"的治则，将会自然而然地客观化了。孙燕教授在治疗各种肿瘤的实践中认识到，人体免疫功能的低下，是中医"虚证"的共性，人体免疫功能的低下，尤其是细胞免疫功能的低下，是中医虚证的客观指标之一。许多客观指标结合在一起将反映出中医虚证的实质，进而就能阐明"虚则补之"的实质。

【倪健伟，刘时觉，周超凡. 关于中医治则研究的讨论 [J]. 中医杂志，1987（10）：56】

中医治则在辨证论治中的作用

治则，在《内经》一书中已奠定了基础。随后历代医家不断地加以补充和发展，逐步形成了丰富的治则理论体系，这是中医学的理论精华和重要环节。本文仅就治则在辨证论治中的作用做一探讨，不妥之处，请予指正。

一、修正辨证差误

治则离不开辨证，而又不完全受辨证的约束和指导，有其固有的规律和部分的独立性。不论从哪个方面讲，辨证的过程均是医生取得患者信息，进行信息分析，找出疾病规律的特征值。论治就是输出治疗信息，排除干扰，实现纠正机体失调、平衡的过程。如若离开治则，单纯辨证，有些方面是无证可辨的，必须依靠治则，才能校正和完善。如患者的年龄、性别、性情爱好、生活习惯、发病季节、时令、地域差异因素等，对辨证论治有着重要的指导意义，"治病当明某年、某月、某地、某人，形之肥瘦长短若何……详明，务令纤毫不爽"。这些三因制宜治则的内容，任何疾病的辨证均须结合进去，以指导治疗，补充其辨证的不足而完善辨证，以及修正辨证的偏差和治疗的失误。如一古稀老翁，因疝嵌顿，术后腹胀便秘，某医投大承气汤加莱菔子，一剂而洞泻不止，虽经补液、抗菌、止泻，但3天无效而会诊。时见：气息奄奄，面容枯槁，肌肤干瘪，精神萎靡，语声低微，泻次难以数计，舌光红而干，脉弦细，此乃误下伤阴所致。急投酸甘化阴、健脾止泻以救危。药用：乌梅、五味子、白芍、石斛、怀山药、茯苓、薏苡仁、扁豆、甘草，水煎，4小时1次。2剂后，泻大减，精神好转，稍纳食，但舌仍光干，脉弦细。此年迈之体，阴液大伤，难予一时骤复，故守法，上方去薏苡仁、茯苓、扁豆之渗利以防伤阴，加北沙参、麦冬之甘润以养胃生津，白术健脾，续进3剂，诸症消失。再以四君子汤加减调理而安。

患者系阴虚肝旺之体，术后气血两亏，血虚津伤不能滋润大肠而致大便干涩，本应滋阴养血，润肠通便，但前医不问年龄之老少，不察体质之强弱，不审便秘之性质，妄施峻下，不任耐受，汤药下咽，致洞泻不止。急投酸甘化阴，健脾止泻，才转危为安。说明未能用"因人制宜"治则校正而致辨证不准，致使误下而洞泻不止。这充分说明了辨证与治则的关系以及治则的作用。后来由于通过治则发挥了校正辨证的作用，纠正辨证的差误，才使病情转危为安。故医者如能主动地掌握治则，自觉地运用治则，并能校正辨证，就能确保疗效。反之，不善于发挥治则的检验辨证作用，完善辨证，就会影响疗效，贻误病情，而辨证的准确也为"施治"的"精一"和疗效的提高创造了条件。

二、指导治疗目标，明确治疗方向

治则可指导立法阶段内用以选择最有针对性的治法，包括处方、遣药、服药或针灸等措施。它可提示治疗方向，指明治疗目标。"在卫汗之可也，到气才可清气，入营犹可透热转气，入血就恐耗血动血，直须凉血散血。"叶天士对于温病的治则，足资明证。临床上不论春温、伏暑、秋燥、冬温，均能应用实施，用之有效。

前已论及，治法受治则的指导，而且可以千变万化以适应临床的复杂证候，但不论治法的变化如何，均不能离开治则精神的指导。诸如遇虚证采用"虚则补之"的治则而用补法，遇热证而采用"热者寒之"的治则而用清法。但是，临床病证错综复杂，有些疾病的治疗不能以人们意志而转移，在特殊情况下，必须采用多种治则来指导同一治法。例如某患者，经辨证为少阴阳虚兼外感风寒，应见表里寒热、虚实错杂证候，在治则指导下，运用经病治经、阴病治阳、在皮者汗而发之、里虚表寒者兼而治之等原则来指导治疗方向和目标，从而选择温经助阳、解表散寒合用的治法，随证治之，以期完成治则赋予的使命。

三、开拓新的治疗途径

治则在某些情况下可以指导开拓治疗的新途径，使陷于复杂矛盾中的治法处于灵活地位，以收到同病异治、异病同治之效。由于人体脏腑之间在生理上通过经脉的作用互相联系协调，在病理上互相影响，这种生理与病理的相互关系，同样适用于治则的调节指导。当某些治疗不能得心应手，或由于患者内外环境差异而不宜用一般常法治疗时，就必须开拓新的治疗途径。如五行生克制化，为脏腑病变提供了调整脏腑虚实的依据。《金匮要略》的滋肺法用麦门冬汤治"火逆上气，咽喉不利，止逆下气"。因肺为娇脏，喜润恶燥，火气有余，热羁肺胃，致土、金无液以濡而为肺痿，宗《黄帝内经》"燥者濡之"，滋肺胃以清虚热，培后天以益肺金，俟胃津得充，虚火得息，金不受灼，则咳喘自平。后世培土润金法始肇于此。又如肝阳上亢的高血压患者，常规采用平肝潜阳法治疗，但有些情况得不到预想的疗效却并非辨证差误，实为治法欠妥，若肃肺清金、佐金平木，改用治肺而达到治肝的目的，可望收效。多发性房性期前收缩，采用温心肾之阳、活血宁心等方药，常能提高疗效。可见治疗途径的开拓，是治则在脏腑相关、内外相联、局部与整体统一的思想指导下提出的。

四、发展治疗方法

治则是原则的，比较稳定；治法是灵活的，随时可变。在治则指导下的治法千变万化，运用自如，同时还可以不断地延伸和发展。清·王清任在前人的基础上，遵照治病准则而创造性地、灵活地发展了活血化瘀这一治法，对后世有很大的影响和启发。近代研究活血化瘀之法取得了很大进展，证实了活血化瘀原理是针对发病学治疗，主要是控制或纠正疾病发病过程中的某个或某些环节，同时还有可能调节机体免疫功能。

近代名医姜春华提出对温病要用"截断扭转"治则，就颇有实用价值。如重用清热解毒抑制病源，阻断病情发展或缩短病程；早用苦寒攻下，迅速排泄蕴毒，能有效截断、祛除病邪；及时活血化瘀，不使蕴毒热结血分，避免重症出现。由此可见，治则可以推动中医治法的发展，促进新的理论体系形成，丰富治则学的内容。

五、指导制方遣药

方剂是由药物组成的，但它绝不是药物的随意凑合，而是以治法为依据，选择适宜的药物，配伍组合而成的。由于治则对治法有统括意义，同样，治则也对方药的选择有实际指导意义。法是制方的理论依据，方是法的具体体现，依法立方，方中有法，法中有则，则中有理，一脉相承，前后呼应。从治疗学的角度来看，方药的选择不仅要符合立法的要求，也必然受到治则的约束。如果未立法，先拟方，叫"有病无方"，以此治病，多难奏效。只有在辨证立法的基础上，依据一定的法则，才能组成有效的方剂，以调整患者阴阳、寒热、虚实的失调。《素问·五常政大论》云："病有新久，方有大小，有毒无毒，故宜常制矣。大毒治病，十去其六；常毒治病，十去其七；小毒治病，十去其八；无毒治病，十去其九。谷肉果菜，食养尽之，无使过之，伤其正也。不尽，行复如法，必先岁气，无伐天和。"指出了在用有毒药物、峻烈药物治疗之时，一定要适可而止，防其太过伤正。《素问·六元正纪大论》曰："有故无殒，亦无殒也。"说明妇女身怀有孕，只要有病，便可大胆用药。这些比较直接地指导选方用药的原则，也反映了中医治病的灵活性。

六、结语

本文从中医治则在辨证论治中的作用等方面进行了初步探讨，认识到治则上承天地、社会、心理、辨病、辨证等中医理论各要素，下接法、方、药等具体治法，起着承上启下的桥梁作用。

抓住治则，就能带动两头。本文初步阐述了治则的实用价值，而且认识到治则也非完整无缺，特别是在中医无证可辨的情况下无法确立治则。如肿瘤患者早期，可因无症状表现而谓"平人"；肾炎患者，待水肿消退后，尿中蛋白尚未转阴等。这些还没有相应的治则和对策，因此有必要进一步探讨、研究、发掘、提高，使中医治则更好地适应临床千变万化的需要。

【陈厚忠，周超凡. 中医治则在辨证论治中的作用［J］. 湖南中医杂志，1987（3）：32-33】

第二届全国中医治则学研讨会论文综述

第二届全国中医治则学研讨会于 1988 年 10 月 27～29 日在浙江省温州市召开，来自全国 24 个省市的 113 名代表出席了会议。会议收到论文 782 篇，共中 103 篇做了大会发言或文字交流，现将主要论文内容简述如下，以飨读者。

一、基本理论问题探讨

中国中医研究院基础理论研究所陆广莘认为，中医治则的核心内容应是治病求本，这个"本"不是诊断时所抓住的邪的病因、病位、病理，而应是人体的自组织自调节自适应能力，是维持人体健康和实现向健康转化的人体内在动力机制，即中医的"正气"。帮助实现这种转化，即是治病求本。上海市闸北区中心医院（现上海市静安区闸北中心医院）罗春光认为中医生理学的基础是阴阳的动态平衡，而中医病理学的概念是阴阳动态平衡的失调，所以说调整阴阳、以平为期是中医治疗学的根本原则。南京中医学院（现南京中医药大学）孙世发探讨、分析了中医治则学的形成过程，对治则治法的含义做了阐述，认为治疗法则既表示治则，亦表示治法，"而以治则表示大的原则，治法表示小的方法，并无理论根据；往事实中，亦难以大小界限分清治则与治法，故可不分。"上海中医学院（现上海中医药大学）何裕民认为治则的定义为"治疗疾病的方法和原则"是比较合适的，并认为治则是一个有着三大层次的体系：最高层次为治疗观，或称作治疗思想，是抽象的内容；第二层次为治疗大法；第三层次为具体治法。湖南中医学院（现湖南中医药大学）吴润秋也有类似看法。新疆石河子医学院附属医院（现石沙子大学医学院第一附属医院）袁今奇则认为中医治则有治疗总则、治疗通则、治疗常规和具体治则四个层次。山东中医学院（现山东中医药大学）陶汉华认为既病防变应视为中医的基本治则之一，不应列入预防医学的范畴。

对中医治则与哲学的关系，不少会议论文对此做了颇有深度的探讨。福建省长汀乡（现长汀县）童坊卫生院谢海岩通过对我国古代自然哲学典籍《周易》中辩证法思想的研究，认为在中医治则学中，无论是从宏观上制定的最高层次的治疗总则，还是在微观上密切结合临床实践的具体治法，均有《周易》哲学观点的体现。安徽省定远县中医院郎密林通过分析《周易参同契》中的"月节奏"规律和月经周期的关系，对中医妇科调经治则的哲学基础做了阐明。

山东中医学院孙绍周从中医治则治法的命名由来、命名角度、表述形式来探讨中医法的命名规律，从而试图使中医治法的研究趋向一种规范化，使人易于准确地把握。

二、具体治则治法研究

从会议收到的近 70 篇研讨具体治则治法的文章看，涉及的深度和广度都比第一届全国中医治则学研讨会的同类文章有长足进步。江西中医学院（现江西中医药大学）王刚佐认为邪正相争是任何疾病过程自始至终存在的根本矛盾，治病求本自当本于邪正，若仅从邪或正的方面论病本，难免有片面性之嫌。四川省郫县（现郫都区）人民医院何益琦、湖南省常德县（现常德市）人民医院洪智林都认为调和平复治则，是中医高层次的治疗思想，疾病的本质是阴阳失和，因而和之，是谓圣度。前者更认为八法中"和"的概念是模糊的，对所谓的和剂及其和法应予否定。浙江省平阳县腾蛟中心卫生院孙雷平对异病同治法则从现代医学角度，阐述了其生理、病理、免疫学基础，并从中医的方剂、药物、体质等方面对异病同治法则做了说明。辽宁省中医药研究院车任勇通过文献复习，认为上法源远流长，有泄热通便、通便止涌、活血化瘀、利胆退黄、开窍醒脑、利水逐水、降浊升清、利肺平喘、祛痰湿、减肥等多方面的作用。

三、文献研究

中医治则治法的内容，散在于浩如烟海的历代中医文献之中，中医治则学的文献学研究，是一项十分繁杂的工作。会议收到该类文章100余篇，涉及古医籍40余本，以对《黄帝内经》《伤寒论》的探讨为多。北京中医学院（现北京中医药大学）聂惠民认为《伤寒论》是集中医治则治法之大成之作，上承《内经》之旨，下启医学之思，旁涉诸家之见，开创论治之路。《伤寒论》中的治病求本、调和阴阳、以平为期、标本缓急、扶正祛邪、随证治之、三因制宜等治则内容，为后世治则学奠定了基础，六经病证的治法，是集中医治法之大成。北京针灸骨伤学院（现北京中医药大学）吴秀惠认为仲景《伤寒论》中的中医治则理论，实际上已存着防治疾病的总原则、具体疾病的治则和基本病理因素的治则三个自然层次。中国中医研究院医史文献研究所陈湘萍通过对吴师机的中医外治专著《外治医说》中治则治法的研究，认为内治之理即外治之法，内外治殊途同归，其治则均渊源于中医基本理论，并认为从古代中医文献入手来研究治则治法，可以较全面地系统地了解中医治则治法的发展历史，亦可以较为直接地触及中医治则治法的精髓。四川长寿县（现长寿区）中医院熊永厚认为益元气、泻阴火、助正祛邪、升清降浊、扶脾养胃为李东垣《脾胃论》中治则的中心思想。中国中医研究院研究生部周吾圣对中医治则思想在《金匮要略》中的具体体现，进行了详细的分析论证，认为其内容丰富，有待于深入研究，加以继承和发扬。吉林省盘石县（现磐石市）医院李志文对清·费伯雄所著《医醇賸义》一书中治疗虚劳病的治则归纳为"敛而降"和"举而升"，对临床实践有着非常重要的指导意义。

四、临床研究

本届研讨会的中心议题是治则学的临床研究，会议收到有关临床研究的论文占全部论文的1/4，中国中医研究院基础理论研究所周超凡认为临床研究是治则研究的中心环节。在临床治病的过程中，治则起着上承诊断、下启立法的承上启下作用。对于研究思路和方法，周氏认为应从低层次治则入手，向高层次治则发展，以证、法、方为单位，建立辨证治则体系，充分利用现代医学科学成果，辨证治则和辨病治则的研究同时进行，在临床实践中逐步探索，开拓新的研究途径。黑龙江中医学院附属医院于福年应用中医治则指导慢性肾炎肾病型的治疗，以益肾为主，兼施健脾、利水、解毒、化瘀，重在扶正祛邪，治疗36例，有效率为91.67%。北京中医医院许信国对舒肝解郁法的适应证和临床应用做了临床验证，认为可应用于神经官能症、妇女更年期综合征、肋间神经痛、慢性胃炎、慢性胆囊炎、慢性肠炎、胃溃疡、慢性肝炎、妇女痛经、心脑血管病等有肝郁症状者，均获显效。安徽省芜湖市中医学校（现安徽中医药高等专科学校）马继松等用釜底抽薪法治疗急性眼部感染，上病下取，以三承气汤为主加减治疗，取得满意疗效。中国中医院研究院西苑医院李书良等治耳病从肺论治，用宣肺散寒、泻肺通窍、健脾益肺法治疗传导性耳聋取得一定效果。黑龙江中医学院针灸系梁立武认为临床针灸治疗中，用调理脾胃法不仅治疗脾胃疾病，用于其他脏腑病证也有十分重要的意义，应于顾及。天津市儿童医院吴重庆在对大量的临床治疗资料进行分析后，认为扶正祛邪原则在儿科应用时，应当注意到，扶正是根本，祛邪是手段，两者相互为用，相辅相成。湖北中医学院（现湖北中医药大学）夏世金认为中医治则的理论对气功的临床治疗同样具有指导作用，并做了系统论述。河南郑州市中医院王延周等对中医治则在食疗方面的应用做了探讨，拓宽了中医治则的应用范围。

五、实验研究与展望

中医治则的实验研究是一个较薄弱的环节，中国中医研究院中药研究所方文贤对此做了一些设想，认为治则的实验研究必须结合中医理论，并应注意临床试验须与动物实验相结合。浙江省平阳县医院陈克正论述了"八法"与免疫的关系，认为八法对机体免疫功能的影响是肯定的，是积极的。南京中医学院张浩良在文章中谈了大承气汤根据治则理论扩大应用范围的研究情况，认为可广泛应用于感染性休克、中风、癫狂、皮质醇增多症、急性传染性肝炎、婴幼儿肺炎、肠梗阻、铅中毒等各种疾病，均有显效。

山西省中医研究所（现山西省中医药研究院）原道显撰文说："创立中医治疗学是中医治则研究的归宿。"认为在目前中医治则学和中医治疗学都没有形成的时候，创立中医治疗学要比创立中医治则学更有意义，中医治疗学本身就包括了治则学研究所要做的工作和所要达到的目的，治则的研究是创立中医治疗学的重要环节。武汉市第一医院内科杜家和认为辨证论治的思维模式应该改革，应该建立一个较辨证论治更为优越的、尊重人体科学、尊重现代医学成就、突出中医整体观念、吸收中医治则治法精华的系统论治体系，这将是中医学的一大进步，而治则治法的研究，则是这项工作的重要内容之一。

【田治明，贾怀玉，周超凡. 第二届全国中医治则学研讨会论文综述 ［J］. 黑龙江中医药，1989（01）：52-54】

中医治则临床研究初探

中医治则是在古代哲学思想和中医理论指导下制定的，是对保持健康、祛除疾病、恢复健康具有普遍指导意义的防病治病规律，也是预防、养生、治疗都必须遵循的准则。

中医的治疗原则，对中医治病、立法、选方、用药都有指导意义。开展中医治则研究不仅能推动辨证论治的发展，提高临床疗效，也能为疑难病证的治疗开拓新的途径。尽管中医治则研究的内容很多，方法途径不少，但治则的临床研究为其关键。因此，本文就治则临床研究的意义、必要条件及思路方法做一初步的探讨，望同道指正。

一、治则临床研究的意义

1. 中医治病需要治则理论指导

中医治则是针对疾病发生、发展的主要矛盾而确立的。因此，它立足于解决疾病的主要矛盾。根据疾病的本质，指导所要采取的具体治疗和方药。从中医整体观和辨证论治角度看，中医治则和中医辨证处于同等重要的地位。若从解除疾病的角度看，中医治则具有更重要的地位。它指导治疗方向，修正治疗误差，甚至提供新的治疗方法与途径。若离开治则的指导，也就失去治疗方向，失去了立法用药的依据。

从整个临床治病的过程来看，治则起着承上启下的作用。一方面它上承诊断，一旦诊断确立，临床思维就要从认识问题向解决问题转化；另一方面，它下启治法，根据临床诊断指导治疗方向，指出治疗目的。如"损者益之"治则规定了虚损者必须补益的治疗原则，大方向已定。当进一步辨为阴虚证时，就采用补阴的方法。由此可见，有些治则的运用早已溶化于辨证论治之中。

2. 治则临床研究是关键

中医治则研究，有文献学研究、临床研究、实验研究等。文献学研究是临床研究的基础，是为临床研究做准备的。实验研究则是临床研究的深入，最终目的也是为临床研究服务的。纵观几千年的中医发展史，可以认为临床是中医的优势和根本，是中医赖以生存和发展的阵地，而且治则研究的对象是疾病的防治规律，离开了临床、离开了实践也就失去了生命力，因此，中医治则研究应以临床研究为中心、为关键。

二、治则研究的必要条件

1. 治则文献学研究是基础

任何一门科学都有继承性和连续性。因此，发掘、整理、汇集、研究历代医家有关治则的论述和经验，是开展治则临床研究的重要前提。

通过整理历代治则文献，可以掌握中医防病治病的规律。首先把历代医家提出的能够指导临床各科的带有普遍指导意义的治则列为总的治则，如"调整阴阳""以平为期""治病求本""治未病""三因制宜"等。进一步总结出临床各科的治则，如妇科的"月生无泻，月满无补"，针灸科的"以左治右，以右治左""春不刺络"等，这些治则只对本科范围内有指导意义。其次，在各科通用治则和专科治则指导下，又总结出针对性较强的辨病治则和辨证治则。辨病治则，如针对小儿惊风提出"急惊合凉泻，慢惊合温补"治则；针对崩漏提出的"治崩次第，初用止血以塞其流，中用清热凉血以澄其源，末用补血以还其旧"等。辨证治则，如针对寒证的"寒者热之"，针对热证的"热者寒之"，又如太阴经证有"其在表者，汗而发之"的治则指导应用汗法。可见，治则指导的层次参差不齐，大至指导所有疾病的防治，小至指导具体某一病证。而且随着临床分科、疾病、证候的不同，治则的指导作用也越来越具体，从而形成一个上小下大，由少渐多的"金字塔"形体系。掌握历代医家提出的治则，并整理、归纳为一个较完整的体系，进一步整理现代治则实验研究的论文报道，使古今治则文献形成一个网络，为中医治则临床研究服务。

2. 病证诊疗标准的客观化与统一

为了搞好中医治则临床研究，首先要解决中医病证的诊断标准与疗效标准的客观化与统一问题。这是搞好治则临床研究的前提与保证。目前，中医各科研究采取的方式主要有以下三种：一是从中医的病入手，中医辨病、辨证，完全采用传统的方法；二是从西医的病入手，西医诊断，中药治疗，多见于方药的研究；三是西医辨病，中医辨证，多见于辨证、治法、方药的研究。究竟采用何种方式开展治则临床研究尚需在实践中探索。鉴于上述的研究状况，完全采用中医传统方式进行，往往较难统一，并缺乏很强的说服力，而完全采用西医辨病，又脱离中医理论。所以，可设想从中医辨病与中医辨证相结合，即在诊断和疗效评定过程中，不仅可以依靠四诊搜集到的症状，还可借助现代科学技术，结合一些必要的客观检查指标，如 X 光、CT、心电图、B 超声以及各种化验等，使病证的诊断和疗效标准渐趋客观、统一，使中医的病证诊断标准和疗效标准更好地为中医治则临床研究服务。如中风在中医辨证的基础上，补充 CT 等指标，这不仅为中风病的诊断提供较统一的依据，更为临床疗效的评定提供了统一的标准。

3. 治则临床研究基地的建设和人才的培养

临床科研基地和临床研究人才是治则临床研究的必备条件，不然的话，治则临床研究只是一句空话。由于治则研究起步较晚，临床研究更少开展。针对这种状况，一是开辟治则临床研究基地，积极培养人才；二是借助现有从事临床研究的基地和人才。在他们开展有关科研课题时，相应开展治则的临床研究。特别是对辨病治则的临床研究更需借助各专科医院和研究人才，如从事中风病研究的医师，可在研究中风病的诊断、辨证、治法、方药的同时，相应地充实治则的研究内容，对中风病的治疗规律进行全面的总结，从而探讨和提出中风病的治则。

总之，治则文献学研究，疾病诊疗标准客观化与统一的研究，以及临床科研基地的建设和人才培养都是缺一不可的要素。

三、治则临床研究的思路和方法

1. 主要研究思路

中医治则临床研究的最终目的，是提高中医临床疗效，近期目标主要是完善中医治则体系。首先要对治则文献研究所提供的治则体系雏形，做些必要的验证、补充、完善、提高，甚至包括提出一些新的治则。因此，我们设想治则的临床研究，可先由低层次治则入手，向高层次治则发展的思路进行。从纵横两方面开展，一方面借助从事专科专病的研究的力量和成果，从病入手，研究一种病的治则。从每个患者出发开展研究、验证、补充或总结该病的防治规律，从而逐步完善治疗该病的治则，即形成辨病治则。另一方面，借助辨证、治法方药的科研力量和成果，从证、法、方、药入手，来研究证的治则，从而进一步完善辨证的治则。经过如此纵横交错，逐一对有关病、证进行研究，不断积累，逐渐形成一系列指导各种病、证的防治原则。在这些原则中可发现一些共同的规律，从而验证成研究某一学科的治则，几个学科的治则中又有相同或相近的治则，即可形成指导临床各科的高层次治则，等等。依次研究，由低向高，由具体到抽象，由少渐多、逐步研究整个治则体系。

通过临床验证和研究，就可以把原有治则体系中那些具有规律性和指导意义的部分确定下来，成为治则体系的一部分，对于那些规律性不强、不足以指导疾病防治的部分，则不列入治则体系。对那些虽具有一定规律性，但适用范围较小者，可降低其层次，具体划出恰当的范围，而有些可以在更大范围内应用者，可提高其层次。对那些尚未完善的治则，可补充使之日趋完善。最终形成一个新的、比较完善的治则体系。

2. 主要研究方法

（1）利用辨证、治法、方药的研究成果探讨辨证治则　治则是联结辨证与治法、方药的细节，是由中医基础理论通向临床应用的桥梁。治则的研究可以带动和指导辨证、治法、方药的研究，而辨证、治法、方药的研究，同样可以丰富、完善中医治则的研究。特别是辨证治则与治法密切相关，一为指导原则、理论依据，二为具体方法、手段，如"虚则补之"与补法，"寒者热之"与温法，等等。所以，从治法的研究中最易获得辨证论治规律的信息。

治则临床研究起步较晚，未见有系统深入的研究，而辨证、治法、方药的临床研究较多、较深入。因此，治则的临床研究应充分利用辨证、治法和方药的研究成果。还可利用成功的辨证、治法和方药的研究反推辨证治则（即反证辨证治则），这也许是辨证治则临床研究的捷径之一。例如，对温法、温热药物的临床研究报道较多，有人报道对表寒、阳虚、命门火衰等由于寒邪偏盛或阳气虚衰所致的寒证、虚寒证，采用温法，用温热药物都取得满意的疗效。还有人采用温补法治疗肾阳虚、脾阳虚、肺气虚等病证。类似的临床研究颇多，利用这些研究，即可初步证实"寒者热之""劳者温之"治则的指导性和实践性，同时也为开展这些治则研究提供了临床资料。

我们还可以利用方药的临床研究，如有人报道用清暑解热方治疗 450 例暑温，90% 以上的患者服 1～2 剂即愈，72 小时内的治愈率达 95.6%。用清热的白虎汤治疗小儿高热 200 例也取得满意的疗效等。这些方药的临床研究，都为"热者寒之"治则的研究提供了依据，另外，利用辨证的临床研究，也是辨证治则临床研究的方法之一。如利用阴阳辨证的研究来探讨"调整阴阳"治则等。

（2）利用临床研究基地开展辨病治则的研究　对辨病治则研究，即是探索防病治病规律的过程，也是深化和完善对疾病认识的过程。所以，从事辨证治则临床研究者，首先要确定课题，选择一种临床诊断、辨证、治疗方面较统一的疾病。如中风、胸痹、胃脘痛、崩漏、不孕症、不育症等，采用几种临床疗效较可靠的方法，进行动态观察，探讨其治病规律。若在一个疾病的演变过程中，自始至终采用一种治法，可能疗效不佳。因此，有必要纵观疾病的全过程，选择每一阶段的最佳治疗方案，从而提出该疾病从发病到善后的一系列治疗原则。如中风病，其诊断标准和疗效标准较统一，临床指标也较客观，可作治则临床研究。如用通脉汤治疗 107 例，总有效率达 96.3%；用补阳还五汤治疗 60 例，有效率达 85%；这些都是从某一阶段得出的有效率，未能概括整个疾病的防治规律。如果利用这些已取得的成果，纵观疾病的全过程，根据疾病的不同阶段、不同证型，做分组观察和对比研究，则可以从中获得中风病的一系列治疗规律。

　　由于治则涉及面广，层次不同，研究难度大，想在 2 ~ 3 年内验证或提出几种疾病的相关治则是很难办到的。因此，可以分期、分组地进行。如研究崩漏治则"初用止血以塞其流，中用清热凉血以澄其源，末用补血以还其旧"时，即可分三个阶段进行研究。孙立华等人开展的崩漏治则研究，只是对"塞流"这一阶段做了一些研究。

　　总之，治则的临床研究涉及面广，开展起来难度很大。本文仅就治则临床研究的意义、条件、思路和方法做了初步的探讨，真正开展起来还需在临床实践中逐步探索新思路，提出新方法，开拓新途径。

【周超凡，刘艳芳. 中医治则临床研究初探［J］. 黑龙江中医药，1990（06）：5-8】

中医治则学研究概况与展望

【摘要】中医治则学是一门既古老又年轻的中医分支学科。对近 10 年来中医治则学的研究概况，作者从 7 个方面做了较全面、较系统的综述。对治则学的含义、治则的哲学基础、治则的具体内容和范畴、治则体系的层次划分都进行了研讨，并对治则与治法、治则与治疗思想以及治则与辨证关系也做了较深入的论述，从而反映了中医治则基本理论问题的研究概况，提出了有别于中医治则以辨证为指导的概念。认为：中医治则是在中医理论指导下制定的，对祛除疾病、恢复健康具有普遍指导意义，同时对中医治则学的文献研究、临床研究和实验研究进行了简要的介绍。提出了研究中医治则学的思路和方法，对中医治则学研究中存在的问题，主要表现为：文献研究还侧重于古代，对清代以后文献研究尚未全面展开，在临床研究、实验研究上，尚缺乏统筹而有计划的安排。尽管如此，中医治则学的研究已初具规模，有了一定的基础。如中医治则研究室的建立发展，专业人员的定向研究、培训，全国治则会的定期召开以及《中医治则治法研究》杂志的创刊，为中医治则学的发展打开了令人可喜的局面。

中医治则源于阴阳、藏象学说等中医基础理论，是中医理论体系的重要组成部分，对于防病治病具有原则性指导作用。中医治则首见于《内经》，继则经历代医家不断补充而发展。特别是近几年来，我国中医界开始重视中医治则的理论研究，使中医治则的基本理论和治则的文献、临床、实验研究都有了新的进展。本文对中医治则理论的研究概况与发展趋势做一阶段性的综述，以供同道参考。

一、中医治则基本理论的研讨

1. 对中医治则学含义的研讨

近几年来，给中医治则所下的定义，比较有代表性的有两种：一种是比较公认的定义，如《中医基础理论》教材指出："治则，即治疗疾病的法则，它是在整体观念和辨证论治指导下制定的，对临床治疗立法、处方、用药具有普遍指导意义。"很明显，这是从治病的角度来确定治则含义的。

另一种是：在 1986 年首届全国中医治则研讨会上，较多的学者认为，中医治则是在中医理论指导下制定的，对保持健康和祛除疾病、恢复健康具有普遍指导意义的防病治病规律和法则。这个定义的特点有三：一是未强调辨证论治的指导这一个前提；二是强调防病治病规律，不单指治疗规律；三是强调保持和恢复健康。这个定义拓宽了中医治则的范围，它不仅包括了治疗原则，而且还包括了养生与预防的原则。这样的定义是以"以平为期""调整阴阳"为宗旨，以"治病必求于本"为宗旨，着眼于人，而不是着眼于病。它体现了我国古代防重于治的思想，明确中医治则的含义是认识和发展中医治则的关键。

上述两种定义相比，后者似乎既弘扬了中医学的整体观念，又把防病治病的理论有机地结合起来，从而使中医治则真正起到指导养生、防病、治病的作用。

2. 对指导中医治则的哲学基础的研讨

中医学作为一门自然科学，是以我国古代朴素的整体观和辩证观为其认识论的基础的，是我国古代朴素的整体观和辩证观的体现。正如刘氏提出的："《内经》总结的治疗原则，生动地体现了先秦两汉以来的朴素辩证的许多精华，是古代辩证法在一个领域里的成功运用。"而王氏则认为，中医治则是以中医理论思维中具有特色的整体观、恒动观、动态平衡观、朴素的唯物辩证对立统一观为指导。故中医治则是我国古典哲学的抽象，模比的认识论在中医治疗、防病过程中的体现。

中医治则的哲学核心是什么呢？刘氏等认为，中医临床治疗过程追求的是"平"，中医治则也提出了"以平为期"的治则。明确以恢复机体阴阳平衡、使内环境处于稳态为中医治则的直接目标，也是最高目的。"平"就是"不偏不倚、适中"的中庸思想，这是中医治则哲学思想的核心。

具体到每个治则和认识论的联系，刘氏等概括为：治病求本即认识事物的本质；标本论治即抓住主要矛盾和矛盾的主要方面；三因制宜、随证治之强调的是具体问题具体分析，反治理论谈的是如何透过现象看本质；同病异治、异病同治体现了正确处理矛盾的共性和个性，既病防变则从发展、联系的观点认识疾病，提供治疗依据。这无疑都是用新的认识论和方法论去探求中医治则的本质，为临床治疗拓展思路。

3. 对中医治则具体内容和范畴的研讨

中医治则的内容十分丰富，就目前而言，对整个中医治则体系尚缺乏统一的认识。《中医基础理论》教材中内容仅包括治病求本，扶正祛邪，调整阴阳，调整脏腑功能，调理气血关系，三因制宜。周氏认为，治则体系应包括以下内容：治未病，既病防变；治病求本；调整阴阳，以平为期；扶正祛邪；标本缓急；正治法则；反治法则；同病异治，异病同治；三因制宜，随证治之；辨证治则，辨病治则；以及治疗手段的选择等原则。复习近代医家对中医治则的论述，一致公认的治则仅有治病求本、标本论治、调整阴阳、扶正祛邪、三因制宜、正治、反治等治则。有争议的有治未病、既病防变、同病异治、异病同治等治则，还有各种中医药杂志时常提到的寒者热之、热者寒之、虚者补之、木郁达之、惊者平之等治则。最近几年，何氏等提出，月生无泻，月满无补也属治则。目前有些专家学者不仅仅限于整理治则内容，而且注意创新，如已被大家所公认的姜春华教授所提出的"截断扭转"治则，经各地较多的单位验证，不仅对治疗温病显效，而且对治疗乙脑、流行性出血热、菌痢、急性肺炎、败血症等病，也能显著提高疗效、缩短病程。朱氏等根据临床实践提出了"因势制宜"等一些新的治则，还有待于临床实践的验证和理论上的完善。

4. 对中医治则体系层次划分的研讨

随着对中医治则研究的深入发展，人们尝试把治则层次化、系统化、完整化。这样不仅能使整个中医治则理论体系脉络清晰，泾渭分明，能更好地指导临床，而且可发挥逐层深入论治的优势。周氏认为，治则的特点之一，是具有一定的抽象性，但治则的抽象程度不一样，抽象程度高的大治则，往往下统数个抽象程度低的小治则，从而呈现出治则间的从属关系。据此，提出了三层次理论，即将治则体系划分为三个层次：治病求本、以平为期、调整阴阳，为第一层次的总则；治未病、既病防变、扶正祛邪、三因制宜、随证治之、同病异治、异病同治、正治、反治、标本论治为第二层次治则；第二层次的九个治则则受第一层次的总则的共同支配，而第二层次的治则又支配着第三层次的治则。如随证治之的治则，可下统寒者热之、热者寒之、燥者润之、坚者削之等数十种小治则。

孙氏也持三级治则的分类法，但具体的划分与周氏有所不同。他认为，一级治则是治疗疾病的总的法则，主要包括同病同治、同症同治、同病异治、扶正祛邪、平衡阴阳、调理气血等治则。它不能直接指导临床组方用药，而只能对各种具体法则做出抽象的概括，从而决定具体治则的大方向和总任务。二级治则则是决定组方的大法则，如八法、十剂、十八剂等，把方剂按其主治功能分类，每一类方剂的主要功能就成为治疗中的一大法则，如解表、泻下、温里、清热等，都属于这一级。三级治则是指导临床制方用药的具体法则。它根据疾病的特点、证型、个体差异、发病时间、生病地方等多方面情况，在辨证的基础上随病证提出，并随病证的变化而不断修订。显然，这里所说的二三层次治则，包括了人们常说的治法。

另外，刘氏等也认识到，治则和临床具体治法之间是一个多层次的，由高度抽象的指导法则，到一般性的治疗大法，再过渡到具体治法，最终落实到方药。

5. 对治则与治法关系的研讨

中医治则与治法是既有区别又有联系的两个不同的概念。王氏从概念、内容、哲学角度、研究范围及对象等方面，对两者的区别做了较全面的论述，认为中医治则是固定不变的原则，无论何时何地，也不论辨为何证，其指导性都是不变的，它体现了中医治则的原则性，而治法却是灵活多变的方法。由于证具有随病因、病位、病势等因素而异的多变性，因而治法也随之变化，即证变法亦变，体现了辨证论治的灵活性。虽然大部分治则并不直接包括具体治法，但治则从理论的不同角度指导着治法的选择及具体的运用，所以治则是治法的升华。王氏注重的是治则与治法的区别。

孙氏认为，治则与治法之间没有根本的区别，故提出通称治疗法则，因而他设想的三级治则就包括了治法。他认为，二者在内涵上是一致的，二者的关系是从属关系，只是前者内涵一般、抽象，后者内涵特殊、具体，是大治则和小治则的区别。孙氏注重的是治则与治法之间的联系。

孟氏认为，治则与治法是辨证论治的一个重要环节，二者之间有层次、目标、体用和思维方式的不同，治则与治法各有自身的学术特点，包括运用于临床的实践性和桥梁作用，其语义中蕴含的哲学特性和具有文学艺术性的表达语言。孟氏注重的是治则与治法的临床治疗观念和科学模式。

周氏认为，中医治则与治法既有区别又有联系。就区别而言，治则抽象程度高，对于防病治病具有普遍的指导意义，能指导治法的选择与应用。而治法对疾病的针对性强，是治则理论在临床实践中的具体体现。因而，治则与治法犹如战略与战术的关系。就联系而言，治则与治法最直接的联系表现为治则与治法之间存在着交接层次。特别是第三层次的治则与治疗大法就密切交接，通过这一层次，治则过渡到治法，一般是以治疗大法（如八法）为主，故可以"八法"等大法为界，既可清楚地表明治则与治法的联系，又可显示出两者的区别。

6. 对治则与治疗思想关系的研讨

中医治则与治疗思想是中医治疗领域里两个不同内容、不同层次的概念，它们之间紧密联系，相互渗透，但又有区别。那么，怎样把握它们各自的特点呢？

所谓中医治疗思想，是指中医对疾病的治疗具有普遍指导意义的临床治疗思维，贯穿于每一个治疗过程中。它是历代医家经过长期的临床医疗实践，对人体生理病理、外界致病因素的反复认识，以及在长期临床实践经验积累的基础上，对疾病的治疗，从感性的认识上升到理性认识。这种认识能反映治疗疾病的规律，有效地指导中医临床。治疗思想在治疗领域里具有统帅地位，主要研究疾病治疗的临床思维，不是具体的治疗方法与措施。广义的治疗思想包括治未病思想，系统思想，多因素思想，中庸思想，辨证思想，动态思想（如诸子百家、孔子、孟子、道教、佛教、作战思想、风俗人情等）的影响。狭义的治疗思想包括临床各科、各学术流派以及各个病证的治疗思想。

治疗原则是在治疗思想的指导下制定的，对治疗的治法、处方用药有直接的指导意义，是辨证与论治的桥梁与纽带，使两者有机地结合。

治疗思想是在治疗原则产生之前的治疗思维，它和任何思想一样，先有思想，才会派生出原则、方法，然后付诸行动。它对治则的形成起着决定性指导作用。如在中庸思想指导下，才有调整阴阳、以平为期的治则；在系统思想的指导下，才有治病求本的治则；在多因素思想的指导下，才有三因制宜、随证治之的治则；在辨证思想指导下，才有同病异治、异病同治、正治、反治的治则；在治未病思想指导下，才有治未病、既病防变的治则等。

治疗思想具有抽象性、灵活性的特点，而治则的抽象程度相对较低，而针对性则较强。比如，治疗的动态思想，抽象程度较高，也较为灵活，亦可用于立法、处方用药的变化，而在这一治疗思想指导下产生的治则较为具体，如扶正祛邪，就是针对体虚邪盛的疾病发展、变化趋向，以达到扶正不恋邪、祛邪不伤正的目的。

治则受治疗思想的支配。随着实践的深入，治疗思想不断丰富和发展，相应的治则也不断地充实和完善，两者又是治疗过程中紧密联系、不可分割的两大组成部分。治则在治疗思想指导下制定，有时又靠临床实践验证的总结而产生治则，进而反馈出中医的治疗思想。

总之，中医治则与治疗思想都是指导临床治疗的，由于指导的范围与层次的不同，有必要从理论上加以划分区别。

7. 对中医治则与辨证关系的研讨

《中医基础理论》的教材中给治则所下的定义是，强调辨证论治对治则的指导作用。当然，这是与以治病为宗旨的指导思想分不开的。王氏认为，治则不受辨证论治的指导和约束。周氏认为，治则不完全受辨证论治的指导。其理由是：一些治则可以补充辨证所遗漏的性别、年龄、情趣嗜好、生活习惯、发病时令、地区差异等因素，而治未病的治则可以指导疾病的预防及既病防变等。这些治则都明显地同辨证一起共同指导着论治，二者相辅相成，是论证所必须遵循的治疗规律，而治则本身又对养生、预防有指导作用。因而部分治则反映了独立于辨证论治规律以外的一些固有的防治规律。这样，似乎反映了治则与辨证论治的关系，有利于治则从中医基础理论脱胎出来，成为专门的学科——中医治则学。

陈氏专门探讨了治则在辨证论治中的作用。他认为，治则可以修正辨证的误差，指导治疗目标，明确治疗方向，又可开拓新的治疗途径，发展治疗方法，并可指导遣方制药。陈氏强调了治则对临床论治的指导作用，初步揭示了治则的实用价值。因此，许多学者强调，治病离不开治则。临床治疗如果不用法则去指导，犹如盲人骑瞎马，把握性少，临床疗效难以保证。若掌握了中医治则，就会使你在实际临床工作中，目标明确，思路宽广，眼界开阔，知常达变。

二、中医治则学的文献研究

从目前中医治则研究来看，文献研究是治则研究中比重最大、研究较多的一个方面。近几十年来发表了数以百计的学术文章，涉及《内经》《难经》《伤寒论》《金匮要略》及温病学等多个领域，讨论面较广，现仅陈其大概。对《内经》治则的研究，较为突出的是浙江的徐荣斋，有计划地研究了《素问·阴阳应象大论》等篇中的治则理论。其他则多以某一个专题研究的形式出现，如治病求本、标本论治、正治、反治、扶正祛邪、上病下取、同病异治等都有专著论述。如赵氏对《灵枢·经脉》针灸治则治法进行了探讨及分析，对《伤寒论》《金匮要略》的治则思想探讨得也比较深入。姚氏在对《伤寒论》中部分无方条文探讨后认为，观其脉证、知犯何处、随证治之是张仲景对坏病的治疗总则，是他从大量误治发生变证的现象中抽出的精髓，因此具有十分重要的理论意义。它不仅是坏病的治疗原则，实际对各种疾病都有普遍的指导意义，可广泛地适用于临床各科。总之，对《伤寒论》的治则研究涉及范围较广，把它总结为治未病，无病早防、有病早治，标本缓急，同病异治、异病同治，逆者正治、从者反治，上病下治、下病上治等治则是可以的。张氏探讨了《金匮要略》"虚劳病的治则"。朱氏对《金匮要略》运用汗法所创十六法的发汗治则进行了探讨，认为上述诸法，虽有表实表虚之别、助阳固卫之异，然皆寓祛湿于发汗之中为共同特点，对同一湿病，同用汗法而法各不同，同中有异、异中有同。赵氏对温病卫气营血的治则也有探讨，特别对"在卫汗之"的意义讨论得比较深入。周氏认为分消走泄是湿热病的基本治则。香港梅氏则对《温病条辨》的治则进行了详细的论述，他认为，扶正祛邪、清热养阴为温病的治疗总则。肖氏则论述了吴鞠通三大治则中顾护脾胃的思想。纪氏则对"因时制宜"的治则进行了论述。《历代中医治则精华》一书则对历代医家综论的治则珠玉及古典医籍的治则精华进行了采撷汇编。

在文献研究中，也还存在着一些问题。一是对《内经》等经典的治则研究较多，而对其他医家治则思想体系研究较少，不足以反映治则思想之全貌。二是缺乏系统性，对治则的概念、内容、范围、层次、治则之间的关系等问题，研究较少。

三、中医治则学的临床研究

通过对中医治则的临床研究，可以起到两方面的作用：一是验证，即对现代的治则从临床实践中进行验证；二是创新，即通过临床实践总结出新的中医治则理论。如许氏在《方药中对慢性肾功能衰竭的理论认识和诊治经验》一文中，对治未病的含义认为，有预防疾病，已病防传，选择适当的治疗时间，根据五脏相关、脏腑制约的四种原则，通过加强或调整未病脏腑对已病脏腑的影响，进行全身性调整，以达到帮助治疗已病脏腑的目的，进一步提高疗效。

就中医治则的验证而言，正如肖氏在治病求本、审因论治的中医治则指导下，对先兆流产临床研究进行了观察评述，认为分型论治专方治疗、专法治疗及逐月分经保胎的治法，都体现了这一治则精神。许氏对慢性肾衰"治病求本"的治则认为，脾肾、气血、阴阳虚损是病之本，风、热、火、湿、燥、寒、瘀、毒等兼夹症，则属病之标，其治法实际上就是或侧重于补脾气，或侧重于滋脾阴，或侧重于温肾阳、补肾气，或侧重于滋肾阴；或脾肾阴阳、气血、气阴并补。基本上是以扶正补虚为主，把扶正补虚作为主攻方向。

在"标本论治"方面，如对哮喘病采取发则治其标（肺）、缓则治其本（肾）等，都取得了较好疗效。又如刘氏通过针刺治疗功能性子宫出血的临床观察，证明急则治其标、缓则治其本的治则在具体治疗中，可分为两步：首先以治标——止血为主，血止以后以扶正——调整月经周期为主。鲍氏认为，小儿花剥苔的证治应以补脾气、益脾阴、开胃消食、寓消于补、增强免疫以治本，凉血热、祛血瘀改善微循环、减少炎性渗出以治其标。

陈氏在调整阴阳治则指导下，开展男性不育症的临床研究，在审病求因辨证治疗过程中认识到，男性不育症尽管其病因极其复杂，但其病机皆为肾气不足所致，从而出现精少、精死、精弱、精滞、精异、精寒、精热等多种病证，以育阴、温阳，补肾精、益肾气、增肾液诸法应用于临床治疗男性不育症，取得了良好的效果。郭氏益火消阴法则在老年病中的应用较详细地体现了老年病在调整阴阳、抑阴扶阳的疗效。

用"扶正祛邪"的治则指导肿瘤的治疗，采取"攻邪""攻补兼施""扶正祛邪"早、中、晚三个阶段论治，从而证明了"扶正祛邪"治则的有效性。苑氏在硬化性筋膜炎的中医药治疗中，重视标本兼治、扶正祛邪、辨证施治基本上从脏腑气血论治为原则，以扶正治其本，祛除瘀邪治其标。北京中医医院和解放军海军总医院两家在关幼波教授的指导下，联合对慢性乙型肝炎进行专题攻关，亦对扶正祛邪、标本论治、随证治之等治则进行了参照验证。吕氏在对艾滋病的治疗过程中，认为 HIV 是病因，病因既可以通过祛邪法来祛除，也可以通过扶正法，增强机体免疫能力来祛除，即扶正以祛邪。对此，西医认为，艾滋病病毒能和人体淋巴细胞核整合，扶正方药不是扶正，相反而是扶邪，因而把扶正疗法列入治疗艾滋病的禁忌。但通过实践认识到，通过扶正而达到祛邪的可能性是存在的，这也正是中医学的优势和长处。中医有很多方药都有增强免疫的作用，用增强免疫（扶正）方药治疗艾滋病，这是除抗病毒以外的另外一条途径，能提高治疗艾滋病的疗效。

何氏对三因制宜的治则进行了系统研究。他们采用群体调查的方法，初步发现地理、季节、气候等因素对人体的影响规律，对阐明三因制宜治则有一定的帮助。郝氏指出，"五运六气"所提出的周期不仅存在，而且有一定的物理意义，有助于阐明"因时制宜"的一个方面。毛氏在因时制宜的治则指导下，论述了时令与用药的关系，提出了在药物应用上、剂量的大小上用热远热，用寒远寒，顺四时之气，春夏养阳，秋冬养阴，证重合时，时重合证，不正之气需变通的观点及在临床上屡屡见效的验证。马氏按子午流注纳子法的规律指导临床，按时针刺、服药，取得了较好的疗效。江氏所做的南北地域差对辨证施治的影响的论述和分析，则证实了因地、因人制宜的治则指导临床实际工作验证的效果。

宋氏在中医学异病同治的治则指导下，认为恶露不下与恶露不绝两症，其病虽异，其因则同，均属胞宫瘀血内停，故均以活血化瘀法，施傅青主生化汤加减而获卓效。

在创新方面，许多单位在总结临床经验的基础上，提出了一些新的治则。如"截断扭转"治温病的治则、调整月经周期的治则、调治崩漏的治则、儿科病治则、老年病治则等，都是对治则的创新。

与以前相比，近年的临床研究增多，并具有以下特点：一是开始出现明确的专题，注意临床观察的目的性，并且针对中医治则进行研究；二是注意了临床研究的科学性、对比参照性，或结合现代手段，掌握科学数据。这无疑是今后治则临床研究的努力方向。

四、中医治则学的实验研究

近年来，中医治则的实验研究有两大特点：一是用现代科学研究，用多学科知识与手段；二是注意了中医治则与其他中医理论（如藏象、病因、病机）的现代实验研究的交叉，尤其是注意了证、法、方、药相结合的实验研究。例如杨氏等在因时制宜治则指导下，对血浆睾酮浓度季节性变化与人体阳气四时消长关系进行探讨，认为血浆睾酮浓度自春始睾酮逐升，至夏初最高，此后渐低，秋冬最低，基本符合"人以天地之气生，四时之法成"的阴阳消长盛衰的变化规律，亦符合"人与天地相参也，与日月相应也"的天人相应理论，从而在临床治疗上据"春夏养阳，秋冬养阴"的治则，据四时消长盛衰的变化规律，采用补肾壮阳的药物选季择时对不育症患者进行治疗。这些都是用多学科的知识来探讨和研究中医治则的发展和应用的方法。

对证、法、方、药更是一个研究广泛且已比较深入的领域，其大量的研究成果，许多都有助于中医治则的阐明，也是值得借鉴的。例如黄氏对中医肝病的肝失疏泄的状态是甲状腺激素的失常造成的，运用现代科学技术研究中医治则，已经证明了免疫功能低下，临床往往表现为虚弱。据认为，肺、脾、肾三脏无论何脏虚，其免疫功能指标均低于正常，尤以肾虚明显。这就说明虚证与细胞免疫之间有内在的联系，为"扶正固本"治则和提高细胞免疫两者的统一，提供了科学依据。

胡氏对"阴平阳秘"通过现代医学化验手法进行验证，认为在治疗上重点在调整阴阳，不但是"补其不足、损其有余"，还要控制超前、鼓励滞后、协调治之，符合现代医学的反向同步理论及教学模式。

史氏对"产后多瘀"的临床研究，通过对正常产妇临床体征、甲皱微循环、血液流变性的同步观察，并与同等例数晚期孕妇和健康育龄妇女做对照，结果反映了产后血瘀的存在，揭示了"产后多瘀"的实质，是指产妇呈现机体血虚气弱、津液浓黏、血液凝结、血球积聚不散、血液运行迟缓的病理状态而言。产后血瘀影响子宫复旧，又有自行消散趋势，因而有必要运用保健性治疗措施促进产褥复旧过程，从而证明了治未病治则的科学性和合理性。

陈氏认为，阴阳失调与微量元素锌锰变化有关，虚证患者血清锌含量降低，锌铜比值明显下降，阴虚者尤为明显，而滋阴药多含有微量元素锌。阳虚者则血清锰含量下降，补阳药中多含有锰元素，这种研究也间接地为"虚者补之"治则提供了客观依据及指标，故可以借鉴证的研究来研究中医治则。

此外，中医有"以法统方，方从法立"一说，尚可加强对中医方药的实验成果来研究治则。如对几千年来行之有效的方药，可通过动物实验来证实中医方药的科学性，也就间接地证明了中医治法的科学性，从法的研究过渡到对治则的研究，这无疑是今后对治则治法实验研究的可行之路。

五、中医治则学研究的初步设想与展望

综上可见，从文献、临床、科研等方面对治则的研究，都已取得了一定的成绩，有了初步的基础。由于中医治则研究工作刚刚起步，也存在着许多问题。如治则体系的局限性和模糊性，既往的文献、临床等研究缺乏计划性、系统性。针对这些情况，笔者提出一些不成熟的设想，望同道指正。

1. 文献研究

目前文献研究仍然是偏重经典著作中有关治则理论的阐发，而对历代医家，特别是清代医家的治则思想和内容研究较少，而清代人在学术上有"集大成"的特点，我们应当深入研究发掘清代医著中的治则理论，这对掌握古代治则思想之全貌，可能达到执简驭繁的目的。作为文献研究的基础工作，应包括两个方面：一是对古代文献的整理，二是对现代文献的整理。前者可在《历代中医治则精华》的基础上，继续进行系统性整理及研究，更好地做到古为今用。同时也应重视现代文献的整理，特别是运用现代方法对治则的研究，充分结合现代研究的成果，使中医治则具有时代色彩，开展《中医治则学》的编写，争取早日使治则成为一门独立的学科，作为中医药院校的教材，更好地为临床实践服务，为现代科学研究服务。

2. 临床研究

目前主要是广大临床医师自发地零散的验证和发挥；缺乏在统筹安排下有组织、有计划、有目的、有系统地进行临床研究。今后，治则研究有两大任务：一是对传统的治则内容进行进一步验证和发挥；二是争取创立一个有别于以辨证论治为核心的新的治则体系，以适应临床提出的要求。临床验证是继承中医治则精华的根本保证，除了用传统方法以外，也可用现代实验方法帮助验证。

通过临床实践，创立一个新的治则体系是可能的。所谓新的治则体系，是与辨证论治为核心的传

统的治则体系相对而言的。笔者设想将治则可分为辨证治疗原则、辨病治疗原则、辨因治疗原则三个部分。

3. 实验研究

中医治则的实验研究，目前仍是一个空白，尽管对中医理论已采用了不少现代科学方法进行研究，但以治则为目标进行设计，开展实验研究的仍很少。治则体系含有丰富的哲学思想，是古代辩证法在一个实践领域里的成功运用。所以应重视中医治则的哲学基础的研究，这样可以更清楚地搞清治则之间的联系、治则的作用等问题。大量的工作应是治则的应用研究，可以由"天地（自然）、社会、心理、人"向治则的顺向研究；亦可以从"证"入手，从"法、方、药"进行逆向研究，提供一个层次有序的结构，使治则研究顺利进行。

根据中医治则研究的状况，我们认为，在治则研究的组织工作方面，应由国家中医药管理局统一做出规划，从国家到省、市中医药院校建立起中医治则研究室、教研室，配备相应的人才和实验基地，有组织、有计划、有目的地开展中医治则的教学、科研工作。

综上所述，中医治则学是一门既古老又年轻的学科，过去对它重视不够。自 1985 年以来，中国中医研究院基础理论研究所建立了治则室，已有少数人对治则学进行定向的研究，在全国召开了三届全国中医治则研讨会，创办了《中医治则治法研究》杂志，推进了中医治则学文献、临床试验研究。望有志于中医治则研究的科技界人士弘扬才学，秉志研究，为早日建立中医治则学科做出更大的贡献。

参考文献

［1］周超凡. 中医治则基本理论问题探讨［J］. 北京中医学院学报，1987（3）：7.

［2］刘长林.《内经》的哲学和中医学的方法［M］. 北京：科学出版社，1982：248.

［3］王玉玺. 治则与治法的关系［J］. 中医杂志，1987（10）：54.

［4］刘时觉. 中医治则的哲学思想［J］. 中医杂志，1987（10）：53.

［5］何裕民. 试论"月生无泻、月满无补"治则［J］. 辽宁中医杂志，1987（10）：53.

［6］贝润蒲. 姜春华教授学术思想钩玄［J］. 上海中医药杂志，1985（6）：3.

［7］朱文锋. 略论"因势制宜"治则［J］. 吉林中医药，1987（2）：1.

［8］孙世发. 简述中医治则的分类［J］. 北京中医学院学报，1987（3）：10.

［9］孟庆云. 中医治法治则的科学内涵及发展［J］. 中医杂志，1992（3）32.

［10］陈厚忠. 中医治则在辨证论治中的作用［J］. 湖南中医杂志，1987（3）：32.

［11］徐荣斋. 试析《阴阳应象大论》中的治则［J］. 浙江中医学院学报，1981（4）：1.

［12］徐荣斋. 阴阳应象大论、标本病传论、汤液醪醴论［J］. 辽宁中医杂志（理论专辑），1987：5.

［13］赵京生.《灵枢·经脉》针灸治则治法探析［J］. 中医杂志，1990（4）：52.

［14］姚秀琴. 对《伤寒论》中部分无方条文的探讨［J］. 黑龙江中医药，1990（4）：9.

［15］张俊.《金匮要略》虚劳病及治则探讨［J］. 浙江中医学院学报，1986（1）：14.

［16］朱云龙. 对《金匮》运用汗法的初步探讨［J］. 中医杂志，1991（12）：712.

［17］赵绍琴. 浅谈我对"在卫汗之"的认识［J］. 中医杂志，1981（8）：57.

［18］周长虹. 论分消走泄是湿热病的基本治则［J］. 中医杂志，1993（1）：8.

［19］梅岭昌.《温病条辨》之学术贡献［J］. 中医杂志，1992（4）：13.

［20］肖森茂. 试述吴鞠通三大治则中顾护脾胃的思想［J］. 浙江中医学院学报，1989（2）：10.

［21］纪世露．试论"因时制宜"［J］．安徽中医学院学报，1989（1）：2.

［22］周超凡．历代中医治则精华［M］．北京：中国中医药出版社，1991.

［23］许家松．方药中．对慢性肾功能衰竭的理论认识和诊治经验［J］．中医杂志，1991（10）：587.

［24］肖承悰．先兆流产临床研究评述［J］．北京中医学院学报，1989（5）：1.

［25］刘万成．针刺治疗功能性子宫出血30例临床观察［J］．中医杂志，1987（4）：43.

［26］鲍箐．小儿花剥苔的证治［J］．中医杂志，1992（4）：40.

［27］陈文伯．治则临床研究的几点看法［J］．中医杂志，1987（10）：55.

［28］郭天彝．益火消阴法在老年病治疗中的应用［J］．新中医，1991（10）：55

［29］苑飚．硬化性筋膜炎的中医药治疗［J］．中医杂志，1991（9）：550.

［30］陈增谭．中医中药不同治则和分组治疗慢性乙型肝炎疗效分析［J］．中医杂志，1987（4）：23.

［31］吕维柏．临床治疗艾滋病的初步体会［J］．中医杂志，1990（4）：26

［32］何裕民．从体质调研结果探讨因时因地制宜治则［J］．中医杂志，1986（5）：47.

［33］何裕民．论肥人多阳虚痰湿瘦人多阴虚火热［J］．中西医结合杂志，1985（11）：674.

［34］郝少杰．五运六气学说与气候关系的探讨［J］．陕西中医，1983（5）：1.

［35］毛水泉．试论时令与用药的关系［J］．黑龙江中医药，1990，56（2）：6.

［36］马晓光．用子午流注纳子法治疗肾虚性不孕症体会［J］．黑龙江中医药，1990，56（4）：48.

［37］江扬清．南北地域差对辨证施治的影响［J］．中医杂志，1991（2）：113.

［38］宋维国．异病同治二则［J］．黑龙江中医药，1990（5）：27.

［39］海中乃．蒙医学辨证与治疗概况［J］．中医杂志，1992（5）：49.

［40］韦金育．壮医发掘整理研究近况［J］．中医杂志，1992（10）：46

［41］孙宁铨．调整月经周期的中医治则［J］．上海中医药杂志，1983（3）：22.

［42］吴玉霞．论崩漏从瘀治疗［J］．黑龙江中医药，1990（6）：8.

［43］王伯岳．儿科病治疗原则的体会［J］．云南中医杂志，1981（1）：17.

［44］陈熠．老年病治则概括［J］．浙江中医杂志，1982（9）：399.

［45］杨贵林．血浆睾酮浓度季节性变化与人体阳气四时消长关系的初探［J］．中医杂志，1990（7）：48.

［46］黄晖．中医肝病124例血清甲状腺激素的观察［J］．中医杂志，1992（10）：40.

［47］胡晓晨．"阴平阳秘"初探［J］．北京中医学院学报，1989（5）：6.

［48］史恒军．"产后多瘀"的临床研究［J］．中医杂志，1991（6）：356.

［49］陈广源．阴阳失调与微量元素锌锰［J］．中医杂志，1991（10）：59.

【国家中医药管理局科学技术司，上海市中医药科学技术情报研究所．国内外中医药科技进展
1993年总第5册［M］．上海：上海科学技术文献出版社，1994：20-28】

论中医治则三大体系的区别与联系

中医治则三大体系是指总则、辨证治则、辨病治则体系。三者之间既有区别、自成体系，又有联系、不可分割，体现了中医治则体系的层次性和完整性。本文试从治则产生的基础、地位作用、层次范围、形式及特点等方面对总则、辨证治则、辨病治则之间的区别与联系进行初步的探讨。现讨论如下：

一、总则与辨证、辨病治则的区别与联系

总则与辨证、辨病治则之间既有区别又有着不可分割的内在联系。其主要区别有三点。

1. 总则与辨证、辨病治则具有不同的指导范围和作用

总则是对保持健康和祛除疾病、恢复健康具有普遍指导意义的防病治病规律，对养生、预防和治疗都具有指导意义。如治未病原则、治病求本原则等对养生、预防和任何疾病的治疗都有指导作用。

辨病、辨证治则指导的范围比较狭窄，仅适用于治则本身所限定的范畴，对其他病、证均没有指导作用。如辨证治则"热者寒之"仅适用于通过辨证辨为热证者，对寒证、虚证、假热、虚热等都不适用。辨病治则更是如此。如水肿治则"腰以下肿当利小便，腰以上肿当发汗乃愈"对其他病不具指导意义。

2. 总则与辨证、辨病治则有层次高低之分、指导与被指导之别

总则属高层次治则，对辨证、辨病治则有指导作用。辨证、辨病治则属低层次治则，从制定到运用都离不开总则的指导。如辨证治则"实则泻之，虚则补之"受扶正祛邪原则的指导，崩漏治则"初止血，次清热，后补其虚"受治病求本、扶正祛邪等原则的指导。在具体应用时又都离不开标本缓急、三因制宜等总则的指导。

3. 总则与辨证、辨病治则产生的基础不同

总则产生于古代哲学思想，受当时哲学、军事及诸子百家思想的影响较大。因此，总则实质上是中国古代哲学思想在医学中的体现。辨证治则和辨病治则主要来源于临床实践，是疾病治疗过程中具体经验的总结，具有很强的实践性与针对性。

4. 总则与辨证、辨病治则的联系

总则与辨证、辨病治则有区别但又不能截然分开。如果说整个治则体系是一株大树的话，那么总则即是大树的根与主干，辨证与辨病治则就是大树的两大分枝。一方面辨证与辨病治则依赖总则指导，即提供支持与营养；另一方面总则又需要辨证与辨病治则来充实与体现，即实现树的整体与价值。

二、辨证治则与辨病治则的区别与联系

辨证与辨病治则的区别主要有以下三点。

1. 辨证治则与辨病治则研究的角度不同

就同一疾病而论，辨证治则是从疾病的横向研究出发，对疾病的某一阶段或这一阶段所处状态的立法、处方、用药提出原则性指导。如果疾病处于无症可辨的状态时，辨证治则就失去了指导作用。可见，辨证治则是从证的角度研究证的治疗规律，实质是辨证理论的延续，是辨证与法、方、药的桥梁与纽带。辨病治则是从疾病的纵向研究出发，对疾病的整个过程，即疾病的潜伏、发生、发展、变化直至预后提出原则性指导。因此，辨病治则在临床症状尚未出现或已完全消失时，仍能发挥作用。

2. 辨证治则与辨病治则形式不同

辨证治则因其与辨证密切相关，又直接提出目标与途径，故辨证治则的形式多是某证或某种状态采用某法或某种手段。如"寒者热之，热者寒之"，寒者、热者指寒证、热证，热之、寒之指用温热之法祛其寒、寒凉之法清其热。"形不足者，温之以气；精不足者，补之以味"，形不足、精不足，均指机体所处状态，温之以气、补之以味提出了大法及途径。辨病治则需要指导动态变化着的疾病全过程，故其形式具有一则多法，或多则多法的特点。如水肿治则："开鬼门，洁净府，去菀陈莝""腰以下肿当利小便，腰以上肿，当发汗乃愈"；喘证治则："发时治肺，平时治肾"，强调突出了整个疾病的治疗中心，并提出不同阶段、不同状态的治疗法。

3. 辨证治则之间存在着层次性和交叉性，辨病治则相对较为独立

辨证治则主要指导辨证之后的立法、处方、用药。辨证本身一方面有层次的高低，另一方面又相互交叉。所以，辨证治则之间必然有层次性和交叉性。如"实者泻之"概括了整个实证的治疗大法，但实证之中又有"坚者削之，结者散之，留者攻之，急者缓之，逸者行之"等具体指导不同实证的治疗。显而易见，"实者泻之"层次较高，而余者层次较低。不同辨证治则体系之间再相互交叉。如"上气虚者，升而举之；下气虚者，纳而归之；中气虚者，温而补之"，融八纲治则、三焦治则及气血津液治则为一体。辨病治则是针对完整疾病的立法原则，疾病之间既无高低之分，亦不相互包含，故辨病治则不存在层次性和交叉性，具有一定的独立性。

辨证治则与辨病治则具有不同的研究领域、不同的形式，并具不同的特点，为了便于研究和掌握，我们把其分成不同的体系。但辨证治则与辨病治则又有着十分密切的关系。从指导疾病防治的角度而言，辨证与辨病治则是统一的整体，每一疾病的治则往往包含了一个或几个辨证治则；反之，一个辨证治则又可出现在几个辨病治则之中，成为辨病治则的组成部分。从地位和作用来看，辨证治则与辨病治则同属于低层次治则，一方面受总则的指导，另一方面又直接指导临床的立法、处方、用药。

总之，总则、辨证治则、辨病治则是构成治则学的三大体系。三者之间既可自成体系，又相互补充和制约，是治则学不可分割的部分。从上述三体系的角度研究治则能执简驭繁，使治则研究与理论和实践紧密地结合起来，为深入开展治则的文献、临床和实验研究提供可靠、实用的理论框架。

【刘艳芳，周超凡. 论中医治则三大体系的区别与联系 [J]. 黑龙江中医药，1993（04）：7-8】

中医治则基本理论问题研究

中医治则是中医基础理论的重要组成部分，它是以中医思维中最具特色的整体观、恒动观、动态平衡观、朴素的唯物辩证统一观为指导的，是我国古典哲学抽象、模比的认识论在中医预防、养生、治疗中的具体体现。本文拟在这一领域进行研究评述，进而提出并解决有关中医治则基本理论研究方面的诸多问题，以就正于同道。

一、对中医治则学含义的研究

治则是高度概括中医论治思想的一种思维形式，是临床论治时必须遵循的准则，由于它是主观见之于客观的产物，因此在诸多的中医治则定义中都含有人为制定的色彩，且普遍有如下特点：①承认治则是治疗疾病的总则；②它是以整体观和辩证观为指导思想的；③是指导临床立法、处方、用药的准则。这个定义无疑是立足于疾病，侧重于治疗，从临床治疗学角度来阐述的，还没能概括治则的内容，反映治则的特色。

笔者认为，治则应是在中医理论指导下制定的，对保持健康、祛除疾病、恢复健康都具有普遍指导意义的防病治病规律，是治疗、预防和养生都必须遵循的准则。

与以往治则定义相比，这个定义有三个特点：①未强调辨证论治的指导；②强调防病治病规律，不单指治疗规律；③强调保持和恢复健康、预防和养生。这个定义拓宽了中医治则的内涵和外延，从理论上阐明了整个治则体系，明确树立治则不仅是治疗，也是预防、养生所应遵循的准则这一概念。它着眼于人而不是着眼于病，体现了中医重视预防、重视养生、防重于治的思想，既弘扬了我国中医学整体观念，又把防病治病的理论有机地结合起来，比较准确地体现了治则体系的特色。

二、中医治则内容和范畴的确定

中医治则的内容十分丰富，有人曾对 17 种中医书籍进行统计，治则内容竟分 21 项之多！目前中医界一致公认的治则仅有治病求本、标本论治、调整阴阳、扶正祛邪、三因制宜、正治反治等，其他属治则还是属治法尚有争议。

笔者认为，中医治则对预防、养生和治疗都具有普遍指导意义。因此治则的内容应包括治未病，既病防变；治病求本；调整阴阳，以平为期；扶正祛邪；标本缓急；正治法则，反治法则；同病异治，异病同治；三因制宜，随证治之；辨证治则；辨病治则；治疗手段的选择原则等。

目前，有些新内容已被补充到中医治则学中，如截断扭转治则、因势制宜治则、妇科病治则、儿科病治则、老年病治则等，但还有待于临床实践的验证和理论上的完善。

三、中医治则体系的层次划分

中医治则的内容是比较庞杂的。如何使其成为一个有序的整体，如何沟通治则之间的联系，这就涉及治则体系的层次划分问题。根据不同的标准，采用不同的划分方法，划分出来的层次结构也就不尽相同。

笔者认为，中医治则的特点之一是具有抽象性，但各治则的抽象程度不一致，抽象程度高的大治则，往往下统数个抽象程度低的小治则，从而呈现出治则间的从属关系。据此，我们将中医治则分为三个层次：第一层次包括治病求本，以平为期，调整阴阳；第二层次包括治未病，既病防变，扶正祛邪，三因制宜，随证治之，同证异治、异证同治，正治、反治，标本论治；第三层次包括寒者热之，热者寒之，燥者润之，坚者削之等数十种小治则。

中医治则体系的层次化划分，使得中医治则理论体系脉络清晰，泾渭分明，不仅能更好地指导临床，还可以向系统化、完整化、规范化、标准化迈进，发挥逐层论治的优势。

四、治则与治法关系的研讨

治则与治法之间的关系如何？对此，历来有不同的观点。有人注重的是两者之间的区别，认为中医治则是固定不变的原则，而治法却是灵活多变的。有人注重的是治法之间的联系，认为治则治法之间没有根本的区别，都属于治疗法则，只是治则内涵一般、抽象；治法的内涵特殊、具体，是大治则和小治则的区别。有人重视的是治则与治法的临床治疗观念和科学模式，认为治则与治法都是辨证论治的一个重要环节，二者有层次、目标、体用和思维方式的不同，它们各有自身的学术特点，包括运用于临床的实践性和桥梁作用。

笔者认为，中医治则与治法既有区别又有联系。就区别而言，治则抽象程度高，对于防病治病具有普遍指导意义，它能指导治法的选择和应用；治法对疾病的针对性强，是治则理论在临床实践中的具体体现，它不具备普遍的原则性，却具有具体的针对性，治则与治法犹如战略与战术的关系。从战略上讲治则以保证机体健康为目的，注重整体；从战术上讲则有许多具体治法，而这些主要是针对某一部分、某一因素施治，具有局部性。就联系而言，最密切而又直接的联系表现在治则与治法之间有交叉现象，通过交叉，治则过渡到治法，特别是第三层次的治则，与治法的联系就更加密切了。

五、治则与辨证论治关系的研讨

以往的中医治则定义，突出强调了辨证论治的指导作用，这与以治病为宗旨的指导思想是分不开的。就二者的关系而言，治则不完全受辨证论治的指导，相反，它在修正辨证的谬误和误差，补充辨证所遗漏和忽视的性别、年龄、情趣嗜好、生活习惯、发病时令、地区差异等因素，这些都明显地同辨证一起，共同指导着临床论治。并在指导治疗目标，明确治疗方向，开拓新的治疗途径，发展治疗方法，指导遣方制药方面，具有极高的实用价值。在预防和养生方面由于有中医治则的指导，又部分反映了独立于辨证论治规律以外的一些固有的防治规律。可见，治则与辨证是互相补充、互相完善的。

六、结语

中医治则学研究已经起步，有关治则的基本问题也已经弄清，但是面临的困难还很多，有计划、有组织、有目的地以治则治法为目标开展临床研究、实验研究尚属空白。这是尚需努力之所在。

【于智敏，周超凡. 中医治则基本理论问题研究 [J]. 中国中医基础医学杂志，1995（02）：14+4 】

加强中医治则学科建设　促进中医药学术发展

中医治则是在中医基础理论指导下制订的，对保护健康、祛除疾病、恢复健康具有普遍指导意义的防病治病规律；是预防、治疗、养生都必须遵循的准则。它上承诊断、下选方药，是联结中医基础理论与临床的桥梁，因而具有较高的学术价值。但是，种种原因，中医治则远没有得到应有的重视，独立的中医治则学科尚未形成。与中医基础理论其他内容相比，治则学尚处于从属地位。基于以上原因，我们选择中医治则学为突破口，通过学科建设，以补充、完善基础理论，进而促进中医药学术繁荣。

一、开展文献研究，为学科建设奠定基础

中医治则理论肇自《内经》，经后世医家不断补充发展，逐渐形成了内容丰富的中医治则理论体系。但是，由于其有关内容散见于历代医著、医论、医案中，缺乏全面系统的研究整理与总结。因此，我们选定以中医文献研究为突破口，通过对中医文献的整理，辨章学术，考镜源流，给治则学科建设打下基础。为此，我们组织人员遍寻全国各大图书馆，拜访许多藏书家，历经四载，先后共查阅中医典籍 300 余种，并在有关中医著作中反复比较、推敲，在类似著作中认真选择、提炼，在相同著作中精选好的版本，最后确定 300 余种医籍，采撷中医治则的珠玉，汇集中医治则的精华，完成了《历代中医治则精华》。本书虽然系文献研究性质，但对于中医治则学科的建立，无疑具有重要作用。

二、重视人才培养，建立中医治则研究队伍

一个学科的建立与发展，必须具备一定的规模，具有足够的人力、物力和财力，而人的因素又是最重要的。由于构建中医治则学科工程浩大，而我室人员有限，难以组织足够的人力进行协作攻关。于是，我们就采取走出去、请进来的办法，面向全国诚招有志于中医治则研究的精兵强将，欢迎他们来我所进修，同时加速自身队伍的建设，培养中医治则专业的研究生，加速中医治则人才梯队的形成。我室先后共直接培养研究生、进修生 21 名，而通过其他方式参与中医治则学科建设的人则数以百计。这些人遍布全国各地，目前已成为中医治则学研究队伍的骨干。

三、召开全国性学术会议，成立全国范围的中医治则协作组，联合攻关

1986 年 10 月，首届全国中医治则学学术研讨会在北京召开，来自全国各地的 100 余名代表参加了会议。会议不仅对中医治则的一些基本理论问题进行了科学阐述，还结成了南方、北方两大协作组，分头进行专题研究；同时对"中医治则学编写纲要"进行了讨论，确定南北联合撰写《中医治则学》的合作目标。全国中医治则学研讨会迄今已连议，既联络了全国有志于治则研究的人才，又解决了问题，还扩大了知名度，为中医治则学科的建立做好准备。

四、创办学术刊物，开辟中医治则学研究阵地

随着全国性中医治则研究队伍的不断发展壮大，需要一块自己的阵地供同道交流。在所领导的支持下，我们创办了《中医治则治法研究》杂志。本杂志虽然为内部刊物，但中医治则研究毕竟有了一块属于自己的学术阵地。《中医治则治法研究》杂志先后共出版了5期，刊登文章100余篇，通过学术交流，营造了一个浓厚的学术环境，开阔了研究思路，使中医治则学研究得到进一步加强。

五、编写《中医治则学》，构建中医治则学理论体系

经过南北协作组近10年的不懈努力，一部标志着中医治则学科建立的学术著作——《中医治则学》终于问世了。本书对中医治则的基本理论问题进行了科学、完整、准确的阐明。如对治则的定义、内容、范畴、层次划分、治疗原则与治疗方法的关系、治则与辨证论治的关系、治疗思想与治疗原则的关系、中医治则的科学内涵、中医治则的哲学基础、辨证治则、辨病治则等进行了全面阐述与科学界定，基本完整准确地构建了中医治则学的理论框架。本书也是第一部中医治则学学科专著。

六、用中医治则理论指导临床及新药开发

中医治则是中医基础理论最具生命力的部分。从20世纪50年代的通里攻下法治疗急腹症，到现在的研究热点活血化瘀、清热解毒、扶正固本，中医治则始终都在指导着中医的科研与实践。作为中医治则研究，我们更有条件开展工作。我们在中医治则理论指导下，先后开展了祛风活血散寒法治疗原发性血管神经性头痛（已经通过原卫生部新药审批）、补肾填髓法治疗老年性痴呆（中国中医研究院课题）、清热平肝潜阳法治疗高血压病（与杭州胡庆余堂共同开发）等课题，取得较好的社会效益与经济效益。另外，还借助现代电子计算机技术，和我所计算机室联合开展"临床常见病方药筛选信息系统"及"电子计算机专家诊疗系统"等软件的开发，目前已现可喜苗头。

通过10余年中医治则学研究，我们深深体会到，加强中医学科建设是振兴中医学术的一大举措，是繁荣、发展中医理论，实现中医现代化的关键。中医基础理论研究有过辉煌的过去，必将迎来光辉灿烂的未来。

【周超凡，于智敏. 加强中医治则学科建设 促进中医药学术发展［J］. 中国中医药信息杂志，1998（01）：10-13】

中医治疗思想、治疗原则、治疗方法的区别与联系

中医的治疗思想，是我国历代医家在长期的医疗实践中，对人体的生理活动、心理变化、外感病邪、内伤七情引起的病理变化进行反复认识、不断检验、总结整理，由感性认识上升为理性认识，从而形成的一整套治疗各种疾病的思想（临床思维）。这种思想能反映治疗疾病的一般规律，能有效地指导中医临床实践。治疗思想在中医治疗学中具有统帅的地位和主导作用，是在治疗原则产生之前的临床思维。它和任何思想一样，先有思想，才派生出原则。思想对治则的形成起着决定性的指导作用。如在中庸思想、相反相成思想指导下，才有调整阴阳、以平为期的治则；在形神统一思想、整体和谐思想指导下，才有治病求本的治则；在天人合一思想指导下，才有三因制宜、随证治疗的治则；在辨证思想指导下，才有同病异治、异病同治、正治反治的治则；在治未病预防思想指导下，才有治未病、既病防变的治则，等等。

从广义的治疗思想看，可包括中庸思想、动态思想、融化发展思想、平衡思想、形神统一思想、整体和谐思想、"天人合一"思想、辨证思想、相反相成思想、治未病思想等。中医药是中华民族的文化结晶，历代人文哲学思想都渗透到中医药学中。中医药学是自然科学、社会科学和生命科学融合后的精华，历代诸子百家的思想，如老子、庄子、孔子、孟子、孙子的思想以及道教、佛教的思想都渗透到中医药领域之中，并有充分的反映。在历代人文哲学著作中，首推《周易》对中医药学的影响最大，"医者易也"即是佐证。

治疗思想支配着治疗原则，这只是事物的一个方面，随着中医医疗实践的深入发展，治疗思想的不断丰富，治则也得到不断充实和完善。治疗思想与治疗原则在医疗实践中又是紧密联系、不可分割的，相互渗透、相互促进的。中医诊疗思想与中医治则都指导着中医临床实践，但指导的层次有高低之分，指导的范围有大小之别。中医治疗思想与治疗原则是指导与被指导的关系。

中医的治疗思想有较高的抽象性，而治疗原则的抽象性就低一些，原则性、定向性就强一些。如在动态思想、融化发展思想指导下的扶正祛邪治则，就有一定的原则性、定向性。扶正祛邪应做到扶正不恋邪、祛邪不伤正，它所指的是体虚邪盛病证的变化。治则在中医理法方药中属于理的部分，它进一步指导立法、处方、用药，这样就一竿子支到底了。

在1986年首届中医治则研讨会上，多数学者认为，中医治则是在中医理论指导下制定的，是对保障人体健康、祛除疾病、恢复健康具有普遍指导意义的防病治病的原则性规律。一是不单指一般的治疗规律，还包括防病养生规律；二是强调保持和恢复健康。这个定义拓宽了中医治则的范围，它不仅包括了治疗原则，而且还包括了养生和预防的原则。这个治则定义是以人为本，不是以病为本，它着眼于有病的人，而不是着眼于具体的病，体现了中医学防重于治的思想，与治未病思想和现今的以预防为主的卫生工作方针是一脉相承的。中医治则是能指导中医养生、防病、治病的原则。

中医治则内容十分丰富，有治未病、既病防变、治病求本、调整阴阳、以平为期、扶正祛邪、标本缓急、正治反治、同病异治、三因制宜、随证治之、辨证治则、辨病治则等。至于寒者热之、热者

寒之、虚者补之、实者泻之、木郁达之、惊者平之等具体的低层次治则，是接近并联系治疗大法（八法）的小治则。它们是否也归入中医治则，意见尚不统一，颇有争议。

中医治则在层次上有高低之分，在范围上也有大小之别，为使中医治则理论体系脉络清晰、泾渭分明，治则与治则之间就会有从属的关系出现。一般将其分为3个层次：治病求本，调整阴阳，以平为期，为第一层次的治则，与形神统一思想、整体和谐思想、中庸思想、相反相成思想密切联系。治未病、既病防变、扶正祛邪、三因制宜、随证治之、同病异治、异病同治、正治反治、标本论治为第二层次的治则。第二层次的治则，上受第一层次的总则共同支配，同时又支配着第三层次的治则。如随证治之治则，以下又支配着寒者热之、热者寒之、虚者补之、实者泻之、惊者平之等许多小治则。这些小治则紧密联系治法，如寒者热之、联系温法、热者寒之、联系清法；虚者补之，联系补法；实者泻之，联系泻法。这样就与八法联系起来了。这就是中医治则与治法的联系。

中医治则有很强的原则性，是相对稳定的、规范的，对何时何地何人何证的辨证治疗都具有指导意义，其指导性都是不变的，如果治则变了，也即治疗的方向目标变了。除了一些小治则，如寒者热之、热者寒之、虚者补之、实者泻之等之外，大部分治则不包括具体治法，也不与具体治法相对应，但它能从不同的角度指导着治法的选择及具体运用。这是指治则对治法的指导作用。

治法通常指治病的方法和方式。治法有大法和小法之分，有内治法和外治法之别。辨证有八纲，治病有八法；两者虽不完全对应，但在临床上是相互呼应的。一旦掌握辨证与治则治法的关系，就能达到执简驭繁的目的。临床选择治则比较单一，治法相对复杂。用单一治法的机会不多，常常是数法并用，如表里同治、寒热并用、攻补兼施、阴阳并调。治疗复杂疾病往往包含着几个治法。八法是法的基本要素，法的组合运用完全由病证而定。证变法亦变，这也是我们平常所说的圆机活法。圆机活法说明了治法的灵活性。有些治法采用了取类比象的方法，如釜底抽薪法、引火归原法、逆流挽舟法、增水行舟法等。所用语言形象生动、引人入胜，充分反映了中国文化的内涵。由于中医病证随病因、病性、病位、病势的变化而变化，而具有多变性。中医坚持法随证立，即证变法亦变。这就是治法的多变性、灵活性，也体现了辨证论治对具体病情做具体分析的灵活性。中医治则有几十种，治法有几百种，甚至高达千余种。

从治则与治法的区别来看，治则抽象程度比治法高，对于防病治病具有较普遍的指导意义，能指导治法的选择与应用。而治法对病证的针对性强，是治则理论在临床实践中的具体运用。因而，治则与治法的关系，就如战略与战术的关系。就治则与治法的联系而言，治则与治法最直接的联系表现为治则与治法之间存在着交接层次，特别是第三层次的治则与治法（八法）就有密切的交接。通过第三层次，治则过渡到治法，一般以八法为主，并以八法为界，既可清楚地表明治则与治法的联系，又可显示出两者的区别。

在中医学术期刊上，有时把中医的治疗思想、治疗原则、治疗方法掺杂在一起，混为一谈，概念模糊，随意混用，不重视三者之间的区别与联系，这就不利于中医学术的规范化发展与提高。

【周超凡. 中医治疗思想、治疗原则、治疗方法的区别与联系［J］. 中国中医药信息杂志，2005（03）：1-2】

中医治疗思想决定中医治则治法与疗效

经过 20 多年各级研究人员的不懈努力，中医治则研究在治则文献、概念、层次、基本内容及临床治则等各方面都取得了长足的进步。为将中医治则研究提高到一个新的高度，笔者现重点提出有关"中医治疗思想"的研究。中医治疗思想是在古代唯物论和辩证法思想的影响下，逐渐发展成为以整体观为核心、以辩证法为特色的中医治疗理论体系。在中医治疗理论体系中，中医治疗思想与中医治则治法及疗效不是平行关系，而是上一级与下一级的关系，即中医治疗思想决定中医治则治法与疗效，中医治疗思想是中医治则治法与疗效的基础。

一、中医治疗思想与中医治则治法的联系与区别

中医的治疗思想是我国历代医家在长期的医疗实践中，对人体的生理活动、心理变化、外感病邪、内伤七情引起的病理变化进行反复认识，不断检验，总结整理，由感性认识上升为理性认识，从而形成的一整套治疗各种疾病的思想（临床思维）。这种思想能反映治疗疾病的一般规律，能有效地指导中医临床实践。治疗思想是在治疗原则产生之前的临床思维，在中医治疗学中具有统帅地位和主导作用。它和其他思想规律一样，先有思想，才派生出原则。如在中庸思想、相反相成思想指导下，才有调整阴阳、以平为期的治则；在形神统一思想、整体和谐思想指导下，才有治病求本的治则；在天人合一思想指导下，才有三因制宜、随证治疗的治则；在辩证思想指导下，才有同病异治、异病同治、正治反治的治则；在预防思想指导下，才有治未病、既病防变的治则。

治疗思想与治疗原则在医疗实践中是紧密联系、不可分割的，是相互渗透、相互促进的。中医治疗思想与中医治则都指导中医临床实践，但指导的层次有高低之分，指导的范围有大小之别。中医治疗思想与治疗原则是指导与被指导的关系。

中医的治疗思想有较高的抽象性，治疗原则的抽象性比治疗思想较低，但原则性、定向性则强一些。如在动态思想、融化发展思想指导下的扶正祛邪治则，就有一定的原则性、定向性。扶正祛邪应做到扶正不恋邪、祛邪不伤正，它所指的是体虚邪盛病证的变化。治则在中医理法方药中属于理的部分，它进一步指导立法、处方、用药。

一般说来，大部分治则不包括具体治法，也不与具体治法相对应，但能从不同的角度指导着治法的选择及具体应用，这是指治则对治法的指导作用。治法通常指治病的方法和方式，如汗、吐、下、和、温、清、消、补八法，就是最常见的治法。

从治则与治法的区别来看，治则抽象程度比治法高，对于防病治病具有较普遍的指导意义，能指导治法的选择与应用。而治法对病证的针对性强，是治则理论在临床实践中的具体运用。因此，治则与治法的关系如同战略和战术的关系。就治则与治法的联系而言，治则与治法最直接的联系表现为治则与治法之间存在着交接层次。

总之，中医的治疗思想对中医治则、治法起着指导作用，而中医治疗思想又必须通过中医治则、

治法而体现。中医治疗思想与中医治则、治法有着十分明确的区别，但它们之间又是紧密相连、密不可分的。

二、没有中医治疗思想，就没有中医治则治法

中医治疗思想是中医治疗原则产生之前的治疗思维，如果没有中医治疗思想，就不可能产生中医治则。笔者试举中医整体治疗思想与中医"三因制宜"治则的关系为例，借以说明。中医治疗思想的核心是整体观，即中医治疗疾病必须有一种人与自然、人体内部是一个统一整体的观念。中医学认为，人体疾病的产生就是人与自然、人体内部之间的统一遭到破坏，而中医治疗就是要使人与自然、人体内部的统一重新达到平衡，这就是中医治疗思想。在这种治疗思想的指导下，才可能产生"三因制宜"的治则。如果没有人与自然、人体内部是一个统一的整体的观念，也就没有人与自然、人体内部统一的破坏产生疾病这一观念，也不可能有调整被破坏的人与自然、人体内部不协调治病的观念，即治疗思想观念的确立，更不可能产生因人、因时、因地制宜的"三因制宜"治则。因为没有确立人与自然、人体内部是一个统一的整体的观念，就不会考虑时间与患者、地点与患者、人的体质与患者的关系。但往往由于整体观念看起来比较"虚"，而三因制宜看起来比较"实"，所以，一般研究者较重视后者，而不重视前者。

北宋大文学家苏东坡曾拟订"圣散子"一方，在当年大疫时，苏东坡用圣散子治之，取得很好的效果。过了一段时间，其他地方也逢大疫，苏东坡照样用圣散子治疗疫民，结果却治死了许多。由于苏东坡不是医生，他思想中没有整体观念，也就不可能产生一个"因地制宜"治则。所以在具体治病过程中，违背了中医治病"整体观"的治疗思想，也根本不可能有"因地制宜"治则的确立。我们可以从《苏沈良方》中看出苏东坡头脑中并无正确的治疗思想。《苏沈良方》说："予尝论治病有五难：辨疾、治疾、饮药、处方、别药，此五也。……此五者大概而言，其微至于言不能宣，其详至于书不能载，岂庸庸之人而可以言医哉？"从中可以看出，苏东坡在治病之难中唯独未想到"治疗思想"之难。其实真要治好病，治疗思想的确立要比所谓"五难"难多了。"五难"若错，危害尚不致命；而"治疗思想"一错重则一命休矣，中则遗患无穷，轻则至少也是病不能愈。

一些治则研究者较重视"因地制宜"，而对整体观念重视不够，那么这类研究就有可能失去基础。另外，这类研究到了一定时候就会"止步不前"了。

中医治法是在中医治则指导下产生的具体方法，而中医治则是在中医治疗思想基础上产生的，所以中医治法也是在中医治疗思想基础上产生的。明末苏州名医吴有性创造了"宣通"治法，他治疗疾病常用下法。据《温疫论·急证急攻》记载："温疫发热一二日，舌上苔如积粉，早服达原饮一剂，午前舌变黄色，随现胸膈满痛，大渴烦躁，此伏邪即溃，邪毒传胃也，前方加大黄下之……午后复加烦躁发热，通舌变黑生刺，鼻如灼煤，此邪毒最重，复瘀到胃，急投大承气汤。"吴氏日三易方，二用下剂，确实体现了其治法特色。但吴氏的这种治法，正是在他治病"导引其邪，打从门户而出，可为治法之大纲"的治疗原则指导下的具体应用。而吴氏的这种独特治则治法，也正是他"病邪从口鼻传入""治病以祛病邪为主"的治疗思想的具体体现。他的这一治疗思想正是从人与自然为统一整体的观念中引申出来。吴氏认为，自然产生了邪，邪从口鼻侵犯人，这样人与自然就失去了统一。而把邪驱出人体，人与自然又趋统一，疾病也自然痊愈了。

从以往关于吴有性治病的研究中可以看出，大部分研究比较重视吴氏治病以"下"为主的治疗方法，或许有的研究重视吴氏治病以"祛邪"为主的治疗原则。但对于吴氏治疗思想——"邪"实"从

口鼻入"而破坏自然与人的统一整体，"祛邪"以恢复自然与人的统一整体，往往不够重视。因而有关研究无法深入下去。

在继承老中医经验的工作中也存在着这一问题。往往继承者十分重视抄录被继承者的几张方子，而对老中医的治则治法很少关心，更不要说对老中医治疗思想的继承。因此，常常有继承人认为老中医没什么可以被继承的，终于"入得宝山，空手而归"。

《伤寒论·序》云："夫天布五行，以运万类，人禀五常，以有五脏；经络府俞，阴阳会通；玄冥幽微，变化难极。自非才高识妙，岂能探其致理哉……观今之医，不念思求经旨，以演其所知；各承家技，始终顺旧。有疾问疾，务在口给，相对斯须，便处汤药……夫欲视死别生，实为难矣。"

中医古有"同病异治"治则，而无明确的"异病同治"治则。但在不断的临床实践过程中，发现有些不同疾病可以采用相同的治疗方法。如某些支气管哮喘与红斑狼疮都可以用温补肾阳的方法治疗，而且往往都可以取得较好的疗效。为什么呢？原来这两种病都有肾阳虚弱的共同病理基础。在"透过病证现象看疾病本质""具体疾病、病证具体分析"治疗思想指导下，不同的疾病只要有共同的病理基础，就可以用相同的治疗方法治疗。那么，假如这两种病的病理基础不一样，如红斑狼疮是由热毒引起，而支气管哮喘是由肺虚引起，这时可以用同一种方法治疗这两种病吗？不可以。因为这两个疾病的本质不一致，所以不可以用同样方法治疗这两个不同的疾病。固有的治则是由治疗思想决定的，而发展出来的治则也是由治疗思想决定的。

那么，为什么一般研究者偏爱中医治则治法的研究，而忽视中医治疗思想的研究呢？简言之，前者易，后者难。《顾氏医镜》中说："医之书，炎黄之书也，亦夫人而言说之矣，而卒弗读也。何则？文辞古雅，道理渊深，难以解悟。故庸浅之流，望而蹙额，一见药性及症方歌诀等书，便奉为至宝，不知入门一错，误人误己。少年不学，老大徒伤，追悔何及！而好高之辈，又辄自称，读《金匮》书，遵仲景法，偏执不化，疗病投剂，务必争夺术异，是好高偏执之杀人，与庸浅不学之杀人等耳。"顾氏的话虽偏激了些，但这些警告也有一定道理。中医治疗思想难悟，而治法、方药易学，故研究者往往取后者作为主要研究对象。我们认为前者更加重要，只要有条件就不能放弃对它的研究！

三、中医治疗思想决定治疗效果

中医自古就确立了唯物的与疾病做斗争的治疗思想。如《灵枢·九针十二原》说："今夫五脏之有疾也，譬犹刺也，犹污也，犹结也，犹闭也。刺虽久犹可拔也；污虽久犹可雪也；结虽久犹可解也；闭虽久犹可决也。或言久疫之不可取者，非其说也。夫吾用针者，取其疾也，犹拔刺也，犹雪污也，犹解结也，犹决闭也。疾虽久，犹可毕也。言不治者，未得其术也。"这种积极的唯物主义治疗思想始终指导着中医几千年来成功地治疗各种疾病。

纵观当今，越来越多的"不治之症"呈现在医学界，如癌症、艾滋病、糖尿病、类风湿关节炎等，形势十分严峻。《内经》早已指出：没有不可以认识和征服的疾病，而许多貌似"不治之症"，这是医者"未得其术"的问题。那么，如何提高我们治病的疗效呢？要"求得其术"，唯有中医积极的唯物主义治疗思想。

某报刊曾刊载1例因错误应用中医治疗思想而导致误治、最后致死的典型病案，现摘录如下：

患急性淋巴细胞性白血病的一位女青年，持续高热3天，体温40～41℃，经西医抢救，高热不退，而请中医会诊。

A中医认为，体温40～41℃，高热为主，面潮红，大汗出，脉浮数大，口渴，酷似人参白虎汤证；四肢拘急、抽动，属阳热过盛、引动肝风之候，唇淡、舌淡，血色素 6.5g，为血亏。证属阳明热极引动肝风，气虚血亏，本虚标实，病情重笃。急则治标，治宜寒药急清之，佐以益气补血息风。方拟人参白虎汤合当归补血汤加羚羊角、金银花，其中生石膏用 100g。

B 中医认为，面虽红但如妆，脉虽浮大应指似有力，但按之空空然，口虽渴但不欲饮，汗出不止，扪之湿凉，为漏汗，时利下清水，躁动，四肢手足厥冷，虽体温 40～41℃，但无实热之象。辨证为孤阳上越，阴竭阳脱危证。治宜热药急温之，先回阳救逆，阳回再以救阴，药用通脉四逆汤加猪胆汁增损。

从会诊意见中可以看出，A 中医的治疗思想与 B 中医的治疗思想是截然相反的。后来主诊医师采用了 A 中医的治疗方案，因为他们认为 B 中医的治疗方案太冒险：患者持续高热危及生命，若再用热药，岂非"火上加油"！下午三时会诊，五时即急浓煎 A 中医之方，予患者频频少量灌服。药后证情急转直下，四肢厥冷过膝，面色白如蜡纸，两目直视失神，于夜半病殂。

从这一病案中，我们可以看出 A 中医治疗思想是错误的，他违背了形神统一思想，因而不能正确应用中医治病求本的治则。而 B 中医的治疗思想是正确的，他看到患者形神不统一的情况，而在形神统一的思想指导下，确立了治病求本的治则。B 中医明确指出，此患者"热"为形、"阴竭阳脱"为神，治病求本，先回阳救逆，阳回后再以救阴，这是正确的治疗思路。

由此，我们可以看到中医治疗思想不是可有可无。中医治疗思想的正确与否，直接影响到治疗效果，甚至决定生死。这个病例的教训，使我们不能不认识到中医治疗思想的重要性。

再举上海中医药大学凌耀星教授治疗颈部淋巴上皮细胞癌病案为例：患者，男，66 岁。1984 年 6 月，发现右侧耳下腮腺部有一肿块，不红不痛。某医院诊为囊肿，采用保守治疗，后见肿块不断增大，经检查诊断可能为混合瘤，于 1985 年 12 月 28 日做手术切除，出院诊断为右颈上部淋巴上皮细胞癌，于 1986 年 1 月 30 日～3 月 24 日进行放射治疗。因怀疑有鼻咽部转移可能，故扩大放射部位，加大放射量，总剂量为 7000 拉德。放射治疗期间开始服中药治疗，服药 3 年余，诸多症状消失，身体健康，存活至今已 10 年余。

凌教授根据患者主症以及精神委顿、舌光剥色红、脉弦数，辨证为放疗灼阴所伤，气阴两亏，治以益气滋阴为主。基本方为：①健脾益气：黄芪 15～30g，党参 12～15g，土炒白术 12g；②养阴生津：北沙参 12g，麦冬 15g，天冬 12g，天花粉 15g，玄参 12～15g，生地黄 15g，玉竹 12g，石斛 9g；③益肾：熟地黄 15g，淫羊藿 12g。以上列基本方为主组方，服用 3 年。

本案例最大的特点是基本方中无抗癌中草药。凌教授认为"本病虽为癌症，乃由混合瘤转变而成，毒性较低，既经切除，又经放疗，故单从益气养阴扶正着手进行修补调整，提高机体的免疫机制，以加强自身的抗癌防护，足矣"。

从本病例的治疗过程可以看出，凌教授始终在整体思想指导下进行治疗，不是见癌即用抗癌药，而是通过各种措施来提高患者整体抗病能力，因而，即使从头到尾的治疗过程中没有用过一味抗癌药，也能使患者癌症得到治愈。

四、结语

上述论证表明，只有中医治疗思想才能决定中医治则、治法与疗效。当前较重视中医治则、治法与疗效的研究，而有忽略中医治疗思想研究的倾向，值得我们注意！如果我们重视了中医治疗思想的研究，不仅可以使中医治则、治法的研究提高到一个新的水平，或许当前一些疑难杂症和所谓"不治之症"也会"得其术",而竟得以攻克。所以,当前重点提出发扬光大中医治疗思想是十分必要,也是十分及时的。

参考文献

[1] 何足道. 中医存亡论 [M]. 北京:华夏出版社,1997:29.

[2] 凌耀星. 中医治癌秘语 [M]. 上海:文汇出版社,1996:155.

【周超凡,周长发. 中医治疗思想决定中医治则治法与疗效 [J]. 中国中医药信息杂志,2006（02）:6-8】

中医对补益药的认识

补益药，是中药中很重要的一类药物。补益药在临床应用也十分广泛，深受历代医家重视。当前，如何更好地开展对补益药的研究呢？我们认为十分重要的一点是，必须尊重中医对补益药的传统认识，而绝不能偏离了这个主线。

中医认为凡能补虚扶正，增强抗病能力，用以治疗各种虚证的药物，统称为补益药。补益药与中医药理论关系十分密切。如阴阳学说，指导着补益药的临床应用。由于人体内阴阳偏盛偏衰是疾病发生发展的根本原因，因此，调节阴阳，促使阴阳的相对平衡，是治疗的基本原则。而临床上用补益药的目的之一就是调节阴阳，使之恢复平衡状态。又如藏象学说广泛地指导着补益药的应用。例如《伤寒论》太阳病篇"伤寒脉结代，心动悸，炙甘草汤主之"，指出只有心脏真气虚的"脉结代，心动悸"主症，才可用以补气药炙甘草为主的炙甘草汤治之；至于临床上可能出现的其他一些症状，如头昏、目眩、失眠、多梦等，均不作为应用补气药炙甘草的主症。再如四气（一般虚证多用平性补益药）、五味（味甘的药物，多数为补益药）、升降沉浮（对病势陷下者，应用补气药配合升阳药治之）、归经（同一补益药，有时可有补肺、补脾、补肾的不同）等中医药理论，都与补益药有密切关系。

我国最早的医学专著之一《黄帝内经》确立了补益药的理论基础。《内经》之"虚则补之""损者益之"，即为补益药临床应用的理论根据。而《灵枢·脉度》中"虚者饮药以补之"，也指出了有一类药（补益药）是用以治疗虚证的。《素问·阴阳应象大论》中"形不足者，温之以气，精不足者，补之以味"，则是补益药分类的理论基础。《灵枢·百病始生》之"当补则补，当泻则泻，毋逆天时，是谓至治"，就是补益药临床用药的基本原则。

历代文献有关补益药的记载，大致可分为两个阶段。明末以前，各家多致力于补益药的发掘、汇集、考证工作，即从《神农本草经》起，至《本草纲目》（及《本草纲目拾遗》）止，是为前一阶段。《神农本草经》中所载补益药（有"轻身益气、不老延年"或"遏病补羸"作用的药物）在50种左右，主要品种为植物药和动物药。到了《本草纲目》（及《本草纲目拾遗》），补益药已达300种左右，主要品种包括草、谷、菜、果、木、虫、鳞、畜、禽等，已使补益药的品种、数量基本定型。自明末至清代，即《本草纲目》以后，则较多注意补益药的效用及其理论上的发挥，是为后一阶段。《神农本草经疏》是真正对补益药从效用及其理论上做了发挥的。如"'十剂'对治，反则为误""同一咸也，泽泻则泻，苁蓉则补"等，即从不同角度对补益药做了论述。《医学源流论》用归经之说，对补益药的药效做了探索，也颇多发明。

历代医家善用补益药者颇多，如钱乙、张元素、李东垣、朱丹溪、薛己、张介宾等，究其共同之处，都是不离中医对补益药认识之"本"，或作补充，或有发明。所以，我们认为开展对补益药的研究，必须重视中医对补益药的传统认识，只有抓住这个"本"，才有可能取得较大的成绩。

【周长发，周超凡，沈自尹，等. 中医对补益药的认识/补益药研究方法的讨论［J］. 中医杂志，1985（05）：54-57】

补脾益肾法作用机制的研究现状

补脾益肾法在中医治法中占有非常重要的地位。近年来不少学者应用现代科学方法对其作用机制进行了研究，现将近年来对补脾益肾法作用机制的研究现状，综述如下。

一、对神经系统的调节作用

补脾益肾法能够增强机体神经系统（包括植物神经）的调节功能，使神经的兴奋和抑制过程保持平衡。它既能使兴奋过程灵活性增强，又能使抑制过程趋于集中，分化更加完全。如被苏联学者瓦西科夫赞誉为驰名世界的"命根子"的人参，对多种精神病和神经官能症有效。其治疗量能使反射潜伏期缩短，神经冲动传导加快，因而可以提高工作能力，减少疲劳。动物实验表明，人参能拮抗水合氯醛、乌拉坦、巴比妥对中枢的抑制作用，且对兴奋过程和抑制过程同时均有影响。党参也能对抗巴比妥钠引起的睡眠，并增强反射和呼吸节律。温补肾阳药往往能促进神经细胞的再生和功能恢复，如用淫羊藿离子透入法治疗神经衰弱，有较好的疗效。鹿茸对更年期植物神经功能失调有效。脾虚患者常有副交感神经功能偏亢现象，而健脾方四君子汤则有明显的抗乙酰胆碱及抗组织胺的作用。山东省中医药研究所（现山东省中医药研究院）重用补中益气汤加减，治疗因神经肌肉间传递功能障碍而引起的重症肌无力症，取得较好疗效。

二、对内分泌系统的调节作用

补脾益肾法中常用方药，对内分泌系统有调节的功能。多数虚证患者的下丘脑—垂体—靶腺轴的不同环节，常有不同程度的功能紊乱。临床证实，通过补益脾肾往往能纠正其紊乱。补脾益肾常用药物，如附子、鹿茸、人参、五味子、黄芪、甘草等能增强肾上腺皮质功能。上海华山医院藏象室，采用地塞米松对血 11− 羟昼夜节律的抑制试验，发现滋阴泻火药与温补肾阳药均有一定的对抗地塞米松的作用，使地塞米松所致的清晨皮质醇分泌高峰得到抑制。这说明补脾肾药对于外源性激素的反馈抑制具有拮抗作用。补益脾肾常用药，如人参、刺五加、白术、附子、肉桂等，在一般情况下，对神经—垂体—肾上腺皮质有兴奋作用，可使肾上腺内维生素 C、胆固醇含量降低及 cAMP 含量升高，使尿中 17− 酮排出增加。当机体遭受长时间的强的应激刺激后，上述某些药物，又有阻止机体向衰竭期的应激反应发展，阻止肌糖原含量的降低。当机体已进入衰竭期时，这些药物又能加快垂体—肾上腺皮质功能的恢复。其中人参能增加肾上腺皮质类固醇合成与分泌。刺五加对正常大鼠肾上腺皮质系统有兴奋作用，党参能明显升高血浆皮质酮水平，甘草具有去氧皮质酮样作用和糖皮质激素样作用。国外有报道认为，人参皂苷是一种对于垂体—肾上腺皮质功能基础水平的加强剂。临床应用温肾助阳药物配合小剂量甲状腺片治疗甲状腺机能减退患者，在症状改善上也取得了较好效果。北京积水潭医院对西医治疗效果不理想的甲状腺功能亢进症 33 例，用健脾益肾为主治疗，取得痊愈和显效率达 77.8%。在对糖尿病的论治中，临床常以脾肾为重点，着重先天、后天两方面滋养培本论治，使用六味地黄丸类方药，常获显效。补益脾肾对性腺功能也具有促进作用。实验发现菟丝子、巴戟天、肉苁蓉、仙茅和淫羊藿能使大白鼠垂体前叶、卵巢、子宫等器官的重量比对照组明显增加（$P < 0.01$）。鹿茸精中含有卵泡激素样物质，是一种雄性内分泌激素；人参、刺五加对性腺具有促进作用；淫羊藿有雄激素样作用。上海第一医学院（现复旦大学上海医学院）妇产科医院，用补肾法治疗无排卵功能子宫出血和多囊卵巢综合征以及垂体性闭经，均取得一定进展，此外在临床上还常用补益脾肾法治疗不孕症。

三、细胞水平的调节作用

核酸是机体内非常重要的物质。日本学者大浦通过实验确证人参有促进标记乳清酸掺入 RNA 的作用，并从人参中抽提出有效成分"蛋白质合成促进因子"（Prostisol）。通过动物实验，发现人参能促进 RNA、蛋白质及脂肪酸的合成，证明有明显的代谢促进作用。人参皂苷能促进 RNA 聚合酶的活性及细胞质 RNA 的合成，使核糖体的量与活性以及血清蛋白的合成增加，人参皂苷存在着促进血清蛋白合成的作用。黄芪能促进再生肝的 RNA 合成，加速肝细胞的分化增殖。动物实验还证明生地黄、玄参、麦冬、龟板等滋阴药对激素引起的肝、脾核酸代谢障碍有调整作用。肝脏是维持机体内环境稳定的重要器官，任何原因引起肝脏损伤，必然会妨碍稳态的维持。补肾方右归丸对肝细胞的亚微结构变化有保护作用，对线粒体有保护、恢复和再生作用，提高细胞的氧化供能的能力。实验还表明，右归丸对机体的组织细胞和基本结构成分有普遍的增强保护作用。此外，黄芪能使细胞的生理代谢作用增强，提高细胞内 cAMP 水平。

由此可见，补益脾肾法能够促进核酸和蛋白质的生物合成，保护细胞结构，调节 cAMP 和 cGMP 的比值，促进机体的代谢，尤其是能量、蛋白质及核酸代谢，达到其治疗目的。

四、对免疫机制的调节作用

用免疫学手段来研究中医药发现，补益脾肾类中药多具有增强机体非特异性免疫的功能，提高机体的抗病能力。上海中医学院附属龙华医院在实验中发现，温补肾阳药（肉桂、仙茅、菟丝子、锁阳、黄精等）能使抗体形成时间提前，而滋阴药（鳖甲、玄参、天冬、麦冬、北沙参等）能使抗体存在时间延长。四君子汤、四物汤、参附汤和六味地黄丸对细胞免疫和抗体形成均有促进作用，对淋巴细胞转化率、玫瑰花瓣形成试验、溶血空斑试验都能明显提高。黄芪建中汤和补中益气汤在临床分别用于 34 例脾胃虚证患者后，比较其服药前后淋巴细胞转化率，其结果具有显著性差异。

有人对肾虚型慢性气管炎患者做玫瑰花瓣形成试验，发现 T 细胞的比例降低，经过仙灵脾等补肾治疗后，T 细胞比值有所提高。在对右归丸的研究中发现，右归丸能改善和调节免疫细胞的功能，促进体液免疫。右归丸煎剂可延长体外脾细胞的存活率，并且能延长空斑形成细胞（PFC）的检出率，说明能延长淋巴细胞的寿命及其免疫功能。此外，黄芪还有促进干扰素的作用，刺五加多糖在干扰素促诱生时，可明显提高细胞诱生干扰素的能力。

实验表明，中医补脾益肾法能增强网状内皮系统的功能，提高机体免疫能力，维持体内免疫功能的相对稳定，尤其在提高机体非特异性免疫能力上，更具有独到之处。

五、对肿瘤的治疗作用

《医宗必读》在论述体内肿块时指出："积之成也，正气不足，而后邪气踞之。"近年来补益脾肾法在肿瘤临床治疗中，受到广泛重视，上海龙华医院采用益气健脾、滋阴温肾药为主，治疗晚期原发性肺癌 200 例，近期疗效达 51.5%，存活一年以上的有 74 例（占 37%），其中存活最长的已 9 年。

实验证明，桑寄生、续断、菟丝子、杜仲、补骨脂、龟板、胡桃肉，不仅能直接抗癌或抑癌，还能通过调节激素、酶系统，改善机体代谢，从而改善肿瘤症状，延缓肿瘤进程。国外有报道，人参提取物对艾氏腹水瘤、肉瘤 -180 和腺瘤 -755 有抑制作用，抑制率为 15% ～ 48%。人参不但有直接的抑癌作用，并证实人参有助于正常细胞 RNA 与 DNA 的合成，而对癌细胞 RNA 和 DNA 的合成无影响。

中国中医研究院中药所通过实验发现，六味地黄汤能降低 N- 亚硝基氨酸乙酯引起的小鼠前胃鳞癌的诱生率。使接受化学致癌物的动物脾脏淋巴小结生发中心增生活跃。在接种移植性肿瘤初期，可增强单核巨噬系统的吞噬活性，提高荷瘤动物血清的白 / 球蛋白比例，可延长荷瘤动物的存活时间。

现代研究认为，补脾益肾法能够提高机体抗病能力，并通过增强体液、细胞免疫，增强激素的调节能力，调节酶系统，改善机体代谢，而对防治肿瘤奏效。

六、对抗衰延寿的作用

国外老年医学界认为，多种常见老年病是在机体逐渐老化，各种功能不断减弱的基础上发生的。实践证明中医学中的补脾益肾法，可以通过调和阴阳，固本培元，而达到抗衰延年目的。

清代乾隆皇帝是秦以后历代帝王寿命最长的。分析其长寿原因发现，他在生前曾长期服用以补肾健脾为主的长寿医方，如龟龄集、龟龄酒、松龄太平春酒方、健脾滋肾壮元方等。现已初步证明，方中当归、枸杞子、淫羊藿、补骨脂有抗实验性动脉粥样硬化作用。当归及其有效成分阿魏酸有抗血小板聚集、抗恶性贫血和改善肝糖元代谢作用。鹿茸有抗疲劳作用。现代研究表明，黄芪可延长人胎肾细胞、人胎肺二倍细胞的生长寿命，使后者从自然衰老的 61 代延长到 88 ～ 89 代。人参也能延长人羊膜细胞之生命周期，推迟羊膜细胞的退行性变，具有防止细胞衰老的功能。近年来分子生物学研究与临床观察均已发现，机体免疫系统功能变化与衰老过程的发展速度及多种常见老年病的发生，关系极为密切，补益脾肾法则能增强人体免疫功能，提高机体抗病力。对于常见老年性疾病，补益脾肾法是重要治疗法则之一。实验证明，生脉散对血清总胆固醇下降有明显作用，方中人参能促使一种抗动脉粥样硬化的保护因子 HDL-C 的含量升高，起到抗衰老作用。有人用党参、黄芪液给小鼠灌胃，发现对缺氧老年小鼠的心脏有保护作用，可调节磷酸化酶活性以适应环境的改变。动物实验证明生脉液能明显增加冠脉血流量，降低心脉耗氧量，减轻心肌的缺血性损伤。补益脾肾法常用药物人参、黄芪、党参、刺五加、鹿茸、淫羊藿、补骨脂等能扩张冠状血管、外周血管，使血流量增加，对抗衰老有一定效果。

综上所述，补脾益肾法常用方药的作用机制，并非单因素作用，而是通过整体地调节中枢神经系统、内分泌系统、免疫功能等，影响机体代谢、机能、结构各个方面，促使疾病向健康转化。但目前研究多从单味药着手，而对于体现补益脾肾法的复方研究较少，研究指标也较单一。如何体现复方优势，以中药复方药理反应为线索，多学科、多途径、整体地探讨补益脾肾法作用机制，从而说明中医脾肾理论实质，则有待于深入研究。

【周超凡，彭锦. 补脾益肾法作用机制的研究现状［J］. 成都中医学院学报，1986（02）：47-50】

汗法的运用和体会

《内经》"其在皮者，汗而发之"是汗法临床应用的指导原则。汗法是治疗表证的方法，但是，并不是治疗表证的唯一方法，表证可以不用汗法，而汗法的使用也不仅仅局限于表证。

一般情况下，邪气在表，应顺其在表之势，因势利导，汗而发之，这是治疗表证之常法。某些表证，表里同病以里证为急，易传里化热伤阴之表邪，可考虑不用汗法而改用其他治法。如阳气极虚、正气将脱者，虽有表证亦不可妄投汗剂，须用四逆汤、参附汤急救回阳，待阳回后，再议解表。某些温病虽然邪气在表，没有里证，但在表之邪极易入里伤阴化热，也不可用汗法。传统温病的治疗原则是"在卫汗之可也，到气才可清气，入营犹可透热转气"。通过大量的临床实践，有人提出了"截断扭转"的理论，认为对温病的早期即要用清热解毒和苦寒攻下，截断邪气内传之路，这一新的认识，改变了传统温病的治疗规律，在临床也收到了较好的疗效，如治疗"乙脑""急性肺炎""败血症""急性菌痢""流行性出血热""白喉"等病，一旦诊断明确，虽有表证，初起还用清热解毒，较发汗解表，循序治疗效果更佳。若按传统的方法去发汗，往往引病邪入里，延误病情。特别是连续使用汗法，表邪非但不去，还会伤阴耗液而引起他变。所以说，表证并不一定用汗法，可直接采用其他治法或汗法与他法配合应用。

汗法的应用也有其广泛的一面，某些内伤杂病、外科疾患虽无表证，也可使用汗法。先贤张仲景在《金匮要略》中就有不少对杂病使用汗法的论述，如溢饮、历节、湿病、自汗症等。我通过多年的临床体验，认为无表证的一些疾病，如果汗法运用的得当，常常取得意外疗效。

类风湿性关节炎是以指（趾）关节肿大、变形、疼痛为主要特征的一种疾病，属中医的痹证之一，一般多以祛寒湿、通经络为主要治法，笔者体会，除肝肾亏虚者外，均可采用汗法。风寒湿型或寒湿型，可先发汗，后配益气养血、温经通络；风湿热或温热型，则先清热除湿搜风，后行发汗，方用麻黄、桂枝、白术、防风、川乌、威灵仙、生甘草、生姜，可以明显改善症状，缓解疼痛。

无汗症是临床不多见的一种疾病，全身无汗者更少，一般伴有胸闷憋气、皮肤脱屑、瘙痒等，脉多沉实有力，采用汗法治疗，用麻黄汤加防风、荆芥、细辛、蝉蜕等即可取效。

兼有表证的水肿，采用发汗利尿的越婢加术汤治疗已比较广泛，若无发热、恶寒、脉浮等表证的水肿亦可用汗法，必要时发汗与利尿同用，特别是以无汗、喘憋等肺气不宣为主要特点的水肿，加用发汗，比单纯的利尿、健脾法为优。

带下为妇科常见病，多由脾虚湿盛、湿热之邪下淫而致，常法用健脾、燥湿、清热、温补肝肾等法治疗。"肺为水之上源""肺主一身之气""气行则湿自化"，若配合汗法，宣肺利湿治疗，用麻黄、杏仁、紫苏、桔梗宣肺，陈皮、枳壳、郁金、白术、茯苓、泽泻等理气健脾化湿，效果更好。

汗法治疗阳虚寒盛的胸痹，证见脉迟者，多见于冠心病、心动过缓，可用麻黄附子细辛汤加肉桂、黄芪、丹参、川芎、香附等。以小便不利、身无汗为特点的黄疸，也可用茵陈蒿汤加麻黄汤发越郁结、透达熏蒸于肌表的湿热之邪。

外科的多种变态反应性皮肤病，如多形红斑、荨麻疹、湿疹等，亦可用汗法治疗，因其多由风、寒、湿、热之邪搏结于肌肤而致，虽无表证，但其病位在表，也可疏散表邪，使邪气从汗而解。采用麻黄连翘赤小豆汤加桑白皮、荆芥、防风、卫茅治疗，较单纯祛风止痒为优。

运用汗法治疗的杂病虽不具有发热、恶寒、脉浮等表证，但多有无汗及肺气不宣、邪郁肌表的特征。另外，对许多疾病的治疗，因症而佐入发汗药，可以增强活血、通阳、开郁的作用。现代实验研究也证实了汗法、汗剂具有发汗散热、抗菌、抗病毒、镇痛、改善微循环、调节人体免疫功能、抗过敏的作用，以及调节人体代谢、水液代谢和促进代谢产物排泄的功能。汗法的临床应用是不断丰富、发展的，新观点、新用法将会不断产生，与此同时，对汗法作用机理的研究也会逐步深入，为汗法的应用提供科学依据。

【周超凡. 汗法的运用和体会［J］. 中医杂志，1989（06）：4-9】

甘温除热法溯源

甘温除热法是以性味甘温的药物为主药，治疗因中气不足或气虚血亏而导致的内伤热证及虚人外感发热的一种方法。它是金元四大家之一的李东垣针对过用寒凉的时弊而创立的。东垣的这种创造，乃秉诸中医经典著作《黄帝内经》及《伤寒论》等书。经临床验证，甘温除热法是治疗某些发热性疾患的一种行之有效的方法，我们有必要对甘温除热法的源流进行探析。

一、甘温除热法产生的理论基础

李东垣在《内外伤辨·饮食劳倦论》中说："《内经》曰'劳者温之''损者温之'，盖温能除大热……"并在《兰室秘藏》黄芪汤下自注云："甘能泻火，《内经》云热淫于内，以甘泻之……"这表明，要探讨甘温除热法的理论基础，还是要上溯到中医经典著作《内经》。由于"人之所受气者，谷也；谷之所注者，胃也；胃者，水谷气血之海也"（《灵枢》），"人受气于谷，谷入于胃，以传与肺，五脏六腑皆以受气"（《灵枢》），"四肢皆禀气于胃，而不得至经，必因于脾，乃得禀也"（《素问》），所以，脾胃与气虚或气虚血亏所生之热有密切关系。李杲在其著作中引用了大量的《内经》原文。如病因方面，李杲在《脾胃论·脾胃虚实传变论》中引用了《素问·调经论》中的"病生阴者，得之饮食居处，阴阳喜怒"（按：《内经》原文为"其生于阴者……"），"阴虚则内热，有所劳倦，形气衰少，谷气不盛，上焦不行，下脘不通，胃气热，热气熏胸中，故为内热"（按：《内经》原文为"阴虚则内热……故内热"），以及《素问·举痛论》"劳则气耗"等原文，阐明饮食、劳倦、情志等因素，均能损伤脾胃，而发生各种病变，特别是形成气虚发热之证。对于火热足以伤气而导致气虚的病机，《脾胃论·忽肥忽瘦论》中引用了《素问·阴阳应象大论》中的"热伤气""壮火食气"以说明之。治疗方面，《素问·脏气法时论》曾指出："脾欲缓，急食甘以缓之，用苦泻之，甘补之。"明确指出脾喜甘而恶苦，甘可补脾。显然李杲以甘味药物补脾以除热，是受《内经》这段原文的启发。《素问·至真要大论》云："劳者温之……损者温之。"指出亏损虚弱之证当以性温之品温养补益之。受其启发，对于因气虚或气虚血亏而生热之证，东垣以温药治之。且《素问·至真要大论》又明确告诉我们："反治何谓？……热因热用。"说明发热性疾患可以用温热药物治疗，李氏以甘温之品除热是有其理论依据的。以上足以说明，无论是在气虚或气虚血亏生热的病因、病机方面，还是在治则、治法方面，李东垣均以《内经》为其理论渊薮。

汉代张仲景非常重视脾胃论治，对脾胃学说做了重要的补充和发展，并且创立了甘温除热的第一个方剂——小建中汤。《金匮要略·血痹虚劳病》指出："虚劳里急，悸，衄，腹中痛，梦失精，四肢酸疼，手足烦热，咽干口燥，小建中汤主之。""虚劳里急，诸不足，黄芪建中汤主之。"小建中汤六药配伍井然有序，共奏温中补虚、和里缓急之效。对于脾虚生化之源不足，气血俱乏，营卫失调之虚热，确有可靠的疗效。黄芪建中汤，为小建中汤加黄芪，侧重于甘温益气，对于小建中汤证而见气虚自汗，时时发热者尤宜。另外，《伤寒论》所载之桂枝汤，不仅可用于外感风寒之表虚证，对病后、产后、体弱而致营卫不和，证见时发热自汗出之证，亦可酌情使用。本方用于治疗气虚、营卫失调的杂病时，亦可看作甘温除热之剂。受仲景以上诸方的启发，李东垣创立了补中益气汤、当归补血汤等甘温除热的代表方剂。

汉代以后，又有许多医家为甘温除热法提供了理论依据，并且创立了一些甘温除热的方剂。如《诸病源候论·虚劳客热候》指出："虚劳之人，血气微弱，阴阳俱虚，小劳则生热，热因劳而生，故以名客热也。"宋代《太平圣惠方》二十七卷载有治疗虚劳心热不得睡之"酸枣仁散"，方中以参、芪、归、地等补益气血为主，配以五味、防风等收敛、升散，对气血亏损、脾胃虚弱之虚热证颇为适宜。其他如十八卷"治热病后脾胃虚不思饮食诸方"中之"人参散""白术散""黄芪散""人参丸"等，亦为甘温除热之剂。尤其值得一提的是，北宋名医钱乙在《小儿药证直诀》中创立了白术散，又称七味白术散，是由人参、茯苓、白术、藿香叶、木香、甘草、葛根等七味药组成的甘温之剂，具温脾健胃之功效，使中气得复升降之权，则虚热自退，书中并附以病例进一步说明本方的功能主治。《脾胃论·脾胃损在调饮食适寒温》转载了"白术散"，言其为"治虚热而渴"之方。

二、甘温除热法产生的历史背景

李东垣所处的时代，正是元军南下，兵荒马乱的战争年代。李东垣的甘温除热法，就是在当时这种兵连祸结的历史条件下创立的。如他在《内外伤辨》中所说："向者壬辰改元，京师戒严，迨三月下旬，受敌者凡半月。解围之后，都人之不受病者，万无一二……大抵人在围城中，饮食不节，乃劳役所伤，不待言而知。由其朝饥暮饱，起居不时，寒温失所，动经三两月，胃气亏乏久矣。一旦饱食太过，感而伤人，而又调治失宜，其死也无疑矣。"由于当时人民生活极端困苦，饥饱不时，因劳倦、饥饱、忧思伤脾者甚众。有些医生对某些发热病证施以发表之品或以承气汤下之，而此热非但不除，病反增剧。针对这种情况，李东垣认为有些热证并非外感所致，实由脾胃损伤、元气不充造成。治当从脾胃着手，以甘温之品治之。

李东垣以前人的有关论述为理论依据，并结合当时的社会背景和自己的临床实践，创立了温补脾胃、升发阳气的甘温除热法。李东垣在《脾胃论》中指出：《经》曰：劳者温之，损者温之。又云：温能除大热。如上所论，"温能除大热"似为《内经》文。然王履《医经溯洄集》指出："今东垣乃以'温'为温凉之'温'，谓宜温药以补元气而泻火邪；又易'损者益之'为'损者温之'；又以'温能除大热'为《内经》所云，遍考《内经》，并无此语，此亦不能无疑者也。"可见，明确提出"温能除大热"者，实始于李东垣。对于甘温除热法的理论及方药，在前人著作中虽有不少记载，但大都比较散在，缺乏系统、全面、深入的论述，而李东垣在其所著《脾胃论》《内外伤辨》诸书中，全面论述了气虚及气虚血亏生热的病因、病机、治则、治法，并创立了补中益气汤等甘温除热的方药。"温能除大热"这一学术主张，由于李东垣的倡导和实践，才逐渐被广大医家所采用，直至今日仍指导着临床实践。因此，李东垣无疑是甘温除热法的创立者。

三、后世医家对甘温除热法的发展

金元以后历代医家，在漫长的医疗实践中逐步丰富和发展了甘温除热法的理论和方药。如朱丹溪《格致余论》记载，对于气血俱虚之虚热，应"升阳滋阴"，用十全大补汤、人参养荣汤佐知母、黄柏治之。元·王安道认为李氏饮食劳倦伤脾所生之热，其病机与《素问·调经论》"阴虚生内热"相似。明代王肯堂《证治准绳》中提出外感发热和气虚发热的诊断依据是：发言壮厉、先轻后重为外感邪气发热；出言懒怯、先重后轻为元气不足而发热。还介绍了以手扪触患者皮肤来诊断发热之表里深浅。张景岳在《类经附翼·大宝论》中对劳倦发热提出了自己的见解，认为"凡劳倦伤脾而发热者，以脾阴不足，故易于伤，伤则热生于肌肉，亦阴虚也"。指出劳倦虚热既可由单纯元气虚弱而发热，也可由于热势不退，而同时存在阴气不足，或热气耗伤阴液的因素。景岳不主张以寒凉之剂治疗虚火，认为"只宜温热，大忌清凉……惟有甘温一法斯堪实济，尚可望其成功，否则生气之机终非清凉所能致也"。他在《景岳全书·火证》中指出："形而火盛者，可泻以苦寒之物，形而火衰者，可助以甘温之物。"张氏对补中益气汤极为推崇，盛赞其乃"东垣独得之心法"，认为东垣拟补中益气汤不仅可泛治劳倦内伤发热之证，对气虚外感之证也颇适宜，"虽曰为助阳也，非发汗也，然实有不散而散之意"。除景岳外，还有其他一些医家指出补中益气汤可治虚人外感。如汪昂说它"亦治阳虚外感因"，李士材指出"治虚人感冒，不任发散者，此方可以代之"。赵养葵亦云："外感多内伤少者，温补中可加发散，以补中益气汤一方为主，加味出入。"在此尤其值得一提的是，清代名医叶天士不仅重视滋养胃阴，也非常重视甘温除热法的应用。在《临证指南医案·虚劳》一百二十一个病案中，运用甘温除热一法者就有十九案。他不仅根据病情，多处采用小建中、黄芪建中、人参建中、当归建中、补中益气汤等，以建立中宫，温运脾胃，而且巧妙地运用生脉四君子汤、归芍异功散、麦门冬汤去半夏等平补脾胃，并佐以甘凉濡润之品，治疗脾胃元气耗伤之内伤发热证。张锡纯则认为脾虚内热的产生与情志因素关系密切。因心主神明，若心神不畅，必致脾伤不能助胃消食，变化津液，以溉五脏。他对于心脾思虑过度引起的虚劳内热证，告诫患者"淡泊寡欲，以养其心"，又特立了资生汤（白术、山药、元参、牛蒡子、鸡内金）以补脾益胃，以资化源，使气血充足，虚热自消。以上医家都从不同角度丰富了甘温除热法的理论，扩大了其适用范围。

在漫长的医疗实践中，甘温除热法在临床上始终占有一席之地，说明此种治法确有其存在的科学基础。新中国成立以来，尤其自一九六一年《中医杂志》开展甘温除热法的讨论，至今三十年来，各杂志上发表了近四百篇有关甘温除热法的理论探讨和临床验案报道的文章。但对于甘温除热的含义、作用机理、临床应用指征及其现代病理学、药理学基础仍众说纷纭，莫衷一是。只有用现代科学的研究手段，用多学科的知识加以研究，才能使甘温除热法的研究取得实质性突破和进展。

【周超凡，潘丽萍. 甘温除热法溯源［J］. 中医杂志，1992（04）：10-12】

甘温除热法应用指征探析

甘温除热法是李东垣针对过用寒凉的时弊而创立的，现已被广泛地用于临床实践，成为治疗某些发热性疾患的一种行之有效的方法。但对甘温除热法的应用指征目前尚有争议，有必要对此做进一步的探讨。

为研究甘温除热法的应用指征，我们统计了近 30 年各级中医杂志上报道的 162 例用甘温除热法获效的发热病例，其中男 78 例，女 84 例。经分析发现，用甘温除热法获效的患者以 50 岁以下者居多，约占 87%。其中尤以 10 岁以下的儿童及 20 ～ 50 岁的中青年为多；50 岁以上的中老年患病人数较少，仅占 10% 左右。可见，气虚或气虚血亏发热的病因与人体气血的自然虚衰关系不大，而主要与情志、饮食、劳累等因素有关。

所统计的 162 例病案中有 151 例有明确的体温记载，用甘温除热法获效者以 37 ～ 38℃的低热患者较为多见，约占 40.4%；38 ～ 39℃的中等度热患者占 29.1%；39 ～ 40.5℃的高热患者约占 25.8%；40.5℃以上的超高热患者比较少见，占 2.7%。还有个别患者体温在正常范围内，仅自觉燥热，用甘温除热法亦可获效。从以上分析看出，甘温除热之"热"，可为低热，亦可为高热，其中以低热较为多见。甘温除大热之"大热"可指高热，亦可作病程长、程度深解。

我们所搜集的病例中，有 158 例明确载有病程。这些患者的病程有长有短，短则几天，长则可达 9 年。其中病程不足 1 个月者有 55 例，占 34.8%；3 个月以内者占 56.3%，超过半数；1 年以内者占 77.2%；病程超 1 年者仅占 22.8%。与外感风寒、风热的感冒发热或阳盛实热证相比，病程长，但一般都在数月之内。我们还对 162 例气虚或气虚血亏发热患者所表现的症状进行了统计，其中出现次数较多的症状依次为：神疲乏力、纳差、腹泻或便溏、自汗、气短懒言、头晕、面色苍白、形体消瘦、口干欲饮、畏寒、烦躁、心悸、面黄无华、口干不欲饮、语声低微、腹胀、失眠、四肢欠温等，舌苔、脉象以舌体胖大、舌质淡、苔白、脉细数为多见；也有部分患者可见舌红、苔黄、脉数，为气虚或气虚血亏而生热之故。至于气虚及气虚血亏生热的热象特点，其表现因人而异。有些患者表现为不规则热；有的发热呈周期性；有的发热以午后或夜间为甚；有的以上午为著。有些患者遇劳或感冒后热度上升；有的则心情不畅或饮食不适时加剧，其中以饮食失节、过度疲劳时加剧者为多。

通过以上统计分析，甘温除热法的应用指征，归纳为如下几个方面：①病程较长，但一般在数月之内。以 10 岁以下的儿童，或 20 ～ 50 岁的中青年患病人数较多。②热象：持续低热，或壮热不退，饮食失节或过度疲劳时加重。③兼有脾气亏虚或气血两虚的症状。④用甘寒养阴、苦寒清热之剂，或使用多种抗生素无效。

【潘丽萍，周超凡. 甘温除热法应用指征探析［J］. 中医杂志，1993（03）：184-185】

第二章　中药理论与应用研究

第一节　中药理论与中药药理

中药理论和临床用药

中药理论是我国劳动人民几千年来与疾病做斗争的用药经验总结，它直接指导着中医临床用药。这个理论与中医理论密切联系，故整体性强；来源于临床实践，故可靠性大；总结了患者对药物的直接反应，故针对性高。它能指导中医辨证用药，但由于历史条件、科学水平所限，对药物的作用机理阐述得不够。中药药理研究，是建立在科学的实验基础上的，它对药物的作用机理研究得比较深入、细致，实验研究的计划性强、条件控制得较好，研究结果较好重复，能指导辨病用药。但由于实验研究与临床研究结合得不紧，系统药理、复方药理研究得不够，因此，它有一定的局限性。只有结合起来，才能取长补短，使中药理论不断深入、完善，使中药药理研究逐步摆脱其局限性，增强其整体性，这样就有可能提高临床用药水平与效果，为创立新药学打下基础。将两者结合起来，能指导辨证用药与辨病用药；能帮助分析复方、精简复方、组成新方；能发掘新药和原有药物（包括复方）的新用途；能阐明药物的配伍禁忌和控制药物的毒副作用；能考虑选择适合的剂型与给药途径。现在就分述于下：

一、指导辨证用药与辨病用药

1. 辨证与辨病相结合，使用药既对证又对因

在辨证与辨病相结合的用药上，最常用的方法是用现代医学方法诊断为什么病，然后辨证分型，按型分治。例如感冒，如果单从中药药理和辨病出发，抗感冒病毒的方剂有银翘散、荆防败毒散等，任选一方即可。事实上，在部分医务人员中，确实存在着不同程度的中药西用现象。如果不注意辨病与辨证相结合，外感风寒也用上银翘散，就不合适了。虽然对因，但不对证。对于一些年老体弱的患者，服后易出现怕冷、乏力、食欲不振等症状，不仅延误了感冒的治疗，甚至伤害了人的正气。在辨病时，结合辨证分型，外感风热用银翘散，外感风寒用荆防败毒散，那就既对因又对证，临床疗效自然较好。

2. 从辨病出发，适当结合辨证来用药

中医治病是辨证论治，首先要有较明显的病症，才能辨证用药。但是有些疾病，其临床症状是不明显的，这就使人们感到无证可辨，或难于准确辨证，也就是难于用药，或不易准确地用药。例如，肺结核，有些人在肺结核初期，或身体抵抗力尚可时，并无明显的自觉症状，只是在健康检查时，发现肺部有结核病灶，进而做痰培养也得到证实。如果医治该病，就属无明显症状可辨，就难于临床用药。肺结核在中医学中属肺痨范畴，治疗上多以养阴清热、润肺化痰入手，如选用百合固金汤等。这一类方剂，虽能较好地改善临床症状，但对结核病灶改善不大。若从补肺、镇咳、祛痰祛瘀的中药里，选择有较强抗结核杆菌的药物，如白及、黄精、铁包金、百部、丹参等来治疗，就能使症状与病灶都得到较好的改善。

二、指导分析复方、精简复方、组成新方

中药复方在治疗疾病中起到极为重要的作用，为目前中医治疗的主要措施之一。有不少复方久经临床验证，而有较好的疗效，但还不能说是完美无缺的。事实上，不少方剂有待于进一步改进、提高，或根据临床需要组成新方。现将指导复方使用的几种情况分述如下：

1. 分析复方，保持复方的合理性

一个好的复方是作为一个整体在起综合作用的，如补中益气汤，在治疗重症肌无力、胃下垂、子宫脱垂、脱肛等病症，确实有较好的疗效。药理学研究证明，本方有加强子宫收缩、增强肠蠕动的作用。如果去掉方中的升麻、柴胡，就根本不出现以上作用；如果只用升麻、柴胡也完全无效。又如六神丸，日本有人指出，只有中国产的六神丸，其抗炎效果最好，如改变复方内药物的味数和用量，其作用就明显减弱。

2. 精简复方，能更有效地使用药物

在临床上，有些复方治疗某种病有一定的疗效，但不是每一味药都是必需的，每个药量都是恰如其分的。根据中药理论与中药药理研究，可以探索出哪些药是必需的，哪些药是可以去掉的，从而达到简化复方、更有效地使用药物的目的。例如，天皂合剂（天花粉、猪牙皂、细辛、白芷、山柰、甘松、狼毒）用于中期引产有一定效果，但有发烧等副作用。通过药理研究，终于发现真正起作用的药物——天花粉。经进一步研究，从天花粉中分离得到一种蛋白质——天花粉素，这才是真正有效的化合物。天花粉素能促进胎盘滋养叶细胞和绒毛间质退变、绒毛间质大量纤维沉积，形成血栓，使胎盘梗死，从而达到引产的目的。同时，也提了疗效，方便了使用。

3. 组成新方

中医药学正在不断地发展，随着中药理论与中药药理研究的逐步结合，经过长期的大量的临床实践，根据不同疾病的需要和作用的特点，不断组成新方。例如大承气汤，前几年曾用于治疗单纯性肠梗阻、急性胆囊炎、急性阑尾炎而兼见便秘、苔黄、脉实者，有较好的疗效。药理研究证明，此方有增强胃肠蠕动，增加胃肠容积的作用，并能改善微循环和血管的通透性。这不仅能部分地阐明此方的作用机理，也部分地为中医"六腑以通为用""痛随利减"的理论提供了依据。天津市南开医院根据中药理论与中药药理研究结果，结合临床观察，就在大承气汤的基础上，又增添了具有活血化瘀作用的赤芍、桃仁和有破气消导作用的莱菔子，组成复方大承气汤，这样就增强了抗炎和改善肠管血运障碍的作用。这不仅能增加肠管的血流量，还改善了肠管的机能状态，从而对肠管缺血、瘀血、血管内凝血、出血以及组织坏死等症状发挥较好的治疗作用。总之，组成的新方——复方大承气汤，在治疗急腹症方面，疗效是大大地提高了。

三、发现新药物和原有药物（包括复方）的新用途

我们的祖先在寻找新药的过程中，是靠"尝百草"的方法，直接将药物试用于人体，观察人体对药物的反应，来积累和总结用药经验、发掘新药的。在科学发达的现代，我们可以巧妙地应用中药药理研究方法，结合民间用药经验和临床实践，来不断发现新药和原有药物新用途。

1. 发现新的中草药

通过药理研究，结合临床观察发现新药，如穿心莲、白花蛇舌草、毛冬青、夏天无、满山红等。就拿穿心莲来说，药理研究有抗菌消炎作用，在体内作用尤为明显，能治疗痢疾、肠炎、扁桃体炎、腮腺炎等多种感染性疾病，其疗效不亚于抗生素。近年来还发现有抗早孕、抗肿瘤的作用，这就应当引起重视。

2. 发现药物（包括复方）的新用途

这方面的研究成果很多，如原来主要用于发表解肌的葛根，现在用于冠心病、高血压；原来用于止痛活血的川芎，现在用于冠心病心绞痛；原来主要用于破气行痰的枳实，现在用于强心、升压、抗休克；原来主要用于生津止渴的天花粉，现在用于中期引产、抗癌；原来用于敛肺滋肾的五味子，现在用于降血清转氨酶；原来主要用于补肝肾、益精血的何首乌，现在用于降血脂、降胆固醇等。

单味药是这样，复方也是如此，如锡类散原来用于口腔溃疡，现用喷雾或灌肠两种方式给药，治疗慢性痢疾取得了良好的效果。经乙状结肠镜检查，发现此方能减轻或消除肠黏膜充血水肿，促进溃疡愈合，进而又用于溃疡性结肠炎、伪膜性结肠炎而取得了较好的疗效。

3. 扩大药源

这方面例子很多，如大黄治疗肠梗阻有效，经研究大黄致泻和增强肠蠕动的重要成分为蒽醌苷及番泻苷。人们从这一点得到启发，就用含有较多番泻苷的番泻叶来治疗肠梗阻，结果也取得了较好的疗效。这样就扩大了药源和药物的使用范围。

四、阐明药物的配伍禁忌和控制药物的毒副作用

1. 阐明药物的配伍禁忌

中药的配伍禁忌，过去有"十八反""十九畏"，今人也已有不少研究报道。如有人提出甘草配芫花、甘遂、大戟能增强毒性，减弱利尿、泻下作用。尽管实验报道结果尚不一致，不易做出结论，但我们认为配伍禁忌还要引起注意。除"十八反""十九畏"以外，还可能有新的配伍禁忌。如黄连解毒汤，黄芩中的黄芩苷易与黄连、黄柏中的小檗碱起沉淀反应。若作汤剂使用，这些细小的絮状沉淀物随汤剂吃到胃里，胃液能溶解它，不会影响疗效；若作注射剂，这些沉淀将会被滤除，势必影响疗效。又如吴茱萸有较好的降压作用，但如果与甘草配伍，就使吴茱萸降压活性大大降低。这可能是吴茱萸中的生物碱与甘草中的甘草酸产生沉淀反应，从而影响了降压作用。像这一类配伍禁忌，只有靠药理药化研究才能阐明。

2. 掌握有毒药物的毒理，减少或避免毒副作用

我们的祖先虽知很多药物的毒性，但毕竟是属于感性认识，对于毒理缺乏深入理解。如附子只知道炮制不当、煎煮时间过短，容易发生中毒，经过炮制、久煎可以减低或消除毒性，但不知有毒成分及作用机理。现在我们知道附子的有毒成分主要是乌头碱，其中毒剂量为 0.2mg，通过炮制乌头碱可损失 81.3%，久煎使乌头碱分解为乌头次碱，进而分解为乌头原碱，而乌头原碱的毒性仅为原来的

1/2000 ～ 1/4000。因此，炮制、久煎是防止中毒的有效方法。

3.用药物的有效成分，除去有毒部分，既能提高疗效，又能降低毒副作用

有些药物除含有效成分外，还含有毒成分，若不加分离提取，临床使用就不安全。如照山白有较好的镇咳、祛痰作用，可治疗慢性支气管炎，但因含有毒成分——浸木毒素Ⅰ，限制了它的使用，通过药理、药化配合研究，除去有毒成分，保留其有效成分——金丝桃苷、槲皮素等。这样既提高了临床疗效，又免除了毒副作用。

五、选择合适的剂型和给药途径

剂型的选择应从充分发挥疗效和使用方便的原则出发。例如牡荆，它所含的挥发油是祛痰的有效成分。临床若用煎剂，在煎煮过程中势必损耗大量的挥发油而影响疗效。若提取挥发油做成胶囊剂来用，不仅提高了疗效，也便于服用。

又如安宫牛黄丸是在急性传染病高热神昏时用的，丸剂很不合适。改用"清开灵"注射剂和滴鼻剂来代替安宫牛黄丸，就有了很大的进步，更适合临床抢救时使用。

穴位注射是根据中医的经络学说、药物归经理论选择穴位，用注射方法给药。此法疗效好，用量少，较安全。如当归注射液作穴位注射，治疗肌肉关节痉挛、子宫脱垂、慢性盆腔炎等。

六、中药理论与现代药理研究相结合，指导临床用药举例

近年来，在辨证与辨病相结合用药方面，取得了不少进展，提高了临床用药水平与疗效。这本身就是以中药理论与中药药理研究相结合为基础的。现以糖尿病为例，结合临床实践中的一些体会，试说明如下：

1.有关治疗糖尿病的方药

糖尿病在临床上有多尿、多饮、多食、疲乏、消瘦等症状，在中医学范围内，属于消渴病范畴。有关消渴病，早在公元前2世纪《素问》《灵枢》中已有较详细的记载。历代医家积累了许多宝贵的经验。现代中药药理研究，在寻找降血糖药物方面也做了大量的工作。因此，有可能把两者之长结合起来，指导临床用药。

（1）历代医家及民间治疗糖尿病的常用方药：中医学历史悠久，源远流长，治疗糖尿病的方法甚多，现只能把有代表性的方药选择出来。

①石膏知母加人参汤（原名白虎加人参汤）（《伤寒论》）：石膏、知母、粳米、甘草、人参。

②消渴方（《丹溪心法》）：黄连、天花粉、生地汁、藕汁、牛乳。

③玉女煎（《景岳全书》）：石膏、熟地黄、麦冬、知母、牛膝。

④六味地黄丸（《小儿药证直诀》）：熟地黄、山药、山茱萸、茯苓、泽泻、牡丹皮。

⑤滋膵饮（《医学衷中参西录》）：生山药、生地黄、生黄芪、山茱萸、生猪胰。

⑥活血降糖汤（院内制剂）：木香、当归、益母草、赤芍、川芎、丹参、葛根、黄芪、山药、苍术、玄参。

在民间传统使用治疗糖尿病的食物性药物有苦瓜、山药、猪胰、冬瓜、西瓜、黑豆、扁豆、赤小豆等。

（2）现代药理学研究证明，有些中药能降低血糖，有些中药能升高血糖，这为糖尿病用药提供了一定的依据。

①降血糖的中草药：人参、黄芪、茯苓、白术、苍术、山药、玉竹、生地黄、玄参、麦冬、知母、花粉、葛根、枸杞子、制首乌、五倍子、淫羊藿、南五加皮、卫矛、玉米须、地骨皮、虎杖、仙鹤草、番石榴、亚腰葫芦、野马追、桑叶、苍耳子、钻地风等。

②升血糖的中草药：党参、四叶参、石斛、黄芩、秦艽、竹叶、生姜、槐花等。

2. 糖尿病的基本分型和治疗用药

西医学诊断为糖尿病，中医学诊断为消渴病，据临床症状大致上可分为以下两型。

（1）阴虚燥热型　烦渴多饮、口干舌燥、多饮消瘦、舌质稍暗、舌边尖红、脉滑数。治宜养阴清热。方用石膏知母加人参汤与消渴方合参：石膏、知母、人参、北沙参、麦冬、生地黄、玉竹、天花粉。

（2）肾虚阴亏　尿频量多、尿如膏脂、腰酸无力、口干舌燥、五心烦热、舌红或暗红、脉沉细数，治宜补肾滋阴。方用六味地黄丸加味：熟地黄、山药、山茱萸、茯苓、泽泻、牡丹皮、枸杞子、制首乌。

3. 辨证与辨病相结合用药选择

（1）一般原则　坚持辨证论治，要选择有降血糖作用的药物；坚持辨病论治，选药时既要降血糖，又要考虑增强机体抵抗力、免疫力，尽可能辅以食物性治疗，既能代替部分食品，又能降低血糖的药，如山药之类。

（2）选药举例　在一般原则指导下，既要考虑患者全身情况，又要考虑药物的特性。具体地说，当糖尿病患者气虚症状明显时，可选用人参、黄芪之类。因为人参既能补气，改善气虚症状，又能降低血糖，患者若兼用胰岛素，还有协同作用。黄芪既补气，又降血糖，更能增强患者的抵抗力、免疫力，可防止或减少感冒的机会。如果用党参就不一定合适，它虽能补气，但有升高血糖的作用。患者气虚的症状虽可得到改善，但血糖未降，或稍有升高，疾病难愈。患者津亏阴虚，可选用麦冬、生地黄，既能生津养阴，又能降低血糖，亦属一举两得。如用石斛，虽可生津养阴，但能升高血糖，于病不利。患者阴虚内热，可选用地骨皮，既可退虚热，又能降血糖。若用升高血糖的秦艽，就不合适。

其他兼证的随证加减法，只要掌握上述原则，也可适当选药，现归纳于下，以供参考：

①阴虚津液不足：生地黄、玄参、天冬、麦冬、花粉、玉竹等。

②肾虚：枸杞子、制首乌、山茱萸、淫羊藿。

③虚热：地骨皮、知母。

④火盛、心火：黄连；肾火：知母、黄柏。

⑤气虚：人参、黄芪、白术、山药。

⑥血虚：熟地黄、生地黄、首乌。

⑦血瘀：当归（增加糖原积累）、卫矛。

⑧浮肿：泽泻、茯苓、玉米须。

七、结语

中药理论与中药药理研究各有所长，也各有所短，取长补短就能发挥上述几方面的作用。这对提高临床用药水平与疗效，促进中西医药结合，将会产生深远的影响。

【周超凡，岳凤先．中药理论和临床用药［J］．中级医刊，1979（05）：51-54】

我国中药理论和中药复方的药理学研究进展与展望

中药理论是我国劳动人民几千年来与疾病做斗争的临床用药和中药材生产的经验总结，它直接指导着中医临床用药。这些理论的特点，是从中医几千年的临床实践中总结归纳出来的，它是针对着有病的人体的。在总结过程中多数取材于直观的、整体的作用结果。这些作用又往往在中药复方中体现出来，在某种程度上说，要比从动物实验中得来的结果更为可靠。但是，由于历史条件和科学水平所限，此理论未能得到很好的发展。因此，这些理论还是比较笼统的、不深入的、不完善的。用现代科学理论、技术、方法研究中药理论和中药复方，将能逐步阐明其实质，为中医药理论结合，创立新医药学派奠定基础，现就主要的中药理论和复方研究简述于下：

一、关于药性理论的研究

中药药性理论包括四气、五味、升降浮沉、归经等。

1. 四气

四气，又称四性，就是寒、热、温、凉四种药性，这是从药物作用于人体所发生的反应概括出来的。因此，中药的寒热与温凉，是同疾病的属性相对而言的。人体寒热的本质是什么呢？有人除对寒热做了一般的临床观察外，还做了较系统的生理、生化指标的测定。一般认为热证患者植物神经平衡指数升高，儿茶酚胺类和 17- 羟皮质类固醇排出增多；经寒凉药物治疗后，植物神经平衡指数迅速下降，儿茶酚胺类和 17- 羟皮质类固醇的排出量减少。寒证患者的情况正好与热证患者相反，例如慢性气管炎患者多属寒证。因此，寒证用热药，热证用寒药，是临床用药常规，是不能违反的客观规律。由此看来，寒凉药和温热药能改变交感神经——肾上腺的机能水平。为了探讨其机制，进一步测定大白鼠中枢介质（去甲肾上腺素、多巴胺、5- 羟色胺）的含量，从寒凉药、温热药对介质含量的影响来看，有可能是通过改变中枢机能状态而调节交感神经—肾上腺系统的功能的。中医八纲辨证，虽以阴阳为总纲，但寒热是关键。张景岳说："以寒热分阴阳，则阴阳不混。"因此，深入研究中药四气，对中医临床辨证用药理论的阐明和客观化有着重要意义。

五味就是辛、甘、酸、苦、咸。有人用口尝法，对 365 种药进行了辨味试验，按其主味不同，除分辛、甘、酸、苦、咸以外，还有麻、涩、凉、碱、腻、淡六感可辨。还有人亲口尝过 285 种中药的味，与中药医籍记载相符的只占 78.6%。因此，五味不完全是口尝味觉的直接反应，而是药物功能的归类。五味是药物作用的标志，不同的味有不同的作用，相同的味有类同的作用。

有人通过对 280 种中药气味的归纳，结合化学成分进行了分析、归纳，提出了不同气味药物与化学成分之间的粗略关系的看法。

中药性味理论是很重要的，其中尤以性更为重要。临床用药"热者寒之、寒者热之"是非常明确的。如附子性味辛热，对阳虚动物在冷天或寒冷环境中，有改善阳虚体质、增强肾上腺皮质功能的作用。由此可见，中药四气与机能体质和功能状态及外界条件是有密切联系的。

2. 归经

根据脏腑经络学说，结合药物对不同脏腑经络病变发挥治疗作用的不同进行归纳，这就形成了药物的归经理论。

归经就是指药物对机体某部分的选择性作用——主要对某经（脏腑及经络）或某几经发生明显作用，而对其他经作用较少或没有作用。历代医家对这个理论的认识就不一致，如《本草分经》一书，就特别强调归经，而对中药的其他性能重视不够。徐灵胎能辩证地看待归经，他在《医学源流论·治病不必分经络脏腑论》中说："以某药为治某经之病则可，以某药为独治某经则不可，谓某经之病当用某药则可，谓某药不复入他经则不可。"因此，他对方药运用得出的结论是"不知经络而用药，其失也泛，必无捷效；执经络而用药，其失也泥，反能致害"。事实也正是这样，如黄芩、百合、干姜、葶苈子、麻黄、苏子都归肺经，但性味功效都不一样。黄芩主要清肺热，干姜主要温肺寒，百合主要补肺虚，葶苈子主要泻肺实，麻黄主要宣肺气，苏子主要降肺气。历代中药著作，对某些药物归经的记载也不太一致，一个药物的归经可能有多种不同的说法，如大黄一味就有十四种说法，牵涉到十经。由此可见是比较分歧的。20世纪60年代，陈廉、林元荃、郭协埙等曾就归经问题做了一些实验研究，从实验结果看，尚未得出肯定或否定的结论。到了70年代似未见归经的实验研究报道。因此归经问题还有待于进一步做工作。今后可在搞清各类代表性中药的系统药理研究的基础上，结合经络实质的研究进行深入的探索。

3. 升降浮沉

升降浮沉是药物作用于人体的几种趋向，是与疾病所表现的趋向相对而言的。凡能针对病情，改善或消除这些病症的药物，相对说来也就分别具有升降浮沉的作用倾向。药物的升降浮沉主要由药物的性味决定，如升浮的药物大多具有辛甘味和温热性；沉降的药物大多具有酸苦咸涩味和寒凉性。与药物的炮制，如酒炒则升、姜制则散、醋炒则敛、盐制则下行和药物的形态、质地，以及药物的配伍都有一定的关系。但都不是绝对的，有些药物的升降浮沉作用不明显，有些药物具有双向性。如川芎既可"上行头目"，又可"下行血海"。因此，研究升降浮沉的作用，必须先研究性味、炮制及配伍等中药理论。随着性味、炮制、配伍等理论的阐明，升降浮沉的理论也就易客观化了，不然的话，将会带来事倍功半的结果。

二、关于中药配伍和配伍禁忌的研究

中药配伍用药有相须、相使、相畏、相杀、相恶、相反。经分析可概括为四种情况：①有些药物因产生协同作用而增加疗效，是临床用药时要充分利用的，如止痉散，其组成药物全蝎、蜈蚣同用，抗惊厥作用增强；②有些药物可能互相拮抗而抵消、削弱原有功效，用药时应加以注意，如吴茱萸有较好的降压作用，如果与甘草同用，就失掉降压的作用；③有些药物则由于相互作用，而能减轻或消除原有的毒性或副作用，在应用毒性药或剧烈药时必须考虑选用，如截疟七宝散中的常山虽有良好的抗疟作用，但恶心呕吐反应严重，如果不配槟榔将影响临床使用，槟榔是抗常山呕吐反应的主要药物；④另一些本身无毒或毒性不大的药物，却因相互作用而产生毒性反应或强烈的副作用，则属于配伍禁忌，原则上应避免使用，如甘草与甘遂同用，当甘草的用量大于甘遂时，可见试验动物呼吸困难、烦躁不安、抽搐、痉挛等。

中药配伍禁忌"十八反""十九畏"，虽有些试验研究报道，但结果不太一致。如甘遂与甘草配伍，用家兔做动物试验，观察心跳、体温、瞳孔反应及胃肠功能，均无显著影响。有的则认为甘草配甘遂随用量的不同而有不同的反应。如甘草量等于或小于甘遂量，则无相反作用，有时还能解除甘遂的副作用，但如甘草量大于甘遂量，则有相反作用，甚至有严重反应。

"十八反"认为半夏、贝母均反乌头，但经动物试验均未见明显毒性反应。

"十九畏"的试验研究更少，有人观察了人参与五灵脂、乌头与犀角配伍，并未发现毒性反应。目前"十八反"试验研究多数是在健康动物身上做的，健康动物和有病的人对"反药"反应可能不同。因此，要想方设法创制合适的病理模型，提高试验的准确性。还可适当选择一些临床上曾用过，毒副作用不明显的反药作临床药理学观察。如甘遂半夏汤中的甘遂与甘草同用等，药理指标可多一些。

有人提出，"十八反"不是绝对的配伍禁忌，相反药同用并不意味着对人或动物产生毒害。"反"意味着异乎寻常、反常的意思。如果用得合适，还可能产生更理想的疗效，也可能为某些沉疴痼疾的治疗开辟新的途径。从这一点看，研究"十八反"的临床意义也是很大的。

三、关于中药复方的研究

中医治病主要用复方，复方就有一个配伍问题。复方是在中医理论指导下，针对辨证所见，根据药物的性能和相互关系，以及一定的配伍原则而组成。在中医的"经方"和"时方"中，包含着我国人民与疾病斗争的丰富经验。

新中国成立以来，我国医药学工作者对复方进行了不少工作。现简要归纳如下：

1. 通过拆方研究，判明复方起主要作用的药物和它们的配伍关系，有的还进一步探索某些复方起药理作用的物质基础。

中药复方的组成是有一定原则的，在组成复方时，相互之间有主辅关系——"君臣佐使"。"君"药是指复方中最重要的起主导作用的药物。"臣"药是指可以增强君药的疗效，有利于使君药迅速奏效的药物。"佐"药则有两种作用：一是制约并防止主药的副作用；二是针对并发症，并对主药起辅助作用。"使"药是为了调剂复方，使之服用方便或起调和作用。

在中药复方中，药物与药物之间可能出现协同、制约、拮抗等作用。根据中医经验，有的复方药物组成相同，只是用量不同，主治病症各异。例如桂枝汤、桂枝加桂汤和桂枝加芍药汤均由桂枝、白芍、甘草、生姜、大枣所组成，主要因桂、芍用量不同，而分别用于太阳病、少阳病和太阴病。日人宫本高明也曾试图用化学分析方法，探索由于药量增减所引起的成分和药效方面的改变，但这项工作很复杂，难度很大，未能坚持下去。因此，在深入研究药物的配伍关系时，在条件许可的情况下，也可适当注意药物配伍的剂量关系。

单味药研究是很重要的，在研究单味药的基础上，还应加强中药配伍和复方的研究。从药理学研究来看，已经看到药物间的协同作用，例如，针桐合剂对大鼠实验性关节炎有明显消炎作用，在临床上治疗风湿性关节炎有良好疗效，组方中鬼针草或臭梧桐单味药则无效，进一步从复方中取得总生物碱、胆碱等几个部分，再进行复方和各部分提取物的作用机制的研究，这样综合分析地研究复方是很有意义的。

药物配伍之后，从化学成分上看，也可能有变化。例如天麻钩藤饮，在煎剂中牛膝的皂苷和桑寄生的酚性物质之间有可能起化学变化，因为它既不具皂苷的溶血现象，同时也改变了酚性物质遇氯化铁所呈现的显色反应。中药复方的作用，不一定是单味药作用的相加，有时复方具备的药理作用，单味药并不具备。例如葛根汤有明显的解热作用，但组成葛根汤的七种单味药本身均无解热作用，解热可能来自复方的综合药理作用。

2.综合观察中药复方的药理作用，并进一步探索它们的作用机制。

在这方面，我国进行了不少工作，有的做比较深入细致，复方研究取得了一些成绩。例如大承气汤对胃肠道推进机能、肠容积及实验性肠套叠还纳过程的影响；二仙汤的降压作用；六味地黄汤对小鼠腹水癌细胞内环磷酸腺苷有（cAMP）含量的影响；生脉散对狗、兔实验性休克有强心、升压和保护作用。并对生脉散作用机理进行了研究，如其强心效在于它能兴奋心肌的β受体，改善缺血心肌的合成代谢。它还能抑制心肌细胞膜三磷酸腺苷酶的活性，改善心肌细胞膜对某些阳离子的主动运输，可使停搏的心脏重新跳动，促进复苏。生脉散是中医常用方剂，主要功能是益气敛汗，养阴生津。治疗暑热伤气、气津两伤而见汗多体倦、气短口渴、久咳肺虚、咳嗽痰少、脉虚等症。近年来临床用于冠心病、风心病引起的心律不齐，血压偏低，慢性气管炎、肺结核、神经衰弱等病而有气津不足者。经过药理学的研究，不但能了解到它的药理作用，有所发现，还进一步了解到它的强心和抗休克机制。有人认为它是一个相当完善的强心合剂。又例如补心丹，它能防止由异丙肾上腺素所致的实验性缺血性心电图改变和心脏病理损害，激活缺血心肌的琥珀酸脱氢酶、三磷酸腺苷酶，改善细胞呼吸和电子传递系统，促进线粒体的能量转换；在超微结构上，可减轻线粒体的多样性损伤和肌原纤维的带状分解等结构改变，提高心肌对缺血、乏氧的耐受性，降低实验性心肌梗死的发生率。

3.临床上用之有效的复方，经过药理指标的筛选，可以精减药物，提高疗效。

这方面的工作，国内也做的比较多，有些已经取得了一定的成绩。例如由天花粉、牙皂、狼毒所组成的复方，经过研究，精减为天花粉和牙皂，对大月份人工流产同样有效，最后明确为天花粉起作用。病理检查发现，它可使胎盘滋养叶细胞及绒毛间质退变，绒毛间隙大量纤维沉积，血栓形成，胎盘梗死。因此认为天花粉对绒毛有选择性作用，于是用来治疗绒癌及恶性葡萄胎，收到一定的疗效。又例如牡荆丸治疗慢性气管炎，原来也是复方，经我们协作组研究，简化为牡荆挥发油滴丸，治疗迁延性慢性气管炎，收到较好疗效。又如当归芦荟丸，在临床上证明对慢性粒细胞性白血病有一定疗效，经过拆方研究，发现青黛是有效主药。应用单味青黛，也可使慢性粒细胞性白血病患者的白细胞降到正常，巨脾回缩，甚至骨髓象恢复正常。它对核酸大分子的作用不同于马利兰等烷化剂或抗嘌呤药物，它能使白血病细胞粗糙型内质网明显减少，发生形态改变，成为一个有希望的治慢性粒细胞白血病药物。值得考虑的问题是，精减药味后的方剂是否在各方面作用都能替代原方，这还要具体分析。

四、关于治则的研究

治则就是治疗疾病的法则，是在整体观念和辨证论治基本精神指导下制定的，对临床治疗、立法处方用药具有普遍指导意义的治疗规律。治疗法则和具体的治疗方法不同。治疗法则是用以指导治疗方法的总则，任何具体的治疗方法，总是由治疗法则所规定，并从属于一定的治疗法则的。研究治则可以阐明中医治疗、立法处方用药的理论，促进中西医药理论的结合，现将治则研究归纳如下：

1.清热解毒

清热解毒法，临床上主要用于热病高热，热痢、痈肿、瘟毒以及咽喉肿痛等症，此法在温病学说中有很大发展。经药理学研究，清热解毒药中不少药物具有抗菌抑毒、消炎退烧和提高机体屏障的作用。

（1）抗细菌、病毒感染　天津市南开医院观察一些清热解毒药对家兔实验性腹膜炎形成过程的影响，发现这类药可使肠管黏膜炎症渗出减少，能基本控制肠壁脓肿的形成，既抗感染，又防止细菌扩散。我所在筛选抗流感、副流感、鼻病毒、腺病毒等呼吸道病毒中药中，发现有效的抗病毒药主要是属于清热解毒药。

（2）抗炎症　有些清热解毒药，如金银花、连翘抑制感染性炎症渗出，连翘对无菌性炎症也有良好的抗渗出作用，并能提高腹腔炎症渗出细胞的吞噬能力，降低微血管壁的脆性，保护微血管以抵抗病毒性损害。黄芩能抑制变态反应性炎症发展。山豆根、白花蛇舌草能增强肾上腺皮质功能，而有抗炎症作用。有些清热解毒药如知母、蚤休、败酱草的抗炎症作用可能与所含的皂苷有关，其作用可能是皂苷和细胞膜结合，改变了细胞膜的通透性所致。

（3）解毒　能明显对抗细菌的毒素和其他毒物的毒性，保护微血管以抵抗毒性损害，如黄芩、甘草、玄参、地锦草、小檗等。

（4）调整机体免疫功能　①能增进外周白细胞的吞噬能力，如黄连、黄芩、金银花、鱼腥草、穿心莲等；②提高网状内皮系统的吞噬功能，如白花蛇舌草、广豆根、头花千金藤等；③提高人体血淋巴细胞的转化能力，如黄连、金银花、蒲公英、紫花地丁、生地黄；④能促进抗体形成，如山豆根、生地黄；⑤对化疗或放疗所致人或动物的白细胞下降有明显的升高作用，如生地黄、玄参、虎杖、水牛角；⑥能提高气管炎患者痰中溶菌酶的活力及血清备解素水平，如鱼腥草；⑦对一些变态反应性疾病，又表现为免疫抑制作用、抗变态反应的作用，如黄芩；⑧对新生儿高胆红质血症及ABO 型溶血，黄疸茵陈冲剂及茵杖注射液均能抑制红细胞抗体的产生；⑨能抑制反应素抗体引起的肥大细胞脱颗粒作用，如黄连、牡丹皮；⑩抑制大白鼠的嗜同种细胞抗体的产生，临床上常用复方龙胆草治疗湿疹、变应性皮炎。

（5）解热作用　对于一些感染性疾病引起的发烧，有解热退烧作用，如黄芩、鸭跖草。

（6）增强肾上腺皮质功能　兴奋垂体—肾上腺皮质功能，增强白细胞吞噬细菌的能力，如小檗碱、穿心莲、白花蛇舌草、山豆根、秦皮等。

（7）降压　有人对 498 种药做了动物降压作用筛选，发现 50% 以上的寒性药能降低血压。

（8）抗肿瘤　有人将 90 种中草药做了抗动物移植性肿瘤试验，有一定活性的大都是苦寒的清热药。

清热解毒药的性味多属苦寒，对清热解毒药做广泛深入的研究，将会有助于我们对中药性味理论的进一步理解和认识。

2. 活血化瘀

活血化瘀法，临床上主要用于血滞经闭、痛经、产后瘀血腹痛、癥瘕、痞块、跌打损伤、骨折、瘀血肿瘤等症。此法始于《内经》，在《伤寒论》《金匮要略》《医林改错》《血证论》等书中都有许多发展，现在广泛地用于临床各科。北京、上海等地在临床、实验方面都做了大量工作，主要从微循环、血液流变学和血流动力学等方面探讨活血化瘀的原理及物质基础。现归纳如下：

（1）改善血循环，特别是微循环，改善缺血状态，治疗心血管、肺血管、脑血管、眼底血管、肢体血管等疾病。在改善血循环的基础上，还有降低纤维蛋白稳定因子和提高血液内纤维蛋白的溶解活性，并能降低血小板表面活性和聚集性，降低血液黏度，防止血栓形成；增加冠脉血流量，提高机体耐缺氧能力。

（2）改善结缔组织代谢，既能促进增生病变的转化吸收，又能使萎缩的结缔组织康复。活血化瘀药既能治疗瘢痕疙瘩，使结缔组织增生减少，又可治疗外阴硬化性苔藓，使萎缩的结缔组织恢复，还能使慢性肝炎引起的肝脾肿大、矽肺引起的肺纤维增生、丝虫病引起的象皮肿、烧伤引起的瘢痕疙瘩、外科手术引起的肠粘连以及结核感染引起的结核性肉芽肿等病变减转或消退。

（3）改善毛细血管通透性，减轻炎症反应，促进炎症病灶消退，治疗炎症性疾病，如慢性盆腔炎、阑尾炎、炎症包块、褥疮等。能降低毛细血管通透性，减轻炎症水肿，减轻慢性炎症肉芽肿的增生和渗出。

（4）调整机体免疫系统功能，治疗自身免疫、变态反应以及细胞免疫功能低下的疾病，如新生儿溶血、系统性红斑狼疮、类风湿关节炎及过敏性肠炎等。北京地区发现活血化瘀药能预防曾患过新生儿 ABO 型溶血症的孕妇再次发病，并测得部分孕妇免疫性抗体消失。用益肾汤治疗慢性肾炎，取得一定疗效，其作用原理与抗变态反应有关。用溶血空斑试验证明，活血化瘀药对小鼠抗体形成细胞有明显的抑制作用。有些活血化瘀药在治疗肿瘤时（肿瘤患者一般细胞免疫功能低下）能提高免疫功能，增强单核细胞的吞噬活性，清除游离的肿瘤细胞，认为能防止血行扩散。但观察结果不一，也有人认为活血化瘀药可促使肿瘤的转移。

（5）改善机体代谢失调。活血化瘀药能改善机体的氮代谢，使动物因损伤而引起的氮的负平衡很快转为正常平衡状态。它使氮分解代谢降低，合成代谢增加，纠正伤创机体的负氮平衡，而有利于组织的修复、伤创的愈合。对其他代谢亦有影响，如改善结缔组织代谢方面，已如上述。

3. 扶正固本

中医强调"肾为先天之本""脾为后天之本"，扶正固本当以补脾肾为主。补益类方药多数具有扶正固本的作用。此法对慢性疾病，特别是虚证有着重要的治疗作用，亦有人说它是治疗慢性病的根本大法。补脾肾药是通过调整人体的神经、内分泌、免疫及代谢功能而发挥治疗作用的。

（1）调节机体抗应激，具有适应原样作用。扶正固本药对整体具有广泛调节作用的物质核糖核酸（RNA）和脱氧核糖核酸（DNA）有调节作用。补阳药（附子、锁阳、淫羊藿、菟丝子）能提高DNA、RNA 的合成率。滋阴药（麦冬、生地黄、玄参、龟板）能使细胞内 DNA、RNA 合成率降至正常。扶正固本药能增强机体的非特异性免疫力，它对物理的、化学的、生物的有害刺激因子均有提高抵抗力的作用。不管疾病的病理改变如何不一，都有可能使之渐趋正常。如人参，既可使低血压升高，又可使高血压降低；既能防止因促肾上腺皮质激素（ACTH）引起的肾上腺肥大，也能防止因皮质素引起的萎缩；既可降低食物性和肾上腺性高血糖，也可升高因胰岛素引起的低血糖；既可升高因苯中毒引起的白细胞减少，又可降低因摄入牛奶引起的白细胞升高。又如肾气丸既可治疗浮肿少尿，又可治疗多尿、夜尿。

（2）调整免疫功能。补气药党参、白术、茯苓煎剂内服，能使自然玫瑰花瓣形成率及植物血凝素诱发淋巴细胞转化率显著上升，而有促进细胞免疫的作用。补血药熟地黄、何首乌、枸杞子等也能增强机体免疫功能。但也有例外，如补气药甘草却有抑制免疫的作用。补阳药（附子、锁阳、淫羊藿、菟丝子）有促进抗体提前生成的作用；滋阴药（麦冬、玄参、生地黄、龟板）有延长抗体存在时间的作用。因此，我们说扶正固本药可能有增强人体免疫功能的作用。补肾方法可能提高机体免疫力，改善机体的免疫状态。对肾虚型慢性气管炎患者，用补肾药后，T 细胞比值升高，血清免疫球蛋白 A 及G 由正常低值升到正常高限。肿瘤患者免疫功能低下时，用补肾药后，免疫指标（巨噬细胞吞噬率、淋巴细胞转化率、E 玫瑰花结测定等）常得到明显的改善。

但是补肾药在临床上也用于肾炎、系统性红斑狼疮、血小板减少性紫癜、支气管哮喘、类风湿关节炎、重症肌无力等自身免疫性疾病。说明补肾药可能具有调节、改善机体免疫状态的作用。对免疫反应过高而引起的一些免疫性疾病有较好的治疗作用，这方面药理学研究尚未很好跟上。

（3）增强神经内分泌调节功能。脾虚患者常有副交感神经功能偏亢现象，通过真性胆碱酯酶测定、植物神经功能检查都证明了这一点。用健脾益气药后，都能得到不同程度的改善，如健脾方四君子汤有明显的抗乙酰胆碱、抗组织胺及一定程度的抗肾上腺素作用。因此，健脾药是否能调整植物神经和胃肠功能，并能解痉止痛，值得进一步研究。

补脾肾药如附子、鹿茸、人参、黄芪、甘草、淫羊藿、五味子有增强肾上腺皮质功能的作用，能减少患者对激素的依赖现象及撤激素时的反应。甘草、地黄本身就可能具有肾上腺皮质激素样作用，并且对放疗、化疗所引起的肾上腺皮质功能抑制有一定的保护作用。有人测定肿瘤患者的血浆皮质醇，在单纯化疗前后对比，皮质醇水平下降27%；配合扶正固本药治疗后，皮质醇则不下降，甚至升高60%～100%。

（4）增强机体解毒功能。有些扶正固本药如五味子、灵芝、黄芪、当归、甘草能促进肝脏糖原和蛋白质的合成代谢，或减轻某些毒物对肝脏的损害，起保肝作用；有的还能诱导肝药酶，增强机体的解毒功能。

（5）改善造血系统功能。党参、黄芪、白术、当归、熟地黄、鸡血藤、枸杞子、紫河车、鹿茸、巴戟肉、补骨脂能升高红细胞和血红蛋白。人参、鸡血藤、丹参能增加白细胞。当归、熟地黄、山萸肉、肉苁蓉、红枣、龙眼肉能升高血小板。因此，扶正固本药可能能刺激骨髓，升高血象。如人参糖苷可使体内骨髓细胞的 cGMP 值上升，cAMP 含量下降，促进 DNA 的合成。有些助阳药能使红细胞中 ATP 的含量上升；有些滋阴药可防止化疗引起的白细胞减少。

4. 通里攻下

"六腑以通为用"，用通里攻下法，以大承气汤加减或复方大承气汤治疗单纯性肠梗阻，急性胆囊炎、急性阑尾炎而有便秘、苔黄、脉实的有较好疗效。此方可增加胃肠蠕动，增加游离肠绊血流量，扩张血管，降低血管通透性，并能抗感染，这样就可能改善了胃肠道的机能状态，从而对肠管缺血、瘀血、血管内凝血、出血及感染组织坏死等病理改变发挥治疗作用。

武汉医学院（现华中科技大学同济医学院）附属二院了解到治疗心腹卒痛的三物备急丸、九痛丸、走马汤等方药均含巴豆之后，用方中主药巴豆来治疗胆绞痛，解决"痛则不通"的问题，用通里攻下法使其达到"通则不痛"的目的。胆绞痛近似于心腹卒痛，临床实践证明疗效不错，简便易行，其机理是否与巴豆刺激肠道引起蠕动增强，而使胆总管括约肌松弛，有利于胆汁排出及胆道内压力降低等因素有关，值得探讨。

北京友谊医院采用通里攻下法，用病毒 1 号方和 4 号方治疗 132 例小儿流行性感冒，其中 108 例在两天内退烧。

5. 理气开郁

理气开郁药有行气消胀、解郁止痛、降气等作用。临床上多用于脾胃气滞所引起的脘腹胀痛、嗳气吞酸、恶心呕吐、便秘等症；脾气郁滞所引起的胁肋胀痛以及肺气壅滞所引起的胸闷痛咳喘等症。这些大都是副交感神经机能亢进的表现。由柴胡、木香、枳壳、陈皮、郁金、白芍、炙甘草所组成的理气开郁方药能降低大白鼠结扎幽门所引起的胃溃疡发病率，使胃液分泌量减少，游离酸度与总酸度降低，并对中枢神经有镇静作用。多数理气药都有降低肠管紧张性和乙酰胆碱的作用，如抑制胃肠平滑肌痉挛的乌药、陈皮、菖蒲、豆蔻、藿香；抑制消化液分泌或中和胃酸的延胡索、肉豆蔻、洋金花；降低十二指肠和小肠平滑肌张力的厚朴、青皮、陈皮、香附、元胡、川楝子等。但也有例外的情况，如有些理气药能兴奋胃肠平滑肌、增强胃肠蠕动，如枳实、枳壳；增加胆质分泌和促进胆道括约肌松弛的作用，如郁金、木香等。实验结果不一致的原因可能与动物的机能状态以及中药的双相调节作用有关。

最近几年从研究治则入手，初步阐明了一些中医治疗、立法处方用药的理论，但仍然是较肤浅的。如果我们在研究治则的基础上，进一步研究治法，也许能使中医理论研究深入一步。疾病出现的证候是多种多样的，病理变化是极其复杂的，这可能与发病机体的体质因素、病情的轻重缓急、发病的时间地点等不同有关。在用同一治则时，还需用不同的具体的治法。如同是扶正治则，在临床还有益气、养血、滋阴、助阳等不同的治法。这样才能体现辨证论治的精神，中医治病是辨证论治，非常重视"证"的。中药复方的疗效与"证"密切相关，如五苓散，只适用于五苓散证。它对健康人、正常家兔和小鼠均无利尿作用，但当机体有水盐代谢障碍而形成水肿时，则能发挥明显的利尿作用。只有对证才能发挥疗效，也就是说，只对特定的病理状态有效，而对正常机体不一定有作用。因此，今后还需进一步加强中医"证"和治法的研究。

上海从辨证论治中发现功能性子宫出血等六种全然不同的疾病，当发展到一定阶段时，都可出现肾阳虚的症状，经临床深入研究，都有垂体—肾上腺皮质功能减退的共同特点，用补肾阳药治疗都有较好疗效，并能使垂体—肾上腺皮质功能改善和恢复，从而达到异病同治的目的。为探求肾阳虚的实质和补肾阳药的作用机理，就从肾上腺皮质功能低下入手，用大量皮质素"逼虚"小鼠模拟"阳虚"证，然后再用补肾助阳药治疗。从中探索阳虚证的有关客观指标和补肾阳药的作用机理，为中医药基础理论研究提供了新的依据。因此，在进行中药理论和中药复方研究时，可以根据临床观察结果，设计一些临床上不能进行的药理指标做动物实验，从动物实验中得到的结果，又提供给临床研究参考。经过反复实践，即临床研究—实验研究—临床研究，这样进行下去，就能在总结、整理、提高辨证论治的过程中，既能使治法、复方的作用机理逐步被阐明，又能使中医的"证"与机体的机能状态、病理改变结合并统一起来，使"证"逐步客观化，为中西医药结合打下基础。

五、结语

我们在中药理论和中药复方研究方面做的工作很少，在学习兄弟单位经验的基础上，结合一些肤浅体会谈几点不成熟的看法，凡是在上面已经谈到的，这里不再重复，只做一些补充。

1. 研究中医药理论要从中医药两套理论体系中，各取所长，批判地继承，立足于创新，为争取早日创立我国新医药学而共同努力。

创造新医学、新药学在理论上和疗效上必须是先进的，在一些带根本性的问题上力争取得重大突破，有所发现、有所创造，并能建立新的医药理论体系。如果在理论上、疗效上、技术上仍然停留在原有的水平，怎么能谈得上创造新医药学呢！中西医药学的理论都来源于实践，并各有所长。因此我们在辨证唯物主义的思想指导下，从中西医两套理论体系中各取所长，推陈出新。在批判地继承中医理论的同时，也批判地继承西医理论。通过中西医共同探讨，运用现代科学方法，深入进行临床和实验研究，使中西两套理论融会贯通，回到临床实践，不但能提高疗效，而且可能创造出一个更高明的理论体系，为赶超世界医药学先进水平贡献力量。从目前中药理论研究的进展来看，还需要我们付出极大的重视和努力。

2. 研究中药理论可从中西医药理论上较易结合的地方入手。

从"辨证"入手，将中西医两套理论中一致的部分整理出来，先予统一，是完全必要的。我们认为，中西医看问题的角度不同，所持的方法不同，但因为对象是同一个，其中必有共同的规律可求。例如温病卫、气、营、血的传变规律与西医学所称的一部分急性传染病的发展规律是一致的，如流脑、乙脑、伤寒等。药物对于人体的作用机理也能取得共同的规律。因为药物对机体都是一种异物，不论是中药或西药，都是以化学物质的形式进入人体，参加体内代谢过程而纠正病理状态，只是中医、西医观察药物作用的方法不同而已。

总之，凡是中西医理论上可以结合的地方，有共同规律的方面，都应组织人力进行文献、调查和实验等方面的研究，使中西医药学融会贯通前进一步。

3. 研究中药理论要用多种多样的办法和手段。

中药理论研究，包括中药文献、实地调查、实验室、临床药理等多方面的研究工作。在中药理论文献研究方面，虽做了不少工作，但尚未全面、系统、深入地开展研究，仍有继续研究的必要。请有关中药研究单位分工协作，争取在短期内为中药理论的实验研究提供项目、资料和依据。在实验研究方面，要从中医药理论出发，紧密结合中西医临床实践，采用新理论、新技术、新方法进行实验研究。对研究工作的难度，要有一个适当的估计，以免急于求成。研究中药理论，最好是在研究常用中药、复方和中医理论的基础上进行，使中医药理论密切结合起来研究。目前常用中药和复方的研究工作还做得不够，在研究队伍、设备、基地等方面急需加强。总之，研究中药的人力物力是有限的。因此，研究中药的同志在筛选或研究单味药时，利用一切可以利用的药理指标，尽可能地联系中药的四气、五味、升降、浮沉、归经、炮制、配伍等理论进行研究。这样人人做有心人，一点一滴地日积月累，将有助于中药理论的阐明。临床药理学研究十分重要，应当积极开展，如冠心Ⅱ号方、通脉灵、痰饮丸等除了实验药理外，也开展了临床药理学研究。由于紧密结合临床，药理指标选得较合适，初步证明了复方的部分作用机理。实验室药理与临床药理应当相互配合，分工协作，取长补短。对于临床上有突出疗效的复方，如阳和汤等，在做实验药理创制合适的病理模型较困难时，可先开展临床药理研究，当取得一些线索、经验之后，有些指标不便在人身上做时，再做动物实验，以弥补临床药理学的不足。

【周超凡，屠国瑞. 我国中药理论和中药复方的药理学研究进展与展望（1949-1979）[J]. 陕西中医，1980（03）：18-26】

中药理论和中药药理的研究

经典中药理论和现代中药药理研究各有其特点。经典中药理论基础是，不论药物使用和临床疗效，均以整体性出发为主，并且是针对病理状况下的机体以体内作用结果来进行总结和归纳的。而现代中药药理研究，是以实验生物学为基础，研究时可根据研究的不同目的，有计划地控制实验条件，深入研究作用机理。但因为往往是以动物为研究对象，因此，所用指标或所得结果还是与人有一定差别的。如果能很好地将两者有机结合，则能便于分析复方，精简复方，组成新复方，又能发现新药和现有药物的新用途，以及选择适合临床要求的剂型和给药途径，控制药物的毒副作用和配伍，从而指导临床辨证与辨病用药相结合，提高治疗水平。

一、中药理论的特点

中药理论包括面很广。按药物性能有四气五味、升降浮沉、归经等；按药物功能有解表、清热、泻下、温里、补气、补血等；按药物配伍有药物的"七情"（单行、相须、相使、相畏、相恶、相杀、相反）及其具体的配伍禁忌，如"十八反""十九畏"等。这些理论是从中医临床实践中总结、归纳出来的。它们多数取材于直观的、整体的作用结果，而这些作用又往往在中药复方中体现出来。尽管这些中药理论至今还没有完全被现代科学所证实和阐明，但其中少部分已证明是很科学的，如麻黄治喘、常山治疟、黄连治痢、当归调经等。随着科学的发展和实验方法的改进，也必将证明中药理论的科学性。

1. 临床结果的可靠性

中医学的中药理论直接来自临床实践，因此是比较可靠的，而现代医学的中药药理研究往往来自动物实验。虽然不少中药的动物实验与临床观察结果是一致的，但有些药物在动物实验中有效，而在临床上却无效或效果很不好。如从牡丹皮中提取的丹皮酚，对狗实验性高血压有明显的降压作用，但对人的高血压却无明显效果，甚至无效。又如葛根中的黄酮类化合物，对小鼠有很好的避孕效果，但对人却无效。

有些药物对人有明显的药理作用，但对动物却无作用。如巴豆，对人有强烈的泻下作用，最近几年用于急性肠梗阻有一定的疗效，但对小鼠却无泻下作用，不仅不泻，反而越吃越肥，故巴豆有肥鼠子之称。再如雷公藤所含的雷公藤碱对人体有剧毒，甚至引起中毒死亡，但对羊无毒性。

2. 体内作用的合理性

药物进入机体才起作用，故体内与体外的作用不完全一样。有些药物在体外抗菌消炎作用不强，但在体内具有较好的抗感染作用。如白花蛇舌草体外抗菌作用很弱，只对金黄色葡萄球菌、痢疾杆菌有微弱的抗菌作用，但在体内能增强网状内皮系统功能，提高巨噬细胞的吞噬能力，既能使家兔实验性腹膜炎时肠管浆膜面的炎症渗出减少，又能基本上控制肠壁脓肿的形成，可见在体内有抗感染和防止细菌扩散等作用。又如具有止血作用的地榆，在体外没有促进凝血作用，反而有抗凝血作用，但在体内却有促进凝血作用，临床上用于多种出血性疾患均有一定疗效。单味药是这样，复方也是这样。如麻杏石甘汤（麻黄、杏仁、石膏、甘草）在体外对肺炎双球菌、金黄色葡萄球菌、溶血性链球菌等没有明显的抑制作用，但在体内有很好的抗菌消炎作用，临床上常用于细菌性肺炎。

有些药物在体外有效，但在体内不一定有效。如空心莲子草在体外虽有较强的抗"流感"病毒的作用，但在体内抗流感病毒的效果很差，临床上往往无效。

3. 病理状态的针对性

中药理论是中医临床用药的经验总结，它的针对性较强，即只对病理状态的人体有效，而对正常人体不一定有效。至于对动物病理模型，可能会有很大的差异。如五苓散在临床上用于浮肿患者有较好疗效，浮肿越明显，利尿消肿作用越显著，但对健康青年无利尿消肿作用，对浮肿动物却有利尿消肿作用。又如宽胸丸（荜茇、良姜、檀香、冰片、细辛、延胡索）对心绞痛患者有一定疗效，但在狗实验性冠心病治疗上却无效。

有些药物在一定的病理模型上有效，而在患者身上却无效。在抗肿瘤动物实验中，发现许多抗肿瘤的中药如丹参等，临床却往往无效。又如在避孕试验中，急性子有极好的避孕作用，其作用机理与抑制排卵和促进卵巢萎缩有关，但用于正常生育期妇女却无效。

4. 复方作用的整体性

有些药物作单味药使用和复方使用，其作用并不完全相同，甚至有很大差异。中药治病主要使用复方，临床疗效多数是复方的综合作用。如附子的强心作用，其强心成分之一为消旋去甲基乌药碱，附子在单独使用时，其强心作用既不明显也不持久，且有一定毒性。但在四逆汤（附子、干姜、甘草）中使用时，尽管干姜、甘草无强心作用，由于配伍关系，其强心作用增强、持久，毒性下降。这说明附子与干姜、甘草同用，在强心指标上有协同作用。附子的毒性比四逆汤的毒性大4.1倍，也即四逆汤的毒性明显下降了。这说明复方能增强疗效，降低毒副作用。

二、现代中药药理研究的特点

现代中药药理研究是采用较先进的科学仪器和技术，以生理、病理、生化、免疫等学科的理论知识和技术为指导，建立起有关的研究指标，研究中药的作用原理和在体内的代谢过程。它能比较深入、细致地阐明中药的作用机理和临床用药问题。如在临床上使用某些药物后，不一定马上看到病症的变化，但在体内，其病理、生化等方面很可能已有微观的变化。这些变化在有关的药理指标上可能有所反映，帮助我们认识药物的作用。基于这些特点，中药药理研究有如下长处。

1. 实验研究的计划性

中药药理研究，首先通过动物实验，为研究药物的不同疗效，可以选择不同的动物和药理指标。例如，为了寻找镇静药物，最好选用狗、猴子等，因为药物在这些动物引起的反应和人比较近似。如果选用小鼠和猫就不太好，因为吗啡能引起狗和人的中枢抑制，而对小鼠和猫却表现中枢兴奋。为了研究药物的抗肿瘤作用，用人工接种法或化学致瘤物质引起小鼠实验性肿瘤模型（如肉瘤180、艾氏腹水癌等），观察药物对实验性肿瘤有无抑制作用进而研究其机理。为了研究药物的体内过程，可采取同位素标记法，或在一定时期内取动物的不同组织进行分析、测定。为了研究药物的毒性，可以设计不同剂量组给药，有意识地使动物中毒，且在不同时期处死动物，取动物的重要脏器进行病理、生化的检查，从而考虑能否过渡到临床，再根据药物的作用与毒性考虑临床的适应证、禁忌证、剂量和用法。

为了研究药物的有效成分，可采取固定的实验指标来指导药物的分离纯化工作。例如以小鼠镇痛为指标，分离中药延胡索内的有效成分延胡素乙素（即四氢巴马丁）。

2. 实验条件的可控性

人体变化较大，做临床疗效观察有一定困难，而在动物实验时，各种条件较易控制。例如，可以尽量选用对某一药理指标比较敏感的动物（如降压选猫、避孕选兔）来观察效果，还可选择一定性别、年龄、重量的动物。药物包括复方、单味药、不同部位、单体物质，应按照严格一致的操作规程来制备。例如，用复方制成汤剂时，在煎药用具、加水量、加热温度、时间及药汤过滤等几个环节都要尽可能取得一致，以减少影响汤剂质量的因素。又如，观察某味药总生物碱的疗效时，应采用同一方法制得。因为用其他方法所得到的总生物碱，其所含成分不一定完全一致。

3. 药物作用机理研究的深入性

由于中药药理研究采用较先进的科学仪器和较先进的技术，因此就能对药物的作用机理进行深入细致的研究。例如，具有降压作用的中药很多，但是降压机理有所不同。如臭梧桐降低血管中枢的兴奋性；钩藤具有镇静作用；黄芩扩张外周血管；夏枯草通过利尿而起降压作用。研究清楚降压机理，对临床用药就会有较大的指导意义。

黄连、黄柏、大黄、甘草组成的复方，抑菌效果较好，特别是对金黄色葡萄球菌代谢有很大的影响。通过对细菌代谢的深入研究，发现不同药物影响细菌的不同环节，有的抑制细菌呼吸和核糖核酸合成（黄连），有的抑制细菌的核糖核酸合成（黄柏），有的抑制细菌的乳酸脱氢酶（大黄），有的阻止细菌的脱氧核糖核酸的代谢（甘草），而起到序列阻断作用。

对同类药物可进行较深入细致的对比。例如，用刺激小鼠尾巴的方法，对延胡索总碱、吗啡、汉防己总碱三种药物比较其镇痛作用，若定吗啡为100，则延胡索总碱为40，汉防己总碱仅为13。同时还发现汉防己总碱和延胡索总碱合用时，镇痛效果不仅不增强，反而减弱。

4. 药理指标的相对性

尽管人与动物有差异，体内与体外也有差异，但大量研究工作说明药物在人体和在动物，特别是哺乳动物，所表现的作用和毒性在大多数情况下是比较一致的，或者说是相似的。所以进行动物实验是我们认识一个药物的比较方便和可靠的途径与方法。如在筛选治疗慢性支气管炎药物的方法中，用氢氧化氨喷雾法寻找镇咳药，用酚红排泄法寻找祛痰药，用组织胺喷雾法寻找平喘药，这些方法虽然不能反映机体的整体性，但也能说明一些药物的作用机理。如杏仁止咳，是抑制咳嗽中枢；麻黄平喘，是缓解支气管平滑肌痉挛；牡荆祛痰，是增加支气管分泌物的排泄。

另外，我们也要看到药理指标的局限性。如临床上常见的头晕、头痛、肌肉酸痛等症状，不容易找到恰当的病理模型。同时，在一般情况下，人类对药物的反应要比动物敏感，对药物毒性的耐受性要比动物少。上述有关质和量的差别，我们必须引起足够的重视，一定要看到药理指标的相对性。

三、把中药理论和中药药理研究结合起来

从中药理论的特点来看，它对于中医辨证用药确有很好的指导意义，但从辨病用药、作用机理来看显然是不够的；从现代中药药理研究的特点来看，它对于辨病用药、阐明药物的作用机理，有很好的指导意义，但从人体的整体性等方面考虑显然也是不够的。如果两者取长补短，有机地结合起来，将会更好地指导临床用药。现就我们的体会，做如下探讨。

1. 指导辨证用药与辨病用药相结合

（1）辨证与辨病相结合，使用药既对症，又对因　在辨证与辨病的用药上，最常用的方法是用现代医学方法诊断疾病，然后辨证分型，按型分治。如治疗感冒，部分医务人员不注意辨证与辨病相结合，外感风寒也用银翘散就不合适。因为没有对症，这样年老体弱者服后易出现怕冷、无力、食欲不振等症状，不仅延误了感冒的治疗，反而伤害了人的正气。如一部分溃疡病（因溃疡病可分气滞、虚寒、血瘀型）表现为气滞型症状，如果仅根据气滞症状，采用疏肝利气方药，其效果并不理想。如果加用有制酸作用的乌贼骨、煅瓦楞，其效果就较好；如仅用乌贼骨、煅瓦楞，就会出现胃呆、便秘，疗效也不理想。只有两者结合起来，才有可能提高疗效。

（2）因无明显症状可辨，可以从辨病出发适当结合病症考虑用药　中医治病是辨证论治，也就是说首先要有明显的症状，才可辨证用药，但是有些疾病临床症状不明显，因此就难于用药或不易准确用药。如有些人在做血液检查时，才发现转氨酶（SGPT）、麝香草酚浊度（TTT）不正常，虽无明显症状，但也得按肝功能不正常治疗。除选用一般的治肝病方药外，可酌加有降 SGPT 的中药如水飞蓟、五味子、垂盆草等；降 TTT 的中药如当归、丹参、郁金等，或者单独选用上述有关药物。这样都能达到治疗目的，使客观指标正常或接近正常。

难于确切辨证的情况很多，但只要我们很好使用中药药理研究成果，就能进一步提高治疗水平。

2. 指导分析复方，精简复方，组成新方

中药复方在治疗疾病中起到极其重要的作用，为目前中药治病的主要措施之一。这些复方虽久经临床验证，有较好的疗效，但还不能说是完全合理，故有待于进一步改进提高，或根据临床需要组成疗效更好的新方。现将指导复方使用的几种情况分述于下。

（1）分析复方，保持复方的合理性　有些复方是作为一个整体在起综合作用。例如补中益气汤（黄芪、党参、白术、炙甘草、当归、陈皮、升麻、柴胡）在治疗许多无力性疾病，如重症肌无力、胃下垂、子宫脱垂、脱肛等病症中，临床上确实有较好疗效。研究表明，本方有加强子宫收缩及肠蠕动的作用。如果去掉方中的升麻、柴胡，则作用大减或不再出现；若单用升麻、柴胡，又根本不出现以上作用。又如六神丸，日本人木村康正等研究表明只有中国产的六神丸，其抗炎效果最好，如改变复方内药物的味数和用量，其作用则大减。

（2）精简复方，能更有效地使用药物　在临床上，复方中的每一味药不一定都是必需的，通过临床与药理研究可以精简。如苏合香丸治疗冠心病虽有一定疗效，但由于药味多，贵重药也多，不易推广。后来根据临床实践先精减为六味，再经药理研究，只证明苏合香与冰片两药有扩张冠状动脉，增加血流量的作用，故改为苏冰滴丸。这样既精简了药物，又提高了疗效。

（3）组成新复方　中医药学正在不断发展，随着中药理论和中药药理研究的逐步结合，经过长期的大量的临床实践，根据不同需要和作用特点，不断组成新复方。例如养阴清肺汤（生地黄、麦冬、甘草、玄参、贝母、牡丹皮、炒白芍、薄荷），有养阴清肺、凉血解毒之功，治疗白喉而有发热、鼻干唇燥、咳嗽、呼吸有声、似喘非喘、喉间起白斑点如腐、不易拭去等症者。经药理研究、抗菌试验，在参考上方基础上组成抗白喉合剂（连翘、黄芩、麦冬、生地黄、玄参），治疗咽白喉而有发热、咽痛、咽部有白膜、呼吸及吞咽困难、咳嗽有声、面色青紫、脉数者，疗效甚佳。经 248 例局限性咽白喉的临床观察，全部治愈，且大多数患者的主要症状在四天内好转。

3. 发现新药和原有药物（包括复方）的新用途

古人靠尝百草的方法，直接将药物试用于人体，观察人体对药物的反应，积累和总结用药经验，发掘新药。"一日遇七十毒",足以说明付出代价之大和不安全。而在科学发达的现代,我们只要巧妙地应用药理研究方法,结合民间经验及临床试验,能不断发现新药和原有药物新用途。

（1）发现新的中药　通过药理研究,结合临床实践,能够发现新药。例如寻找抗肿瘤药物,就是通过这种方法和途径而达到的。

（2）发现药物（包括复方）的新用途　理气药枳实有破气行痰、消痞除满的功效,临床常用于脘腹胀满、食积痰滞、胃肠积气等症。后经药理研究,证明对胃肠造瘘的狗呈一定的兴奋作用,能使胃的运动收缩节律有力;对兔子的子宫有兴奋作用,而没有肾上腺素升压时引起的"呼吸抑制"和"后降压"的现象,并使心肌收缩加强,心排血量、冠脉流量增加。这些药理研究结果为枳实用于胃下垂、子宫脱垂、强心、升压、抗休克提供了临床用药依据。目前枳实已常用于胃下垂、子宫脱垂等症,有时还与补中益气汤合用。枳实制成注射剂,用于治疗各类型休克取得了较满意的疗效。经化学分析,升压的主要成分是对羟福林和 N- 甲基酪胺。单味药是这样,复方也是这样。如锡类散原来用于口腔溃疡,经抑菌试验发现,它对四型痢疾杆菌有较强的抑制作用,因而用喷雾或灌肠两种方式给药治疗慢性痢疾,取得了良好的效果。通过乙状结肠镜检查发现,此方可减轻或消除肠黏膜充血水肿,促进溃疡面愈合,进而又应用于溃疡性结肠炎,也取得了较好的疗效。

总之,这方面的成果很多,如原来主要用于发表解肌的葛根,现在用于冠心病、高血压;原来用于止痛活血的川芎,现在用于冠心病心绞痛;原来用于敛肺滋肾的五味子,现在用于降血清转氨酶;原来主要用于滋补肝肾、益精血的何首乌,现在用于降低血胆固醇,等等。

4. 注意药物配伍禁忌和控制药物的毒副作用

（1）阐明药物的配伍禁忌　中药的配伍禁忌,过去有"十八反""十九畏",可能具备以下几种情况:有的药物作用相反,配伍应用影响疗效;有的药物同用可增强毒副作用;有些可能出现一些难以预料的效果。我们认为中药除了"十八反""十九畏"之外,可能还有新的配伍禁忌。如黄连解毒汤（黄连、黄芩、黄柏、栀子）,黄芩中的黄芩苷易与黄连、黄柏中的小檗碱起沉淀反应。若作汤剂使用,这些细小的絮状沉淀物随汤剂吃到胃里,胃液能溶解它,不会影响疗效;若作成注射剂,这些沉淀物将被滤除,势必影响疗效。又如吴茱萸本身有较好的降压作用,但如果与甘草配伍,就使吴茱萸降压活性大大降低。这可能是吴茱萸中的生物碱与甘草酸产生沉淀反应,从而影响了降压作用。因此,最好不要与甘草配伍作成注射剂使用。

（2）掌握有毒药物的毒理,减少或避免毒副反应　过去对一些中药的毒性缺乏足够的认识。据不完全统计,30 年来,已有 400 余篇中药中毒的报道。近年来,通过药理研究、临床观察,对一些中药的毒性已有初步了解,如鱼胆、细辛、马兜铃、木通对肾脏有毒性反应;黄药子、蚤休、望江南、艾叶对肝脏有毒性反应。这些都应引起我们足够的注意。

怎样掌握有毒药物的毒性,并防止中毒呢?我们祖先虽知很多药物的毒性,但毕竟是属于感性认识,对于毒理缺乏深入的理解。如附子只知道炮制不当,煎煮时间过短,容易发生中毒,经过炮制、久煎可以减低毒性,但不知有毒成分及作用机理。现在我们知道附子的有毒成分主要是乌头碱,其中毒剂量为 0.2mg,通过久煎,乌头碱可分解为次乌头碱,进而分解为乌头原碱,乌头原碱的毒性仅为原来 1/200～1/4000。因此,炮制、久煎是防止附子中毒的有效方法。

（3）提取药物有效成分,除去有毒部分,既能提高疗效,又能降低毒副作用　有些药物除含有治疗作用的有效成分外,还含有毒成分,若不加分离提取,临床使用就不能做到安全有效。如照山白有较好的镇咳祛痛作用,治疗慢性支气管炎有较好疗效。但因含有毒成分——侵木毒素 I,限制了它的使用，通过药理和化学配合研究，除去其有毒成分，保留其有效成分——金丝桃苷、莨菪亭、槲皮素、黄芪苷等，既提高了临床疗效，又免除了毒副作用。

有些药物虽含有副作用成分，但也不一定都要分离除去，只要做适当处理即可用于临床。如首乌用于补肝肾、益精血时，就可通过炮制使其水解的方法使致泻成分——蒽醌苷类变成蒽醌苷元。蒽醌苷元难溶于水，无致泻作用。因此，就不必分离除去蒽醌苷类。

5. 指导临床选择合适的剂型

要充分发挥药物的疗效，必须选择合适的剂型和给药途径。剂型的选择应从充分发挥疗效和使用方便的原则出发。例如牡荆所含的挥发油是祛痰的有效部分。若用牡荆煎服，在煎煮过程中挥发油大量损耗，肯定影响疗效。若提取牡荆的挥发油做成胶囊剂来用，就提高了临床疗效，服用也较方便。

穴位注射是根据中医的经络学说、药物的归经理论，选择穴位，用注射给药的方法达到治疗目的。这个方法的特点是疗效好、用量少，比较安全。

中药汤剂虽有许多优点，能适应辨证论治的需要，可随症加减，应用时灵活自如等。但也有缺点，如煎服不便、不易贮存等。一般慢性病，服药日子长，天天煎药很费功夫，可考虑制成冲剂，服时用开水冲开，稍加搅拌，即可服用，这样既保持了汤剂的一些特色，又便于服用、运输、贮藏。因此，我们认为冲剂是一种较合适的中药制剂。

【周超凡，岳凤先. 中药理论和中药药理的研究［J］. 中成药研究，1982（01）：4-9】

中药特效药研究的意义与价值

一、中药特效概念的提出

特效药是现代医药学的概念，古代无此名称。查《中国医学大辞典》《中医大辞典》《中医大百科全书》《实用中医词典》等中医药书籍均未见其名。现代医药、科技工具书如《实用药学辞典》《实用医学大辞典》《药学名词词典》《现代科学技术词典》《英汉现代科学技术词汇》《英汉科技文献缩略语词典》《英汉医学词典》等工具书也未见其名。但在一些外语工具书，如《新汉医学词典》（经济日报出版社，1994 年版）、《英汉医学词汇》（人民卫生出版社，1979 年版）、《英汉医学大词典》（人民卫生出版社，1987 年版）仅有特效药（specifica；specific remedy；specific medicine）词条的英文名称而无定义。但《辞海》在"特效疗法"条中提到了特效药，谓："特效疗法是对某些疾病的特殊病因和根治疾病具有特殊效果的治疗方法，通常是指应用特殊效果的治疗方法，通常是指应用特效药而言。如酒石酸锑钾治疗血吸虫病，奎宁、氯喹啉治疗疟疾，异烟肼、链霉素治疗结核等。"现代医药学对特效药之定义虽然未见，但从对"特效疗法"的定义中似可以得出："特效药是指具有消除特殊病因，根治某些疾病的一类针对性强、疗效高的药物的总称。"现代医学对特效疗法及特效药的提出有特定的含义，其所谓的特效，主要是指应用对抗疗法，针对明确的致病因素及一些清楚的病理机制而言的，这与西医对疾病的认识及采取的治疗方法是一致的。如《内科治疗学》将西医内科的常规疗法归纳为 15 类，其基本观点就是对抗（针对和替代）。这一指导思想引导人们深入研究疾病的本质和发生机理，进而寻找有效的治疗药物无疑具有重要意义。

那么，中药有没有特效药？中药特效药的定义是什么？

中药特效药是客观存在的，这里毋庸多言。

查《说文解字注》："特，单独之称；毛诗：特，匹也。效，象也；象，似也。"《中华大字典》："特，物无偶曰特；特，殊也。效，功也，征验也。"可见，特效即特殊功用、单一功用之谓。这还不能作为特效的定义。因为中药成分复杂，一味中药常有多种功效，加之中医用药多以复方形式，组方后变化大，单一功效显然不能包括特效药的全部内涵。

中医治病在强调整体观念和辨证论治的同时，还重视专方专药的应用，这就决定了中药特效药和西药特效药有较大的不同，即中药特效药不以对抗作用为首要的、唯一的出发点，而是以治愈疾病为最终目的。据此，我们把中药特效药试定义为：中药特效药是指使用安全、无明显毒副作用，对某些病、证、症有较强的针对性和较高的疗效，甚至能治愈某些疾病的一类药物的总称。

中药特效药在临床应用时，首先强调针对性强，无明显毒副作用，治愈率高。它可以是一味药，一个药对，也可以是一个复方或有效成分及其制剂，可以对证，可以对病，也可以对症，还可以对因。这也表明了中药特效药具有使用方便、易于普及推广的特点。

当然，所谓的特效药也是相对的，不是绝对的，包治百病的特效药是不存在的。中药特效药的使用，也有其适应范围，诚如《神农本草经》序录所说："凡治病，先察其源，侯其病机，五脏未虚，六腑未竭，血脉未乱，精神未散，服药必活；若病已成，可得半愈；病势已过，命将难全。"

特效药并非一成不变的，它随着认识的逐渐深化而不断完善。如《辞海》记载的"异烟肼、链霉素为治疗结核的特效药"，现在看来，恐怕要让位给利福平了，因为对结核而言，利福平更特效。中药特效药也是如此，现代认为是特效药的，将来并不一定是特效药，其特效只是相对于今天而言，这一点是需要说明的。

二、中药特效药应用研究的意义与价值

总的说来，中药特效药具有针对病因、迅速改善症状乃至根治疾病等优点，在使用时有较大的灵活性、主动性和规范性。它是在中医药基本理论指导下应用的，但又不完全受辨证论治的制约，在一定程度上还可以和辨证论治相互补充。加强中药特效药的研究，可以提高辨证论治水平。同时，对于老药新用，中药资源的合理开发与综合利用；精减大处方，提高临床用药的准确性和合理性；在临床、科研及新药研制过程中，突出中药特效药及其功能，也符合国家新药报批过程中强调主药化学成分及含量的要求，是主要的药效学指标，对于促进中医药和现代医药学相互接轨、推动中医药走向世界具有重要意义。

其价值则在于，中药特效药是提高临床疗效的重要环节。无论是辨证论治，还是辨病论治，加入中药特效药能显著地提高临床疗效，即中药特效药可以补充辨证论治和辨病论治的某些不足。例如，某些中药特效药对某些疾病特效，但若按辨证论治处方遣药时可能就不被选用，加入相应的特效药，临床疗效可能就会提高。特效药的应用研究的价值可以从以下几个方面体现。

1. 单用特效药建功

对于病变轻浅、病种单一、病理机制明确的疾病来说，单独使用特效药即可全功。例如，民间流传的"七叶一枝花，深山是我家，痈疽如遇着，一似手拈拿""穿心甲、王不留，产妇吃了乳汁流""家有半边莲，可以伴蛇眠"等歌谣，就是对中药特效药功效的形象描述。当今临床上内服麦芽，外敷芒硝回乳；单用番泻叶缓泻；罂粟壳止咳止痛；华山参治咳治喘；仙鹤草冬芽驱虫；青蒿素抗疟；靛玉红治疗慢性粒细胞性白血病；山莨菪改善微循环；雷公藤多苷治疗类风湿、红斑狼疮、肾炎；绞股蓝总苷、月见草油降脂等，都是单用特效药建功的例证。

2. 配伍特效药奏效

对于病势危重，病情复杂，或病理机制不清的疾病，有时使用单味药疗效不显，需要以复方治疗的，可以在辨证论治或辨病论治的基础上，加入中药特效药，以补两者不足，提高临床疗效。例如，国外曾对单味止痛方药进行综合筛选研究，发现治疗头痛的特效药是川芎，治疗腹痛的特效药是白芷。据此，临床上凡治疗头痛或腹痛，无论其是虚是实，属寒属热，分为何型，属于何病，都可在头痛时加入川芎，腹痛时加入白芍。此外，像众所周知的胆结石加入金钱草；乳痈加入蒲公英；肺痈加入金荞麦、鱼腥草；续筋接骨时使用的接骨木、骨碎补、自然铜；降低转氨酶时加入五味子、垂盆草；强心用附子、枳实、蟾酥等，都可作为特效药通过配伍提高处方针对性和临床疗效。

3. 使用特效药组方

在治疗一些疑难疾病时，常因病情复杂，症结多样，而使医生束手。用一种特效药又只能作用于其中的某一点，解决其中的一个问题，辨证论治和辨病论治疗效又不好，此时可以考虑用针对不同病理环节的中药特效药组方，问题会出奇制胜。例如，高血压及高血压病，传统的平肝息风、滋阴潜阳

法疗效不稳定。但是，现代研究表明，高血压的发生及预后与体内钙的吸收、排泄及血钙水平有一定的关系。据此原理，现代医学利用钙阻滞剂治疗高血压。中医在临床治疗高血压时，可以吸收这些经验，考虑从高血压的基本病理环节和降压中药的作用机理入手，采用具有去极化和驱钙、阻钙作用以及能够镇静中枢神经系统，扩张外周血管，降低血管中枢兴奋性，利尿等作用的中药组方，选用具有上述作用的中药汉防己、钩藤、黄芩、臭梧桐、夏枯草为主组成降压方，再根据辨证论治随证加减，其降压作用可能较好。同时还可以避免误用升高血压药物的弊病；对于糖尿病患者而言，就血糖高这个指标来看，最好是选择使用既能降低血糖，又能改善症状的中药进行治疗。即在降低血糖的同时，还必须考虑其阴虚有热这一基本病机以及气血阴阳之虚损，这样遣药组方，基本上可以较好地发挥中药的作用。对于气虚明显的，可选用黄芪、人参；阴虚明显的可选用生地黄、麦冬、玉竹；阳虚的可选用淫羊藿、山萸肉；阴虚而热象明显的可选用金银花、天花粉、知母、地骨皮等。这样用药组方，既针对主要症状，又切合基本病机，还降血糖，可谓一举多得。如果不了解这些，用了虽然能改善症状，但却升高血糖的中药，其功效相抵，恐怕会事倍功半。

当然，中医治疗高血压也好，糖尿病也好，多数情况下常在辨证分型的基础上采用复方治疗，而较少使用单味药。但组成复方离不开单味药，而单味药的化学成分和药理作用又是药物发挥功能的物质基础和前提条件。因此，选用针对性强、疗效高的药物即特效药，在辨证论治的指导下组方遣药，无论从组方的科学性、合理性，还是从探明药物作用机理，提高临床疗效，以及新药开发等角度来说，都是很有必要的。现代中医对高血压、糖尿病、疟疾等疾病的治疗，组方用药基本走的是这条路。

三、中药特效药的寻找

一般说来，中药特效药可以通过以下两个途径去寻找：

1. 临床观察与实验研究相结合

像麻黄平喘、黄连治痢、当归调经、三七止血、乌韭（野鸡尾）解锡毒等，都是通过长期的临床实践得出的；而像治疗慢性粒细胞性白血病的靛玉红的发现，是通过对中药复方当归龙荟丸的拆方研究，确定出特效药物青黛，进而分离出特效成分靛玉红的；用于中期引产的天花粉蛋白（只存在鲜品中），是从天皂合剂中研究找出的；治疗白喉的抗白喉合剂是从养阴清肺汤中精减出来的，等等，都是通过临床研究与实验研究相结合的产物。

2. 走现代医药学筛选的道路

现代医药学寻找特效药，主要是通过一些固定的筛选模式，如酶谱、离子通道等，筛选出一些有效成分，供临床和实验进行更深入的研究。由于其成分清楚，用量较小，具有简便、快捷的优点，做起来相对容易些。中药成分复杂，用量较大，筛选研究起步晚，起点低，许多筛选模式尚处在摸索中。尽管如此，中药特效药的寻找走筛选的道路，是毫无疑问的。关于中药如何筛选，笔者将另文别论，此处不再赘言。

四、结语

本文提出中药特效药的概念，并对其应用研究的意义、价值与应用做了阐述，对中药特效药如何寻找做了初步探讨。本研究意在表明中药中存在着特效药，中医在强调辨证论治的同时，不应该忽视专方专药，尤其是对特效药的应用研究，加强这方面的研究，不但可以弥补辨证论治的某些不足，还可以深化对单味药的认识。临床医生在处方用药时，在保持灵活机动、随证治之特点的同时，不要忘记用药的针对性和规范性，这是中医合理用药、提高疗效的前提，也是促进中西医药结合、促进中医药和现代医药学相互接轨的途径之一。

【于智敏，周超凡. 中药特效药研究的意义与价值［J］. 中国中医基础医学杂志，1996（03）：20-21+11】

方药的双向调节作用及其临床应用

【摘要】中药单方和复方都有一定的双向调节作用，以改善体质和病情，恢复机体"阴平阳秘，精神乃治"的状态。

《素问·生气通天论》曰："夫自古通天者，生之本，本于阴阳。"阴与阳应平和，不可偏盛，偏盛则病；医者应调和之，使之平和。《素问·生气通天论》又说："凡阴阳之要，阳密乃固，两者不和，若春无秋，若冬无夏，因而和之，是为圣度。"中医药治疗的目的是"调节阴阳，以平为期"，皆为达到平衡之目的。人本身有自稳内因，药有促进平衡的外力作用，天然药物有相反相成之功。中药及其复方的双向调节，是指药物具有特殊功能，能调节人体阴阳，使之保持"阴平阳秘，精神乃治"的状态。

一、单方的双向调节作用

单方的双向调节作用主要体现在药物剂量大小、炮制方法、配伍成分及机体体质和病情等方面。比如，黄芪为临床常用补气药，双向治疗效应明显，表现在具有发汗与止汗、通便与止泻、温阳与除热、消散与收敛作用；15g 以下能升血压，30g 以上则能降低血压；黄芪多糖（50g/L、200g/L）体外对正常小鼠 ConA 活化的脾细胞产生 IL-2 无明显作用，而对大黄"脾虚"小鼠 IL-2 的产生具有促进作用。生黄芪具有抗利尿及升压作用，炒黄芪有利尿及降压作用。黄芪配五味子、益智仁能治小便滴沥不尽，而黄芪配肉桂、通草则能治小便不通。又如，白术具有补脾生津、燥湿利水之功，能双向调节水液代谢，仲景运用白术治疗"便坚"与"泄利"、"欲饮"与"不用水"、"小便利"与"小便不利"、"汗出"与"不汗出"。生白术益气通便（30～50g），炒白术健脾止泻。也有研究显示，牛膝、大黄、三七、苏木、蒲黄、血竭、藕节、血余炭、花蕊石、茜草根等药物具有化瘀与致瘀的双向作用。

二、复方的双向调节作用

中药复方双向调节作用除与复方组成、药性、药量及机体功能状态有关外，还与复方中含有反向性能药物及复方中含有"适应原样"药物有关。

桂枝汤及其类方对体温、汗液、心律、血压、大肠功能等具有双向调节作用，其实质可能是通过调营卫、建中气来调动机体内因对抗疾病。桂枝汤中既有升压成分 FrB，也含有降压成分 FrA 和 FrE，它们共同完成对血压的双向调节。芍药甘草汤随剂量不同有双向调节作用，表现为低浓度可刺激胃肠蠕动，高浓度却抑制胃肠蠕动。补中益气汤对肠道蠕动亢进者呈抑制作用，对肠道松弛者可促进其蠕动，既可用于慢性肠炎之泄泻，又能治疗肠蠕动减弱引起之便秘。四物汤补血不滞血，熟地黄补血，能刺激骨髓增加红细胞、血红蛋白及升高血小板作用，能增加血黏度，促进血小板凝聚；川芎性质相反，辛温，为血中气药，能降低血小板表面活性，抑制血小板凝聚，且能使已聚集的血小板解聚。故四物汤以12g熟地黄配8g川芎，实现双向调节。实验研究表明，四物汤对正常小鼠子宫的收缩频率、幅度均显示出兴奋作用，而对收缩、妊娠小鼠子宫则显示抑制作用。

三、方药双向调节的临床应用

1. 根据病证、机体、中药三者关系确定治则治法

"正气存内，邪不可干"。中医治疗疾病的特点在于辨证论治，通过辨证审因，选择适当药物，调整机体免疫功能的平衡，对疾病进行治疗。临床上寒热并用、攻补兼施、表里双解、润燥互用、升降配伍等运用得当，能提高治疗效果。如温病邪热内盛，风寒外束，或风热壅盛，表里俱实，治疗宜清热解毒、通腑泄热配辛温解表，方如防风通圣散，表里双解，双向调节。升降出入为百病之纲领，"天地之道，阴阳而已矣；阴阳之理，升降而已矣"。如心肾不交之不寐，以生地黄配黄连，清心火下降于肾，滋肾水上济于心，而神得宁。

2. 合理使用中药配伍，提高方剂疗效

①临证使用具有双向调节作用的药物，需按病证合理配伍。如，三七活血又止血，双向调节血糖；附子治心动过缓，又治心动过速；当归既能收缩子宫，又能抑制子宫收缩；麻黄发汗，麻黄根止汗；石膏主升散，又能清泄热邪。②按照机体状态配伍中药。如人参，用独参汤治大出血患者血压骤降，配伍他药可治气虚型高血压；可降低饮食性和肾上腺素性高血糖，也可升高由胰岛素引起的低血糖。③配伍药性相反药物，发挥双向作用。如桂枝配白芍止汗，配麻黄增强发汗；柴胡配白芍柔肝养肝，配桂枝疏肝；升麻与牛膝同用升清阳、降浊邪；葛根与半夏同用，升脾降胃；桔梗与杏仁同用，一升一降，通利肺气。④按病位、病情、病势选用药物剂量和炮制方法，起双向调节作用。如枳实少用降气，多用升气；黄连、龙胆草1～2g健胃，3~6g燥湿泻火解毒，大量致恶心呕吐；麦芽常用量健胃消食、生乳催乳，大剂量（30g）则回乳。大黄1g左右健胃、收敛、止泻，常用量9～15g泻下通便；红花小剂量养血，大剂量活血；生荆芥走表发汗，炒荆芥入血止血；生南星温燥寒痰，胆南星清化热痰；蒲黄生用性滑、活血利尿，炒炭则收敛止血；生地黄清热凉血止血，熟地黄滋阴补肾、补血调经。

3. 发挥复方的双向调节研究，提高临床疗效

黄连汤既可治胃寒胸热，又可治胃热胸寒；既可治失眠，又可治多寐；既可治脾胃气虚之泄泻，又可治脾虚传送无力之便秘。知柏地黄汤既可治相火旺之阳痿，又可治肝胃阴亏，或相火旺，扰动精室之阳强。金匮肾气丸既可治尿少浮肿，又可治肾虚多尿。左金丸中苦寒的黄连配伍辛苦热的吴茱萸，可因疾病寒热情况而改变用量比例，复方的寒热性质也随之改变。白虎加人参汤对正常动物血糖无影响，但能降低患糖尿病动物的血糖。真武汤既可治高血压病，又可治疗低血压病，对血压有双向调节作用。

4. 开展中药药理研究，研发新药

如半夏燥湿化痰、降逆止呕、消痞散结，广泛用于临床，还具有润燥、催吐、补益作用，为人们忽视，因此，可进一步开展有效成分及药理研究。研究表明，人参、刺五加、红景天、灵芝、党参、黄芪、五味子、仙灵脾、枸杞子等具有"适应原样"作用，即此类中药能提升机体对有害刺激的非特异性抵抗力，加强机体适应性，故可进一步提取其精华，作为食疗用品。又如，五苓散对脱水状态机体呈抗利尿作用，对水肿机体则利尿，呈现双向调节。

5. 治疗疑难疾病，常选双向调节药物

根据《内经》中"阴阳反他，治在权衡相夺"原则，用双向调节法治疗疑难杂症，如寒热并用、邪正兼顾、升降两行、阴阳互调，针对病情变化的双向性差异，组合相反性能药物进行矛盾对立面的综合调节，能进一步提高疗效。如冠心病治疗中温通心阳与养阴濡脉的双向调节，慢性支气管炎治疗中温化痰饮与润肺生津的双向调节，萎缩性胃炎治疗中养胃健脾与润燥并施的双向调节，肝病中疏肝理气与养肝补血的双向调节等。中医药治疗癌症有相当优势，寒热胶结是形成多种癌症的主要病机，半夏泻心汤治疗胃癌，小柴胡汤治疗肝癌和胆囊癌则是双向调节治疗癌症的佐证。临床辨证施治灵活运用方剂的双向调节，有利于提高中医诊疗水平，治疗临床疑难杂症。

参考文献

［1］汪倪萍，魏伟. 中药活性成分的抗炎免疫和镇痛作用［J］. 中国药理学通报，2003，19（4）：366-369.

［2］魏伟，梁君山，周爱武，等. 白芍总苷对L-2产生的影响［J］. 中国药理学通报，1989，5（3）：176.

［3］焦一鸣，王一放. 论化瘀与致瘀的双向调节药机理［J］. 辽宁中医杂志，1994，21（5）：230-231.

［4］张瑜，李康清. 论中药双向调节作用机理［J］. 河南中医学院学报，2003，11（6）：15-17.

［5］周彦文. 浅析桂枝汤类方的双向调节作用［J］. 中国中医药现代远程教育，2009，7（5）：4-5.

［6］秦彩玲，刘婷，张毅，等. 桂枝汤对大鼠血压双向调节部位探讨［J］. 中国实验方剂学杂志，2001，7（4）：20.

［7］杨悦娅. 芍药甘草汤的应用与药理研究［J］. 中医药研究，1991，2（2）：47.

［8］潘登善. 中药复方的双向调节作用［J］. 陕西中医，2003，24（10）：936-937.

［9］李爱媛. 四物汤对子宫平滑肌的影响［J］. 云南中医中药杂志，2003，24（3）：36-37.

［10］王津慧. 论半夏的双向调节作用［J］. 四川中医，2003，21（1）：21-22.

［11］蔡定芳. 中医与科学—姜春华医学全集［M］. 上海：上海科学技术出版社，2009：679.

［12］王三虎. 中医抗癌临证新识［M］. 北京：人民卫生出版社，2009：57.

【薛红卫，周超凡. 方药的双向调节作用及其临床应用［J］. 上海中医药杂志，2010，44（10）：16-17】

第二节　中药研究概况与体会

对研究扶正固本药的认识和体会

【摘要】"扶正固本"是中医治病的重要法则，特别是对慢性病、急性病恢复期及年老体虚患者有重要的治疗作用。作者从药理学角度论述研究扶正固本药有激发机体自卫机制，增强机体自稳状态，改善机体代谢失调，增强机体免疫能力，抗衰老，增强神经内分泌调节功能等作用。略谈对扶正固本的认识和体会，扶正与祛邪的辨证关系和合理应用扶正固本药的问题，并就扶正固本药的研究方法问题做了概述。

扶正固本药有助于增强机体的抗病能力，它们对于慢性疾病、急性病的恢复期及年老体虚的人，有着重要的治疗作用。国内外研究说明，强壮药和调节机体功能的药物，绝大多数来源于扶正固本药。因此，从扶正固本药中寻找防治老年病及对人类健康威胁极大的癌症、心血管等疾病的有效药物，具有广阔的前景。

扶正固本药药理作用的特点，往往对正常机体的作用较小或不易看到作用，在病理情况下有调节作用。它们能增强或恢复机体的调节作用，使失调的机能状态趋向平衡，对机体的生化代谢及免疫功能有明显的作用。这就提示我们，研究扶正固本药要创制合适的病理模型和药理指标，不然有些实验不易出阳性结果。根据近年来国内外研究扶正固本药的情况来看，它们的主要药理作用，有下列几个方面值得我们进一步研究：①对机体代谢的影响——对核酸、环核苷酸、糖类、蛋白质、脂质等物质代谢及能量代谢的调节作用；②对免疫功能的调节作用；③对神经—体液的调节作用；④对内分泌系统的调节作用；⑤改善机体对内外环境的适应能力；⑥增强机体解毒功能；⑦改善造血系统的功能。

一、研究扶正固本药的现实意义

1. 激发机体自卫机制，增强机体自稳状态

目前，由于国外对人体各种自卫机制和自稳状态的研究日益深入，在治疗上有这样一种趋向：从对症、对病原体给药转变为对激发人体自卫机制和调节机体功能药物的研究。扶正固本药在这方面的研究，已经有一些报告。某些扶正固本药对机体的功能有调节作用，如助阳药（附子、肉桂、肉苁蓉、淫羊藿）对阳虚动物的肝、脾核酸含量和琥珀酸脱氢酶活性的下降有上升作用，对阳虚动物的肝糖原含量升高有下降作用。滋阴药（生地黄、玄参、麦冬、龟板）对阴虚动物肝、脾核酸合成率的升高有下降作用，对肝糖原下降有提升作用。某些扶正药对机体自卫机制，如免疫、对内外刺激的适应

能力、解毒等都有作用。因此，从这方面探索是非常有意义的。

2. 改善机体的代谢失调

人体许多疾病发生的内因，从分子水平看，是代谢控制失调，特别是慢速调节（核酸代谢）和快速调节（环核苷酸代谢）失调。核酸代谢、环核苷酸代谢及脂质代谢失调在癌病和心血管病形成过程中起着重要的作用。一些扶正固本药对核酸代谢及环核苷酸代谢具有调节作用，如补阳药（附子、锁阳、淫羊藿、菟丝子）能提高 DNA 和 RNA 的合成率，滋阴药（麦冬、生地黄、玄参、龟板）能使细胞内 DNA 和 RNA 合成率降至正常。人参的多种成分有调节环—磷酸腺苷和环—磷酸鸟苷的作用。有些扶正固本药，如甘草、人参、党参、白术、当归、补中益气汤等能改善物质代谢。从另一方面看，中医诊断为肾虚的患者往往看到有代谢失调的情况，可以用补肾疗法加以纠正。因此，研究扶正固本药是寻找纠正代谢失调药物的有希望的途径。

3. 增强机体免疫能力

现代医学上一些重大问题如肿瘤、自身免疫病、器官移植及衰老与机体的免疫状态有密切关系。目前应用的免疫药物多数是粗糙的生物制剂或高分子物质，临床应用副作用大，选择性差，效果不确切，亟须寻找满意的免疫药物。中医"扶正固本"概念与现代免疫学的观点有很多相似之处。扶正固本药对机体免疫功能的调节作用，国内外已有不少报道。常用中药如人参、党参、五味子、灵芝、黄芪、北沙参、玉竹、麦冬、首乌、生地黄、女贞子、枸杞子、茯苓等都能增强机体免疫功能。因此，用免疫学的观点和方法研究扶正固本药，从而寻找满意的免疫药物，是一个大有希望的途径。

4. 治疗疑难病如病毒性疾病

目前有些疾病尚未找到有效的防治方法，例如感冒，致病的病毒类型多，病毒又经常变异，加之感冒基本上是一种呼吸道的表面感染，免疫力不持久。因此，对这样的疾病，机体的抗病能力起决定性作用，增强机体抗病能力的药，如扶正固本药是比较理想的治疗方法。扶正固本药对感冒等病毒性疾病的疗效值得研究。中医对一些病毒性疾病的治疗，常常加用扶正固本药，如人参败毒散和玉屏风散的应用，就是很好的例子。

5. 发挥保健作用达到延年益寿的目的

由于人们寿命的延长，相应地提出了老年病防治的问题。因而对强壮药和调节机体功能药物的需要比较迫切，扶正固本药是重要药源。有人预言，调节人体核酸代谢和免疫功能是促进人体延年益寿的重要途径。扶正固本药对核酸代谢和免疫功能的调节作用的研究，有助于延年益寿的研究。中医学认为老年人往往体虚，需要扶正固本。扶正固本药有使老年人耳目聪明、保持健康、减少疾病、延年益寿的作用。如还少丹、七宝美髯丹、首乌延寿丹、龟鹿二仙膏、扶桑丸和斑龙丸等都有治虚损、乌髭发、驻容颜、却病延年益寿的说法。因此，从扶正固本药中寻找延年益寿的药物是一个颇有前途的途径。

6. 调强神经内分泌的调节作用

根据中医记载，一些扶正固本复方，如天王补心丹、益气聪明汤、龟鹿二仙膏、孔圣枕中丹等有治疗读书善忘，视力、听力减退，久服令人聪明的记载，并认为有些方药是读书人所当常服。人参酊有能使晚间工作者加强运算能力、减少校对工作误差的报告。脾虚患者常有副交感神经功能偏亢现象，用健脾益气药后，能得到不同程度的改善。因此健脾药是否能调整植物神经功能，值得进一步研究。扶正固本药对智力的影响，也是需要研究的课题。补脾肾药有增强肾上腺皮质功能的作用，能减少患者对激素的依赖现象及撤激素时的反应，并对放疗、化疗所引起的肾上腺皮质功能抑制有一定的保护作用。补肾药对性功能的作用，中医临床比较肯定，但实验研究表明，它们没有性激素样作用。我们认为，补肾药对垂体促性腺激素及对下丘脑的作用，值得进一步研究。

二、对扶正固本治则的一些认识

扶正固本药是指扶助正气，培植本源的药物。具体地说，即补气、补血、补阴、补阳的药物，是治疗虚证的药物。虚证不是一种单独的疾病，而是许多慢性病发展过程中，一种带有共同性的症候群。因此，扶正固本药在临床上应用是比较广泛的。扶正固本药临床多用于病后正气虚弱，能改善人体虚弱的症状，促进机体早日恢复健康；或用于正气虚弱病邪未尽的病症，适当配合一些祛邪药，以达到扶正祛邪的目的，而有利于疾病的治愈。扶正固本药在临床治疗中具有积极意义，特别是对于一些慢性疾病，当出现虚证证候时，尤为适宜。

1. 扶正与祛邪的辨证关系

疾病的过程，也可以说是正气与邪气斗争的过程，正胜于邪则病退而愈，邪胜于正则病进而重。因此，治病就是为了扶助正气，祛除邪气，改变正、邪双方的力量对比，使疾病向痊愈方向转化。一般来说，扶正适用于正气虚、邪不盛的时候，以正气为矛盾的主要方面的病证；祛邪适用于邪实而正不虚，或正虚不显的时候，以邪实为矛盾的主要方面的病证；扶正祛邪同时并举，适用于正虚邪实的病证。但在具体应用时，也要分清是以正虚为主，还是以邪实为主。以正虚较急较重的，应以扶正为主，兼顾祛邪；以邪实较急较重的，则以祛邪为主，兼顾扶正。扶正祛邪除了同时进行之外，还可先扶正，后祛邪，也可先祛邪，后扶正。当正气过于虚弱不耐攻伐时，应先扶正，后祛邪；当邪实而正不甚虚时，或扶正易于助邪时，则应先祛邪，后扶正。总之，不管扶正祛邪并举，或分先后进行，都要遵守"扶正不留邪，祛邪不伤正"的原则。因为，扶正固本药一般用于病邪已退，身体较弱的患者。如正气未虚，过早应用，往往发生留邪而致病势加剧或疾病迁延不愈的情况。

2. 合理应用扶正固本药

（1）扶正固本药只适用于虚证，对身体健康、脏腑功能活动正常的人，并无强壮、延年益寿的作用。滥用扶正固本药，即"不当补而补"，反而可导致阴阳失调，正常脏腑功能受到干扰，而影响人体的健康。近年来，确有滥用人参的情况，有关"人参滥用症"的报道渐见增多，这一点必须引起我们注意！

在使用扶正固本药时，一定要辨清虚实，当补则补，补得及时，恰到好处。切不要犯"当补不补""不当补而补"的错误。

（2）在用扶正固本方药时，要注意阴阳、气血的关系，使阴阳平衡、气血调和。张景岳说："善补阳者，必于阴中求阳，则阳得阴助而生化无穷；善补阴者，必于阳中求阴，则阴得阳升而泉源不竭。"这就告诉我们，阳虚宜补阳，辅以补阴之药，以阳根于阴，使阳有所依附，并可借阴药的滋润以制温药的温燥；阴虚补阴，宜辅以补阳之药，以阴根于阳，使阴有所化，并可借阳药的温运，以制阴药的凝滞，达到滋而不滞。因此，在补阴或补阳时，不能只强调一面，应看到阴阳是一个整体，必须相互兼顾。

气血的关系，也是阴阳的关系，气为阳，血为阴。血虚当补血，应辅以补气之品。这样，有利于生化，也可防止补血药的凝滞。血虚，特别是大失血之后，可以先补气，即中医所说的"有形之血不易速生，无形之气应当急固"，可用人参峻补其气，扶元固脱，取其气旺血生，阳生阴长之意。至于气虚当补气，辅以补血之品。这样，使气有所附（血能载气），也能防止气独旺生热化火，而使气血调和。

（3）"肾为先天之本"，是真阴真阳之所在；"脾为后天之本"，是气血生化之源，所以扶正固本应首先考虑培补脾肾。尽管绮石提出"理虚有三本，肺脾肾也"，但是，扶正固本应以脾肾为主。在具体应用时，应在整体观念指导下，从辨证论治出发，凡是肾虚而脾不弱的，应以补肾为先；脾虚而肾不弱的，应以补脾为急；脾肾俱虚的，脾肾同补，一定要灵活掌握。

（4）扶正固本方药以口服为主，是靠脾胃消化吸收而发挥作用的。因此，在使用扶正固本药时，首先要考虑脾胃运化功能，如脾胃运化功能较差，可适当加入理气醒脾药。治脾胃气虚、消化不良、脘腹胀闷、食少便溏的异功散，就是在益气健脾的四君子汤基础上加陈皮，使该方"补而不滞"。脾胃功能差的，如需服熟地黄，但又怕滋腻，可配以砂仁，熟地黄与砂仁同用，使之滋而不腻。

三、对扶正固本药研究方法的体会

1. 根据中医药理论和临床用药经验推测药理指标

寻找合适的药理指标和动物模型可以根据中医药理论和临床用药经验，如本草书中主治及附方的记载和医案、医话中的记载，运用现代医学知识分析研究可以初步确定。我们用以上方法推测出来的药理指标，很多与国内外药理研究结果是相符的。例如黄芪在中医书籍中有补气、托毒、生肌和预防虚人感冒的记载，推测有增强机体免疫能力的作用。目前药理研究黄芪对免疫的影响已有初步结果。人参的解毒作用，本草书上也早有记载，并说明解乌头毒和酒毒。虽然有些实验结果还不能证实中医用药经验，例如壮阳药对去生殖腺动物未见到性激素样作用，但根据中医经验，壮阳药对生殖系统的作用是比较肯定的。因此，这方面的研究仍值得深入下去。壮阳药可能通过其他环节影响生殖功能，延长动物的动情期，这就是一条线索。

2. 根据实验结果进一步寻找药理指标和动物模型

中医增调补养药应用于体虚者。国内外扶正固本药的研究证明，它们对正常动物往往作用较弱，甚至未见到任何作用。我们对党参的实验研究，也有这样的经验。党参对正常小鼠的腹腔巨噬细胞，未见到增强吞噬功能，而在用考的松抑制巨噬细胞的吞噬功能情况下，党参有明显的增强吞噬功能的作用。我们用细胞化学的方法，观察党参对巨噬细胞的琥珀酸脱氢酶、ATN酶等酶的活力和对糖原的影响，发现党参对正常动物仍有增强酶的活性和增加糖原的作用。因此，我们初步认为，研究扶正固本药，如未发现它们的药理作用，可以寻找合适的病理模型或更加精确细致的药理指标，做进一步研究，往往能获得阳性结果。

3. 长时期小剂量给药

中医学认为，应用扶正固本药要长时间、小剂量给药。久病的虚弱患者，更应如此。大剂量往往不合适，患者受不了，中医称之为"虚不受补"。我们体会，在进行实验研究时，给药时间也要长一些，一般需要一周，至少三天。推测扶正固本药往往不是直接作用于效应器官，而是影响免疫系统、代谢功能或作用于中枢神经系统或垂体等中枢环节，需要较长的时间才能发挥作用。例如影响核酸代谢，是慢速调节，就需要一定的时间。

4. 关于动物模型的选择

创建与临床虚证完全相同的动物模型是有困难的。我们认为，只要有虚证的某些主要症状，就可认为是一个比较满意的动物模型。复杂原因引起的动物模型，不利于对扶正固本药药理作用机理的了解。已知作用机制，作用机制单一的动物模型，则有利于对扶正固本药的深入了解。如果能见到某类扶正固本药对这类动物模型用之有效，就有利于对虚证本质的了解。例如，温补肾阳药对肾上腺皮质功能低下的动物模型有效，有助于了解肾阳虚的一些本质，同时也有助于阳虚模型的确立。中医有"脾旺不易受邪"之说，如果能建立免疫功能低下的动物模型，将有助于补脾药的研究。某些补脾气药如果用之有效，说明这种模型可作为脾气虚的模型。

5. 中西医结合研究扶正固本药

创建合适的药理指标和动物模型，既要掌握中医中药知识，又要掌握现代科学的理论和技术。熟悉中医药理论是建立合适的药理指标和动物模型的基本要求，而掌握现代科学是把这项研究工作深入下去的必要条件。扶正固本药的深入研究，有助于对中医理论的认识。对中医"气"的本质的认识，可以帮助我们更好地研究补气药，而补气药的研究，使我们认识到中医"气"是与核酸代谢、蛋白质代谢、能量代谢、免疫功能和造血功能有关的。这样就加深了我们对"气"本质的理解。我们要把这项工作深入研究下去，不掌握现代科学的理论和技术是不行的。近二十年来，国外在中医药理论的启示下，应用新技术对中草药进行了不少工作。日本等国研究人参，已分析出十多种人参的有效成分，找出很多方面的药理作用，为研究扶正固本药打下基础。苏联应用现代科学方法，对我国多种中医复方进行分析，从中寻找强壮药。现已发现人参、五味子、刺五加等扶正固本药有提高机体防御能力和适应能力的作用，现已应用于运动医学和航空医学。

由于对生物大分子结构和功能进行了大量研究，揭开了生物体的遗传、物质代谢、能量转换，以及激素和药物的作用、免疫及细胞间通信等许多奥秘。使人们对许多生理和病理现象有了较为符合客观的解释。这些新理论及新技术涉及分子生物学、近代药理学、生物化学、生物物理学和免疫学等学科。如果能把这些新理论、新技术应用于扶正固本药的研究工作中去，必将使这项工作大大前进一步。

6. 研究配伍用药，观察增效作用

中医配伍用药的经验是非常丰富的，我们收集到扶正固本药物的药对和小复方就是一个证明。一般都能增强疗效，减少副作用，值得研究。例如当归补血汤，黄芪与当归配伍，为什么能增强补血作用，它们是如何增强疗效的；人参与黄芪配伍应用，从增强免疫功能方面，有何好处，都是很好的课题。

中医学认为，扶正固本药虽可用于邪气未尽的体虚患者，但必须与祛邪药同用，不然将会恋邪，影响疾病的痊愈，这就是扶正祛邪治法。在实验研究中，对于一些正虚邪实的疾病，如肿瘤、疟疾、感染性疾病，也应考虑扶正祛邪兼施来观察增效作用。如茯苓与环磷酰胺合并用药，能增强环磷酰胺的抗肿瘤作用，就是一例。

7. 加强滋阴药的研究

目前国内外对滋阴药的药理研究较少，获得阳性结果的更少。在复方研究中，往往是滋阴药难见阳性结果，如生脉散、麦冬的药理作用不明显。但是中医补虚时，重视滋阴药的应用，温热病之后复元，强调应用滋阴药。滋阴药对物质代谢的影响如何，对病后机体复元到底起什么作用，值得研究。中医重视阴阳互根，补阴时，必于阳中求阴；补阳时，必于阴中求阳。因此，滋阴药与助阳药的合并作用，值得研究。总之，滋阴药的研究，是扶正固本药研究的一个难点，应该努力探索。

8. 有必要进行临床药理学研究

临床药理学研究十分重要，由于紧密结合临床，药理指标选得比较合适，可以促进扶正固本药研究的进展。对于临床上有突出疗效的复方，在做实验药理，创制合适的病理模型较困难时，可先开展

临床药理研究，当取得一些线索、经验之后，有助于动物实验指标的考虑。实验室药理与临床药理应当相互配合，分工协作，取长补短。例如有些指标不便在人身上做时，可做动物实验，以弥补临床药理学的不足。

四、结束语

扶正固本药物的研究是扶正固本治则研究的重要方面。要把这项工作做好，我们必须掌握中西医两套本领，既熟悉中医药理论，又掌握现代科学的理论和技术，着眼于现代医学中的重大问题，如肿瘤、自身免疫性疾病、抗衰老等，为防病治病找出有效方药，为深入研究扶正固本药物的作用机理，创建合适的动物模型和各种药理指标做出贡献。展望未来，我们希望扶正固本药物的研究将有助于生化药理学的发展；有助于神经体液及细胞能调节的了解；有助于扶正固本理论本质的阐明；有助于新型药物的发现；有助于治疗学的转变；有助于老年学的发展。

【屠国瑞，周超凡. 对研究扶正固本药的认识和体会［J］. 中成药研究，1981（03）：1-5】

中药研究的回顾与展望

近几年来，国内外学者运用现代科学技术对中药进行了大量研究，不论从深度和广度及发展速度讲，都是空前的。现根据以往研究的简单回顾，试作设想或预测，以期和同行们讨论。

一、现代中药研究的主要结果

1. 文献整理研究

我国药学工作者在研究历代本草著作的基础上，与现代科学结合（包括现代医学），编著了大量有关中药的著作，如《中华人民共和国药典》（一部，1977 年版）、《中药志》（第二版，1～6 期）、《中药大辞典》（上下册及随编）、《原色中国本草图编》、《全国中草药汇编》（上下册）、《中药材手册》、《中国药用植物志》、《中国药用动物志》（已出第一、二册）、《矿物药与丹药》、《中草药成分化学》、《中药药理与应用》、《中药炮制经验集成》、《全国中药成方处方集》，各种版本的药材学、生药学、炮制规范等。目前，中国科学院昆明植物所正在编写《新华本草纲要》，将是一部较大型的本草学著作。

2. 基本理论研究

（1）性味（四气五味）研究　梁月华等发现，热证患者植物神经平衡指数升高，机体儿茶酚胺类如 17- 羟皮质类固醇排出增加，应用寒凉性药物则向相反方向转变；寒证患者则相反。动物实验表明，寒凉药和湿热药可影响大鼠中枢神经介质和去甲肾上腺素、多巴胺、5- 羟色胺等的含量，从而改变中枢神经的功能状态，故认为四气是同疾病属性相对应而言。

关于五味，杜德楠亲尝 285 种中药，与文献相符者 78.6%；张季平对 365 种中药尝味结果，不仅有五味，还有麻、涩、凉等。可见五味并不完全是口尝的结果，似为功效的一种表示法。近有人探讨五味与所含化合物的关系，虽未取得肯定结果，却是值得注意的。

（2）归经研究　从 20 世纪 60 年代初林元荃等做了一些动物实验研究，陆续有些研究报道。1984 年 6 月于长沙召开了全国中药归经理论研究学术会议，从会议收到的三十余篇论文看，文献整理、实验研究、临床研究均有，并有非医药工作者从事此项研究，大家认为此项中药基本内容的研究很重要，即体现中医药学特色，又对临床和生产有较大的指导意义。

（3）配伍研究　单味药物相互配合使用，有的可使疗效增强，有的使毒性减弱，如大黄配附子使肠蠕动增强；斑蝥配绿豆对肝肾毒性降低；附子、干姜、甘草同用，强心作用增强且持久，同时毒性降低。这些作用的变化，有的是通过生物活性的互相影响而达到的，有的则是汤剂制备时各成分间发生化学变化而最后表现出来的。

关于配伍禁忌，如十八反和十九畏等的研究较多。总观，有的是产生较强毒性，有的则使疗效增强，或产生一些新的作用。例如甘遂与甘草同用，当甘草量大于甘遂时，毒性增大；若小于甘遂，则又表现一定的解毒作用。巴豆与牵牛子同用，可在肠内产生刺激肠管的物质巴豆酸和牵牛子素等，而使泻下作用大增。总之，配伍禁忌，从古代记载与现代研究表明，并非全部绝对禁忌，有待深入研究。

3. 炮制、制剂和质量控制研究

（1）炮制研究　报道较多，且取得一定结果。如醋制元胡使其镇痛有效成分的生物碱成盐而易煎出，杏仁经沸焯或炒后破坏苦杏仁酶，使苦杏仁苷得以保存而更好发挥功效；附子炮制使有毒成分乌头碱类减少及水解为毒性仅为其二千分之一的乌头原碱。总之，很多炮制方法是必要的，而且是有科学道理的。然而亦有不合理的，有待进一步探讨新炮制方法。此外，尚有很多炮制法仍未进行其现代科学研究。

（2）制剂研究　突出表现为把一些现代药物剂型引入中药，如针剂、片剂、颗粒冲散剂等。这方面的例子很多，如银翘解毒片。日本把很多经典中药复方汤剂冷冻干燥，又制成颗粒冲散剂，这大大方便患者，又使制剂规格化。

（3）质量控制研究　随着中药有效成分研究的深入，逐渐对中药质量控制（包括原料药、饮片、制剂质量及贮存中的变化）进行了一定研究，突出的就是用其部分有效成分作为质量控制标准，并有的已收《中国药典》。如薄荷挥发油含量不得低于1.08mL/100g药，这远比以形态为重的质量控制标准更科学和客观。

4. 复方研究

（1）复方整体性研究　通过现代药理学证明，一些复方是作为一个整体在起作用。如补中益气汤选择性兴奋子宫及其周围组织，调节小肠肌张力和肠蠕动作用，若去方中升麻、柴胡则作用明显减弱或不持久，但单用二药又无作用。日本学者以抗炎为指标研究六神丸表明，只有原全方效果最好，如有一味药改变用量亦使作用减弱。

（2）结合中医治法研究复方　近些年研究较多的中医治法有清热解毒、活血化瘀、通里攻下、扶正固本等，对其现代生物活性表达取得不同结果，例如清热解毒法可表现抗细菌、抗病毒、抗炎症、抗肿瘤以及解毒、调整免疫功能等作用。

（3）精简复方与组成新复方　由于多种原因，古代的有些复方中的每味药并不一定均属必需，近代在这方面做了一定研究，使得一些复方得以精简。另外，又研究组成了一批新复方，突出表现为很多医院都有一些新协定处方。值得注意的是，国内和国外如日本，又出现了一批中西药合用的新复方。

5. 为防治现代医学有关疾病而研究中药

这方面做了大量研究工作，并且确定了一批中药或其所含成分作为相应药物，例如斑蝥及有效化合物斑蝥素、羟基斑蝥素等治疗早期肝痛，川芎嗪治疗心绞痛，黄连及黄连素作为抑菌消炎药等。

二、现代中药研究的状况分析

1. 从研究结果分析

现代对中药所进行的研究，主要涉及化学、药理、临床、形态、文献研究等几大学科或技能。研究结果表明有如下倾向。

（1）从单味药与复方研究看，单味药占主导，而对复方药研究重视不够。

（2）从理论与应用研究看，应用研究占主导，而对中药理论的研究实在太少了，然而这些却是中药学的精华与特色所在。如这些方面能得到现代科学的阐述，那中药研究是可能有较大突破性进展的。

（3）为解决某些疾病的防治而研究中药的占主导。以中药为原料，通过研究，从中得到防治西医学范畴的某些疾病的药物（包括单体有效化合物），是一件好事。但仅如此而不按中医药学理论特点进行现代科学研究，那么中药将有消亡的危险。

（4）从结合生产与临床应用研究看，结合临床应用研究为主导。临床固然是生产的基础与归宿，但对中药生产中所存在的问题，投入的研究力量相对较少。

（5）从肯定研究与否定研究看，肯定性研究为主导。但本着取精华、弃糟粕的精神，否定性研究亦不能忽视，应当研究和报道。

2. 从研究思路分析

数十年来的中药现代科学研究工作，基本可分为两大类。

一类是按西医药学理论体系进行研究，根据是：①只把中药当成一般天然产物或民间药进行研究，例如中药有性味、归经、升降浮沉等特性，在研究的全过程中基本不加考虑。②对中药进行化学、药理研究，目的是为了寻找新西药。③中药基本内容并没能得到现代科学的阐述，如寒性药到底哪些化合物结构类型具备寒性作用？寒性作用又用哪些现代的生理、生化、病理等指标加以表述？清热解毒、疏肝理气等的现代科学内容应该是什么？总之，这些问题都未能得解决。因此，尽管这类研究无论从人力物力上看，都占中药研究的极大比例，但却无从谈起突出中医药学特色问题。

另一类是按中医药学理论体系进行其现代科学研究，表现应为：①首先应明确中药是中医药学理论体系内的药物，而不是一般天然产物或民间药。②研究工作始终应以中医药学理论为指导，围绕中药基本内容来进行，以求中药有关内容的现代科学化。这主要表现在动物试验与临床研究方面，例如镇痛作用，就应考虑是寒性疼痛还是热性疼痛，如马钱子适用于热性疼痛，降压作用到底是阴虚阳亢所表现的血压升高，还是其他类型的高血压。否则，疗效不佳。③研究结果能指导或应用于中医临床或中药生产，从而丰富和发展中药学。

三、中药研究展望

1. 中药研究要与临床和生产密切结合

中医临床所用药物，目前不仅品种短缺严重，更主要的是质量难于保证。关于质量问题，除原料药（或称生药）质量较差和品种混乱外，亦与炮制和制剂关系很大。因此，今后除开拓新药源如植物药的引种和栽培、药用动物的人工驯养，发现新中药外，在炮制、制剂以及贮藏方面，应加强研究，使药物能够充分合理地生产与利用，从而供应临床合格的药物。

2. 中药文献的整理研究及资料的电子计算机贮存与利用

中药的古代文献，浩如瀚海，极难查找，故应编写有关专著，便于查阅。此项工作应给与足够的重视，并认识到编写过程本身就是一项去粗取精、去伪存真和进一步整理归纳的研究过程。可按学科与应用相结合的形式进行编书，如品种研究、化学研究、药理研究、制剂研究、炮制研究、中药理论研究、复方研究等。若将有关中药文献资料进行编排，贮于电子计算机内使用，不论对基础理论研究，还是对生产和临床应用等，都是极为有利的。

3. 搞好常用中药的系统研究

中药之精华，可以说主要体现在常用中药上，因此对常用中药进行系统研究是完全必要的。一般讲常用中药 400 ～ 500 种，关键是组织多学科人员，分工协作进行研究。这样，常用中药的系统研究不仅有利于临床和生产中的很多问题的解决，更有利于中药基本理论和有关内容的现代科学阐述，从而达到中药的现代科学化。例如，弄清常用中药的化学组成和现代药理作用，就可以进一步总结归纳中药功效与结构的关系、中药功效的现代化药理学表述等，譬如不同归经到底与药物组成分子的结构有何关系，寒性作用都影响机体哪些生理、生化、病理变化等。

4. 中药基本理论的研究将会加强

中药研究，如果不解决其有关基本理论的现代科学化问题，那是难于取得突破性进展的。近些年，国内结合有关中医治则进行的中药现代科学研究，取得了一些进展，已如前述。但还很不够，今后还应继续加强。特别要强调的是，中药药性理论研究将受到越来越多的重视。例如日本学者发现附子中含去甲基乌药碱，而附子为辛热药，具祛寒温中作用，据此而研究祛寒温中中药，结果发现细辛、吴茱萸、花椒、高良姜、公丁香等祛寒温中药，亦含此类物质。这虽不能就此而言，此类化合物就是祛寒温中作用的物质基础，但可以说是有一定关联的。

5. 中药制剂与炮制将是中药研究的重要方面

中药炮制与制剂的一些规律和经验，并未得到足够的研究与重视，今后将可能成为吸收多学科而进行研究的重要方面。就拿炮制来讲，很多理论性内容如酒制升提、炒炭止血等及生产中的实际问题，将会受到重视与研究；至于制剂，已如前述，与临床和生产密切相关，如不加强研究，将会影响中医临床研究和进一步提高。

【周超凡，岳凤先. 中药研究的回顾与展望［J］. 中成药研究，1984（12）：2-4】

中药材趁鲜切制的探讨

我国中药材资源丰富，产地遍及全国。自古以来，植物性中药材就有在产地趁鲜切制饮片的习惯，如山药、乌药、白芍、附子等都是在产地趁鲜加工成饮片。但是，传统上本来就不多的趁鲜切制品种，近年来非但没有发展，反而有减少的趋势。全国现有约 1500 个饮片加工厂，大都集中在城市和县以上单位，这种分布也是不合理的。饮片加工厂收购干药材后，要经过水洗、浸泡、各种润法，待药材柔软方可切片，然后烘干，费工费时，加之长时间浸泡原药材，使药物有效成分大量丢失或发生化学变化，且容易发霉变质。因此，加强中药趁鲜切制的研究，在中药产地逐步推广，对于提高中药饮片的质量，改善中药包装，减少人力物力及能源的消耗，都具有十分重要的意义。

一、趁鲜切制的优点

1. 有利于保存中药的有效成分

植物类中药多含有挥发油、生物碱、苷类、有机酸、树脂树胶、多糖类、维生素类及无机盐类。这些成分在复方煎剂中都较易溶于水，不趁鲜切片，需要长时间浸泡再切，必然使大量有效成分溶解到水中而流失。如大黄所含的蒽醌类衍生物具有泻下作用，浸泡后切片，泻下作用明显减弱。常山浸泡 7 小时后，其抗疟成分常山碱丢失原含量的 1/3。趁鲜切制就能解决或部分解决以上出现的问题。有资料表明，鲜苦参直接切片晒干，苦参的主要药用成分苦参总碱含量为 $2.18\% \pm 0.3\%$，苦参总碱流失量为零；苦参浸泡 4 小时后润透切片晒干，苦参总碱含量为 $1.93\% \pm 0.57\%$，苦参总碱流失量为 11.47%；苦参泡至 $6 \sim 7$ 成透切片晒干，苦参总碱含量是 $1.33\% \pm 0.5\%$，苦参总碱流失量为 38.99%。可见，苦参趁鲜切片有效成分没有丢失，若干品水浸后切片，有效成分流失量是很大的。

2. 避免或减少有效成分的水解、酶解

中药的化学成分极为复杂，在浸泡过程中，有效成分会发生水解、酶解或其他化学反应。如含有皂苷的药物常伴有水解酶存在，浸泡时可发生酶解反应，导致有效成分和生物活性的改变，甚至产生不良反应或毒副作用。某些双糖链皂苷并无溶血作用，若经水解转变为单糖皂苷，则具有了溶血作用。黄芩含有黄芩苷和苷酶，长时间浸泡黄芩，则增强酶对黄芩苷的水解作用，使黄芩苷含量下降而影响疗效，同时，也使黄芩颜色由黄变绿。山药含有淀粉和淀粉酶、微量碘，若用水闷浸，则淀粉酶使淀粉水解，其水解产物和微量碘作用产生粉红色，从而影响药材外观。趁鲜切制，就可以减少药物化学成分的水解、酶解及其一系列化学变化。

3. 避免中药的发霉、变质

空气中存在大量的霉菌孢子，若散落在药材表面，遇到适宜的温度、湿度，就能生发菌丝和分泌酵素，而使药材中的蛋白质、糖、脂肪等分解成氨基酸、葡萄糖、有机酸等，霉菌即以此为养分，并腐蚀药材内部组织，使药材变质腐烂。白芍若不趁鲜切制而按《中国药典》方法切制，先要经长时间浸泡，再晾至半干，方可切片，极易发黏、发臭、变黑、变质。趁鲜切制，就防止了这类事情的发生。

4. 节省人力物力及能源

鲜药含水量很高，质地柔软，多数可直接或稍晾之后切片，不经浸泡，能保持原有中药的色香味。一次干燥、一次包装即可成为商品药，可以节省大量人力、物力、财力。若经过两次干燥，有些药物质量也受影响，高温可使药物变色、走油、脆裂，芳香药干燥时有效成分易挥发散失。

二、趁鲜加工的可行性及办法

中药材趁鲜加工，在我国是有着悠久传统的，不少药物都是采用鲜切，如山药、白芍、乌药、桂枝、附子、乌头、芦根、白茅根等，茯苓、厚朴经堆放发汗后，也可鲜切。过去，茯苓采用鲜切，片子很薄，有效成分容易煎出。传统的鲜切品种要继承、发扬，在今天看来不适宜鲜切的可以剔除。同时，还要注意开发、研究新的鲜切品种，如槟榔传统上不采用鲜切，干切要先在水中泡 5～7 天，槟榔碱损失 10%～20%，现在有的地方试行鲜切，结果片子切得又薄又好，有效成分也没有丢失，类似这些，可以推行鲜切。

趁鲜加工的药材多为大宗品种，产地比较集中，如枳实、枳壳产地在南方，茯苓多产在云南，槟榔多在海南、福建等，人工培育的药材品种产地更为集中，这样就为趁鲜加工创造了条件。兴办趁鲜加工厂不需要很多投资，基层也能承受得住，只要药材部门做好组织、引导工作，就可以搞起来。

鲜切加工不需要特殊技术，只要药材主管部门按照各地订货所需的饮片规格，提前给产地布置好任务，再派技术人员定期做些指导，各中药产地完全可以胜任。浙江枳实、枳壳产地，传统上是药农把鲜品切成两半晒干或烘干后，由药材部门收购，这种晒干方式，烈日也要 7～10 天，加之南方经常阴雨，极易霉烂，烘干燃料造价又太高。义乌药材公司一改传统做法，直接收购鲜品，集中人力，趁鲜切片，只需 2～3 天即可晒干包装，减少了润透切片、两次干燥的麻烦，又防止了霉变。

推行中药材趁鲜切片，首先要从重点、大宗、产地比较集中的品种开始，这样更容易在产地办厂。对于要推广的鲜切品种，首先应开展深入细致的调查研究工作，将趁鲜加工的药物与原药材二次加工的饮片进行药物有效成分、药理学、药效学的比较，如趁鲜加工的秦皮的有效成分、抑菌效价与传统切片的有效成分、抑菌效价有无差别。不仅要对比新切的药物，还要对比鲜切后贮藏半年、一年、两年的药物与传统切制同时期贮藏的药物有无差别。经对比若鲜切质量较传统切制质量为优或无差别，就应采用鲜切。鲜切的品种，要成熟一个推广一个，不能急于求成，要坚持科学慎重的态度。

作为首批研究的鲜切品种，我们认为，植物药中富含水分的根茎类、块根类、根皮类、枝藤类以及少量的果实、菌核类都可以研究试行鲜切，尤其是上类药物中含有易溶于水的苷类、生物碱类成分的，更适于鲜切。

鲜切应在药材主管部门的领导下，组织产地药材加工厂进行，以保证质量。

三、不适合趁鲜加工的药物

中药材不是都可以鲜切的，需要炮制的如何首乌、熟地黄、黄精、天南星、半夏等，要炮制后方可切片。富含浆汁和黏液质及糖类的药物也不宜鲜切，如人参、大戟、玉竹、天冬、怀牛膝等，切后容易泛油、发黏、结团，影响药物质量，反不如原药材容易保存。前胡、桔梗趁鲜切片，片子松脆易碎，大黄鲜切片子易卷易裂，应进一步积极研究。对于富含水分的草类，如白茅根、芦根、青蒿、薄荷、藿香、益母草、豨莶草、旱莲草等，最适宜半干切制，将这类药材抢水洗后，晒成半干，再行切制，可避免药汁挤出，也不易破碎、掉叶。

四、趁鲜切制可能带来的变化

中药趁鲜加工，可以大大提高中药饮片的质量，并且能促进中药包装的改革，保证药物运输、贮藏过程中药物的稳定性和卫生。过去，中药产地运输的包装多为草包、蒲席、麻袋、塑料编织袋等，运输时车拉马拽，把泥土杂质、虫卵及非药用成分都带到了药材中，这些运输、包装办法也容易使药物有效成分丢失。尤其是含有挥发油的药物如麻黄、荆芥、薄荷、藿香、白术等更易挥发。若在产地直接加工成饮片，用超高温瞬间灭菌，并采用塑料袋密闭包装，就可以解决这些问题，又防止了把杂质泥土、虫卵及非药用部分带入药材公司、医院药房、药店。上海就将山药饮片充氮密封包装，结果既卫生又很好地保存了药物有效成分。

趁鲜加工可以为中药产地提供致富机会，我国基层劳动力资源丰富，如果各中药产地都建立起鲜切加工厂，可给农村不少剩余劳力提供就业机会，帮助他们脱贫致富。

总之，植物性中药趁鲜切制的优点很多，也切实可行，希望药材主管部门积极稳妥地做些研究，支持推广产地现有的趁鲜加工经验，扩大趁鲜加工的品种。

【郭双庚，周超凡. 中药材趁鲜切制的探讨［J］. 中国中药杂志，1990（05）：3-5】

中药降脂研究进展

【摘要】目的：介绍近年来单味中药治疗高脂血症的研究概况及中医对它的认识。方法：以查阅近几年国内文献资料为主，并进行统计、排列和汇总。结果与结论：许多中药有很好的降低血脂的作用，而在药效上各有侧重，作用机理和途径也有所不同，多途径起综合疗效的中药往往是较好的降脂药。可见在治疗高脂血症方面，中药有良好的开发前景，并且中医对其病因病机及治则已形成系统的认识。

高脂血症是动脉粥样硬化（AS）的主要危险因素之一，如不及时防治容易导致心脑血管疾病。降脂疗法是预防和治疗这类疾病重要而有效的手段之一。经过广大医药科技人员的实验研究，已证实中药有很好的降低血脂作用，与西药相比毒副反应相对较小。现将降脂中药的药效、作用机理以及中医对高脂血症的认识概述如下。

一、降脂中药药效的研究

经过 20 多年的研究，发现有降脂作用的中草药有几十种。从效果看，降血脂作用主要表现在降低胆固醇，有降甘油三酯作用的中药相对少一些。

1. 降胆固醇为主的中药

这类中药有蒲黄、泽泻、人参、刺五加叶、灵芝、当归、川芎、山楂、沙棘、荷叶、薤白、大豆、陈皮、半夏、怀牛膝、柴胡、漏芦等。最近报道沙棘油能够降低老年高脂血症大鼠血清总胆固醇（TC）、甘油三酯（TG）、低密度脂蛋白（LDL-C）含量，以降低 TC 效果更为突出，同时具有升高高密度脂蛋白（HDL-C）的趋势。利用荷叶生物碱制剂饲喂高脂血症小鼠，其血清 TC 含量有明显的降低。以长梗薤白提取物为主要成分的脉净胶囊治疗高脂血症，血清 TC、动脉硬化指数（AI）下降和临床症状积分治疗前后有显著差异，而 TG、HDL-C 无显著性变化。半夏水煎液给大鼠灌胃，正常动物 TC 略降低，对给予高脂饲料动物能预防和延缓 TC 增高，并能降低高脂动物血清 TC 含量，而对 TG 的作用不明显。怀牛膝乙醇提取物中分离的三萜皂苷类、甾醇类、游离糖和多糖类，单组分对家兔均无抗高胆固醇血症的效果，但糖与皂苷组分合用可降低血液中 TC 含量，三萜皂苷与 P 物质的混合物制剂牛膝亭能降低 65% 的高胆固醇血症患者血中 TC，对 82% 的高 β/α 脂蛋白血症患者有降低 β/α 的作用。

2. 降甘油三酯为主的中药

这类中药有黄连、黄芩、刺五加叶、甘草等。黄连、刺五加叶皂苷对高脂血症的大鼠模型具有降低血清 TG 的作用，黄连还有抗氧化作用，刺五加叶能提高血清 HDL 及亚组分 HDL$_2$ 的含量。黄芩对乙醇诱导的高血脂具有降低血中 TG 的作用，黄芩苷元能提高 HDL-C 水平，黄酮成分可以抑制肾上腺素、去甲肾上腺素和多巴胺诱导的脂肪细胞的脂解作用。

3. 降胆固醇、甘油三酯的中药

这类中药有大黄、何首乌、绞股蓝、银杏叶、女贞子、三七、枸杞、冬虫夏草、桑寄生、葛根、水蛭、茶叶、大蒜、姜黄、虎杖、决明子、马齿苋、熊胆、月见草等。最近仍有报道大黄醇提片有非常明显的降低高脂血症患者及动物血清 TC、TG、LDL、动脉硬化指数、载脂蛋白 B（ApoB）和升高 HDL、载脂蛋白 AI（ApoAI）的作用。近年动物实验表明，绞股蓝总皂苷（I）、葛根水煎液、茶多酚、姜黄素、马齿苋、熊胆都有降低不同动物 TC、TG、LDL-C 含量的作用。枸杞原汁、枸杞多糖及多糖组分纯化产物 LBP-X 在开放型单向质反应序贯试验中均有显著降低高脂血症家兔血清 TC、TG 和升高 HDL 的作用。桑寄生水提物再经乙醇提取后，有明显的降 TC、TG 的作用，其石油醚提取物与大黄醇提物虽然单独使用无降脂作用，联合应用却有明显的降脂作用。枸杞果液治疗不同证候的老年高脂血症患者，结果肾阴虚、肝阳上亢证患者血清 TC、TG、LDL-C 浓度明显下降，而对肾阳虚、气血虚患者的降血脂作用不明显，但是有降脂的趋势。

从文献中可以看出降脂有效成分有大黄蒽醌、枸杞多糖、茶叶多糖、灵芝多糖、人参皂苷、绞股蓝总皂苷、三七叶总皂苷、刺五加叶皂苷、柴胡皂苷、大豆皂苷、大豆磷脂、葛根素、甘草甜素、山楂黄酮、橙皮苷、黄芩苷、白藜芦醇、植物固醇、泽泻萜醇、银杏苦内酯、茶多酚、决明子大黄酚、荷叶生物碱、川芎嗪、姜黄素、大蒜素、阿魏酸、亚麻酸、a-生育酚等。

二、中药降脂的机理研究

中药降脂的机理研究尚未深入，其降脂作用比较复杂，往往是通过多成分、多途径而起综合作用。

1. 减少外源性脂质的吸收

主要是指减少胆固醇的吸收。大黄、何首乌、虎杖、决明子中含蒽醌类化合物，能够促进肠蠕动，增加胆固醇的排泄。大黄致腹泻副作用在用量减至 $0.5 \sim 1.0 g/d$，分 $2 \sim 3$ 次服用时消失；何首乌能与胆固醇结合，减少胆固醇在肠道吸收或切断肠肝循环；蒲黄含有植物固醇（谷固醇），在肠道竞争性地抑制外源性胆固醇的吸收。

2. 减少内源性脂质的合成

内源性脂质主要来源于脂质的合成和释放。利用细胞模型的筛选表明大黄具有抑制内源性胆固醇合成的作用。泽泻含三萜类化合物，能减少合成胆固醇的原料乙酰 CoA 的生成。细胞培养表明，绞股蓝总皂苷可以使脂肪组织细胞分解产生的游离脂肪酸减少 28% 左右，使进入细胞合成中性脂肪的葡萄糖降低 50% 左右。生化药理学研究发现，阿魏酸浓度依赖性地抑制大鼠肝脏甲羟戊酸 -5- 焦磷酸脱羟酶，从而抑制肝脏合成胆固醇。

3. 促进脂质的转运和排泄

体内的脂质是以脂蛋白的形式转运和排泄。大黄、虎杖、蒲黄、绞股蓝、人参、刺五加叶、枸杞、冬虫夏草、葛根、黄芩苷元、柴胡皂苷、茶叶多糖、海带、昆布、山楂、大蒜、泽泻、马齿苋、熊胆、柳茶、月见草等均有升高 HDL-C 或 ApoAI 的报道。另外大黄可提高肝 LDL 受体 mRNA 的水平。通过对放射性胆汁酸、胆固醇的观察，人参皂苷、柴胡皂苷使粪便中放射性增加，并促进了血中放射性胆固醇的周转。老山云芝多糖 P 可使小鼠腹腔 MΦd 修饰 LDL（乙酰 LDL）受体数目增加，提高对乙酰 LDL 结合、内移和降解的能力。

4. 调节脂质代谢

生物化学的研究表明，何首乌、山楂、菊花、黄芪等通过可逆的磷酸化和脱磷酸化，实现对肝细胞微粒体羟甲基戊二酰辅酶A还原酶（HMGR）活力的抑制，抑制程度相当于50mmol/L NaF，起到调节脂质代谢的作用。加喂大蒜素的高胆固醇血症家兔主动脉cAMP含量维持在正常水平上，在局部组织中调节脂质代谢。口服银杏苦内酯BN52021使高脂家兔血浆和主动脉中过高酯化胆固醇含量大为降低，游离胆固醇水平相对不变，但这不影响细胞胆固醇的酯化作用或肝的脂酰辅酶A胆固醇脂酰基转移酶的活性。茶叶多糖能与脂蛋白酯酶结合，提高其活力，促进动脉壁的脂蛋白酯酶入血，并能降低该酶对抑制剂如NaCl的敏感性。乌龙茶能降低脂蛋白脂肪酶的活性，促进肾上腺素诱致的脂解酶活性，对降低大鼠脂质水平有显著作用。

三、中医对高脂血症的认识

中医学无高脂血症的病名，一般临床上辨证常常归于肝肾亏虚、脾虚痰湿、气滞血瘀，治疗时大多用补益肝肾、健脾化湿、活血化瘀、清热通便、消食化痰这些药。如补益肝肾的有何首乌、女贞子、枸杞、灵芝、冬虫夏草、刺五加叶、桑寄生、沙苑子等；健脾理气的有人参、绞股蓝、陈皮、甘草、薤白、山楂等；活血化瘀的有蒲黄、水蛭、当归、虎杖、牛膝、姜黄、三七、川芎、银杏叶等；清热解毒的有马齿苋、黄芩、黄连、柴胡、漏芦、菊花、熊胆、荷叶、葛根等；通便的有大黄、决明子、虎杖等；祛湿化痰的有半夏、海带、昆布、泽泻、月见草、沙棘等。

中医学里，有"药食同源"学说，有一部分中药既是药品又是食品，这为开发健字号食品、保健品创造了良好的条件，如山楂、大蒜、大豆、绿豆、茶叶、海带、鱼油、枸杞、灵芝、马齿苋、菊花、薤白、姜黄等。

中医学认为高脂血症的病机为肝肾亏虚或素体脾虚导致痰湿内聚，阻遏气机，引起血瘀而造成痰瘀互结的局面，故治疗以痰瘀同治为主。临床常常采用复方，单味中药降脂作用的研究可供临床应用时参考，至于中药降脂作用的配伍问题，有待进一步研究。

参考文献

［1］高秀梅，张伯礼，徐宗佩，等. 沙棘油降脂作用实验研究［J］. 天津中医，1997，14（4）：173.

［2］许腊英，毛维伦，江向东，等. 荷叶降血脂的开发研究［J］. 湖北中医杂志，1996，18（4）：42.

［3］李海聪，史载祥，吕崇山，等. 脉净胶囊治疗高脂血症的疗效分析［J］. 中医杂志，1995，36（3）：161.

［4］洪行球，沃兴德，何一中，等. 半夏降血脂作用研究［J］. 浙江中医学院学报，1995，19（2）：28.

［5］王忠壮. 牛膝抗炎和抗高胆固醇血症成分的研究［J］. 国外医学植物药分册，1994，9（3）：122.

［6］宋鲁成，陈克忠，牛家雁. 黄连对大鼠高血脂质过氧化物、高脂血症及体外血栓形成的影响［J］. 陕西中医，1996，17（3）：123-138.

［7］刘宏雁，王秋静，李吉平，等. 刺五加叶皂苷对实验性高脂血症大鼠血脂的影响［J］. 白求恩医科大学学报，1995，21（4）：341.

［8］张志军，陈贵延，黄欣. 中医药降脂减肥作用的国外研究进展［J］. 中国中医药信息杂志，1995，2（1）：4.

［9］周建英，钱丽，申冬珠，等. 大黄醇提片降脂与抗动脉粥样硬化的研究［J］. 山东中医药大学学报，

周超凡
学术传承文集

1997，21（1）：46．

[10] 罗琼，李瑾玮，张声华．枸杞及其多糖对家兔血脂的影响［J］．食品科学，1997，18（4）：5．

[11] 华一理，吴慧平，张融瑞，等．桑寄生的降脂作用和抗脂质过氧化反应的研究［J］．中国医药学报，1995，10（1）：40．

[12] 王德山，肖玉芳，许亚杰．枸杞子对老年性高脂血症降脂作用的临床研究［J］．辽宁中医杂志，1996，23（10）：475．

[13] 于世家．口服生大黄粉治疗高脂血症30例［J］．中西医结合杂志，1986，6（8）：512．

[14] 杜贵友，王巍，景厚德．首乌醋酸乙酯提取物预防鹌鹑动脉粥样硬化的研究［J］．中国中西医结合杂志，1993基础理论研究特集：62．

[15] 刘凯，李传富，蔡海江．原发性、家族性高胆固醇血症药物治疗进展［J］．中西医结合杂志，1991，11（5）：315．

[16] 孙锡铭，蔡海江，王南，等．用两性霉素B-细胞模型筛选胆固醇内源性合成抑制剂［J］．中西医结合杂志，1989，9（10）：604．

[17] 戴汉云，孟庆玉，朱捍国．绞股蓝总皂苷对各种脂蛋白的影响［J］．中草药，1989，20（4）：28．

[18] 陈钰．植物药绞股蓝在日本的研究概况［J］．浙江药学，1986，3（4）：33．

[19] 张明发．阿魏酸抗动脉粥样硬化研究进展［J］．中草药，1990，21（1）：41．

[20] 范乐明，姜传昌，陈毓华．大黄、丹参抗动脉粥样硬化作用的实验研究［J］．全国抗动脉粥样硬化药物的开发研讨会论文汇编，1993：94．

[21] 叶祖光译．人参对高胆固醇饮食大鼠和高脂血症患者的血清HDL增加和脂肪肝的改善作用［J］．国外医学（中医中药分册），1985，7（1）：29．

[22] 于英奇译．高脂血症与汉方［J］．国外医学（中医中药分册），1986，8（2）：19．

[23] 王巍，陈可冀．中国传统调脂药物研究的现状和前景［J］．中国中西医结合杂志，1994，14（10）：35．

[24] 王树立，赵勤，黄郁，等．菊花等中药水煎剂对离体大鼠肝细胞微粒体羟甲基戊二酰辅酶A还原酶的作用机理［J］．生物化学杂志，1988，4（6）：517．

[25] 高春义，徐英杰，陆通．大蒜素对实验内酯的药理和临床研究进展［J］．中草药，1995，26（2）：．

[26] 李光仪，刘明登，李满芬．银杏苦内酯的药理和临床研究进展［J］．中草药，1995，26（2）：．

[27] 朱力军，王淑如．脂蛋白酯酶的制备及茶叶多糖对该酶的影响［J］．中国药科大学学报，1992，23（5）：287．

[28] 屠幼英．茶叶抗癌及降脂作用机理研究现状［J］．中草药，1991，22（9）：419．

[29] 周瑕菁，宋剑南，王宇辉，等．痰瘀同治对实验性高脂血症大鼠血管内皮的保护作用［J］．中国中医基础医学杂志，1997，3（4）：26．

【王宇辉，周超凡．中药降脂研究进展［J］．中国中药杂志，1999（03）：56-58】

对中药寒热属性表述的回顾与反思

中药寒热属性的表述研究非常复杂，至今尚无统一公认的研究方法。回顾笔者曾发表的文章，深感对中药寒热的表述以及研究方法，颇有回顾反思的必要，现讨论如下。

一、关于物种分类学共性规律

在文献中，主要是依据物种分类学共性规律的品种相近、所含活性成分（次生代谢产物）类型基本相同或相似原理进行推断。基于活性成分对人体有一定的生理作用，据此认为活性成分类型基本相同或相似，药用物种的药性（如寒热）和功能主治也就应该基本相同或相似。

上述规律性在自然界普遍存在，如黄连（味连、云连、雅连、峨眉野连、日本黄连）都是毛茛科黄连属植物，都含有小檗碱、黄连碱和甲基黄连碱，性味都是苦寒，都能清热燥湿、泻火解毒，用于细菌性及阿米巴性痢疾、急性胃肠炎以及热性病高热、目赤肿痛、痈疖疮疡等。但是中药药性非常复杂，仅凭借"品种相近"或"同科同属"，有时还不够，有些情况下甚至还必须是同组、同系才行。加之有些中药药用部位变了，不仅性效有变化，连药名都跟着变了，表明古人对药性的认识，依据科属（尽管当时尚无科属），但又不局限于科属，还有其他一些不为现代所知的依据在其中，这是需要挖掘的。如麻黄（草质茎）与麻黄根，金银花（花蕾）与忍冬藤（茎枝），马兜铃（果实）、青木香（根）与天仙藤（地上部分）等。

物种分类学共性规律和中药药性之间的关系，目前尚属于探索阶段。据此作为确定中药寒热属性的依据，仍有待进一步研究确定。

二、马钱子药性辨析

马钱子是马钱科植物马钱 *Strychnos nux-wmica* L. 的干燥成熟种子。文献提到历代大多数中医药文献（含 1990 年版及之前的《中国药典》）认为马钱子性寒的依据不足，论文认为应当性温，其理由如下。

1. 从历代中医药文献来看

历代大多数中医药文献认为马钱子性寒的4点根据是：①因马钱子味苦联想到性寒；②《本草纲目》记载马钱子的4个附方中有3个治热病，中医理论治热病用寒药，故马钱子性寒；③马钱子中毒用肉桂解毒，肉桂性味辛热，因知马钱子性寒；④马钱子治疗痈疽疗效可靠，痈疽多属热证，说明马钱子性寒。

文献认为马钱子应属性温，理由：①马钱子"能消肿散结，温经通络，尤其是对风寒湿痹，血瘀肿痛效果甚佳"，因此，马钱子虽苦但不为寒；②以辛热的肉桂解毒，"用之甚少，也未见报道，其临床可靠性尚未证明"（寓意马钱子性寒论据不力）；③认为马钱子中毒"用中药寒凉之品绿豆佐甘草，或用麻醉镇静之品来解痉定惊，疗效迅速可靠，临床报道甚多，经实践和研究均已证明"（寓意马钱子性温）。根据这 3 点"认为本品性寒，似乎过于勉强"。

文献所引大多数中医药文献认为马钱子性寒的 4 点理由，系作者分析归纳的结果，有一定的文献依据，但不充分。据此难以推翻马钱子性寒的论断，尚需提供更加翔实的论据。论文认为马钱子性温的理由，也未引用具体、可靠、足够的证据来支持性温的论点。因此，马钱子性寒的结论能否推翻，马钱子性温的结论能否成立，均有待深入研究。但是，若从物种分类共性规律看，马钱子是马钱科马钱属植物马钱的种子。据《中国中药资源志要》记载，马钱科马钱属植物种子供药用，有寒热属性记载的品种，如牛眼马钱 Strychnos angustiflora 的种子牛眼珠、马金长子 S. ignatii 的种子、尾叶马钱 S. wallichiana 的种子、云南马钱 S. yunnanensis 的种子和车里马钱（滇南马钱）S.nitida 的种子等，它们的药性都属寒。所以，马钱子药性的寒热表述尚需进一步研究确定。

2. "从寒者热之，热者寒之"理论来看

文献提到根据《内经》"寒者热之，热者寒之；治寒以热，治热以寒"的理论，由药物主治之病性判断药性之寒热。中医学认为，风、寒、湿痹大多数是由风、寒、湿邪所致，文献根据：①马钱子擅长治疗风湿、类风湿、顽固性关节疼痛、顽痹、麻木等；②应用马钱子粉或含马钱子的复方治疗静脉炎、脑血栓、坐骨神经痛、腰椎间盘突出症；③用马钱子局部外用治疗面神经麻痹；④用马钱子为主的马钱子丸治疗行痹、痛痹、着痹等顽固性疾病，疗效满意；⑤用龙马自来丹治疗痹症 2000 多例，疗效满意；⑥治疗风、寒、湿邪的九转回春丹、舒风定痛丸、九分散、八厘散等，都是用马钱子为主要药物。推论马钱子药性是温热而不是寒凉。

文献根据"寒证用马钱子治疗是可以获得显著疗效的"，推论马钱子药性属温，显然论据不足。因为：上述①～③马钱子所治诸病证并非都是寒证，如风湿、类风湿多属热邪所犯，或寒热兼见，面神经麻痹有风寒、风热、风湿之别；④～⑥的药物为含马钱子的复方，马钱子是否为方中君药，看法不一，即便是君药，其产生疗效的机制也较复杂，用于论证马钱子药性，未充分排除其他影响因素，未考虑到上述疾病的寒热虚实错杂，结论说服力不强。

3. 从配伍主治病症来看

文献提到历代医家应用许多以马钱子为主要药物的代表方，如《医林改错》治疗寒痹的龙马自来丹，《医学衷中参西录》治疗四肢麻木、中风、口眼㖞斜、半身不遂等的补脑振痿汤，《救急应验（良）方》治疗外伤血瘀肿痛、寒湿痹痛、筋骨拘挛、四肢无力、类风湿关节炎等的九分散。据此支持马钱子性温的立论。

龙马自来丹可治癫痫，癫痫的常见证候有痰火扰神、风痰闭神、痰瘀互结、血虚神闭、肾虚髓亏之别，未必皆属寒，何况该药不常用，在中医药文献如《中国药典》《中药大辞典》《中华医典》《全国中药成药处方集》《中国基本中成药》《中国中成药优选》《国家基本药物·中成药》《国家基本医疗保险药品诠释·中药卷》等文献中均未收载，用作证明，也缺少力度。

补脑振痿汤的主治：①根据《中华本草》的记载，是治疗"不同病因所致肢体瘫痪"，瘫痪的常见证候有肺胃津亏、肝肾阴虚、湿热阻痹、寒湿阻滞、脾胃气虚、肾阳亏虚、瘀血阻络、肝郁血虚，未必皆属寒；②根据张锡纯原著记载"治肢体痿废偏枯""肢体痿废，而其病因实由于脑部贫血也""加制马钱子者，以其能闯，动神经使灵活也"，据此，也不够作为确认马钱子性温的有力证明。

九分散功能与主治为"活血散瘀，消肿止痛；用于跌打损伤，瘀血肿痛"，也不足以确认马钱子性温。

4. 从药理作用和药效机制来看

文献提到马钱子所含主要成分番木鳖碱、马钱子碱等的主要药理作用和药效机制，根据"现代研究证明，温热药物一般含有某些生物活性物质，可以兴奋中枢神经系统，促进呼吸、循环系统、内分泌系统、运动系统的功能"和"中医学认为，具有提高痛阈、兴奋、强壮作用的药物的药性往往为温热"的理由，推论马钱子药性为温。

反思上述，虽然类似说法见诸多种文献，然而也有权威性著作列举不少实例，认为："尚不能简单地凭借解热作用判别药性的寒热。""药物对能量代谢的影响、抑菌作用，也不能作为药性寒热判定的依据。现代科学关于药性寒热本质的研究还没有较为肯定的结论。目前，关于四气的认识和应用，仍以遵循前人经验为主。"因此，对于马钱子的药性，应当再认识。

5. 从中毒症状和解救药物来看

文献提到从服用马钱子的中毒症状、解救药物（意为其药性寒凉）和抢救方法（指将患者安置于阴凉房内，用麻醉镇静药抑制惊厥）推论马钱子性温，只能作为旁证资料，还不能单凭解救药药性寒凉推论马钱子的药性。

综合以上所述，认为马钱子性温理由尚不充分；马钱子药性寒热有待进一步论证。

三、木鳖子药性辨析

木鳖子是葫芦科植物木鳖 *Mcmordica cochinchinnensis*（Lour）Spreng 的干燥成熟种子。文献提到一些中医药文献（含1990年版《中国药典》）认为木鳖子性温，文献认为应偏寒凉。其理由如下。

1. 从药用植物的亲缘关系角度看

文献提到"同科属植物，或同种植物以不同的部位入药的，其成分大体相同，药性也大多相同或相近，其临床功用主治或许有所差异，但其药性截然相反的数量很少"，并引用了大量例子加以说明。本部分内容，已如前述。

2. 从药物的功用主治来看

文献提到以《内经》"寒者热之，热者寒之；治寒以热，治热以寒"的理论来衡量，"木鳖子的药性显然应为寒凉或平"，并以《开宝本草》用于"妇人乳痈，肛门肿痛"，《日华子本草》"醋摩消肿毒"，《本草备要》《本草经疏》《药性歌括四百味白话解》的有关功用及摘录周凤梧主编《中药学》之"木鳖子苦寒"以支持木鳖子药性应偏寒凉的论断。上述论据虽可证明，但尚难确证。因为有些肿毒、乳痈、肛门肿痛等如果久治未愈，寒热证候可能发生变化，再说"木鳖子的药性显然应为寒凉或平"，虽然推翻了"性温"说，但到底是寒、是凉、是平，有待进一步确定。

3. 从组成方剂来看

文献提到"都是治疗热性病"的方药单方的2种、3味药的1种、4味药的1种、8味药的1种、13味药的1种、20味药的1种。2个单方1个是木鳖子仁捣烂"治倒睫拳毛，风痒赤烂"，另1个为"治小儿丹瘤"，赤烂、丹瘤乃邪热之毒，据以说明木鳖子性寒有道理，其他7种方药用来说明木鳖子性寒就不够得力了。

4. 从临床禁忌证和中毒表现来看

文献引用《本草汇言》记载的临床禁忌和《本草正》记载的中毒表现例子各1个，以支持木鳖子药性寒凉符合逻辑，只是论据不够充分，宜补充确凿的证据。

5. 其他

文献提到："现有的研究材料……尚不能提供有力的证据证明其寒热属性。但从植物科属、功用主治、组方配伍（组成方剂）、禁忌证（症）和中毒表现4个方面来看，基本可以证明木鳖子药性非温而应为寒凉。"虽然论文对木鳖子药性寒凉的说法有一定依据，但仍需进一步研究，才能有充分理由证明木鳖子药性属寒凉。

四、斑蝥药性辨析

斑蝥为芫青科昆虫南方大斑蝥 *Mylabris phalerata* Pallas 或黄黑小斑蝥 *M.cichorii* Linnaeus 的干燥体。文献提到若干历代重要中医药文献认为斑蝥性寒，《中国药典》1977、1985、1990年版认为斑蝥性热，文献认为斑蝥药性应偏温，其理由如下。

1. 从科属角度看

文献提到"芫青科昆虫除斑蝥外，还有芫青（青娘子）、葛上亭长、地胆等……皆为温性药物""斑蝥不应性寒，而应为辛温或微温才合乎该科属亲缘关系的一般规律"。据此认为"温或微温"的说法有一定道理。

2. 从临床运用病性看

文献列举《神农本草经》《名医别录》和《本草纲目》中斑蝥的临床用途，但皆难于界定斑蝥的寒热属性；以邹氏用斑蝥研粉外敷发泡治疗肱骨外上踝炎和施氏用发泡膏治疗痛经，只能说斑蝥可能性温，而不能确证斑蝥必定性温。

3. 从组方配伍角度看

文献明确列举6个用斑蝥治病的方剂，其中明确是单方的2个，明确是复方的3个，不便判断单方、复方的1个，都难于确证斑蝥性温。

4. 从中毒反应与解救药物来看

文献提到斑蝥中毒反应3个方面的症状，认为"表现是一派热象症状，可见斑蝥的药性应该是温热"。所列举的解救药物"都是以寒凉药物为主，从而说明斑蝥的药性应该是温热"。同样未确认是温是热，也不等于就是温。

5. 从主要化学成分和微量元素来看

文献提到斑蝥的主要成分是斑蝥素，同科的芫青、地胆、葛上亭长等所含的主要成分也是斑蝥素，这3种药物的药性都是温热，所以斑蝥药性也该温热。温和热既有程度上的差异，又有本质的不同，这是今后研究应该进一步明确的。

五、关于枳实、枳壳的品种变迁和性味变化问题

文献曾对枳实、枳壳的品种变迁和性味变化问题进行探讨，该文有3处需要更正，即：①文献提到"枳实、枳壳首载于《神农本草经》"；②"从先秦至汉魏六朝时期的上古本草所述之枳实、枳壳是枸橘的果实，枳实、枳壳不分，都是成熟枸橘之去核果实"；③"明清以来，酸橙枳实、枳壳成为正品药材的基原，枸橘则由原来为枳实、枳壳正品的地位转变为次品"。更正：①删除"枳壳"，改为"枳实首载于《神农本草经》，因为《神农本草经》未收载枳壳，首载枳壳的是唐代甄权的《药性论》"；②改为"从先秦至汉魏六朝时期的上古本草所述之枳实是枸橘的果实"，因为当时尚无"枳壳"之名；③将"次品"改为"伪品"，因为明清以来源于枸橘的枳实、枳壳不再当枳实、枳壳用，

若冒名顶替，则属伪品而非次品。

六、关于厘定中药寒热属性混乱问题的思路与方法

文献提到厘定中药寒热属性混乱问题的思路、方法和具体研究方法举隅，因涉及的问题比较复杂，且所提出的思路、方法和具体方法为作者个人之见，只能作为参考。

七、结语

中药的寒热属性是中药理论的重要组成部分，由于种种原因，自古至今，中药寒热属性表述一直混乱不清。笔者曾为解决此问题做过探讨并略呈管见，很不成熟，深感欲成其事工作量很大，鉴于正确界定中药寒热属性非常重要，建议在《中医药发展战略规划纲要（2016—2030年）》的指引下，把中药寒热属性的研究列为重点课题，为中医药理论现代化做出贡献。

参考文献

[1] 于智敏. 周超凡学术思想与临床经验 [M]. 北京：中医古籍出版社，2001：1.

[2] 管会平，周超凡. 马钱子性温的探讨 [J]. 中国中药杂志，1994，19（9）：567.

[3] 管建新，周超凡. 斑蝥性温的探讨 [J]. 中国中药杂志，1994，19（5）：308.

[4] 刘艳芳，周超凡. 从枳实、枳壳品种的变迁探讨其性味的变化 [J]. 中国中药杂志，1993，18（3）：178.

【周超凡，于智敏. 对中药寒热属性表述的回顾与反思 [J]. 中国中药杂志，2007（20）：2208-2210】

第三节　单味药物的研究与应用

古今石菖蒲与九节菖蒲有什么异同

在古代《神农本草经》《神农本草经集注》以及《图经本草》等本草著作中提到的石菖蒲与九节菖蒲是一种药物，均为天南星科植物石菖蒲的根茎。九节菖蒲系指一寸有多节的石菖蒲，生在贫瘠的石涧缝隙中，生长缓慢，质地致密，根茎坚小节密，气味芳香浓烈，素称石菖蒲的优质品。久而久之，九节菖蒲竟成为石菖蒲优质品的代名词了。石菖蒲若生长在肥沃的土壤里，生长迅速，根茎松大节疏，气味平和，则一般认为是劣质品。综上所述，在古代石菖蒲与九节菖蒲是一种中药，只是品质优劣不同。石菖蒲含 β- 细辛醚、α- 细辛醚、γ- 细辛醚等。α- 细辛醚有镇静、平喘作用，用于肺性脑病、肺心病咳喘与发绀，有一定的疗效。动物试验还证明石菖蒲能促进消化液的分泌及制止胃肠异常发酵，并有弛缓胃肠平滑肌痉挛的作用。石菖蒲中医用于痰湿蒙闭清窍、神志不清或湿浊中阻、胸脘胀闷、不思饮食等证。

目前市售的九节菖蒲，为毛茛科阿尔泰银莲花。现只知含有皂苷，不含石菖蒲所含的挥发油类成分，故没有石菖蒲的上述药理作用，以及类似的临床疗效。在未对市售九节菖蒲做深入的研究前，无法断定阿尔泰银莲花根茎能代石菖蒲（即古代九节菖蒲）用，二者不能混为一谈。

【周超凡. 古今石菖蒲与九节菖蒲有什么异同？［J］. 中药通报，1984（01）：12-13】

枳实性温刍议

枳实为芸香科小乔木植物酸橙或香橼和枸橘的未成熟果实，具有行气消积、化痰除痞的作用。但其性属温属寒，目前尚难确定，本文试从以下几个方面谈谈枳实微温的观点。

一、性味的沿革

有关枳实的性味，早在《神农本草经》中就有记载"枳实味苦，寒"。以后梁·陶弘景的《本草经注》、唐·苏敬《新修本草》、明·李时珍《本草纲目》等皆遵《神农本草经》称枳实性寒。而宋·唐慎微《经史证类大观本草》、明·刘文泰《本草品汇精要》、清·汪昂《本草备要》、黄宫绣《本草求真》等则认为枳实微寒。

新中国成立后，各中药学教材分歧更加明显，1978年出版的高等院校教材《中药学》（成都中医学院主编）又提出枳实微温的观点。可见，人们对枳实性味的认识在不断地加深。

二、理气药的性味

枳实是常用的行气药之一，其行气开痞作用为优。但寒性药物多难具有行气疏散作用，因寒性凝滞、主收引。所以，从理气作用而言，枳实之性不应属寒，应偏温，这一点从具有理气作用药物的性味中可以得到证实。笔者查阅了数本中药学教材，其中30味理气药中，属温热性的24味；性平的3味；仅川楝子、青木香二味性寒。且常用的14味理气药中，除枳实外均为辛温或辛微温。表明理气散郁作用与温性密切相关。所以枳实辛温的可能性较大。

三、配伍应用特点

枳实在临床运用时，实证、热证均有使用，似乎难以直接判断其寒热温凉。但认真分析其配伍就会发现，枳实在治疗热证时，仅取其良好的理气消滞之功，在大量寒性药物的配伍下，其性很难显现。如大承气汤治疗热结便秘，虽用枳实行气，但以苦寒泻火之大黄、芒硝为君臣。枳实导滞丸亦如此。但在治疗寒证方剂中，枳实则功能性味并用。如枳术汤，仅有枳实、白术二味，治疗水饮所致之心下坚。方中白术性温，若枳实性寒，一寒一温治疗水饮显然不妥。只有枳实性温或微温时，与白术相伍才能达到化饮消坚之功。根据郭冰能统计，配有枳实的40首复方，有33首用治寒证，7首用治热证。说明枳实在方药配伍中主要取其良好的理气导滞、消痞化饮之功，药性应偏于温。

四、临床运用

一般认为，升浮、补虚药多辛温，用于寒证、虚证、阴证；沉降、破实药多苦寒，用于热证、实证、阳证。正如李时珍《本草纲目》曰："酸咸无升，甘辛无降，寒无浮，热无沉，其性然也。"《神农本草经》曰："枳实……除寒热结，止利，长肌肉，利五脏，益气轻身。"说明枳实具有行而升浮、补虚消痞的作用特点而具偏温之性。如在临床上常用枳实配薤白、桂枝、瓜蒌治疗胸阳不振、寒痰内阻的胸痹心下痞满证。又如临床常将枳实加入补中益气汤中使用，治疗因脾气虚、气虚下陷所引起的胃下垂、脱肛、子宫脱垂等证。亦有用枳实一味熏洗脱垂证者疗效较好。从临床实践中证明枳实确有温补、益气、升提作用而具微温之性。另外临床上使用的枳实注射液能升血压、抗休克也是枳实偏温的佐证之一。因此，从枳实的临床应用来看，枳实之性应属温。

五、科属

枳实为芸香科柑橘属。芸香科柑橘属的几种药物都具有较好的行气作用，除枳实、枳壳性味均为辛温或微温。因此，从同科属植物，特别是同属植物在外部形态、内部结构、性味、功效等方面都十分相似的角度而言，枳实辛寒有悖常理，而辛温或辛苦微温才合乎科属的一般规律。

六、化学成分

枳实中主要化学成分是辛福林、N-甲基酪胺、挥发油和橙皮苷。最近有人报道青皮中除含有挥发油、橙皮苷等外，也含辛福林且含量高于枳实。进一步表明枳实与青皮的化学成分十分接近。青皮是公认的辛苦温药，枳实亦应如此。另外，根据严永清对459种中药的统计，认为含挥发油较高药物以辛温为主。枳实是含挥发油较高的中药之一，占1.5%～2.5%。因此，从成分上可进一步佐证枳实的偏温之性。

七、药理

从药理研究看，枳实的药理作用基本属于温性药物的作用。首先，枳实能兴奋肾上腺能和β受体，使外周血管收缩，增加外周阻力，加强心肌收缩力，具有很强的并持久的升压作用，常用于治疗各种类型休克及心衰。其次，枳实还能使胃肠运动收缩节律增加，使子宫收缩节律增加，用于治疗胃下垂、脱肛、子宫脱垂等。可见，枳实的药理作用主要是兴奋交感神经，使交感神经和肾上腺系统的功能活动增强。梁月华等人的研究表明，凡能刺激有关神经和组织，使交感神经和肾上腺系统功能增强的药物多为温热药。所以，枳实性温在药理研究中也得到了证实。

以上仅从枳实性味认识的发展、理气药的性味、枳实的配伍作用特点、临床运用、科属、化学成分、药理等方面，对枳实偏温之性进行了初步探讨，认为枳实性温有其物质基础和功能表现，并已在医疗实践中得到运用。

【刘艳芳，周超凡. 枳实性温刍议［J］. 吉林中医药，1988（06）：29-30】

从枳实、枳壳品种的变迁论其性味的改变

枳实、枳壳是常用理气药，功能行气消积，化痰消痞。枳实力较猛而枳壳稍缓。其性味或曰苦辛微寒，或曰苦辛微温，尚无统一之见。本文欲从古今枳实、枳壳品种变迁的角度对此争议谈一些不成熟的意见。

一、枳实、枳壳入药品种的变迁

枳实始载于《神农本草经》，列为中品；枳壳始见于《药性论》。两者以何种植物入药为正品，在漫长的临床应用过程中经历了不同的阶段。从先秦至汉魏六朝时期的上古本草所述之枳实、枳壳是枸橘的果实，且枳实、枳壳不分，都是成熟枸橘之去核果实。唐代也一直沿用枸橘作为枳实入药。至宋代，枳实、枳壳的品种来源开始发生变化，枸橘是其来源之一，但酸橙枳实、枳壳已逐渐被医家所认识，并开始受到青睐。其药用果实的采收期也由原来枸橘的成熟、去核果实，转变为酸橙的幼果为枳实，未成熟的果实为枳壳。明清以来，酸橙枳实、枳壳成为正品药材的基原，枸橘则由原来为枳实、枳壳正品的地位转变为次品。李时珍的《本草纲目》就将枸橘另列专条，以别于枳实、枳壳。1985年版《中国药典》一部把酸橙作为枳实、枳壳的正品收载，而枸橘枳实、枳壳则未予收载。规定以芸香科酸橙及其栽培变种或甜橙的干燥幼果作为枳实入药；以酸橙及其栽培变种的干燥未成熟果实，作为枳壳入药。有人进行商品实地调查，结果也证明，目前市售枳实、枳壳绝大多数来源于酸橙果实，枸橘枳实、枳壳只在局部地区如贵州、广东等地使用。

二、枳实、枳壳性味的改变

枳实、枳壳的入药植物由枸橘逐渐变为酸橙，一方面是由于酸橙枳实肉厚而兼有香气，与枸橘之肉薄而有臭气迥别，且酸橙枳实、枳壳的临床疗效优于枸橘枳实、枳壳。另一方面，由于入药原植物的变迁，反过来又使枳实、枳壳的性味与临床作用随之发生了变化。唐以前入药植物以枸橘为正品，故有关枳实的性味均定为苦寒或苦酸寒，如《神农本草经》《吴普本草》《本草经集注》《新修本章》等。随着入药植物的变迁，枳实性味的记载也发生了变化。明清时期有关枳实性味多以苦酸微寒为论，如《本草品汇精要》《本草蒙筌》《本草求真》《本草分经》等。枳实、枳壳由寒转为微寒，说明人们对其寒性的重新认识。近代对枳实、枳壳的性味基本上称其苦辛、微寒，但也有人提出苦辛微温论。枳实、枳壳由枸橘变迁为酸橙，由成熟去核的果实变为幼果和未成熟果实，其性味发生变化是完全可能的。

1. 临床的用药原则是淘劣择优

枳实为理气要药，气之性"寒则凝"，上古时期选用枸橘枳实、枳壳理气消痞化痰，其性寒凝，疗效必然不佳。特别是许多药味较少的方剂，如治疗水饮的枳术汤、治疗胸痹的枳实薤白桂枝汤等，选用偏温的枳实才能达到理想的疗效。因此，在实践中偏于寒凉的枸橘枳实、枳壳逐渐被性味温和的枳实、枳壳所代替。

2. 枸橘与酸橙是同科异属的植物

枸橘与酸橙同为芸香科植物，枸橘为枳属植物，酸橙为柑橘属植物，两者同科异属。芸香科枳属仅枸橘一种，古人根据临床作用称其苦寒或苦酸寒。酸橙与理气药橘皮、青皮的原植物橘、佛手、香橼等同为芸香科柑橘属植物，橘皮、青皮、佛手、香橼等性皆温。特别是青皮与酸橙枳实作用、成分都十分相似，青皮为温，酸橙枳实、枳壳不应为寒。

3. 枸橘与酸橙入药果实成熟程度不同

古时枸橘入药果实与现代酸橙入药果实成熟程度差别较大，枸橘枳实、枳壳为去核成熟果实；酸橙枳实为幼果，枳壳为未成熟果实。两者有机酸含量必然有差异，幼果有机酸含量高，成熟果实有机酸含量下降。而且果实在生长过程中，生物碱成分也逐渐下降，有的已经消失。因此，果实成熟程度对药物的性味也有影响。

4. 枸橘与酸橙成分有异

现代研究证实枸橘枳实、枳壳与酸橙枳实、枳壳所含成分差别较大。如在挥发油成分中，枸橘中含有的茶、异橄香素、γ– 榄香烯、石竹烯和葎草烯等，在酸橙中未检出；而酸橙枳壳中含有的辛醛、橙花醇、橙花醛、醋酸橙花醇醋、棕榈酸、香叶烯等成分，在枸橘枳壳中也未检出。更重要的是，目前已证实，枳实中起主要作用的辛弗林和 N– 甲基酪胺活性成分在枸橘中含量甚低。现代药理研究认为，辛弗林能兴奋肾上腺素能 α– 受体，N– 甲基酪胺能促使机体释放儿茶酚胺而兴奋肾上腺素能 β–受体，故具有升压、增加各主要器官血流量、减少四肢血流量、增加心肌收缩力、增加胃肠收缩节律、增加子宫收缩节律等药理作用，这些药理作用正是温热药物所具有的特点。枸橘基本不含辛弗林和 N– 甲基酪胺，主要成分是枸橘苷，而苷类成分多分布于苦寒药中。可见，枸橘枳实不具有温热之性，而具苦寒之性是有其物质基础的，古人称其寒有一定的道理。

另外，古时确定中药之味主要靠味觉的辨别，而口尝所能体验到的味由于药物本身品种、产地、干鲜程度、采集时间、炮制方法等的差异，以及品尝者口感与机体反应上的差异，造成中药之味的多样性。因此《神农本草经》《本草纲目》称枳实、枳壳味苦；《吴普本草》《新修本草》《汤液本草》等大多数本草都称其酸苦；《药性论》《得配本草》则称其辛苦。中药味的概念不仅表示味觉感知的真实滋味，同时也反映药物的实际性能，是反映药物功效的一类表示法。所以，现代人们基于对枳实、枳壳口尝的味觉和机体对其反应状况，确定其味为苦辛，这也与其化学成分相吻合。

总之，随着性味苦寒的枸橘枳实、枳壳的淘汰和具有苦辛温特性的酸橙枳实、枳壳的兴起，枳实、枳壳的性味由苦辛寒或苦酸寒转化为苦辛微温完全可能。药性是根据药物作用于机体所发生的反应而概括出来的，药物的性质与入药植物本身直接相关，入药植物发生了变迁，药性随之变化也是正常的。对于古人的经验我们应该继承，但继承不等于拘泥，不等于不变，只有在继承的基础上不断发展、完善才是科学的态度。

参考文献

［1］谢宗万. 中药品种理论研究［M］. 北京：中国中医药出版社，1991：37，39.

［2］成都中医学院. 中药学［M］. 上海：上海科学技术出版社，1978：136.

［3］凌一揆. 中药学［M］. 上海：上海科学技术出版社，1984：8.

［4］中国药学年鉴编辑委员会（岳凤先）. 中国药学年鉴·1983～1984［M］. 北京：人民卫生出版社，1985：18.

【刘艳芳，周超凡. 从枳实、枳壳品种的变迁论其性味的改变［J］. 中国中药杂志，1993（03）：178–179】

石菖蒲的效用与现代研究的关系

石菖蒲，最早见于《神农本草经》，为天南星科植物石菖蒲 *Acorus gramineus* Soland. 的根茎，亦名菖蒲、昌阳、昌本等。其性辛温，归心、胃经，功能芳香化湿、开窍宁神，用于湿浊蒙蔽清窍及热入心包的神志昏乱或耳鸣健忘、癫痫狂，以及湿浊阻滞中焦所致的胸腹闷胀、不思饮食之证。近年药理研究证明有扩冠、降脂、抗组胺、促进胃液分泌等作用，用于治疗冠心病、心绞痛、萎缩性胃炎、过敏性鼻炎等症，取得了一定成绩。然而，经笔者多方查阅资料研究发现，其中仍有不少疑点未能折服于人，现提出几点与临床和药理工作者一起商讨。

一、开窍醒神与镇静安眠

据金氏报道，用石菖蒲注射液（0.5% 总挥发油溶液）治疗肺型脑病昏迷 279 例，结果显效 128 例，好转 81 例，无效 37 例，死亡 33 例。有人也用石菖蒲挥发油 β− 细辛醚制成针剂，治疗肺脑 43 例次，同样取得显效、好转 25 例次的好成绩。王氏用石菖蒲的复方煎剂治疗乙型脑炎昏迷 25 例，有效率为 92%。有人也用石菖蒲的复方煎剂鼻饲并结合西药治疗乙脑 104 例，结果痊愈 78 例，好转 7 例。曾氏则用石菖蒲为主的汤剂治疗癫痫 41 例，结果 17 例完全控制，11 例发作次数明显减少，余 13 例也有明显改善。张氏也用近似方法治疗癫痫 24 例，显效 1 例，有效 19 例。有人以石菖蒲为主治疗癫狂症 310 例，结果痊愈 165 例，好转 129 例。乔氏也用类似方法治疗血虚痰扰型精神分裂症 338 例，结果治愈率为 80.2%，总有效率为 98.8%。

众所周知，石菖蒲含挥发油、糖类、有机酸和氨基酸等，而其主要有效成分为 β− 细辛醚，占总挥发油的 63.2% ～ 81.2%。药理研究证实，共能使小白鼠自发活动减少，解除单笼饲养小鼠的攻击行为，协同和延长戊巴比妥钠所致的睡眠时间，同时能推迟和对抗戊四氮引起的小鼠惊厥状态。亦即菖蒲不论煎剂还是挥发油均具镇静抗惊厥作用，而只有中毒剂量时才能兴奋脊髓。

显而易见，本品用于治疗癫、痫、狂，药病相投，疗效显著是不难理解的。然而，使人费解的是具有镇静作用的菖蒲竟作为昏迷的催醒剂。假设几味药混煎或复方中药物剂量不同时，使药汁内产生了新的具催醒作用的有效成分，来解释用于乙脑昏迷的开窍醒神作用，似乎可以勉强，而前述治疗肺脑昏迷却为石菖蒲单味提取物，并无上述因素，同样取得了可靠疗效。其中是人与试验动物间的种族差异呢，还是人与动物间用药剂量不同呢？为了达到醒脑目的，超剂量用药无疑是不安全的。但是否和使用西药阿托品一样，使肺脑昏迷者也菖蒲化？遗憾的是目前尚没有这方面的尝试。究竟菖蒲开窍醒神的机理何在，需做进一步研究。

二、治癌与致癌

石菖蒲挥发油对小鼠肝癌（口服给药）、小鼠 S_{180}（口服，腹腔给药）有明显的抑制作用，且疗效稳定，亦即具抗癌作用。钱氏在辨证论治的基础上加用含石菖蒲的复方 777，治疗颅脑肿瘤 213

例，结果 5 年存活率 29.7%，3 年存活率 34.9%，1 年存活率 71.2%。有人用菖蒲复方煎剂加中药抗癌液三号治疗食道癌 35 例，结果显效 7 例，有效 17 例，无效 11 例。韦氏在综述肝癌时发现，湿浊困脾型肝癌，用以石菖蒲为主的复方煎剂治疗，效果颇佳。然最近姜氏又报道在石菖蒲的鲜根茎中获得主要成分 β- 细辛醚，用不同剂量的户细辛醚混入饲料，喂饲大鼠，59 周后，在所有各组均见到十二指肠部位发生恶性肿瘤。截然相反的试验结果，如果仅用人和试验动物间的种族差异来解释，显然并不切合实际。另外，应该看到，一般疾病的治疗根本不需要也不允许那么长的时间，如用于昏迷、心绞痛等。但用于癫痫狂、中风及提高智力等病的治疗时，疗程还是相当长的。故在揭开治癌与致癌之秘之前，到底怎样正确使用石菖蒲，值得慎重考虑。

三、石菖蒲与九节菖蒲的关系

古籍中，石菖蒲与九节菖蒲多为混用，且把九节菖蒲作为菖蒲的优质品，如《本草纲目》就有"菖蒲……一寸九节者良"的记载。其实前者系南星科，后者乃毛茛科。作用虽有近似之处，但前者更善祛痰浊，后者则偏祛风湿、解毒杀虫；故前者用于振奋阳气、开通心窍、聪明耳目、宁神健脑，而后者则擅治风湿痹证、痈疽疮疖等。药理实验证实，石菖蒲镇痛作用优于九节菖蒲，而九节菖蒲之毒性却比石菖蒲大得多。故二者应准确分辨，区别入药。

以上仅提到几个方面的问题，其他诸如脱敏与致敏的关系、有毒与无毒的关系等，如仅用药物双相调节作用的传统观点来解释这些矛盾，显然是不够的。笔者认为，对石菖蒲的效用与现代药理研究的任务还很繁重，仍需要实验药理学与临床药理学工作者反复研究，不断探索，进而解疑释惑，在使用石菖蒲时真正做到兴利除弊。

【杜毅，周超凡. 石菖蒲的效用与现代研究的关系［J］. 中国中药杂志，1993（04）：244-245】

斑蝥性温之探讨

斑蝥为鞘翅目芫青科昆虫南方大斑蝥 *Mylabris phalerata* Pall. 或黄黑小斑蝥 *M. cichorii* L. 的干燥虫体。始载于《神农本草经》，言其味辛性寒、有大毒。元代王好古的《汤液本草》，明刘文泰的《本草品汇精要》和李时珍的《本草纲目》，清代黄宫绣的《本草求真》等，皆言斑蝥性寒；《中国药典》1977 年版载曰"性热有大毒"；1985 年版、1990 年版均言其性为辛、热，有大毒。笔者认为斑蝥应属偏温。现试从以下几方面谈谈关于斑蝥性温的观点。

一、从科属角度看

斑蝥为鞘翅目芫青科昆虫。芫青科昆虫除斑蝥外，还有芫青（青娘子）、葛上亭长、地胆等，而且都具有较强的逐瘀作用。除斑蝥性味辛寒之外，芫青、葛上亭长、地胆（《本经逢源》言其性味辛温）等皆为温性药物。另外芫青科几种昆虫的外部形态、内部结构、功效等方面与斑蝥十分相似，从同科属的亲缘关系的一般规律看，斑蝥不应性寒，而应为辛温或微温才合乎该科属亲缘关系的一般规律。

二、从临床运用病性看

中药药性的寒热温凉主要取决于其主治病证的性质是寒或是热。《神农本草经》云"疗寒以热药，疗热以寒药"，说明治疗寒证应当运用温热性质的药物，治疗热性病证当用寒凉性质的药物。斑蝥在临床运用中多以外用，亦有内服，如邹氏运用斑蝥研粉外敷发泡治疗肱骨外上髁炎 16 例，取得了较为满意的疗效，痊愈 13 例，显效 2 例，无效 1 例。施氏运用发泡膏（斑蝥、白芥子各 20g，研细粉以 50% 二甲基亚砜调成软膏）治疗痛经 82 例，疗效显著，显效 56 例，有效 18 例，无效 8 例。肱骨外上髁炎系寒邪侵袭所引起，痛经属冲任瘀阻，寒凝经脉所致，二者均属寒证，皆以斑蝥为主治疗，可见斑蝥性温是不言而喻的。

三、从组方配伍角度看

斑蝥在临床运用中，治疗寒证热证均有，临床多取其解毒逐瘀之功效。在治疗热性病证时，一般都佐以寒凉药物，因此难以分辨其性属寒属温，但在治疗寒证时是不难看出的。如王氏运用斑蝥 3 只、巴豆 3 枚研粉，用植物油调成糊状，外敷下关、地仓穴治疗面瘫，取得满意的效果。面瘫属中医学"中风"范畴，因风寒侵袭，气血痹阻经络，经络瘀阻所致。如斑蝥性寒，与巴豆配伍一寒一热，治疗寒证显然不妥，所以斑蝥其性应为辛温。

四、从中毒反应与解救药物看

斑蝥毒性较为剧烈，临床运用不慎很容易引起中毒，临床中毒症状表现为：①恶心、呕吐、整个消化道有烧灼感。②尿频、尿急、尿痛、尿血、蛋白尿，甚者肾功能衰竭。③接触皮肤可致皮肤红肿充血，发泡灼痛，进入口鼻发生炎性反应。从临床斑蝥中毒所反映出的一派热象症状看，其性应为偏温或热。对斑蝥中毒的解救，历代医书所载方药多为寒凉之品，内服有用木通、滑石、灯心草，有用生地黄、小蓟、木通、车前草、泽泻、萹蓄水煎取；外用多以冰硼散之类。现代临床对斑蝥的中毒解救报道较为多见，马氏运用黄连甘草绿豆汤（黄连 3g，绿豆 30g，茶叶 9g，制大黄 9g，生甘草 9g，滑石粉 30g，琥珀粉 3g，葱白 4 枚）。刘氏单用茶叶 100g 浓煎频服。陈氏运用绿豆、金银花大剂量为主，结合中医辨证用药解其毒。庄氏用黄柏、黄连、黄芩各 15g 水煎外洗局部，内服二豆解毒汤（绿豆、赤小豆、滑石粉各 60g，生甘草、白茅根各 30g，车前子 15g 元胡 12g）煎汤代茶频服。陈氏运用豆浆连草汤（黑豆 1000g，川黄连 60g，甘草 30g），黑豆磨浆和甘草黄连煎汤混合后，频服代茶饮。从以上对斑蝥中毒的解救方药来看，皆以寒凉药物为主，从而说明斑蝥药性属温，不应属寒。

五、从主要化学成分和微量元素看

斑蝥的主要化学成分是斑蝥素，还有脂肪及树脂、蚁酸、色素等。药物的功用取决于药物的化学成分，斑蝥的主要药理作用取决于斑蝥素。芫青科类的芫青、葛上亭长、地胆所含的化学成分主要亦为斑蝥素，而且都具有破血散结、攻毒的作用，这 3 种药性皆为温，唯独斑蝥性寒，不合常理，故斑蝥性辛温或微温方为正确。现代研究证明，中药所含的微量元素与中药的关系十分密切，尤其是与中药药性的关系。斑蝥中含有多种微量元素，以 Mg 的含量较高，其次是 Fe。陈氏对 123 种中药所含 8 种金属元素的分析表明，含 Mg 量以活血祛瘀药为高、凉血止血药中含量为低，从而为斑蝥性味属温的观点提供了一个有力的佐证，说明其性不应为寒。

六、从药理作用和药效反应看

斑蝥的药理作用大致属于温性药物的一般性质。①斑蝥有发泡作用：斑蝥及斑蝥素对皮肤黏膜有强烈的刺激作用，能引起局部的皮肤发赤和起泡，而寒性凝滞主收引，寒凉性的药物是不能使皮肤发赤发泡的，只有温热性质的药物才具有此种性质，所以斑蝥应属偏温而不应属寒。②斑蝥有升高白细胞的作用，实验证明，斑蝥素能够刺激骨髓，产生白细胞。给家兔静注斑蝥素后，可见实验组白细胞数目明显高于对照组，而且以成熟的白细胞为多，升高白细胞的机理主要是通过对骨髓的刺激，兴奋造血机能，兴奋作用属阳，温热属阳，从而说明斑蝥应属温热性。

本文通过对斑蝥的科属、临床运用、组方配伍、中毒反应与解救、化学成分与微量元素、药理作用和药效反应等 6 个方面的论述，对斑蝥性温的观点做了进一步的探讨，认为斑蝥的性味应属温性。

【管会平，周超凡. 斑蝥性温之探讨 [J]. 中国中药杂志，1994（05）：308-309】

马钱子性温之探讨

马钱子又名番木鳖，为马钱科植物马钱 *Strychnos nuxvomica* L. 成熟的种子。本品最早载于《本草纲目》，言其性寒无毒。《本草原始》论其性寒、大毒。现均认为性寒，《中国药典》1990 年版记载也是性寒。笔者认为马钱子其性不应属寒，应为温。现从以下 5 个方面加以探讨。

一、从历代中医药文献来看

历代大多数医家认为本品性寒，其根据主要为 4 点：①该药味苦，中医认为苦多为阴为寒，故定为该药性寒；②《本草纲目》中言其性寒，并载方 4 个，治热病竟占 3 个，因此为寒，似乎也顺理成章；③马钱子中毒，古人论其用辛热之肉桂解其毒，符合热者寒之之理，定为性寒；④该药治疗痈疽疗效可靠，痈疽大多为热，以寒药治之，似乎无可争议，故言马钱子性寒。然而马钱子味苦，并非性寒，寒为阴邪，易伤阳气，寒主收引凝滞，寒则气滞血凝，而不通则痛。马钱子在临床中的功效却正好与之相反，能消肿散结，温经通络，尤其是对风寒湿痹、血瘀肿痛效果甚佳。因此，本品虽苦但不为寒。该药治疗痈疽肿痛，古今用之甚多，在临床的配伍中，配有大量寒凉之品，就仅此而定为性寒，根据不足。至于言谈用辛热之肉桂来解其毒之说，用之甚少，也未见报道，其临床可靠性尚未证实。用中药寒凉之品绿豆佐甘草，或用麻醉镇静之品来解痉定惊，疗效迅速而可靠，临床报道甚多，经实践和研究均已证明。上述古人认为本品性寒，似乎过于勉强。

二、从寒者热之、热者寒之理论来看

确定中药药性的寒热温凉，应根据其主治之病性而定。《内经》曰："寒者热之，热者寒之，治寒以热，治热以寒。"又如《神农本草经》中指出："疗热以寒药，疗寒以热药。"就是说主治热病的药，其药性大多应属寒，主治寒性病的药，其药性大多为温热。风寒湿痹的病因多为风寒湿邪所致，临床用药则以"寒者热之"。用马钱子散治疗风湿、顽痹、关节痛、麻木而致功能障碍等症疗效满意。应用马钱子粉，或在复方中治疗脑血栓、静脉炎、坐骨神经痛、腰椎间盘突出等症具有较好的通经散结、活血止痛作用。面神经麻痹是受风寒侵袭所致，用马钱子治疗 1.5 万人次，疗效显著。治疗风寒湿痹的九转回生丹、疏风定痛丸、九分散、疏经定痛丸、八厘散等皆以马钱子为主药。用龙马定痛丹治疗痹症 2000 余例疗效满意。以马钱子为主的马钱子丸治疗行痹、痛痹、着痹 1890 例，有效率达 93.9%。将马钱子湿润后切成薄片，排列在胶布上，贴于患者面部，治疗神经麻痹，经临床验证，亦获良效。以上病症多为寒疾而用马钱子治之，每获奇效，说明本品药性应为温，并非寒性，若为性寒，治疗沉疴寒痹犹如雪上加霜。

三、从配伍主治病证来看

历代医家应用马钱子很多，以马钱子为主的代表方，如《医宗金鉴》的八厘散（乳香、没药、苏木、血竭、红花、自然铜、丁香、麝香）所用药物均为辛温或平性，是温经活血通络的代表方剂。《医林改错》的龙马自来丹治疗寒痹，以马钱子为主，配以地龙，二药配伍主要作用是温经散寒，祛风除湿。地龙味咸性寒，起到反佐作用，而马钱子也是性寒，那么，治疗寒湿是不可能的。在临床运用中如张锡纯的补脑振痿汤治疗四肢麻木、中风、口眼歪斜、半身不遂等，用马钱子1g冲服，配以黄芪、当归、丹参、土鳖虫、地龙、乳香、没药之品。本方中药性大多属温，具有温经通络、活血化瘀之功。《医学衷中参西录》称该药能运动神经，使之灵活，加上地龙善引善接，二药配伍则能增强活血化瘀通络之力。既然有活血之功，药性岂能为寒。运用马钱子治疗寒湿痹证，以本品为君药，与其他药之比为1∶1∶3，重用本药之目的为活络散结、消肿止痛，以其毒性逐风寒湿窜于经络肌骨之间，其他药则为活血搜风通络，配伍之意在于马钱子以攻顽固之风寒湿邪，并且该方也适用于寒痹，正如张锡纯论马钱子"其开通经络，透达关节之力，远胜他药"。据上述临床配伍，本品药性应为温。再如《急救应验良方》中的九分散，在临床上用于外伤血瘀肿痛、寒湿痹痛、筋骨拘挛、四肢无力，以及风湿关节炎等，方中以马钱子为主，配以麻黄、乳香、没药，其中马钱子能通经络止痛、散结消肿，麻黄能散风寒之邪、宣通气血，乳香、没药则能活血消肿止痛。上述药中都为温热之品，以热治寒，符合中医"寒者热之"的理论。

四、从药理作用和药效机理来看

马钱子经现代药理研究证明，其化学成分含番木鳖碱（士的宁），约占总生物碱的35%～50%，其次含马钱子碱，含量大致和番木鳖碱相等，后者药效仅为前者的1/40，毒性为前者的1/8，此外尚含有少量的可鲁勃林、6-羟基可鲁勃林。药理实验证明，番木鳖碱能作用于中枢神经系统，它首先兴奋脊髓的反射机能，其次兴奋延髓的呼吸中枢与血管运动中枢，并有提高大脑皮层感觉中枢的功能，能够阻止胆碱酯酶对乙酰胆碱的破坏作用，尚能竞争性阻断脊髓前角闰绍细胞（renshowcelt）所释放的抑制样递质甘氨酸对运动神经元的反馈抑制，增强反射，对皮层视听分析也都有一定的兴奋作用，从而增强骨骼肌的紧张度，改善肌肉的无力状态，提高疼痛阈值从而起到N样受体作用，达到强壮筋骨、止痛、升压、促进血液循环与胃肠蠕动。现代研究证明，温热药一般含有某些生物活性物质，可兴奋中枢神经，促进呼吸、循环代谢及内分泌系统、运动系统功能。故在临床中使用本品治疗重症肌无力、瘫痪、痿软无力，皆获良效。中医学认为，具有兴奋、强壮及提高痛阈作用的药物其性往往属温。

五、从中毒症状与解救药物来看

服用马钱子不当或过量就会产生中毒反应，本品中毒主要作用于中枢神经，主要先兴奋脊髓的反射机能，其次兴奋延髓的呼吸中枢与血管运动，并有提高大脑皮层的感觉中枢功能，故在临床中可出现头痛、头晕、烦躁不安、呼吸增强、抽筋感觉、全身发紫、血压升高及强直性惊厥等中毒症状，严重者可导致窒息死亡。中药用绿豆、甘草解其毒，亦有用黄芩煎服来解其毒。现代临床抢救时，先将患者安置在阴凉安静的房间中，用麻醉镇静之品抑制其惊厥，疗效可靠，作用迅速。如用乙醚做轻度麻醉，或用戊巴比妥钠等药物静脉注射，以及用水合氯醛灌肠以止惊厥等。通过马钱子过量反应分析，中医药理论认为，镇静为阴，兴奋为阳，兴奋过度则为阳盛。用镇静阴寒之品，抑制惊厥，理所当然，由此可论本品应为性温。

总而言之，从以上历代中医文献，中医寒者热之、热者寒之的理论，配伍主治病证，药理作用和药效机理，中毒症状与解救药物 5 方面来看，马钱子的药性应是性温。

参考文献

［1］江苏新医学院．中药大辞典·上册［M］．上海：上海人民出版社，1977：291
［2］马兴民．中药中毒解救指南［M］．西安：陕西科技出版社，1987：313．

【管建新，周超凡．马钱子性温之探讨［J］．中国中药杂志，1994（09）：567-569】

服细辛过量出现心衰 1 例

细辛过量致吞咽肌、呼吸肌麻痹及头痛等中毒反应均有报道，而细辛过量致心衰尚未见报道，笔者遇有 1 例，报告如下。

患者，女，43 岁。于 1992 年 2 月 28 日，因双下肢关节疼痛半月，近 2 天加重而就诊。症见关节疼痛，屈伸不利，局部关节无红肿，遇寒冷疼痛加重，得热痛减。舌淡苔白，脉缓。查体：心率 62 次 / 分，律齐，各瓣膜听诊区未闻及生理性及病理性杂音。双肺呼吸音清，未闻及干湿性啰音。腹软，肝脾未触及。双下肢活动受限，无浮肿。体温 36.6℃，血压 15/9kPa，血、尿常规，血沉，抗 "O" 均正常。辨为寒痹，投以独活寄生汤加减。

处方：独活 9g，寄生 9g，杜仲 10g，怀牛膝 10g，防风 6g，细辛 6g（后下），秦艽 6g，云苓 12g，桂心 3g（冲），川芎 9g，甘草 6g。3 剂，水煎服。药尽无不适感。

二诊因疼痛未除将细辛用至 9g，余药同前，5 剂水煎服。患者回家煎服第二剂药后 2 小时，出现心慌、气短、胸闷，动则加甚，遂到医院就诊。查体：体温 36.8℃，血压 16/9kPa，心率 125 次 / 分，律齐，未闻及第三心音，双肺可闻及小水泡音，肝剑突下可及 3cm，肋下 2cm，双下肢浮肿。心电图示：窦性心动过速。尿常规正常。综合上症，诊为急性心衰。急予 50% 葡萄糖 40mL 加西地兰 0.4mg 静推。药后半小时许，患者诸症好转。经连续治疗，患者尿量增加，心脏恢复正常。查心率 63 次 / 分，律齐，各瓣膜听诊区未闻及杂音，双肺呼吸音清，未闻及干湿性啰音，肝剑突下可及 1cm，肋下未触及，脾未触及，双下肢浮肿消失。

因患者痹证未除，故嘱患者将所余 3 剂药去细辛水煎服。药后无不适症状产生。追述病史，患者既往体健，从无类似症状产生。服药期间未服用任何其他药品，近期追访亦无类似症状产生。本方所用细辛经当地药品检验所鉴定系马兜铃科植物北细辛 *Asarum heterotropoides* Fr. Schmidt var. *mandshuricum*（Maxim.）Kitag.。认为，该患者系服用过量细辛中毒导致的急性心衰。

本例患者出现中毒症状，经使用强心药物洋地黄类西地兰使病情缓解，且用洋地黄类药物无毒性作用，可反证该患者为急性心衰无异。该患者无慢性肾炎、肾盂肾炎、高血压等病史。引起心衰的原因，认为是细辛过量在体内蓄积，排泄不畅造成心脏中毒反应。细辛虽是配伍应用，因是后下，煎药时间过短，致大量挥发油未被挥发，导致服用后出现急性心衰。本案例提示我们，临床应用细辛时，一是要注意剂量不要超过《中国药典》所规定的剂量 1 ～ 3g，法定药量不可随意更改；二是要注意患者的个体差异，在患者服用细辛时详细观察病情，不能急于求成，遇到病情变化，随时纠正用药用量，以防发生不测；三是要注意煎药时间，虽是后下之药，但煎煮时间一定不要过短，掌握好时间，预防中毒的发生。

【刘福礼，张韧闻，周超凡. 服细辛过量出现心衰 1 例［J］. 中国中药杂志，1995（07）：440】

木鳖子药性非温之辨析

木鳖子为葫芦科植物木鳖 *Momordica cochinchinensis*（Lour.）Spr. 的干燥成熟种子，首载于《日华子本草》。《开宝本草》言其性味"甘温无毒"；《本草纲目》谓其"苦微甘，温，有小毒"；《中药大辞典》载"苦微甘，温，有毒"。其后基本因袭此说并成定论。历版《中国药典》均谓其药性为"温"。笔者认为，木鳖子药性应偏寒凉，现论述如下。

一、从药用植物的亲缘关系角度看

中药品种理论认为，中药的品种和药性及临床疗效有关。以植物性中药而言，品种相近的同科同属植物，由于在系统发育中，亲缘关系相近，它们在药材性状和植物形态上有较多的相似之处，它们所含的活性成分（次生代谢产物）类型也基本相同或相近，唯含量高低参差不齐。这是根据植物化学分类学关于"亲缘关系相近的植物类群，具有相近的化学成分"的观点和无数已经证实了的事实归纳出来的一条自然规律。由于一定的活性成分对人体有一定的生理效应，因此说它们性味功效相同或相近。即同科属植物，或同种植物以不同的部位入药的，其成分大体相同，药性也大多相同或相近，其临床功用主治或许有所差异，但其药性截然相反的数量很少。葫芦科的植物也不例外。

笔者对常用的葫芦科药物进行了研究，基本符合这一观点。如瓜蒌、瓜蒌子、瓜蒌皮，苦瓜、苦瓜根、苦瓜叶，丝瓜、丝瓜子、丝瓜皮、丝瓜络、丝瓜根、丝瓜叶，冬瓜、冬瓜子、冬瓜皮，甜瓜、甜瓜子、甜瓜蒂，南瓜、南瓜蒂、南瓜藤、南瓜根（南瓜子言性为温，有关其药性问题将另文别论），西瓜、西瓜子、西瓜皮，罗汉果，土贝母，绞股蓝，葫芦，实葫芦，马交儿，茅瓜，王瓜根，桃南瓜，金瓜，雪胆，中华雪胆，短柄雪胆，赤雹、赤雹根，盒子草等，药性均为寒凉。

木鳖子为葫芦科植物木鳖的成熟种子，木鳖根为同科属植物的根茎，其成分与木鳖子相同。木鳖子药性虽定为温，但《广西中草药》却记载："木鳖根，苦微甘寒，消炎解毒，消肿止痛，治疗痈疮疔毒，淋巴结炎。"同一种植物的不同用药部位，药物有效成分相同，功用主治相近，而其性味却大相径庭，于理不通。可见，木鳖子只有当药性为平或寒凉时，才能解释其药物功用的相同或相近，也才符合同科属亲缘关系的一般规律，才和葫芦科药物的一般属性一致。

二、从药物的功用主治来看

中药药性理论认为，药物的寒热温凉是从药物作用于机体所发生的反应概括出来的，是同所治病证的性质相对而言的。能够减轻或消除热证的药物一般属于寒凉；能够减轻或消除寒证的药物一般属于温性或热性。此即《黄帝内经》所说的"寒者热之，热者寒之；治寒以热，治热以寒"之意。《神农本草经》也有"疗寒以热药，疗热以寒药"的论述。以此理论来衡量，木鳖子的药性显然应为寒凉或平。如对其功用论述，《开宝本草》："妇人乳痈，肛门肿痛。"《日华子本草》："醋摩消肿毒。"《本草备要》："泄热，外用治疮、乳痈、肿毒。消肿追毒。"《本草经疏》明确地指出："木鳖子，为散血热，除痈毒之要药也。"《药性歌括四百味白话解》则迳云："木鳖甘寒，能追疮毒，乳痈腰痛，消肿最速。"这里不难看出，肿毒、乳痈、肛门肿痛等都属热证；泄热、散血热等作用，都是寒凉药物功用的具体表现。周凤梧教授更明确指出："木鳖子苦寒有毒，能散热消肿，化毒止痛。"

三、从组成方剂来看

木鳖子组方后，治疗寒证热证的都有。在药味较多的大方中，难以确定其药物性质，但在小方中其药性就比较容易确定了。如《太平圣惠方》："治两耳卒肿热痛：木鳖子仁一两（研成膏），赤小豆半两，川大黄末半两，上药同研令匀，水，生油旋调涂之。"《孙天仁集效方》："治倒睫拳毛，风痒赤烂，木鳖子仁捶烂，以丝帛包作条，右患塞右鼻，左患塞左鼻。"《外科精义》："治小儿丹瘤：木鳖子新者去壳，研如泥，淡醋调敷之。"《医宗金鉴》治疗"一切肿毒，红肿赤晕不消"的乌龙膏；治疗"疮疡，疔毒初起，瘰疬，臁疮"的神效千捶膏。《圣济总录》"治疗跌打损伤，瘀血不散疼痛的木鳖裹方"。《全国中草药汇编》的治疗急性乳腺炎方。在《中国基本中成药》绿婴膏的方义分析中也认为："方中木鳖子、金银花、黄柏、大黄、胆膏、樟丹苦寒清热，泻火解毒为君药。"消核膏中"玄参、木鳖子苦寒之品，消肿散结，追毒止痛为君药"等，都认为木鳖子药性为寒。谢海洲教授也认为："木鳖子有消炎退肿的功效。"这些均为木鳖子治疗热性病的具体应用。

当然，木鳖子经过配伍后，既可以用于热性病，也可以用于寒性病。前面所列的方剂，都是治疗热性病的。治疗寒性病的，如1995年版《中国药典》中治疗阴疽瘰疬、乳岩乳癖的小金丸，《中国基本中成药》中治疗疔、疖、疽、冻疮的柳条膏等，但在组成这些处方时，都以大量的热性药物为主，木鳖子则为反佐之品，取其消肿散结之功用，并不说明其药性就是温热的，这是需要说明的。

四、从临床禁忌证和中毒表现来看

对于木鳖子的临床禁忌，本草早有记载。如《本草汇言》记载"胃虚，大肠不实，元真亏损者，不可概投"。胃虚、大肠不实、元真亏损等证，都属寒证，如果木鳖子药性温热的话，使用本品，应该不在禁忌之列；只有当本品药性寒凉时，若误用，才有重伤元阳，耗伤阳气之弊。可见，木鳖子药性寒凉，是导致这种结果的主要原因，古人因而示人忌之。木鳖子的毒性和中毒后引起的症状，诚如《本草正》所说："木鳖子，有大毒，本草言其甘温无毒，谬也。人若食之则中寒发噤，不可解救。若其功用，则惟以醋摩，用敷肿毒痈疮。"从所描述的"中寒发噤"症状来看，本品药性也应是寒凉的。因为温热性药物导致的中毒，表现为烦躁不安、呼吸急促、血压升高等症状，即以兴奋状态为主；而寒凉性质药物导致的中毒，其临床表现则以抑制为主。"中寒发噤"就是典型的抑制状态。

五、其他

木鳖子虽然收载于各版《中国药典》中，但由于其主要在外科中应用，且其使用有着明显的地域性，即南方应用较多而北方较少；民间使用较多而医院使用较少。因此，有关其药化、药效学的研究开展的不多。现有的研究材料也较陈旧，多为20世纪60年代以前的，尚不能提供有力的证据证明其寒热属性。但从植物科属、功用主治、组方配伍、禁忌证和中毒表现4个方面来看，基本可以证明木鳖子药性非温而应为寒凉。希望本文能作为引玉之砖，引起有关人员的注意，加强对本药的研究，使本品的药性大白于世，故而就正于高明之家。

参考文献

［1］谢宗万. 中药品种新理论的研究［M］. 北京：人民卫生出版社，1995：127.

［2］周凤悟. 中药学［M］. 济南：山东科学技术出版社，1981：317.

［3］冷方南. 中国基本中成药［M］. 北京：人民卫生出版社，1991：404.

【于智敏，周超凡. 木鳖子药性非温之辨析［J］. 中国中药杂志，1997（12）：51-52】

甘草的临床合理使用

【摘要】甘草的临床使用应以辨证为依据，注重配伍原则，并应兼顾药物间的相互作用，关注配伍禁忌。防止滥用甘草，注重不良反应，要选择适宜用量，达到安全、有效、适当的目的。

甘草为豆科植物甘草（Rad ix Glycyrrhiza）、胀果甘草（Rad ix Glycyrrhiza Inflata）或光果甘草（Radix Glycyrrhiza Glabra）的干燥根及根茎，性味甘平，功能和中缓急，润肺，解毒，调和诸药。炙用治脾胃虚弱，食少，腹痛便溏，劳倦发热，肺痿咳嗽，心悸，惊痫；生用治咽喉肿痛，消化性溃疡，痈疽疮疡，解药毒及食物中毒。甘草用途广泛，有"十方九草"之说。由于甘草应用广泛和关税调整，我国甘草药材呈现出口下降、进口增长趋势，甘草资源出现短缺。同时甘草的过度使用导致不良反应增加。因此，以辨证及药性理论为依据，合理使用甘草，注意配伍禁忌，对于适度保护甘草资源及减少不良反应具有重要意义。

一、辨证、辨病用药

用药如用兵，药物本为补偏救弊之用，当中病辄止。不管疾病谱如何变化，安全、有效、适度、经济的原则始终不能变。张仲景之炙甘草汤、甘草泻心汤、甘麦大枣汤，均以甘草为主药；四逆汤、麻黄汤皆以甘草为使药；升阳散火汤、安胃汤中生甘草、炙甘草同用而别具一格，此乃甘草临床应用之典范。

按照病情决定用量，甘草在《伤寒论》中多用于虚、缓、寒证，以邪实为主者常用一二两，以正虚为主者用三四两，橘皮竹茹汤最大剂量为五两；在汤剂中最小为半两，即防己黄芪汤。甘草汤为一味甘草成方，《中国药典》（2010年版）中规定甘草用量为 2 ～ 10g。生甘草性偏凉，长于清热、泻火、解毒及调和诸药；炙甘草偏于补，宜于益气补脾，缓急养心。二者功效相异，故不能互为代用。如在银翘散、桑菊饮中清热，麻杏石甘汤、三拗汤中清肺止咳，桔梗汤、与绿豆同用之解毒都是生用。而在炙甘草汤中益心气、小建中汤中缓急止痛、四君子汤中补益脾气等则都是炙用。故临床生甘草、炙甘草多单用。甘草的用量应依病情的变化及个体的差异而定，久服、补气、祛痰、调和药性宜小量；单用、养阴、解毒、缓急止痛量宜重。调和药性用小剂量，如麻杏石甘汤；益气养心用中剂量，如炙甘草汤；清热解毒用大剂量，如四妙勇安汤，但最大用量不应超过30g。

二、甘草的合理配伍

《脾胃论》载方64首，其中含甘草的方剂37首，占58%。《中国药典》中药成方中，使用频率最高的当属甘草，处方出现频率在43%以上。临床使用甘草的配伍率呈较高水平。甘草的不当使用不仅影响用药疗效，还可能带来不良反应，应当引起足够的重视。

《本经疏证》载："《伤寒论》《金匮要略》两书中，凡为方二百五十，甘草者至百二十方，非甘草主病多，乃诸方必合甘草，始能曲当病情。"《伤寒论》中凡治疗汗、下、吐后及大病后许多病症的方剂，大多配合甘草，常与石膏、龙骨、桂枝、大枣、生姜、柴胡、芍药、半夏、人参、干姜、茯苓、附子等同用，而与攻下通便、清热泻火的大黄、枳实、厚朴、芒硝等较少配伍使用。由于麻黄可导致心悸，甘草多与麻黄配伍。《伤寒论》中麻黄方14方次，麻黄、甘草同用13方次；《金匮要略》麻黄方23方次，麻黄、甘草同用18方次。药效实验证明，甘草与麻黄配伍后抗炎作用较甘草、麻黄单煎液明显增强。

甘草主要成分甘草甜素的水解产物——甘草次酸具有溶血作用，故不宜制成注射液，更不能用于溶血性疾病。甘草次酸的化学结构与肾上腺皮质激素相似，能促进水和钠盐在体内潴留和排出钾离子，有抗利尿作用，故对水肿患者不宜使用。甘草能降低附子、柴胡、大黄、芒硝的毒副作用，如四逆汤中以甘草缓和干姜、附子的热性；调胃承气汤中用甘草缓和大黄、芒硝的攻下。如大黄与甘草配伍，在煎煮过程中，甘草中的甘草酸与产生泻下作用的结合蒽醌生成沉淀，降低了结合蒽醌的含量，缓和大黄的泻下作用。甘草与附子配伍，使甘草苷等黄酮类成分的含量降低，表明甘草能抑制附子毒性，为配伍提供了依据。又如小柴胡汤中有柴胡、黄芩等寒性药物，用甘草对寒、温两类药物起到协调的作用。对中药巴豆、藜芦、苦楝皮、防己等也有解毒作用。甘草制吴茱萸具有镇痛作用且毒性较低。雷公藤与甘草饮片的不同的剂量配比水煎剂给予大鼠，可见雷公藤：甘草为60：0时毒性最大，以雷公藤：甘草为60：9时毒性较小。马钱子配伍甘草后其主要生物碱士的宁和马钱子碱的含量均有不同程度的降低，其中士的宁的含量下降显著，为进一步阐明甘草解马钱子类药物毒性和马钱子合理配伍用药提供了科学的实验依据。

三、甘草应用禁忌及十八反

中医组方用药既有适应证，又有禁忌证，十八反、十九畏、孕妇用药禁忌等不可忽视。关于甘草的禁忌证及其副作用，历代文献早有许多详尽和精辟的论述。《本草衍义补遗》云："甘草味甘，大缓诸火。下焦药少用，恐大缓，不能直达。"《本草正义》云："惟中满者，勿加，恐其作胀；速下者勿入，恐其缓功，不可不知也。然外感未清，以及湿热痰饮诸证，皆不能进甘腻，误得甘草，便成满闷，甚且入咽即呕，惟其浊腻大甚故耳。"《中国医药汇海》特别强调了甘草在运用上的禁忌："舌苔厚腻胸腹自觉满胀者，单独不能用之。酒后呕吐者，不能用，因用后能愈增其呕吐。"

现代药理研究表明，甘草口服经体内酶的水解生成甘草次酸和葡萄糖醛酸，甘草次酸的化学结构、药理作用与肾上腺皮质激素相类似。若配伍不当也会因甘草而降低药物疗效，增强副反应。甘草及其制剂与阿司匹林联用时，恶心、呕吐、腹泻、胃肠溃疡出血、溃疡等症状明显增加，尤其是有慢性胃炎或消化性溃疡的患者更加明显。甘草次酸易加剧强心苷类药物对心脏的毒性，可能引发心力衰竭致死，故甘草不宜与洋地黄、地高辛等联用。甘草及其制剂与速尿、噻嗪类（双氢克尿噻等）、保泰松药物联用，可发生药理性拮抗并增加不良反应。长期应用甘草可由于水钠潴留作用而使血压升高，故甘草不宜与降压药利血平、降压灵长期联用。甘草与多元环碱性强的生物碱（如奎宁、利血平、麻黄素等）合用，易产生沉淀，妨碍药物吸收，降低疗效。甘草拮抗降血糖药如胰岛素、甲磺丁脲、降糖灵等药物的疗效，不利于糖尿病的治疗，甚至加重糖尿病病情，故两者不宜联用。甘草及其制剂与口服避孕药联用时，增加发生高血压病、水肿、低血钾的概率。甘草不宜与水合氯醛合用，因甘草可拮抗水合氯醛的镇静和催眠作用，诱发洋地黄中毒。

传统中药药性理论认为，海藻、芫花、大戟、甘遂反甘草，对后世用药有一定指导意义。甘草与海藻、芫花、大戟合用后诱导 CYP2E1 酶活性，酶活性变化可能通过影响基因转录来实现。甘草与芫花合用可能会使某些药物毒性成分在体内的代谢特征发生改变，对药物的疗效或毒性产生影响，从而产生基于药物代谢酶的中药间相互作用。但《金匮要略》所载甘遂半夏汤中有甘草和甘遂，《医宗金鉴》海藻玉壶汤里有海藻和甘草同用，《本草新编》中有海藻与二陈汤同用。有报道运用海藻、甘草合用的方剂治疗乳腺增生症取得满意效果而未见毒副反应。

针对与甘草相反的中药共用产生的作用，虽然开展了不少研究，但结果不尽相同。甘草与甘遂配伍，甘草用量小于或等于甘遂时，无相反作用，而甘草用量大于甘遂时，则出现毒性作用，甘草量愈大则毒性作用愈明显。动物实验显示，甘草与甘遂各配伍组对小鼠肝脏均有不同程度的损伤，以甘草与甘遂比例为 1:1 时对肝脏损伤最为明显；海藻:甘草为 1:2 时降压作用时间延长，1:1 时几乎无影响。实验表明甘草剂量加大时毒性随之增加。

四、不宜长期用药，避免假醛固酮增多症

有报道因服用甘草制剂而引起假性醛固酮增多症，出现高血压病和水肿。这与甘草中的甘草次酸有类肾上腺皮质激素样作用有关，男性较女性多见。老年人及贫血患者最易产生水肿，尤其是贫血患者，每日用甘草 10g 以上，连续 4～5 天即可发生水肿。甘草连续使用期限不超过 3 个月，一次服用不宜超过 10g。若必须大量久服甘草，可配适量猪苓、泽泻等利水渗湿药同用，并宜低盐饮食，以预防或减轻滞钠排钾、浮肿等副作用。老年人及心血管疾病、肾脏疾病、高血压、糖尿病患者应慎用甘草，服药期间应注意监测血压，必要时可以配合服用安体舒通来对抗甘草的副作用。芍药甘草附子汤引起的浮肿可用五苓散治疗。综上所述，甘草在临床上虽应用非常广泛，但绝不可滥用。临床实践中不仅要注意辨证、辨病，配伍合理，还要考虑药物间的相互作用。在用量上也应持慎重态度，若盲目用于矫味、解毒、调和诸药，轻者影响疗效，重者可能产生危及人身安全的严重不良反应。

参考文献

[1] 江苏新医学院. 中药大辞典 M] 上海：上海人民出版社，1977：570.

[2] 杨学，孔祥亮，岳小强，等.《伤寒论》甘草量效探微 [J]. 中西医结合学报，2009，7（3）：268-272.

[3] 王羽超，华浩明. 浅析张仲景对甘草的运用 [J]. 河南中医，2007，27（11）：4-5.

[4] 权红，李文泉，范春琦，等. 方和谦临床合用生炙甘草的体会 [J]. 北京中医药，2008，27（2）：106-107.

[5] 杨学，孔祥亮，岳小强，等.《伤寒论》甘草应用原则与配伍宜忌探骊 [J]. 江苏中医药，2009，41（9）：56-58.

[6] 孟翔宇，皮子凤，宋凤瑞，等. 麻黄-甘草药对配伍前后主要药效成分及抗炎活性的变化 [J]. 应用化学，2009，26（7）：801-806.

[7] 韩刚，金光灿，叶小舟，等. 大黄甘草汤中甘草酸对蒽醌类化合物提取率的影响 [J]. 时珍国医国药，2009，20（3）：704-705.

[8] 沈少华，张宇燕，杨洁红，等. 甘草与附子配伍对甘草黄酮溶出影响的实验研究 [J]. 时珍国医国药，2009，20（4）：846-847.

[9] 洪玉梅, 王维皓, 王智民, 等. 甘草制吴茱萸炮制研究 [J]. 中国中药杂志, 2008, 33 (8): 884-888.

[10] 杜佳林, 崔明昊, 苏忠伟, 等. 雷公藤与甘草配伍对大鼠生化指标的影响 [J]. 实用中医内科杂志, 2008, 22 (5): 71-72.

[11] 闫静, 朱海光, 刘志强, 等. 马钱子与甘草配伍前后生物碱成分的变化规律 [J]. 分析化学, 2007, 35 (8): 1218-1220.

[12] 文窑先. 中成药与西药不合理配伍分析 [J]. 时珍国医国药, 2004, 15 (8): 480.

[13] 吕娟丽, 刘振华, 陈红英, 等. 中药和西药的相互作用及临床意义 [J]. 武警医学, 2004, 15 (5): 381-383.

[14] 姜卓, 李孝成. 甘草的合理应用 [J] 中国药业, 2001, 10 (2): 51-52.

[15] 徐芝秀, 石苏英, 金科涛, 等. 甘草与海藻大戟芫花配伍对大鼠肝脏 CYP2E1 酶活性及 mRNA 表达的影响 [J]. 中国药物与临床, 2007, 7 (7): 493-495.

[16] 肖成荣, 王宇光, 代方国, 等. 甘草、芫花合用对大鼠肝脏细胞色素 P450 酶的影响 [J]. 中国实验方剂学杂志, 2006, 12 (12): 48-50.

[17] 沈丕安. 中药药理与临床运用 [M]. 北京: 人民卫生出版社, 2006: 122-123.

[18] 彭漫, 杨小芹. 海藻甘草合用治疗乳腺增生症 120 例毒副反应观察 [J]. 宜春学院学报, 2007, 29 (6): 122-129.

[19] 邓毅, 宁艳梅. 甘草甘遂配伍对小鼠血清 GPT、GOT、LDH 影响的实验研究 [J]. 中医研究, 2007, 20 (3): 15-16.

[20] 杜旭. 日本甘草诱发假醛固酮症的现状 [J]. 药学实践杂志, 1995, 13 (1): 24-26.

[21] 刘然. 甘草及甘草酸制剂引起的假性醛固酮增多症及防治 [J]. 药物不良反应杂志, 2009, 11 (6): 416-419.

【薛红卫, 周超凡. 甘草的临床合理使用 [J]. 中医杂志, 2011, 52 (04): 346-348】

金银花和山银花的合理使用

【摘要】通过查阅文献，比较了 2010 年版《中国药典》金银花和山银花在资源、成分、鉴别、质量诸方面的差异。金银花与山银花成分相似，药效也同中存异，应扬长避短，尽量发挥两药的特色与优势，努力做好物尽其用，合理使用。

金银花为忍冬科植物忍冬 *Lonicera japonica* Thunb. 的干燥花蕾或带初开的花。2010 年版《中国药典》一部记载金银花甘寒，归肺、心、胃经，能清热解毒、疏散风热，用于痈肿疔疮、喉痹、丹毒、热毒血痢、风热感冒、温病发热，用量 6 ～ 15g。山银花与金银花完全一样。忍冬科忍冬属植物全世界有 200 多种，我国有 98 种。据调查，在我国民间称"金银花"的植物有 17 种，均来源于忍冬科忍冬属的不同植物，可能有类似的功效，按《中国药典》规定可入药的只有 5 种，其他 12 种在不同地区也作金银花用，由于未做深入药化、药理、毒理、药效等多方面研究，尚难做出肯定或否定，以及质优或质劣的结论。

一、金银花在各版药典中的概况

《中国药典》1963 年版首次收载金银花，植物来源只有 1 种：忍冬科植物忍冬。《中国药典》1977 年版增加了 3 种：红腺忍冬［*Lonicera hypoglauca* Miq］、华南忍冬［*Lonicera confusa* DC.］和毛花柱忍冬［*Lonicera dasystyla* Rhed.］。金银花共有 4 种植物来源，这种多来源的金银花在全国使用了 28 年，其间经历了 1977、1985、1990、1995、2000 年 5 版《中国药典》。《中国药典》2005 年版按一物一名的原则逐步单列，将金银花分列为金银花和山银花，金银花的来源和 1963 年版一样，只有 1 种植物，即忍冬科植物忍冬；另收载山银花，来源为忍冬科灰毡毛忍冬［*Lonicera mac-ranthoides* Hand.–Mazz.］、红腺忍冬和华南忍冬 3 种植物，与上版《中国药典》比较增加了灰毡毛忍冬，取缔了毛花柱忍冬。2010 年版《中国药典》山银花植物来源在 2005 年版基础上增加了黄褐毛忍冬［*Lonicera fulvotomentosa* Hsu et S.C.Cheng］（表 1）。

表 1 《中国药典》收载金银花与山银花来源表

植物来源	1963 年	1977、1985、1990、1995、2000 年	2005 年		2010 年	
	金银花	金银花	金银花	山银花	金银花	山银花
忍冬	√	√	√		√	
红腺忍冬		√		√		√
华南忍冬		√		√		√
毛花柱忍冬		√				
灰毡毛忍冬				√		√
黄褐毛忍冬						√

二、种质资源

忍冬全国大部分省区（黑龙江、内蒙古、青海、宁夏除外）均有自然分布，为金银花的主要来源，收购以栽培品为主，为我国金银花出口的主要品种。

山银花野生资源广泛分布于全国各省区，但多数野生资源生存环境已遭到严重破坏，资源量迅速减少。灰毡毛忍冬主要产于湖南、四川、广东、贵州、广西、江西、福建和湖北等省区；红腺忍冬主要产于河南、广西、山东、云南、安徽、浙江、江西、福建、湖南、湖北、广东和四川等省区；华南忍冬主要产于广东、广西、湖南、贵州、海南和福建等省区；华南忍冬在广东省的自然分布最广，且药材质量较佳；黄褐毛忍冬主产于贵州、广西等地。

三、化学成分

金银花化学成分复杂，已鉴别出的就有60多种。金银花植物主要含有挥发油、黄酮、有机酸、皂苷、无机元素等多种化学成分。金银花具有抑菌、抗病毒、解热消炎、保肝利胆、止血、降血脂、抗氧化等作用。具有生物活性并已阐明结构的化合物主要有绿原酸、异绿原酸、黄酮类的木犀草素和挥发油类的芳樟醇等。绿原酸具有抗菌、抗病毒、止血、保肝、利胆等作用。一般认为，金银花的抗菌有效成分为绿原酸类化合物，绿原酸虽具有广谱的抗细菌、抗病毒作用，但其并非是金银花中唯一的抑菌成分，且因绿原酸于体内能被蛋白质灭活，其抗菌作用并不强。木犀草苷也有抗菌作用，其他成分如肌醇、皂苷、鞣酸等，因为它们含有大量的还原基因，所以对多种致病菌具有抑制作用。绿原酸粗提物和粗黄酮对油脂的过氧化反应均有显著的抑制作用。绿原酸、咖啡酸为退热成分，金银花所含多种绿原酸类化合物具有显著的利胆作用，可增进大鼠胆汁分泌。木犀草素具有增加离体蟾蜍心脏的收缩力、降低毛细血管渗透性、抗炎和抗菌、抗病毒及抗肿瘤作用。皂苷与溶血降胆固醇有关，木犀草苷、忍冬皂苷、川续断皂苷具有消炎作用，与退热和抗炎症渗出有关。灰毡毛忍冬次皂苷乙和忍冬绿原酸酯皂苷（loni-macranthoide I）具有显著抗肿瘤活性。从黄褐毛忍冬花中提得的黄褐毛忍冬总皂苷Ful具有显著抗炎活性，黄褐毛忍冬总皂苷中α-常春藤皂苷和无患子皂苷B有显著的保肝作用。金银花中的三萜皂苷对CCl_4引起的小鼠肝损伤有明显的保护作用，金银花的挥发油主要含芳樟醇、双花醇、α-松油醇、香叶醇、β-苯乙醇、苯甲醇、异双花醇、丁香油酚等30多种成分，鲜花以芳樟醇为主，含量高达14%以上，其余为低沸点的不饱和萜烯类；干花则以棕榈酸为主，占26%以上，芳樟醇含量不到0.4%，系被干燥加工过程所损失。挥发油也有显著的抗真菌活性，挥发油分布在皮肤皮脂下，可能与解表退热有关，入肺，肺合皮毛，具有防治咽喉肿痛、上呼吸道疾患的作用。花蕾中含有约1%肌醇、β-谷甾醇等，另含有铁、锰、铜、锌、钛、锶、钡等15种无机盐。

2010年《中国药典》金银花含量测定：含绿原酸不得少于1.5%，木犀草苷不低于0.05%；山银花绿原酸不得少于2.0%，灰毡毛忍冬皂苷乙和川续断皂苷乙总量不得少于5%。

挥发油是山银花的主要有效成分之一，包括芳樟醇、棕榈酸、α-松油醇、亚油酸、香叶醇及辛烯醇等。童巧珍等在湖南3个产地的灰毡毛忍冬花蕾中检测到26个相同的挥发油成分，其中芳樟醇含量最高，在湖南新宁产灰毡毛忍冬花蕾中所占相对含量高达31.88%，且3种湖南产灰毡毛忍冬中所含芳樟醇的含量均高于3种正品金银花。王天志等研究灰毡毛忍冬干燥花蕾中挥发油成分，棕榈酸含量最高占21.52%。苟占平等研究红腺忍冬干燥花蕾中挥发油成分，棕榈酸含量最高占49.27%，其次是亚油酸占16.97%，目前未见有关华南忍冬挥发油成分的报道。

目前从山银花中分离得到 12 个黄酮类成分（Ⅰ～Ⅻ）。从华南忍冬提取物中分离得到以上Ⅰ～Ⅻ种成分。其中Ⅲ、Ⅳ、Ⅵ、Ⅶ、Ⅷ为首次从忍冬属植物中分离得到，其他均系首次从该种植物中分离得到。从灰毡毛忍冬花蕾中分离得到Ⅵ、Ⅸ和Ⅻ，前二者为首次从该种植物中分得；从灰毡毛忍冬花蕾中分离得到Ⅸ、Ⅹ和Ⅺ，且Ⅹ为首次从忍冬属植物中分得。

山银花中所含有机酸成分主要为咖啡酰奎宁酸类（包括绿原酸、异绿原酸、新绿原酸等）和咖啡酸等。许小方等从灰毡毛忍冬花蕾中分离得到 3 个绿原酸类成分，1-O-咖啡酰基奎宁酸、4-O-咖啡酰基奎宁酸为首次从忍冬属植物中分离得到。柴兴云等从华南忍冬中分离得到 4 个酚酸类成分，5-O-咖啡酰基奎宁酸丁酯为首次从忍冬属植物中分得，其他首次从该种植物中分得。陈敏等从灰毡毛忍冬中分离得到 2 个新的双咖啡酰基奎尼酸酯化合物，分别命名为灰毡毛忍冬素 F 和灰毡毛忍冬素 G。

从灰毡毛忍冬花蕾中分离得到 8 个皂苷类成分（Ⅰ～Ⅷ）。柴兴云等从华南忍冬中分离得到 7 个皂苷类成分，与Ⅰ～Ⅶ号化合物结构相同。陈雨等从灰毡毛忍冬花蕾中分离得到 1 个单萜苷类成分、2 个香豆素苷类成分和 1 个三萜皂苷类成分。

刘雪芬等检测了不同来源金银花花蕾中木犀草苷的含量，以河南封丘最高（0.16%），而浙江文成野生最低（0.006%），同一来源金银花花蕾中木犀草苷的含量均低于花中的含量。金银花各来源样品花蕾、花中木犀草苷的含量除浙江文成野生花蕾样品外，均符合 2005 年版《中国药典》规定的含量标准（0.1%），不同来源山银花花蕾、花中木犀草苷的含量均低于 0.1%，且较为接近。

综上所述，金银花与山银花成分有差异，两品种都含绿原酸、木犀草苷，山银花绿原酸、挥发油含量略高（华南忍冬未见挥发油），木犀草苷含量略低。两品种具有相似的生物活性。

四、质量控制采用指纹图谱

中药指纹图谱结合多指标成分含量测定可作为现代化中药质量标准体系的核心技术和基石。金银花药材指纹图谱的建立，方法稳定、可靠，重现性好，不同产地金银花药材 HPLC 指纹图谱成分基本一致，但各成分含量有一定差异。从相似度计算（相似度 0.95）和聚类分析，野生和人工种植金银花质量有区别，金银花与山银花质量有所不同，可见《中国药典》将原来金银花分为金银花与山银花两个品种是合理的。

不同产地山银花有效成分绿原酸含量比较，含量相差悬殊，从高到低依次为湖南隆回＞贵州铜仁＞重庆秀山＞四川中江＞广西桂林＞广东连县＞江西萍乡。红腺忍冬药材 HPLC 图谱与灰毡毛忍冬标准指纹图谱在共同峰、共有峰面积上均有较大差异。

周日宝等和王天志等研究均表明灰毡毛忍冬中绿原酸含量高于正品金银花。张尊建等分别建立了 10 批忍冬和华南忍冬药材 HPLC/UV 及 HPLC/MS 指纹图谱及技术参数，从 HPLC/UV 指纹图谱可以看到山银花的异绿原酸含量远超过忍冬，而在相同 HPLC/MS 实验条件下，忍冬和山银花的成分有较明显的差别。

五、药理学研究

金银花化学成分复杂，药理作用多样，深入研究金银花的化学成分及各类成分的药理活性、构效关系，对进一步的临床应用具有重要的指导意义。

李光玉等用灰毡毛忍冬对普通感冒的发热、头痛身酸、咽喉肿痛等进行临床研究，并与贵州华南忍冬做比较，结果表明灰毡毛忍冬对普通感冒的疗效高于贵州华南忍冬。

潘清平等通过体外实验对灰毡毛忍冬和不同产地的金银花进行了药理作用的比较研究。结果表明，灰毡毛忍冬对大多数细菌均有显著的抑菌和杀菌作用，灰毡毛忍冬对金黄色葡萄球菌的抑菌浓度（MIC）低于 1：8，对大肠杆菌、伤寒杆菌、痢疾杆菌、变形杆菌、乙型链球菌的 MIC 低于 1：4；最小杀菌浓度可以测出，其中有些活性明显强于正品金银花。

雷志钧等对两种不同忍冬物种及两个不同产地进行实验研究，证实灰毡毛忍冬和正品金银花组对金黄色葡萄球菌感染的小鼠均有保护作用，并且灰毡毛忍冬对金黄色葡萄球菌感染的小鼠有明显的保护作用（$P < 0.01$），保护作用强弱依次为密银花、未薰硫的隆回灰毡毛忍冬、济银花。

雷志钧等用皮下注射啤酒酵母菌所致大鼠发热模型，观察灰毡毛忍冬和不同产地的忍冬对发热大鼠解热作用的比较。结果灰毡毛忍冬和忍冬均有抑制因新鲜啤酒酵母菌致热大鼠的发热趋势。结论是灰毡毛忍冬与忍冬均具有解热作用，解热强度相当，但忍冬的作用时间较长。

雷志钧等对灰毡毛忍冬与正品金银花的安全性进行了比较研究，结果表明灰毡毛忍冬和正品金银花的毒性皆较小，其中灰毡毛忍冬（未薰硫）的毒性最小，半数致死剂量（LD_{50}）为 109.82g/kg，与密银花 81.19g/kg、济银花 72.95g/kg 及灰毡毛忍冬（薰硫）84.14g/kg 比较，有显著性差异（$P < 0.05$）。

忍冬（*Lonicera japonica* Thunb.）和华南忍冬都具有不同程度的抑菌、抗炎、解热、止血等作用，但华南忍冬在抑菌、止血方面的作用更为显著。

六、讨论

虽然 2005 年版《中国药典》已将金银花品种来源规范，但实际运用中还没完全统一规范。任小萍等通过调查收集川渝两地市场金银花品种，正品所占比例约 71.54%，山银花作金银花出售约占 23.34%，其他品种约占 5.11%，甚有掺杂、掺假。原卫生部《药品标准》收载具有清热解毒、抗菌消炎的中成药 170 种。其中含金银花的中成药 65 种，占 38.24%，如银黄制剂、双黄连制剂、脉络宁口服液、抗感颗粒、清开灵颗粒、银翘散、银翘解毒片等药品的生产中，已将绿原酸作为质量控制的重要指标之一。《中国药典》检验的成分，既是活性成分，也有专属的指标成分，有些供真伪鉴别用指标成分，不一定是有效成分。金银花产量低，难满足市场需求，而山银花产量高、含绿原酸含量高、毒性较小、价格低，成为金银花"新兴品种"的可能性相当大。2003 年"非典"暴发时，金银花的功效被更多人认识。近几年，金银花还被国务院确定为 70 种名贵药材之一，以及国家重点治理的 38 种名贵中药材之一，在"禽流感""手足口病"等防治处方中，金银花也被列为首选药。由于金银花在预防 SARS、甲型 H1N1 流感和在医药、食品、保健品、化工等领域的广泛运用（未用于牛奶、水产养殖如无抗奶、虾仁等），金银花身价暴涨，价格一路攀升，正品金银花一直供不应求，部分地区的金银花更是卖出了金银价。据统计目前全国金银花需求在 2 万吨左右，而实际产量只有 7000 吨，缺口巨大，若遇到流感广泛流行，就更加紧缺。另外，日本、韩国及东南亚地区国家更是把金银花视为国宝，我国还有出口，更加大了金银花供应的缺口，而山银花资源未得到充分利用，个别地区也存在闲置和浪费。2010 年版《中国药典》一部山银花的性味、功能主治、用量用法等内容与金银花完全一致，但金银花与山银花成分大同小异，药效也同中存异，金银花、山银花各有优势，应扬长避短，如注射液、日化用品用金银花（绿原酸低），不用山银花，主要是绿原酸可能是过敏原或引起类过敏反应的化学物质；食品、保健品、畜牧水产养殖用山银花等。建议从多方面深入研究和全面考察，科学评价金银花及山银花品种，尽量发挥两药的特色与优势，努力做好物尽其用、合理使用，更好地开发和保护药用资源。

参考文献

［1］国家药典委员会. 中华人民共和国国药典（一部）［S］. 2010 年版. 北京：中国医药科技出版社，2010：28，205.

［2］童巧珍，周日宝，罗跃龙，等. 湖南 3 个产地灰毡毛忍冬花蕾的挥发油成分分析［J］. 中成药，2005，27（1）：52.

［3］苟占平，万德光. 四川忍冬属药用植物资源调查［J］. 华西药学杂志，2005，20（6）：480.

［4］黄东亮，耿世磊，李学松，等. 广东省忍冬属药用植物资源研究［J］. 广东药学院学报，2002，18（3）：177-179.

［5］何顺志，张天伦，陈龙珠. 贵州黄褐毛忍冬的资源调查［J］. 中国中药杂志，1989，14（9）：7-10.

［6］王力川. 金银花的化学成分及功效研究进展［J］. 安徽农业科学，2009，37（5）：2036-2037.

［7］孙健，吴国娟. 绿原酸的研究进展［J］. 中兽医学杂志，2009（1）：47-51.

［8］石钺，石任兵，陆蕴如. 我国药用金银花资源、化学成分及药理研究进展［J］. 中国药学杂志，1999，23（11）：724.

［9］王天志，李永梅，王志霄. 灰毡毛忍冬花蕾挥发油成分研究［J］. 中草药，2000，31（9）：657-658.

［10］苟占平，万德光. 红腺忍冬干燥花蕾挥发油成分研究［J］. 中国现代应用药学，2005，22（6）：475.

［11］柴兴云，王林，宋越，等. 山银花中黄酮类成分的研究［J］. 中国药科大学学报，2004，35（4）：299.

［12］陈君，许小方，柴兴云，等. 灰毡毛忍冬花蕾的化学成分［J］. 中国天然药物，2006，4（5）：347-351.

［13］陈雨，冯煦，贾晓东，等. 灰毡毛忍冬花蕾的化学成分研究［J］. 中草药，2008，39（6）：823-825.

［14］许小方，李会军，李萍，等. 灰毡毛忍冬花蕾中的化学成分［J］. 中国天然药物，2006，4（1）：45-48.

［15］柴兴云，窦静，贺清辉，等. 山银花中酚酸类成分研究［J］. 中国天然药物，2004，2（6）：339.

［16］陈敏，吴威巍，沈国强，等. 灰毡毛忍冬化学成分研究 V 灰毡毛忍冬素 F 和 G 的结构测定［J］. 药学学报，1994，29（8）：617.

［17］柴兴云，李萍，窦静，等. 山银花中皂苷类成分研究［J］. 中国天然药物，2004，2（2）：83-87.

［18］刘雪芬，李林，冷春鸿，等. 不同来源金银花、山银花花蕾及花中绿原酸和木犀草苷的含量比较［J］. 浙江亚热带作物通讯，2007，29（2）：20-21.

［19］郑霞. 金银花药材指纹图谱的建立［J］. 黑龙江中医药，2008，（6）：42-43.

［20］杨雪萍，袁红英，李峰，等. 不同产地金银花药材高效液相指纹图谱的研究［J］. 江西中医学院学报，2009，4（21）：38-40.

［21］胡海山，余燕路，万春花，等. 金银花的高效液相色谱指纹图谱和聚类分析［J］. 南昌大学学报（理科），2009，33（3）：253-256.

［22］罗国安. 中药指纹图谱质量评价控制质量控制与新药研发［M］. 北京：化学工业出版社，2009：365.

［23］舒胜辉. 不同产地山银花有效成分绿原酸含量的比较研究［J］. 中医药导报, 2006, 12（5）: 74-75.

［24］陈雨. 灰毡毛忍冬的指纹图谱研究［J］. 现代中药研究与实践, 2007, 21（1）: 37-39.

［25］周日宝, 童巧珍. 灰毡毛忍冬与正品金银花的绿原酸含量比较［J］. 中药材, 2003, 26（6）: 399-400.

［26］王天志, 李永梅, 王志宵. 金银花中3种有机酸的反相高效液相色谱法定量分析［J］. 药物分析杂志, 2000, 20（5）: 293.

［27］张尊建, 余静, 杨春华, 等. 忍冬、山银花HPLC/UV/MS指纹图谱研究［J］. 中成药, 2003, 25（11）: 863-865.

［28］李光玉, 吴如英, 王玉英, 等. 灰毡毛忍冬的质量研究（IV）－对普通感冒的临床疗效观察［J］. 中药材科技, 1984, 3: 14-15.

［29］潘清平, 雷志君, 周日宝, 等. 灰毡毛忍冬与正品金银花抑菌作用的比较研究［J］. 中医药学刊, 2004, 22（2）: 243-244.

［30］雷志钧, 周日宝, 贺又舜, 等. 灰毡毛忍冬与正品金银花体内抗菌作用的比较［J］. 中医药导报, 2005, 11（9）: 8-9.

［31］雷志钧, 周日宝, 曾嵘, 等. 灰毡毛忍冬与正品金银花解热作用的比较研究［J］. 湖南中医学院学报, 2005, 25（5）: 14.

［32］雷志钧, 周日宝, 童巧珍, 等. 灰毡毛忍冬与正品金银花安全性比较［J］. 中成药, 2006, 28（5）: 759-761.

［33］李伩, 崔瑛. 金银花药理作用比较［J］. 中药材, 1999, 22（1）: 37.

［34］任小萍, 谢雨洮, 张燕, 等. 金银花品种及临床应用分析［J］. 西部医学, 2009, 21（7）: 1175-1176.

【薛红卫, 周超凡. 金银花和山银花的合理使用［J］. 中国新药杂志, 2011, 20（22）: 2211-2214+2220】

珍稀动物药熊胆研究概况

【摘要】本文综述了熊胆的化学成分、药理作用、临床应用、天然熊胆与引流熊胆及熊去氧胆酸比较研究情况。熊胆活性强、疗效显著、不良反应小。引流熊胆及天然熊胆化学成分和药理作用有一定的相似性，改进引流熊胆的技术，是保证引流熊胆产业健康发展的关键。熊胆的医疗作用是多种成分的共同作用，用熊去氧胆酸代替熊胆值得探讨。建议对熊胆的药效进行再评价，研究熊胆合理使用。

熊胆为熊科动物黑熊 *Selenarctos thibetanus* Cuvier 或棕熊 *Ursus arctos* Linnaeus 的干燥胆。熊胆胆仁依性状分为金胆（琥珀胆或铜胆）、菜花胆及铁胆（黑胆）三种。现广泛采用无管活体引流熊胆汁冷冻干燥而成，即引流熊胆，《中国药典》附录有记载。引流熊胆已批准作为药用，名为熊胆粉。2010 年《中国药典》收载熊胆胶囊、熊胆救心丸、熊胆痔灵栓（膏）等 4 个品种。熊胆为传统珍稀药材，《药性论》曰："熊胆主小儿五疳，杀虫，治恶疮。"《本草纲目》曰："熊胆，苦入心，寒胜热，手少阴、厥阴、足阳明经药也。故能凉心平肝杀虫，为惊痫痓忤，翳障痔，虫牙蛔痛之剂焉。"熊胆具有清热、解毒、明目、杀虫之功效，用于治疗热毒所致的咽喉肿痛、黄疸、小儿惊痫、痔疾、蛔虫痛、目翳、疮痈、恶疮等症。熊胆以其活性强、疗效显著、不良反应小而被广泛应用于临床。现对熊胆近来的研究做一综述，为熊胆的开发、使用提供科学依据和参考。

一、化学成分

熊胆含有胆汁酸类、胆固醇与胆色素类、脂肪酸类、氨基酸类和无机元素类成分。

1. 胆汁酸类

胆汁酸是熊胆的主要有效成分，主要为熊胆特有的熊去氧胆酸（ursodeoxycholic acid，UDCA），优品可达 70% 以上，并有鹅去氧胆酸（chenodeoxycholic acid，CDCA，为熊去氧胆酸的差向异构体）、胆酸（cholic acid，CA）及去氧胆酸（DCA）等。这些胆酸绝大多数与牛磺酸（taurine）、甘氨酸（glycine）结合，并形成钠或钙盐而存在，如牛磺熊去氧胆酸（tauroursodeoxycholic acid，TUDCA）、牛磺鹅去氧胆酸（taurochenodeoxycholic acid，TCDCA）、牛磺胆酸（TCA）及甘氨去氧胆酸。熊去氧胆酸熔点 202℃，旋光度 +53.07°，可与其他动物胆区别。琥珀胆中牛磺熊去氧胆酸在总胆汁酸中平均含量达 70.9%，红棕色和青棕色的熊胆含牛磺熊去氧胆酸的量最高。活熊取胆的胆汁中熊去氧胆酸、鹅去氧胆酸均高于商品熊胆的含量。

2. 胆固醇与胆色素类

天然熊胆胆固醇含量一般为 0.56% ～ 0.59%，平均为 0.57%；引流熊胆一般为 0.57% ～ 0.72%，平均为 0.64%。天然熊胆胆红素含量一般为 0.396% ～ 0.40%，平均为 0.40%；引流熊胆一般为 0.188% ～ 0.253%，平均为 0.2%。胆色素类主要是胆红素。金胆胆红素含量为（0.83 ± 0.01）%，黑胆为（0.82±0.02）%，闽北胆为（3.59±0.05）%，东北胆不含胆红素。此外，有的熊胆尚含胆黄素及胆褐素，各种熊胆中未见胆绿素。

3. 脂肪酸类

脂肪酸类有十四烷酸、十四烷酸 –12– 甲基、7– 十六碳烯酸、十五烷酸 –14– 甲基、软脂酸、亚油酸、油酸、硬脂酸、花生四烯酸。

4. 氨基酸类

含氨基酸类 16 种以上，包括 Lys、Arg、Ser、Glu、Pro、Ala、Len、Phe、Gly 及 Tan 等。其中有 8 ～ 9 种为人体必需氨基酸，以谷氨酸和天冬氨酸含量最高。

5. 无机元素类

含 Cr、Cu、V、Mn、Ti、Zn、Ni、Pb、Al、Sr、Ba、Ce、La、Ca、Mg、K、Na 及 P 等无机元素，其中人体必需微量元素平均含量为 61.30μg/g，而钙、镁、磷的含量平均高达 8124.7μg/g。

二、现代药理研究

1. 对消化系统的作用

本品对消化系统的作用有保肝利胆与溶胆固醇胆石。胆汁酸盐能促进脂肪、类脂质及脂溶性维生素的消化吸收。

2. 对中枢神经的作用

本品对中枢神经的作用有镇静、镇咳，解痉，抗惊厥。

3. 对心血管系统的作用

本品对心血管系统的作用有降压，降血脂，抗血栓。天然熊胆、人工熊胆均能增加豚鼠离体心脏冠脉流量，降低耗氧量，降低冠脉阻力，且以后者为强。

4. 抗肿瘤作用

本品可用于白血病细胞分化的分化诱导及抑制肿瘤。

5. 其他

其他还有抗炎及免疫抑制作用；抗病原体作用（抗菌、抗病毒）；降血糖；抗疲劳、恢复体力。

6. 毒性

熊胆所含胆汁酸盐类毒性较小。大鼠皮下注射熊去氧胆酸钠与鹅去氧胆酸钠的 LD_{50} 分别为 1250 和 961mg/kg，猴每天口服鹅去氧胆酸 10 ～ 100mg/kg，连续 1 个月，未发现死亡。大剂量组出现腹泻，体重略减。各例的血细胞计数、血尿素氮、血浆白蛋白、谷草转氨酶、乳酸脱氢酶均保持正常范围，肝脏活检未见明显异常。鹅去氧胆酸慢性毒性实验表明，给猴连续服药 6 个月，可引起肝损害。另有报道，给孕猴服鹅去氧胆酸后，发现胎猴肝、肾与肾上腺皮质有损害。人工熊胆剂量高达 1.0g/kg 时做 Ames 试验、生殖细胞染色体畸变试验和微核试验，均未发现致突变和畸变作用。动物实验也未见熊去氧胆酸有致突变的作用，可能熊去氧胆酸不会于体内转变为有毒的石胆酸之故。

三、临床应用

通过查阅，在从汉代到清代的 660 种中医药学典籍（含 8 万多个传统方剂）中，约有 366 部著作记载了熊胆的功效应用及方剂配伍。主要包括《普济方》《太平圣惠方》《圣济总录》《鸡峰普济方》《备急千金要方》《本草纲目》《本草纲目拾遗》等。

1. 传统用法

（1）治虫咬、心痛　熊胆末，如大豆许，水调后服之（《卫生易简方》）。

（2）治目赤障翳　熊胆少许。化开，入冰片一二片，铜器点之。或泪痒，加生姜粉些许（《齐东野语》熊胆丸）。

（3）治五痔十年不瘥　涂熊胆，取瘥止（《备急千金要方》）。

（4）治风虫牙痛　熊胆三钱，片脑四分。上为末，用猪胆汁调搽患处（《摄生众妙方》）。

（5）治小儿惊痫　熊胆二大豆许，和乳汁及竹沥服，并得去心中涎（《食疗本草》）。

（6）治小儿一切疳疾，心腹胀，爱食泥土，四肢壮热　熊胆一钱（研），麝香半钱（研），壁宫一枚（去头、足、尾，面裹煨熟，研），黄连（去须，取末）一钱。上同研极细，以蟾酥和丸，黍米大。每服五丸，米汤送下。量大小加减，无时（《小儿卫生总微论方》熊胆麝香丸）。

（7）治疳羸瘦　熊胆、使君子仁各等份。研细，放入瓷器中，蒸熔，宿蒸饼，就丸麻子大。米饮送下二十丸，无时（《小儿卫生总微论》熊胆丸）。

（8）治小儿奶疳，黄瘦体热心烦　熊胆一分，青黛半两，蟾酥半两，黄连末半两，牛黄一分。上药，都研如粉，以猪胆汁和丸，如绿豆大。每服以粥饮下五丸，日三服，量儿大小，加减服之（《太平圣惠方》）。

（9）治疗蛔心痛　熊胆如大豆，合水服，大效；又方十年痔不差，涂熊胆，取乃止，神效，一切方不及也（《外台秘要》）。

（10）治疗毒恶疮　梅花点舌丹治疗毒恶疮，无名肿毒（《外科全集》）。

（11）治疗肠风痔瘘　熊胆半两，人片脑少许，研和猪胆汁涂之（《寿域方》）。

2. 现代临床与相应的中成药应用研究

（1）肝胆疾病　急性病毒性肝炎（熊胆疏肝利胆胶囊）、慢性乙型病毒性肝炎（复方熊胆乙肝胶囊）、黄疸型肝炎（熊胆注射液、熊胆茵陈口服液）、亚急性重症肝炎（熊胆肝泰冲剂）、肝胆结石（熊胆排石片）、胆囊炎（复方熊胆清肝颗粒）。

（2）心脑血管疾病　冠心病心绞痛（熊胆救心丸）、急性肾性高血压等。

（3）五官科疾病　结膜炎、角膜炎角膜宿翳、晶体混浊、急性虹膜睫状体炎、眼结膜创伤和翼状胬肉、非增殖性糖尿病视网膜病变（熊胆眼药水）、急慢性鼻炎（复方熊胆气雾剂）。

（4）呼吸系统疾病　急性扁桃体炎、急性上呼吸道感染、肺炎、肺心病并霉菌感染（风热清胶囊、复方熊胆含片、熊胆川贝口服液、熊胆降热片、痰热清注射液）。

（5）皮肤疾病　痤疮、带状疱疹（熊胆胶囊、熊胆丸）。

（6）外科　肛肠科（熊胆痔疮膏、熊胆痔疮栓、熊胆胶囊）、骨折、烧伤。

（7）其他　白塞综合征、醒酒解酒、癫痫等。

（8）不良反应　鲁洪武等报道，1例胆囊炎患者因服用西藏产熊胆0.25g，即致急性尿潴留，24小时不排尿。分析原因可能是熊胆中的牛磺脱氧胆酸的解痉作用，致使膀胱肌收缩无力，不能将尿排出。膀胱张力过高，尿道括约肌极度收缩，而致尿潴留。同时亦可能与血压下降有关。于秀娜等报道熊胆致肝功能衰竭1例。王庆峰等报道痰热清致重症多形红斑型药疹1例。

四、引流熊胆研究

我国从20世纪80年代开始逐步对熊的人工饲养及胆囊手术引流胆汁进行开发研究，品种主要为黑熊。引流熊胆技术的发源地在朝鲜。我国首先从取胆技术方面取得成功，随之进行了化学成分、质量控制等项研究，药理、药效及临床研究，熊胆粉制剂开发研究、手术改进及人工养熊繁殖技术研究等。经过 10 余年的研究，熊胆粉作为原卫生部批准的一类新药，在临床上已广泛使用。

目前引流熊胆常用于代替天然熊胆使用，但是二者究竟有多大的相似性，有许多学者进行了比较研究。引流熊胆中总胆汁酸含量与天然熊胆接近，但 TUDCA 含量比天然熊胆低，而 TCDCA 高于天然熊胆，这与薄层扫描法的测定结果基本一致。天然熊胆胆红素含量平均为 0.4%，引流熊胆平均为 0.20%，表明天然熊胆含胆红素较引流熊胆为高。天然熊胆以天门冬氨酸、谷氨酸、丝氨酸、苏氨酸含量较高，而引流熊胆则以谷氨酸、天门冬氨酸、亮氨酸、赖氨酸含量较高。天然熊胆中测得 10 种无机元素，引流熊胆中可测得 14 种无机元素，各种元素含量差异较大。引流熊胆中某些成分的含量受饲料组成、引流年限、引流时间等多种因素的影响，可能会造成和天然熊胆的差异，这些有待于进一步的深入研究。

药理研究证实，人工引流熊胆及天然熊胆均能明显延长戊四氮所致小鼠惊厥的潜伏期，亦能抑制二甲苯引起的小鼠耳部肿胀。人工引流熊胆在解热、镇静、解痉、抑菌等作用方面与天然熊胆也相似。两种熊胆的 LD_{50} 无明显差别。引流熊胆和天然熊胆成分及药效接近。

引流熊胆及天然熊胆二者化学成分和药理作用虽在某些方面具有一定的相似性，但是从更广泛及某些独特方面，引流熊胆与天然熊胆的差别有待于进一步深入研究。

五、熊去氧胆酸

鉴于天然熊胆资源匮乏，人们就试图用人工合成的方法研制熊胆的主要成分熊去氧胆酸作为熊胆的代用品使用，熊去氧胆酸的化学合成方法按原料可分为 3 类：①以动物胆酸类物质（牛胆酸、羊胆酸、鹅去氧胆酸、熊胆酸、猪胆酸、猪去氧胆酸）为原料。②以非胆酸类甾体物质（雄甾烯二酮）为原料。③熊去氧胆酸的 7 位羟基差向异构体——鹅去氧胆酸（CDCA）的全合成。目前熊去氧胆酸的化学合成方法多以动物胆酸为原料，但这些方法中存在着反应操作不便、反应试剂昂贵、步骤多、分离困难、收率低等问题。

药理作用比较，熊去氧胆酸具有引流熊胆的利胆与溶胆固醇胆石、解痉、影响消化、抗惊厥、心血管系统的作用及抗癌、降血糖等作用，但不具有引流熊胆的心脏、胃肠双向调节及镇静、镇咳、抗炎、免疫抑制、抗病原体、抗疲劳、恢复体力等作用。临床熊去氧胆酸用于预防及治疗胆固醇性胆结石及结石引起的胆囊炎、胆管炎、胆汁性消化不良、黄疸等；治疗酒精性和脂肪性肝病、病毒性肝炎、药物性肝炎等胆汁淤积性肝病及原发性胆汁性肝硬化和原发性硬化性胆管炎；另用于治疗高脂血症、回肠病变所致脂肪泻、胆汁反流性胃炎。但人工熊去氧胆酸可见恶心、呕吐、腹泻、皮肤瘙痒、心动过速等不良反应。天然熊胆粉易被人体吸收，在酶作用下降解没有残留，不污染环境，没有相应不良反应。

六、讨论

目前熊胆的化学成分和药理活性均已得到证实，并且在临床应用上也已经取得了明显的疗效。既然熊胆的医疗作用不只是熊去氧胆酸起作用，而是多种成分的共同作用，用熊去氧胆酸代替熊胆值得探讨。引流熊胆成功给熊胆这一珍稀药材提供了丰富的药源，但如何更进一步改进人工引流熊胆的技术和方法，将是保证引流熊胆产业健康发展的关键。另外，应对熊胆的药效进行再评价，研究熊胆合

周超凡
学术传承文集

理使用，把有限的资源用在治病救人的刀刃上，让珍稀的熊胆粉更好地为疑难重症患者服务。

参考文献

［1］国家药典委员会编. 中华人民共和国药典一部［M］. 北京：中国医药科技出版社，2010：1214-1217.

［2］江苏新医学院. 中药大辞典（下册）［M］. 上海：上海科学技术出版社，1975：2584-2586.

［3］张保国，张大禄. 动物学［M］. 北京：中国医药科技出版社，2003，911-933.

［4］金文，迟程，罗天诰，等. 熊胆资源回顾与展望［J］. 云南中医学院学报，1992，15（1）：27-29.

［5］李刚峰. 熊胆药理作用研究进展［J］. 海峡药学，2002，14（1）：4-5.

［6］玉顺子. 熊胆的药理作用及临床应用［J］. 时珍国医国药，2007，18（3）：707-708.

［7］连常宝. 熊胆粉的药理作用及临床应用研究概述［J］. 海峡药学，2008，20（8）：71-75.

［8］徐惠波，孙晓，温富春，等. 熊胆的研究与展望［J］. 中国中医药信息杂志，1998，5（2）：19-20.

［9］孙铁民，梁伟，张启明，等. 熊胆抑瘤作用研究［J］. 辽宁中医杂志，2003，30（1）：66.

［10］王露霏，曲晓波，胡丽娜，等. 动物药整理研究——熊胆［J］. 吉林中医药，2009，29（3）：238-239.

［11］张志霖，彭寿柏. 熊胆乙肝胶囊治疗乙型病毒性肝炎［J］. 湖北中医杂志，2000，22（7）：21.

［12］石丽霞，张文超，张振家，等. 熊胆注射液治疗黄疸型肝炎280例疗效观察［J］. 新中医，2001，33（4）：23-24.

［13］罗梓河，肖树雄，黄东燕，等. 熊胆肝泰冲剂的质量控制及其治疗慢性乙型肝炎的观察［J］. 中药材，2005，（7）：639-640.

［14］吴荣举，吴华慧，戴玉杰，等. 黑宝熊胆胶囊治疗胆囊炎、胆结石的临床观察［J］. 医药卫生论坛，2004，22：94.

［15］梁晓鹰. 熊胆口服液治疗冠心病心绞痛40例临床观察小结［J］. 云南中医药杂志，2000，21（6）：27.

［16］朱薇，王顺清. 熊胆滴眼液治疗结膜炎的临床观察［J］. 华西医学，2003，18（3）：377.

［17］王明芳，周华祥，肖放，等. 熊胆眼药水治疗病毒性结膜炎128例临床观察［J］. 中国中医眼科杂志，1993，3（1）：12-13.

［18］张高发. 熊胆珍珠眼液治疗单纯疱疹性角膜炎28例［J］. 广西中医药，1997，20（5）：29-30.

［19］左宏宇，熊胆眼药水治疗化学性结膜角膜炎的观察［J］. 中华现代中西医杂志，2004，2（4）：367.

［20］朱滨艳，庄伟清，张三娥，等. 熊胆及制剂在眼科的应用［J］. 中华临床医药杂志，2003（67）：11-17.

［21］林仙姬，权泰根. 熊胆滴眼液治疗翼状胬肉［J］. 中西医结合眼科杂志，1995（4）：241.

［22］蒋莉，熊胆逐瘀片治疗非增殖性糖尿病视网膜病变观察［J］. 辽宁中医杂志，2001，28（4）：213-214.

［23］冯则怡. 熊胆眼药水为主治疗急性鼻炎、额窦炎24例［J］. 河南中医，2004，24（4）：45.

［24］侯平玺. 熊胆咽喉散治疗急性扁桃体炎126例疗效观察［J］. 中国中西医结合杂志，1996（8）：503.

［25］程丑夫. 熊胆粉牛黄丸治疗急性上呼吸道感染30例疗效观察［J］. 湖南中医杂志，1997，13（5）：8.

［26］孙玉辉. 痰热清治疗儿童急性肺炎60例［J］. 中国实用医刊，2011，38（14）：126.

［27］李汝安，杨丽美. 熊胆粉治疗肺心病并霉菌感染10例［J］. 云南中医学院学报，1994，17（1）：47.

［28］吴碧玲，王华绵，洪春燕，等．熊胆面膜加甲硝唑治疗痤疮［J］．中国美容医学，2002，（1）：18-19.

［29］杨洁．熊胆粉治疗眼睑带状疱疹36例［J］．华夏医药，2005，18（1）：129.

［30］李正兴，李益筠，骆红，等．熊胆珍珠痔疮膏促进肛肠术后愈合60例总结［J］．湖南中医杂志，2005，21（3）：33-34.

［31］宋俊清，范申云．复方熊胆软膏治疗骨折疗效观察［J］．中药材，1994，17（2）：50.

［32］李美杰．熊胆胶囊外用治疗小面积烧烫伤37例［J］．中国社区医师，2005（3）：44.

［33］宫继宏，宫建雅．熊胆蒙花散治疗白塞氏综合征35例［J］．北京中医，1995（5）：41.

［34］刘学龙，姜晓文．熊胆粉醒酒解酒作用的实验研究［J］．延边大学农学学报，1997，19（4）：221.

［35］王玉莹，李秀英．熊胆抗惊厥作用的实验和病例观察［J］．时珍国医国药，1998，9（4）：315.

［36］鲁洪武，高秀兰．熊胆引起急性尿潴留1例［J］．滨州医学院学报，1996，19（6）：591.

［37］于秀娜，毕伟平，王海燕，等．熊胆致肝功衰竭1例［J］．邯郸医学高等专科学校学报，2005，18（6）：571.

［38］王庆峰，杜舒婷．痰热清致重症多形红斑型药疹1例［J］．中国误诊学杂志，2007，7（7）：1668.

［39］刘娓娓，沈锡中．熊去氧胆酸临床应用进展［J］．世界临床药物，2003，（4）：213-216.

［40］张启明，殷晓建，严克冬，等．高效液相色谱法直接测定熊胆粉中牛磺熊去氧胆酸和牛磺鹅去氧胆酸的含量［J］．药物分析杂志，1993，13（5）：321-323.

［41］贡济宇，史立，于澎，等．RP-HPLC法测定不同产地熊胆中熊去氧胆酸的含量［J］．长春中医学院学报，2002，18（4）：46.

［42］许学泽，张小勇，金星华，等．高效液相色谱法测定熊胆粉中牛磺熊去氧胆酸和牛磺鹅去氧胆酸含量的研究［J］．延边大学学报，1999，25（2）：90-92.

［43］张洪昌，袁辉，尚民，等．引流熊胆中胆红素的含量测定［J］．中国林副特产，1998，11（4）：56.

［44］张启明，胡昌勤．引流熊胆和天然熊胆中微量元素的测定和比较［J］．中国中药杂志，1994，19（8）：458-460.

［45］李君实，吴泽芳，张家碧，等．引流熊胆和熊胆药理作用比较的研究［J］．中国中药杂志，1991，16（12）：749-752.

［46］吴明寿，吴铁，陈志东，等．吴川县人工引流熊胆粉及天然熊胆粉药理作用比较［J］．中药材，1995，18（7）：359-361.

［47］汤胜华，孟艳秋，蔡伶俐，等．熊去氧胆酸化学合成进展［J］．亚太传统医药，2008，4（5）：48-50.

［48］周超凡，刘玉玺，胡欣．国家基本药物实用指南［M］．北京：人民军医出版社，2010：92.

【陈艳虹，薛红卫，周超凡．珍稀动物药熊胆研究概况［J］．中国新药杂志，2012，21（09）：952-955+968】

熊胆粉研究进展述评

【摘要】该文对近年来关于熊胆粉在化学成分、药理作用、临床应用的相关文献进行了较为详尽的论述，表明熊胆粉在治疗多种疾病方面具有显著的药理作用及临床疗效。由于熊胆粉成分比较复杂，且有一定的毒副作用。因此要在对熊胆粉药理作用和临床应用进行深入研究的同时，也要对化学成分、毒副作用详加探讨，旨在为临床广泛而合理地应用熊胆粉提供科学依据。

熊胆粉为熊科动物黑熊 *Selenaretos thibetanus* Cuvier 经胆囊手术引流胆汁而得的干燥品，临床作为熊胆药物使用，属原国家卫生和计划生育委员会批准的一类新药。熊胆始载于《新修本草》，是我国传统名贵中药材，用于药物使用已有千余年历史。活熊取胆的技术最早开始于我国友好邻邦——朝鲜。随着改革开放"开动脑筋""解放思想"号角的吹响，在20世纪80年代初，延边大学农学院率先引进活熊取胆的技术，随后从东北扩展到西北、西南、华南等地区。我国首先从取胆技术方面取得成功，随后对化学成分、质量控制、药理药效、临床应用、制剂开发、饲养技术、手术改进以及人工养熊繁殖技术等方面进行了研究。目前，以活熊引流胆汁方式获取熊胆汁并干燥成"熊胆粉"，已经成为市场提供熊胆的唯一渠道。现对熊胆粉近年来在有效成分、药理作用、临床应用以及毒副作用等研究进展做一述评。

一、化学成分

现代研究发现，熊胆粉化学成分比较复杂，主要含结合型熊去氧胆酸（UDCA）、鹅去氧胆酸（CDCA）、胆酸（CA）、去氧胆酸（DCA）、牛磺熊去氧胆酸（TUD–CA）、牛磺鹅去氧胆酸（TCDCA）及胆固醇类、胆色素类、氨基酸类、蛋白质、肽、脂肪酸、微量元素等。其中熊去氧胆酸是重要的特征成分，胆汁酸被认为是主要成分，但是绝不能替代熊胆粉。到目前为止，大多数学者致力于胆酸成分的药理、药化、药代及临床研究，并取得了可喜的成果。胆汁酸的代表成分熊去氧胆酸已合成并进入国家基本药物。但是对熊胆粉非胆酸部分的研究比较少。熊胆粉的药理作用绝大多数都是胆汁酸类成分发挥作用，但是熊胆粉的一些作用机制尚不明确，很可能与其中非胆酸成分有很大关系。因此，加强对非胆酸成分的研究很有必要，应作为今后研究的重点。

二、药理作用

现代药理研究证明，熊胆具有镇静、镇痛、抗惊厥、解痉、降血压、降血脂、降血糖、镇咳、祛痰、平喘、利胆、溶石、抗菌、抗炎、抗过敏、解毒、止痛、消肿、明目、去翳、抗疲劳等作用。

1. 清热解毒

（1）解热镇痛作用　熊胆粉具有解热作用。熊胆粉能显著降低2,4–二硝基苯酚所致大鼠的体温升高。对热板及醋酸引起的疼痛有明显镇痛作用。

（2）解毒作用　资料介绍给小鼠皮下注射熊去氧胆酸钠200mg/kg可使硝酸士的宁的LD_{50}提高2.7倍，有明显解毒效果。熊去氧胆酸钠、鹅去氧胆酸钠与胆酸钠合用的解毒效果更强。刘颖报道熊胆粉能使CCl_4肝损害大白鼠血清谷丙转氨酶（SGPT）下降，肝脏病理减轻，能提高小白鼠士的宁的LD_{50}，从药理学角度证明了熊胆粉的解毒作用。

刘学龙等通过对熊胆粉解酒醒酒作用的试验发现，熊胆粉各组小白鼠比对照组小白鼠醉酒数减少，耐受时间延长，说明熊胆粉可在相同情况下增加饮酒量，使醉酒率降低，这与实践情况相符，且作用明显。目前认为熊胆粉解酒功效可能与其能够加速体内乙醇氧化有关（$CH_3CH_2OH \rightarrow CH_3CHO \rightarrow CH_3COOH \rightarrow CO_2+H_2O$）。

（3）抗炎作用　熊胆粉具有明显的抗炎作用，对于组织胺皮内注射、乙酸溶液腹腔注射所致小鼠皮肤或腹腔毛细血管通透性亢进，或巴豆油所致小鼠耳肿胀，灌服熊胆粉3.59mg/kg均有显著抑制作用。李武军报道熊胆粉对二甲苯所致小鼠耳部炎症肿胀有抑制作用。邓曼静等通过使小鼠、大鼠创伤，发现熊胆珍珠痔疮膏对小鼠软组织创伤愈合程度明显加快，对小鼠耳缘肿胀明显减轻，使角叉菜胶引起的大鼠足趾肿胀明显减轻，证明熊胆珍珠痔疮膏具有较好的抗炎作用。

（4）抑菌、杀菌作用　刘鸿印等报道熊胆粉对金黄色葡萄球菌、枯草芽孢杆菌、蜡样芽孢杆菌、短小芽孢杆菌和肺炎球菌均有抑制作用，抑菌作用范围较广。邓旭明等研究熊胆滴眼液对角膜烧伤和角膜翳的治疗效果，结果熊胆滴眼液对绿脓杆菌、金黄色葡萄球菌有较强的抑菌、杀菌作用。鄢海燕等研究发现，熊胆粉对金黄色葡萄球菌和大肠杆菌均有明显的抑菌作用。

（5）抗病毒作用　郭建生等探讨了熊胆牛黄胶囊体内外对病毒的抑制作用，结果熊胆牛黄胶囊体外对6种病毒有抑制作用，其中对柯萨奇B族病4型（CoxB4）和副流感病毒Ⅰ型（HVI）有显著抑制作用；体内对小鼠流感性肺炎有显著抑制作用，对流感致小鼠死亡有显著的保护作用，是一种有效的抗感冒药。熊胆滴眼液稀释1∶20以下时对3型腺病毒感染Hela细胞及疱疹病毒感染L929细胞具有良好的保护作用，有抗病毒作用，其对疱疹病毒作用更明显。

（6）抗肿瘤作用　亚硝酸类是强致癌剂，熊胆粉可以有效地清除亚硝胺前体物——亚硝酸钠，并能阻断二甲基亚硝胺在体外的合成，其清除率与阻断率和剂量呈量效关系，表明熊胆粉能起到预防某些癌症的作用。白血病细胞分化的分化诱导及抑制肿瘤作用：引流熊胆可使人早幼粒白血病细胞分化有分化诱导作用；可使人早幼粒白血病细胞系HL60%～80%以上的细胞分化为单核、巨噬细胞特征的细胞，使该细胞失去自发形成集落的能力，同时细胞增殖受到明显抑制。孙铁民等用熊胆对2种瘤细胞和小鼠S180腹水癌进行抑瘤实验。结果发现1g/L熊胆液对人白血病细胞株K562细胞，20mg/L对小鼠的骨髓瘤细胞SP20有明显抑制作用，细胞崩解死亡。20mg/g体重的熊胆与S180腹水癌混合接种昆明鼠腹腔，30只鼠有5只鼠存活60天以上，而单纯腹腔接种S180腹水癌昆明鼠（对照组）9天全部死亡。说明熊胆对培养的瘤细胞有抑制作用。黎众魁等研究了UDCA对人胃腺癌细胞系MGC80-3生长和形态结构的影响，发现UDCA对MGC80-3细胞的增殖活动有明显恶性表型。王硕等通过对小鼠体内移植性肿瘤细胞H22模型研究，发现熊胆粉各剂量组对肝癌H22的抑瘤率均在36.00%以上；各剂量组对肝癌H22小鼠的体重、胸腺指数、脾指数及肝指数均无明显影响。结果显示，熊胆粉对小鼠肝癌H22具有明显的抑制作用。

2.清肝明目

（1）抑制肝纤维化，保护肝脏　权明吉等通过探讨熊胆粉对二甲基亚硝胺（DMN）诱发大鼠肝纤维化的抑制作用。结果证明，熊胆粉具有较好的抑制 DMN 诱发大鼠肝纤维化的作用。其作用机制可能与抑制库普弗细胞（kupffer-cell，KC），减少细胞因子的分泌，抑制肝星状细胞（hepatic satellite cell，HSC）的激活和转化，减少胶原纤维的合成和分泌有关。侯集瑞等研究了熊胆茶的肝保护作用及其抗炎免疫作用。结果熊胆茶对四氯化碳和 D- 半乳糖胺（I）致小鼠的肝损伤有明显保护作用，可使血清中谷丙转氨酶（ALT）、谷草转氨酶（AST）、血清总胆固醇（TCHO）、丙二醛（MDA）的含量明显降低，使肝脏中糖原（CHO）的含量明显升高，且具有一定的抗炎和提高免疫功能的作用。

（2）降血压作用 多种胆汁酸盐均能扩张离体兔耳血管，静脉注射时引起麻醉兔血压下降，并可降低正常或自发性高血压大鼠血压，熊胆粉静脉注射 30mg/kg，冠脉阻力降低同时，可见血压可下降 20% 左右。熊胆粉成分中的胆汁酸盐有不同程度的降压作用，对肾上腺素所致升压反应有一定的对抗作用。对不麻醉的自发高血压大鼠降压作用持久，3～4 天才消失。

3. 利胆消石

（1）利胆作用 早年的试验表明，熊胆水溶液静脉注射能显著促进麻醉兔胆汁分泌，近有试验也证明熊胆粉可促进大鼠胆汁分泌，且胆汁中胆酸含量增加，熊胆所含多种胆汁酸均有显著利胆效果，熊去氧胆酸、鹅去氧胆酸静脉注射均可促进麻醉犬及胆管瘘犬的胆汁酸分泌，鹅去氧胆酸口服也可使猴胆汁和胆汁酸分泌，胆酸也可明显提高灌流猪肝的胆汁分泌量。临床上 8 名胆石症患者口服熊去氧胆酸每日 1g，可使胆汁酸分泌平均值从 1.8mmol/h 增加至 2.24mmol/h。熊胆粉的利胆作用是通过增加胆汁分泌和松弛奥狄括约肌促进胆汁排入十二指肠两方面作用实现的。

（2）预防胆结石及溶解胆石作用 熊胆粉能显著降低豚鼠的胆石生成率，升高胆汁酸浓度，降低胆汁中胆固醇浓度及致石指数，熊胆粉对豚鼠胆囊胆固醇结石有预防作用。临床报告熊去氧胆酸 100mg/（kg·d），连服 2 月，可使胆固醇饱和指数下降一半。孙永宁等进行了金熊胆胶囊溶石利胆作用的实验研究，结果金熊胆胶囊能明显降低实验动物的成石率，有明显的溶石作用，能显著降低成石动物的总胆红素（TBil）、未结合胆红素（UCB）、Ca^{2+} 浓度，从而有效抑制结石的形成，具有显著的利胆作用。苏云明等观察熊胆粉不同剂量（0.16、0.08、0.04g/kg）对食饵性胆固醇类胆结石作用，结果熊胆粉能显著降低家兔食饵性胆固醇胆结石的发生率，降低胆汁中游离胆固醇的含量，增加总胆汁酸的含量，熊胆粉具有预防食饵性胆结石形成的作用。查安生等观察金熊胆安胶囊对实验性豚鼠胆色素结石的溶石作用及机制，结果金熊胆安胶囊有较好的降低胆汁中总胆红素、间接胆红素、Ca^{2+} 浓度及 β 葡萄糖醛酸酶活性的作用。金熊胆安胶囊有较好的溶石作用，其机制与改善致石胆汁、恢复胆囊动力学环境有关。刘嘉等通过对熊胆粉体外溶石、体内防石试验的各组数据对比，发现熊胆粉对胆色素结石、胆固醇结石和混合型结石有溶石作用。实验结果分析表明，熊胆粉能降低胆汁中胆固醇含量，增加总胆汁酸含量，能明显改善成石胆汁成分。鹅去氧胆酸、熊去氧胆酸可使胆汁中胆固醇含量降低，这主要通过抑制胆固醇在小肠的吸收、抑制甲基戊二酰辅酶 A 还原酶的活性从而降低胆固醇合成而实现。

4. 息风止痉

（1）镇静作用 熊胆粉具有显著的镇静作用。灌服 3g/kg 能明显降低小鼠自发活动，腹腔内注射熊胆粉 150mg/kg 也能显著抑制小鼠活动。熊胆粉灌服还能显著增强阈下剂量水合氯醛所致小鼠麻醉，并能在一定程度对抗去氧麻黄碱的中枢兴奋作用。

（2）抗过敏作用（免疫） 延光海等通过 IgE 诱导大鼠被动皮肤过敏反应（PCA）实验，发现精制熊胆粉能明显抑制大鼠 PCA、肥大细胞脱颗粒组胺的释放、细胞内钙摄入，以及肿瘤坏死因子-α、白细胞介素 6、NF-κB、p65 蛋白表达。精制熊胆粉抗 I 型变态反应的重要机制之一是通过抑制 NF-κB 蛋白表达，从而阻止 TNF-α、IL-6 等炎症细胞因子的产生。

（3）抗惊厥作用　惊厥是中枢神经系统机能紊乱而产生的全身或部分躯体肌肉的强直性发作，对于士的宁所致小鼠惊厥，熊胆粉能抑制之。熊胆粉的抗惊厥作用与其所含胆汁酸，特别是熊去氧胆酸有关，研究表明熊去氧胆酸钠 0.2g/kg 皮下注射可使士的宁所致小鼠的尿激酶提高 2.7 倍，熊去氧胆酸钠、鹅去氧胆酸钠与胆酸钠合用时抗惊厥效果更强。熊胆粉所含各胆汁酸对乙酰胆碱的解痉作用强弱顺序依次为去氧胆酸钠＞熊去氧胆酸钠＞牛磺熊去氧胆酸钠＞鹅去氧胆酸钠＞胆酸钠，解痉原理同罂粟碱。

5. 祛痰止咳平喘

（1）镇咳、祛痰作用　小鼠氨雾引咳法实验结果表明，熊胆粉中的胆酸、去氧胆酸与鹅去氧胆酸钠都有明显镇咳作用。0.19mg/kg 熊胆粉腹腔注射对咳嗽潜伏期和咳嗽次数均有一定延长或减少，与 50mg/kg 咳必清的作用相当。大鼠毛细管法祛痰实验表明，胆酸及其钠盐口服有祛痰作用，去氧胆酸口服能使大鼠支气管酚红排泌量增加。刘艳等研究表明，熊胆贝母胶囊能够显著减少浓氨水刺激所致小鼠、豚鼠的咳嗽次数，促进小鼠气管分泌酚红及增加大鼠排痰量；酵母粉所致大鼠发热试验也表明其具有解热作用。结果显示，熊胆贝母止咳胶囊具有显著的镇咳、祛痰及微弱的解热作用。

（2）平喘作用　离体豚鼠肺灌流实验中，胆酸钠能直接扩张支气管，作用缓慢而持久，又能对抗组织胺和毛果芸香碱引起的支气管痉挛。豚鼠药物喷雾致痉挛实验结果，胆酸、胆酸钠、鹅去氧胆酸钠皆有一定的平喘效果。

6. 促进循环，调节代谢

（1）促进微循环　朴英实等观察熊胆注射液对失血性休克大鼠平均动脉血压（MABp）和存活时间的影响及其对失血性休克大鼠肠系膜微循环的作用。结果休克时各组 MABp 显著降低，熊胆注射液组给药后血压回升作用显著，与正常组比较给药抢救 30、60 分钟时分别为 $P < 0.05$、$P < 0.01$；熊胆注射液组明显延长存活时间，与正常组比较 $P < 0.01$。在休克时 2 组肠系膜微血管血液速度均显著变慢，从放血前的线流变为粒流、泥流，红细胞聚集甚至停流。微血管口径均显著变细，微血管活动数均显著减少；而给药后微血管血流速度加快，微血管流态改善，变为粒线流及线粒流，微血管口径舒张，微血管活动数增加，熊胆注射液组与正常组比较均有显著性差异（$P < 0.05$）。中药熊胆逐瘀片可降低糖尿病视网膜病变患者的血黏度，改善视网膜微循环状态，使视力改善，对非增殖性糖尿病视网膜病变有良好疗效。

（2）心脏作用　熊胆粉能增加冠脉流量，降低心肌耗氧量，降低冠脉阻力，能明显增加心排血量，使心收缩力增强，心率减慢。豚鼠离体心脏灌流，熊胆粉冠脉流量增加 19.6%，静脉注射 30mg/kg 可使麻醉开胸犬冠脉流量增加 13.74%；心肌耗氧量开始略升而后明显降低；对于家兔心肌细胞氧代谢，在有氧呼吸时明显抑制，在缺氧呼吸时抑制乳酸生成。

（3）抗血栓作用　张庆镐等观察注射用熊胆粉对脑血栓、脑缺血动物模型的影响。结果注射用熊胆粉可明显抑制大鼠体内外血栓的形成，降低血液黏度，改善血液流变性，抑制血小板聚集，降低血小板黏附性，改善血栓性缺血脑组织病变程度，降低毛细血管通透性，且可降低损伤脑组织中丙二醛（MDA）水平，保护超氧化物歧化酶（SOD）活性。注射用熊胆粉对脑缺血有保护和治疗作用。丁涛等通过对大鼠血栓形成和对血小板的实验证明，注射精制熊胆粉后，能抑制血栓形成，明显抑制血液流变性的异常，同时对血小板聚集也有一定的抑制作用。精制熊胆粉对脑梗死时血小板的活化具有明显的抑制作用。

（4）降血脂作用 临床上常应用降脂药物来治疗脂肪肝。但由于大多降脂药物本身具有一定的肝损害作用，因而限制了其在脂肪肝治疗中的应用。国内学者意外发现熊去氧胆酸具有治疗脂肪肝的疗效，可降低 ALT、AST、谷氨酰转肽酶（GT），降低血脂，明显缓解脂肪肝症状，改善脂肪肝的影像学表现，且不良反应轻微。熊去氧胆酸的作用机制可能与稳定肝细胞膜、保护线粒体、抑制细胞凋亡、调节免疫、利胆等因素有关。通过上述作用从而达到改善脂质代谢、保护肝细胞、促进胆固醇转化和排泄目的。可以认为，熊去氧胆酸是一种治疗脂肪肝较为理想的药物。姜皓等通过对雌性豚鼠的实验证明熊胆粉能降低胆固醇浓度，提高胆汁酸浓度，缓解高脂高热量饮食引起的肝脂肪变性，证明了熊胆粉有治疗和预防肝脂肪变性的作用，且长期应用没有明显肝脏毒副作用。

（5）降血糖作用 刘直等报道，口服熊去氧胆酸 0.49mg/（kg·d），连续给药 5 天，能明显降低四氧嘧啶引起的家兔血糖升高，并可降低糖尿病患者的血糖和尿糖值，无论单独使用或与胰岛素合用治疗糖尿病均有效。

（6）抗疲劳与抗衰老作用 熊胆粉能抑制体内乳酸类物质生成，并能加速疲劳物质排泄，有抗疲劳作用，适用于强体力劳动者、运动员。翟凤国发现，复方熊胆制剂可能通过延长游泳时间和爬杆时间来提高运动耐力，使肝糖原含量提高，使血尿素氮和血乳酸含量降低，使血乳酸脱氢酶活力提高，从而为机体提供更多的能量，延缓了疲劳的产生，进而提高对运动负荷的适应能力；复方熊胆制剂能够明显降低家兔离体十二指肠平滑肌的收缩幅度，其通过抑制肌肉过度收缩、解除平滑肌痉挛来达到延缓疲劳产生的目的。金花淑等认为熊胆粉可使心肌细胞糖原含量明显增多，琥珀酸脱氢酶活性明显增强，乳酸脱氢酶活性明显降低，超微结构的损伤性变化明显恢复，心肌细胞酶释放也明显降低至接近正常水平。

此外，研究显示熊胆粉对细胞缺氧损伤有保护作用等。目前，熊胆粉治疗一些疾病的作用机制尚不明确，或者还有一些药用功效没有被发掘，有待进一步研究。

三、临床应用

唐代甄权《药性论》中最早记载了熊胆的临床应用，用于治疗小儿五疳和虫积日久生疮，也最早注明了熊胆的畏恶禁忌，"恶防己、地黄"。汉陶弘景《名医别录》中最早记录了熊胆性寒。葛洪在《肘后备急方》中引《必效方》提出熊胆有治蛔心痛之效。《新修本草》记载了熊胆还可用于黄疸诸证的治疗。孙思邈《备急千金要方》提及熊胆外用法治疗肠痔。至宋代，有熊胆相关记载的文献多达近 20 种，治疗疾病涉及小儿疳积、惊风、痔疮、眼疾、龋齿龈肿等。金元时期熊胆粉的运用更是进入"百家争鸣"的时代：刘完素《黄帝素问宣明论方》记载由熊胆组成的"菩萨散"治疗诸眼疾；张从正《儒门事亲》用熊胆方"妙功十一丸"治疗惊痫；朱丹溪《丹溪治法心要》记录用熊胆治疗一产妇惊扰得病，并在《丹溪心法》指出熊胆治痔之因在于凉血；张元素《珍珠囊》认为熊胆性味苦寒无毒，治"痔痢至灵"等。

现代，熊胆粉作为熊胆药材在临床上主要用于清热解毒、清肝明目、息风止痉、利胆消石等，治疗内、外、妇、儿等各科疾病。

1. 治疗肝胆疾病

秦山等采用熊胆胶囊口服治疗 78 例急慢性病毒性肝炎患者，并以复方益肝灵治疗 23 例急慢性肝炎患者作为对照，4 周后对其效果进行评价。结果熊胆胶囊治疗组总胆红素复常率为 81%，而复方益肝灵治疗组则为40%；2组的降酶效果均较显著。转氨酶复常率接近80%，治疗过程中均无明显的不良反应。熊胆胶囊对病毒性肝炎患者有较好的治疗作用。

盛镭等采用熊胆胶囊治疗慢性乙型肝炎（CHB）33例，并用同期住院患者20例做对照，观察2组患者黄疸消退情况。结果，加用熊胆胶囊治疗可促使黄疸迅速消退，肝功能得到改善，且对血象及肾功能均无不良影响。方国平等也报道了脱氧熊胆酸治疗慢性乙型肝炎、顽固性黄疸有明显疗效。熊去氧胆酸可提高α–干扰素治疗慢性丙型肝炎的疗效，对丙肝病毒（HCV）、RNA的清除无效，肝组织学特征也无改变。

吴荣举等将265例胆囊炎胆石症患者随机分成黑宝熊胆胶囊治疗组和利胆排石片对照组，其中治疗组214例，对照组51例，治疗组口服黑宝熊胆胶囊，对照组口服利胆排石片。结果，治疗组治愈34例，显效82例，有效79例，无效19例，总有效率达91.12%。治疗组治疗胆囊结石有效率达88.34%，治疗胆囊炎有效率为96.35%。临床观察证实，黑宝熊胆胶囊治疗胆囊炎、胆结石疗效显著。

贾美云将158例患者随机分为2组，治疗组80例，应用熊胆粉和思美泰治疗；对照组78例，给予思美泰治疗，疗程均为2周。观察治疗前后的转氨酶及胆汁酸水平，评估妊娠结局，比较2种治疗方案。结果2组患者治疗后的转氨酶（ALT、AST）、甘胆酸及胆汁酸（TBA）水平均低于治疗前，且治疗组的疗效显著优于对照组，具有统计学差异（$P < 0.05$）；治疗组与对照组对比，早产率、剖宫产率及新生儿窒息率低，具有统计学差异（$P < 0.05$）。结果表明熊胆粉与思美泰联合治疗能够改善妊娠期肝内胆汁瘀积症患者的生化指标及妊娠结局，提高围生儿的生存质量。

2. 治疗呼吸系统疾病

梁丽等将84例支气管肺炎患者（年龄2个月～10岁）分为治疗组和对照组，治疗组42例，采用痰热清注射液（黄芩、熊胆粉、山羊角、金银花和连翘）加抗生素联合治疗；对照组42例，单用抗生素治疗。2组疗程均为7～10天。结果治疗组总有效率95.2%，对照组总有效率71.4%。结果表明，痰热清注射液治疗支气管肺炎疗效显著。申泉森将76例呼吸道感染患者随机分为治疗组和对照组，治疗组38例，采用将痰热清注射液0.25%，4mL/（kg·d）加入5%葡萄糖液100mL中静滴；对照组38例，采用将双黄连注射液1mL/（kg·d）加入5%葡萄糖液100mL中静滴，2组均治疗7天。结果治疗组总有效率94.74%，对照组总有效率65.79%。结果证明，痰热清注射液治疗小儿呼吸道感染安全有效，值得广泛应用。

3. 治疗心血管系统疾病

熊胆粉对于冠心病、心绞痛等心血管疾病的治疗显著。徐静将558例心血管疾病的患者随机分为治疗组和对照组，治疗组419例，口服熊胆救心丸治疗；对照组139例，用速效救心丸口服治疗。通过心电图临床观察治疗组419例，显效138例，有效194例，总有效率为79.24%；对照组139例，显效47例，有效56例，总有效率74.10%。结果证明，熊胆救心丸对心血管疾病疗效显著。许均黎用熊胆粉治疗32例老年心绞痛患者，显效59.4%，总有效率93.8%，提示具有较强的止痛、镇静作用，且无麻醉止痛剂的成瘾性和不良反应，可用于抗心绞痛治疗。

4. 治疗痔疮

梁毅等为观察复方熊胆痔疮霜的疗效，将入选病例随机分为治疗组和对照组，治疗组97例，内痔45例，外痔24例，混合痔28例；对照组68例，内痔38例，外痔12例，混合痔18例。治疗组外用复方熊胆痔疮霜，对照组以1∶5000 KMnO₄趁热先熏后坐浴。结果，治疗组内痔、外痔、混合痔的总有效率分别为97.78%、95.83%、96.43%；对照组内痔、外痔、混合痔的总有效率分别为

84.21%、66.67%、61.11%，表明复方熊胆痔疮霜的疗效显著。

5. 治疗眼科疾病

姬晓敏等对 92 例急性细菌性结膜炎患者采用单盲随机分组、平行对照方法，观察疗效和不良反应。复方熊胆滴眼液联合复方硫酸新霉素滴眼液 46 例为治疗组，复方硫酸新霉素滴液 46 例为对照组。结果，复方熊胆滴眼液联合复方硫酸新霉素滴眼液用于急性细菌性结膜炎，疗效确切。杨洁对 36 例患者，取熊胆粉 1g，加入生理盐水注射液适量，外涂于眼睑疱疹局部，涂药 1～2 天后，局部疼痛消失，红肿明显减轻，疱疹干燥结痂，脱痂后不留瘢痕。结果证明，熊胆粉治疗眼睑带状疱疹疗效确切，这主要与熊胆粉能改善角膜上皮细胞代谢有关。

6. 治疗妇科疾病

张蜀英用以熊胆为主药的中药制剂"伊安胶囊"治疗妇科霉菌性、滴虫性非特异性阴道炎共 297 例，总有效率为 98.2%，且无 1 例出现毒副作用。显示出了熊胆粉较强的消炎杀菌之效。

四、毒副作用

熊胆粉毒性较小。熊胆粉的剂量高达 1.0g/kg 时，无致突变和畸变作用，其腥苦可致少数患者呕吐。鹅去氧胆酸服用量大，耐受性较差，腹泻发生率高，肝脏毒性大；鹅去氧胆酸每日 0.75g，40% 患者可致腹泻，但轻微不影响继续治疗，3% 患者有肝脏毒性表现，停药后可恢复。肝脏毒性的原因是鹅去氧胆酸在肠微生物作用下转变为石胆酸（一种肝毒物质），熊去氧胆酸不良反应主要是腹泻。熊胆粉经过乙醇提取法、乙醇提取活性炭脱色法及乙酸乙酯分离法提纯精制熊胆粉。经过提纯可去除鹅去氧胆酸等不必要的氨基酸、脂肪酸类物质，一方面降低了毒副作用，另一方面还可减轻腥臭味，使其性质稳定，有效成分含量提高，扩大了应用范围，提高了药物疗效。《中国药典》2010 年版已不再收录鹅熊胆酸。

五、讨论

熊去氧胆酸在临床应用擅长治疗肝胆系统疾病。在预防及治疗胆石症、原发性胆汁性肝硬化、原发性硬化性胆管炎、妊娠肝内胆汁瘀积、慢性病毒性肝炎与酒精性、脂肪性肝炎等方面有显著的疗效。然而熊胆粉的临床应用较熊去氧胆酸范围广，除了治疗肝胆系统疾病外，在心血管疾病、呼吸系统疾病、中枢神经系统疾病、眼科疾病、肛肠科疾病中均有应用，这是熊去氧胆酸无法取代的。熊去氧胆酸只是熊胆粉成分之一，并不能完全被替代。

临床报道有患者服用熊胆粉含片导致心律不齐者，这种报道的科学性值得商榷。一方面因为正常人在情绪激动、手术后、运动或大量饮酒后亦可导致心律失常；另一方面，通过大样本的临床试验，熊胆粉制剂（如熊胆救心丸）在治疗冠心病、心绞痛等心血管疾病中疗效显著。

参考文献

［1］吴革林，吴修红，董阑伟，等．熊胆（粉）非胆汁酸类成分研究进展［J］．中医药学报，2011,39（3）：90.

［2］杨淑慧．中国熊胆粉的生产和利用现状［N/OL］．2011-03-25. http://www. Forestry. gov.cn/portal/bhxh/s/711/content ～ 469137.html.

［3］徐愚聪，王野．熊胆粉的研究进展［J］．华西药学杂志，2000，15（3）：200.

［4］徐惠波，孙晓波．熊胆的研究与展望［J］．中国中医药信息杂志，1998，5（2）：18.

［5］谢培山，梁广华，颜玉贞．熊胆的检验与质量考察［J］．药物分析杂志，1981，1（3）：137.

［6］张启明，蒋及年，严克东，等．薄层扫描法测定引流熊胆中熊去氧胆酸和鹅去氧胆酸的含量［J］．药物分析杂志，1990，10（2）：102.

［7］贺玉琢．饲养熊所得熊胆的品质：关于胆汁酸、氨基酸［J］．国外医学·中医中药分册，1995，17（6）：42.

［8］孙文基，朱志立，蔡渭萍，等．熊胆粉中胆固醇的含量考察［J］．中国中药杂志，1995，20（6）：359.

［9］张君贵，杨林，张黎化，等．狗胆、熊胆和猪胆中氨基酸及微量元素的含量测定［J］．黑龙江医药，1995，8（1）：29.

［10］蓁行贞，贺春华，马长德，等．狗胆与熊胆、猪胆有效成分氨基酸及微量元素的分析对比［J］．黑龙江中医药，1994（4）：45.

［11］张启明，胡昌勤，李利民，等．引流熊胆和天然熊胆中微量元素的测定和比较［J］．中国中药杂志，1994，19（8）：458.

［12］王永金，杨泽民．人工熊胆的化学研究［J］．沈阳药学院学报，1991（4）：286.

［13］孙文基，朱志立，蔡渭萍，等．熊胆粉中胆固醇的含量考察［J］．中国中药杂志，1995，20（6）：359.

［14］张能荣．熊胆胆色素的研究［J］．中药通报，1987，12（7）：11.

［15］金文，迟程，罗天浩．熊胆资源回顾与展望［J］．云南中医学院学报，1992，15（1）：27.

［16］吴继军，崔建华．天然与引流熊胆汁、胆粉中蛋白质含量比较［J］．中国兽医学报，1990，10（4）：377.

［17］金大成，尹起范，阚玉和，等．原子吸收分光光度法测定熊胆及其系列产品中的12种微量元素［J］．延边大学学报：自然科学版，1999，25（1）：26.

［18］张红英，陈亚东，庄桂兰，等．引流熊胆药理作用的研究［J］．中草药，1996，26（10）：609.

［19］白云，苏云明，白海玉，等．熊胆胶囊解热镇痛作用研究［J］．中医药学报，2005，33（6）：26.

［20］王浴生．中药药理与应用［M］．北京：人民卫生出版社，1998：1071.

［21］刘颖．熊胆粉的药效学研究［J］．辽宁省中医研究院院刊，1990，5（1）：22.

［22］刘学龙，姜晓文．熊胆粉解酒醒酒作用的实验研究［J］．延边大学农学学报，1997，4（19）：254.

［23］王本祥．现代中药药理学［M］．天津：天津科学技术出版社，1999：272.

［24］李武军，张秀芹，侯放，等．人工引流熊胆及天然熊胆药理作用的比较［J］．中药材，1990（2）：12.

［25］邓曼静，樊志君，黄树明．熊胆珍珠痔疮膏抗炎作用的实验研究［J］．中医药导报，2006，12（12）：63.

［26］刘鸿印，郎非．天然熊胆与熊胆粉体外抑菌试验［J］．中成药，1991（4）：43.

［27］邓旭明，阎继业，周学章，等．熊胆滴眼液药理作用的初步研究［J］．中兽医医药杂志，2002，21（3）：3.

［28］鄢海燕，邹纯才．熊胆粉、猪胆粉、牛胆粉及鸡胆粉中总胆酸的含量测定及其抑菌作用［J］．中国医院药学杂志，2012，32（3）：175.

［29］郭建生，胡海蓉，王小娟，等．熊胆牛黄胶囊抗病毒作用的药效学研究［J］．中医药学刊，2003，21（6）：71.

［30］王春青，吕树臣．熊胆的药理作用与开发利用［J］．当代畜牧，2003，11（2）：35.

［31］孙铁民，梁伟，张启明，等．熊胆抑瘤作用研究［J］．辽宁中医杂志，2003，30（1）：67.

［32］黎众魁，李祺福．熊去氧胆酸对人胃腺癌细胞系 MGC80-3 生长和形态结构的研究［J］．厦门大学学报：自然科学版，1996，35（4）：600.

［33］王硕，睢大筼，陈志鸿，等．熊胆粉对小鼠肝癌 H22 的抑制作用及量效关系研究［J］．长春中医药大学学报，2012，28（2）：202.

［34］权明吉，金仁顺，朴龙，等．熊胆粉对二甲基亚硝胺诱发大鼠肝纤维化的抑制作用［J］．世界华人消化杂志，2005，13（20）：88.

［35］侯集瑞，王秀全，盛吉明，等．熊胆茶对实验性肝损伤动物保护作用的研究［J］．吉林农业大学学报，2004，26（2）：48.

［36］孙永宁，董志超．金熊胆胶囊溶石利胆作用的实验研究［J］．黑龙江中医药，2002（6）：46.

［37］苏云明，佟欣，赵法政，等．熊胆胶囊防治食饵性胆固醇类胆结石作用研究［J］．中医药学报，2005，33（5）：39.

［38］查安生，尤松鑫，李春婷，等．金熊胆安胶囊对实验性豚鼠胆石胆汁中胆红索、钙离子及葡萄糖醛酸酶的影响［J］．中国中西医结合急救杂志，2001，8（3）：26.

［39］刘嘉，万春艳．熊胆粉溶胆结石的作用研究［J］．中国林副特产，2007，89（4）：37.

［40］李君实，吴泽芳，张家碧，等．引流熊胆与熊胆药理作用比较的研究［J］．中国中药杂志，1991，16（12）：749.

［41］董毅，李孟全，李荣，等．熊胆、兔胆对小鼠药理作用的研究［J］．牡丹江医学院学报，1997，18（2）：3.

［42］延光海，李良昌，秦向征，等．精制熊胆粉对 IgE 诱导的肥大细胞脱颗粒和血管通透性的影响［J］．中药药理与临床，2011，27（6）：53.

［43］王玉莹，李秀英．熊胆抗惊厥作用的实验和病例观察［J］．时珍国医国药，1998，9（4）：31.

［44］刘艳，姚素波，刘洁，等．熊胆贝母止咳胶囊对动物的镇咳祛痰解热作用［J］．华西药学杂志，2008，23（5）：570.

［45］朴英实，金京春，朴日龙，等．熊胆冻干粉针剂对失血性休克大鼠肠系膜微循环的影响［J］．微循环学杂志，2001，11（3）：15.

［46］张庆镐，徐惠波，朴惠善，等．注射用熊胆粉对大鼠脑血栓的影响［J］．中草药，2005，36（9）：84.

［47］丁涛，温富春，周继胡，等．精致熊胆粉活血化瘀作用研究［J］．中国天然药物，2005，3（3）：184.

［48］姜皓，施维锦，李可为，等．熊胆粉对豚鼠肝脂肪变性的预防［J］．上海第二医科大学学报，2000，20（4）：313.

［49］刘直，李瑜．简述熊去氧胆酸的药理作用［J］．中成药，1990（1）：33.

［50］翟凤国．复方熊胆制剂抗疲劳作用的实验研究［D］．长春：吉林大学，2006.

［51］金花淑，姜玉顺，黄顺子，等．熊胆对体外培养心肌细胞的保护作用［J］．延边医学院报，1996，

19（2）：83.

［52］闫彦芳，张壮，王硕仁，等．猪、熊胆粉主要成分对 ECV304 细胞缺氧损伤保护作用的比较［J］．北京中医药大学学报，2003，26（1）：33.

［53］崔莲．明代以前熊胆临床应用文献研究［D］．北京：北京中医药大学，2014.

［54］秦山，雷秉钧，陈亚利，等．熊胆胶囊对病毒性肝炎患者退黄作用的临床研究［J］．四川医学，2000，21（2）：25.

［55］盛镭，张迈仑，李海．熊胆胶囊治疗高黄疸慢性乙型肝炎 33 例［J］．实用肝脏病杂志，2004，7（1）：40.

［56］方国平，钱梅云，柳龙根．脱氧熊胆酸治疗慢性乙型肝炎顽固黄疸 60 例临床观察［J］．抗感染药学，2006，3（3）：114.

［57］吴荣举，吴华慧，戴玉杰．黑宝熊胆胶囊治疗胆囊炎、胆结石的临床观察［J］．医药卫生论坛，2004（22）：94.

［58］贾美云．熊胆粉治疗妊娠期肝内胆汁淤积症的临床疗效观察［J］．中国医药指南，2012（30）：278.

［59］梁丽，徐丽霞．痰热清注射液治疗支气管肺炎的临床观察［J］．实用医学杂志，2005，21（23）：26.

［60］申泉森．痰热清治疗上呼吸道感染 76 例临床疗效分析［J］．亚太传统医药，2009，5（2）：73.

［61］徐静．熊胆救心丸的临床应用［J］．黑龙江医药，2011，24（6）：901.

［62］许均黎，引流熊胆治疗老年心绞痛的疗效观察［J］．中西医结合实用临床急救，1996（9）：5.

［63］梁毅，孙卫红．复方熊胆痔疮霜的研制及临床应用［J］．中国误诊学杂志，2007，7（19）：4490.

［64］姬晓敏，郭平华．复方熊胆滴眼液治疗急性细菌性结膜炎 46 例［J］．临床医药，2007，16（13）：57.

［65］杨洁．熊胆粉治疗眼睑带状疱疹 36 例［J］．华夏医学，2005，18（1）：129.

［66］张蜀英．"伊安胶囊"治疗阴道炎的临床疗效观察［J］．四川中医，1994（4）：38.

［67］李广勋．中国药理毒理与临床［M］．天津：天津科技翻译出版社，1992：57.

［68］谢勇．肠易激综合征患者直肠肛门动力学研究［J］．临床消化病杂志，1996，8（2）：156.

【周超凡，高国建，刘颖．熊胆粉研究进展述评［J］．中国中药杂志，2015，40（07）：1252-1258】

第四节　粪便类中药的使用利弊

应该限制粪便类中药的临床使用

使用粪便类中药治病是中医所特有的，但是，粪便类中药的缺点和弊端也是显而易见的。因此，有必要对这个问题进行深刻的研讨与反思，以利于中医药的普及、推广和走向世界。

一、粪便类中药应用现状

我国应用粪便类中药有着悠久的历史。人粪便（人尿、人中白、金汁）、动物粪便（五灵脂、蚕砂、夜明砂、望月砂、鸡屎白、白丁香、两头尖）及粪便的加工制成品（人中黄、秋石）都可入药应用。历代本草、方书不仅悉载前说，而且代有补充，发展到今天已经形成势力，人们不敢对其进行大胆的取舍和改进，否则恐有离经叛道之嫌，即便当今有影响的中医著作也未能免此。《中国药典》1990 年版中，载有五灵脂、蚕砂、夜明砂及失笑散等药、方；现已颁布的《中华人民共和国药品标准　中药成方制剂》第 1～9 册中，共载方 1870 首，其中含有粪便类中药的就占 41 方，计五灵脂 30 方、蚕砂 5 方、人中白 3 方、夜明砂 2 方、秋石 1 方。考其方义、配伍、功用、主治，绝大多数是可用可不用的，而且多以粪便原样入药。只有囊虫丸方中所用的五灵脂未用原样粪便，用的是五灵脂流浸膏，惜未引起重视并做进一步的改进。

二、粪便类中药的缺点和弊端

1. 化学成分不固定

粪便为饮食物在人或动物体内代谢的产物，其成分和含量受饮食结构、健康状况、排便时间、药物等许多因素的影响，成分复杂多变，因而它的化学成分和含量是不确定的，用之临床，其疗效自然也是不确定的。例如五灵脂，夏秋之际采集到的散灵脂和冬春之际采集到的糖灵脂，在有效成分含量和疗效上有较大差别。人尿主要含尿素、氯化钠、氯化钾及尿酸、磷酸等，正常新鲜者为酸性，其中尿素在尿素酶的作用下可渐次分解，生成氨和氯化铵，从而使尿的酸碱度发生变化。不同酸碱度下人尿及其沉淀物人中白是不同的，酸性条件下主要是尿酸钙，而碱性条件下主要是磷酸钙。可见，粪便类中药只能定性而不易定量，质量检测标准也很难控制，生产时不易规范化、标准化、定量化。

2. 不符合卫生标准

流行病学调查表明，肝炎、肠炎、寄生虫等疾病的发生，和粪便污染水源、食物有密切关系。使用粪便类中药，难免"病从口入"，导致上述疾病的发生，如此不但不治病，反而会致病。据《健康报》（1994 年 8 月 7 日）报道：细胞菌病侵入我国，就是通过散发在空气中的飞禽粪便，由呼吸而在肺部寄生、繁殖、扩散而致病的。可见，粪便是许多疾病的传染源，从这个意义上看，粪便类中药弊大于利。

3. 增加患者心理负担

粪便类中药的最大缺点是气味难闻，使用时不符合现代人的卫生习惯和卫生要求，无论内服外用，总给人以和现代文明格格不入的感觉。外用人们尚觉秽物在身，何况内服？给人的恶性刺激是不言而喻的。本类药物大多有一个美丽动听的名字，如金汁、望月砂等，许多患者是盲目服用的，设想一旦知道底细，很容易给患者造成严重的精神、心理负担，从而影响临床疗效的发挥，不但于病体无补，反而致害，甚至会迁怒于医生。

4. 影响中医药的普及和推广

中医药作为中华民族的瑰宝，已经走向世界。在走向世界的过程中，由于一些中药本身的问题，给我们留下许多惨痛的教训。如含有朱砂、雄黄、铅等成分的中药，在出口中受到许多国家的抵制。据《香港联合报》（1994 年 11 月 21 日）报道："根据欧洲联盟的一项行政命令，目前在欧洲市场销售的草药，近 80% 将自明年起成为不得上市的违禁品。"这主要是针对中药制品中含有濒危动物药、重金属类中药而设。含有粪便类中药的药品，应该吸取其中的教训，做到未雨绸缪，不要渴而穿井。

使用粪便类中药，还会造成人们对中医药的不正确认识，甚至还会给人以中医药还停留在"茹毛饮血"时期的错误感觉，阻碍了中医药在世界上的普及和推广。

三、改进措施和建议

1. 限制粪便类中药的临床使用，严格禁止以粪便原样入药的现象出现，并逐渐淘汰之。据悉，《中国药典》1995 年版将取消所有粪便类中药及以粪便类中药为主的处方，这是中药改革非常可喜的一步。

2. 加强对粪便类中药药理、药化及临床应用方面的研究，弄清其化学成分和药理机制，努力学习，寻找其代用品。例如，有人研究了五灵脂的活性成分，并从中分离出五灵脂酸、原儿茶酸、邻苯二酚等 10 余种物质，药理实验证实，上述几种成分有明显的抑制血小板凝集的活性，这和五灵脂活血化瘀的临床功效是一致的。可见弄清其有效成分，就不难寻找出代用品。

3. 应用现代科学技术，开展粪便类中药综合利用方面的研究。如现代制药工业以人尿为原料，提取尿激酶；以孕妇尿为原料，提取绒毛膜促性腺激素。轻化工业以蚕砂为原料，提取叶绿素，制成叶绿素牙膏；以白丁香等鸟粪为原料，提取碳酸钙、磷酸钙等盐类。农牧渔业则用望月砂等兔粪作饲料喂鱼等，都值得中药行业借鉴。

4. 卫生部、国家中医药管理局应加强此类中药的管理研究工作。可以此立题，组织攻关。组织科技人员下乡，充分利用农村剩余劳力，使科研和生产相结合，对粪便类中药进行深加工，制成流浸膏或装入胶囊内使用，使科研和生产相结合，使粪便类中药统一管理、统一销售、统一加工、统一使用。总之，在现阶段内应限制粪便类中药的临床使用，再经过一段时间的过渡后，尽早使其淘汰出局、寿终正寝，这是中医中药继承、发展、创新和走向世界的必然趋势。

【于智敏，周超凡. 应该限制粪便类中药的临床使用 ［J］. 前进论坛，1995（03）：21-22】

论粪便类中药弊大于利

使用粪便类中药治病是中医所特有的。人粪便、动物粪便及其加工制成品都可入药使用。粪便类中药对某些疾病有一定的疗效，这是事实，但是，粪便类中药的缺点和弊端也是显而易见的。两相比较，笔者认为，粪便类中药弊大于利，今论述如下。

一、粪便类中药的历史沿革

我国临床使用粪便类中药有着悠久的历史。早在长沙马王堆汉墓出土的帛书《五十二病方》中，就有大量使用粪便类中药治病的记载。如饮用童便治疗被毒箭射伤后的中毒症，外用醋泡过的人中白治疗小腿外伤等。《黄帝内经》非常详细地记载了鸡矢醴的制法及适应证："有病心腹满，旦食则不能暮食……名为鼓胀……治之以鸡矢醴，一剂知，二剂已。"《伤寒论》中治疗"少阴病，下利，脉微者，与白通汤，利不止，厥逆无脉，干呕烦者"的白通加猪胆汁汤（内含人尿);《金匮要略》中治疗"转筋之为病，其人臂脚直，脉上下行，微弦，转筋入腹"的鸡矢白散，都成功地使用了粪便类中药。

自《开宝本草》载五灵脂、《太平惠民和剂局方》立失笑散后，粪便类中药数目有所增加，临床应用较前广泛。尽管其后的历代医家不断补充丰富，但由于发现了粪便类中药本身的许多问题，其临床应用日受冷落，马粪、牛溲等被自然淘汰，本草不载，方书不用。流传到今天的，只是极少的几味，而实际上被临床使用的，则少之又少。

笔者曾对《全国中草药汇编》《中药大辞典》等有代表性的著作进行对比研究，仅得出有药有名有方的粪便类中药 13 味（表 2）。

表 2 粪便类中药（13 味）

类别	名称	基原	功用
人粪便类	人尿	童便：10 岁以下健康男童小便的中段 妊娠尿：育龄期健康孕妇小便的中段	滋阴降火，止血消瘀 滋阴降火，止血消瘀
	人中白	人尿自然沉结的固体物	清热降火，消瘀
动物粪便类	五灵脂	鼯鼠科动物橙足鼯鼠或飞鼠科动物小飞鼠的干燥粪便	活血化瘀，止血
	白丁香	文鸟科动物麻雀的干燥粪便	化积消癥
	两头尖	鼠科动物雄性褐家鼠的干燥粪便	导浊行滞，清热通瘀
	鸡屎白	雉科动物家鸡粪便上的白色部分	利水泄热，祛风解毒
	夜明砂	蝙蝠科动物蝙蝠、大耳蝠或菊头科动物菊头蝠的干燥粪便	清热明目，散血消积
	草灵脂	鼠兔科动物西藏鼠兔的干燥粪便	通经祛瘀
	蚕砂	蚕科动物家蚕的干燥粪便	祛风湿，止痛
	望月砂	兔科动物蒙古兔等野兔的干燥粪便	明目杀虫

类别	名称	基原	功用
粪便加工制成品	人中黄	为甘草末在竹筒内置入人粪坑中浸渍后的制成品	清热凉血，解毒
	秋石	为人中白的加工制成品，分淡秋石、咸秋石二种	滋阴降火
	金汁	为人粪便的加工制成品	清热解毒，开窍醒神

从其功用来看，只局限于滋阴、清热、活血、消积几个方面，范围较窄，无明显特异性；从粪便类中药组成的方剂来看，数目少，适应面窄，著名方剂不多，有代表性的只有失笑散、蚕矢汤、小金丹等几个方剂。可见古人对粪便类中药的认识是比较深入而客观的。没有哪类药物象粪便类中药这样逐渐萎缩的，其弊利之辩于此可见端倪。

但是，令人不解的是在古代已受鄙夷的粪类中药，在科技文明飞速发展的今天，却还龟缩一隅，小有市场。

《中药大辞典》仅取消金汁，余者悉载。《全国中草药汇编》舍人尿、人中白、人中黄、金汁、秋石，正文中列五灵脂、蚕砂、夜明砂，余者详见于"附录"。五版《中药学》教材仅收五灵脂、蚕砂二药，但《方剂学》中却有失笑散、手拈散（含五灵脂）、蚕矢汤、白通加猪胆汁汤、神犀丹（含金汁）五方。1990版《中国药典》中仅收五灵脂一药，失笑散一方，"附录"中列蚕砂、夜明砂之名录而未言功用主治。现已颁布的《中华人民共和国药品标准　中药成方制剂》第1～9册中，共收方1870首，其中使用粪便类中药的占41方，具体情况是：①含五灵脂的30方：妇女痛经丸、妇科回生丸、舒肝保坤丸、活血调经丸、调经至宝丸、经健胃丸、痛经片、三七活血丸、伤科跌打丸、伤科跌打片、理气舒心片、九气心痛丸、灵仙跌打片、消肿片、调中四消丸、调胃丹、舒气丸、五香丸、囊虫丸、消积丸、小金丹、舒肝健胃丸、胃痛丸、沉香舒气丸、沉香化滞丸、泉州百草曲、胃痛定、舒肝健脾冲剂、舒肝调气丸、舒肝片；②含蚕砂的5方：风湿痛药酒、安阳虎骨药酒、风湿灵仙液、养血愈风酒、史国公药酒；③含人中白的3方：青黛散、琥珀惊风散、口疮吹药；④含夜明砂的2方：蛇咬丸、肥儿宝冲剂；⑤含秋石的1方：健身全鹿丸。

以上41方中，有40方以粪便原样入药，仅囊虫丸1方使用的是五灵脂流浸膏。从其用药情况来看，粪便类中药中最重要的当属五灵脂，而其功用，则仅限于活血一途。就其组方来看，除失笑散外，其他粪便类中药均非方所必需者。

由上可见，粪便类中药的临床应用，有其历史性。在古代，由于可供临床选择使用的药物较少，加之人类和粪便接触较多，因而使用粪便类中药治病在所难免。发展到今天，粪便类中药已非医所必需，粪便类中药应该早日退出历史舞台。令人欣喜的是，笔者日前已从国家药典委员会获悉，即将出版的1995版《中国药典》，将取消所有粪便类中药及其制剂，这是中医药文明的一大进步，也是历史发展的必然。

二、粪便类中药临床应用的弊端

粪便类中药虽然数目很少、应用范围狭窄，但其存在的问题却很多，而民弊病不少，具体表现在以下几个方面。

1. 化学成分不固定

粪便为饮食物在人或动物体内代谢的产物，其成分和含量受饮食结构、健康状况、排便时间、年龄、药物和疾病等许多因素的影响，因而是不确定的，成分和含量不确定，其临床疗效也就难以确定。例如五灵脂，夏秋之际采集到的散灵脂和冬春之际采集到的糖灵脂在有效成分含量和临床疗效上有着较大的差别。人尿主要含尿素、氯化钠、氯化钾、尿酸、磷酸等成分，正常新鲜者为酸性，其中尿素在尿酸酶的作用下可渐次分解，生成氨和氯化铵，从而使尿的酸碱度发生变化。不同酸碱度下人尿及其沉淀物人中白的化学成分是不同的，酸性条件下主要是尿酸钙，而碱性条件下主要是磷酸钙。可见，粪便类中药只能定性而不易定量，质量检测标准难以控制，生产应用时不易规范化、标准化、定量化。

2. 不符合卫生标准

流行病学调查表明，肝炎、肠炎、痢疾、霍乱、寄生虫等疾病的发生，和粪便污染水源、食物有着密切的关系，因而世界各地都加强了对粪便的管理。粪便类中药进入医院、药店、工厂及家庭，作为一个潜在的传染源，时时刻刻都有可能污染食物而威胁着人们的健康，一人得病，全家受威胁，这就是粪便类中药进入家庭的严重后果。而进入医院、药店、制药厂的粪便类中药，其危害不知要大出家庭几倍！而食用者，则有"病从口入"之嫌。1989 年上海甲肝大流行，其教训深刻。细胞质菌病侵入我国，就是通过飞禽粪便的排出，散发在空气中，通过呼吸在人体肺部寄生、繁殖、扩散而发病的（《健康报》1994 年 8 月 7 日）。法国巴黎市中心第三区感染发热性肺病的流行，也是飞禽粪便污染环境的结果（《健康报》1499 年 12 月 25 日）。印度霍乱的流行，更令人触目惊心！可见，粪便是许多疾病的传染源，尽管它有时能治病，但更多情况下会致病，由是观之，粪便类中药弊大于利。

3. 增加患者的心理负担

粪便类中药很大的缺点是气味难闻，使用时不符合现代人的卫生习惯和要求，无论内服还是外用，总给人以与现代文明格格不入的感觉。试想外用人们尚觉秽物在身，何况内服？给人的恶性刺激是不言而喻的。由于粪便类中药大多有一个美丽动听的名字，如金汁、夜明砂等，许多患者是不明真相，盲目服用的。设想一旦知道自己食用了粪便类中药，难免出现以下情形：或拒绝服药，或难以下咽，或强行下咽后杯弓蛇影，造成严重的精神、心理负担，从而影响中药临床疗效的发挥，如此于病体不但无益，反而会致害，患者甚至会迁怒于医生。

4. 影响中医药的普及、推广和走向世界

中国是文明古国，中医药作为中华民族的瑰宝，已经得到极大的普及、推广并开始走向世界。但是，在这个过程中，我们既总结出了许多正面的宝贵经验，又总结得出了许多深刻的教训，其中许多又都是由于我们无知而对中药采取不科学的态度造成的。如含有重金属元素的中药出口受到抵制；含有濒危动物药的中药被严禁出口，都造成了巨大的损失。据《香港联合报》1994 年 10 月 21 日消息："根据欧洲联盟的一项行政命令，将近 80% 目前在欧洲市场销售的草药，将自明年起成为不得上市的违禁品。"并认为"传统中药是造成犀牛和老虎绝种的主要原因"，尽管"经过测试，证明传统中药并未含有濒临绝种动物的成分"。有鉴于此，粪便类中药应该未雨绸缪，不应该亡羊补牢。

特别是在医药科技飞速发展的今天，还使用粪便类中药，会造成人们，尤其是外国人，也有相当一部分中国人对中医药的不正确认识，不明真相的人甚至会认为中医药还停留在"茹毛饮血"的未开化时期，了解内情的人也会对此嗤之以鼻。从这个意义上讲，粪便类中药影响或将会影响中医药在世界上的普及和推广，甚至会有损中华民族的形象，确实是弊大于利。

三、粪便类中药应予取消

迄今为止，粪便类中药已完成其历史使命，应该停止使用，我们此时应加强以下工作。

1. 加强对粪便类中药药理、药化及临床应用方面的研究，弄清其化学成分和药理机制，努力寻找其代用品或合成品。我们曾成功地完成了人工牛黄的种植、人工麝香的合成和虎骨代用品的寻找，我们也一定能完成粪便类中药的科学研究。现在已有人研究了五灵脂的活性成分，并从中分离得到五灵脂酸、原儿茶酸、邻苯二酚等10余种物质，并经药效学证明，上述物质能明显抑制血小板的凝集，这和五灵脂活血化瘀的功效是一致的。可见，弄清其化学成分，就不难进行人工合成或寻找代用品。

2. 应用现代科学技术，加强对粪便类中药的综合研究。如现代制药工业以人尿为原料，提取尿激酶；以妊娠尿为原料，提取绒毛膜促性腺激素；以蚕砂为原料，提取叶绿素，并制成叶绿素牙膏。这些成功的经验，都值得中医药行业借鉴。

3. 严格禁止粪便类中药以原样入药，在现有条件下，必须对其进行深加工后才能使用。同时对含粪便类中药的制剂，要严格审查、严格论证、严格把关，可用可不用的坚决不用。

4. 卫生部、国家中医药管理局应以此立题，组织攻关，在项目、经费、人员落实的基础上，限期完成任务。

5. 组织科技人员下乡，充分利用农村的剩余劳力，建立粪便类中药加工提炼厂，做到统一收购、统一管理、统一加工、统一使用。如此科研和生产相结合，既利于农村脱贫致富，提取后的废物还可作肥料使用，一举多得。

以上从临床应用角度，对粪便类中药做了较全面的研究，进而得出，现今粪便类中药的应用，实在是弊大于利，我们要加强此方面的研究，使其寿终正寝，不进入21世纪。

【于智敏，周超凡. 论粪便类中药弊大于利［J］. 中国中药杂志，1995（12）：759-761】

关于粪便类药物的思考

在我国，粪便类物质用于临床治疗和保健，历史悠久，颇有群众基础；在国外，尿疗也受不少人的青睐。然而，粪便是污秽之物，在物质文明高度发达的今天，粪便类物质直接用于医疗保健还有必要吗？如何看待粪便类药物，是个值得思考的问题。为此，笔者在回顾粪便类药物于我国古代和国内外现代应用概况的基础上，提出看法。

一、我国古代应用粪便类药物的概况

我国应用粪便类药物历史悠久，在长沙市郊马王堆汉墓出土的医学竹帛书籍排印的《五十二病方》中，就有用粪便类药物治病的记载。大约成书于东汉初年的《神农本草经》中，就收载粪便类药物 18 种。收载于梁代陶弘景《名医别录》的粪便类药物 21 种。以上只是举例说明我国古代应用粪便类药物的端倪，为了进一步说明我国古代应用粪便类药物的概况，笔者以整部《本草纲目》记载的全部粪便类药物为依据，分类概述如下。

《本草纲目》记载的粪便类药物来源动物的种数共计 55 种。如人、蚕、鸡、鸽、雀、伏翼、寒号虫、牛、马、兔、鼠等。《本草纲目》记载粪便类药物的种数共计 73 种。如五灵脂、夜明砂、蚕沙、鸡屎白、白丁香、明月砂、两头尖、人中黄、人中白等。《本草纲目》记载粪便类药物的药用部位及其数量。其中屎（粪）类药物：屎（粪）合计 47 种、胎屎 2 种、屎白 3 种、屎中骨 3 种、屎中栗 2 种、以屎（粪）为原料的加工品（粪清，即黄龙汤或称还元水）1 种，共计 58 种。尿类药物：尿 9 种、尿白垩 1 种、尿下泥 1 种、尿中结石 1 种，共计 12 种。用粪便类物质为辅料炮制的药物：用屎（粪）炮制的药物 2 种（均称人中黄）、用尿炮制的药物 1 种（秋石），共计 3 种。

《本草纲目》记载 73 种粪便类药物中，属于《本草纲目》始载的仅 9 种。其余 64 种始载于其他 12 种文献，其中始载于《神农本草经》的 18 种，始载于《名医别录》的 21 种，始载于《唐本草》的 4 种，始载于《本草拾遗》的 10 种，始载于《蜀本草》的 1 种，始载于《开宝本草》的 2 种，始载于《嘉祐本草》的 3 种，始载于《图经本草》的 1 种，始载于《日华本草》的 1 种，始载于《证类本草》的 1 种，始载于《食鉴本草》的 1 种，始载于《本草蒙筌》的 1 种。可以看出，在我国古代，随着时代的延绵，粪便类药物的累计数量逐渐增多，但增多的数量呈减少的趋势。

从《本草纲目》记载的粪便类药物的主治中可以看出，它包括了方方面面的症、病、证，范围很广，数量很多，特将其基本内容归纳如下。粪类药物主治：消渴，头风、风赤眼，天行热狂热疾，热毒湿热，五脏实热，虚劳冷疾，小便遗数，漏精白浊，祛风除湿，肠风下血，止衄，妇人难产、下死胎，崩中产痢，乳胀，经水过多，赤带不绝，胎前产后血气诸痛，通女子月经，治吹奶乳痈，男女一切心腹、胁肋、少腹诸痛、疝痛、血痢肠风腹痛，身体血痹刺痛，肝疟发寒热，骨蒸劳复，痈肿发背疮漏，反胃，痰涎夹血成窠，血贯瞳子，血凝齿痛，重舌，小儿惊风、夜啼，泻痢，肠鸣惊痫，五痫癫疾，杀百虫，解一切毒，蛇、蝎、蜈蚣伤及诸虫咬伤，胎癣，咽喉骨鲠，聤耳出脓疼痛，及耳中生盯疔，齿龈风毒，中恶霍乱，及鬼击吐血，辟温疫，疗疝中暍破伤风，痔瘘，口疮，目中浮翳，瘰疬五痔，涂杂疮，痔疮痔瘘，恶疮、湿癣，下气，通利大小便，傅折伤，消瘀血，呕血吐痰治心腹鼓胀，消癥瘕，消瘰疬诸疮，发痘疮，灭瘢痕，疗破伤风及阴毒垂首者，诸鸟兽骨哽，断酒，解金、银、铜、铁毒等。尿类药物主治：大人中风舌喑，小儿惊风不语，诸风，龟胸，龟背，伤寒热毒攻手足，肿痛欲断，水肿，腹胀脚满，利小便，消渴，男子伏梁积疝，妇人瘕积，破癥坚积聚，反胃噎病，疗疝中暍，癣疬恶疮，风虫牙痛，杀虫解毒，狂犬咬伤，蛇虺伤螫，诸虫咬，化铜、铁，等等。粪类炮制品主治：呕血吐痰。尿类炮制品主治：虚劳冷疾，小便遗数，漏精白浊。

二、当代国内外应用、研究粪便类药物的概况

1. 当代国内应用、研究的概况

从文献记载可知，当代国内应用粪便类药物的种类和数量远不如古代多，范围远不如古代广，但依然有应用，在重要医药文献中依然有记载。《中国药典》1963、1977、1985、1990 年版均正式收载粪便类药物五灵脂，如 1990 年版一部记载五灵脂："【功能与主治】活血，化瘀，止痛。用于胸胁、脘腹刺痛，痛经，经闭，产后血瘀疼痛，跌仆肿痛，蛇虫咬伤。"尽管 1995 年版于"药材及其制品"中撤销了粪便类药物五灵脂，但是直到 2005 年版，由于依然收载含粪便类药物的成方制剂，如十二味翼首散、十香止痛丸、七味铁屑丸等含粪便类药物的成方制剂，所以在其附录Ⅲ"成方制剂中本版药典未收载的药材及饮片"中还收录有五灵脂、夜明砂和蚕砂。当代重要中医药文献依然记载有粪便类单味药物，其品种数量虽然比古代大为减少，但有据可查的也还有近 20 种。如下：《中药学》记载蚕沙、五灵脂。《中华本草（精选本）》记载五灵脂、蚕沙。《中药大辞典》记载人尿、人中白、人中黄、五灵脂、白丁香、牡鼠粪、鸡屎白、夜明砂、秋石。《中药辞海》记载人中白、人中黄、人尿、五灵脂、白丁香、牡鼠粪、鸡屎白、夜明砂、秋石。《中国中药资源志要》记载则多达 18 种：蚕沙、虫茶（虫屎茶）、普通鵟粪便、鸡屎白、乌鸫粪、白丁香、夜明砂、犬蝠粪、黑髯墓粪、中菊头蝠（盐老鼠）粪、大提蝠（大马提蝠）粪、蜂猴粪、猴结（猕猴粪尿复合物）、草灵脂（藏鼠兔粪便）、望月砂（草兔粪便，家兔粪便不作药用）、五灵脂（复齿鼯鼠粪便）、牡鼠粪（雄黄胸鼠粪，即雄老鼠粪）、狼粪便。

当代含粪便类药物的制剂品种数量更多，仅含五灵脂的常用中成药就多达几十种。也看到近期有以五灵脂为主药开发新药及含五灵脂制剂的配伍研究、药理研究的论文。可见五灵脂至今不仅依然入药，甚至还颇受关注。此外，国内对蚕沙也有一些基础研究和临床研究的报道。

另外，粪便类药作为保健手段受到一定程度的欢迎，以尿疗为例，当代国内尿疗在某些范围内受到欢迎的程度，简直到了难以想象的地步。在中国，有尿疗村，全国有 1000 多万人热衷尿疗，成立尿疗协会、尿疗研究中心，召开全国性尿疗学术研讨会等。笔者 2008 年 5 月 29 日以"尿疗"为关键词，在"百度"检出相关资料多达 3.6 万条，可见尿疗相关信息很多。还有专门介绍尿疗的书，列举了 300 个涵盖传染性、呼吸系统、消化系统、循环系统、泌尿系统、血液系统、神经精神系统、内分泌代谢性、妇科、男科、外科、皮肤科、五官科、肿瘤科、其他等 15 个系统（科）的 128 种病症的尿疗范例。

2. 当代国外应用、研究的概况

无独有偶，国外也把粪便类物质用于保健。以尿疗为例，印度前总理德赛饮尿 30 年，享年 99 岁；日本拥有数百万会员规模的"饮尿会"；巴西已召开过八百次的尿疗大会；德国是全民公费医疗

的国家，公民看病不花钱，也有超过 700 万人用尿疗法治病，在德国的 9000 多万人口中，已有 64%（即约 5700 万）的人已经采用或表示愿意采用尿疗法，政府对推广尿疗法也很重视。

最近 10 年来，自饮甘泉（即喝尿）疗法，在世界各地被重新唤醒和迅速发展，已被定位为"第四医学"（第一医学指民间自然疗法；第二医学指中医疗法；第三医学指西洋医学），本来自饮甘泉疗法，既同第一医学有关，也同第二医学有关，现在又定位于"第四医学"，足见其受重视的程度。

尿疗确实是一种古老传统的民间养生医疗方法，但它在人类历史长河中也是与时俱进，在几千年的实践中存在着、发展着，说明了它的价值和生命力。到了二十世纪九十年代，在许多发达国家和地区兴起尿疗热，也绝对不是偶然的。据日本甲尾良一博士尿疗研究所和日本权威性的林原生物化学研究所合作对尿的研究，认为尿疗其实就是人类运用自身体内活性物质，通过体内信息传递机制，发挥其对生命过程的调控作用，是一种生物信息反馈疗法。在人类即将进入生物经济时代（据科学界预测二十一世纪二十年代是生物经济时代形成期）时，必将对医药卫生事业向自然疗法生物疗法方向发展起积极促进作用。因此说尿疗又是一种新型医疗学科，其发展前景是十分广阔的。

三、粪便类物质入药的启示

人们对粪便类药物使用价值的认识大不相同，五灵脂和尿疗是粪便类药物的佼佼者，但其受重视的程度在粪便类药物中没有普遍性。笔者认为对粪便类药物盲目草率地一概废除的观点或做法欠妥，尤其对五灵脂和尿疗，值得立题深入研究。当然，粪便类药物存在诸多如下不足之处。

1. 化学成分不固定。

2. 不符合卫生标准。

3. 增加患者心理负担。

4. 影响中医药的普及、推广及走向世界。

5. 现今容易得到类似用途的药物，不必再用粪便原形。

应用现代科学技术对传统药物进行深加工和深入研究，可以期望从中研发出新药。从妊娠牝马的尿中分离出女性激素、从男性的尿液中提取到雄酮的史例，以及尿疗在国内外受到那么多人的应用和五灵脂被从《中国药典》撤销十多年后依然旺市甚至被作为主药研发新药等事实，应当使我们联想到值得首先加强对尿和五灵脂等粪便类传统药的基础研究。

参考文献

［1］雷载权. 中药学（普通高等教育中医药类规划教材）［M］. 上海：上海科学技术出版社，1995.

［2］国家中医药管理局《中华本草》编委会. 中华本草［M］. 上海：上海科学技术出版社，1998：2420，2491.

［3］江苏新医学院. 中药大辞典［M］. 上海：上海人民出版社，1977.

［4］亢霞生. 尿疗治病 300 例［M］. 北京：知识产权出版社，2003.

［5］朱良春. 虫类药在临床应用上的研究［J］. 中医杂志，1963，（7）：10.

［6］丁伟臣. 用蚕沙止血崩的经验［J］. 中医杂志，1964，（3）：64.

［7］中国药材公司. 中国中药资源志要［M］. 北京：科学出版社，1994.

［8］陈吉禄，刘洋，曲淑清，等. 五灵止痛胶囊质量标准研究［J］. 辽宁中医药大学学报，2007，9（3）：184-186.

［9］王瑾，任艳玲．人参配伍五灵脂对 A549 人肺腺癌细胞增殖抑制及诱导凋亡的实验研究［J］．中国中药杂志，2006，31（7）：585－588．

［10］杨东明，苏世文，李铣，等．五灵脂活性成分的研究［J］．药学学报，1987，22（10）：276．

［11］陈月开，王海雄，袁勤生，等．五灵脂对小鼠血液中 sod 活性的影响［J］．中国生化药物分析，1994，15（3）：161．

［12］王世久，刘玉兰，宋丽艳，等．五灵脂抗血小板聚集作用的药理研究［J］．沈阳药科大学学报，1994，11（4）：246．

［13］李庆明．五灵脂对胃黏膜保护作用的临床与实验研究［J］．中国中西医结合杂志，1996，16（2）：1．

［14］胡龙勤，许德余．蚕沙粗品叶绿素酸降解产物的分离及鉴定［J］．医药工业，1988，19（4）：157－160．

［15］李琴韵，胡蓓莉．雄蚕蛾、蚕蛹及蚕沙的研究概况［J］．上海中医药杂志，1996（11）：45－46．

［16］魏克民．肝血宝治疗白细胞减少症的临床观察［J］．医学研究通讯，1988（4）：23．

【周超凡．关于粪便类药物的思考［J］．世界中医药，2010，5（02）：138－140】

第五节　中药复方的研究

对中药复方研究的探讨

我们结合中医临床实践，从中药化学和药理方面，对复方的研究工作做了些探讨。

一、认真选择所研究的复方及其组成药物

1. 复方的选择

根据研究的目的和方法及研究不同阶段，对复方进行一定的选择是完全必要的。

复方，包括中医学传统使用的经典方——古方；近百年临床使用的有效方——今方；为突出生产，还可分出一类——中成药复方（包括古方和今方）。古方，一般是严格按照"主、辅、佐、使"原则组成，很多经过几百年或更长时间的临床考验，确有独到之处，如四逆汤、补中益气汤等。这类复方的研究，不仅可以弄清其有效物质和作用机理，而且对中医药理论将会有所阐明。今方（包括目前临床上使用的协定处方），已被临床证明治疗某种疾病或者某类症候群有效。如冠心Ⅱ号方（赤芍、红花、川芎、丹参、降香等）防治冠心病，是一个较好的复方。对那些确实有效的，如六神丸、紫雪散、安宫牛黄丸等中成药复方，应当深入研究。而还有相当数量的中成药复方，首先应当进行临床疗效研究。疗效不好者，应淘汰；有些药物在复方内不是必要的，应摒弃。作用相近的中成药，应考虑取舍。

为进行深入的化学、药理和临床的综合研究，本着先易后难的精神，在复方选择时应考虑以下几点：

（1）处方尽可能简化。要尽可能选择那些从临床实践看其药味数不能再减少的复方。因为有的复方，其中的药味数并不见得都是不可少的。例如，选四逆汤（附子、干姜、甘草）这类复方就比选虎骨酒（天津产，53味药）、消胀止痛丸（济南产，43味药）等为好。

（2）选择临床上确实有效的复方着手研究。如前边举的阑尾炎冲剂、冠心Ⅱ号方等。这样，进行药理、化学方面的研究，就易得到较好的结果。

（3）选择那些临床上有补救措施的疾病所用的复方。如大黄牡丹皮汤用来治疗急性阑尾炎伴有大便燥结。此病临床检查指标明确，万一经过药理、化学研究所得到的化合物（或化学分离的一定部位的混合物）再回到临床时，出现疗效不理想的情况，尚可采取手术治疗。

2. 药物的选择——保证药物的可靠性和一致性

中医用药，很强调道地药材和传统制法。复方所选用药材一定要进行品种鉴定，尽可能采用产地、采收时间、加工过程、贮存情况等一致的药材。因为这些因素都可能影响药材内化合物含量和种

类的变化。例如品种，有时处方开"豆根"，实际使用，有时是山豆根（防己科），有时则是广豆根（豆科），它们的成分相差甚远。这样，如果交替使用所总结出的结果，就很难可靠了。

二、复方内有效化合物的分离

复方内的每味药都有多种成分，有的有效，有的无效。所谓有效成分，不仅指主要起生理、生化作用的成分，还应包括只起辅助作用或影响溶解、吸收的成分。研究中药复方的主要内容之一，就是要分离得到复方内的有效成分。鉴于复方所具特点，为分离得到复方的有效成分，化学分离工作可考虑从以下几方面着手进行：

1. 按化合物大类来分离

中药成分可分为生物碱、黄酮、蒽醌、挥发油等几大类。就拿生物碱来说，它是生理活性较强的一类化合物。例如，延胡索的镇痛有效成分为延胡索乙素，长春花抗癌成分有长春花碱（VLB）、长春新碱（VCR）等。因此，从复方化学预试中知道存在某一大类成分后，再将该成分除去，看是否还具原处方的治疗效果或部分疗效；或是将分离得到的某大类成分，代替原复方，看是否具备复方的疗效或部分疗效。然后再做进一步的分离。

2. 按化合物极性（或称溶解度）来分离

中药复方中，有些药物的有效成分极性较小，在水中的溶解度就小，在煎煮过程中溶解出的有效成分就较少，往往影响临床疗效。如冠心Ⅱ号方，其煎液的疗效就不如乙醇提取物为好。这是该复方内的有效成分极性较小，在水内不易溶解，而在乙醇内较易溶解的结果。

3. 按酸碱性来分离

按不同 pH 值分离不同部位，再观察每个部位的疗效。单味药是有不同 pH 值所得部位表现不同生物活性的研究结果的。如毛冬青，pH6 沉淀部分，能使冠状动脉收缩，而 pH4 沉淀后，用乙酸乙酯提取部位却有扩张冠状动脉的作用。复方亦应考虑不同酸碱度所得部位的疗效情况。如乌梅，其水煎液及乙醇提取物 B 至干粉时都能强烈抑制多种细菌。古今都有用乌梅与其他药物配伍组成复方治疗痢疾的记载（如有报道乌梅 18g、香附 12g 共煎治菌痢 50 人，48 人痊愈）。乌梅的水煎液 pH 值为3 左右，如果去掉复方内的酸性成分（乌梅含柠檬酸 19%，苹果酸 15% 等）后，看对复方疗效有何影响。

4. 其他

若从改变中药复方中的一部分来着手进行有效成分的寻找，分离工作还可做如下考虑：

（1）将主要药或主要成分，分得或分去部分再放到复方中使用。例如麻黄汤（麻黄、桂枝、杏仁、甘草），将麻黄中的总生物碱分得或分去，将桂枝中的挥发油分得或分去再放到复方中观察其效果如何。再如四逆汤，将附子中的生物碱类分得（主为乌头碱类）进行水解（水解后的乌头原碱其毒性为未水解物的千分之一以下），将水解产物再放到复方中观察。

（2）已知成分的再观察。例如，黄连解毒汤（黄连、黄芩、黄柏、栀子）用小檗碱代替方中黄连是否可行，或是仅能反映出复方的部分作用。

（3）某类成分分除后再使用于复方，是否能减轻或消除毒副作用。蒽醌苷类化合物具有致泻作用，这已得到证明，但有时不希望蒽醌苷类的泻下作用出现。例如，首乌延寿丸，就不希望出现其中首乌所含蒽醌苷类成分的致泻作用。为此，中医就用制首乌（炮制过程使蒽醌苷类水解）来达到减轻或消除致泻作用的目的。如果将首乌中的蒽醌苷类化合物剔除，就有可能使首乌延寿丸的强壮作用更突出或者能够将复方中的首乌用量加大而达到增强疗效的目的。

至于有效部位的进一步分离，植物化学工作者是有一套办法的，就不再详谈了。但有一点应当考虑到，有效部位的进一步分离，可能出现无效的情况。这种情况很可能出现，因为是复方在起作用。出现这种情况，从化学分离工作来讲，就已证明是复方——"复合物"在起作用。继续分离各个化合物，而后再研究各个化合物的配合使用和疗效（包括临床和药理的效果）。

三、密切结合中医药理论进行复方的药理研究

化学分离所得到的化合物或部位混合物是否有效，得由一定的疗效指标反映出来。疗效指标包括实验药理（如动物试验）、临床药理的指标，而最后的决定性指标是临床疗效。中医治病是在中医药理论指导下，进行辨证论治。离开中医药理论或是中药西用，有时疗效就差。因此，中药药理研究，必须密切结合中医药理论。可从以下几个途径考虑：

1. 根据中医药理论，创制更适合于中药药理研究的实验模型和指标。中医药理论，是我国劳动人民长期与疾病做斗争的医疗实践中总结出来的，在某种意义上讲，是直接由人做试验总结出来的。科学发展到今天，就不应都要直接拿人做实验研究了。应尽力创制符合中医药特点、适合于中药药理研究的实验模型，包括病理、生理、生化等方面的模型和指标。在这方面，国内外已做了些工作。如天津市南开医院设计的"通里攻下""行气开郁"等药理实验方法，我们认为方向是对的。日本药理工作者创制过"虚寒型"的病理模型，方法是让小鼠饥饿、疲劳、受寒，最终造成中医辨证属"虚寒"的症候群。这些方法虽不完善，但是只要不断探索，是能日趋成熟的。如不设法创制新的病理模型，有些方剂是难于找到现成的病理模型而适合其药理研究的。如金匮肾气丸，温补肾阳，治疗慢性肾炎由于肾阳不足所引起的水肿，效果较好。如果只拿利尿消肿作为指标，就有可能否定其疗效。据临床实践的体会，慢性肾炎水肿患者服此方后，尿量未见明显增加，而水肿则逐渐消退了。同时，形寒肢冷、神疲乏力等症状减轻，感冒次数减少。从这些情况来看，仅拿使得 17- 羟（或 17- 酮）皮质类固醇的改善来解释，也是不全面的。

2. 充分利用现有药理模型，密切结合中医药理论，精选合适的药理指标，进行复方的药理研究。近年，在这方面确实做了不少工作。如补中益气汤主要功用为升阳益气，调补脾胃，治疗脾胃气虚、中气下陷引起的胃下垂、子宫脱垂、脱肛等症。实验证明其煎剂对子宫周围组织有选择性兴奋作用，有调节小肠肌张力和蠕动作用。如除去方中的柴胡、升麻后，这种作用就大减且不持久或根本无此作用。但单用升麻和柴胡，就根本不具如上作用。又如，引产方天皂合剂（天花粉、牙皂、细辛、狼毒），密切结合临床实践，精选合适的药理模型，不但分离得到有效成分——天花粉内的花粉素，亦了解到作用机制：使胎盘滋养叶细胞及绒毛间质退变，绒毛间隙大量纤维沉积，形成血栓，胎盘梗死，达引产效果。应用于绒毛膜上皮癌和恶性葡萄胎，也取得一定疗效。总之，现在的药理模型、指标应充分发挥其作用。

3. 直接由临床观察疗效的问题。鉴于现有的动物模型不能很好地反映中医疗效的情况，有时在化学分离的一定阶段所得到的一定部位，在认真进行毒性研究后，可以考虑直接由临床观察其疗效。但在临床观察前，一定要认真分析研究，在观察中一定要密切注视各种情况，最好能采取一些补助措施。

四、尽量采用新技术、新方法

古代对复方（包括单味药）的研究，多用直观的方法。而研究复方的有效成分、作用机理、合理制剂和给药，应尽量采用新技术、新方法。

1. 化学分离和鉴定

目前，作为中药的化学研究，新技术，新方法采用的还是较多较快的。从分离来看，从有机溶剂的分离到层析法的广泛使用（包括气层、高压液层、电泳等）；鉴定方面，更是从熔点测定、R_f 值的取得等到使用红外、紫外、质谱、核磁、X-光衍射等新技术。这些，在复方研究中同样是可以采用和应当采用的。

2. 药理实验

现国内已采用一些新技术、新方法，如用多导电生理仪、电子显微镜、同位素标记等研究药物对机体的生理、病理、生化等的影响。但与先进国家对比，还是较少的。很多新技术、新方法的使用是大有前途的。如气层和高压液层对体内代谢物的分离鉴定是可以使用的。再如，国外有人用核磁共振法研究抗原—抗体的形成机制，从而了解抗病机理。这些新技术、新方法尽管在中药复方药理研究中应用尚少，但能应用，并应尽量采用。

3. 临床研究

有些医院治疗冠心病有一套监护系统，这对掌握病情变化及观察药物疗效，起到很好作用。而中医临床研究，却未见这方面的报道。再如，有时用中药后，尽管从外表看，症状改善不明显，即未见疗效，但生理、生化功能测定就不一定没有变化。国外在这方面的分析工作，正向超微量、高效能、连续自动方向发展。例如，血样检查，国内一次抽血 3～5mL 仅检查肝功能的 2～3 个指标，且需几小时或一两天才能有结果。英国生产的 M-300 型多通道自动分析仪 1 小时可测 300 份样品，每个标本有 20 项指标。有的自动临床分析仪，取血 4mL，在半小时之内可分析 31 项指标。

五、结语

我们认为，单味药研究与复方研究并不矛盾，更不会互相排斥，两者是相辅相成的。单味药研究将为复方研究积累资料，提供依据，打下研究复方的基础，有的还说明了复方的一定作用机理。复方研究也能进一步阐明单味药在配伍中的作用，对深入研究单味药也是有裨益的。因此，我们认为，除那些单味使用的中药重点进行单味药研究外，最好能结合复方来研究单味药。

【岳凤先，周超凡. 对中药复方研究的探讨［J］. 中成药研究，1979（03）：41-43】

中药复方药理学研究探讨

人体是一个有机的整体，一个脏器有病势必影响其他脏器。复方也是一个整体，复方的整体性是针对人体的整体性，按君臣佐使的组方规律而设计出来的。因此，对中药复方进行药理学研究，更接近中医用药的实际和特点。会有助于中药性能、配伍关系、组方规律、中医药理论的阐明，为中医临床用药提供科学依据，并能促进中西医结合。现就复方的研究现状、存在问题以及一些设想分述于下。

一、中药复方药理学研究的现状

中药复方的药理学研究已逐渐引起人们的重视，无论在国内或国外，复方研究的报道越来越多，同时已经取得了一些可喜的进展。现将主要的十个方面归纳于下。

1. 判明在复方中起主要作用的药物和成分

拆方研究在某种意义上说，是一种研究单味药药理的方法来研究复方。例如当归龙荟丸，在临床上验证对慢性粒细胞性白血病有一定的疗效。经拆方研究，发现青黛是有效药物。如果单用青黛，也可使慢性粒细胞性白血病患者的白细胞降至正常，巨脾回缩，甚至骨髓象恢复正常。它对核酸大分子的作用不同于马利兰等烷化剂或抗嘌呤药物，它能使白血病细胞粗糙型内质网明显减少，发生形态改变，成为一种有希望的治疗慢性粒细胞性白血病药物。后来从青黛中提到治疗慢性粒细胞性白血病的有效成分——靛玉红，制成片剂供临床应用。目前，靛玉红已能人工合成，满足临床需要。

2. 说明复方的整体性和方内药物的协同作用

中医治病主要是使用复方，其疗效多数是复方的综合作用或者说是复方整体在起作用。例如补中益气汤，对子宫及其周围组织有选择性的兴奋作用，对小肠有较复杂的调节肌张力和肠蠕动的作用。如果减去升麻、柴胡，则上述作用明显减弱，而且不持久；如果单用升麻、柴胡根本不出现上述作用。又如排气汤（沉香、厚朴、苍术、乌药、木香、麦芽）能促进肠蠕动，用于肠粘连等症。如减去其中任何一种药物，其作用均会减弱，减去乌药影响最大，减去木香肠蠕动就不明显。可见复方有其整体性，各药之间有协同作用，好的复方更不能任意拆方。

复方能增强疗效，降低毒副作用。如四逆汤，附子含消旋去甲基乌药碱有强心作用，但单用附子，其强心作用既不明显也不持久，而且还有一定的毒性。尽管干姜、甘草无强心作用，由于配伍关系，使强心作用增强、持久了，毒副反应降低了。

3. 初步阐明了一部分复方的配伍关系

复方是两种或两种以上的药物，按一定的法度加以组合，并按一定的分量比例制定的。复方是药物配伍的发展，也是药物配伍应用的较高形式，通过复方的药理学研究，初步了解到一些配伍的实质。如六神丸，蟾酥是影响血压、加强心肌收缩的主要成分，雄黄、牛黄、麝香共同起协同作用。在抗炎症实验中，麝香、牛黄合用或麝香、牛黄、蟾酥合用，在抑制大白鼠肉芽肿形成方面存在相乘效果。通过实验和理论推导，麝香、牛黄、蟾酥三药合用，在含量比例上，以 2∶3∶2（即原方的含量比）作用最好，其相乘效果比麝香、牛黄两者合用还强。在抑制血管通透性上，三者比例相同才有相乘作用。在抑制白细胞游走作用上，以麝香作用最强，牛黄次之，蟾酥反有促使白细胞游走的作用；以牛黄、麝香相伍有协同作用；牛黄、蟾酥相伍，抑制作用不仅不相互抵消，反而大大加强，超过单用牛黄。这些研究结果都初步证明了中药复方的配伍和各药之间的组成比例都是很合理的。

又如白虎加人参汤，能降低四氧嘧啶引起大鼠实验性糖尿病高血糖。方中知母、人参虽有明显降血糖作用，但两药同用，在降血糖这一指标上有拮抗作用。人参用量越大，作用越弱，知母、人参用量比为 5∶3（即原方中两药的组成比）时，作用尚能保存。用量比为 1∶1∶8 时，降血糖作用接近消失。如在知母、人参（1∶1∶8）相伍中加入石膏，可使降血糖作用恢复。石膏用量增大，在一定范围内，其作用相应增强，依次加入甘草、粳米，降血糖作用也提高。这就说明了方中主药知母、人参间有拮抗作用，通过石膏的协调，甘草、粳米的相辅，共同发挥了降血糖作用。

4. 精简药物，改进剂型，提高临床疗效

在临床上，有些复方治疗某种病有一定的疗效，但不是每一味药都是必需的，每味药的分量都是恰如其分的。如苏合香丸治疗冠心病有一定疗效，由于药味数太多（15 味药组成），贵重药多不易推广使用。后来根据中医临床需要精简为 6 味药，改名为冠心苏合香丸，由青木香、檀香、苏合香、冰片、乳香、朱砂 6 味药组成。然后经动物试验，发现只有苏合香、冰片两味药有显著的扩张冠状动脉增加血流量的作用。这样一来，将原来 15 味药组成的苏合香丸，精简成苏、冰两味药。通过剂型改进，用固体分散法制成苏冰滴丸。苏冰滴丸比苏合香丸疗效好，剂量小，使用方便，深受冠心病患者欢迎。

5. 改革原方，组成新方，提高临床疗效

在研究复方的过程中，不断改进原方组成新方，使之更好地发挥治疗作用。例如大承气汤，治疗单纯性肠梗阻等病，而兼有便秘苔黄脉实者有一定疗效。经药理研究，此方有增强胃肠蠕动，增加胃肠容积的作用，并能改善微循环和血管的通透性。这不仅能部分阐明此方的作用机理，也为中医"六腑以通为用""痛如痢减"的理论提供了一些依据。天津市南开医院根据中药理论与药理研究结果，结合临床观察，就在大承气汤的基础上增添了具有活血化瘀作用的赤芍、桃仁和破气消导的莱菔子，组成复方大承气汤。这不仅能增加肠管的血流量，还改善了肠管的机能状态，从而对肠管的缺血、瘀血、血管内凝血、出血以及组织坏死等症状发挥较好的治疗作用。总之，复方大承气汤在治疗急腹症方面比大承气汤的疗效大大地提高了。

又如养阴清肺汤，治疗白喉有一定疗效。经药理研究，对白喉杆菌有抑制作用，并能"中和"白喉杆菌毒素。天津市传染病医院和中医研究院中药研究所合作，改革了原方，组成了抗白喉合剂（连翘、黄芩、麦冬、生地黄、玄参），药味数减少了，抗菌作用增强了，疗效有所提高。治疗 248 例咽白喉，大多数在 4 天内退烧，伪膜消失，咽痛好转。据临床研究，对急性扁桃体炎也有较高的疗效。

6. 发现了一些复方的新用途，扩大了主治范围

在复方研究过程中，发现了一些新的药理作用，结合临床实践，扩大了一些复方的主治范围。例如六神丸，治疗咽喉肿痛等病症。经复方药理研究，发现有良好的抗菌消炎、止痛、强心等作用。以这些药理指标为依据，结合临床扩大用于急慢性扁桃体炎、慢性咽炎、牙痛、冠周炎、牙周脓肿、腮腺炎、疖肿、热性病心衰、白血病等。锡类散原来用于口腔溃疡、咽喉糜烂、唇舌肿痛等症。从临床药理得到启发，用锡类散喷雾和灌肠两种方式给药，治疗慢性菌痢取得较好的疗效。后经抑菌试验发现对痢疾杆菌等致病菌有显著的抑制作用，经乙状结肠镜检查，发现此方能减轻或消除肠黏膜充血水肿，促进溃疡愈合，进而扩大用于溃疡性结肠炎、伪膜性结肠炎，并取得了较好的疗效。冰硼散原治咽喉肿痛、口舌生疮、牙龈肿痛有较好疗效。重庆医学院一院（重庆医科大学附属第一医院）妇科根据实验研究结果，将冰硼散简化并制成霜剂，治疗霉菌性阴道炎，随访 82 例，其中 69 例治愈。报告并指出，此药在妊娠期使用，疗效也不受影响。目前，冰硼散的临床应用越来越广。据临床报道，治白血病合并口腔感染，用冰硼散冲温开水漱口；治小儿鹅口疮，用冰硼散调搽患处；治慢性化脓性中耳炎，将冰硼散吹入耳内；治非特异性溃疡性结肠炎，用冰硼散加普鲁卡因保留灌肠等。

7. 初步阐明了一些复方的作用机理

复方疗效是怎样发挥的呢？在未做复方药理学研究之前是不清楚的。尽管方剂学上有很多方义、方解，仍较笼统。这几年在复方作用机制方面做了不少工作。如生脉散，对狗、兔实验性休克有强心、升压和保护作用，并对其作用机理进行了研究，发现其强心效应在于它能兴奋心肌的 β 受体，改善缺血心肌的合成代谢。它还能抑制心肌细胞膜三磷酸腺苷酶的活性，改善心肌细胞膜对某些阳离子的主动运输；可使停搏的心脏重新跳动，促进复苏。有人认为生脉散是一个相当完善的强心合剂。

8. 发现一些复方的毒副作用比方内单味药低得多

在临床上，我们发现有些药物毒副作用大，根本无法单独使用，但将它放到复方中使用，通过配伍关系，毒副作用大大降低了。如常山有良好的抗疟作用，但恶心、呕吐反应严重，影响临床使用。若将常山放到复方中使用，如在截疟七宝饮中应用，恶心呕吐反应就很轻微，甚至不出现。这主要是槟榔，其次是草果对抗了常山的毒副作用。如果再加上乌梅，其毒副作用还可进一步下降。再如四逆汤，也是如此，附子的毒性比四逆汤大 4.1 倍，临床应用四逆汤几乎不显毒性反应。

中成药迁肝片，由斑蝥、绿豆加工制成，用于慢性迁延性肝炎有一定疗效，且无明显毒副作用。如果单用斑蝥毒副作用很大，人耐受不了。历来视斑蝥为狼虎之药，怎能敢用，但配以绿豆确达解除毒副作用的目的。

9. 把一些疾病的辨证用药与辨病用药初步结合起来

中医以辨证为主，也有辨病；西医以辨病为主，也要辨证。怎样把辨证和辨病结合起来呢？其方法、途径很多，复方的药理学研究也应算一种。例如感冒，对感冒病毒有抑制作用的复方有银翘散、荆防败毒散、藿香正气散等。如果只辨病，不辨证，如中药西用任选一方即可。临床实践告诉我们这样选方不行。外感风寒患者用上辛凉解表的银翘散，往往出现怕冷、怕风、乏力、胃寒、食欲不振等症状，甚至伤了患者的阳气、正气。这是怎么回事呢？这是违反了"寒者热之，热者寒之"的治疗原则了。中医的寒热辨证，从某种意义上讲，包括了对交感神经和肾上腺系统机能状态的判断。外感风寒的患者，其交感神经和肾上腺系统的机能状态很可能处在抑制情况下，用辛凉解表剂银翘散将使其抑制得更厉害。这也是我们平常所说的寒病用寒药，好像是冰上加霜；反之，热病用热药，好像是火上加油，越烧越烈。这样，当然对患者不利。我们把辨证与辨病结合起来，给外感风热患者用上银翘散；给外感风寒患者用上荆防败毒散；给外感暑湿患者用上藿香正气散，真正做到既对证，又对病，临床疗效自然会明显提高。

10. 初步阐明了部分中医药理论，促进中西医药结合

中西医药理论结合，既需要中西医药理论的各自发展，又需要对中医药理论进行科学的阐明。通过对代表性复方的研究，能阐明部分中医药理论。如对温补肾阳的肾气丸进行药理学研究，会初步了解到肾阳虚的本质。现在我们知道，肾阳虚的人或动物有下丘脑—垂体—肾上腺皮质系统功能紊乱的

情况，试用温补肾阳的肾气丸治疗以后，能得到不同程度的改善或完全恢复正常。温补肾阳药有可的松样的正作用，但没有激素类副作用。它能拮抗外源性激素的反馈抑制作用，防止肾上腺皮质的萎缩。长期应用激素形成依赖性、顽固性哮喘的患者，由于都有垂体—肾上腺皮质系统兴奋性低下的表现，因此多年撤不掉激素。根据上述机理，用温补肾阳药改善垂体—肾上腺系统的功能，终于在三五个月内撤了激素。以上均说明了中医所说的肾阳虚与西医学的下丘脑—垂体—肾上腺皮质系统功能低下有一定的关系，温补肾阳的肾气丸治之有效。

二、中药复方药理学研究中存在的问题

中药复方药理学研究中存在的问题和遇到的困难是很多的，这里不能一一分述，只择其主要的分述于下。

1. 对于复方的实验设计感到困难

从事中药复方药理学研究的工作者多数未系统学习过中医药理论。在实验设计时往往用西医药学理论来套，有时套得合适，有时就套得很不合适。现举一个套得不合适的例子，如中医"痰证"，就其内容来讲相当广泛，除了与西医药学相同的以外，与中医痰证有关的疾病很多，可以说内外妇儿各科都有，现择其主要的列表说明于下。

表3　由中医"痰证"引起的疾病（中西医病名对照）

中医病证	西医病名
中风（痰迷心窍）	脑血管意外、面神经麻痹
癫狂（痰火扰心）	精神分裂症、反应性精神病
痫证（风痰上壅）	痫症
梅核气（痰气交阻）	咽部异物感、癔症球
瘿瘤（痰气郁结）	甲状腺肿大、甲状腺瘤
瘰疬（痰核）	颈淋巴结结核
痰饮	不全性幽门螺杆菌所致的胃潴留、积液性肠梗阻、胃肠功能紊乱
龟背痰	脊柱结核
鹤膝痰	膝关节结核
附骨痰	股骨结核
乳痰	乳房结核
睑生痰核	睑板腺囊肿

从上表不难看出中医痰证是相当广泛的，故有"百病多由痰作祟"和"一切怪病皆属于痰"之说。中医祛痰方药，除有祛痰、止咳、平喘、消炎等作用外，有些祛痰药、方（如白附子、天南星、礞石滚痰丸等）有镇静、安定、抗惊厥等作用；有些祛痰药、方（如海藻、昆布、苏子、白芥子、海藻玉壶汤等）有抗甲状腺肿的作用；有些祛痰药、方（如白附子、猫爪草、消瘰丸等）有抗结核作用。如果对中医药理论了解不够，或只表面地理解中医的"痰证"，对于祛痰方药，只设计祛痰试验，显然是不全面的、不合适的。有时还可能观察不到祛痰的效果，进而否定中医药理论和有效复方。

2. 对中药复方研究重视不够，困难估计太大，不能辩证地看待难与易

最近几十年，中药药理研究工作主要集中在单味药的研究上，尽管已经取得较大的成绩，积累了丰富的资料，但对中药复方的研究和中医药理论的阐述贡献不大。中医治病主要是使用复方，单味药是放到复方中使用的。为了还中医用药的本来面目，应加强中药复方的研究。中药复方有个配伍问题，配伍以后，其药理作用可能会有所变化。中药复方的药理作用，不一定是单味药作用的相加，从单味药上分析，也不一定完全具备。如葛根汤经动物试验有解热作用，但组成葛根汤的七味单味药本身均无解热作用。因此，单味药研究代替不了复方的研究。即使单味药研究清楚了，复方的配伍、组方规律也得深入研究。有人认为单味药的药理尚未研究清楚，复方药理就无法搞了。其实，也不尽然！有些同志对中药复方与单味药的药理学研究的难与易缺乏辩证的认识。从药理学角度来看，一般认为复方总比单味药复杂，单味药总比复方简单。这个说法虽然大家公认，但也是相对的。如果拿复杂的单味药，如人参（做过的各种药理指标有几百个）、桔梗（做过的药理指标48个）与一般的复方，如生脉散、冠心Ⅱ号方（都只做过十多个药理指标）相比，单味药并不简单，复方并不复杂。从客观研究效果来看，人参、桔梗还是没有完全研究清楚，仍难阐明有关人参、桔梗的中医药理论；相反地，由于复方有坚实的中医临床基础，尽管选用的病理模型和药理指标不多，却基本上阐明了中医用生脉散、冠心Ⅱ号方的科学依据。由此可知，复方与单味药药理学研究的难与易是相对的。关键在于掌握好中医药理论，选择合适的病理模型和药理指标，这样才能使实验结果少落空。

3. 中药复方研究尚缺乏合适的病理模型和药理指标

根据中医药理论创制合适的病理模型和药理指标来反映中药复方的特点，是当务之急，不可等闲视之。目前国内外虽创制了一些类似中医的阴虚、阳虚、气虚、血虚、气血两虚、脾虚、虚寒证等模型，方向是对头的，应继续努力，不断改进，使之日益完善。如果没有合适的病理模型和药理指标，是很难阐明中医药理论和复方的科学性的。例如，肾气丸用于慢性肾炎水肿患者，而有肾阳虚症状时，确有良好的疗效。如果只拿利尿消肿作为药理指标，肯定不能确切反应它的疗效。根据我们的临床体会，慢性肾炎水肿患者服肾气丸后，尿量并未增多，水肿就渐渐消退了，同时，形寒肢冷、神疲乏力、腹胀便溏等症减轻，感冒次数也明显减少了。从临床表现来看，利尿作用是解释不了的，再拿17-羟皮质类固醇排出增多来解释依然是不全面的，这里还有能量代谢的改善、免疫功能的增强等因素参与。如果不搞综合设计和综合研究，是很难说明肾气丸的药理作用的。

在未创制出合适的病理模型和药理指标以前，一定要结合中医药理论，充分利用现有病理模型和药理指标，或逐步改革现有的病理模型和药理指标，使之为中药复方研究服务。

三、对中药复方药理学研究的一些设想

复方研究难度较大，在实验设计和研究方法途径方面尚存在不少问题，有些问题尚未发现，只能在工作中一边摸索，一边解决。现就想到的谈几点看法。

1. 选择好复方是很关键的问题

中药复方浩如烟海，有古方、今方、中成药复方以及各医院的协定处方，看起来真是使人眼花缭乱，似乎很难入手。其实，常用的复方也不过200来个。在这200来个复方中，我们再选择临床最常用的、组成简单的、疗效确切的、药理指标明确的、观察指标多的，对于这些指标，最好是既可定性，又可定量。经这样严格挑选以后，再上实验室，临床研究就不易落空。

为了给复方研究打好基础，在做复方之前，还可先做一些中医临床常用的药对。有些药对是复方

中的主药，本身就是一个小复方。如黄芪配当归，既是一个药对，又是一个小复方——当归补血汤，而且是归脾汤、十全大补汤中的主要药对。我们研究这些药对，可以探索组方规律和用药理论，为深入研究复方打下良好的基础。

2. 保证中药复方组成药物的质量

复方是由两种或两种以上的中药组成的，方中药物的质量直接影响复方的药理作用和临床疗效。而中药质量的优劣与多种因素有关，常受品种、采收季节、产地、药用部分、加工炮制等多种因素影响。药理工作者都希望得到品种清楚、质量良好、成分稳定、疗效可靠、实验室和临床重复性好的中药。因此，在做复方药理学研究之前，一定要层层把关，确保药物质量，不然的话，就很难确保复方研究的正确性。譬如，中药山豆根，第一次实验用防己科的蝙蝠葛，第二次用豆科的广豆根，其实验结果自然不同。由于两药科属不同，成分不同，药理、临床当然不同嘛！因此，中药复方研究一定要把好质量关。

3. 联系中医药理论与"证"来研究

对中医理论研究得越深入，阐明的机理越多，越客观化，将有助于中药复方作用机理的阐明。如对中医藏象理论"肾"的研究，在初步阐明"肾"本质的同时，也部分阐明了补肾方药（如肾气丸、六味地黄丸）的作用机理；对补肾方药的研究，既能阐明补肾方药的作用机理，又能进一步阐明中医"肾"的本质。总之，这两者是相辅相成、相互促进的，不能割裂开来看。

中医治病是辨证论治，是非常重视"证"的，中药复方的疗效与"证"密切相关。如五苓散，只适用于内停水湿，外有风寒所致的头痛、发热、小便不利、烦渴欲饮、水入即吐、脉浮、苔白腻等症，或水湿内停所致的水肿、身重、小便不利或泄泻，以及暑湿吐泻等症。它对健康人、正常家兔和大鼠均无利尿作用，但当机体有水盐代谢障碍而形成水肿时，则能发挥明显的利尿作用。只有对证才能发挥疗效，也就是说，只对特定的病理状态有效，而对正常机体不一定有作用。因此，今后在进一步加强中药复方研究的同时，加强中医"证"的研究，搞清复方与"证"的内在联系，将能促进中药复方和中医药理论的客观化。

4. 要注重临床药理研究

目前中药复方研究尚缺乏合适的病理模型和药理指标，有些研究工作暂时还不适于做实验室研究。在这一情况下，多做一些临床药理研究是必要的、合适的。临床药理研究为实验室提供较多的线索、苗头。在实验室里可以模拟临床研究，一些不能在临床做的药理指标，可设计在实验室中做；从实验室得来的结果，又可供临床研究参考。经过反复实践，即临床研究—实验研究—临床研究，这样进行下去，就能在总结、整理、提高辨证论治应用复方的过程中，既能使复方作用机理逐步得到阐明，又能使中医的"证"与机体的机能状态、病理改变结合统一起来，使"证"客观化，为中西医药结合打下基础。据我们所知，上海的华山医院就是这样搞的。他们从辨证论治中发现功能性子宫出血等六种全然不同的疾病，当发展到一定阶段时，都可出现肾阳虚的症状，经临床深入研究，都有垂体—肾上腺皮质系统功能减退的共同特点，用温补肾阳方药治疗都有较好疗效，并能使垂体—肾上腺皮质系统功能改善和恢复，从而达到异病同治的目的。为探求肾阳虚的实质和温补肾阳方药的作用机理，又从临床转入实验室研究。在实验室研究时，就从肾上腺皮质功能低下入手，用大量皮质素"逼虚"小鼠，模拟中医"阳虚"证，然后再用补肾阳药治疗，从中探索温补肾阳方药的作用机理和中医肾的本质。

5. 中药复方研究必须采用新理论、新技术、新方法

中药复方多数制成汤剂供患者服用，汤剂中的有效成分以水溶性成分为主。要研究这部分成分，需采用一些很灵敏的生物鉴定方法和一些离体组织、离体细胞的方法，以至于亚细胞水平的工作。如近年来发现丹参水溶性成分的生物效应与 cAMP 的作用有许多相似之处。一般剂量的丹参水溶性成分可抑制体外匀浆上清液中磷酸二酯酶的活力，从而提示丹参可能通过提高 cAMP 而发挥作用。特别是对一些作用温和、没有明显毒副作用的复方，只采用正常完整的动物试验，往往不易得出阳性结果。我们应当重视中药对生物机体有重要调节作用的物质（如下丘脑激素、环核苷酸、前列腺素和生物胺等）的影响，也就是说要研究中药能干预这些介质作用的物质基础，必须采用生物化学的理论和分析的实验方法，去寻找具有生物活性的化学物质结构。这一点必须给予重视，让中药复方的药理学研究提高到分子生物学水平。

【周超凡，张静楷. 中药复方药理学研究探讨［J］. 中成药研究，1980（03）：4-9】

对中药复方的药理学研究的设想

中药复方是中医药学理、法、方、药的一个重要组成部分，方是法的具体表现，又是药的集中化。复方是一个整体，它的整体性是针对人体的整体性，按君臣佐使的组方规律设计出来的。因此对中药复方进行药理学研究，更接近中医用药的实际和特点，会有助于中药性能、配伍关系、组方规律、中医药理论的阐明，为中医临床用药提供科学根据，并能促进中西医结合。

复方研究难度较大，在实验设计和研究方法、途径方面尚存在不少问题，有些问题尚未发现，只能在工作中一边摸索，一边解决，现就想到的谈几点看法。

一、选择好复方是很关键的问题

中药复方浩如烟海，有古方、今方、中成药复方以及各医院的协定处方，看起来真是难以入手，其实常用的复方不过200来个。因此，选择临床最常用的、组成简单且疗效确切、药理指标明确、观察指标多的（这些指标既可定性又可定量），然后再上实验室，临床研究就不易落空。我们初步想到的，如麻杏甘石汤、白虎汤、理中汤、四逆汤、大承气汤、平胃散、茵陈蒿汤、五苓散、苓桂术甘汤、二陈汤、生化汤、四物汤、四君子汤、生脉散、当归补血汤、六味地黄丸、肾气丸、玉屏风散、四神丸，等等，可考虑先做。

为了给复方研究打好基础，在做复方之前，还可先做一些中医临床常用的药对。有些药对是复方中的主药，本身就是一个小复方。如黄芪配当归，既是一个药对，又是一个小复方——当归补血汤，而且是归脾汤、十全大补汤中的主要药对。我们研究这些药对，可以探索组方规律和用药理论，为深入研究复方打下良好的基础。要研究的药对很多，如石膏配知母、麻黄配杏仁、大黄配芒硝、当归配川芎、人参配附子、桃仁配红花、金铃子配延胡索，等等，都值得研究。

二、保证中药复方组成药物的质量

复方是由两种或两种以上的中药组成的，方中药物的质量直接影响复方的药理作用和临床疗效。而中药质量的优劣与多种因素有关，常受品种、采收季节、产地、药用部分、加工炮制等多种因素影响。药理工作者都希望得到品种清楚、质量良好、成分稳定、疗效可靠、实验室和临床重复性好的中药，因此，在做复方药理学研究之前，一定要层层把关，确保药物质量。不然的话，就很难确保复方研究的正确性。譬如，中药山豆根，第一次实验用防己科的蝙蝠葛，第二次用豆科的广豆根，其实验结果自然不同。由于两药科属不同，成分不同，药理、临床当然不同。因此，中药复方研究一定要把好质量关。

三、中药复方研究要结合中医理论研究

中药复方研究要与中医理论研究结合起来，特别要与中医"证"的研究结合起来。对中医理论

研究得越深入，阐明的机理越多，越客观化，将有助于中药复方作用机理的阐明。如对中医藏象理论"肾"的研究，在初步阐明"肾"本质的同时，也部分阐明了补肾方药（如肾气丸、六味地黄丸）的作用机理；对补肾方药的研究，既能阐明补肾方药的作用机理，又能进一步阐明中医"肾"的本质。总之，这两者是相辅相成、相互促进的，不能割裂开来看。

中医治病是辨证论治，是非常重视"证"的，中药复方的疗效与"证"密切相关。如五苓散，只适用于内停水湿，外有风寒所致的头痛、发热、小便不利、烦渴欲饮、水入即吐、脉浮、苔白腻等症，或水湿内停所致的水肿、身重、小便不利或泄泻，以及暑湿吐泻等症。它对健康人、正常家兔和大鼠均无利尿作用，但当机体有水液代谢障碍而形成水肿时，则能发挥明显的利尿作用。只有对证才能发挥疗效，也就是说，只对特定的病理状态有效，而对正常机体不一定有作用。因此，今后在进一步加强中药复方研究的同时，加强中医"证"的研究，搞清复方与证的内在联系，将能促进中药复方和中医药理论的客观化。

四、临床药理研究要与实验室药理研结合起来，取长补短，相互促进

目前中药复方研究尚缺乏合适的病理模型和药理指标，有些研究工作暂时还不适于做实验室研究。在这一情况下，多做一些临床药理研究是必要的、合适的。临床药理研究为实验室提供较多的线索、苗头，在实验室里可以模拟临床研究。一些不能在临床做的药理指标，可设计在实验室中做；从实验室得来的结果，又可供临床研究参考。经过反复实践，即临床研究—实验研究—临床研究，这样进行下去，就能在总结、整理、提高辨证论治应用复方的过程中，既能使复方作用机理逐步得到阐明，又能使中医的"证"与机体的机能状态、病理改变结合并统一起来，使"证"客观化，为中西医药结合打下基础。据我们所知，上海的华山医院就是这样搞的。他们从辨证论治中发现功能性子宫出血等六种全然不同的疾病，当发展到一定阶段时，均可出现肾阳虚的症状，经临床深入研究，都有垂体—肾上腺皮质系统功能减退的共同特点。用温补肾阳方药治疗都有较好疗效，并能使垂体—肾上腺皮质系统功能改善和恢复，从而达到异病同治的目的。为探求肾阳虚的实质和温补肾阳方药的作用机理，又从临床转入实验研究。在实验室研究时，就从肾上腺皮质功能低下入手，用大量皮质素"逼虚"小鼠，模拟中医"阳虚"证，然后再用补肾阳药治疗，从中探索温补肾阳方药的作用机理和中医肾的本质。

五、中药复方研究必须采用新理论、新技术、新方法

中药复方多数制成汤剂供患者服用，汤剂中的有效成分是以水溶性成分为主的。要研究这部分成分，需采用一些很灵敏的生物鉴定方法和一些离体组织、离体细胞的方法，以至于亚细胞水平的工作。如近年来发现丹参水溶性成分的生物效应与 cAMP 的作用有许多相似之处。一般剂量的丹参水溶性成分可抑制体外匀浆上清液中磷酸二酯酶的活力，从而提示丹参可能通过提高 cAMP 而发挥作用。特别是对一些作用温和、没有明显毒副作用的复方，只采用正常完整的动物试验，往往不易得出阳性结果。我们应当重视中药对生物机体有重要调节作用的物质（如下丘脑激素、环核苷酸、前列腺素和生物胺等）的影响。也就是说要研究中药能干预这些介质作用的物质基础，必须采用生物化学的理论和分析的实验方法，去寻找具有生物活性的化学物质结构。这一点必须给予重视，让中药复方的药理学研究提高到分子生物学水平。

【周超凡，张静楷. 对中药复方的药理学研究的设想［J］. 陕西中医，1981（01）：5-6】

第六节 中成药的开发与选用

对中医药理论指导中成药研制的探讨

中成药是按照中医临床治病的需要，在中医药理论指导下，从整体观念、辨证论治出发，以脏腑经络学说为核心，运用四气五味、升降浮沉、归经、配伍、方剂组合、炮制、制剂等理论来制作的。在中成药的研制中，充分发挥这一特点，有利于中成药的发展与创新。现谈一些肤浅的看法。

一、指导中成药复方的研究与改进

中成药的处方绝大多数来源于中医临床，是按照中医治病需要而制订的。人体是一个有机的整体，一个脏腑有病，往往影响其他脏腑，故临床上单纯的疾病不多，中医注重复方与此有关。复方是一个整体，不是单味药的简单相加，优点大致可归纳为以下四点：①整体性强，作用全面，方内药物按主、辅、佐、使合理配合，有协同作用，能提高疗效。如补中益气汤能兴奋子宫及周围组织，调节小肠蠕动及张力；人参白虎汤的降血糖作用，六神丸的抗炎、强心作用，大承气汤的促进肠蠕动作用，等等，经药理实验证明均比各方中某一味药的作用全而且强。②产生方内各单味药所没有的药理与临床作用。如葛根汤有解热作用，而组成葛根汤的七味药中任何一味药单用时均无解热作用。③毒副反应小。如四逆汤的毒副反应，只及方内附子的1/4；截疟七宝饮对胃肠道的毒副反应比方内常山明显地减少。④只在病理状态时有作用，如五苓散只对浮肿的患者有利尿消肿作用，浮肿越明显，其利尿作用也越体现出来；天麻钩藤饮对高血压患者有较好的降压作用，而对正常血压的人没有降压作用。复方具备的这些优点提示我们，对古方、名方的改进要持谨慎的态度。因为，这些复方已有亿万次临床实践的基础，疗效稳定，重复性好。而且，某些复方的奥妙之处，尚待深入研究方能阐明，如《伤寒论》《金匮要略》两书共有375方，其中用甘草者竟达250方，占仲师所用方剂的2/3。甘草在这些方剂中起的作用是各不相同的，但它是如何起作用的，是甘草中哪一些成分在起作用？在未深入研究之前，是无法解答的。因此，当未搞清楚复方中各药的作用机理之前，不要轻易地分离提取其中1～2种主要成分，就当复方来使用，以免出现以偏概全、顾此失彼的现象。但不要误解为这些成方已经是完美无缺，无需改进了。更不能说方中每一味药都是必要的，药量都是恰如其分的，给药途径、剂型都是合适的。应当承认，在上述方面，很可能存在着这样或那样的不足或缺点，应积极改进与提高。如在临床中发现苏合香丸治疗冠心病心绞痛有一定的疗效，但复方药味太多，贵重药供不应求，不易推广使用。从中医治疗冠心病心绞痛这一个侧面出发，精简为冠心苏合丸，进而在药理试验指导下，确定苏合香、冰片为主药，通过剂型改进制成苏冰滴丸。又如，从治疗慢性支气管炎的牡荆丸入手，到牡荆滴丸的制成，其经过也是相仿的。

这一类的改进提高，都是在中医药理论指导下进行的，广大中医对此可以得心应手地使用，较受欢迎。

二、指导中成药剂型的改进

中成药剂型改进，应该是在中成药传统剂型的基础上，以中医药理论为指导，积极采用现代科学技术来改进现有中成药剂型，使之充分发挥药效，降低毒副反应，选用合适的给药途径，方便使用；还须注意节省药源，又有利于生产，提高经济效果。目前，中成药剂型发展尚不能适应中医现代化的需要，如中医诊治急性传染病，中医在急诊室抢救患者，需要高效、速效的中成药，虽有北京中医学院（现北京中医药大学）中药系将安宫牛黄丸改为清开灵注射液等，但在这方面做的工作尚少，迫切需要对剂型进行改革。

剂型改革要严格按照中医整体观念、辨证论治的需要，坚持"以药效为中心"，任何影响药效的剂型改进是不受欢迎的。如银翘散，原来是煮散，"散者散也"，药效发挥快，适用于外感表证，疗效很好。自改制成银翘散片剂以后，因片剂需要一个崩解时间，不如散剂药效快，而影响疗效。武汉市中联制药厂将银翘散改为颗粒冲剂，天津中药一厂将藿香正气丸改为藿香正气水，杭州第二中药厂将四逆汤改为四逆汤安瓿口服液等，都同中医理论比较吻合，并能达到方便服用的目的。

综上所述，要充分发挥中医药理论对中成药研制的指导作用，首先各中药厂的工程技术人员要掌握中医药理论，以指导中成药的研究工作。其次要搞好中药厂、中药科研所、中医医院之间的协作，使中成药的科研、生产、临床使用有机结合起来；使研究成功的中成药新产品既保持传统中成药的特色，又有现代检测手段和标准，以稳定质量，提高疗效。

【周超凡，张静楷. 对中医药理论指导中成药研制的探讨［J］. 中成药研究，1982（12）：47】

用中医药理论指导中成药剂型改革和使用

中成药是按照中医临床治病的需要，在整体观念、辨证论治精神指导下，以脏腑经络学说为核心，运用中药的四气五味、升降浮沉、归经、中药配伍、方剂组合、炮制技术、制剂工艺等理论来配制和生产的。中成药制剂是按中医辨证论治使用的。因此，中成药剂型改革工作离不开中医临床用药的实践，中医临床用药离不开中医药理论的指导，故中成药剂型改革工作必须在中医药理论指导下进行。

中成药剂型改革应以传统制剂为主体，积极采用现代医药学和有关现代科学新理论、新技术来改进提高中成药的防病治病水平。中医要现代化，中药也要现代化，中成药制剂急需改进提高。目前中成药的发展已跟不上中医现代化的需要，甚至已拖了中医现代化的后腿。特别是中医抢救患者，需要高效速效的中成药，治疗慢性病需要服用方便的、剂型多样的中成药。目前，新的植物药制剂很多，如苦参片、丹皮酚注射液、芳香草气雾剂、野菊花栓剂等。尽管剂型新颖、美观，服用、携带方便，但都不是在中医药理论指导下研制的，不具备中成药的特点，无法纳入中医辨证论治的轨道，这样就缺乏中医临床基础，只能供西医或西学中医师使用。十多年来经鉴定的植物药制剂真不少，但经得起时间考验的，并能广泛使用的却很少。为了使剂型改革后的中成药疗效更高，服用更方便，必须有中医临床基础，必须在中医药理论指导下进行。

一、在中医药理论指导下，中成药剂型改革工作已取得一些成绩

中成药剂型改革内容是相当广泛的，按照中医现代化对中成药制剂的要求，应从处方开始，使之更好发挥药效、降低毒副反应，选择合适剂型，节省药源，方便服用，有利于生产，提高经济效益等。如在中医临床实践中，发现苏合香丸对治疗气滞寒凝的冠心病心绞痛有一定疗效，但复方药味太多，贵重药供不应求，不易推广应用。药厂科技人员从中医药理论出发，结合中医临床实践，精简了方药，确定了冠心苏合丸的处方，研制成冠心苏合丸和胶囊，由于它保持了中成药的特色，可供辨证论治使用。因此，很受广大中医欢迎。

总之，在中医药理论指导下研制成的中成药已有一些，如北京中医学院中药系将安宫牛黄丸改为清开灵注射液；天津中药一厂将藿香正气丸改为藿香正气水；上海中药一厂将安宫牛黄丸改为醒脑静注射液；广州中药三厂将牛黄解毒丸改为牛黄解毒片；武汉中联制药厂将银翘散改为银翘颗粒散剂；杭州中药二厂将四逆汤改为四逆汤安瓿口服液，等等，这里面都有较好的经验，应当总结提高。

二、在中医药理论指导下，解决了剂型改革工作中存在的问题

1. 中成药制剂是以复方为主的，复方有整体性

它是在中医整体观念指导下，按君臣佐使原则组合起来的，绝不是单味药的相加。人体是一个有机的整体，一个脏腑有病，往往影响其他脏腑，故临床上单一的病不多，用单方的机会亦少。复方

的整体性是针对人体的整体性的。过去，由于对复方认识不足，有时只重视方中 1～2 种药物，甚至 1～2 个主要成分。通过对六神丸等中成药的研究，已认识到这是不符合中医药理论的。

2. 中成药制剂有其特点，在剂型改革中必须摸索规律

中药汤剂加减灵活，能适应中医辨证论治的需要，发挥疗效既快又好，其缺点为煎服麻烦。这几年有将汤剂改为合剂、冲剂、针剂、片剂的，如小青龙合剂、银翘颗粒冲剂、四逆汤针剂等。还有将中药丸剂改为片剂、胶囊剂等。有些剂型改后疗效提高了，服用方便了，故很受欢迎。但也有不成功的，如将三黄汤改为针剂，由于黄芩中的黄芩苷与黄连、黄柏中的小檗碱发生絮状沉淀，一过滤就被除去。而汤剂不需过滤，沉淀物服到胃肠，在胃液、肠液的作用下，仍分解出黄芩苷和小檗碱而发挥药效。由于我们对复方组成的药物研究不够，未抓其规律而走了弯路。再如日本将八味丸改为水浸膏片时，发现方中抗糖尿病的有效成分——熊果酸和齐墩果酸丢失了，这也是对方中药物成分特点注意不够的表现。中医传统制剂能保住这些有效成分，经济型改革反而丢了。中医药理论是能反应中成药制剂特点的，剂型改革工作本身是一项科研工作，并不排斥药化、药理、临床的配合。

3. 中成药制剂的原料药，有一部分是必须加工炮制的

中药炮制是根据中医临床用药的需要，对不同的药材采用不同的炮制方法，使之充分发挥药效，改变药性，降低毒副反应。目前，还有部分药厂对中成药的原料药不注重炮制，对炮制品的操作工艺、质量标准及目的要求未能严格遵守，而影响了中成药的质量与疗效。如附子理中丸中的附子是必须炮制的，由于未严格遵守炮制原则，而发生因服附子理中丸而出现附子中毒的现象。

4. 中成药制剂来源杂复，在整理提高过程中要一分为二

中成药处方绝大多数来源于中医临床实践，疗效显著稳定，特别是《伤寒论》《金匮要略》以及历代名方组成的中成药尤为宝贵。这些方往往药味不多，配位组织严密，理法方药配套，与中医药理论相符。但也有一部分中成药来源于民间，是一种经验方。虽有一定临床疗效，但仍有待进一步整理提高。有些中成药处方庞大，组成药物 30～40 味，这就不能说方中每味药都是必需的，药量都是恰如其分的。剂型也有待进一步改进。这些问题都必须在中医药理论指导下，逐个加以解决。

5. 中成药制剂的改进工作，要根据临床的需要分先后进行

首先要把一些中医临床常用的汤方，改成适合临床应用的各种制剂。如天麻钩藤饮治疗肝阳上亢、肝风内动的高血压；炙甘草汤治疗气虚血少引起的多种心律失常；补阳还五汤治疗气虚血滞、脉络阻塞引起的中风后遗症；半夏厚朴汤治疗痰气郁结引起的梅核气（癔球）；黄芪建中汤治疗脾胃虚寒，气虚较甚引起的胃、十二指肠溃疡，等等，都有较好的临床疗效，应赶快着手做剂型改革工作。有些汤剂可考虑做成冲剂，冲剂具有中药汤剂和西药糖浆剂的特色，是一种较新型的制剂，医家较欢迎，病家亦乐用。

三、在中医药理论指导下，搞好中成药的辨证用药

我们使用中成药要在中医药理论指导下，采用辨证用药的方法。以感冒为例，风热感冒用银翘散，风寒感冒用川芎茶调散，暑湿感冒用藿香正气散等，这就体现了同病异治的原则。如果不坚持辨证用药，遇见感冒一律用银翘散。其结果是，风热感冒很快被治愈，而风寒感冒则迟迟不愈，甚至增添怕冷、无力、食欲不振等虚寒现象，这是正气受伤的表现。不用辨证论治方法使用中成药，其临床疗效自然很差，久而久之，甚至会否定中成药的疗效。因此，必须防止不辨证、滥用中成药的做法。中医除了有同病异治原则之外，还有异病同治的原则。由于中医临床上有些疾病，在发生发展过程中

均可出现共同的症状，根据辨证论治、异病同治的原则，可以采用同一种方法治疗，或同一种中成药治疗。这样一来，有些方药、中成药可以治疗多种疾病。如补中益气丸可广泛地用于脾胃虚弱，中气不足所引起的多种病症。经广泛、长久的中医临床实践，可治疗胃下垂、胃黏膜脱垂、脱肛、子宫脱垂、眼睑下垂、肌营养不良、重症肌无力、久泻、崩漏、遗尿、尿失禁、乳糜尿、癃闭等病症。

四、结语

要充分发挥中医药理论对中成药剂型改革和使用的指导作用。首先要使从事中成药剂型改革工作的科技人员和使用中成药的基层医务人员掌握中医药理论和用药方法，必要时要开办有关的学习班进行补课。要求他们学以致用，把学得的中医药理论用在中成药的剂型改革和创新上。进一步搞好中药厂、中药研究院、中医医院的协作，把中成药的生产、科研、临床使用密切结合起来。中医医院要提供防治常见病、多发病安全有效的处方。这个处方既可以是传统的方剂，也可以是改进的中成药处方。药厂科技人员，在中医药理论指导下进行试制。在试制中要尽量采用药化、药理、制剂方面的新理论、新技术、新工艺，试制成功的中成药，再拿到医院去扩大验证，并做必要的临床药理学观察。经反复试验、观察，不断提高中成药制剂的质量，为研制更多的中成药以适应临床各科的需要，为中药成药化、现代化做出贡献。

【周超凡，张静楷. 用中医药理论指导中成药剂型改革和使用［J］. 北京中医，1985（04）：40-42】

中成药产品开发应结合医疗需求

自 1985 年《新药审批办法》颁布以来，中成药产品开发取得较大的发展。品种明显增多了，但临床各科分布不均；剂型改进了，但新剂型种类尚少；中成药服用方便了，但疗效尚不如汤剂；虽对毒副反应（不良反应）做了一些研究，但医师用起来尚不放心。为了有利于中成药产品开发，使其更符合临床的需求，笔者从以下四个方面谈谈个人的看法，仅供参考。

一、指导思想与基本思路

原卫生部制定发布的《关于中药问题的补充规定与说明》规定的要点有两个，一是在中医药理论指导下，二是充分利用现代科学技术方法。在中医药理论指导下，突出中医药特色，中成药要适应中医辨证论治的需要，让中医用起来得心应手；利用现代科技方法（包括药材、药化、药理、毒理、制剂工艺、质量标准等）提高中药科技水平，并在继承不泥古、创新不离宗的前提下，开发出更多更好的新一代中成药产品。

中医治病既有理论又有经验，对一些病毒性疾病、心脑血管疾病、功能紊乱性疾病都有较好的疗效。我们应当注意发挥优势，如在治疗感冒、肝炎、神经衰弱、胃肠功能紊乱等疾病方面应当组织力量，在原有中成药的基础上进行第二次开发。据说，治疗感冒的中成药有数十种，仅银翘散类方就有多种，到底哪一种好，未做过对比试验，也未做过拆方研究，更未做加味研究，哪一种剂型好也没有人研究。由于各搞各的，出现低水平重复开发，耗费了大量人力物力。可否有计划地组织起来公开招标，看谁能充分利用中医药理论，充分利用高科技方法进行二次开发，并以此为试点，逐步推广。

中药理论与传统经验很丰富，如道地药材、饮片、炮制加工、性味、归经、功能、主治、有毒、无毒、配伍、配伍禁忌、妊娠禁忌及用法用量等。道地药材实际上是优质药材的代名词。饮片应有标准，包括性状鉴别、检查及含量测定等项目。中药炮制前后成分含量会有变化，故功能主治、用法用量也不太一样。这些对制剂工艺、质量标准都有指导意义。中医辨证论治对制作动物模型时选择药效学指标，中药有毒无毒对毒理学试验均有指导意义。上述内容对中成药产品开发的临床研究，观察项目更有重要的指导意义。

中药的功能主治，对中成药产品的开发有重要的指导意义。1995 年版《中国药典》一部和一～十册《中华人民共和国卫生部颁药品标准》（简称《部颁标准》）中，有许多中成药的功能主治是写得很好的。如金芪降糖片，它把中医辨证与西医辨病很好地结合起来，中医、中西医结合医师都可以用，用起来得心应手，是中医药理论指导与现代科技结合的一个好例子。但也有不如人意的，如败酱片、柴胡口服液、华山参片等。以上单味药制剂属于中药西用，无中医药特色，不能供辨证论治使用。而川贝枇杷糖浆、千柏鼻炎片功能用中医术语，主治用西医病名。功能与主治不呼应，不能很好地供中医辨证用药。类似品种还有一些，由于其功能与主治未写好，不利于中医辨证论治用药，自然也影响疗效与销路。功能：要用精练的中医术语写出主要作用与次要作用，以便与主治相呼应，文辞要准确易懂，有中医药特色，不一定要四字一句，还是以清楚明白为好。主治：要重视疾病的证型，既有病名（中医病名、西医病名均可）又有症状（主要症状在前，次要症状在后）。通过主要症状把辨证与辨病联系起来，必要时用证型去限制现代病名的外延，使中西医药专业人员都能看懂，以利于与国际相互接轨，有利于中医现代化与走向世界。主治的文字要兼顾用中西医术语，既能反映中医药特色、优势，体现辨证论治精神，又应避免发生药不对症、药证不符而影响疗效。

毛主席提倡西医学习中医，开办了不少西医学习中医班，培养了许多中西医结合人才，为中西医结合打下良好的基础。现在，也应当提倡开办西药人员学习中药班，培养中西药结合人员，这是中成药工业发展的需要。

二、调整中药产品结构和制剂用量

1995 年版《中国药典》一部收载成方与单味药制剂共 408 种。按照主治病证进行分科，内科 282 种，外科 40 种，儿科 43 种，五官科 38 种，皮肤科 3 种，其他 2 种，分布不太合理。

我认为，中成药产品在疗效肯定、质量稳定、临床需要、保障供应的原则下，应根据中医内、外、妇、儿、骨伤、眼科、五官科临床用药的需要进行全面开发，不能有偏颇。中医内科病种多，需要中成药多是客观原因，第二个原因是中医辨证论治，内科是临床各科的基础，治内科病的药，也可治其他科的病。第三个原因是内科人才多、成果多，如第七届药典委员会中医药组 17 人中，几乎都是内科医师。应当自觉避免大内科思想，需多考虑临床各科用药的需求，尽量开发收载各科新药。

在 398 种中成药中，传统制剂（丸、散、膏、丹、酒、露）占 70%，这些制剂药量不足，起效慢，疗效差，卫生学难过关。目前，新制剂有 40 多种，中药新制型只有 20 多种，主要集中在片剂、颗粒剂、胶囊剂上，合剂、糖浆剂、滴丸、注射剂均很少，这不符合中药要走向世界的要求。在 398 种品种中，至少有四分之一的中成药，因药价等原因生产不足，供应困难。绝大多数中成药制剂没有保质期。

《中国药典》收载的成方制剂中含重金属的药物太多，含朱砂的有 42 个品种，含红粉的 2 个品种，含雄黄的 21 个品种。尤其是在儿科用药中，含朱砂、雄黄的共有 13 个品种。由于 1995 年版《中国药典》朱砂减为 0.1~0.5 克，雄黄减为 0.05~0.1 克以后，朱砂安神丸、磁朱丸、醒消丸三个品种已不收载。经我计算还有不少含雄黄、朱砂的中成药，雄黄、朱砂超量。如在含雄黄的中成药中，小儿化毒散、小儿至宝丸（锭）、小儿惊风散、小儿抱龙丸、牛黄抱龙丸、牛黄解毒片、牛黄镇惊丸、安宫牛黄丸、安宫牛黄散、医痫丸、局方至宝散、暑症片的雄黄均超过单味药用量。为了使单味药与制剂中用量标准一致，以上 11 种成药，12 种制剂应从药典中删除，争取在《药典通讯》上刊登一次。

自 1985 年《新药审批办法》颁布以来，至 1995 年底，共审批 664 种中药新药，其中中药材、原料药有 106 种。在临床各科的分布是：内科 448 种，外伤科 33 种，儿科 26 种，妇科 24 种，男科 5 种，五官科 12 种，皮科 5 种，肛肠科 2 种，其他 3 种，共计 558 种，仍是内科占绝对优势。

从剂型看，胶囊剂 130 种，口服液 123 种，颗粒剂（冲剂）95 种，片剂 84 种，蜜丸 22 种，糖浆剂 15 种，散剂 11 种，注射剂、粉针剂 10 种，共 37 个剂型。

从治疗的病种来看，由于多数中成药仍以辨证论治用药为主，辨病用药为辅，不便统计。在我印象中，辨证与辨病结合得好一些的还在妇科、儿科。

在新药分类方面，一类药 102 种，二类药 25 种，三类药 238 种，四类 293 种，五类药 6 种。由此看出，属于剂型改革的新药为最多，三类为第二位，在三类里，低水平重复开发的现象最为严重。如治疗中风（脑血管意外）的很多，大都是补阳还五汤加减或变方，已批与正在报批的多达 50 余个。

面对上述事实，首先要防止低水平重复开发，主要表现在选题重复，治疗用药重复。在制剂工艺、药品质控、药理试验、临床研究上也有所表现。能否选择现有某类药物为试点，用电脑进行综合分析，看看哪些药出现的频率最高，以临床有效为基础，结合药材资源、药化、药效、毒理设计处方、制剂工艺、质量标准，通过专家论证公开招标进行第二次开发。这项工作应由国家中医药管理局来实施。开发新药要把计划开发与公平竞争结合起来，通过试点逐渐展开各科中成药的第二次开发。争取到 20 世纪末，有 2 ～ 3 种药打入国际医药市场，为 FDA 认可。

中药汤剂疗效为什么比其他制剂好？由于中成药品种不全，按病证选药，很难做到药证、药病完全相符。另外，中药汤剂用量大，每剂药常在克上下，是丸剂、片剂和部分颗粒、胶囊剂的几倍。但中成药在制备过程中药物多次受热（粉碎、煎煮、浓缩、干燥、消毒等），使部分有效成分破坏损失。在提取有效成分时（如回流、醇沉、过滤等）因有丢失，不可能全部提出来。中药成分复杂，煎煮提取与其他工艺提取相比，其有效成分的比例可能会有差异。这些差异加在一起就可能会影响疗效。这个原因目前尚难克服。此外，中成药用量比汤剂偏小，例如，口服液一次服 10 ～ 20mL，一天是 30 ～ 60mL，而汤剂是 200 ～ 300mL，由 200 ～ 300mL 制成 30 ～ 60mL，就需要精制提取。如浓缩、冷藏离心、醇沉，不然会出现沉淀物而达不到口服液的质量要求。这当中就必然会使有效成分损失，疗效自然赶不上汤剂。所以在研制中成药时，要注意用量，要重视量效关系。

三、重视中成药的不良反应

中药对中华民族的医疗保健做出了极大的贡献，但也带来许多意想不到的不良反应，甚至造成致残致死的恶果。若将中药制剂与西药制剂相比，其毒副反应确实小得多，安全得多。但若认为"中药无不良反应"，甚至把"纯中药制剂""由天然药物制成"当作"安全""无毒""无不良反应"的同义词，显然不对，反而起麻痹作用，也是最容易误人误事的。

据统计 1993 ～ 1994 年内 111 种医药期刊发表 380 篇中药不良反应报道，共有 1133 例。既然有这么多中成药不良反应的报道，在说明书中应写明毒副反应，但到目前为止，仍很少见到，这是不负责任的，必须引起重视。一种药若有不良反应的报道，厂家在说明书上又故意不写是要负法律责任的。为了使医生用起来放心，患者服起来安心，我们一定要加强中成药不良反应的报道工作，收录一定数量的不良反应报告，并进行因果分析，为保证临床用药安全服务。

四、中成药的推广使用与宣传

在电视台、广播电台、报纸上做中成药广告，常常是中成药厂首选的宣传手段。虽耗费了重金，但其效果或回报率不是很高。

药品是治病的武器，只有医师有资格、有权力掌握与使用这个武器。药品广告内容简单、笼统，并带有一定的商业色彩，不能很好地解决医生想要了解的处方组成、制剂工艺、药效毒理、药品规格、临床应用、用法用量、注意事项、毒副反应等问题，故不能也不敢轻易地凭药品广告给患者开处方。医师诊务繁忙，不一定有时间去阅读中成药产品介绍，药厂不把中成药开发成果送到医院医师手中，他们是无法看到的。药厂一定要邀请参加中成药产品开发的专家、教授，带着可公开的科研资料，到相应的医院科室宣讲。一种好药上市之后，医师、患者会有公议，药品采购员应多听医师的意见。我们的药品宣传要减少商业色彩，重视科技含量，要注意及时召开中成药产品介绍会，并可以延伸为订货会，以达到科技效益、经济效益双丰收。

【周超凡. 中成药产品开发应结合医疗需求［J］. 中医药管理杂志，1996（06）：55-57】

对中成药产品开发现状的分析与思考

自 1985 年《新药审批办法》颁布以来，中药新药开发进入一个新的历史时期。到 1995 年，原卫生部批准的中药新药有 664 种，新药的品种增多了，制剂更多样化了，质量也有所提高；治疗范围扩大了，临床疗效也有些提高，进一步满足了人们对中成药的需求，这些成绩应予以充分肯定。但是，若从总体上鸟瞰这些新药，其中还是存在着一些问题，如选题低水平重复、新药在临床各科分布不均、选择剂型不合理等，这些已经影响了中药产品质量的提高和走向世界。因此，有必要对中成药产品开发现状进行一番分析与思考，以便使中药新药开发更上一层楼。

一、对新药开发指导思想与基本思路的认识与思考

原卫生部制定发布的《关于中药问题的补充规定与说明》明确规定："中药新药的研制是在中医理论的指导下，突出中药特色，利用现代科学技术方法，在继承的基础上不断创新。"这个规定的要点有二：一是必须在中医药理论指导下；二是充分利用现代科学技术方法。在中医药理论指导下，就要求新药开发必须突出中医药特色，适应中医辨证论治的需要，让中医用起来得心应手；利用现代科技方法（包括药材、药化、药理、毒理、制剂工艺、质量标准等），就是要提高中药科技水平和科技含量，并在继承不泥古、创新不离宗的前提下，开发出新一代的中成药产品。

毋庸置疑，中医药理论与现代科技方法相结合是能指导中成药产品开发全过程的。但是，回顾十年来的中药产品开发，我们应首先承认在中药理论指导和现代科技方法的利用上还做得不够。

自古至今中医治病既有理论又有经验。即便对一些病毒性疾病、心脑血管疾病、功能紊乱性疾病，只要在中医药理论指导下进行治疗，都有较好的疗效。在这方面，我们应当注意发挥中医药的优势。如在治疗这些疾病方面组织力量，借鉴现代科研成果，使用现代科技方法，在原有中成药的基础上进行第二次开发，使其不断完善、不断提高。但是，现有情况却不容乐观。据不完全统计，目前市场上光治疗感冒的中成药就有数十种之多，如银翘散类方就有银翘散、羚翘解毒片、银翘加阿司匹林、维生素 C、扑尔敏等。这些有的是按照中医药理论来设计的，有的则不然。至于哪一种处方最好，没有人做过疗效对比试验，也未进行过拆方研究，更未做加味研究。在制剂方面，有丸剂、散剂、冲剂（颗粒剂）、口服液、袋泡茶等。在现代制剂技术飞速发展的今天，到底哪一种剂型好，也没有人采用正交设计法或优选法研究。类似情况还有很多，建议有关部门应当把厂家组织起来，就银翘散的第二次开发向全国招标。以此为试点，以点带面，逐步向其他产品推广。

中药理论中有道地药材、饮片、炮制加工、先煎、后下、久煎、包煎、用法用量等，对中成药产品开发中的制剂工艺、质量标准都有较好的指导意义。辨证论治对制作动物模型（如阴虚阳亢型高血压、气滞血瘀型冠心病、阴虚燥热型糖尿病、脾虚型溃疡病等）、选择药效学指标有指导意义。中药有毒无毒对毒理学试验也有指导意义。上述内容对中成药产品开发的临床研究，观察项目更有重要指导意义。

中药的功能主治，对中成药产品的开发也有重要的指导意义。据 1995 年版《中国药典》一部和部颁标准，有许多药的功能主治是写得很好的，如金芪降糖片清热益气，用于气虚内热之消渴病，症见口渴喜饮、易饥多食、气短乏力等，用于非胰岛素依赖型糖尿病。它把中医辨证与西医辨病很好地结合起来，是中医药理论指导与现代科技结合的一个例子，应予肯定鼓励。但也有不如人意的，如败酱片，中枢神经镇静药，用于以失眠为主要症状的神经衰弱或精神病患者；柴胡口服液，退热解表，用于外感发热；华山参片，定喘止咳祛痰，用于慢性支气管炎，以上单味药制剂属于中药西用；无中医药特色，不能供辨证论治用。川贝枇杷糖浆，清热宣肺，化痰止咳，用于感冒咳嗽及支气管炎；千柏鼻炎片，清热解毒，活血祛风，用于急慢性鼻炎、鼻窦炎、咽炎。这两个中成药功能用中医术语，主治用西医病名，功能与主治不协调，不能很好地供中医辨证使用。类似品种还有一些，如护肝片、利胆排石片、灵宝护心丹、板蓝根颗粒、昆明山海棠片、急支糖浆、脑乐静、愈风宁心片、鼻炎片等，其功能与主治未写好，不利于中医辨证论治用药，自然也影响销路。希望有关厂家检查一下自己厂生产的中成药，功能主治写好了没有，在可能的情况下予以纠正，这就是中医药理论的指导价值。

功能：要用精炼的中医术语写出主要作用与次要作用，以便与主治相呼应，文辞要准确易懂，有中医药特色，不一定要四字一句，还是以清楚明白为好。

主治：要重视疾病的证型，既有病名（中医病名、西医病名均可），又有症状（主要症状在前，次要症状在后）。通过主要症状把辨证与辨病联系起来，必要时用证型去限制现代病名的外延，如风热感冒、风寒感冒、暑热感冒等。为什么要这样要求呢？若只用中医术语写，有时非中医药专业人员不易懂，更不易与国际相互接轨，也不利于中医现代化与走向世界。若只用西医术语写，不能反映中医药特色与优势，不能体现辨证论治精神，可能发生药不对症、药证不符情况而影响疗效。

至于如何利用现代科技方法提高中药制剂工艺、质量标准、保质期限，使制药工程现代化，实行GMP 管理等，本文一概从略，只谈中成药产品开发要有中医药理论指导的问题。

二、对新药开发品种在临床各科分布的分析与思考

好的新药有机会进入《中国药典》，药典能反映临床用药的水平。

1995 年版《中国药典》一部收载成方与单味药制剂共 408 种。按照主治进行分科，内科多达 282种，占 69.12%；而外科、儿科、五官科（含眼科、耳鼻喉科）、皮肤科及其他总计 116 种，约 30%。这种分布不很合理。

中药产品在疗效肯定、质量稳定、临床需要、药源充足、能保障供应的原则下，应全面重视中医内、外、妇、儿、骨伤、眼科、五官科临床用药的需要，不能有所偏颇，应该尽量做到覆盖面广些。中医内科病种多，需要中成药多，这是客观原因，因为内科是临床各科的基础，治疗内科的药也往往用于临床各科。主观原因是内科人才多、成果多，当药典委员的多。七届药典委员中中医药组 17 人，16 人是内科医师，这也是内科中成药多的原因之一吧。

就制剂而论，中药新制剂的使用尚不广泛。在 398 个中成药中，传统制剂（丸、散、膏、丹、酒、露）占 70%，这些制剂药量不足，起效差，卫生学难过关，中药粉末用 Co^{60} 照又怕变性影响药效。目前，新制剂有 40 多种，中药新剂型只有 20 多种，主要集中在片剂、颗粒剂、胶囊剂上，合剂、糖浆剂、滴丸、注射剂很少。剂型少，不符合时代要求和改革开放、中药要走向世界的要求。在中成药产品开发中要重视新制剂的研究使用，这不仅是技术进步问题，更主要的是观念更新问题。

近年来所审批的新药，同样存在这些问题。1985 年《新药审批办法》颁布以来，至 1995 年底，

共审批 664 种中药新药。其中中药材、原料药有 106 种，在临床各科的分布是：内科 448 种，外伤科 33 种，儿科 26 种，妇科 24 种，男科 5 种，五官科 12 种，皮科 5 种，肛肠科 2 种，其他 3 种，共计 558 种，仍是内科占绝对优势。

从剂型看，胶囊剂 130 种，口服液 123 种，颗粒剂（冲剂）95 种，片剂 84 种，蜜丸 22 种，糖浆剂 15 种，散剂 11 种，注射剂、粉针剂 10 种，共 37 个剂型。传统制剂丸、散、膏、丹、酒、露已明显下降，渐向好的方向转化。

从治疗的病种来看，由于多种中成药仍以辨证论治用药为主、辨病用药为辅，不便统计。但总的来看，仍以治胃病、咳嗽的为最多。从治则治法看，补气补血、健脾和胃、活血化瘀、清热解毒、化痰止咳药占的比例大，中药覆盖面仍显小。辨证与辨病结合得好一些的还在妇、儿科。

三、对新药开发要强调有正确的舆论与政策导向

在 1985 年到 1995 年之间审批的新药中，在新药分类方面：一类药 102 种，二类药 25 种，三类药 238 种，四类药 293 种，四～五类药 3 种，五类药 2 种。由此看出，属于剂型改革的新药为最多，三类的为第二位，在三类里，低水平重复开发的现象最为严重。许多中药刚刚开发出来，由于缺乏庞大的广告费，只好积存库底，成为旧药。如治疗中风（脑血管意外）的药也很多，都是补阳还五汤加减或变方而来。已批与正在报批的达 50 余个。现有批准文号的新药，大约有一半未投放市场。可见，在中药新药研制的各个环节上，都存在着程度不同的低水平重复，缺乏创新、发展与提高，以至于新药不新，疗效不确切，与现有的同类药相比，无明显提高，优点不突出，特色不明显，既浪费了大量社会财富，又成为医药界新的负担及未来被淘汰的对象。

面对上述事实，首先要防止低水平重复开发。各级新药审批部门对于上报的拟开发新药要先立项备案，组织专家进行论证，只有通过专家论证，方可起步。在此基础上，要集中人财物的优势，加大一、二类新药的开发力度，即便是三类药，也要在原有的基础上进行第二次、第三次开发，使其更上一层楼。如治疗咳嗽的药很多，能否在现有治咳嗽的中成药上，用电脑进行综合分析，看看哪些单味药出现的频率最高。在临床有效的基础上，结合药材资源、药化、药效、毒理，设计处方、制剂工艺、质量标准，在专家论证的基础上，招标进行第二次开发。这项工作应由国家中医药管理局来实施，把计划开发与公平竞争结合起来，以招标的方式开发新药。在试点初步成功的基础上，逐渐搞各科中药的中成药第二次开发，这样一来，争取在 20 世纪末有 2～3 种中药为 FDA 认可，以打入国际医药市场，并占有一定的市场份额。

中药汤剂疗效为什么比其他制剂好呢？汤剂是辨证论治用药，处方对病证有针对性。由于中成药品种不全，按病证选药，很难做到药证、药病完全相符。因此，有必要在今后的新药研制过程中，加强系列中药的研制开发。

其次，中药汤剂用量大，据我院专家门诊部分处方分析，每剂常在 100g 以上，是丸剂、片剂和部分颗粒剂、胶囊剂的几倍。如小青龙汤的原处方量不大，许多处方的量比小青龙汤大。制成小青龙颗粒后，1 日 3 次，每包 13g，共 39g，相当于饮片 48g，与小青龙汤剂量接近，但疗效仍不如小青龙汤好，这是什么原因呢？尽管研制者已认真根据处方中的化学成分和中医的功能主治选择了较合适的剂型，即主观上认为最佳的剂型，有的还是做多剂型的疗效对比试验确定下来的，但在制备过程中药物多次受热（粉碎、煎煮、浓缩、干燥、消毒等），使部分有效成分破坏损失。在提取有效成分时（如回流、醇沉、过滤等）总有些丢失，不可能全部提出来。中药成分复杂，煎煮提取与其他工艺

提取，其有效成分的比例可能会有差异，这些差异加在一起就可能会影响疗效。这个原因目前尚难克服。另外，中成药用量比汤剂偏小，例如，口服液 1 次服 10～20mL，1 天是 30～60mL，而汤剂是 200～300mL，由 200～300mL 制成 30～60mL，就需要精制提取，如浓缩、冷藏、离心、醇沉，不然会出现沉淀物而达不到口服液的质量要求，这当中就必然会使有效成分损失。因此，有些处方不宜制成口服液（在 664 种新药中有 123 种口服液），即使制成口服液，其量也应当大一些以保证疗效。又如片剂，通窍鼻炎片（苍耳子、防风、黄芩、白芷、辛夷、白术、薄荷）每片相当于生药1.1g，1次服 5～7 片，1 日 3 次；若以一次 7 片计算，1 天服 21 片，也只相当于生药23.1g，只相当于汤剂1/3～1/4 的量，疗效必然赶不上汤剂。诸如此类的例子举不胜举。

另外，有关部门宜提倡科工贸联合搞中药新药的开发，因为中药新药开发是高科技、高投入、高风险、长周期的开拓性工作。中医药科研单位与医药院校有人才、有设备，但缺乏资金；大药厂（特别是全国 500 强药厂）有资金，但缺乏人才和科研仪器设备，也缺乏销售渠道；做宣传，打广告耗资巨大，医药贸易系统正好补这个缺。三者协作，优势互补，共担风险，有利于中药新药的开发。

四、新药开发要重视中成药的不良反应

中药对中华民族的医疗保健做出了极大的贡献，这是举世公认的，但也带来许多意想不到的不良反应，甚至造成致残致死的恶果。若将中药制剂与西药相比，其毒副反应确小得多，安全得多，但若认为"中药无不良反应"，甚至把"纯中药制剂""由天然药物制成"当作"安全""无毒""无不良反应"的同义词，显然不对，反而起麻痹作用，也是最容易误人误事的。

据统计 1993～1994 年内，111 种医药期刊发表 380 篇中药不良反应报道，共有 1133 例。其中昆明山海棠不良反应 129 例，由山海棠花蜜致死 36 人；乌头中毒 89 例，死亡 2 例；雷公藤中毒 29例，死亡 3 例；番泻叶不良反应 23 例；丹参不良反应 20 例，死亡 2 例；感冒通不良反应（血尿、哮喘、过敏）47 例；雷公藤多苷不良反应（多形性红斑药疹、四肢结节性红斑、急性粒细胞减少、急性再障合并出血性肠炎）18 例；洁尔阴不良反应（接触性皮炎、药疹、外阴及阴道水肿瘙痒）12 例。至于双黄连粉针引起的过敏反应就更多了。中药有效成分不良反应有芫花酯甲（流产用）184 例，雷公藤苷 311 例，棉酚 316 例，藻酸双酯钠 170 例，一叶秋碱 72 例，黄连素 28 例，高三尖杉酯碱 22例，牵涉到 47 个中药成分。

既然有这么多中成药不良反应的报道，中药厂已将它收入说明书中了吗？到目前为止，仍很少见到，这是不正常的，必须引起重视。

西药厂一般对药物不良反应较重视，毒副反应在药品说明中写得很详细，如卡马西平有 28 项不良反应。尤其是进口西药和合资生产的西药，在药品说明书里写得十分详细，哪怕是偶有发生的不良反应都不回避，写出来供医师、患者参考。

一种药若有不良反应的报道，厂家在说明书上又故意不写是要负法律责任的。上海胡某因服黄海制药厂的卡马西平引起多型红斑药疹，险些丧命，结果法院判黄海药厂赔偿 1.8 万元。

中药制剂已有不少不良反应的报道，为了使医生用起来放心，患者服起来安心，我们一定要加强中成药不良反应的工作，收入一定数量的不良反应报告，并进行因果分析，为保证用药安全服务。目前，我国药物不良反应报告工作覆盖率低、信息反馈慢以及与药品审批和再评价工作不协调等问题亟待解决。从长远看，还需进一步研究制定措施鼓励并保护临床医师进行不良反应的观察研究工作。

《药品管理法》第二十五条规定："国务院卫生行政部门对已批准生产的药品，应当组织调查；对

疗效不确，不良反应大或者其他原因危害人民健康的药品，应当撤销其批准文号。"第十四条规定："药品生产企业，药品经营企业和医疗单位，应当经常考察本单位所生产、经营、使用的药品的质量、疗效和不良反应。医疗单位发现药品中毒事故，必须及时向当地卫生行政部门报告。对于上述法规，我们都应遵照执行。"

《中国药典》收载的成方制剂中含重金属的药物太多，含朱砂的有 42 个品种，含红粉的 2 个品种，含雄黄的 21 个品种。尤其儿科用药中，含朱砂、雄黄的有 13 个品种。由于 1995 年版《中国药典》朱砂减为 0.1～0.3g，雄黄成为 0.05～0.2g 以后，朱砂安神丸、磁朱丸、醒消丸 3 个品种已不收载。经计算还有不少含雄黄、朱砂的中成药，雄黄、朱砂超量。如在含雄黄的中成药中，小儿化毒散、小儿至宝丸（锭）、小儿惊风散、小儿惊龙丸、牛黄抱龙丸、牛黄解毒片、牛黄镇惊丸、安宫牛黄丸、安宫牛黄散、医痫丸、局方至宝散、暑症片的雄黄均超过单味药用量。为了使单味药与制剂中用标准量一致，以上 11 种成药、12 种制剂应从《中国药典》中删除。在审批的新药中几乎未见到含朱砂、雄黄的，有些中成药处方未全部公开，故还不能说一定没有，这是一个可喜的进步。

五、对中成药推广、使用与宣传问题的思考

在电视台、广播电台做中成药广告，常常是中成药厂首选的宣传手段，其次是在各大报纸上打广告，虽耗费了重金，究其效果或回报率不是很高。有些厂家也发现并意识到了，但仍缺乏宣传、推广的手段。药品是治病的武器，只有医师有资格、有权力掌握与使用这个武器。药品广告内容简单、笼统，并带有一定的商业色彩，不能很好地解决医生想要真正了解的处方组成、制剂工艺、药效毒理、药品规格、临床应用、用法用量、注意事项、毒副反应等一系列问题，故不能也不敢轻易地凭药品广告给患者开处方。医师诊务繁忙，不一定有时间去阅读中成药产品介绍，药厂不把中成药开发成果展示给他们，他们是无法看到的。药厂一定要邀请参加中成药产品开发的专家、教授，带着可公开的科研资料，到各省相应的医院科室讲解。比如，一种治疗胸痹心痛（冠心病）的中成药，在北京可请各大医院、中医院内科、中医科，特别是心血管组的医师来听报告，用现代音响设备放映该药的科研概况，如制剂、药效、毒理、临床应用、注意事项、不良反应，与同类药比较在疗效上、疗程上、副作用上以及价格上有什么优势，并现场解释各位医师提出的问题，只有该科的医师信服了，才会用这种药。一种好药上市之后，医师、患者会自有公议的。药品宣传要重视科技含量，还要多跑几个省，至少有关的大省的省会都要去召开一次中成药产品介绍会，介绍会还可以延伸为订货会，这样一会变二会，科技效益、经济效益将会双丰收。

【周超凡，于智敏. 对中成药产品开发现状的分析与思考 [J]. 中国中医药信息杂志，1997（03）：5-8】

合理选用中成药的几个原则

由于中成药剂型固定，便于携带和使用，已为临床广泛应用。同时，临床滥用中成药现象亦日益增多，应引起高度重视。

一、应辨证选药

选用中成药时要注意辨证选药，防止中药西用或滥用。辨证施治是中医治疗学的精髓，是中医诊断和治疗疾病的独特方法，其含义为根据临床症状，辨证求因，在确定成因基础上，审因论治，确定治疗大法，指导选药组方。中成药是遵从"方从法出，以法统方"的原则制定出来的，针对某一证型，体现某一治法。因此，中成药选用必须在辨证论治思想指导下，才能有的放矢，做到"药证相符"，方能保证疗效。有些医生对中医辨证论治思想缺乏了解，套用西医的诊治方法。例如，遇到感冒患者，不辨发病季节、病机病理、病情进退，即使用羚羊感冒片或感冒清热冲剂，这是不辨证论治的典型表现。事实上，即使对简单的感冒，中医学上也有寒热、虚实之分，治法有解表散寒、疏风清热之别。羚羊感冒片只适用于风热感冒，感冒清热冲剂适用于内有蕴热、外感风寒之感冒，将两者用于气虚外感证则适得其反。中医学上有"有是证即用是药"之说，对同一种疾病，因其分型不同，选择的药物亦不同。不同的疾病证型相同，也可选同种药物治疗。如补中益气丸既可用于内伤发热，又可用于治疗胃下垂，还可用于治疗泄泻，原因是这些病都有一个相同的分型——中气不足。另外，有些医生将中药药理的研究成果简单地应用于临床，化验结果见周围血中白细胞升高，即选含金银花、连翘的中成药，理由是金银花、连翘具有降低白细胞的作用；尿中检出蛋白即选用含黄芪的中成药，原因是黄芪可以去除尿蛋白。对疾病不做辨证分型，也不考虑中成药是复方成分的做法是不足取的。

二、辨证与辨病相结合

选用中成药要重视辨证与辨病相结合，目前已有一些中成药，特别是近 10 年开发研制的中成药，研制时已注意将辨病与辨证相结合。随着现代科学技术不断进入中医药研究领域，中医学对某些疾病的认识有了质的飞跃，中医病机、中药药理的研究成果层出不穷，这些成果对中成药合理组方、改进剂型起到了积极的推进作用，使某些中成药在组方时就考虑了辨证与辨病相结合，使其在临床应用时更具有针对性。如金芪降糖片在组方上突破了中医学上对糖尿病的传统分型，根据糖尿病的生理、病理改变和临床症状而研制，可用于治疗气阴虚有热的轻型糖尿病。这种组方的药物还有安胃疡胶囊等。

三、应注意中成药之间的配伍禁忌

众所周知，单味中药有四气五味、升降浮沉，并有"十八反""十九畏"之说，组方时要充分考虑单味药之间的相互作用。然而，很少有人注意中成药之间的相互作用。尽管中成药之间的相互作用不像单味药那样显而易见，然而它确实存在，也更为复杂。应用正确会产生协同作用，应用不当也会产生不良反应，轻者降低疗效，重者给患者身体造成损害。目前，患者同时服用两种以上中成药的现象相当普遍，有些是单病多药，有些是多病多药，有时选药不慎就会将本不应同用的药一起应用。中成药之间的配伍禁忌是多方面的，有些是病机矛盾，如高血压患者常规服用降压药，偶遇外感又加服含麻黄的解表药。麻黄中的麻黄碱的化学结构与肾上腺素相似，能直接与肾上腺素能 α 和 β 受体结合，产生拟肾上腺素作用使血压升高。有些是药性矛盾，如服用生脉冲剂等补气药时，应尽量避免与骨刺丸等破气药同用。补中益气丸补益中气，升阳举陷，若与木香槟榔丸等降气药同用，就形成一升一降，相互抵消药效。临床效果将事倍功半，甚至徒劳无益。

四、中西药之间的配伍禁忌

一般情况下，中西药同时服不会产生不良反应，有的还会产生协同作用，如珍珠与氯丙嗪同服，可增强氯丙嗪对精神病的疗效，并可减轻氯丙嗪对肝功能的损害作用。但在有些情况下，中西药不宜合用，如地高辛与含钙类中药珍珠母或生龙骨、牡蛎等同用，能增强地高辛的强心作用，使之毒性增强，容易引起心律失常和传导阻滞。在服降糖药的同时，加服中药糖浆制剂，就会影响降糖效果。又如含朱砂的中药与西药中的碘化物、溴化物同时服用，朱砂中的硫化汞就会将溴化物、碘化物的金属离子置换出来，在肠道内生成有刺激性的碘化汞、溴化汞，引起排出赤痢样大便，可导致严重的医源性肠炎。因此，在应用含朱砂的中成药时，不要同时服用碘化物与溴化物。长期服用含朱砂的药物后，汞在肝、肾等脏器内蓄积，亦可导致肝、肾损害。因此，含朱砂的药物不宜久服。再如，服用红霉素时避免应用清热类中药。因为此类中药可使血 pH 降低，影响红霉素的稳定性，降低其疗效。这种例子还有许多，在近几年的《中级医刊》杂志上亦登出了许多有关论文，这里不再赘述。

【周超凡，李瑞泉. 合理选用中成药的几个原则［J］. 中级医刊，1998（08）：3-4】

第三章　安全用药研究

第一节　理性对待中药不良反应

尽快制订颁布药品不良反应管理办法

据有关资料报道，自 1988 年以来，我国已收集到 10000 多个药品不良反应病例报告，涉及 400 多种药品，其中突出的如乙双吗啉、乙亚胺致白血病、癌症 200 多人，半数以上报告时已死亡；酮康唑致严重肝脏损害 30 多人，死亡 2 人；左旋咪唑致间质性脑炎 90 多人，死亡 2 人；还有用左旋咪唑给中小学学生驱虫，有 3624 人服药，竟有 3398 人因严重药品不良反应而住院，2 人死亡。

据 WHO 专家组的调查报告测算，我国每年有 5000 多万患者住院治疗，其中就有 250 多万患者是与药品不良反应有关，约占住院患者的 5%；在住院期间，出现药品不良反应的又有 500 万～1000 万人。据原卫生部药品不良反应监察中心对部分患者资料进行分析，由于药品不良反应而导致延长的住院天数平均 6.6 天，若以每个患者每天平均住院费用为 45.5 元计算，全国每年因药品不良反应而延长住院天数达 3300 万天，为救治这些患者所花的医药费竟达 15 亿元。这是一个触目惊心的数字。

药品不良反应常常在药品上市之后，在临床用药监察中发现。我们一定要健全药品不良反应报告制度，从管理上采取相应的措施，对药品不良反应要分析因果关系，了解发生率。应该做到既不放过一个严重药品不良反应的病例，也不冤枉一个好药，要认真地进行药物流行病学研究，尽量减少或避免重复发生药品不良反应。

目前，原卫生部药品不良反应监察中心、总后卫生部、空后卫生部及北京、湖北、湖南等省市卫生厅也都成立了药品不良反应监察中心，一共确立了 85 个药品不良反应重点监察医院，取得了显著的成绩。争取在 1～2 年内，全国县级以上的医疗卫生单位都能开展药品不良反应监察报告工作，彻底改变药品不良反应监察机构不健全、信息不灵、不少病例还在重复发生的局面。建议国务院尽快地组织制订颁布我国《药品不良反应监察管理办法》，建立、健全有关机构，尽快把制度建立起来。

【周超凡，张静楷. 尽快制订颁布药品不良反应管理办法 [J]. 前进论坛，1996（08）：10】

中国传统药物警戒刍议

对药品最主要的要求是安全、有效，且安全重于有效。药物警戒已越来越引起国际社会的重视。根据现代药物警戒的概念，笔者认为，中医药学很早就对现代药物警戒中的部分内容有相当丰富的论述。

一、现代药物警戒的概念

1974 年，"药物警戒"（Phmacovigilance）的提法在法国问世，但尚无定义，其后，对药物警戒有不同的定义。直至 2002 年，WHO 将药物警戒概括为："有关不良作用或任何其他可能与药物相关问题的发现、评估、理解与防范的科学与活动。"所以，当前国际上对药物警戒的概念实际上就是药品不良反应（ADR）的广义概念，即从原先的合格药品在正常用法用量情况下出现的有害的、非预期的反应的监测，扩展到对所有可能影响药品安全性因素的监测，包括药品质量、制剂工艺、人种差异等方方面面的问题。据此，本文对中国传统医药学中有关药物警戒的相关论述加以讨论。

二、中医药学自古重视药物的安全性

1. 古代医家对"药"和"毒"的认识

食物和药物都是古人在生活实践中，通过盲目的品尝、食用及根据食用后对人体的作用逐渐认识的，故有"药食同源"之说。关于毒性，公元前 3000 年就有"神农尝百草，一日而遇七十毒"的传说，说明古人很早以前就认识到很多植物有毒。古代药物以植物为主（其次为动物、矿物），故称"本草"。在认识到很多有毒药物的同时，也了解到其中很多有毒药物具有治疗疾病的作用，并把这些有毒药物统称为"毒药"。全面地说，中国古代毒药的概念包含三种意义：一指药物，即一切药物都可以称为毒药，如张景岳在《类经》中所言："毒药者，总括药饵而言。凡能除病者，皆可称为毒药。"二指药物的偏性，即把性能有偏胜的药物称为毒药，如《医原·用药大象论》："药未有不偏者也，以偏救偏，故名曰药。"三指对人体有一定毒害作用的药物，古时服用药物的危险性很大，人们只好采取比较慎重的态度，诚如《礼记》所载："君有疾饮药，臣先尝之；亲有疾饮药，子先尝之。医不过三世，不服其药。"到了东汉，《神农本草经》始创"有毒""无毒"之分，并按毒性大小将所记载的 365 种药物分成上、中、下三品。《内经》中也有大毒、常毒、小毒等论述。自东汉之后，本草著作就将毒药发展到分出有毒药、无毒药，并对已经认识到的有毒药物都标出毒性大小以示警诫。

2. 中医药有关用药安全性的论述

中医用药历来非常重视安全性，主要表现在用药方法和用药禁忌两方面。用药方法表现在从给药途径、药物炮制、药物制剂、服药方法、用药剂量和用药疗程等方面全方位尽可能把住用药安全关。

（1）给药途径　根据药物性质和临床需要，把药物制成口服的汤剂、丸剂、散剂、膏剂、酒剂、颗粒剂、片剂、胶囊剂等；制成外用的软膏剂、硬膏剂、膜剂、浸洗剂等；制成体腔用的栓剂、药条等；制成注射用的注射剂。

（2）药物炮制　早在《神农本草经》就记载"药有……生熟"。生熟指未炮制者为生，已炮制者为熟。药物经过蒸、煮、炙、炮、煅、浸等炮制加工，可以降低或消除药物的毒性或副作用；改变或缓和药性；改变或增强药物的作用以及便于服用等。

（3）药物制剂　指出将川乌、草乌、附子久煎可减少毒性；若山豆根久煎，则毒性增强，不良反应增大等。

（4）服药方法　强调应用发汗剂、泻下剂，以得汗、得下为度，不必尽剂；呕吐患者服药，宜小量频服。

（5）用药剂量　强调使用强烈的剧毒药物要严格掌握剂量：一是从小量开始，必要时逐渐加量。如《神农本草经》记载："若用毒药疗病，先起如黍粟，病去即止。不去，倍之；不去十之。取去为度。"陶弘景谓："药中单行一两种有毒物……不可便令至剂尔。"二是毒药攻邪和饮食养正兼施。《素问·藏气法时论》："毒药攻邪，五谷为养，五果为助，五畜为益，五菜为充。气味合而服之，以补精益气。"三是根据患者机体情况灵活用药，如《素问·五常政大论》云："能（通耐）毒者以厚药，不胜毒者以薄药。"

（6）用药疗程　《神农本草经》记载，下药"多毒，不可久服"。《素问·五常政大论》："大毒治病，十去其六；常毒治病，十去其七；小毒治病，十去其八；无毒治病，十去其九。"

三、中医用药禁忌的主要内容和现实意义

成书于公元 1～2 世纪的《神农本草经·序例》谓："药……有单行者，有相须者，有相使者，有相畏者，有相恶者，有相反者，有相杀者。凡此七情，合和视之。"此记载高度概括了药物配伍后出现的种种情况。

药物的配伍应用，即把单味中药通过一定的法度组成复方，是药物应用的一大进步，它是中医用药的主要形式。药物配伍之后产生的变化，有有利的变化，也有不利的变化。对此，前人已经积累了丰富的经验，将其中不利的变化称为"用药禁忌"，它为后世用药提供了警戒。用药禁忌分以下 4 种。

1. 配伍禁忌

中药的配伍禁忌，历来有十八反、十九畏的说法，《中国药典》一般也把它作为药物配伍禁忌加以警戒。

十八反：甘草反甘遂、大戟、海藻、芫花；乌头反贝母、瓜蒌、半夏、白蔹、白及；藜芦反人参、沙参、丹参、玄参、苦参、细辛、芍药。

十九畏：硫黄畏朴硝，水银畏砒霜，狼毒畏密陀僧，巴豆畏牵牛，丁香畏郁金，川乌、草乌畏犀角（犀角已被禁用），牙硝畏三棱，官桂畏石脂，人参畏五灵脂。

当然，把十八反、十九畏当作中药的配伍禁忌，历代医药学家遵信者多，但也有认为必要时可不遵此。据报道，宋代方书《普济方》载方 61739 首，其中含十八反、十九畏的内服成方 604 首，占 0.98%；当代方书《全国中药成药处方集》载方 5685 首，其中含十八反、十九畏的内服成方 178 首，占 3.13%。随机抽取明清以降 129 家医案，共收集临床案例 20313 个，其中应用十八反的内服成方 486 首，占总案例数的 2.39%，且应用十八反、十九畏的案例多属难治病证，也有不良反应出现。以上报道表明，古今医方中含十八反、十九畏确实很少见，虽非绝对不可用，但毕竟是前人留下的避免药物配伍可能发生不同程度甚至严重不良反应的警戒，尽管大多缺乏具体论述，也可能存在失误，但

从文献研究、临床调查和实验报道等总体分析，应该严肃对待，尽量避免使用，除非有充分依据，或痼疾急症、险症，否则以不用为原则。

2. 妊娠用药禁忌

妊娠禁忌药是指妇女妊娠期除中断妊娠、引产外，禁忌使用的药物。古代中医药学家把具有堕胎作用或影响胎儿发育、对母体不利、对产程不利、对胎儿不利的药物列入妊娠用药禁忌，并且主要提出禁用与忌用，极少提慎用，可见对母婴的安全特别重视。近代则多分为禁用与慎用两大类。

禁用药多系剧毒药，或作用峻猛及堕胎作用较强的药，如砒霜、雄黄、朱砂、水银、轻粉、马钱子、川乌、草乌、巴豆、麝香、蟾酥、土鳖虫、水蛭、三棱、莪术、川牛膝等。

慎用药多系活血化瘀、攻下、行气、温里药中的部分药，如川牛膝、川芎、桃仁、红花、大黄、芦荟、番泻叶、芒硝、枳实、枳壳、青皮、附子、肉桂等。

从优生优育或用药安全考虑，这些警戒都应高度重视。若非用不可，则应辨证准确，充分考虑药材炮制、配伍、剂量、服法、疗程等问题，尽量做到用药安全有效。

3. 证候禁忌

证候禁忌是中医药特有的一种药物警戒，它的实质是强调用药必须辨证论治，药证相符，而不能药证相悖。如寒凉药忌用于寒证，以免雪上加霜；温热药忌用于热证，以免火上加油；泻下药忌用于虚证；补养药忌用于实证，谨防虚虚实实之戒。当然，诸如热证患者需要用热药时，酌情配伍寒药也是可以考虑的。

4. 服药饮食禁忌

服药饮食禁忌是指服药期间对某些饮食的禁忌，又称食忌、忌口。服药期间通常应忌食生冷、辛热、油腻、腥膻及有刺激性的食物。此外，针对不同病情，忌用食物不同，如热性病忌辛辣、油腻、煎炸类食物；寒性病忌生冷、寒凉类食物；肝阳上亢、头晕目眩、烦躁易怒等忌胡椒、辣椒、大蒜、白酒等食物；脾胃虚弱者忌油炸黏腻、生冷、不易消化的食物；皮肤病患者忌无鳞鱼、虾、蟹及羊肉等腥膻发物及辛辣刺激性食物；胸痹患者忌油腻、烟、酒。实践证明，服药期间注意这些饮食禁忌很有必要。

四、结语

药物警戒的提法尽管问世不久，但很快引起了全球的高度重视。我国虽然很早就对药物警戒有相当深刻的认识，然而现今对药物警戒的认识或监测力度同先进国家比较都存在较大差距，应当努力迎头赶上。

参考文献

［1］王大猷. 药物警戒刍议［J］. 中国药物警戒，2004（1）：20.

［2］陈馥馨. 782个含十八反、十九畏内服成药方组成与主治分析［J］. 中国医药学报，1987，（2）：26.

［3］刘源，高晓山. 明清以降129家医案十八反的临床应用［J］. 中医杂志，1989，（9）：10.

【周超凡，林育华. 中国传统药物警戒刍议［J］. 中国药物警戒，2005（03）：129-130】

怎样看待中药不良反应

【摘要】为了探讨中药不良反应问题，本文试从什么是中药不良反应；中药不良反应不容否认；中药不良反应不应扩大化；确认中药不良反应的难点；必须强化中药不良反应的监测力度等方面做了初步的论述，目的是想通过讨论对中药不良反应有一个比较一致的认识。

自从化学药品问世以来，很多严重危害人民健康的疾病得到有效遏制，但随之而来的药品不良反应，也给人类带来很大的负面影响。尤其是近半个世纪以来相继发生的以"反应停事件"为代表的一系列严重药品不良反应，被西方人士称呼为"药物公害"，使药品不良反应很快成为全球公众关注的社会热点问题。相比之下，沿用了几千年的中药以其安全性大受世人青睐。正当中药不断走出国门的时候，却突然引发"中药肾毒事件"，闹得沸沸扬扬。因此，怎样看待中药不良反应，是个既有学术意义，又有现实意义的大问题。

一、什么叫中药不良反应

这是讨论怎样看待中药不良反应必须首先解决的认识问题。顾名思义，中药不良反应是指中药在临床应用中引起的不良反应，属于药品不良反应的一部分。

我国原卫生部、国家食品药品监督管理局发布的《药品不良反应报告和监测管理办法》规定："药品不良反应是指合格药品在正常用法用量下出现的与用药目的无关的或意外的有害反应。"该规定明确指出构成药品不良反应必须兼备三个条件：一是"合格药品"；二是"正常用法用量"；三是"与用药目的无关的或意外的有害反应"。三个条件缺一不可！判断是否属于药品不良反应，必须用上述规定去衡量。如果上述药品不良反应是中药引起的，就是中药不良反应。

我国药品不良反应的定义和世界卫生组织（WHO）的定义是一致的。值得注意的是，上述规定中的"正常用法"是指药品的正常应用范围，相当于《中国药典》一部中［功能与主治］项的范围，或药品说明书中［功能与主治］项规定的范围；而不仅是《中国药典》一部或药品说明书［用法与用量］中的"用法"规定的范围（该"用法"规定的是"给药方法"，如"口服""外用"等）。

二、中药不良反应不容否认

事物总是具有两面性，中药也不例外，既有促进健康的正面效应——疗效，也有妨害健康的负面效应——不良反应。曾经大肆宣扬的"中药没有不良反应""纯天然药物没有毒副反应"的炒作是出于商业目的，误导广大患者。如今这股歪风虽已刹住，但"中药没有不良反应"的观点在不少人的认识里依然存在，应当纠正。

尽管中药不良反应确实比化学药小且少，但中药仍然存在不良反应。我们可从两个方面看中药存在不良反应的理论依据。

1. 从传统中医药理论看

中医学认为，人体由阴阳所代表的两性物质产生和形成，即《素问·生气通天论》所说的："生之本，本于阴阳。"并认为，人体只有保持阴阳相对平衡才能健康生活，即所谓"阴平阳秘，精神乃治"。如若人体出现阴阳失衡，那就必然生病，而治病就是促使失衡的阴阳归于平衡。

中医治病最常用的方法之一是用中药。什么是药呢？中药理论认为，就性质和作用而言，无药不偏，无药不毒，诚如《类经》记载："药以治病，因毒为能，所谓毒药，以气味之有偏也。""气味之偏者，药饵之属是也。""欲救其偏，则惟气味之偏者能之。"石寿棠在《医原·用药大要论》中也说："药未有不偏者也，以偏救偏，故名曰药。"张景岳在《本草正》里明示的"无药无毒"。偏性可以纠正人体生理失常之偏，即治疗作用；偏性若导致偏胜，也可以损害人体生理，便有失常之偏，即不良反应。显然，传统中医药学对药物作用的两面性表述得很清楚。

我们的祖先早就认识到中药（古称本草）有毒。神农尝百草的传说，几乎遍及民间。《淮南子·修务训》谓："神农尝百草……一日而遇七十毒。"《〈史记〉补三皇本纪》："神农……尝百草，始有医药。"我国现存最早的药学专著《神农本草经》（约成书于东汉初年，公元 25～220 年），载药 365 种，其药物分类法就是按药物毒性有无、防治疾病的主要功能和可否多服久服来区分的。即上药为君，主养命以应天，无毒；中药为臣，主养性以应人，无毒有毒，斟酌其宜；下药为佐使，主治病以应地，多毒，不可久服。说明传统中药理论对中药的毒性早有认识。当然，古代所谓的"毒"有多种含义（如"毒药"，有时指治病的"药物"，有时指对人体有危害的"有毒药物"），上述引文中的"毒"和《神农本草经》据以分类的"毒"虽然都是"有毒药物"的含义，未必都是与现代药物不良反应同义，但不能排除其中有与现代药物不良反应同义的可能性。

中药药性理论在论述药物作用时，也有不少同不良反应相关的论述。例如，在谈到"五味"对疾病的不良影响时，《灵枢·九针》提道："病在筋，无食酸；病在气，无食辛；病在骨，无食咸；病在血，无食苦；病在肉，无食甘。"《研经言》："凡药能逐邪出某经者，皆能伤正；能补虚者，皆能留邪；能提邪出某经者，皆能引邪入某经。帮麻、桂发表，亦能亡阳；苓泻利，亦能烁津。于此知无药之不偏矣。"又如，在论述"五味"的正、负面作用时提道"辛行""辛散"与"辛散耗气""辛伤皮毛"；"甘能补、能和、能缓"与"甘味滋腻""甘伤肉""（甘）助湿满中"；"苦能泄、能燥"与"苦伤气""苦燥伤津"；"酸能收、能涩"与"酸收敛邪""酸伤筋"；"咸能软、能泄"与"咸伤血"。论述药味配合时，认为有"甘寒生津"与"甘寒助湿"；"甘温益气"与"'甘温壅中"；"苦寒清热"与"苦寒败胃"，等等。以"甘寒"的不良反应为例，瓜蒌功能清热涤痰，宽胸散结，润燥滑肠。如患者肺热咳嗽，痰浊黄稠，胸痹心痛，用之合适；患者兼见脾虚便溏，则可因瓜蒌的性味甘寒有滑肠作用，会带来便溏加重的不良反应。竹沥功能清热豁痰，定惊利窍，用于痰热咳喘合适；若兼见脾胃虚弱，服后会因甘寒滑利可能引起便溏的不良反应。

中药，即使是单味药，由于所含成分很复杂，其功能与主治都是多方面的，而不可能仅限于一种。中药治病，往往只利用其诸多功能与主治中的一种或一小部分，其他未被利用的部分就属于"与用药目的无关的"，其偏性必然带来不良影响（即"有害"）。根据药品不良反应的含义，这些"与用药目的无关的""有害反应"就是不折不扣的"中药不良反应"。以大黄为例，其功能"泄热通肠、凉血解毒、逐瘀通经，用于实热便秘，积滞腹痛，泻痢不爽……"如妇女经前或经期因实热便秘用大黄通便，就可能出现经血过多的不良反应。

2. 从现代中药药理研究看

麻黄具有发汗与解热、平喘、镇咳、祛痰、利尿、抗肾功能衰竭、抗炎、抗过敏、抗病原体的作用。此外还有对机体免疫功能、心血管系统、中枢神经系统、平滑肌、骨骼肌等15个方面的广泛作用。根据《中国药典》2000年版一部的规定，麻黄的功能与主治为"发汗散寒、宣肺平喘、利水消肿。用于风寒感冒、胸闷喘咳、风水浮肿；支气管哮喘"。没有提到注意事项和禁忌范围。由于麻黄可作用于心血管系统，使心脏兴奋、血管收缩、血压升高；麻黄所含的主要有效成分麻黄碱可作用于中枢神经系统，其较大治疗量（属正常用量范围）能兴奋大脑皮质和皮质下中枢，引起失眠、神经过敏、不安和震颤等症状。因此，即使合格的麻黄在正常用法用量下使用，也可能出现上述某种或某几种不良反应。

三、中药不良反应不应扩大化

把原本不是中药不良反应的当成中药不良反应，也是错误的。由于种种原因，中药不良反应被扩大化的现象很普遍，主要原因有以下几点。

1. 概念不准确

就全世界而言，真正促使各国纷纷进一步重视药品不良反应，完善药品管理法规，是20世纪60年代"反应停事件"之后的事。最早建立药品不良反应监测报告系统的国家是美国，1954年建立。WHO于1968年开始实施其国际药品监测合作计划。我国1989年成立国家药品不良反应监察中心，1998年正式加入WHO国际药品监测合作计划。由于开展工作时间不长，所以我国已出版的辞书、专著、教科书及报刊文章中关于"药品不良反应"的概念同国家食品药品监督管理局2004年3月4日发布的概念不尽相同，包括不少医药卫生专业人员在内，对中药不良反应概念不够清楚，将很多原本属于中药药物不良事件（指发生于中药治疗期间的任何不利的医疗事件，但该事件并非一定与使用中药有因果关系）的病例，包括并非合格中药引起而是假冒伪劣中药引起的，误用其他品种中药引起的，或不属正常应用范围的误用、滥用，或超出正常用量的乱用，甚至未能判定确系中药引起的不良事件，都归入中药不良反应范围。文献报道的大量所谓中药不良反应的文章，将不合格中药（如品种不对、炮制不规范、制剂不合格等）、超剂量、超长时间服用、使用病证不对，甚至故意自杀等引起的事件，不分青红皂白，不加分析研究而统统归入中药不良反应，这是不对的。

2. 未充分确认因果关系

没有充分确认不良事件（指治疗期间所发生的任何不利的医疗事件）同中药之间存在因果关系，就认为是中药不良反应。欲准确判断中药与不良反应因果关系，即使是有经验的医师，没有掌握足够的根据，也不是很容易的事，更何况不是中医药专业的人员。

3. 对中药缺乏了解或有偏见

例如近年来出现在比利时的"减肥茶事件"，被炒作成"中草药肾病"，有些国家借此对我国12种含马兜铃酸的产品实行禁运，仅2001年我国中药材提取物出口金额就因此下降1/4。其实，"减肥茶事件"主要是不恰当地使用中草药（如超剂量、长期使用等）造成的。又如日本将小柴胡汤制剂广泛用于治疗各种肝炎，且长期服用，结果出现间质性肺炎。而在我国，按中医辨证论治应用小柴胡汤2000年之久，至今依然安全、有效，且广泛使用。

四、确认中药不良反应的难点

根据中药不良反应的含义，从以下 4 个方面简略说明确认中药不良反应的难点。

1. 影响中药质量的因素很多

认定药品不良反应的首要条件必须是"合格药品"引起的。判断中药药品是否合格，可从原料和制剂两个方面着手。原料质量与药材品种、生长环境、生长年限、采收季节、炮制加工、贮存条件等有关；制剂质量与制备工艺是否科学、质量标准定得是否合理、药品质量是否可控等有关。以品种是否正确来说，对于一般中医若缺乏中药材学专业知识，又没有所有中药材标本，是不容易确认的。

2. 是否属于正常的用法用量不易界定

中医用药讲究辨证论治，中药的应用范围本来就缺乏很明确的界限，加上实际用药时往往对患者的病证了解、记录不清或不准，以致事后回忆不准确；其用量以饮片而言，往往差异较大，如以《中国药典》规定的用量为硬指标，超过就按超剂量论，对此可能会有争议，因为超出《中国药典》中的中药用量被临床证实仍属安全有效的病例并不罕见。

3. 中药的不良反应往往较少较轻，或被疏忽而不易发现

中医习惯用复方药品治病，其药味多，成分特别复杂。但每种化学成分往往含量很少，且作用不够显著，以致某些与用药目的无关的有害反应表现不明显，就难于被发现、被确认。

4. 必须强化中药不良反应的监测力度

尽管中医药学在 5000 多年前就对中药的毒性有所认识，但"中药没有不良反应"的误解在社会人群中仍广泛存在；人们（包括现在仍占一定比例的医务人员）对药品不良反应概念缺乏全面、深刻的认识，确认中药不良反应有一定的难度。监测中药不良反应远不如监测化学药不良反应历史长、范围大、力度强、水平高。而中药在国内外均显示强劲的发展趋势，越来越受到人们的青睐，其正面和负面的影响将越来越大。为了国家的荣誉，为使中药更好地为全人类健康做出贡献，必须不失时机，大幅度增加人力、物力、财力的投入，大大强化中药不良反应监测的力度。

参考文献

王本祥. 现代中药药理与临床［M］. 天津：天津科技翻译出版有限公司，2004.

【周超凡. 怎样看待中药不良反应［J］. 中国药物警戒，2005（01）：1–3./ 原载：周超凡. 正确看待中药不良反应［N］. 中国中医药报，2005/03/16】

关于中药不良反应的若干问题

——重视药品不良反应 提高中医用药安全性

"安全有效"是对药品最基本的要求，且安全比有效更重要。药品是保障人民健康的重要物品，一般用于得病的患者。本来得病尤其是得了重病已经很痛苦，若因用药再加伤害，就更不堪重负，严重时会造成恶性循环，加重病情，出现人力、物力、财力的浪费，带来一系列社会问题。据 WHO 统计资料，目前全世界死亡病例中，约 1/3 死于用药不当；有报道表明，我国死亡病例和致聋哑成因中，不合理用药所占比例很大。因此，重视药品不良反应（ADR），提高用药安全性，成为十分迫切的问题。我国在 ADR 尤其是中药 ADR 方面的工作起步较晚，探讨有关中药 ADR 的问题，对保障人民用药安全及中药走向世界，具有重要意义。

一、ADR 的定义

根据我国 2004 年 3 月 4 日发布实施的《药品不良反应报告和监测管理办法》的定义："药品不良反应是指合格药品在正常用法用量下出现的与用药目的无关的或意外的有害反应。"此定义规定了必须同时具备 3 个条件才能构成 ADR。即：①药品必须合格，假冒伪劣药品及其他质量不合格的药品造成人身伤害不包括在内；②正常用法用量，若不严格符合药品说明书的规定，或不遵守医师的正确医嘱，不正常、不合理的用药不在此例；③发生了有害反应，且这种有害反应与治疗目的无关或出乎意料。

根据形式逻辑对下定义的要求，通常下定义的概念只是揭露被定义概念的一部分内涵。一些未写进去的 ADR 的临床表现，如副作用、毒性作用（因剂量过大引起的除外）、后遗效应、变态反应、继发反应、特异反应、药物依赖性、致癌作用、致突变、致畸作用以及首剂效应（不耐受性）、停药反跳，等等，都包括在 ADR 范围内。

笔者认为，上述 ADR 的定义虽然同国际接轨，但它毕竟更多的是从化学药品那里得来的概念，照搬到中药领域里来，是否完全适宜，有待不断深入考察。

二、对中药 ADR 的认识

怎样正确看待中药 ADR，是个值得不断研究、扩大宣传、求得统一认识的大问题。

1. 我国古代对中药毒性的认识

我国对药品毒性的认识历史悠久，5000 多年前就传说"神农尝百草，一日而遇七十毒"。成书不晚于战国末年（2200 多年前）的《神农本草经》，其药物分类的根据就是毒性：无毒为上品，有毒为中品，多毒为下品。"是药三分毒"的说法早已传遍神州大地，传统中医药的"七情""十八反、十九畏""君、臣、佐、使"等配伍理论和药材炮制理论、经验，都同增强疗效、减少 ADR 密切相关。所有这些认识，比起瑞士学者 Paracelsus 1541 年指出的"所有的物质都是毒物"要早几千年。只是由于历史条件的限制，这些世界领先水平的高明认识未能与时俱进，长期以来大多仍停留在原有的宏观认识状态，因而未获得更大的发展。

2. 当代对中药毒性和 ADR 的认识

随着时代的发展，特别是改革开放、加强与世界的科技文化交流以来，我国对中药 ADR 认识有很大提高。曾一度被炒作、误导和存在于部分民众头脑中的"纯中药制剂，无毒副作用""纯天然无不良反应""有病治病，无病健身"之类的错误认识基本得到纠正，"是药三分毒"的思想进一步被认同。国内有关中药 ADR 病例报道不断增多，对中药 ADR 认识已有很大提高。然而，各种糊涂认识依然存在。

（1）否认有 ADR　最典型的例子就是曾一度被炒作、误导和存在于部分民众头脑中的"纯中药制剂，无毒副作用"之类的"中药无毒论"。错误认识不仅在部分民众头脑中存在，在少数专业人员头脑中也存在，甚至极个别高级专业人员有"中药没有 ADR""药是双刃剑，用出问题是错用，不能怪药""药之祸，医之过"等的观点。

（2）夸大中药 ADR　此观点可谓"中药恐怖论"。1993 年国外某期刊首次报道含马兜铃酸中药引起慢性间质性肾炎，并冠以"中草药肾病"之名，在全球掀起轩然大波。其实，该药害纯属不合理用药所致，却被大肆炒作，什么"中草药易伤肾""中药肾毒性""中药性肾病"，不一而足，这种极力夸大中药 ADR 的观点，缺乏实事求是。

（3）承认有 ADR　既然世界上不存在没有不良反应的药品，中药是药品，它肯定也存在 ADR。药物化学成分的构效理论提示，成分结构的复杂性导致一种药物成分往往具有一种以上的药理作用。中药的化学成分非常复杂，其药理作用当然也非常复杂，而治疗中只是利用药物的某一种或某部分药理作用，其他作用同治疗无关，带来的不良后果便是 ADR。这就是世界上不存在没有 ADR 的药品的理论依据。从单味药的作用看，《本草纲目》收药 1892 种，其性味、功能、主治无一完全相同，那么多种性味、功能、主治各不相同的单味药组成复方，存在那么多同治疗无关的作用，自然带来诸多 ADR。单独应用 1 味中药已经可能带来 ADR，如果几种中药联用，或者中西药联用，情况更加复杂，化学成分更多，出现 ADR 更在情理之中。《清开灵注射液与过敏反应》《双黄连注射液与过敏反应》《龙胆泻肝丸与肾损害》《葛根素注射液的不良反应》《穿琥宁注射液的不良反应》《参脉注射液与过敏反应》《警惕鱼腥草注射液引起的不良反应》《警惕含马兜铃酸中药的安全性问题》等就是中药 ADR 的文章。

3. 怎样看待中药 ADR

人们在利用药品防治疾病、调节生理功能、提高健康水平的同时，都在自觉、不自觉地承受用药带来的各种各样轻重不同的 ADR。中药是我们的祖先用成百上千年时间，经过亿万人次医疗实践的发现、发明，是我国传统医药学的重要组成部分，已为中华民族的繁衍昌盛做出卓越贡献。中药既然是药品，就不能要求它没有 ADR，这不公平，也不现实，不能因为出现一些 ADR 就对中药失去信心。磺胺类等化学药品问世才 60 多年，出现 ADR 的数量和程度，远远超过应用了几千年的中药 ADR 的数量和程度，不也还在大量应用吗？可以预料，今后还会有很多中药 ADR 被不断发现，医药工作者应当在科学技术突飞猛进的今天，大力强化中药 ADR 监测力度，尽可能多地发现中药 ADR，这是保障人民用药安全有效的需要，也是中药向前发展的表现。

笔者深信，对中药正反两方面的作用了解越深，中药的发展就越快，对人类的贡献就越大。

顺便指出，2500 多年前西周的《尚书》有"若药不瞑眩，厥疾不瘳"的记载，其中提到治疗一些顽固性疾病用药后难免出现头昏眼花甚至晕厥休克的情况。用现在的话说，就是出现 ADR。笔者认为，这是古人矫枉必须过正，非过正不能矫枉的"矫枉过正"观念的体现。古人的苦衷容易理解，即使在科学技术高度发达的今天，现代人不也依然自觉不自觉地承受 ADR 的代价来换取药品的疗效吗？

三、中药 ADR 报道中常见的问题

1. 病证报道太简单：中医治病讲究辨证论治，中药的应用是否得当，主要看药证是否相符。可是不少中药 ADR 的报道只有西医病名，或加上一些简单的症状，无法从中准确判断属于什么样的证候，也就难以确认用药是否正确。如用药不当，所引起的有害反应不应属 ADR。因此，所报道的问题是否属于中药 ADR，无法确认。

2. 用药报道欠详：例如，使用中成药只写药品名称，未写生产厂家和生产批号，以致无法追查该药品的质量；使用中药汤剂只写饮片名称，未能对饮片是否配错、药量是否准确、质量是否合格、煎法是否正确做出明确记载；或者是否联合用药，用什么药不清楚，等等。

3. 未做必要的验证试验：未做过敏、阳性试验等。

4. 不属于 ADR 的也被列入 ADR：如超剂量、误用不合格药品、超长时间用药及不按规定用法用药等引起的伤害，也被列入 ADR。

5. 未排除其他因素的影响。

四、判断中药 ADR 的难点

判断中药 ADR 比判断西药 ADR 困难得多。

1. 药品是否合格难以准确判断

这是确定中药 ADR 经常遇到的难题。严格地说，药品是否合格，应由专业药检机构判断。可是实际遇到中药 ADR 时，药品质量往往由医师、患者（或其家属）或药师凭感官判断。对中药而言，即便是专业药检人员，欲准确判断其是否合格，仅凭感官并非都能确认。

（1）饮片质量难以确认　自古以来，中药基原具多原性。据统计，《中国药典》（1985、1995 年版一部）记载的药材，多原品种都接近 3000；即使是一原性药材，也可因生长环境、生长年限、采收季节、采收时间、产地加工、炮制加工、贮存条件等不同影响质量，而这些因素往往凭感官无法确认。

（2）中成药质量难以确认　有道是：丸散膏丹，神仙难辨。何况有时患者讲不清服用药品的外观性状、厂牌、批号，以致无法追查质量。目前中成药的生产工艺和质量标准的可控性不是很强，即使同一品名、同一厂牌、同一班组生产的药品质量也未必一致。

2. 用法用量是否正确难以判断

（1）用法是否正确难以判断　有的中药材或中成药功能、主治的表述不够准确、具体，其用法是否正确难以判断。

（2）配伍的正确与否难以准确判断　中药习惯用复方，药物配伍的正确与否，关系到用法的正确与否。按理，在一定程度上可以拿中药配伍禁忌来衡量。但到目前为止，中药配伍禁忌理论还不完善。"十八反"是著名的中药配伍禁忌，其内容被收入《中国药典》。但在著名传统方书《普济方》和当代方书《全国中药成药处方集》中可以找到一些含有"十八反"药对的处方，前者 61739 首中有 366 首（占 0.590%），后者 5865 首中有 45 首（占 0.77%），可见比例很小，一般应避免使用。然而，

自金、元以后，"十八反"已失去原有的数量含义，变成相反药物的同义语，且因各家认识不同，记载的种类、数目也异。以反藜芦的"诸参"为例，古代文献至少有 22 种"诸参"的说法，涉及 7 种参药；近现代文献至少有 45 种说法，涉及 15 种参药。以上所得配伍超过 200 对，配伍之后情况如何，确实难料。一般来说，没有毒性记载的药物使用起来比较放心，没有"十八反、十九畏"记载的药物使用起来也比较放心。由于中药成分太复杂，若干没有毒性记载和配伍禁忌记载的药物配伍使用后是否产生毒性，很难准确预料；若产生毒性，所造成的不良后果也不一定能在短期内被发现。因此，药物配伍后导致的 ADR 往往迟迟未被发现。例如，壮骨关节丸，由狗脊、淫羊藿、独活、骨碎补、木香、鸡血藤、续断、熟地黄组成，《中国药典》对各单味药均未见具有毒性或配伍禁忌的记载，临床应用后却发现有食欲不振、黄疸等消化系统的症状。经检查，仅在北京就有 50～60 例因服用壮骨关节丸引起肝损害的 ADR 病例，其肝小叶的炎症并非感染病毒所致，而是药物性肝炎。是否同药物配伍不当相关，有待研究。

（3）用量是否正确难以判断　汤剂中药物的用量较灵活，单味药的剂量多不固定，用量是否正确确实难以准确判断。

3. 是否造成不良反应须仔细观察、检查才能确认

并不是所有的 ADR 都能很快被发现，有时内脏器官（如肝、肾）被伤害，早期未必有症状；有些迟发型症状虽然明显，但因用药时间较长，影响因素较多，未经研究分析难于确认。

五、对加强中药 ADR 工作的建议

"毒性"完整的现代概念应当包括急性、亚急性、慢性急性和特殊毒性（致癌、致畸、致突变、堕胎、成瘾）等方面。尽管我国对药品毒性的认识历史悠久，可是由于种种原因，至今对中药 ADR 的认识依然基本上停留在宏观认识上，同当代对 ADR 的认识差距较大，必须迅速赶上。

1. 大力强化中药 ADR 监测机构

我国 1988 年开始 ADR 试点工作，起步虽晚，进展却快，全国性全面系统的专业机构基本建立，工作成绩也很显著。但监测体系尚属基本框架初步建成，人力、财力严重不足，工作条件、技术基础十分薄弱。因此，首先应当从大力加强国家级 ADR 监测机构组织建设入手，并且把中药 ADR 监测这个具有我国 ADR 监测特色的工作摆在应有的重要位置。人力加强了，才便于开展相应的工作。

2. 不断完善中药 ADR 监测制度

目前，我国有关 ADR 的法律、法规体系还不够完善，特别是同中药 ADR 有关的法律、法规体系有待完善。

3. 宣传普及中药 ADR 知识

宣传普及中药 ADR 知识要从我国古代对药物毒性的认识讲起，让大家知道我们祖先对药物两面性的认识由来已久，中药有 ADR 在几千年前就知道，不是什么新问题；要讲著名的 20 世纪化学药品"十大药害"等西药 ADR 的史实，让大家更全面地了解药品 ADR 的情况，增强对药品 ADR 的全面认识；要让大家从事物都具有两面性的哲理联想到药品也必然具有两面性，从而牢固树立药品（包括中药）都有 ADR 的观点，增强安全用药意识。

4. 加强中药 ADR 科研工作

（1）基础研究　如前所述，中药 ADR 的认定有好多难点，很需要开展基础性研究，以便给临床诊断和临床治疗提供指导或参考。

（2）临床诊断　如前所述，判断中药 ADR 比判断西药 ADR 困难得多，诸多理论问题尚未解决，诊断规范也需要不断完善，值得立题研究。只有做出正确诊断，才能进一步防范 ADR，治疗 ADR。

（3）临床治疗　中药 ADR 的治疗应当引起足够的重视，到现在为止，因中药 ADR 而进行治疗的病例还不算多、经验还不是很丰富，有必要加强研究，及时总结经验，不断提高疗效，使中药 ADR 的负面效应降到最低水平。

5. 充实药品说明书中"不良反应"项的内容

中药药品说明书中很少见有"不良反应"的项目，即使有，不是空白就是内容很少。有的生产厂家甚至在发现严重 ADR 之后也未及时依法补充、修改药品说明书中"不良反应"项目的内容。这种掩耳盗铃的做法既不利于患者安全用药，也不利于保护生产厂家自己，应该迅速改进。

6. 努力提高用药水平

（1）严格掌握适应证　中医治病讲究辨证论治。实践中患者盲目只按病名或症状而用错中药的情况屡见不鲜，医生因此用错药的也不罕见，一定要重视。

（2）减少合并用药　多药合用是导致 ADR 的重要原因之一。因此，应当力戒不必要的合并用药。

（3）重视过敏史　ADR 患者往往有家族或个人过敏史。所以，了解患者既往有否家族或个人的药物或食物过敏史，对减少 ADR 的发生很有好处。

（4）避免不适人群　年老体弱、心肺肝肾功能差、多病缠身等患者，一般抵抗力都比较低，较易出现 ADR，用药时必须多加小心。

（5）重视用药剂量和疗程　一般而言，用药剂量大、疗程长，较易出现 ADR。必须正确掌握用药的剂量和疗程。

7. 强调能口服不注射

在中药 ADR 中，注射剂占 70% 以上；在注射剂中，静脉注射的又远远超过肌肉注射的 ADR。因此，一定要坚持能口服不注射，能肌肉注射不静脉注射的原则。临床上要特别加强对中药注射剂 ADR 的监测。

8. 准备好处理 ADR 的快速反应机制

倘若患者抱病用药添加 ADR，岂不雪上加霜。应当要有为人民健康负责的高度责任心，做好快速处理 ADR 的思想准备、技术准备和物质准备，保持高度警惕，及时发现 ADR、及时处理 ADR，尽可能减少患者的痛苦。

参考文献

［1］陈馥馨. 782 个十八反、十九畏内服成药方组成与主治分析［J］. 中国医药学报，1987（2）：26.

［2］高晓山，陈馥馨，刘源. 中药十八反研究［M］. 北京：中医古籍出版社，1991.

［3］周践，郭代红，和培红. 142 例中药不良反应分析［J］. 药物不良反应杂志，2002（6）：368.

【周超凡，林育华. 关于中药不良反应的若干问题［J］. 中国中药杂志，2006（04）：282-284./

周超凡，林育华. 重视药品不良反应（ADR）提高中医用药安全性［J］. 中国医药指南，2007

（06）：18-20】

理性对待中药不良反应

安全和有效是对药品最基本的要求，且安全比有效更重要。自从化学药品问世以来，很多严重危害人民健康的疾病得到有效遏制，但随之而来的药品不良反应也给人类带来很大的负面影响。相比之下，沿用了几千年的中药以其较高的安全性大受世人青睐。正当中药不断走出国门的时候，国外相继出现"中药肝肾毒性"的报道，引起了广泛的关注。因此，怎样看待中药不良反应，是个既有学术意义，又有现实意义的大问题。

一、什么是中药不良反应

中药不良反应是药品不良反应的一部分，我国原卫生部、国家食品药品监督管理局发布的《药品不良反应报告和监测管理办法》规定："药品不良反应是指合格药品在正常用法用量下出现的与用药目的无关的或意外的有害反应。"该规定明确指出构成药品不良反应必须兼备三个条件：一是"合格药品"；二是"正常用法用量"；三是"与用药目的无关的或意外的有害反应"。三个条件缺一不可。判断是否属于药品不良反应，必须用上述规定去衡量。如果上述药品不良反应是中药引起的，就是中药不良反应。我国药品不良反应的定义和世界卫生组织的定义是基本上一致的。

二、我国古代对中药毒性的认识

我国对药品毒性的认识历史悠久，数千年前就有"神农尝百草，一日而遇七十毒"的传说。我国的第一部药学专著《神农本草经》中收载了 365 种药物，并把药品分为上、中、下三品，其中有的药物"无毒"，可以多服，多服不伤人；有的有毒，有时要"斟酌其宜"；有的"多毒，不可久服"。说明古人对这些药物的治疗作用、毒副作用已有相当的了解，并且初步提出了合理用药、安全用药的概念。其药物分类的根据就是毒性：无毒为上品，有毒为中品，多毒为下品。《医学问答》中记载："夫药本毒物，故神农辨百草谓之尝毒，药之治病，无非以毒拔毒，以毒攻毒。"这些精辟的论断无不折射出"是药三分毒"的朴素认识，因此认为中药无毒无害的观点是极其错误的。古人早就告诫人们中药是祛病武器，不是活命神丹，"误用致害，虽甘草人参亦毒药之类也"。

历代著名的医药学家经过总结临床用药的经验，留下了许多著作。通过研究中药的产地、采集炮制，温凉寒热四性和辛甘酸苦咸五味，药物的升、降、浮、沉，配伍的相须、相使、相畏、相恶、相反和种种配伍用药禁忌，这些配伍和炮制理论都与增强疗效、减少毒性密切相关。所有这些认识比起瑞士学者 Paracelsus 1541 年提出的"所有的物质都是毒物"要早几千年，只是由于历史条件的限制，这些先进的认识未能与时俱进，长期以来大多仍停留在原有的宏观认识状态，因而未获得更大的发展。

三、现代中药毒副反应的主要表现

1993 年《柳叶刀》杂志（The Lancet）首次披露"中草药"可引起进行性间质性肾纤维化以来，由广防己和关木通等含有马兜铃酸的马兜铃属植物引起的肾病变受到了世界的关注。研究发现，马兜铃属植物中所含的马兜铃酸具有较强的肾毒性、致突变性和致癌性。20 世纪 70 年代，日本的津村顺天堂把汉代医圣张仲景的名方"小柴胡汤"制成了颗粒剂，成了风靡一时的治疗慢性肝炎的畅销药。由于汉方学家、药品厂家和媒介的联手渲染，使得对健康格外关注的日本人趋之若鹜，不仅用小柴胡颗粒治疗肝病，连感冒、肺炎、慢性胃肠炎等病，不论有无小柴胡汤适应证也都把它当作"百宝丹"来服用。结果到了 20 世纪 90 代初，因为滥用小柴胡颗粒造成"间质性肺炎"，5 年间就发生了 188 例，其中 22 人死亡。中药毒副反应主要为中毒反应和过敏反应。近年来不断开发使用的注射剂的毒副反应主要为速发型变态反应（过敏性休克）和部分中毒反应，严重者可致死亡。

文献报道的中药毒副反应可概括为：①过敏性休克；②皮肤瘙痒、皮疹；③消化系统症状：口干口苦、腹痛腹泻、便秘、消化道穿孔、转氨酶升高、肝肿大、肝区疼痛、黄疸中毒性肝炎等；④心血管系统症状：心悸、胸闷、心律不齐、血压下降或升高等；⑤神经系统症状：肢体或全身麻木、眩晕、头痛失眠、烦躁，甚至抽搐、惊厥等；⑥呼吸系统症状：呼吸急促、哮喘、紫绀、急性肺水肿、呼吸肌麻痹或呼吸衰竭等；⑦血液系统症状：白细胞减少、粒细胞缺乏、溶血性贫血、血小板减少性紫癜和出血时间延长，以及再生障碍性贫血等；⑧泌尿系统症状：尿闭或尿频、蛋白尿血尿腰痛或肾区叩击痛、浮肿、肾功能降低、氮质血症以至尿毒症，等等。

四、产生中药毒副作用的主要原因

1. 用药过量、长期用药及使用不当

含有有毒物质（如乌头类马钱子、雷公藤、杏仁、桃仁、蟾酥、蛤蚧、全蝎、朱砂、雄黄等）的中成药常因用量过大或持续用药过久造成中毒。据统计，在中成药毒副反应的病例中，由于超量用药引起中毒的约占 85% 以上，中毒死亡病例中约 75% 系超量所致长期用药，由于药物在体内蓄积，造成慢性中毒，如含雷公藤制剂长期服用可致再生障碍贫血，久服含朱砂制剂及红升丹长期外用可导致汞中毒，长期服用含雄黄的中成药可导致砷中毒。个别药物长期服用还可引起依赖。据报道，有人因慢性扁桃体炎口服牛黄解毒片（每日 4 片），连续服药 1 年后停药时，咽痛加重，咽、鼻窦起疱疹、全身不适，兴奋失眠，食欲降低，上腹烧灼感，大便秘结。再服牛黄解毒片后，上述症状迅速缓解，至今已连服 30 年，其中多次试图停药，均因出现上述症状而被迫服药。

有些药物本身具有毒性，应严格掌握剂量，如马钱子所含毒性成分士的宁（番木鳖碱）及马钱子碱毒性强烈，用马钱子与地龙配合制成马钱子散，可用于腰痛、周身疼痛及肢体萎缩，服药后约 1 小时可能出现汗出、周身发痒、轻微颤抖等反应。如雄黄含二硫化二砷（As_2S_2），内服剂量 0.05 ～ 0.1g，有报道给 12 岁患儿服含雄黄 2.5g 的中成药 1 剂，造成肾功能衰竭（缺血性损害），也累及心脏及肝脏，使多脏器受损（治疗 1 个月后基本痊愈）；4 岁患儿服未经炮制的雄黄酒后出现昏迷间歇性抽搐，为砷中毒所致，终因中毒性脑病死。

2. 炮制不当及制剂质量问题

如乌头类药物煎煮时间过短，毒性成分不能被有效地破坏，用之易引起中毒。由于制剂工艺不合理或药物不纯，如蜂蜜中含有雷公藤、博落回（三钱三）等，使用蜂蜜引起中毒。曾有报道某厂生产

的当归注射液穴位注射，致100例患者出现局部疼痛红肿和寒战等异常反应，更换该厂生产的另一批号的同一产品，未再发生类似现象，显然与该批号药物的质量有关。

3. 中药品种存在混杂现象

如历代本草所载龙胆泻肝丸中木通为无毒的木通科木通，近年报道出现不良反应的则是具有肾脏毒性的马兜铃科关木通。研究表明，关木通、广防己、青木香、马兜铃、天仙藤、寻骨风、朱砂莲含有马兜铃酸，能导致肾小管及间质近端刷状缘脱落、坏死，出现肾性糖尿和低分子蛋白尿，同时有远端肾小管酸中毒及低渗尿。此类患者临床上初期少尿性急性肾功能衰竭，随着时间的推移，转变成慢性肾小管间质性肾炎。治疗极为困难，往往逐步走向终末期肾功能衰竭。

4. 药物相互作用问题

近年来，随着中西药联合应用和中西复合制剂的出现，药物配合不当，亦可引起不良反应。如消渴丸系含有西药格列本脲的中西药复合制剂，使用不当，可致低血糖反应。含甘草的某些制剂与阿司匹林同用，可导致和加剧胃、十二指肠溃疡。

5. 过敏反应

中药使用过程中出现各种类型的过敏反应，多与个体差异或特异性体质有关；但其发生率明显地低于西药。一般说来，应用致敏药物次数越多，发生过敏反应的可能性越大，病情越严重，治疗越困难。中成药由多味药组成，配方中每味药材又含有多种成分，因此要确定引起过敏的单一药物成分是很困难的。

五、如何认识中药不良反应

1. 中药不良反应不可否认

事物总是具有两面性，中药也不例外，称中药是纯天然、完全没有不良反应是不正确的。中医学认为，人体由阴阳所代表的两性物质产生和形成，并认为，人体只有保持阴阳相对平衡才能健康生活，即所谓"阴平阳秘，精神乃治"。如若人体出现阴阳失衡，那就必然生病，而治病就是促使失衡的阴阳归于平衡。中药理论认为，就性质和作用而言，无药不偏，无药不毒，诚如《类经》记载："药以治病，因毒为能，所谓毒药，以气味之有偏也。""气味之偏者，药饵之属是也。""欲救其偏，则惟气味之偏者能之。"石寿棠在《医原·用药大要论》中也说："药未有不偏者也，以偏救偏，故名曰药。"偏性可以纠正人体生理失常之偏，即治疗作用；偏性若导致偏胜，也可以损害人体生理，便有失常之偏，即不良反应充分说明药品作用的两面性。

中药，即使是单味药，由于所含成分很复杂，其功能与主治都是多方面的，而不可能仅限于一种。中药治病，往往只利用其诸多功能与主治中的一种或一小部分，其他未被利用的部分就属于"与用药目的无关的"，其偏性必然带来不良影响（即"有害"），根据药品不良反应的含义，这些"与用药目的无关的""有害反应"就是不折不扣的"中药不良反应"。以大黄为例，其功能泄热通肠、凉血解毒、逐瘀通经，用于实热便秘，积滞腹痛，泻痢不爽……如妇女经前或经期因实热便秘用大黄通便，就可能出现经血过多的不良反应。2000年版《中国药典》（一部）规定，麻黄的功能与主治为"发汗散寒、宣肺平喘、利水消肿，用于风寒感冒、胸闷喘咳、风水浮肿，支气管哮喘"，没有提到注意事项和禁忌范围。由于麻黄可作用于心血管系统，使心脏兴奋、血管收缩、血压升高；麻黄所含的主要有效成分麻黄碱，可作用于中枢神经系统，在正常用量范围即可兴奋大脑皮质和皮质下中枢，引起失眠、神经过敏不安和震颤等症状。因此，即使合格的麻黄在正常用法用量下使用，也可能出现上述某种或某几种不良反应。

2. 中药不良反应不应扩大化

由于种种原因，中药不良反应有被夸大的趋势。原因之一是概念不准确。将很多由不合格中药、不属正常应用范围的误用、滥用，或超出正常用量的乱用，甚至未能判定确系中药引起的不良事件，都归入中药不良反应范围，造成认识上的混乱。文献报道的大量所谓中药不良反应的文章，应尽量明确指出是属于不合格中药（如品种不对、炮制不规范、制剂不合格等）、超剂量、超长时间服用、使用病证不对等引起的事件，不加分析研究而统统归入中药不良反应的做法是不科学的。另一个原因是对中药缺乏了解或有偏见。例如近年来出现在比利时的减肥茶事件，被炒作成"中草药肾病"，有些国家借此对我国12种含马兜铃酸的产品实行禁运，其实，减肥茶事件是不恰当使用（如超剂量长期使用等）造成的。又如日本将小柴胡汤制剂广泛用于治疗各种肝炎，且长期服用，结果出现间质性肺炎，而在我国按中医辨证论治应用小柴胡汤近两千年，至今依然安全有效地经常使用。

安全低毒是中药的一大优势，不能因目前出现的一些所谓中药不良反应，就全盘否定中药的安全性。如果拿中药和西药做比较，西药的不良反应显然会大大高过中药。只要我们在中医药理论的指导下正确应用中草药，严格掌握用药剂量和配伍关系，使中药的毒副作用控制在一定范围内，便可达到既治好病又不至于对人体造成伤害。

六、防范中药不良反应的对策

1. 严格控制有毒中药

许多中药有较大甚至强烈毒性，如川乌、草乌、朱砂、雄黄等。这些药物在使用时应慎重斟酌，严格控制有毒中药的用量，如果忽视药物的限量，甚至不知限量使用，必然会产生毒性，甚至危及生命。即使是毒性较低的药物，如果超剂量应用或者长期服用也可因在体内大量长时间蓄积，而易导致中毒，轻者造成不适，重者亦可损害脏器，甚至死亡。

2. 选择道地药材，合理加工炮制，煎服方法得当

朱砂需要不断加水研磨，才能得到红色正品的细粉，而采用机械化，使用球磨机研磨后，所得细粉发黑，说明有游离汞产生，属生产工艺不当，故有中毒反应的报道。另外，生长年限、收获季节、药用部位、贮存期限等对中药的质量都有影响，继而可能成为诱发不良反应的原因。一些需要特殊煎服方法的药物一定要严格按照要求操作，以避免不良事件的发生。

3. 坚持辨证论治原则，合理配伍

中医认为，疾病有寒热虚实之分，药物有寒凉温热之性，治病投药，须遵循辨证施治的原则，用药因人、因病、因地、因时而异，对症下药，随症加减，同病异治，同药异病。另外，中医组方时应辨清君臣佐使，注意相畏、相反等原则，否则易出现不良反应。

4. 注意用药的个体差异

中药的使用也存在着个体差异，剂量大小因人而异。一般来讲，年老体弱、婴幼儿，以及肝、肾疾病患者，对药物耐受性较差，剂量要轻，患者自身对这些问题不引起注意的话，也容易引起药物不良反应。另外，一些特殊人群（包括孕期及哺乳期妇女）用药时，由于自身的特点，用药也易引起不良反应，如哺乳期妇女用药，某些中药可通过乳汁排泄，引起婴儿中毒。许多中药含有多种蛋白质或毒，具有产生变态反应的基础，少数过敏体质患者用药后，易产生过敏反应。此外，合并用药是引起中药不良反应的因素之一，非病情确需，切勿盲目合并用药。应充分考虑药物相互作用的因素。同时，药检部门要加强管理，保证药材和制剂的质量。应当加强对中药不良反应的监察，制定出适合中药特点的不良反应监察报告方法，对中药不良反应病例进行科学准确地分标评价，以确保患者用药安全有效。

【周超凡. 理性对待中药不良反应［J］. 中医杂志，2007（02）：109-111】

中草药及其制剂对肝损伤的研究概述

【摘要】近年来中草药及其制剂引起不良反应的报道有增多之势，据报道中草药所致的急性肝损伤占总的肝损伤病例数的21.5%。究其原因，除了未遵照中医药辨证施治乱用、误用中药外，中草药自身的不良反应亦不可小觑。笔者就常见致肝损伤的中草药及制剂的种类、中药致肝损害的机制、病理特点、临床表现、发生的原因，以及如何预防等方面做一概述，以加强临床医师对中草药致肝损伤的认识，达到安全合理用药的目的。

药物性肝损伤（drug-induced liver injury，DILI）是指在疾病治疗过程中，由于药物或其代谢产物引起的肝细胞毒性损害或肝脏对药物及代谢产物过敏所致的疾病，可能发生在本无肝脏疾病的人群，对已有基础肝脏疾病的患者更易诱发。

随着人们对中草药认识的逐渐深入，中草药及其制剂现已广泛运用于临床，有关中草药引起的药物性肝损伤的报道逐渐增多。2004～2006年的3年中，中草药所致肝损伤比例从3.9%上升为5.7%。对我国13个地区16家医院的多中心回顾性调查中，2000～2005年1142例急性药物性肝损伤病例，中草药所致的急性肝损伤占21.5%，被列为第2位，仅次于抗结核药物。苏尊玮等对其院内94例药物性肝损伤进行回顾性分析，其中中药引起者占1/3，且中药所致的肝损伤重于西药所致。

为提高广大医药工作者对中草药及其制剂致肝损伤的重视程度，指导临床安全合理用药，现将临床所见可能引起肝损伤的中草药综述如下。

一、可致肝损伤的常见中草药及其制剂

近年报道所致肝损伤的中草药有卫矛科的雷公藤、昆明山海棠，菊科的苍耳子、款冬花、千里光，天南星科的石菖蒲，豆科的番泻叶、苦参、山豆根、野百合，蓼科的虎杖、何首乌及黄药子、粉防己、绵马贯众、夏枯草、川楝子、苦楝皮、马钱子、鸦胆子、罂粟壳、土茯苓等植物药；导致肝损伤的有毒矿物药包括朱砂、雄黄、砒霜、轻粉、密陀僧、铜绿等药物。

据报道已知可引起肝损伤的中草药复方制剂有牛黄解毒丸、六神丸、壮骨关节丸、克银丸、复方青黛丸、天麻丸、血毒丸、追风透骨丸、鱼腥草注射液、双黄连注射液、穿琥宁注射液、葛根素注射液、复方丹参注射液、防风通圣散、昆明山海棠片、骨仙片、养血生发胶囊、补肾乌发胶囊、湿毒清、消咳喘、壮骨伸筋胶囊、增生平、地奥心血康等药物。

此外，一些外用中药误服以后，亦可导致不同程度的肝损伤。如薄荷油、生棉子油及桐子油等。

二、中药导致肝损伤的发病机制

1. 含有直接导致肝损伤的毒性成分

这类肝损伤发生率较高，既可以预测，又可以用动物模型的方式复制。肝损伤的发生及严重程

度与药物剂量呈正相关，肝损伤潜伏期相对较短，且同时伴有全身其他脏器的损伤，由于毒性成分清楚，这种肝损伤是可以预防的。

据报道，导致肝脏损伤的中药，其毒性物质与其含有的生物碱、苷、毒蛋白、萜、内酯以及有毒矿物药中汞、砷、铅等成分有关，如雷公藤含雷公藤碱，黄药子含薯蓣皂苷、薯蓣毒皂苷，苍耳子含毒蛋白，苦楝皮、艾叶、决明子、绵马贯众等分别含生物碱、酚类、萜类或内酯。

（1）生物碱类　肝毒吡咯里西啶类生物碱（pyrrolizidine alkaloids，PAs）是一类植物性肝毒素，由千里光次碱和千里光酸构成，属于不饱和型生物碱。据统计，我国至少有50多种草药含有PAs，临床常用的有千里光、款冬花、佩兰、泽兰、紫草、山紫菀、菊三七、野百合、猪屎豆、狗舌草等。其中毒的临床表现为肝损伤，因此通常称之为肝毒性吡咯里西啶生物碱（hepatotoxicity pyrrolozidine alkaloids，HPAs）。目前研究认为，HPAs在细胞色素 P_{450} 的作用下，转化为不稳定的吡咯代谢物而产生毒性。吡咯代谢物具有很强的亲电能力，可与DNA、RNA和蛋白质等发生烷基化作用形成结合吡咯或与DNA交联；还能与嘌呤和嘧啶碱基以及核苷形成加合物，或与细胞骨架蛋白actin加合，导致细胞凋亡，最终形成不可逆性的细胞损伤。急性肝毒性常因大量摄入PAs引起，表现为以急性腹痛、腹胀、肝大、疼痛及迅速出现腹水为临床特征的肝小静脉闭塞病。慢性肝损伤由长期摄入小剂量PAs引起，表现为肝巨细胞症、肝纤维化和肝硬化。药物性肝炎与病毒性肝炎的临床表现无明显差别（病毒学检查药物性肝炎甲、乙、丙、丁、戊为阴性），肝小叶的病理变化却有所不同，若通过肝穿刺就能区别开来。

延胡索乙素（tetrahydropalmatine，左旋四氢帕马丁）有一定的肝毒性，但其肝毒性的机制尚不清楚。延胡索、金不换等含左旋延胡索乙素，其结构类似于吡咯双烷生物碱，该物质对肝细胞具有直接毒性，也可能与患者的特异质反应有关。

此外石蒜含有毒生物碱，即石蒜素及双氢石蒜碱。口服后经门静脉至肝引起肝内重度胆汁淤积及全身严重黄疸反应。益母草总生物碱提取物（AE）也具有明显的肝毒性。石榴皮碱对肝脏也有明显的毒性。

（2）苷类　含有皂苷和黄酮苷的中药如黄药子、柴胡、广豆根、金粟兰、芫花等均可引起肝损害。黄药子中含有薯蓣皂苷和薯蓣毒皂苷，可致肝细胞疏松、肿胀及脂肪变。番泻叶中的番泻苷A、B经胃、小肠吸收后，在肝中分解，其分解产物的化学结构类似二羟蒽醌，为已知的损肝性泻药。蓼科大黄、何首乌含蒽醌类成分，鞣酸（水解型鞣质）五倍子也含水解型鞣质，为肝毒性物质。小柴胡汤及其类方提取制剂引起的肝损害可能与柴胡的细胞原浆毒作用有关。

（3）毒蛋白类　植物毒性蛋白具有细胞原浆毒作用，主要存在于药用植物种子中，如苍耳子、蓖麻子、望江南子、天花粉等。毒蛋白类有毒成分能损害心、肝、肾等内脏及引起脑水肿，尤以肝损害为重。鱼胆（四大家鱼：鲤、草、鳙、鲢为毒胆鱼类）对肝、肾、脑都有明显毒性，目前采用透析疗法有明显效果。天花粉蛋白可导致心肌、肝、肾及胚胎滋养叶的一过性反应。

（4）其他　朱砂、雄黄、砒霜、轻粉、密陀僧、铜绿等矿物质中含有汞、砷、铅、铜等金属元素，具有明显的肝损害作用，如朱砂安神丸、磁朱丸、六神丸、牛黄解毒丸（片）、疳积散、翁沥通（方中含铜绿，其成分是碱式碳酸铜）等。苦楝皮（杀虫药）中的川楝素和异川楝素为主要有毒成分，在肝脏中含量较其他组织高，可导致显著的肝脏病理学改变。

2. 特异质反应性肝损伤

特异质反应根据受试者体质的不同分为代谢特异质和免疫特异质。引起特异质反应性肝损伤的中草药有麻黄、雷公藤、苍耳子、何首乌、蜈蚣、穿山甲、金不换等。金不换（plygala chinensis）中有左旋延胡索乙素，左旋延胡索乙素具有某些与有肝脏毒性的吡咯双烷生物碱相似的结构。其直接的肝脏毒性尚未证明，中毒患者的临床表现类似于一种超敏反应。临床难以预测、预防，治疗效果也差。石蚕属植物如婆婆纳等的片剂或药茶作为利胆或杀菌剂而被广泛应用，后因发现它有控制体重的辅助作用而广泛用于减肥药中，多数用药者用药2个月后出现自身免疫性肝炎，这些肝炎发生有免疫基础。

三、中草药及制剂致肝损伤的病理特点及临床表现

中草药及制剂所致肝损伤主要以轻、中度为主；主要的临床病理类型包括肝细胞型、胆汁淤积型和肝血管病变型。

肝细胞损伤：肝细胞损伤是药物性肝病的主要病理表现，表现为肝细胞混浊肿胀、脂肪变性和急性出血性坏死，主要由毒性中间代谢产物引起。如小柴胡汤、麻黄对一些免疫紊乱的患者可引起自身免疫性肝炎；白屈菜、婆婆纳可引起慢性肝炎；中草药金不换、牛黄解毒片、小柴胡汤及其类方提取制剂，可能先引起慢性中毒性肝炎，进一步发展为肝硬化。

肝内胆汁淤积、胆管损伤：是肝细胞分泌胆汁功能受到药物及其代谢产物的破坏，不能将胆汁排出细胞（小叶内淤胆），或由于胆小管内胆汁流速减慢以及免疫反应引起小叶间胆管进行性的破坏和减少，胆汁在小叶间聚集（小叶间淤胆）的结果。导致肝内胆汁淤积的中草药如大黄、泽泻、川楝子等。

肝血管病变：含肝毒吡咯里西啶类生物碱的中草药如千里光、款冬花引起的肝小静脉闭塞病，病理基础是终末肝小静脉和肝窦内皮细胞损伤、中央静脉周围肝细胞破坏，其特征为肝小叶内直径 < 300μm 的小静脉（包括中央静脉和小叶下静脉）内皮损伤、内膜肿胀、内膜增生增厚和纤维化，形成非血栓性闭塞。

急性肝损害的常见临床症状为乏力、纳差、厌食、恶心呕吐、腹胀，少数患者可有皮疹、发热、黄疸、尿如浓茶色等表现；胆汁淤积是由于胆汁分泌障碍或胆道系统阻塞而使胆汁排泄障碍。其临床表现包括疲乏、恶心、黄疸、瘙痒等；慢性肝炎其表现可能类似于慢性病毒性肝炎和慢性自身免疫性肝炎。长期服用中药如长果婆婆纳、小柴胡汤及金不换都可产生慢性肝脏损害。

四、中草药及制剂致肝损伤的原因

1. 药物原因

（1）"是药三分毒"，即使是以往被认为"无毒"或"小毒"的中草药，长期或大量应用也可致蓄积性中毒。

（2）药物产地、种植、采收季节、加工炮制、运输贮存等条件不同，不但可影响其成分和药效，而且会引起不良反应的发生。

（3）中药中同名异物或异名同物的情况少，因误认误用而致中毒。如防己有广防己、粉防己，广防己含马兜铃酸，临床已报道有肝、肾毒性。

（4）中药的化学成分和药理活性非常复杂，许多植物能合成化学物如生物碱和周期性多肽，对觅食动物产生毒性作用而获得自身保护。这些化学物可能直接作用于靶点，在一定的剂量范围内可发挥治疗作用，超剂量超疗程用药也可导致肝细胞中毒死亡。肝脏作为处理化学物质的生物工厂，在发

挥其清除和代谢内源性和外源性化学物质的同时，也有可能因产生有毒性的中间代谢产物，导致肝损伤。

2. 医源性因素

（1）辨证论治为中医的精髓，是治疗的关键环节，若辨证失误或不辨证用药，就会适得其反。

（2）中草药复方制剂之间药物可能相互作用，中草药的剂量、配伍、剂型和服用方法也与肝损伤有关。

（3）国内中草药制剂和化学性药物联合应用非常普遍，正确的联用可以获得较好的疗效，也可以减轻一些化学性药物如化疗药物的不良反应，而不合理联用可能发生中草药—化学性药物间相互作用，增加药物肝损伤的危险性。

3. 患者因素

（1）患者自服、误服或迷信某些有毒的中药、中成药或秘方、偏方，或由于患者缺乏对某些中药制剂具有肝毒性的认识，因而服用中药剂量过大，或用药时间过长而引起肝损害。

（2）因年龄或健康状况不同，如老人、小儿、体弱、孕产妇及肝肾功能障碍者，都较易引起中毒反应。

（3）少数人因个体差异，在常规剂量也可发生毒性反应；某些人存在遗传性肝脏代谢酶缺陷的疾病，更容易导致药物性的肝损伤（如四川雅安三兄妹用何首乌治秃发白发而引发中毒事件）；机体对中药或其代谢产物的特异质反应和过敏反应，也是肝中毒的原因。

五、总结

综上所述，中草药及其制剂所致肝损伤当引起医生和患者的高度重视，对中草药所致的肝损伤的预防，需要关注以下几方面：①正确认识中药的肝毒性。提高对药物不良反应的认识，消除中药没有不良反应、使用安全的误区。中药会因复方制剂中药物与药物的组合不同，产地、种植、生长期、采收季节、加工、炮制、运输、储存等环节有别，不良反应发生改变。不论是单味药、多味中药汤剂、中成药，尤其是针剂，均可引起肝损害。②对患者加强宣传教育和指导，建议患者在医生指导下服用药物，纠正其乱用中药、民间偏方或者保健品的不良习惯。③要合理用药。在治疗疾病时应尽量避免应用文献已有报道可引起肝损伤的药物，按照《中国药典》规定或推荐的剂量、服法和疗程合理处方用药；确实需要使用对肝脏有直接毒性的中药，要定期检验肝功能；尽量避免酒后或饥饿状态下服药；营养不良者、老年患者以及肝功能不全者对药物的解毒能力下降，更易发生药物性肝损害，应适当减少用药剂量；避免用药过多，避免多种中药或与多种西药联合应用。④应用中药治疗期间，一旦发现患者出现乏力、纳差、尿色加深等症状，或出现发热、皮疹、黄疸等表现，应检查肝功能，及时停药。

参考文献

［1］陈一凡，蔡皓东. 中药引起肝损害的调查分析［J］. 药物不良反应杂志，1999，1（1）：27.

［2］刘丽萍，吴素体. 323例药源性肝损害病理分析［J］. 中国临床药学杂志，1999，8（5）：306.

［3］张九妹，张建忠，郑秀奇，等. 药物性肝炎130例临床分析［J］. 中西医结合肝病杂志，2003，13（Sup）：105.

［4］陈小嫦，陈其奎，洪华，等. 药物性肝病273例临床分析［J］. 实用医学杂志，2003，19（4）：385.

［5］周世明，贾杰．494 例药物性肝病的临床调查与分析［J］．中国临床医学，2004，11（4）：494.

［6］中华医学会消化病学分会肝胆疾病协作组．全国多中心急性药物性肝损伤住院病例调研分析［J］．中华消化杂志，2007，27：439.

［7］苏尊玮，廖宗琳．中药与西药所致药物性肝损伤的临床对比分析［J］．实用肝脏病杂志，2009，12（2）：137.

［8］钱英，王秀娟．肝病中药治疗合理用药与常用中药肝损伤［M］．北京：人民卫生出版社，2008：170.

［9］蔡皓东，孙凤霞．含吡咯里西啶类生物碱植物与肝小静脉闭塞病［J］．药物不良反应杂志，2007，9：229.

［10］Wang J, Wang C H, Wang Z T. Advancement of investigation on cyto-toxicity and mechanism of pyrrolizidine alkaloids［J］. International Journal of Pharmaceutical Research，2007，34（4）：246.

［11］Roeder E. Medicinal plants in China containing pyrrolizidine alkaloids［J］. Pharmazie，2000，55（10）：711.

［12］Zhou S F, Xue C C, Yu X Q, et al. Metabolic activation of herbal and dietary constituents and its clinical and toxicological implications: an update［J］. Curt Drug Metab，2007，8（6）：526.

［13］Choi J H, Ahn B M, Yi J, et al. MRP2 haplotypes confer differential susceptibility to toxic liver injury［J］. Pharmacogenet Genomlcs，2001，17（6）：403.

［14］Willett K L, Roth R A, Walker L. Workshop overview: Hepatotoxicity assessment for botanical dietary supplements［J］. Toxicol Sci，2004，79（1）：4.

［15］郭隽，帅怡，彭双清，等．金属硫蛋白在细菌脂多糖引发肝脏损伤中的作用［J］．毒理学杂志，2007，21（3）：172.

［16］Savvidou S, Goulis J, Giavazis I, et al. Herb-induced hepatitls by Teucrium Polium L.: report of two cases and review of the literature［J］. Eur J Gastroenterol Hepatol，2007，19（6）：507.

［17］Vanderperren B, Rizzo M, Angenot L, et al. Acute liver failure with renal impairment related to the abuse of senna anthraqulnone glycosides［J］. Ann Pharmacother，2005，39（7/8）：1353.

［18］陈成伟．药物性肝病的发病机制及诊治［J］．肝脏，2007，12（4）：297.

［19］刘平，袁继丽，倪力强．重视中药的肝损伤问题［J］．中国新药与临床杂志，2007，26（5）：388.

［20］王希东．药物肝损伤的药理分析［J］．中国临床实用医学，2010，4（4）：151.

［21］Kaplowitz N. Drug induced liver disease: implications for drug development and regulation［J］. Drug Saf，2001，24（7）：483.

【王京丽，周超凡．中草药及其制剂对肝损伤的研究概述［J］．中国中药杂志，2011，36（23）：3371-3374】

中草药及其制剂的肾毒性概述

【摘要】在近些年来国内外学者对中草药肾毒性报道基础上，对致肾毒性的常见中草药、动物药、矿物药及中药汤剂、中成药进行汇总，对致肾毒性的主要成分进行初步介绍，对中药致肾损伤的病理特点与临床表现进行详细阐述，并对中药肾毒性发生的原因进行初步分析，结合临床实践提出一些针对中药肾损伤的预防措施，以期引导临床医师、药师等相关从业人员规范使用可能导致肾损伤的中草药及其制剂，达到安全合理用药的目的，避免严重不良事件的发生。

中草药肾病（Chinese Herb Nephropathy，CHN）由比利时医师 Vanherweghem 于 1993 年首先命名。Vanherweghem 发现有 2 名妇女不明原因地进入终末期肾功能衰竭，经追溯病史发现，她们都是在接受中西药减肥治疗（处方中含有防己和厚朴）后出现的该现象。流行病学调查发现，许多类似病例均有长期服用防己和厚朴等中草药的历史，其肾脏病变表现为弥漫性间质纤维化，而肾小球病变轻微类似的报道引起国内外学者的重视。据统计，近年来急性肾衰患者中约 25% 是由药物肾损害引起，严重威胁人类的健康。因此有必要加强对中草药及其制剂肾毒性的研究，以便在临床工作中正确使用，避免发生严重不良事件。本文将临床所见可能引起肾毒性的中草药综述如下。

一、可致肾病的常见中草药及其制剂

文献报道可能导致肾损害的中草药有如下多种。

1. 单味中药

以下三类中药如内服过量或者长期服用可引起肾损害，如急性肾功能衰竭、慢性肾功能衰竭和间质性肾炎等。

（1）植物药　马兜铃、关木通、广防己、天仙藤、青木香、细辛、山豆根、黑豆、皂荚、望江南、决明子、山慈菇、芦荟、藜芦、瓜蒂、天花粉、土贝母、巴豆、甘遂、苍耳子、艾叶、马钱子、雷公藤、昆明山海棠、厚朴、苦丁茶、马桑果、马桑根、益母草、鸦胆子、苦楝子、鬼臼、棉酚、青风藤、防己、八角莲、槟榔、洋金花牵牛子、金樱根、土荆芥、土牛膝、使君子、铁脚威灵仙、蛇床子、大枫子、川楝子、野芋头、喜树、蓖麻子、黎辣根、蔓乌头、柴胡、蜡梅根、泽泻、侧柏叶、及己、常山、鸦胆子、白果、芫花、罂粟壳、三七、土三七、商陆、桂皮、松节、苦杏仁、附子、贯众、半夏、天南星等。

（2）动物药　斑蝥、全蝎、水蛭、蟾蜍、蜈蚣粉、海马等。

（3）矿物药　朱砂、雄黄、砒石、石膏、轻粉、红粉、密陀僧、硼砂等。

2. 中药制剂

中药制剂肾毒性与复方内药物的毒性有关。甘草干姜汤、芍药甘草汤、柴胡加龙骨牡蛎汤、沉香化滞丸等可引起水肿、小便不利；牛黄解毒丸、牛黄清心丸、局方至宝丹、紫雪丹、苏合香丸、十香返生丹、回生救急散、朱砂安神丸、天王补心丹、柏子养心丸、再造丸、人参再造丸、大活络丹、磁朱丸、妙灵丹、小儿保元丹、小儿百寿丹、至宝锭、牛黄镇惊丸、琥珀抱龙丸、牛黄清热散、六神丸等可引起尿频、尿急、尿痛、血尿、腰背酸痛症状；云南白药中毒可引起腰背痛、面色苍白、水肿、少尿、无尿、血尿、蛋白尿、颗粒管型、血尿素氮及肌酐增高，甚至发生急性肾衰竭而死亡；四虫散加味引起水肿及肾损害。由外用引起的主要见于含砷化物药物，经皮肤或黏膜吸收而引起砷中毒性肾损害，如三品一条枪及枯痔散等。

二、中药肾毒性的毒性成分

中草药导致肾损伤的原因在于其中含有相应的毒性成分。据报道，毒性与其含有的生物碱类、萜类与内酯类、马兜铃酸类、毒蛋白、矿物质类等成分有关。现将已知引起肾损伤的成分概述于下。

1. 生物碱类

如益母草、雷公藤、麻黄、北豆根、蓖麻子等。此类药物的肾脏毒性较低，如益母草含有益母草碱、水苏碱等，对肾小球无损伤作用，但可引起肾间质轻度炎症及少量纤维组织增生、肾小管轻度脂肪病变，且随剂量的增大，病变也相应加重。

2. 萜类与内酯类

如雷公藤能引起肾小管上皮浊肿、间质内淋巴细胞增多、血管扩张、部分肾小球囊扩张、毛细血管缺血等。

3. 马兜铃酸类

如关木通、青木香、寻骨风、广防己、马兜铃、天仙藤、细辛等。最具有代表性的药物是关木通，其含有的马兜铃酸能在人体内蓄积，损伤肾小管及肾间质，使近端肾小管刷状缘脱落、坏死，患者出现肾性糖尿和低分子蛋白尿，且伴随远端肾小管酸中毒及低渗尿，初期呈现急性肾功能衰竭，继而转变成慢性肾小管间质性肾病。

4. 毒蛋白

望江南子、苍耳子、相思子、巴豆等种仁含有毒蛋白。

5. 矿物质成分

某些矿物药如朱砂、轻粉、汞、铅丹等，因其排泄缓慢、在体内长期蓄积往往是导致肾损伤的原因之一。

三、中草药及制剂致肾损伤的病理特点及临床表现

1. 中药肾毒性的病理特点

（1）直接损害肾小管　服用雷公藤、关木通和鱼胆（草鱼、鲢鱼、鳙鱼、鲤鱼等毒胆鱼类），可观察到肾小管上皮细胞变性、坏死，导致急性肾功能衰竭。

（2）直接损害肾小球　苍耳子含毒蛋白、苍耳毒苷等成分能损害肾脏实质细胞，致使肾小球变性坏死，导致急性肾衰、尿毒症、死亡。

（3）引起肾缺血　有些中草药中毒后引起消化道反应，由于剧烈的呕吐、腹泻，导致水电解质失调，血容量下降，肾血流量减少，肾缺血缺氧而致肾小管上皮细胞坏死，出现急性肾功损害。

（4）中药致溶血反应对肾功能的损害　水蛭、蜈蚣、海马、独活引起患者溶血性反应而损害肾功

能，表现为大量血尿，一般停药对症处理可消失，严重者需要输血、皮质激素处理。

（5）引起肾炎性改变　肾毒性中草药毒性成分及代谢产物在通过肾脏排泄时对肾脏产生强刺激，引起肾炎样改变。

（6）引起间质性肾炎　马兜铃酸肾病病理表现为广泛间质硬化、小管萎缩，以近端小管受累为主，肾小管损害较少，病变由皮质浅层至皮质深层并逐渐减轻，有一个呈梯度改变的特点。大血管亦有不同程度硬化，小叶间动脉管壁增厚，内皮细胞肿胀，管腔狭窄，并发现集合管乳头部、肾盂及输尿管上皮广泛分布不均的轻到中度非典型增生。

2. 中药肾损害的临床表现

（1）急性肾功能衰竭　在服用中药后较短时间内（一两天至数周）发生，常有明显的胃肠道症状（如食欲不振、恶心呕吐），颜面及全身浮肿，血尿、少尿甚至无尿，但也有患者无尿量减少，实验室检查蛋白尿、管型尿、血尿、尿素、血肌酐升高、离子紊乱，及时停药并给予对症治疗或腹膜透析常可恢复肾功能，但也有少数重症者死亡。

（2）慢性肾功能衰竭　起病缓慢而隐匿，病变均呈进行性发展，经数月、数年内进入终末期肾功能衰竭、尿毒症。慢性肾损害应引起重视，某些医生喜用泻法（如尿毒清颗粒、肾衰宁胶囊）治疗肾功能不全患者，以促进毒素排泄，如果掌握不当可引起失水、血容量下降、肾缺血，导致肾功能进一步恶化。

四、中草药及制剂肾毒性的原因分析

1. 用量过大

分析报告的致肾损害病例，绝大多数是由于短时间内应用大剂量或超大剂量有毒中药所致，据统计占93.25%。如《中国药典》载关木通临床规定用量为每日3～6g，文献报道的关木通导致的急性肾衰竭病例中，其用量多数在每日25～200g。

2. 药物蓄积

由于药物在体内代谢排泄的时间不同，一些代谢排泄缓慢的药物，若用药时间较长则易在体内蓄积，即使其用量不大，但由于长期蓄积亦可导致肾损害。有报道，长期服用龙胆泻肝丸致慢性肾衰竭者，2例服药时间分别达16年和30年。短期大剂量或者长期小剂量服含马兜铃酸的中药确有肾毒性，并已被实验和临床所证实。

又如因心悸而用朱砂1～1.5g，每日2次服用，累计100g后出现剧烈的腹痛、消化道出血、呕泻、无尿，致肾功能衰竭死亡。

3. 对中药毒性认识不足

此类主要有滥用或误服有毒中草药，轻信游医，迷信单方，擅自使用中药，把有毒药当作无毒药使用。如民间认为鱼胆可清肝明目，而吞服鱼胆中毒者屡见不鲜。对中药真伪不辨而误用或误服有毒中草药，如将相思子误作赤小豆，将天仙子误作菟丝子，将生南星当作制南星，生半夏当作制半夏等。在比利时发生的马兜铃酸肾毒性事件中，经查实是在减肥制剂中因误将马兜铃科广防己作为防己科防己使用而导致药物中毒。

4. 特异体质

少数过敏性体质及特异性遗传患者对药物的反应性与众不同，其出现肾毒性往往与中药毒性及用法用量无关，完全由患者本身体质所致。如胖大海本来无毒，而有患者因咽喉疼痛泡服胖大海后出现血尿，患者的母亲也有泡服胖大海后血尿史。

5. 药物污染

如蜂蜜无毒，为药食两用之品。如果蜜蜂采集雷公藤、钩吻等有毒植物花粉所酿之蜜，则有可能致肾损伤。曾报道某一地区发生多起食用蜂蜜导致急性肾功能衰竭，检验蜂蜜中的成分则含有与蜜源中有毒药的毒性成分相同。或中药种植过程中，使用农药过多，或种植的土壤、大气、水质等受周围有毒环境污染，使中药药源地造成污染而引起服用中毒。

6. 其他

其他中药使用不当导致中毒的因素还有炮制、煎服不当。汤剂煎药时部分中药对煎药时间有特殊要求，有些需要久煎，有些则不能久煎，一定要严格执行。如附子、雷公藤需要久煎，随煎煮时间延长而副作用减少，而山豆根则随煎煮时间加长而副作用增强；也有用铝锅、铁锅等煎药，因器具不当而增加药物毒性。配伍相反，违背中药的"十八反、十九畏"配伍禁忌，有报道使用配伍相反的中药可致心肾损害。避免不合理的中西药联用，中西药联用相互作用复杂，稍有不慎易产生药害。酸性较强的中药（如山楂、乌梅）与磺胺类西药同服，会加重尿结晶的析出，甚至引起血尿。

五、中药肾损伤的预防

1. 重视中药肾毒性，适当炮制，恰当配伍

合理使用中药是预防肾损害等不良反应的重要环节。中医的特点是整体观念、辨证论治，中药的生命力就在于中医理论指导下的辨证施治。医师应坚持整体观念，在辨证论治使用中药的同时，还要参考患者的基础疾病选药，对已经有肾功能不全的患者应尽量避免使用有肾毒性的中药。对于具有肾毒性的中药要加强监测，注意患者肾功能的变化。

2. 谨慎使用肾毒性药物

特别是目前已有肾毒性定论的马兜铃科属中药应谨慎使用。如果必须使用时，也应当在《中国药典》规定的剂量下配伍应用，缩短疗程；对各种慢性肾脏泌尿系统疾病的患者最好避免使用，以免加重肾脏的损伤。

3. 严格掌握药物用量及疗程，避免长期使用

一些中药短时间服用无不良反应，长期服用则会积蓄中毒，如朱砂、槟榔及中成药朱砂安神丸、天王补心丹等，故无论服用何种中药，尤其是有毒的中药，必须辨清品种正确使用，以避免久服。药物毒性与其使用量有密切关系，《中国药典》规定了各种药材的常用量范围，提出了临床安全用药的参考用量。

4. 注意观察不良反应

在临床应用过程中，要提高对中药不良反应的认识，仔细观察患者用药后的反应，如必要定期监测血、尿常规和肝肾功能，总结经验，研究对策。对一些严重不良反应应依照原卫生部《药品不良反应报告和监测管理办法》（第 81 号文件，2011 年 5 月 4 日发布）进行报告，以利于监管部门进行不良反应监测、出台相应措施并引导合理用药。

5. 加强药品管理

在医疗机构内进行法规培训，组织有关从业人员认真学习《药品管理法》《处方管理办法》等法律法规，提高从业者的素质和依法执业能力，药师需认真审查医生处方并避免违规调配。

周超凡
学术传承文集

参考文献

［1］Vanherweghem JL，Depierreux M，Tielemans C，et al. Rapid progressive interstitial renal fibrosis in young women：association with slimming regimen including Chinese herbs［J］. Lancet，1993，341：388.

［2］Van Biesen W，vanholdor R，Lameire N. Defining acute renal failure：RIFLE and beyond［J］. Clin J Am Soc Nephrol，2006（6）：1314–1319.

［3］王悦，范敏华. 住院患者中急性肾功能衰竭的流行病学和病因学分析［J］. 中国危重病急救医学，2005，16（2）：1171.

［4］临床荟萃编辑部. 中药不良反应居药品前三位［J］. 临床荟萃，2003，18（21）：1203.

［5］陈裕盛，韩启光. 再论天然药物的肾毒性及诊治［J］. 中国中西医结合杂志，2003，4（4）：236–238.

［6］李华伟. 中药肾毒性研究进展［J］. 河北中医，2004，26（10）：796.

［7］张春凤，艾长山. 常见肾毒性中草药简介［J］. 中国民间疗法，2006，14（5）：35.

［8］刘建伟，舒慧荃，王静，等. 中药肾毒性概述［J］. 实用中医药杂志，2008，24（3）：194–495.

［9］宗向红，刘育红. 合理用药防治中药肾毒性［J］. 中国社区医师，2010，12（29）：19.

［10］王淑芬，刘玉春，王海燕，等. 雷公藤肾毒性的临床观察［J］. 中国中药杂志，1996，21（1）：52.

［11］王明亮. 论关木通的肾损害［J］. 中国中西医结合肾病杂志，2003，4（1）：681.

［12］黄玉玺，姜洪华，王桦，等. 中药关木通肾毒性及抵制其肾毒性的实验研究［J］. 中国中西医结合肾病杂志，2001，2（10）：566.

［13］文晓彦，郑法雷. 马兜铃酸Ⅰ诱导人肾小管上皮细胞转分化的作用与机制［J］. 肾脏病与透析移植杂志，2000，9（3）：206.

［14］杨丽珍，叶任高. 中草药引起肾损害的现状及预防［J］. 中医杂志，199，40（4）：244.

［15］张晓明. 郑法雷. 马兜铃酸引起的肾脏损害［J］. 国外医学·泌尿系统分册，2000，20（3）：101.

［16］高琳，谢鸣. 关于"中草药肾病"及中药毒性的认识［J］. 中国医药学报，2002，17（11）：668.

［17］李冀，杨蕾. 中药毒性三辨［J］. 中医药学报，2003，31（3）：20.

［18］郝芬兰，贾荷丽. 刍议中药引起的肾损害及预防［J］. 国医论坛，2003，18（5）：43.

［19］胡世林，张宏启，陈金泉，等. 关木通毒性的初步研究［J］. 中草药，2006，37（3）：415.

［20］夏丽英，杨振宁，马传江，等. 现代中药毒理学［M］. 天津：天津科技翻译出版公司，2005：21.

［21］王继明，孙伟. 中草药肾毒性及中医药对抗策略［J］. 中国中西医结合肾脏病杂志，2006，8（9）：554.

［22］吕崇山. 中药的肾毒性与肾保护浅谈［J］. 中医药学报，2003，31（3）：24.

［23］赵广娟，闫芳. 中药引起药源性肾损害［J］. 中国误诊学杂志，2007，7（21）：4966.

［24］杨秀川，洪大情. 急性肾损伤诊治进展［J］. 实用医院临床杂志，2012，9（2）：1.

［25］贾丁. 肾功能不全患者的中药应用原则与注意［J］. 长春中医药大学学报，2007，23（6）：48.

［26］邹爱英. 中药导致肾损害研究概况［J］. 天津药学，2010，22（6）：69.

［27］刘玉宁. 中草药的肾毒性及其预防［C］. 北京：全国中医药结合发展战略研讨会大会报告，2012.

［28］郭丽群. 减少中草药肾损害的措施［J］. 中国现代药物应用，2011，5（3）：134–135.

【王京丽，周超凡. 中草药及其制剂的肾毒性概述［J］. 中国中医基础医学杂志，2016，22（03）：437–439】

第二节 安全应用重金属类中药

含铅类中药的临床应用、中毒及防治

含铅类中药始载于《神农本草经》，临床应用已有很长的历史，虽然可以治疗多种疾病，也积累了不少临床经验，但对人体确有一定损害。本着扬长避短、兴利除弊的原则，拟对含铅类中药的临床应用、中毒及防治做一探讨。

一、含铅类中药的临床应用

含铅类中药主要有铅丹（Pb_3O_4）、密陀僧（PbO）、铅粉 $[2Pb(OH)_2PbCO_3]$ 及铅霜 $[Pb(CH_3O_2)_2 \cdot 3H_2O]$、黑锡（$PbS$）。其有镇逆坠痰、截疟杀虫、定惊解毒等功用，常用于治疗癫痫、癫狂、哮喘、疟疾、皮肤病及肠道寄生虫病等。

古代含铅类中药的临床应用较广，既可内服，又能外用。对其功用主治，早在《神农本草经》中就有"铅丹……主呕逆胃反、惊痫、癫疾、除热下气"的记载。而复方应用更是不胜枚举。如《伤寒论》中治疗"伤寒下后，胸满烦惊，小便不利，谵语，一身尽重，不能转侧"的柴胡加龙骨牡蛎汤；《金匮要略》治疗"蛔虫之为病，令人吐涎心痛"的甘草粉蜜汤；《千金翼方》治疗消渴的铅丹散；《普济本事方》治疗"元气虚寒，真阳不固，上热下寒"的黑锡丸；《疡医大全》外用"乌须发"的黑发散等，都含有铅类中药。

现代临床应用含铅类中药也时有报道。如杨氏等以铅丹为主药治疗宫颈糜烂874例，有效率达98.63%；卢氏等用含铅丹的中药"宫糜散"治疗宫颈糜烂250例，总有效率为98.4%；田氏用止血定痛生肌散（含铅丹15g）治疗扁桃体术后出血100例，均未出现术后大出血，术后4.5小时内于创面上见到白膜生长者84例；刘氏等外用含铅类中药治疗湿疹及皮炎82例，有效率为91.5%；黄氏等用白云丹治疗汗斑60多例，有效率超过90%；邢氏用密陀僧2g研细末内服，治愈1例惊恐失音者；何氏认为，密陀僧外用治疗复发性口疮、烫伤、褥疮、肛门湿疹、酒渣鼻、皮肤瘙痒等，效果较好。

二、含铅类中药的中毒与毒性

含铅类中药有毒，古人早有记载。如《本草纲目》载"铅性带阳毒，不可多服"。人们虽已认识到铅毒的危害，但近年来有关铅中毒的临床报道仍屡见不鲜。姜氏统计，20世纪70年代以来，内服含铅类中药中毒者达94例；沈氏报道，用黄丹治疗癫痫，每日内服0.2g，连服至4g而致铅中毒性肝炎1例；类似报道仍有许多。有人一年来连续服用黑锡丹1080g（含铅62.5g）而导致严重铅中毒；徐氏报道了甘草粉蜜汤中用铅粉而致74人中毒的严重教训；也有外用中药一扫光而致乳儿中毒的报道。

含铅类中药的毒性成分是铅（Pb）。铅是多亲和性重金属性毒物，进入人体后首先聚积在肝脏，然后分布到全身。约95%以三铅磷酸盐的形式沉积于骨中，部分经肾和胃肠道排泄，主要损害神经系统、造血系统、心血管系统、消化及泌尿系统、生殖系统。其毒性表现为：①神经毒性：铅作用于周围神经系统的运动轴突，引起纤维节段性脱髓鞘和轴突变性，造成痴呆和其他多发性脑病；②血液毒性：铅使血红蛋白合成障碍，导致红细胞性贫血；③血管毒性：铅影响肾小管对钠的重吸收，改变 Na^+–K^+–ATP 酶系浓度而导致高血压及其他脑血管病变；④消化系统毒性：铅损坏肝脏功能，使胃肠功能紊乱，导致恶心呕吐、腹绞痛、便秘、腹泄、黄疸等；⑤肾脏毒性：损害肾小管上皮细胞结构，导致慢性肾病，甚至发生肾功能衰竭；⑥生殖毒性：铅可使男性精子数减少、畸形精子数增加、妇女自然流产率增加。

铅中毒主要表现为面呈土黄色或灰白色的"铅性面容"，口中有金属味，齿龈铅线，腹绞痛，便秘或腹泄、贫血、肝肿大、黄疸，精神及神经系统功能紊乱，多发性神经炎，尿毒症等。急性铅中毒多有明显的铅接触史或口服过量的铅制剂史，临床表现急剧。血铅 0.1mg% 即可见中毒症状。临床化验检查可见，尿铅 > 0.08mg/L；点彩红细胞超过 300 只 / 百万红细胞、网织红细胞 > 1.42%、碱性红细胞 > 0.8%；尿中 δ– 氨基乙酰丙酸阳性，或血中 δ– 氨基乙酰丙酸脱氢酶流性降低可作为铅中毒的诊断指标。而血铅是反映近期铅接触水平的敏感指标。

三、含铅类中药中毒的防治

1. 预防

铅分布广泛，且易为人体吸收，因而，含铅类中药的临床应用尤当慎重。

（1）严格掌握给药途径：含铅类中药内服，疗效并不肯定，却对人体损害很大，且吸收后蓄积在骨骼中的铅生物活性较低，其半衰期可达 10 年以上，即使应用络合剂激发亦不易全部驱除。故而含铅类中药应严禁口服！临床应以小面积外用为宜。

（2）严格掌握用药指征：宫颈糜烂、湿疹、神经性皮炎、癣疥、痈疽、皮肤瘙痒症、复发性口疮、溃疡久不收口等迁延难愈之证，且用其他药物难以替代、疗效不好者，方可考虑外用含铅类中药。

（3）严格控制用药剂量、范围及时间：外用含铅类中药，每次不得超过 20g。铅丹，用药范围应小于 $30cm^2$，用药时间不应超过 3 个月。若皮肤、黏膜有破损者，应以 1 周内为宜。

（4）严格掌握用药禁忌证：孕妇、儿童、铅作业工人，尤其是有铅吸收或铅中毒倾向者，当禁用；肝肾功能不全者亦当禁用。

（5）建立严格的审批标准：对含铅类中药的生产要严格把关。

（6）大力宣传有关铅中毒的科普知识，不要轻信含铅中药的验方及所谓家传秘方。

2. 铅中毒的治疗

目前对铅中毒的治疗大体有 3 种方法。

（1）中医药治疗　主要用排毒利湿、温阳补肾，气血双调的治法治疗。常用方剂有复方甘草绿豆汤（甘草、绿豆、薏苡仁、土茯苓、茵陈、金钱草、郁金）、承气汤类及四逆汤类。其中复方甘草绿豆汤为解铅毒之常用方；承气汤类则针对铅中毒表现的阳明腑实证而设；四逆汤则针对铅中毒所致的脾肾阳虚、浊阴内盛的阴结证而设。如赵氏等用土茯苓、木瓜、当归、黑豆、扁豆、甘草治疗 110 例铅中毒者，效果优于 EDTA 络合剂。药理研究表明，本方驱铅，不破坏体内微量元素的平衡。

（2）西医药治疗　包括驱铅治疗和对症治疗两部分。驱铅主要采用依地酸二钠钙、二巯基丁二酸钠、青霉胺、二乙烯三胺五乙酸等药物，使其与铅形成络合物而排出体外。其缺点是在络合铅的同时，也赘合了其他微量元素，造成体内微量元素新的不平衡。对症治疗是针对铅中毒性肝炎、中毒性肾病、中毒性脑病、腹绞痛及惊厥时采用的保肝、脱水、解痉、镇静等针对性治疗方法。

（3）中西医结合治疗　这是目前较好的治疗方法，取二者之长，祛邪而不伤正，是今后应重点研究的。如杨氏等用依地酸二钠钙加大承气汤治疗铅中毒性腹绞痛 68 例，同期用西药驱铅治疗 42 例。结果，治疗 5 天后，中西医结合组显效 50 例，有效 18 例；西药组显效 7 例，有效 27 例，两者 $P < 0.01$。

综上可见，含铅类中药临床应用有利有弊。用之得当则立起沉疴，孟浪从事则贻害无穷。近年来，人们对含铅类中药的研究日趋深入，有关铅行为毒理学、铅中毒机理及毒性检测指标、防治手段等研究逐步成熟，含铅类中药的临床应用将更加安全可靠。

【傅澄洲，周超凡．含铅类中药的临床应用、中毒及防治［J］．中国中药杂志，1993（09）：568-570】

朱砂治病要兴利除弊

运用朱砂治病在我国已有数千年的历史。朱砂最早载于《神农本草经》，名丹砂，列为上品，有"养精神，安魂魄，益气，明目"功效。至《名医别录》始称朱砂，有"通血脉，止烦满、消渴，益精神，悦泽人面，除中恶腹痛，毒气疥瘘诸疮"之功，指明有解毒之功。唐代《药性论》认为，有镇心，主抽风，重视其安神镇惊的功效。金元医家李东垣亦认为有"纳浮溜之火而安神明"。明代医家李时珍在《本草纲目》中更进一步认为"可以明目，可以安胎，可以解毒，可以发汗，随佐使而见功，无所往而不可"，从而扩大了朱砂的应用范围。

朱砂性味甘、微寒，有毒，入心经，有安神定惊、明目解毒功能，是一味重镇安神之品，临床上可治疗多种疾病。历代医家创制了不少含朱砂的名方，如唐代《千金翼方》创紫雪丹；宋代《太平惠民和剂局方》至宝丹；清代《温病条辨》有安宫牛黄丸。此三方一向被视为中医救治危急重症的"三宝"。其他如《备急千金要方》之磁朱丸，《太平惠民和剂局方》之苏合香丸，李东垣《内外伤辨惑论》之朱砂安神丸，《良方集腋》之七厘散，《敬修堂药说》之小儿回春丹等一直沿用至今。如以安宫牛黄丸治疗乙脑、流脑、急性脑血管疾病、肝昏迷、持续高热、婴幼儿重症肺炎等；以紫雪丹治疗乙脑、流脑、急性上呼吸道感染、肝昏迷、肺结核咯血；以苏合香丸治疗癫狂、冠心病、心绞痛、胆囊炎、胆道蛔虫病；以牛黄清心丸治疗高血压、脑血管意外后遗症（急性期）；以牛黄解毒片治疗急性扁桃腺炎、齿龈炎等炎症及急性胰腺炎、原发性血小板增多症；以紫金锭治疗流脑、酸性粒细胞增多症、萎缩性胃炎、食管癌梗阻、中毒性痢疾；以冰硼散治疗小儿秋季腹泻、甲虫皮炎、坏死性脉管炎等；用小儿回春丹、至宝丹、一捻金治疗小儿外感、食积所致惊厥等。足见朱砂在临床上运用之广和重要性。

《中国药典》1990年版一部收载中药成方和复方制剂共272种，就有37种含朱砂（儿科用药13种），其中避瘟散朱砂含量高达44%。在民间单方、验方中也常用朱砂，如以朱砂、陈石灰、硼砂研末为丸，内服治疗癫痫；以朱砂、法半夏、丁香、生甘草、冰片制成散剂，内服治疗神经性呕吐实热证等。

近几年，因服用朱砂及含朱砂中成药中毒的报道有增多的趋势。如刘氏报道1例口服朱砂后上腹不适、恶心、头昏痛、惊恐、烦躁不安、双下肢肌肉颤动、瘫痪、小便失禁，最终导致汞中毒性脊髓病。臧氏报道小儿高热不退服安宫牛黄丸致敏1例。此外还可见到因服含朱砂的磁朱丸、六神丸、七厘散、冰硼散、牛黄解毒片、牛黄解毒丸等引起过敏反应的报道。

朱砂系天然的辰砂 Cinnabar 矿石，为无机汞化合物，含有硫化汞、硫化镁及铋、铁、硅、钡、钙、铜、锰、锑、砷等多种微量元素。其治疗作用与所含微量元素有关。但汞、钡、锑、砷等微量元素对机体都有毒性，其中尤以汞的含量最高，对人体的危害也最大。纯品朱砂含汞86.2%，含硫13.8%。有关实验检测结果：朱砂中含有游离汞达 $10\mu g/g$，与国家有关标准相比较，比国家规定的自来水汞含量高10000倍，比粮食中汞含量高500倍。因汞与蛋白质中的巯基有特别的亲和力，口服朱砂经消化道吸收后，其所含游离汞与血液中血红蛋白和血浆蛋白结合，随血液循环进入人体各组织器官，损伤肾、肝、心等脏器，引起一系列中毒症状，如少尿、尿闭、尿毒症、恶心、呕吐、腹泻、脓血便、里急后重。大量服用朱砂，血中汞浓度高时，可穿过血脑屏障，直接损害中枢神经系统，出现汞毒性震颤，严重者可因汞中毒而导致死亡。

朱砂既能治病，又能中毒致病。我们的责任是安全有效地使用朱砂，防止朱砂的毒害，以达兴利除弊的目的。

口服朱砂引起中毒的主要原因是用量过大，因而《中国药典》规定朱砂用量每次 0.3～1.5g。在中成药中朱砂含量较大的如朱砂安神丸，合朱砂 3.6g/天，磁朱丸合 2.7g/天（按大蜜丸 1 日 2 次计算）。以 1g 朱砂含游离汞为 10μg 推算，上述口服量含汞值均大大地超过我国食品卫生法规定的 0.5mg/kg 的允许量。

朱砂的一次常规口服量远低于中毒量。但是，由于汞在体内的半衰期为 65～70 天，排泄缓慢，因此长期连续服用常规量，亦可出现蓄积性汞中毒。特别是幼儿、儿童对汞等重金属的生理屏障作用不完善，渗透性较成人高，汞在体内结合牢固，排泄缓慢，故更容易出现蓄积性汞中毒。

（一）影响朱砂毒性主要因素

1. 人体对朱砂毒性反应的差异

人体对朱砂吸收、排泄的个体差异较大，在临床上也曾有长期连续服用朱砂而未发现中毒症状的病例，但这毕竟是极少数。因为朱砂的毒性也受许多因素的制约，如食物因素、中药复方配伍等。据本草记载，土茯苓等中药可解朱砂毒，现尚未经研究证实。朱砂中的游离汞随血液循环进入人体，首先损害肾、肝两脏。因此，肝、肾功能不全者，服用朱砂及含朱砂中成药后，较肝肾功能健全者更易出现中毒症状。故《中药大辞典》有"肝肾功能不全者忌服"的记载。亦有资料表明，某些微生物具有将无机汞和有机汞转化为毒性较高的甲基汞或二甲基汞的能力。因此应该考虑人体肠道微生物对朱砂毒性的影响。

2. 药源对朱砂毒性的影响

人工合成的朱砂（灵砂）一般认为毒性较大，不宜内服。动物实验也证实水飞人工合成朱砂的汞吸收量明显高于水飞天然朱砂。曾有一段时间天然朱砂药源不足，少数中药厂曾使用灵砂入药，这在一定程度上增加了含朱砂中成药的毒性。这种现象已得到纠正。

3. 炮制对朱砂毒性的影响

《本草经疏》谓其："若经伏火及一切烹炼，则毒等砒硇，服之必毙。"《本草纲目》亦载："入火则热而有毒，能杀人。"因其所含硫化汞加热后析出氧化汞，为剧毒之品（朱砂在 580℃升华，在常压下 145℃熔溶）。

4. 中药配伍或中西药合用对朱砂毒性的影响

复方中其他药物对朱砂是否有促溶作用，或对其有解毒作用等，都有待药理学进一步的研究。中西药合用也能影响朱砂的毒性。服用含有朱砂的中药，若同时服用具有还原性的西药，如溴化物（巴氏合剂）、碘化物（碘化钾）、硫酸亚铁等，由于药物之间的相互作用，可生成具有毒性的溴化汞或碘化汞沉淀物，作用于肠管易出现药源性肠炎，可见到赤痢样大便等一系列急性汞中毒症状。

（二）安全有效使用朱砂建议

1. 制药厂家在配料时应选用天然朱砂，采用水飞等炮制工艺，不用球磨机研磨朱砂，避免朱砂在加工过程中因高温环境引起升华。选择合理生产工艺，慎防因某种不合理工艺而增加朱砂的毒性。

2. 患者在口服朱砂及含朱砂中成药时，应注意服药禁忌。对于肝肾功能不全者应慎用或禁用，更不能与具有还原性的西药同服。

3. 朱砂不宜入煎剂，以防朱砂在高温环境下产生氧化汞、游离汞，增强毒性。更不能用铝质煎煮器皿，以防发生化学反应，生成有毒物质"汞铝奇"。有鉴于此，朱茯苓、朱茯神、朱麦冬、朱远志、朱连翘等应停用。

4. 不可过量服用，以防急性中毒。也不可常规量长期连续服用，以免发生蓄积性汞中毒。

5. 患者服用含朱砂药物，应定期复查肝、肾功能，以决定能否继续服用，慎防早期中毒，避免对人体造成更大的危害。

6. 临床运用朱砂及含朱砂的中成药，应中病即止，不可长期服用。

7. 对含朱砂的中成药应分别对待：①在临床上疗效高而含朱砂量较小者，如紫雪丹、至宝丹（均为0.7%），应优先保留，合理选用；②在临床上疗效虽好，但朱砂含量较大者，如儿科用的保赤散（23%）、内科用的磁朱丸（14.3%）等，应设法改进。希望在保持疗效的基础上，适当降低朱砂用量，确保其安全有效。③对那些疗效一般而朱砂含量较大者，如朱砂安神丸（20%），则应考虑改进配方或予以淘汰。

8. 对于含朱砂的中药复方，要进一步研究朱砂与方中其他中药之间的相互作用，以及对朱砂吸收、利用的影响。积极寻找不影响其疗效而又能解朱砂毒的中草药，如土茯苓、乌韭等。同时，还要研究人体肠道微生物对朱砂转化、吸收的影响，并采取相应措施，以降低朱砂的毒性。

通过上述一系列的研究和采取必要的措施，寻求最大限度地发挥朱砂的临床疗效，降低朱砂的毒副作用，合理地运用朱砂，以达兴利除弊之目的。

【周超凡，洪瑛，高渌纹. 朱砂治病要兴利除弊［J］. 中国中药杂志，1993（01）：54-56】

应加强对朱砂、雄黄药用价值的再评价

朱砂含汞，雄黄含砷，都是国际社会严格限用于药品中的成分。成方制剂因含朱砂、雄黄被外国禁用，不仅严重影响出口创汇，也严重损坏中药的声誉。鉴于朱砂、雄黄是著名的传统药材，在历史上有过贡献，现在朱砂、雄黄依然列入《中国药典》，列入现行四大国家标准含朱砂、雄黄药味的成方制剂多达440种（含朱砂的247种，含雄黄的78种，兼含朱砂、雄黄的115种），占其收载全部成方制剂的6.34%（440/6936），数量洋洋可观，其药用价值如何？该如何监管？目前的认识和做法尚存在很多问题，亟待通过再评价后解决。

一、含朱砂、雄黄药味的成方制剂情况统计及存在问题

1. 情况统计

为反映朱砂、雄黄的药用情况，我们对现行四大国家标准，即《中华人民共和国药典》2005年版一部（简称《中国药典》）、《中华人民共和国卫生部药品标准·中药成方制剂》第1～20册（简称《部颁标准》）、《国家中成药标准汇编·中成药地方标准上升国家标准部分》共13册（简称《地升国标准》）和《国家药品标准·新药转正标准》第1～44册（简称《新药标准》）收载的全部含朱砂、雄黄的成方制剂进行文献调查，基本情况如下。

（1）《中国药典》情况统计　收载含朱砂、雄黄的成方制剂53种（含朱砂的28种，含雄黄的7种，兼含朱砂、雄黄的18种），占其收载全部成方制剂的10.04%（53/528）。其中供内服50种，局部给药3种；小儿专用7种，既可供成人也可供小儿使用的11种。其他指标统计见表4。

表4 《中国药典》收载朱砂、雄黄药味的成方制剂情况统计

类别 范围	药味组成	成方制剂中重量比重		日用剂量		鉴别项目	测定项目
		朱砂	雄黄	朱砂	雄黄		
小于5味	6						
5～15味	31						
15～58味	16						
小于10%		33	21				
10%～20%		7	5				
20%～45%		3	−				
小于0.5g				40			
小于0.1g					11		

类别 / 范围	药味组成	成方制剂中重量比重		日用剂量		鉴别项目	测定项目
		朱砂	雄黄	朱砂	雄黄		
0.1~0.5g*					11		
有**						52	25
无						1	28

注:"*",另有 7 种无法计算朱砂、雄黄的日用剂量;"**",其中以朱砂为指标 7 种。

（2）《部颁标准》情况统计　收载含朱砂、雄黄的成方制剂 319 种（含朱砂的 181 种,含雄黄的 51 种,兼含朱砂、雄黄的 87 种）,占其收载全部成方制剂的 7.87%（319/4052）。其中供内服（部分也可外用）296 种,供外用的（未计入兼可内服的品种）23 种;小儿专用 87 种,既可供成人也可供小儿用 61 种。其他指标统计见表 5。

表 5　《部颁标准》收载朱砂、雄黄药味的成方制剂情况统计

类别 / 范围	药味组成	成方制剂中重量比重		日用剂量		鉴别项目	测定项目		
		朱砂	雄黄	朱砂	雄黄		朱砂	雄黄	其他
小于 10 味	98								
10~20 味	151								
20~30 味*	49								
30~90 味	21								
小于 1%		26	3						
1%~10%		168	93						
10%~20%		45	27						
20%~30%		1	6						
30%~50%		8	–						
0.001~01g				15					
0.01~0.5g				187					
0.5~2.4g				16					
0.001~0.01g					7				
0.01~0.1g					30				
0.1~0.5g					57				
0.5~1.59g					3				
有						238			
无						81			
有							14	1	14
无									295

（3）《地升国标准》情况统计　收载含朱砂、雄黄的成方制剂 53 种（含朱砂的 34 种，含雄黄的 11 种，兼含朱砂、雄黄的 8 种），占其收载全部成方制剂的 3.49%（53/1518）。其中供内服（部分也可外用）46 种，供外用（未计入兼可内服的品种）7 种；小儿专用 6 种，既可供成人也可供小儿用 7 种。其他指标统计见表 6。

表 6 《地升国标准》收载朱砂、雄黄药味的成方制剂情况统计

范围　类别	药味组成	成方制剂中重量比重		日用剂量		鉴别项目	测定项目	
		朱砂	雄黄	朱砂	雄黄		朱砂	其他
小于 5 味	2							
5～10 味	11							
10～20 味	28							
20～30 味	4							
30～56 味	8							
小于 1%		8	3					
1%～5%		23	10					
5%～10%		7	4					
10%～14.49%		4	2					
小于 0.5g				18				
0.5～0.63g				3				
小于 0.1g					6			
0.1～0.67g					7			
有						53		
无						0		
有							6	46
无							1	

（4）《新药标准》情况统计　收载含朱砂、雄黄的成方制剂 15 种（含朱砂的 4 种，含雄黄的 9 种，兼含朱砂、雄黄的 2 种），占其收载全部成方制剂的 1.79%（15/840）。因为收载此类成方制剂只有组成药物名称，没有组成药物剂量，多项指标无法计算，恕未提供其他项目的资料。

2. 存在问题

（1）剂量　目前《中国药典》对日用剂量的规定，朱砂 0.1～0.5g，雄黄 0.05～0.1g。从所调查的国家标准看，超剂量的成方制剂，计有含朱砂的 170 种，含雄黄的 66 种，即《中国药典》未发现含朱砂超剂量，但含雄黄超剂量 11 种（其中 2 倍以上 7 种，3 倍以上 1 种）；《部颁标准》含朱砂超剂量 167 种（其中 4 倍以上 1 种），含雄黄超剂量 48 种（其中 3 倍以上 1 种）；《地升国标准》含朱砂超剂量 3 种（其中 1 倍以上 1 种），含雄黄超剂量 7 种（其中超剂量 3、4、6 倍以上各 1 种）。尽管《中国药典》曾经两次大幅度降低朱砂、雄黄的剂量，但同国外的相关规定比较，差距依然极大，如此大

的剂量很令人担忧。

（2）鉴别　该项是识别药品真伪的依据，也是控制药品质量最基本的指标之一。在调查中发现还有82种含朱砂、雄黄的成方制剂没有鉴别方法，若不及时补上，谈何保证药品质量。

（3）含量测定　在含朱砂、雄黄的425种成方制剂中（其中含朱砂243种，含雄黄69种，兼含朱砂、雄黄113种），含量测定以朱砂为指标的27种，以雄黄为指标的只有1种，朱砂含汞（Hg）、雄黄含砷（As），均属有毒元素，不测含量有安全隐患。

（4）安全性　如前所述，绝大多数含朱砂、雄黄的成方制剂，未测朱砂、雄黄含量是否安全？诸多成方制剂朱砂、雄黄超剂量使用是否安全？诸多含朱砂、雄黄成方制剂专供小儿使用是否安全？需要再评价。

（5）有效性　含朱砂、雄黄的成方制剂涉及各种各样的功能主治，是否确实有效？朱砂、雄黄是否必不可少？需要再评价。

（6）合理性　很值得注意的是，《中国药典》对药品中有害元素的相关规定自相矛盾：规定汞的含量为µg（微克，即百万分之一克）级水平，砷的含量为ng（纳克，即10亿分之一克）级水平；实际上朱砂、雄黄的成方制剂，汞、砷含量极大地超出规定范围的例子比比皆是，合理否？有的品种组成味药多达六七十味甚至94味，是否合理？有的品种朱砂、雄黄含量微乎其微，是否真有必要？有的病证，特别是小儿患者，用含朱砂、雄黄的成方制剂是否合理（包括同西药比较）？有的品种组成药物、用量比例雷同，只是品名、剂型不同，是否都应保留？等等，需要再评价。

（7）标准化、规范化　诸如成方制剂名称、组成药物名称、药物组成写法、药品说明书写法，等等，很需要整顿。

二、建议

1. 立题研究朱砂、雄黄的药用价值

朱砂、雄黄是著名的常用传统药物，随着时代发展，对药物的认识和新药涌现日新月异，如何正确评价朱砂、雄黄的药用价值，不仅关系到朱砂、雄黄药用前景，也关系到如何继承发扬传统医药学。到目前为止，中医中药、西医西药乃至现代科学技术，对朱砂、雄黄药用价值的认识都还不够。因此，建议由国家立题，侧重对其药用价值进行安全性、有效性、合理性的再评价，为对其药用标准是否修订、如何监管提供科学依据。

2. 处理朱砂、雄黄是否药用的对策

朱砂、雄黄及其成方制剂的药用价值经再评价，如发现不可取（含同更加安全有效、价廉易得的中西药比较）则淘汰之；朱砂、雄黄供药用不合理，则撤销其药用标准；如成方制剂删除朱砂、雄黄后药效下降，则考虑是否代入他药；证实朱砂、雄黄确有药用价值，但用法用量不当，则调整之。

【周超凡. 应加强对朱砂、雄黄药用价值的再评价［J］. 中国药物经济学，2007（03）：18-21/ 周超凡. 应加强对朱砂、雄黄药用价值的再评价［J］. 中国医药指南，2007（04）：32-34】

朱砂、雄黄的应用概况及评价

如何对待传统中药，是中医药发展的重要问题。我们认为，传统中药历史悠久，颇为宝贵，在应用中即使存在一些问题，也应该认真分析，从中获益。因此，特以当今国际社会公认有害而严格限制入药的朱砂、雄黄为对象，从其历史概况和现代研究入手，探讨如何评价传统中药。

一、朱砂、雄黄入药历史概况

1. 古代对朱砂、雄黄药性的认识

朱砂、雄黄入药记载始见于《神农本草经》（朱砂称丹砂，雄黄称黄食石），至今已 2000 多年，此后，历代主要本草文献对其多有记述。

（1）文献记载选录　朱砂：《神农本草经》："味甘，微寒，无毒。主身体五脏百病，养精神，安魂魄，益气，明目，杀精魅邪恶鬼。"《药性论》："有大毒。镇心，主尸疰，抽风，辟除鬼魅百邪之神物。"《本草纲目》："同远志、龙骨之类，则养心气；同当归、丹参之类，则养心血；同枸杞、地黄之类，则养肾；同厚朴、川椒之类，则养脾；同南星、川乌之类，则祛风。可以明目，可以安胎，可以解毒，可以发汗，随佐使而见功，无所往而不可。"《景岳全书》云："通禀五行之气……能通五脏……无处不到。"《本草乘雅》："只须丹砂一味，病莫不治，诸药俱町废矣。"

雄黄：《神农本草经》："味苦，平，寒。主寒热，鼠瘘，恶疮，疽痔，死肌，杀精物，恶鬼，邪气，百虫，肿毒。《开宝本草》：悦泽人面。"《药性论》："味辛，有大毒。能治尸疰，辟百邪鬼魅，杀蛊毒。"《本草纲目》："乃治疮杀毒要药也，而入肝经气分，故肝风，肝气，惊痫，痰涎，头痛眩晕，暑疟泄痢，积聚诸病，用之有殊功；又能化血为水，治疟疾寒热，伏暑泄痢，酒饮成癖，头风。"《景岳全书》："有毒。消痰涎，治癫痫岚瘴，疟疾寒热，伏暑泻痢。欲逐毒蛇，无如烧烟熏之，其畏遁尤速。"

（2）临床应用概况　朱砂：用途广泛。据统计，《太平惠民和剂局方》载方含朱砂的占 10.4%（82/788），其儿科载方含朱砂的占 20.32%（25/123）。朱砂内服多用于镇心安神；外用多用于治疗疥瘘疮疡。

雄黄：乃治疮杀毒要药，应用甚广。外用用于痈疽发背，腐肉暗黑，疔疮肿痛，乳痈，缠腰火丹，臁疮日久，偏头风痛，走马牙疳，牙龈腐烂，眼赤痛，鼻息，鼻痔，腹胁痞块，疥癣，湿疮，杨梅疮，白秃头疮，冷瘘，大麻风，紫癜风，白癜风，破伤风，蛇虫咬伤。内服用于喉风喉痹，咽喉肿痛，痰涎壅盛，惊痫，大麻风，疟疾，哮喘，中暑，中恶，积聚癥瘕，中风舌强，破伤风及服食等。

朱砂、雄黄起源于战国、盛行于魏晋南北朝，为求"长生不老"丹药的主要原料。

（3）对毒性、解毒、禁忌的认识　朱砂：《神农本草经》《证类本草》《本草纲目》等认为无毒；但已知能从中提炼出有毒的水银。不少本草著作指出朱砂有毒，如《吴普本草》《日华子本草》《景岳全书》等，且知"若经伏火及一切烹炼，则毒等砒硇，服之必毙"（《药性论》）。即使认为朱砂无毒的

周超凡 学术传承文集

《本草纲目》也指出："入火则热而有毒，能杀人，物性随火而变。""多服丹砂……晚年发背疽。医悉归罪丹石，服解毒药不效。"中毒症状："多服令人痴呆"（《本草备要》）；"独用多用，令人呆闷"（《本草从新》）。解毒方法："急以生羊血、童便解之"（《本经逢原》）。

雄黄：古文献中多见有毒的记载，"且知外用易见其所长，内服难免其无害，凡在服饵，中病乃已，毋尽剂也"（《本草经疏》）。"方士乃炼治服饵，神异其说，被其毒者多矣"（《本草纲目》）。"误中毒者，防己解之"（《药性解》《本草蒙筌》）。"能解蛇虺、藜芦等毒"（《本草求真》）。"血虚大忌用之"（《本草通玄》）。"畏南星、地黄、地榆、黄芩、白芷、当归、苦参、五加皮、鹅不食草、桑叶等等"（《得配本草》）。

2. 当代朱砂、雄黄入药概况

朱砂、雄黄在当代依然为常用中药，自 1963 年以来均被历版《中国药典》收载。

（1）对药材的规定　朱砂，《中国药典》2005 年版规定：硫化汞（HgS）含量，药材"不得少于 96.0%"，炮制品"不得少于 98.%"。"甘，微寒，有毒。归心经。""清心镇惊，安神解毒。用于心悸易惊，失眠多梦，癫痫发狂，小儿惊风，视物昏花，口疮，喉痹，疮疡肿毒。""0.1～0.5g，多入丸散服，不宜入煎剂。外用适量。""本品有毒，不宜大量服用，也不宜少量久服，肝肾功能不全者禁服。"此外当代还用于各类型精神疾病、神经性呕吐、婴儿湿疹、肺结核盗汗、皮肤癌等。

雄黄：《中国药典》2005 年版规定："含砷量以 As_2S_2 计，不得少于 90.0%。""辛，温，有毒。归肝、大肠经。""解毒杀虫，燥湿祛痰，截疟。用于痈肿疔疮，蛇虫咬伤，虫积腹痛，惊痫，疟疾。"用量："0.05～0.1g，入丸散服；外用适量，熏涂患处。""内服宜慎，不可久用，孕妇禁用。"此外当代还用于白血病、血吸虫病、皮肤病等。

值得注意的是，1995 年后《中国药典》仅把雄黄、朱砂药材的用量降低了，但成方制剂中的用量并未相应降低。

（2）在成方制剂中的应用　现行四大国家标准中，含朱砂的制剂占总制剂数量的比例：①《中国药典》（2005 年版一部）占 8.71%（46/528）；②《中华人民共和国卫生部药品标准·中药成方制剂》（简称《部颁标准》）占 6.61%（268/4052）；③《国家中成药标准汇编·中成药地方标准上升国家标准部分》（简称《地升国标》）占 2.7%（42/1518）；④《国家药品标准·新药转正标准》（简称《新药标准》）占 0.71%（6/840）。即在四大国家标准收载的全部成方制剂中，含朱砂的制剂多达 5.22%（362/6936）。许多著名中成药含朱砂，如安宫牛黄丸（散）、紫雪散、紫金锭、至宝丹、再造丸、六神丸、牛黄抱龙丸、牛黄清心丸、牛黄清脑丸（片）、牛黄镇惊丸、朱砂安神丸、磁朱丸、冰硼散、避瘟散等。在这些含朱砂的制剂中：①按《中国药典》（2005 年版一部）规定朱砂剂量为 0.1～0.5g 计算，朱砂超剂量的，《部颁标准》有 167 种，《地升国标》有 3 种；②《中国药典》（2005 年版一部）规定药品中汞的含量为微克级水平，实际上含朱砂的成方制剂中，汞含量普遍远远超出该规定。

在现行四大国家标准中，含雄黄的制剂占总制剂数量的比例：①《中国药典》（2005 年版一部）占 4.92%（26/528）；②《部颁标准》占 3.4%（138/4052）；③《地升国标》占 1.25%（19/1518）；④《新药标准》占 1.31%（11/840）。即在四大国家标准收载的全部中药制剂中，含雄黄的制剂多达 2.8%（194/6936）。许多著名中成药含有雄黄，如安宫牛黄丸（散）、六应丸、牛黄解毒丸（片）、牛黄抱龙丸、牛黄镇惊散、局方至宝散、小儿惊风散、小儿清热片、小儿化毒散、牙痛一粒丸、珠黄吹喉散、暑症片等。在这些含雄黄的制剂中：①按《中国药典》（2005 年版一部）规定雄黄剂量 0.05～0.1g 计算，除《新药标准》（因为此类制剂只有组成药物名称，没有药物剂量，无法统计分析）

外，其余3部国家标准中，雄黄超剂量的制剂共66种，其中《中国药典》（2005年版一部）11种，《部颁标准》48种，《地升国标准》7种，共有34.2%（66/193）的成方制剂中雄黄超剂量；②《中国药典》（2005年版一部）规定药品中砷的含量为纳克级水平，实际上含雄黄的成方制剂中，砷含量普遍远远超出该规定。

二、朱砂、雄黄的现代研究

1. 炮制研究

雄黄的炮制方法，《中国药典》（1995年版）干研法和水飞法并用，从2000年版改为仅用水飞法。水飞法配合低温干燥可有效降低剧毒的可溶性三氧化二砷（AS_2O_3）的含量。

2. 同药用关系密切的理化性质

朱砂中的汞主要以硫化汞（HgS）形式存在，其溶解度很小（溶度积 $K_{sp}=10^{-52}$），不溶于热盐酸和硝酸，但溶于混合酸；溶于碱金属硫化物中，形成络合阴离子和复合硫化物。朱砂同有还原性的卤化物（如碘化钾、三溴片）合用，可能生成毒性较强的碘化汞、溴化汞而致汞中毒。朱砂如用铝质器具研磨，可能增加可溶性汞和游离汞，且可因生成毒性很强的汞铝齐而引起中毒。新近研究认为，在胃肠道中促进朱砂溶出的主要因素：第一，胃中较低的pH，朱砂和HgS的汞溶出量均随pH降低而增加。第二，肠道内存在形成汞多硫化物的条件，朱砂在此条件下可能形成多种汞的含硫配合物，推测多硫化汞配合物可能是朱砂在体内的一种重要形式。

3. 动物实验研究

朱砂：其人体吸收率，无机汞为5%，甲基汞为100%。小鼠单次口服朱砂的吸收半衰期为0.2小时，消除半衰期为13.5小时。从小鼠灌胃朱砂后血汞含量实测值推测，朱砂除含少量游离汞和可溶性汞外，应该还含有在水中不溶，但在胃肠道条件下能溶解或能增溶的汞化合物。汞的排泄很慢，在脑中 $T_{1/2}$ 为240天，其他组织中70天，故会积蓄中毒，当人体积蓄量达100mg时，即有感觉障碍，重者表现神经毒害，循环衰竭乃致死亡。无机汞在肠道中，可经细菌生物转化后同带甲基的物质［肠道中富含甲烷（CH_4，沼气），CH_4 释放一个 H^+ 就是甲基（$-CH_3$），故肠道中不乏甲基］起反应，生成甲基汞；人体吸收甲基汞可高达100%，因此甲基汞对人毒性很强。也即朱砂大量内服可能会转化成甲基汞而增加中毒机会。朱砂主要药理作用，内服镇静、催眠、抗惊厥，抗心律失常，抗生育；外用抑杀皮肤细菌和寄生虫。

雄黄：关于雄黄的毒性，雄黄的主要成分四硫化四砷（As_4S_4）不溶于水，难于吸收，其毒性、药效都很小，真正起疗效的部分应为其中的可溶性部分。中药中砷的形态主要是毒性较大的无机砷，有机砷的含量较低。急性毒性试验表明，小鼠口服雄黄煎剂的 LD_{50} 为3.207g/kg，中毒表现为胃内给药后可立即死亡，肝肺充血。如按1978年我国工业企业设计卫生标准科协会建议的急性毒性分级，小鼠口服 LD_{50}（mg/kg）分为5个等级，雄黄属低毒的矿物药。给小鼠灌胃9600mg/kg后，一般情况良好，提示 As_4S_4 毒性低，口服给药较为安全，同口服 As_4S_4 复方制剂不良反应少、耐受性好基本一致，可是消除半衰期较长（9～12小时）。口服后砷在体内分布广泛，主要在体脂、毛、皮、肝、肾、脾和子宫；主要由粪、尿排出。用雄黄给小鼠连续灌服125mg/kg、250mg/kg，可引起外周血红细胞、白细胞、血小板的形态学改变。大鼠口服雄黄实验结果证明，肾铜的蓄积可能是雄黄造成肾脏毒性的原因之一。雄黄调节免疫功能的有效物质是 As_2S_2，有毒成分是 As_2O_3，可溶性砷盐除去 As_2O_3 可以降低其毒性而保留其调节免疫功能作用。此外，雄黄可使白血病细胞、血细胞、肿瘤细胞等凋亡，且具有抗菌、抗血吸虫、增强免疫功能、镇痛抗炎、致突变等作用。

关于朱砂、雄黄的药效，动物实验提示，安宫牛黄丸及其简化方（不含朱砂、雄黄）对家兔解热、小鼠镇静、小鼠缺氧保护及小鼠抗惊厥作用，两者在药效学上无明显差异。动物实验提示，安宫牛黄丸在血液中的达峰时间为1小时；汞主要分布于血液、肾脏，而砷在血液中含量最高；汞和砷在正常大鼠和脑缺血模型大鼠的体内分布特点没有明显区别。同时，纯品硫化汞、纯品硫化砷的对照实验提示，本实验中测到的汞和砷的含量不是来自朱砂中的硫化汞和雄黄中的硫化砷，而可能来自朱砂和雄黄中含量较低的可溶性汞和砷。这部分可溶性汞和砷很可能就是朱砂和雄黄在安宫牛黄丸中的药理学、毒理学的活性部分，而作为朱砂和雄黄主要成分的硫化汞和硫化砷很可能既不被体内吸收，又无药理活性的成分，尚待证实。

4. 临床研究概况

（1）主治病种　朱砂用于肺结核盗汗、面神经炎、牙痛。

雄黄用于白血病：用雄黄治疗急性早幼粒细胞白血病（M3型），对初治、耐药、病情复发患者和维持病情缓解都有确切疗效。用市售雄黄治疗骨髓增生综合征，对难治性贫血伴原始细胞增多型效果好于难治性贫血型，且对恶性克隆增殖型疾病疗效较好。某些含雄黄为主的制剂，如复方青黛片、复方白血宁、六神丸、牛黄解毒丸、抗白丹等用于治疗白血病也有效。此外，还用于哮喘和慢性支气管炎、皮肤病、带状疱疹、腮腺炎、腋臭、抗血吸虫等。

（2）中毒和不良反应　朱砂急性中毒（如直接加热形成汞蒸气经呼吸道吸收或煎煮内服由胃肠道大量吸收所致）主要表现为急性胃肠炎和肾脏损害，症见恶心、呕吐，腹痛、腹泻，严重则出现脓血便、少尿、无尿，甚至昏迷、死亡。慢性中毒（长期内服所致）主要表现为口腔黏膜损伤（口腔金属味、口腔黏膜溃疡、牙龈炎），胃肠炎（腹痛、腹泻、呕吐血样物），神经损害（视物模糊、精神紊乱），肾功能损害（少尿、无尿，甚至肾功能衰竭）等。

雄黄急性中毒首先出现口干咽燥，流涎，剧烈呕吐，头晕，头痛，腹泻；重则多部位出血，惊厥，意识消失，发绀，呼吸困难，呈休克状态，多死于出血，肝肾功能衰竭和呼吸中枢麻痹。雄黄慢性中毒可出现皮疹、脱甲、麻木、疼痛，可有口腔炎、鼻炎、结膜炎、结肠炎的相应表现；重则可有肌肉萎缩、剧烈疼痛及膈神经麻痹引起的呼吸暂停。此外，尚有诱发肿瘤，影响胎儿发育或引起中毒性肝炎、砷角化病和砷黑化病。

三、如何看待朱砂、雄黄的药用价值

1. 朱砂、雄黄的有效成分和有毒成分尚未确认

朱砂、雄黄的疗效已为2000多年的临床实践所证实，其不良反应也形成共识。但其有效成分和有毒成分尚未确认。据谓有毒金属化合物在极低浓度下不仅毒性很小，而且表现出与毒性无关的生物活性，此说如果进一步得到临床证实，则朱砂、雄黄等有毒金属类药物的应用，可望获得突破性进展。

2. 不能简单地用西药的标准评价中药

中西药的学术思想属不同体系，很难相容。所以，不能简单套用西药标准来评论中药。例如雄黄主含砷化物，砷化物的毒性，以小鼠口服半数致死量而论，亚砷酸盐As（Ⅲ）为14mg/kg，三氧化二砷为34.5mg/kg，砷胆碱（AsC）为6500mg/kg，砷甜菜碱为＞10000mg/kg，高低相差700多倍，前两者属于剧毒，后两者则几乎无毒。可见砷化物的毒性应以砷化物的形态而不能以总砷量来评定。雄黄

的主要成分为 As_2S_2 或 As_4S_4，均不溶于水，难于吸收，其毒性实际上都很小，砷化物进入体内后又会有很复杂的变化，而目前中药中砷的含量却以总砷量为指标，进而换算成剧毒的 As_2O_3，并以其毒性来评价雄黄的毒性，这显然很不合理。又如朱砂，生用毒性较小，小鼠单次灌胃朱砂粉，即使剂量较大，一般也不出现明显毒性反应，可是目前却以总汞作为朱砂的含量测定指标，然后换算成剧毒的 $HgCl_2$，并以 $HgCl_2$ 的毒性代表朱砂的毒性，也不符合实际。

3. 目前不能淘汰朱砂、雄黄，但应控制其使用

如上所述，朱砂、雄黄在有效成分和有毒成分尚未确认的情况下被套用不科学的毒性评定方法，导致其结果同临床实际很不符合，显然不能据此淘汰久经临床考验有效的朱砂、雄黄。然而朱砂、雄黄的不良反应确实应当引起高度重视，宜全面权衡利弊，严格控制主治范围、剂量和疗程，注意观察不良反应，不能墨守成规照样沿用。

4. 及时修订朱砂、雄黄的标准

鉴于朱砂、雄黄为确有疗效的传统中药，尤其是雄黄治疗白血病已被公认，应当随着科技的发展，及时对朱砂、雄黄及其制剂进行更加深入的基础研究和临床研究，做出再评价，以便对其功能主治、用法用量、质量标准、不良反应注意事项以及作用机制、解毒措施等，做出与时俱进的修订。

参考文献

［1］于从兰. 朱砂的药用价值、毒性及合理应用［J］. 中国中医药信息杂志，2002，9（10）：37.

［2］王夔. 生命科学中的微量元素［M］. 2版. 北京：中国计量科学出版社，1996：888.

［3］陈田孜，王效山. 含朱砂方剂与含卤离子药物配伍的危害［J］. 安徽中医临床杂志，1995，7（2）：56.

［4］赵桂馨. 不要在铝器中研磨朱砂［J］. 中国中药杂志，1991，16（10）：601.

［5］宋广舜，王绍汉，李珏. 环境医学［M］天津：天津科技出版社，1987：46.

［6］除莲英，蔡贞贞，陈顺超. 中药朱砂体内吸收、分布和药效学研究［J］. 中成药研究，1988，10（5）：2.

［7］高雅，李更生，赵唯贤，等. 反反正正论朱砂［J］. 中国中医药信息杂志，1999，6（12）：42.

［8］王本祥. 现代中药药理与临床［M］. 天津：天津科技翻译出版社，2004：605-606.

［9］梁国刚，张启伟. 朱砂、雄黄中各成分的溶解度对其药效、毒副作用的影响［J］. 中国中药杂志，2002，27（5）：391-392.

［10］岳旺，刘文虎，王兰芬，等. 中国矿物药的急性毒性（LD_{50}）测定［J］. 中国中药杂志，1989，14（2）：42-45.

［11］温磊，楼雅卿，江滨，等. 四硫化四种动物药动学研究［J］. 中国药学杂志，2006，41（8）：619-623.

［12］李国明，李青，王鑫国. 雄黄对小鼠血和骨髓细胞形态学的影响［J］. 中药药理与临床，2000，16（5）：25.

［13］程增江，赵霖，田鹤，等. 口服雄黄对小鼠脏器中铜、锌、硒含量的影响［J］. 中国中药杂志，2001，26（3）：194.

［14］张伟，余伯阳，寇俊萍，等. 雄黄活性物质的毒效相关性初步研究［J］. 中国天然药物，2004，2（2）：123-125.

［15］张晨，黄世林，向阳，等. 低剂量雄黄诱导 NB4 细胞凋亡的研究［J］. 中国中医基础医学杂志，

周超凡
学术传承文集

2000，6（2）：11.

［16］钟璐，陈芳源，韩洁英，等．ATRA 和雄黄对白血病细胞 PML 基因及蛋白表达的影响［J］．上海第二医科大学学报，2001，21（2）：106.

［17］陈思宇，刘陕西，张梅．雄黄对急性早幼粒细胞白血病 NB4 细胞基因表达谱的影响［J］．第四军医大学学报，2002，23（6）：封 2.

［18］刘延芳，陆道培，江滨．四硫化四砷对 NB4 细胞增殖的抑制作用［J］．中原医刊，2006,33(12):3-5.

［19］李国明，王鑫国，李青．雄黄诱导小鼠血细胞凋亡的形态学研究［J］．上海医学检验杂志，2000，15（2）：91.

［20］刘京生，吕占军，董兰风，等．雄黄诱导肿瘤细胞凋亡的实验研究［J］．河北中医，2000，22（11）：874.

［21］仝燕，张英军，李先荣．湖南石门雄黄的研究［J］．中国中医药科技，1997，4（5）：286.

［22］唐永，李先荣，程霞，等．雄黄药理作用的实验研究及其毒性观察［J］．时珍国医国药,1998,9（4）：322-323.

［23］申泮文．无机化学［M］．北京：化学工业出版社，2002：455.

［24］纪淑芳，张亚敏，谢福全，等．雄黄生品和酸奶飞炮制品的药效学比较［J］．长春中医学院学报，2000，16（1）：44.

［25］孙恩亭，卜新柱，钱怡宁，等．中药雄黄的致突变性实验研究［J］．中国中医基础医学杂志，1998，4（11）：52.

［26］叶祖光，王金华，梁爱华，等．安宫牛黄丸及其简化方的药效学比较研究［J］．中国中药杂志，2003，28（7）：636-638.

［27］王金华，叶祖光，梁爱华，等．安宫牛黄丸中汞、砷在正常和脑缺血模型大鼠体内的吸收与分布研究［J］．中国中药杂志，2003，28（7）：639-642.

［28］丁安伟．现代中药临床手册［M］．南京：江苏科学技术出版社，2000：291.

［29］东兴明，王发明．复方朱砂散治疗牙痛 350 例临床观察［J］．临床医学，1989，9（3）：122.

［30］陆道培，邱镜滢，陈珊珊，等．口服雄黄治疗急性早幼粒细胞白血病（AML-M3）66 例［J］．中国实验诊断学，1998，2（6）：319.

［31］高学熙，王信淇，马建军．雄黄治疗骨髓异常增生综合征 14 例［J］．临床内科杂志，1998，15（3）：125.

［32］梁国刚，张启伟．朱砂、雄黄中各成分的溶解度对其药效、毒副作用的影响［J］．中国中药杂志，2002，27（5）：391-392.

【周超凡，林育华．朱砂、雄黄的应用概况及评价［J］．中医杂志，2009，50（03）：261-264】

从牛黄解毒片（丸）看含砷中成药的安全性问题

【摘要】针对牛黄解毒片（丸）的安全性问题，通过考证牛黄解毒丸源流和品种演变情况，分析雄黄功效历史的沿革、毒性和用法用量的记载，提出导致牛黄解毒片（丸）及含砷成方制剂的安全性相关因素，并对如何加强该类成方制剂的监督管理提出建议。

牛黄解毒丸是清热解毒的历史名方，因其疗效较好，至今仍为临床常用药物。牛黄解毒片系由牛黄解毒丸改变剂型研制而成。近年来，有关牛黄解毒片（丸）不良反应屡有报道，现就牛黄解毒片（丸）源流和安全性问题进行分析，并就含砷成方制剂的监管提出思考和建议。

一、牛黄解毒片（丸）源流考证和品种演变

考证牛黄解毒丸之渊源，最早记载于明代。1155 年，薛铠在《保婴撮要》一书中首创牛黄解毒丸，组方为：牛黄三钱，甘草、金银花各一两，草河车五钱。主治胎毒疮疖，一切疮疡。该方亦被收载于明代名医王肯堂《证治准绳》中。因此，该方始创之初不含雄黄。

含雄黄方的牛黄解毒丸始见于《咽喉脉证通论》一书，成书于元代至元年间（1278 年），组方为：牛黄、冰片各五分，青黛一两，儿茶三钱，雄黄、官硼各五钱，薄荷三两，胆星四两。主治一切喉风痹闭，咳嗽喘急，痰涎壅塞，胸膈迷闷，并口舌等证。

至民国期间，《全国中药成方选集》记载的牛黄解毒丸：防风、麦冬、甘草各三钱，赤芍、黄连、黄芩、钩藤、黄柏、生栀子、当归尾各五钱，大黄、生石膏、连翘、金银花各一两，桔梗四钱，为细末，每八两八钱药粉兑牛黄、薄荷水各一钱，冰片、雄黄各五钱，朱砂一两，麝香五分。功效为：清热解毒，主治头晕目赤，咽干咳嗽，风火牙痛，大便秘结。

《中国药典》（2005 年版）一部收载牛黄解毒丸（片），处方为牛黄 5g、雄黄 50g、石膏 20g、大黄 200g、黄芩 150g、桔梗 100g、冰片 25g、甘草 50g。其功能与主治为清热解毒，用于火热内盛，咽喉肿痛，牙龈肿痛，口舌生疮及目赤肿痛。《中国药典》所载方与《全国中药成方选集》记载的牛黄解毒丸相比更为精简。

目前我国已批准上市的产品中，有牛黄解毒片（丸）、康氏牛黄解毒片（丸）和京制牛黄解毒片（丸）3 个名称类似的品种。牛黄解毒片（丸）药典标准，丸剂每丸重 3g（每丸含雄黄 0.096g），口服 1 次 1 丸，1 日 2～3 次；片剂分大片（每片含雄黄 0.05g）和小片（每片含雄黄 0.033g）2 种规格，口服小片 1 次 3 片、大片 1 次 2 片，1 日 2～3 次。康氏牛黄解毒丸为部颁标准，处方为大黄、白芍、防风、山药、肉桂子、雄黄、朱砂、薄荷脑、黄芩、钩藤、桔梗、丁香、甘草、人工牛黄、冰片、麝香，标准中未注明剂量，功效为清热解毒，散风止痛，用于肝肺蕴热、风火上扰引起的头目眩晕，口鼻生疮，风火牙疼，暴发火眼，皮肤刺痒等疾患。每丸重 3g，口服，1 次 2 丸，1 日 2 次，风火牙痛，亦可随时嚼化。京制牛黄解毒片（丸）由黄连、黄柏、金银花、薄荷、菊花、荆芥穗、牛黄、冰片等

组成，功效为清热解毒，散风止痛，用于肺胃蕴热引起的头目眩晕口鼻生疮，风火牙痛，暴发火眼，咽喉疼痛，耳鸣肿痛，大便秘结，皮肤刺痒。口服，1次2片，1日2次。除京制牛黄解毒片（丸）外，其他2个品种均含有雄黄。目前牛黄解毒丸和康氏牛黄解毒丸作为处方药管理，京制牛黄解毒丸作为非处方药管理。

二、国内外有关牛黄解毒片（丸）安全性信息概况

检索国内外相关文献，未检索到明确注明康氏牛黄解毒片（丸）和京制牛黄解毒片（丸）的安全性问题文献报道。通过对牛黄解毒片（丸）引起不良反应文献报道情况综合分析，常见安全性问题主要为过敏反应和长期大量服用引起的慢性砷中毒症状，其中严重者主要表现为重症药疹、过敏性休克、肝损害和成瘾性等。归纳其不良反应可有以下几个方面：①皮肤及附属器官损害：此类不良反应最为多见，主要表现为固定性药疹、麻疹样或斑疹样药疹和剥脱性皮炎等，长期大量服用引起皮肤黑变病；②消化系统损害：主要表现为胃肠功能障碍、上消化道出血、结肠黑变和肝损害等；③血液系统损害：主要表现为尿血、衄血等，过量服用引起单纯性红细胞再生障碍性贫血和溶血性贫血；④中枢神经系统损害：主要表现为精神失常，呼吸困难，语言不清，四肢抽搐等。

牛黄解毒片的安全性问题已引起国外药品监管部门的关注。2003年1月，新西兰卫生部（The New Zealand Ministry of Health）政府网站公布了因牛黄解毒片中含有砷而被召回的消息，并提出砷盐可导致严重的恶心呕吐、皮肤损害、出血性肠胃炎、心律失常、贫血、周围神经病变、抽搐和麻痹等。英国药品和保健产品管理局（The Medicines and Healthcare products Regulatory Agency，MHRA）转载了此消息，警示公众勿服用此药，以免引起严重不良反应。

三、牛黄解毒片（丸）和含砷成方制剂的安全性问题原因分析

1. 雄黄可能是牛黄解毒片（丸）安全性问题的主要原因

文献分析表明，牛黄解毒片（丸）不良反应可能主要由含砷的中药——雄黄引起，雄黄的主要成分是二硫化二砷（As_2S_2），若牛黄解毒片（丸）炮制、制备和储存不当，可能导致雄黄中As_2S_2氧化为有毒的As_2O_3。砷对于人体的危害取决于其水溶性，水溶性高的As_2O_3为剧毒物。砷及其化合物对人体各系统的毒性反应表现为急性和慢性毒性，另外砷还有细胞毒作用，致突变性、致畸性及致癌性。慢性砷中毒患者更易发生皮肤的恶性肿瘤。文献报道，As_2O_3经口服成人中毒剂量10～50mg，致死量60mg。

有学者对牛黄解毒片的药代动力学研究表明，小鼠灌胃2.84g/kg，每日3次，共给药1天，采用分光光度法测定末次给药6小时和24小时后小鼠各脏器中砷的含量，结果进入小鼠体内的砷分布较广，各脏器均有一定量的吸收，停药后可逐渐排出体外。铁步荣等对人服用牛黄解毒片的代谢研究表明，4小时后尿砷含量开始增加，2天内形成高峰，7天后接近服药前水平，并基本保持稳定，提示药品在体内可被部分吸收，经肾脏由尿排出。

2. 含砷成方制剂的安全性问题分析

目前我国含雄黄的成方制剂较多，仅2005年版《中国药典》含雄黄的成方制剂26个，其中内服制剂24个，外用制剂2个，因此，其安全性为共性问题，故含雄黄的成方制剂及其安全性应作为一类问题进行讨论。

（1）《中国药典》中约半数含雄黄成方制剂日用量大于雄黄单味制剂用量　从1963年版《中国

药典》开始收载雄黄，其用量为 0.3 ～ 1g；1985 年版《中国药典》减量 1/3 ～ 1/2，即 0.15 ～ 0.3g；1995 年版《中国药典》又减量 1/3，即 0.05 ～ 0.1g；2000 年和 2005 年版《中国药典》仍沿用此剂量。可见，从 1963 年至今，雄黄单味药用量最小用量已经减到 1/6，最大用量已减到 1/10，但成方制剂中雄黄的日用量未减量。例如按目前牛黄解毒片（丸）的用量计算，每日雄黄摄入量为 0.2 ～ 0.3g，此用量是雄黄单味药每日最大用量的 2 ～ 3 倍。2005 年版《中国药典》收载含雄黄 26 个品种中，除小儿至宝丸（锭）因用量同年龄的关系未写清楚、六应丸无明确用量不便计算用量外，24 个品种中正好半数（12 个）超量。2005 年版《中国药典》的 26 个成方制剂中 17 个品种自 1977 年版《中国药典》开始收载，至今雄黄用量均一致。

（2）原料药雄黄缺乏统一的炮制标准　近年有关雄黄炮制方法研究提示，在去除雄黄中毒性成分游离砷的方法中，干研法不如水飞法、水洗法、酸洗法、醋洗法、醋煮法好；酸奶飞法比水飞法更好。因此，《中国药典》规定的水飞法可能并非是最佳炮制方法，故有待深入研究和改进。

（3）含砷中成药说明书中无不良反应项且缺乏安全性问题警示语　如牛黄解毒片说明书中无不良反应项，且用法用量项中未注明疗程，仅在禁忌中注明"孕妇禁用"。其他含砷中成药说明书也存在类似的问题。

（4）存在长期或超量用药的隐患　含砷成方制剂品种较多，受传统用药习惯的影响，其中部分品种为公众喜好常备用药，甚至儿科用药，如牛黄解毒丸、郑州肥儿丸等。说明书中未注明使用疗程和确切的儿童用药剂量，因此可能存在长期、超量和不规范使用引起慢性砷中毒的潜在危害。

四、关于牛黄解毒片（丸）和含砷成方制剂监管的思考和建议

1. 雄黄功效的历史沿革和毒性记载

雄黄始载于《神农本草经》。考证古代本草有关其功用主治和用法的记载，清代以前的文献记载相似，与现代"清热解毒"之功用相差甚远。古医籍记载主要用于治疗疮疡、解毒（均为外用）和服食（炼治服用），古医籍"解毒"之"毒"，主要指"虫毒""秽毒"，是取雄黄辛香走窜之性，可以辟秽解毒，消痰涎惊痫，而非如今"解毒"之意；且雄黄性温，不可能有清热的作用，故目前在组方中用其"清热解毒"在理论上缺乏依据。就其毒性，多数本草著作均有记载，并载因炼治而长期服食，未有不中其毒者，因服食中毒严重，古人早已禁止。《中国药典》2005 年版收载雄黄，其性味辛温，有毒；功能与主治为"解毒杀虫，燥湿祛痰，截疟，用于痈肿疔疮，蛇虫咬伤，虫积腹痛，惊痫，疟疾"，用法与用量为"0.05 ～ 0.1g，入丸散用；外用适量，熏涂患处"；注意事项为"内服宜慎，不可久服，孕妇禁用"。从雄黄的历史沿革和性味来讲，用雄黄治疗疮疡、口舌生疮主要应为外用，因此，《中国药典》有关描述是恰当的。

2. 雄黄在牛黄解毒片（丸）中的功效值得商榷

分析考证牛黄解毒丸的源流，虽然牛黄解毒丸始见于明代《保婴撮要》，但此书方中并不含雄黄。分析《中国药典》牛黄解毒丸组方可以看出，牛黄解毒丸清热解毒之功，主要在牛黄、生石膏、大黄和黄芩，而不在于雄黄，雄黄在方中仅为佐药。方中牛黄味苦气凉，入肝、心经，功善清热，凉心解毒，为主药。生石膏味辛能散，气大寒可清热，清热泻火，除烦止渴；黄芩味苦气寒，清热燥湿，泻火解毒；大黄苦寒沉降，清热泻火，泻下通便，开实火下行之途，共为辅药。雄黄、冰片解毒消肿止痛；桔梗味苦辛，归肺经，宣肺利咽，共为佐药。甘草味甘性平，调和诸药，为使药。现代药理学实验研究也证实了这一点。杨世友等通过小鼠进行动物实验，研究结果表明，去雄黄牛黄解毒片抗炎镇

痛、抗流感病毒、抗菌及解热作用与等剂量的牛黄解毒片的作用相当。因此，牛黄解毒片（丸）中雄黄在方中的药效值得商榷。

3. 应加强同名异方和同方异名成方制剂的整顿

通过对牛黄解毒片（丸）相关资料查询，发现仍存在同名异方的现象。另有牛黄解毒胶囊为地标转国标品种，由人工牛黄、石膏、大黄、黄芩、桔梗、冰片、石菖蒲、栀子组成，其处方不同于牛黄解毒片（丸）。建议应重视和加强同名异方和同方异名问题的整顿。

4. 对含砷成方制剂监管的建议

（1）统一部署，制定合理政策，加强各部门协作，彻底解决一系列问题　建议降低《中国药典》成方制剂的雄黄含量，使成方制剂日用量与雄黄单味用量一致，从而整体上减少成方制剂的雄黄用量，解决此类品种的安全性问题。

建议制定雄黄的炮制和检验标准、成方制剂中增加雄黄有效成分和有毒砷盐的检查项。由于目前缺乏饮片炮制和检验标准，难以保证各企业的炮制方法可以充分去除雄黄的有毒成分，故在开展科研的基础上建立相关标准，并由国家集中生产、加工和销售，以保证原料药的质量。

在对含砷成方制剂的组方和使用现状进行集中分析后分别采取以下措施，进一步解决安全性问题。①修改说明书（内服制剂）：建议在含雄黄成方制剂说明书中添加以下内容："不良反应项"添加标识性警示，提示该药存在或可能存在的不良反应，并对早期中毒症状进行描述，注明出现早期中毒症状应立即到医院就诊。"用法与用量"中注明使用的疗程。"注意事项"中注明严格在医生指导下使用，严格掌握适用证，避免长期、超量服用；用药过程中注意检测血、尿砷浓度和肝肾功能，超过规定限度者立即停用；孕妇及哺乳期妇女禁用；老年人、过敏体质或肝功能不佳者慎用。添加"药物相互作用项"并注明可能与含雄黄制剂发生相互作用的药物。②由于该类品种长期超量使用存在安全隐患，因此该类品种不能进入 OTC 目录（如克痢痧胶囊），已进入 OTC 目录的品种转换为处方药进行管理。③根据药物治疗范围的不同，充分权衡利弊，分别采取措施：对于治疗疑难病症的含砷制剂，应予以保留，但要严格限制其使用范围和用法用量，同时加强药品安全性监测；对儿科用药或治疗一般疾患的药物，可限制其适应证范围或者进行替换，在治疗儿科或一般性疾病时，尽量以其他功效类似、不含砷的成方制剂替代，从而限制含砷制剂的使用范围；如无可替代成方制剂，根据问题药材在方中的功效，考虑用其他药材替换或者"零替换"，在替换过程中，建议针对此类品种给以相应政策并组织专家论证，集中分析，分类解决，替换时可考虑简化程序；对于组方不合理、安全隐患问题较大的制剂，尤其儿科用药，经充分权衡利弊后，建议取消批准文号。

（2）加强宣传合理使用含砷中成药制剂，减少安全性问题的发生　为减少由于不合理使用导致的安全性问题，应加强对医生和公众的宣传和教育。提醒医生使用含砷制剂要严格掌握其适应证、剂量和疗程，并告知公众应严格在医生指导下使用此类药物，不能超剂量或长时间服用，并注意在使用中避免与硫酸镁、硫酸亚铁等合并使用，以免将雄黄氧化为硫代砷酸盐，使其毒性增加，功效降低。

（3）加强包括含砷和其他重金属中药制剂的毒理学和配伍研究　建议国家建立专项科研基金，统一部署，深入开展含重金属单味和成方制剂的药理毒理学（包括有毒成分及其检测方法、代谢过程等）、炮制和配伍减毒、制定外用合理剂量等科研工作，并开展含此类药材不同剂量治疗疾病量效关系研究，为政府部门制定管理措施并指导临床合理用药提供科学的依据。

参考文献

［1］姜克明，包明蕙．简明方剂辞典［M］．上海：上海科学技术出版社，1989，199.

［2］毕伟东，王成艳，王成贤．砷及砷化物与人类疾病［J］．微量元素与健康研究，2002，19（2）：76.

［3］万丽，黄珍，赵力，等．牛黄解毒片中砷的体内吸收与分布［J］．时珍国医国药，2003，14（5）：257.

［4］铁步荣．人服用含雄黄中成药后尿中砷含量的动态研究［J］．中国中药杂志，1992，17（5）；285.

［5］张静楷，李萍.《中国药典》雄黄炮制用法用量刍议［J］．中国中药杂志，1997，22（1）：21.

［6］郭集军，潘金城．长期大量服用牛黄解毒片致慢性砷中毒及黑皮病1例报告［J］．中国职业医学，2003，30（2）：7.

［7］刘恩生，李玉珍．含雄黄中成药致慢性砷中毒2例［J］．药物不良反应杂志，2005（4）：1276.

［8］杨士友，裴月梅，梁启勇，等．去雄黄牛黄解毒片抗炎镇痛作用的实验研究［J］．中药药理与临床，2000，16（5）：9.

［9］杨士友，裴月梅，梁启勇，等．去雄黄牛黄解毒片抗流感病毒作用的研究［J］．中药药理与临床，2001，17（3）：6.

［10］杨士友，裴月梅，梁启勇，等．去雄黄牛黄解毒片抗菌及解热作用研究［J］．中药药理与临床，2001，17（4）：9.

【张力，高思华，周超凡，等．从牛黄解毒片（九）看含砷中成药的安全性问题［J］．中国中药杂志，2006（23）：2010-2013】

第三节 中药注射剂相关问题

中药注射剂不良反应的警示

【摘要】中药注射剂疗效显著，但药品不良反应发生率较高，有的症状还比较严重。在查阅文献、总结中药不良反应类型和发生原因并得到警示的基础上，提出了防范措施及今后如何更好地使用和发展中药注射剂的建设性意见。

注射剂是当代最重要、最常用的剂型之一，它在抢救危急重症中的独特作用为其他剂型所望尘莫及。中药注射剂是在中医药制剂基础上发展起来的新剂型，具有注射剂所共同的优点，又一定程度地保留了中医药的特色，在医疗实践中发挥了巨大的作用。但随着中药注射剂越来越广泛的应用，被发现的药品不良反应（ADR）也越来越引起人们的关注。

从 ADR 的定义看，世界上不存在没有不良反应的药品，中药既是药品，必然也不例外。中药 ADR 中比例最高、程度最严重的剂型是注射剂。在实现中药现代化的今天，应当从中药注射剂的 ADR 中得到什么警示，很值得注意。

一、中药注射剂不良反应概况

1. 发展概况

我国政府及卫生部门十分重视中药注射剂的生产和研发。目前，批准生产的中药注射剂约 100 种，其中《中国药典》（2000 年版）一部收载 2 种，《部颁标准》1 ～ 20 册收载 70 种，其余为历年批准生产的中药新药。生产中药注射剂的企业近 400 家。在如此众多的中药注射剂中，不乏临床急需、疗效显著的品种，如双黄连注射剂、清开灵注射液、脉络宁注射液、康莱特注射液等，都是用量很大，社会效益、经济效益很高的品种。现在，中药注射剂的研发手段、生产设备、生产工艺、质量标准和质量控制手段都有很大提高。

2. 临床报道概况

通过中药注射剂的大量临床试用，尽管取得不少显著疗效，却因出现种种不良反应日益引起广泛关注。近 10 多年来，中药 ADR 报道不断增加。如 1960 ～ 1993 年国内期刊的 780 篇文献共报道 3009 例中药 ADR，其中注射剂引起的仅占 6.3%；而 1994 ～ 2002 年的 9 年间，国内主要医药期刊的 193 篇文献就报道中药注射剂 ADR 355 例，甚至有报道 142 例中药 ADR 中注射剂 ADR 占 76.76%。中药注射剂 ADR 涉及诸多方面。

（1）ADR 反应类型　中药注射剂的功能主治涉及面宽，处方组成以复方居多，即便单方成分也很复杂，何况单体成分也有多方面的生物活性。因此，中药注射剂 ADR 可累及多器官、多组织、多系统。据统计报道，皮肤及附件损害 44.04%、发热 20.73%、过敏性休克 9.84%、心血管系统损害 9.3%、神经系统损害 6.94%、胃肠系统损害 5.18%、用药局部损害 3.63%、泌尿系统损害 0.52%。以双黄连注射剂 ADR 220 例的主要类型为例，发生率依次为过敏反应 2.24%、胃肠道反应 1.51%、发热 0.64%、心脑血管反应 0.43%、胸闷心悸 0.32% 等，严重的有心跳骤停、喉头水肿、高热惊厥、过敏性休克等。总的来说，中药注射剂 ADR 以过敏反应和发热反应为多见。

（2）ADR 发生率　据周践等报道，在 142 例中药 ADR 中，注射剂 ADR 占 76.76%。以双黄连注射剂为例，北京、江苏等 6 省市 16 家三级医院 2001～2002 年双黄连注射剂不良反应病例 3746 例，经因果关系评价，等级在"可能"以上的有 204 例，ADR 的报告发生率为 4.66%。以穿琥宁注射剂为例，报道在应用穿琥宁注射剂的 74 例成人患者中，4 例患者出现血小板极度减少，发生率为 5.4%；在 1500 余例患儿中，发生率为 0.4%；治疗小儿咳喘 146 例，出现泄泻 32 例，占全部治疗患儿的 21.9%；治疗上呼吸道感染，发热反应发生率 0.9%（10/1108）。应用穿琥宁注射剂患儿中，总 ADR 发生率为 1.6%（7/434），其中寒战发生率为 0.5%（2/434）。使用清开灵注射液的 200 例患者中，发生不同程度 ADR 者 55 例，占全部用药者的 27.5%。据莫斌斌等报道，在 119 例中药注射剂 ADR 中，静脉注射 114 例，占 95.80%。可见，中药注射剂 ADR 发生率变动范围较大，且静脉注射 ADR 发生率高。

（3）ADR 发生时间　中药注射剂 ADR 发生时间变动范围也较大。在穿琥宁注射剂导致 ADR 的 116 例中，过敏性休克 28 例，占 24.1%，均发生于首次用药 2～4 分钟；类过敏性休克样反应 11 例，占 9.5%，均发生于首次静脉滴注 3～4 分钟；皮肤过敏反应 14 例，占 12.1%，均发生于首次用药 3～60 分钟；发热反应 20 例，占 17.2%，均发生于首次用药，多在静脉滴注时或静脉滴注完毕后 40 分钟内发生。以清开灵注射液为例，出现 ADR 时间在输液开始 1 小时内的占 53.7%，过敏性休克、喉头水肿和惊厥等严重的 ADR 都出现在滴注开始的 30 分钟内。以复方丹参注射液为例，ADR 多在 5 分钟至 5 小时内出现，100 例中 2 小时内发生的占 82%。以葛根素注射液为例，发生过敏性休克约在给药后 1 分钟左右出现；发热出现在连续给药第 5～10 天者 10 例，第 11～20 天者 52 例，第 20 天以上者 2 例。每次发热在输液即将完毕或完毕后 7 小时内发生。

（4）引起 ADR 的药品　引起中药注射剂 ADR 的品种很多，国内的医药期刊每年都有大量报道。据阎敏等报道，32 个中药注射剂 ADR 达 302 例次，说明中药注射剂 ADR 具有多发和普遍性特点。

（5）ADR 与合并用药的关系　中药注射剂与其他药物合并使用，特别是多药合用往往导致 ADR 发生率上升。据王玉荣等报道，100 例中药注射剂 ADR 中合并用药占 55%。据任经天报道，使用双黄连注射剂的 9027 个病例中，无合并用药的仅 45 例（占 1.03%）；其中合并用药 5 种以内者占 58%，合并用药数在 6~10 种占 32%，合并用药数超过 20 种占 1%。据尹梅等报道，多种药物并用 ADR 发生率为：2~5 种占 4%，6～10 种占 10%，11～15 种占 28%。据刘翎等报道，含有复方丹参注射液的（5%GS+ 复方丹参注射液）397 张处方中，单用复方丹参注射液的处方 89 张，仅占 22.4%；77.6% 为复方丹参注射液与不同药物合并使用，其中不乏存在配伍禁忌者。如复方丹参注射液配伍低分子右旋糖酐的处方 76 张，占复方丹参注射液处方的 19.1%；其中复方丹参注射液与低分子右旋糖酐同瓶静脉滴注的为 67 张，占复方丹参注射液处方的 16.9%，占配伍低分子右旋糖酐处方的 88.2%。复方丹参注射液配伍低分子右旋糖酐的 ADR 发生率升高，其过敏性休克危害很大。

（6）ADR 与既往 ADR 史的关系　中药注射剂不良反应 302 例中，既往有家族或个人过敏史者 23

例，占 7.62%。

（7）中药 ADR 中注射剂所占的比重　据周践等报道，142 例中药 ADR 中，注射剂 ADR 占 76.76%。中成药 ADR 167 例中，注射剂 ADR 100 例，占 59.88%。据杨玉芳等报道，102 例中药 ADR 报告表中，注射剂引起的有 99 例，占 97.1%。其中静脉用药的 ADR 为非静脉用药的 9.2 倍。

（8）ADR 与其他因素的关系　ADR 一般与季节、性别和原发病关系不明显。与年龄、用药次数、用药剂量和药品质量、给药速度、温度及污染等因素有关。

二、中药注射剂不良反应原因分析

1. 成分太复杂、处方不合理

有的中药注射剂组成药物多达 7 ～ 8 种，成分太复杂，难免存在有害物质及致敏原，甚至处方不合理，其有效成分也是有害或致敏成分。如牛黄、水牛角，其蛋白质等大分子极可能成为抗原或半抗原而引起过敏反应；金银花，其有效成分绿原酸是高致敏物质；丹参所含的丹参酮能引起过敏反应。

2. 药品质量不合格

药品质量不合格引起的不良后果不属于 ADR 范畴。由于中药注射剂的质量标准尚难得到严格、有效的控制，或未经仔细检查误用不合格药品（如含有杂质、致敏原、致热原等）引起不良后果，均不属于 ADR 范畴。

3. 患者个人因素

（1）年老体弱多病　年老体弱、心肺功能差、抵抗力差，应用中药注射剂容易出现 ADR；同时患有多种疾病，必然使用多种药物，合并用药使 ADR 发生率大大增加。

（2）过敏因素　ADR 患者往往有家族或个人过敏史。据张玉萌等报道，193 例中药注射剂 ADR 中 25 例（占 12.93%）患者有过敏史或家族药物 ADR 史。而曾聪彦等报道 78 例中有 16 例（占 20.51%）患者既往有药物或食物过敏史。

4. 用药不当

根据现在 ADR 的定义，用药不当引起的不良后果不属于 ADR 范畴，但应引起重视。

（1）药证不符　辨证施治是中医治病的精华所在，中药注射剂大部分为西医使用，使用中往往不是辨证施治而是"辨病施治"。例如清开灵注射液本应用于热证发热却被误用于寒证发热，易引起 ADR。

（2）合并用药　如前所述，多药合用特别是多种注射剂合用，往往导致 ADR 发生率上升，是产生 ADR 的重要原因之一。这是因为合并用药可因化学成分、pH 值等变化使微粒数增加，微粒进入血管后，引起局部栓塞性出血、血肿、损伤和坏死，产生微血管阻塞、发炎反应、抗原性反应等。穿琥宁加入常用输液中微粒数显著增加。在输液中每增加一种药物，微粒数就显著增加，这也是引起发热、过敏的原因。

（3）反复用药　药物进入体内后，某些大分子物质可作为半抗原与血浆蛋白结合成更大分子的复合物而起变态反应，致过敏或过敏性休克。反复用药数量多、时间长，发生 ADR 的机会就增加。

（4）超过剂量　超剂量用药引起的不良后果虽不属于 ADR 范畴，但盲目加大剂量而引起不良后果时有发生。

三、中药注射剂不良反应的防范

1. 严格掌握适应证

应用清开灵注射液的200例患者，有不同程度ADR者55例，并观察到该55例患者均有不同程度的表证。清开灵注射液具阴寒药性，用于表证有遏制阳气之弊，导致一系列ADR。故表证患者，无论表寒、表热或表里同病，均不能使用清开灵注射液。又如双黄连药性寒凉，受凉后发热咳嗽或虚寒腹泻用双黄连静脉滴注，也属错用。中医治病非常讲究辨证施治，中药注射剂毕竟还是中药，应该在中医药理论指导下应用，必要时应请中医会诊。

2. 优选处方

可能是受中医复方用药的影响，目前的中药注射剂多属复方制剂，有的组成药物多达7～8种，药味太多、成分太复杂、药理作用广泛，无形中给注射剂的制备带来难以克服的困难。有的组成药物不适合制成注射剂，所以，应该在处方上下大功夫，为研制、生产安全有效的中药注射剂打好基础。

3. 严格按说明书使用

即使符合适应证范围，也应该严格按说明书规定的给药途径和应用人群使用。因为说明书记录了经试验验证的用药人群、用法用量及适应证，具有法律效力。任何超出说明书规定的用药都有潜在的危险。双黄连注射剂，不论其注射液、滴注液、粉针剂、注射用双黄连，其主要用法是静脉注射或静脉滴注，临床上常有用于外敷、超声雾化、理疗等用法，但应慎重。由于种种原因，各国的药品上市前的临床研究一般不纳入老人和儿童这些特殊人群，因此，说明书上通常没有关于老人和儿童的资料。一些药品，如双黄连注射剂，其使用人群中未成年人和老人占七成左右，应当特别慎重。

4. 规范药品说明书的撰写

有些中药注射剂说明书内容简单、概念模糊、项目不全是突出的问题。例如很少提到ADR或仅轻描淡写；只用中药材名称或化学成分的有效部位或单体成分标示主要成分是很不够的，因为中药材是天然产物，内在质量很难保持稳定。中药注射剂的原料，不论单味药或多味药，所含化学成分都很复杂，由于制备工艺不同，所含化学成分差别很大，近半数中药注射剂用有效部位或单体成分标示，它们来自某药材？有否其他有效成分？这些都不清楚；有否配伍禁忌及不适宜人群往往缺项等。这些都应该改进。

5. 加强用药监护

123例清开灵注射液不良反应在停药后能自行恢复的仅占7.3%，而92.7%均需做抗过敏等处理。有的过敏反应出现很快，必须立即抢救，有的ADR出现在半个多月以后，故也不能掉以轻心，但多数ADR出现在半个小时内，是监护的重点。使用中药注射剂之前，必须做好救治准备，以便及时抢救。

6. 注意过敏史

ADR的特点表明，药物过敏多见于有过敏体质者，在全部ADR中约占1/4。患有其他过敏疾病者，药物过敏的发生率比无其他过敏者高4～10倍；药物过敏者均有比正常人高的家族过敏史及本人其他过敏史；药物过敏者有半数兼有多种药物过敏史，绝大多数药物过敏发生于第二次或多次用药之后；医务人员与药剂工作者药物过敏的发生率比普通人群高1倍以上。这些特点远未引起医务人员足够的重视，乃至在ADR报道中不难找到过敏史欠详的文献。据曾聪彦等报道，78例刺五加注射液ADR中，过敏史欠详者超过一半，达55.13%。

7. 避免用于不适宜人群

年老体弱、心肺功能不全的儿童或心肺功能差的中老年人应用中药注射剂容易出现 ADR，用药时应特别慎重，尽量采用口服或非静脉用药。

8. 避免合并用药

合并用药是引起 ADR 的因素之一，非病情确需，切勿盲目合并用药（特别是同瓶、同时合并使用注射剂）。能口服用药的不注射，确需注射给药，应注意配伍禁忌、药物浓度、滴注速度，必要时分瓶滴注。

9. 提倡口服给药

如前所述，在中药 ADR 中注射剂所占的比重很大，且注射剂中静脉用药的 ADR 为非静脉用药的 9.2 倍。所以，应当大力提倡口服用药，凡是能口服用药的不注射，能肌内注射用药的不静脉用药。现在 WHO 已将注射剂人均用药次数作为评定合理用药的重要标准之一。因此，应全面衡量利弊，慎重使用中药注射剂。

10. 注意药品质量

用药前一定要严格检查药品质量，凡是不合格的药品一律严禁使用。同时注意生产厂家、批号、保质期、保存条件，首选正规厂家的合格产品，且尽量使用同一厂家同一批号的产品。

四、中药注射剂不良反应的反思

中药注射剂的创用已有半个多世纪了，它在我国医疗保健工作中，特别是在危急重症的抢救工作中发挥了巨大的作用，成绩显著。但是，药品同任何事物一样具有两面性，它既能治病，也能致病。当它发挥优异疗效的时候，要警惕它可能带来的伤害；当它出现 ADR，特别是重大 ADR 事件的时候，要认真总结经验，不能"一棍子打死"。中药注射剂虽然渡过了艰苦的创业阶段，但还有很多问题亟待解决。在努力实现中医药现代化的大好形势下，应当全面、深入、细致地总结经验，增加人力、物力、财力的投入，加强研制中药注射剂的力度，使中药注射剂在区别于天然药物、保持中医药特色的基础上，科技含量有突破性的飞跃，促进中药注射剂更好地为患者服务。

参考文献

[1] 李丽，刘日升，周祥富. 355 例中药中注射剂不良反应文献分析 [J]. 中国药事，2004，13（3）：61.

[2] 周践，郭代红，和培红. 142 例中药不良反应分析 [J]. 药物不良反应杂志，2002，6：368.

[3] 张玉萌，周践，吴晓玉，等. 193 例中药注射制剂不良反应分析 [J]. 中国新医药，2004，3（7）：66.

[4] 班经天. 双黄连注射剂不良反应回顾性研究总结 [Z]. 药品不良反应监测专题研究汇编，2004，163-172.

[5] 蔡皓东. 双黄连针剂不良反应病例分析 [J]. 药物不良反应杂志，1999，1（1）：36.

[6] 李新华，申志红. 静滴穿琥宁注射液致重度血小板减少 4 例 [J]. 中国中药杂志，2001，26（9）：645.

[7] 申军，吴翠荣，彭兆麟. 穿琥宁静滴可致血小板减少 [J]. 中国医院药学杂志，2001，21（30）：189.

[8] 王国强. 静滴穿琥宁引起小儿泄泻 32 例临床分析 [J]. 浙江中医杂志，1995（8）：377.

[9] 苏伟青. 穿琥宁注射液致药物热 10 例分析 [J]. 临床荟萃，2001，16（9）：636.

［10］张森. 穿琥宁注射液静滴致小儿不良反应 7 例［J］. 药物不良反应杂志，2002，4（2）：119.

［11］吴瑞华. 清开灵注射液不良反应 55 例分析［J］. 浙江中西医结合杂志，2000，10（2）：83.

［12］莫斌斌，姜文. 中药注射剂不良反应的文献统计分析［J］. 中南药学，2003，1（3）：184.

［13］李爱玲，王德才. 穿琥宁注射剂不良反应分析［J］. 中国中医药信息杂志，2013，10（2）：70.

［14］陈永辉. 123 例清开灵注射液不良反应分析［J］. 广州医药，2001，32（6）：48.

［15］彭正发，王秀华. 复方丹参注射液在临床应用中不良反应的回顾［J］. 首都医药，1999（8）：37.

［16］夏燕华. 葛根素 ZSI 致过敏反应 1 例［J］. 中国医院药学杂志，1999，19（2）：128.

［17］林碎钗. 普乐林致药物热的特点与处理［J］. 中华护理杂志，1999，34（5）：309.

［18］阎敏，李新中，陈卫红，等. 中药注射剂不良反应 302 例分析［J］. 湖南中医药导报，2004，10（5）：58.

［19］王玉荣，刘静，黄祥. 100 例中药注射剂不良反应分析［J］. 药物不良反应杂志，2004（1）：50.

［20］尹梅，程平. 输液与中药注射液配伍微粒变化考察［J］. 中成药，2000，22（4）：309.

［21］刘翎，金雪，张爱琴，等. 对我院复方丹参注射液的配伍应用分析［J］. 中国中药杂志，2004，29（2）：192.

［22］杨玉芳，陈龙英，周燕文，等. 102 例中药不良反应报告表分析［Z］. 药品不良反应监测专题研究汇编，2004，172.

［23］曾聪彦，彭伟文，等. 刺五加注射液不良反应 78 例文献分［J］. 中国中医药信息杂志，2004，11（2）：173.

［24］陆敏仪，李梅，周崇煜. 我国静脉注射剂中微粒的污染原因及控制措施［J］. 中成药，2001，23（3）：216.

［25］张宪安. 实用药源病学［M］. 北京：中国医药科技出版社，1997，120-122.

【周超凡. 中药注射剂不良反应的警示［J］. 中国药物警戒，2005（02）：65-68+71】

慎重使用中药注射剂

【摘要】在中成药剂型里，注射剂的不良反应最多见。概述了中药注射剂的重要性、中药注射剂的不良反应概况和应当高度警惕其不良反应，再次呼吁慎重使用中药注射剂，并从9个方面论述中药注射剂的使用原则。

据世界卫生组织（WHO）统计资料，目前全世界死亡病例中，约1/3死于用药不当，可见用药安全很值得关注。近年来，有关中药注射剂不良反应（ADR）的报道，提醒我们要重视中药注射剂的合理应用。同丸、散、膏、丹相比，中药注射剂应用的历史太短了，对其了解还很不够，何况注射剂绕过人体保护屏障（皮肤、黏膜）直接注入体内，特别是注入血管内，更应加强防范。为此，笔者再次呼吁慎重使用中药注射剂。

一、中药注射剂治疗作用的重要性

注射剂是当代最重要、最常用的剂型之一，它在抢救危急重症中的独特作用，为其他剂型望尘莫及。中药注射剂是在中药制剂基础上发展起来的新剂型，具有注射剂所共同的优点，又于一定程度保留中医药特色，在医疗实践中发挥了巨大作用。

1941年，八路军的卫生部门在极其艰苦的条件下研制出第一个中药注射剂——柴胡注射液，并小量制备用于临床，1954年始投入工业化生产，产量大增，质量也得到提高。其后中药注射剂不断发展，20世纪60年代初研制出"抗601注射液"等20多个品种；70年代进入大发展时期，经临床试用且有资料报道的品种达700多个，《中国药典》1977年版（一部）破例收入其中的23种；至80年代达1400种左右。目前，《中国药典》2005年版（一部）收载中药注射剂4种，国家批准生产的中药注射剂逾百种，生产企业近400家。在如此众多的中药注射剂中，不乏临床急需、疗效显著的品种，双黄连注射剂、清开灵注射液、脉络宁注射液、康莱特注射液等，都是用量很大、经济效益很高的佼佼者。显然，中药注射剂已经成为我国未来开拓国际医药市场极具潜在优势的项目，为此成立国家中药现代化工程技术研究中心注射剂研究所，国内外一些财团巨额投资，科研院所竞相研制，受业界人士青睐的程度可想而知。

二、中药注射剂药品不良反应述略

通过中药注射剂的大量临床试用，尽管取得不少显著疗效，却因出现这样那样的不良反应日益引起广泛关注！近年来，其ADR报道不断增加，如1960～1993年国内期刊的780篇文献共报道3009例中药ADR，其中注射剂引起的仅占6.3%（189例）；而1994～2002年9年间，国内主要医药期刊的193篇文献，就报道355例中药注射剂ADR，甚至有报道142例中药ADR中注射剂ADR占76.76%。

引起中药注射剂 ADR 的品种很多，国内的医药期刊每年都有大量报道，目前临床所用的中药注射剂都报道过 ADR，说明中药注射剂 ADR 具有多发性和普遍性的特点。报道中药注射剂 ADR 的内容涉及方方面面。

1. 反应类型

中药注射剂 ADR 累及多器官、多组织、多系统。如双黄连引起的 ADR 多达 36 种。总的说来，中药注射剂 ADR 以过敏反应和发热反应为多见，各种损害所占比例大致为：皮肤及附件损害 44.04%、发热 20.73%、过敏性休克 9.84%、心血管系统损害 9.33%、神经系统损害 6.94%、胃肠系统损害 5.18%、用药局部损害 3.63%、泌尿系统损害 0.52%。

2. 发生率

在中成药各剂型中，注射剂出现 ADR 的发生率最高（有报道中药注射剂 ADR 在中药 ADR 中的比重占 59.88% 甚至更高），且静脉注射的发生率远远高于肌内注射的发生率。

3. 发生时间

中药注射剂 ADR 发生时间变动范围较大。快的静脉滴注几秒即出现；一般多在 5 小时内；也有在连续给药第 5 ～ 10 天，甚至第 20 天以上才出现。

4. 合并用药

中药注射剂 ADR 可因合并用药而引起，且多药合用往往导致 ADR 发生率上升。据报道，中药注射剂与多种药物合用，ADR 发生率为：2 ～ 5 种占 4%，6 ～ 10 种占 10%，11 ～ 15 种占 28%。

值得注意的是，由于适应证的关系，临床上中药注射剂合并用药极为常见。使用双黄连注射剂的 9027 个病例中，绝大多数属合并用药（无合并用药仅 45 例，占 1.03%），其中合并用药数不多于 5 种的占 58%，合并用药数在 6 ～ 10 种的占 32%，合并用药数超过 20 种的占 1%。含有复方丹参注射液的（5%GS+ 复方丹参注射液）397 张处方中，单用复方丹参注射液的处方 89 张，仅占 22.4%，77.6% 为复方丹参注射液与不同药物合并使用，其中不乏存在配伍禁忌。

为了保障人民用药安全，国家 ADR 监测中心于 2001 ～ 2005 年曾在《药品不良反应信息通报》中，先后通报了清开灵、双黄连、葛根素、穿琥宁、参麦、鱼腥草、莲必治等注射液的 ADR。并对葛根素注射剂的说明书进行修订（主要为添加 ADR 相关内容）。

三、应当高度警惕中药注射剂的药品不良反应

1. 中医药学自古重视药物的安全性

我国对药品毒性的认识历史悠久，成书不晚于战国末年（2200 多年前）的《神农本草经》，其药物分类的根据就是毒性，"是药三分毒"的说法早已传遍神州大地，传统中医药的"七情""十八反""十九畏""君、臣、佐、使"等理论和经验，都同增强疗效、减少 ADR 密切相关。足见中医药学自古就有重视安全用药的优良传统。可惜最近由于化学药品 ADR 严重，西方社会惊呼"药物公害"，我们对中药的危害认识不足，淡化了中药也有毒性的观念，有些商家甚至狂做广告，以"纯天然完全没有不良反应"误导民众，产生不良影响。必须彻底清除这种危害很大的错误认识，巩固"是药三分毒"的正确观念。

2. 中药注射剂引起药品不良反应是不可避免的

自古以来，世上不存在无 ADR 的药品。人们在得益于药品治愈疾病的同时，不可避免地承受着随之而来的 ADR。注射剂是当今常用剂型中 ADR 最大因而质量要求最高的剂型，不仅必然存在

ADR，其 ADR 多于、重于其他剂型，也在情理之中。中药注射剂因为化学成分极其复杂，生理作用很广泛，生产技术和质量控制指标不够完善等原因，产品质量不尽完美，平添几分出现 ADR 的可能性。因此，中药注射剂引起 ADR 是不可避免的。

3. 利益驱使和滥用导致药品不良反应剧增

研制、生产、销售中药注射剂的回报率可观，受经济利益驱使，在中药注射剂的研制、生产、销售直至开方用药的各个环节中，颇有"路漫漫，其修远矣"之感。目前尚很难从技术上和管理上完全做到步步为营、严格把关、"透明可视"。稍有纰漏，不该研制、不该生产、不该销售、不该进入（如保护品种、医疗保险、部颁标准乃至药典等）、不该进药、不该开方等，诸多"不该"，历经"公关"处理，有可能只剩"该"字，给 ADR 埋下祸根；再加上不严格掌握适应证、剂量过大、疗程过长、合并用药过多、未做过敏试验等原因，而滥用中药注射剂导致 ADR 剧增的可能性很大。

四、中药注射剂的使用原则

1. 能口服不肌注、能肌注不输液

先讲个耐人寻味的故事：某业内著名教授因病住院，护士遵医嘱备好中药注射剂欲行静脉滴入，某老含笑作揖，深藏若虚地说"药备好了，钱我交，滴入就免了"。个中利弊，某老心知肚明，其"能口服不注射"的观点确实很值得效仿；何况 WHO 已将注射剂人均用药次数作为评定合理用药的重要标准之一。因此，应全面衡量利弊，如需用三七皂苷制剂，则能用血塞通胶囊、血塞通软胶囊、血塞通片、血栓通胶囊、三七通舒胶囊的，不用血塞通注射液、血栓通注射液、注射用血塞通（冻干）、注射用血栓通（冻干）；如需用银杏叶制剂，则能用杏灵颗粒、银杏叶胶囊（片、口服液）、银杏叶提取物胶囊（片、滴剂）、银杏叶标准化萃取物片（口服液）、银杏蜜环口服溶液、复方银杏叶标准化萃取物胶囊的，不用银杏叶提取物注射液、注射用银杏叶提取物（舒血宁注射液）、银杏达莫注射液（丁杏注射液）。倘若必须注射，则以非静脉用药为首选，有报道中药注射剂中静脉用药的 ADR 为非静脉用药的 9.2 倍。此数据未必具普遍性，但静脉用药的 ADR 远高于非静脉用药的 ADR 是不争之实。

2. 严格掌握适应证

据报道，应用清开灵注射液出现 ADR 的 55 例患者中，均有不同程度的表证。清开灵具阴寒药性，用于表证属误用，因其有遏制阳气之弊，导致 ADR 本在情理之中。故表证患者，无论表寒、表热或表里同病，均不能使用清开灵注射液。又如双黄连药性寒凉，受凉后引起的发热咳嗽或虚寒腹泻用双黄连静脉滴注，也属错用。中医治病非常讲究辨证施治（西医辨病治病），违者极易出错，必须严格掌握适应证。确认可用注射给药，也应注意配伍禁忌、药物浓度、滴注速度及必要时分瓶滴入等问题。

3. 注意过敏史

如前所述，中药中注射剂 ADR 以过敏反应居多。一般认为药物过敏多见于有过敏体质者，在全部 ADR 中约占 1/4；有其他过敏史者，药物过敏的发生率比无其他过敏史者高 4～10 倍；药物过敏者有半数兼有多种药物过敏史；绝大多数药物过敏发生于第二次或多次用药之后；医务人员与药剂工作者药物过敏的发生率比普通人群高 1 倍以上。这些特点远未引起人们（含医务人员）足够的重视，乃至在 ADR 报道中不难找到过敏史欠详的文献。如 78 例刺五加注射液 ADR 中，过敏史欠详者超过一半，达 55.13%。所以，使用中药注射剂一定要注意过敏史，认真做过敏试验，可以大大减少 ADR

的发生。

4. 正确掌握剂量、疗程

如前所述，剂量过大、疗程过长同中药注射剂 ADR 密切相关。因此，必须正确掌握剂量和疗程。

5. 避免用于不适宜人群

年老体弱、儿童或心肺功能不全的患者，应用中药注射剂较容易出现 ADR，宜尽量采用口服或非静脉用药。

6. 避免合并用药

合并用药是引起中药注射剂 ADR 的重要因素之一，非病情确需，切莫误认为多用药有好处而盲目合并用药，以减少 ADR 的发生。

7. 注意检查外观性状、生产厂家、批号、有效期

使用时要注意注射剂的质量，严格检查外观性状是否与说明书相符，生产厂家、批号、有效期有否问题。其中生产厂家和批号易被忽略，须知不同生产厂家的同名产品质量可能有差别，即使同一生产厂家的同名产品，其质量也可能因批号不同而有差别。这些因素都可能同 ADR 相关，不能掉以轻心。

8. 加强用药监护和应急抢救准备

有的过敏反应出现很快，必须立即抢救；有的 ADR 出现在半个多月以后，也不能掉以轻心；但多数 ADR 出现在 0.5 ~ 5 小时，是监护的重点。凡用中药注射剂，包括使用前、使用中和使用后，都必须细心观察、监护和做好救治准备，以便及时抢救、护理，不得存有丝毫侥幸心理。

9. 一般不宜在家自我治疗

非医药专业人员，不宜在家自行用中药注射剂进行治疗；即使是医药专业人员，也不宜在家自行用中药注射剂进行治疗，以免因不具备抢救条件，出现 ADR 措手不及。

参考文献

[1] 李丽，刘日升，周祥富. 355 例中药注射剂不良反应文献分析 [J]. 中国药事，2004，13（3）：61.

[2] 周践，郭代红，和培红. 142 例中药不良反应分析 [J]. 药物不良反应杂志，2002，6：368.

[3] 张玉萌，周践，吴晓玉，等. 193 例中药注射制剂不良反应文献分析 [J]. 中国新医药，2004，3（7）：66.

[4] 尹梅，程平. 输液与中药注射液配伍微粒变化考察 [J]. 中成药，2000，22（4）：309.

[5] 莫斌斌，姜文. 中药注射剂不良反应的文献统计分析 [J]. 中南药学，2003，3（3）：184.

[6] 杨玉芳，陈龙英，周燕文，等. 102 例中药不良反应报告表分析 [Z]. 药品不良反应监测专题研究汇编，2004，172.

[7] 任经天. 双黄连注射液不良反应回顾性研究总结 [Z]. 药品不良反应监测专题研究汇编，2004，163.

[8] 刘翎，金雪，张爱琴，等. 对我院复方丹参注射液的配伍应用分析 [J]. 中国中药杂志，2004，29（2）：192.

[9] 吴瑞华. 清开灵注射液中药不良反应 55 例分析 [J]. 浙江中西医结合杂志，2000，10（2）：83.

[10] 张宪安. 实用药源病学 [M]. 北京：中国医药科技出版社，1997，120.

[11] 曾聪彦，彭伟文，吴惠妃. 刺五加注射液中药不良反应 78 例文献分析 [J]. 中国中医药信息杂志，2004，11（2）：172.

【周超凡，林育华，徐植灵. 慎重使用中药注射剂 [J]. 中国药物警戒，2005（04）：201-203】

中药注射剂的回顾和展望

中药注射剂是当代中药剂型的突破性创新，具有重要的学术意义和现实意义。但它尚未进入成熟的发展阶段，难免存在诸多问题，笔者对此已发表过若干文章。本研究在定义中药注射剂的基础上，回顾中药注射剂的发展概况，总结其主要问题并提出对策，进而展望前景，企望能引起国家相关部门和业界人士的关注，促使中药注射剂稳步、快速发展，以期发挥更大作用。

一、中药注射剂的定义

何谓中药注射剂，国内尚无统一定义。《中国药典》的定义："中药注射剂是指药材经提取、纯化后制成的供注入体内的溶液、乳状液及供临用前配制成溶液的粉末或浓溶液的无菌制剂。"教科书的定义："以中医药理论为指导，采用现代科学技术和方法，从中药或复方中药中提取有效物质制成的注射剂称为中药注射剂。"学术专著的定义："中药注射剂是指以中医药理论为指导，采用现代科学技术和方法，从中药或天然药物的单方或复方中提取的有效物质制成的无菌溶液、混悬液或临用前配成液体的灭菌粉末供注入体内的制剂。"诸定义都没有直截了当地揭示中药注射剂同其他注射剂的本质差别。根据逻辑学关于下定义的规则，给中药注射剂下定义，必须阐明其同其他注射剂（如天然药注射剂、化学药注射剂、生化药注射剂等）之间的差别。笔者认为，上述诸定义未明示中药注射剂同其他注射剂最关键的差别点——功能主治用中医药术语表述。由于概念不清，导致界限不明，结果貌似中药注射剂的、不按中药注射剂规定使用的注射剂，也统统被纳入了中药注射剂的范畴。

为此，笔者给出以下定义：中药注射剂一般是指在中医药理论与经验的基础上，采用现代科学技术，从中药或其他天然物中提取有效物质制成，功能主治用中医药术语或同时用中医药术语与相关的西医药术语联合表述的供注入体内的各种无菌制剂。本定义的要点首先是强调功能主治用什么术语表述；其次是用什么思路和方法制备；然后是什么给药途径的制剂。"一般是指在中医药理论与经验的基础上"是指中药注射剂的处方（或原料）和功能主治大多来自中医药理论与经验，但也可以来自其他方面（如药理实验、其他天然药理论与经验等）；至于原料，首先是中药，但不限于中药，只要是天然物就可以，是中药更好。

二、中药注射剂的创用和发展现状

1941 年，八路军一二九师制药所在极其艰苦的条件下创制出柴胡注射液，并小量制备用于临床，这是中药注射剂的雏形；1954 年，武汉制药厂在总结经验、提高质量的基础上，将柴胡注射液投入批量生产，使其成为我国第一个工业化生产的中药注射剂。其后中药注射剂不断发展：20 世纪 60 年代初研制出"抗 601 注射液"等 20 多个品种；70 年代进入快速发展时期，经临床试用且有资料报道的品种达 700 多个，《中国药典》1977 年版破例收入其中的 23 种；80 年代研制品种达 1400 种左右；目前，《中国药典》2005 年版一部收载 4 种。全国生产中药注射剂的企业近 400 家，生产经国家批准的中药注射剂120多种，被列入2000年版《国家基本药物》（中成药）的有35种，被列入2002年版《国家基本医疗保险药品诠释》（中药卷）的有28种，其中不乏临床急需、疗效显著的品种，如清开灵注射液、双黄连注射剂、香丹注射液、脉络宁注射液、康莱特注射液等，都是用量很大、经济效益很高的佼佼者。近几年全国中药注射剂市场呈连续增长趋势，其增长率：1999年为19.8%，2000年30.9%，2001年39.0%，2002年50.2%，2003年66.5%，2004年73.1%，2005年81.2%，平均35.38%。2005年1～10月，覆盖我国21个省市的1412家医院，中成药采购金额最高的20个品种中，注射剂占16种，且前5名均为注射剂，"发烧用清开灵针，感染用双黄连针，心血管病用香丹针"成为临床业内不成文的规则。所以，中药注射剂被认为是我国未来开拓国际医药市场极具潜在优势的项目，国家中药现代化工程技术研究中心注射剂研究所应运而生，国内外一些财团巨额投资、科研院所竞相研制，受业界人士青睐的程度可想而知，中药注射剂的实用意义可据此窥豹一斑。

然而，中药注射剂频频招致令人生畏的不良反应（ADR），据报道，中药的ADR，注射剂所占比重有谓59.88%、76.76%，甚至更高。这些数字即使未必准确，但在40多种中成药剂型里，ADR比例最高、危害最大当属注射剂无疑。在国家药品不良反应监测中心《药品不良反应信息通报》第1～10期通报的12种中成药ADR药品中，中药注射剂占8种（清开灵注射液、双黄连注射剂、葛根素注射液、穿琥宁注射剂、莲必治注射液、莪术油注射液、参麦注射剂、鱼腥草注射液）。鱼腥草类7个注射剂就因为ADR较多、较重而被国家食品药品监督管理局宣布从2006年6月1日起暂停使用（同年9月5日开始有条件地逐步恢复肌注产品的使用）。一瞬间某些中药注射剂从火爆的产销巅峰跌落至低谷，整个中药注射剂的生产和应用也陷入困难重重的境地。

三、中药注射剂的意义

1. 学术意义

中药剂型的创用，从夏禹时代（公元前2140年）的药酒算起，至今已有4100多年历史。丸、散、膏、丹、汤、酒、露等当今常用的剂型，虽然早已基本具备，确实历史悠久，很难能可贵；但长久以来少有创新，可谓几千年一贯制地沿用着，直到20世纪50年代前后才有片剂、注射剂、颗粒剂（冲剂）、涂膜剂、气雾剂等移植于西药的新剂型出现，其中唯注射剂改进最大、起效最快、生物利用度最高，是当代中药剂型的突破性创新，具有重大学术意义。

2. 实用意义

当初柴胡注射液刚问世，就在流行性感冒治疗中取得显著疗效，受到晋冀鲁豫边区奖励，至今，柴胡注射液仍然是治疗感冒、流行性感冒及疟疾等发热的常用药，可见中药注射剂富有生命力。前述中药注射剂的生产、应用概况也体现出中药注射剂的实用价值。此外，对新药研发也有很大的实用意义。例如，一氧化氮（NO）对心血管、免疫、神经等系统具有重要的生理功能，如若产生异常，能介导多种疾病的产生和发展，已引起人们极大关注，调节NO成为近年来新药研发和生物医学的热点之一，黄芪注射液、人参注射液、葛根素注射液、复方莛苈注射液、肾康注射液等多种中药注射剂被证明有调节NO的生理功能，对调节NO的新药研发很有参考价值。

四、中药注射剂的主要问题和对策

1. 组方问题与对策

从数量看，在109种中药注射剂中，药物组成为1种的有59个（占54.13%），2种的16个（占

14.68%），3种的 11 个（占 10.09%），即由 1～3 种药味组成的合计 86 个品种（占 78.90%），同中医用药习惯很少用一两味药、两三味药治病，中成药很少由一两味药、两三味药制得截然两样，可见在中成药里，注射剂的药物组成数量很少。然而，注射剂绕过皮肤、黏膜这两道保护人体的天然屏障和肝脏的首过作用，直接进入人体分布到组织、器官，生物利用度很高，如有过敏原之类异物进入，远远不如涂在皮肤或存于消化道易于清除，危害很大，应该高度警惕。药味越多，成分越复杂，越容易引起 ADR。所以，注射剂的药物组成越简单越好，即使只有 1 味药，也应该把不需要的成分尽可能除掉，也就是说，实际上中药注射剂的药物组成是多了而不是少了。从国外的情况看，欧盟等发达国家的植物药制剂，即使口服或外用，一般由单味药制成；即使复方制剂，其药味也多在 2～3 味，不超过 5 味。而我国 109 种中药注射剂中，原料药 3 味（含，下同）以上的 34 种（占 31.12%），超过 5 味的 16 种，超过 7 味的 6 种，有的多达 12 味，药味之多，令人惊叹。

对此，应该尽可能减少药味，且原料药有质量标准，配制时以有效物质投料。

从原料看，59 种单味药注射剂所涉及的 51 种原料药中，非《中国药典》法定品种多达 19 种（占 37.24%），有的复方注射剂 6 味原料药中就有 4 味药属于非《中国药典》法定品种。这些品种基础研究甚少，往往资料积累不多，对其了解更加不足，制备注射剂难度更大。

对此，应该尽可能用质量标准明确、基础资料丰富、适于制备注射剂的原料。

2. 制备工艺问题与对策

中药注射剂的原料化学成分很复杂，其中何为有效成分，何为不需要的成分，往往不够清楚，这是设计制备工艺的重大难点，无奈之下，以"不清楚"应对"不清楚"——采用较为简单的办法制备中药注射剂。在 98 种（109 种减去 11 种未公开制法的保密品种，剩下 98 种）中药注射剂的制法中，单用"水煎醇沉法"制备的 35 种（占 35.71%），综合法制备的 21 种中全部用到"水煎醇沉法"，合计 56 种用到"水煎醇沉法"，占 98 种的 57.14%。水煎醇沉法存在多种杂质不易彻底除尽、ADR 较多、有效成分损失较大、生产周期较长、产品稳定性较差、质量不易控制、药液受热时间长、能耗高等缺点，难于保证产品安全有效。98 种中另有 22 种单用或并用"蒸馏法"，此法虽然简便，但收集的是混合型挥发性成分，质量也难保证。上述涉及"水煎醇沉法"和"蒸馏法"的中药注射剂合计 78 种，达 98 种的 79.59%。放眼世界，尚未见有如中药注射剂那样直接将天然原料药经过简单工艺制成、经国家批准上市的注射剂，工艺流程粗放，加上生产设备水平明显滞后，这是中药注射剂质量不稳定、ADR 严重的重要原因。

要解决这个问题，除了改用合理的制备工艺和生产设备之外，还牵涉到组方是否合理、原料是否合格、有效成分是否明确、质量标准是否合理等一系列问题，绝非单独改进制备工艺就能解决。

3. 质量标准问题与对策

质量标准是判断产品合格与否的指标，倘若质量标准有问题，产品质量就没有可控的指标。中药注射剂的质量标准一般包括鉴别、检查、含量测定等项目，无论哪项出问题，产品质量就没有保证。注射剂直接注入人体，是质量要求最高的常规剂型，奈何中药注射剂的原料化学成分很复杂，制备工艺大多较为粗放，所含有效成分、有毒成分不够清楚，使得拟定质量标准难度很大，以致目前中药注射剂的质量标准普遍存在问题。例如，有效物质含量不低于总固体量 70%（静脉用不低于 80%）就能被认可；10 多个由不同原料药制成、功能主治各异的注射剂含量测定成分相同（如都测定总黄酮），定性、定量指标数量少、专属性不强。出人意料的是居然有 8 种注射剂没有含量测定指标（占种注射剂的 7.34%），连含有作用较强烈的蟾蜍、附子制成的 9 味药复方注射液，也未设立含量测定项目；

测定的指标成分含量太低，等等。诸如此类的注射剂质量标准，尚未见有其他国家采用。要解决此问题，除了从安全性、有效性、可控性等方面严密设计质量标准，管理上严格把关，也涉及组方、原料、制备工艺等方面。

4. 功能主治问题与对策

功能主治问题主要是有些中药注射剂功能主治表述不规范，未能给临床治疗提供具体、明确的应用依据。有些疾病的治疗，从安全性、有效性考虑，以用其他药物（含西药）剂型更为合适。

功能主治统一用中医学术语加可能有的西医学病名及其相应中医学证候表述；能口服的不注射，中药注射剂限用于疗效有优势的危急重症、疑难病症。

5. 不良反应问题与对策

中药注射剂存在诸多问题带来的直接后果集中地表现为 ADR，这是中药注射剂存在的最严重的致命问题，其严重程度已略如上述，恕不赘言。只有下大决心，从基础到临床深入开展包括安全性在内的一系列研究，才能解决这个大难题。

6. 说明书问题与对策

中药注射剂的说明书既不规范（如前述功能主治的表述）又项目不全（如缺 ADR、禁忌、注意事项等），或虽有项目，却表述过于简略，不能满足指导临床正确用药。对策为按《药品说明书和标签管理规定》执行即可。

五、展望

中药注射剂是在中药制剂基础上结合现代制剂技术发展起来的新剂型，在医疗实践中发挥了重要作用，具有重要的学术意义和实用意义。创用 70 多年来不断发展，到了被认为是我国未来开拓国际医药市场极具潜在优势的项目，国内外一些财团巨额投资、科研院所竞相研制的火爆地步，目前虽因 ADR 问题突出而陷入困境，复加最近有人发起"促使中医中药退出国家医疗体系"的网络签名活动，似乎中药注射剂的发展前景很暗淡。然而，笔者认为中药注射剂的前景乐观。

因为事物发展过程起起落落司空见惯，中药注射剂是几千年来中药剂型的突破性创新，存在这样那样的问题在所难免，何况这些问题基本上已被发现。随着科学技术的进步，认识水平、管理水平的提高，存在的问题有望创造条件解决。临床实践表明一些疾病尤其是一些危急重症、疑难病症需要用中药注射剂治疗。新药研发难度愈来愈大，实验研究提示中药注射剂对进一步研发新药有重要意义。仅此 3 点，即可预见中药注射剂前景光明。

笔者预测：经过坚韧不拔的努力，中药注射剂将会以崭新的面貌出现在世界医药之林；深入研究中药注射剂，也会促进整个中医药的现代化。

参考文献

[1] 周超凡. 中药注射剂不良反应的警示 [J]. 中国药物警戒，2005，2（2）：65.

[2] 周超凡，徐植灵，林育华. 从药物组成看中药注射剂 [J]. 中国中药杂志，2006，31（11）：950.

[3] 周超凡，徐植灵，林育华. 从制备方法看中药注射剂 [J]. 中国中药杂志，2006，31（17）：1477.

[4] 周超凡，徐植灵，林育华. 从药物鉴别看中药注射剂 [J]. 中国中药杂志，2006，31（16）：1387.

[5] 周超凡，徐植灵，林育华. 从含量测定看中药注射剂 [J]. 中国中药杂志，2006，31（19）：1652.

[6] 周超凡，徐植灵，林育华. 从功能主治看中药注射剂 [J]. 中国中药杂志，2006，31（23）：2913.

[7] 李锋，张晓明，张云，等. 肾康注射液对肾小球系膜细胞自分泌 ET-1，NO 水平的影响 [J]. 安徽中医学院学报，2000，19（2）：42.

[8] 张兆旺. 中药药剂学 [M]. 北京：中国中医药出版社，2003：228.

[9] 赵新先. 中药注射剂学 [M]. 广州：广东科技出版杜，2003：1.

[10] 赵弈哲，张敏国. 盘点中药临床用药市场推动中药现代化发展——2005 年 1 -10 月中药临床用药市场分析 [J]. 中国现代中药，2006，8（1）：31.

[11] 尹梅，程平. 输液与中药中注射液配伍微粒变化考察 [J]. 中成药，2000，22（4）：309.

[12] 周践，郭代红，和培红. 142 例中药不良反应分析 [J]. 药物不良反应杂志，2002，6：368.

[13] 莫斌斌，姜文. 中药中注射剂不良反应的文献统计分析 [J]. 中南药学，2003，3（3）：184.

[14] 林珊，屈会起. 黄芪注射液对庆大霉素肾毒性作用的研究 [J]. 天津医科大学学报，2000（2）：168.

[15] 戴小华，俞兴群，周宜轩，等. 人参注射液对肺源性心脏病急性发作期患者血浆一氧化氮、内皮素及血液流变性的影响 [J]. 中国中西医结合急救杂志，1999（11）：209.

[16] 周秀娟，程蕴琳，桂鸣，等. 葛根素对冠心病心绞痛患者血浆内皮素及一氧化氮水平的影响 [J]. 江苏医药，2000.（7）：524.

[17] 王左，熊旭东，赵辉. 复方葶苈注射液治疗肺动脉高压的内皮依赖性血管舒缩因子的变化 [J]. 中成药，2000（2）：143.

【周超凡，徐植灵，林育华. 中药注射剂的回顾和展望 [J]. 中国中药杂志，2006（24）：2094-2096】

从药物组成看中药注射剂

中药注射剂在临床上，尤其是在抢救危急重症的过程中，发挥着其他中药剂型难以替代的独特作用。新近 1412 家医院的药品采购金额统计表明，中药注射剂的销售量呈上升趋势，在最常用的 20 种中成药里，注射剂占据绝大多数（16 种）。由于中药注射剂是某些著名大企业的支柱产品和主要利润来源，使它成为众多国内外企业家竞相投资研发的热点。然而，中药注射剂也是不良反应最多的中药剂型。因此，作为中药现代化重要剂型的中药注射剂应当怎样发展，很值得考虑。药物组成是药品作用的物质基础，同药效好坏密切相关，笔者侧重阐述对中药注射剂和药物组成的观点，其他中药注射剂的相关问题将另文发表。

一、何谓中药注射剂

国内对中药注射剂有不同定义，举 3 种如下：《中国药典》一部的定义："系指药材经提取、纯化后制成的供注入体内的溶液、乳状液及供临用前配制成溶液的粉末或浓溶液的无菌制剂。"（《中国药典》一部附录所载的剂型如丸剂、膏药、煎膏剂等都不冠于"中药"字样，此处的"注射剂"显然是指中药注射剂）教科书的定义是："以中医药理论为指导，采用现代科学技术和方法，从中药或复方中药中提取有效物质制成的注射剂称为中药注射剂。"学术专著的定义是："中药注射剂是指以中医药理论为指导，采用现代科学技术和方法，从中药或天然药物的单方或复方中提取的有效物质制成的无菌溶液、混悬液或临用前配成溶体的灭菌粉末供注入体内的制剂。"

定义用于揭示概念的内涵或者语词的意义；前者称实质定义，后者称语词定义。其中最有代表性的定义，是实质定义中的属加种差定义，即把某一概念包含在它的属概念中，并揭示它与同一个属概念下的其他种概念之间的差别，即"种差"。据此，要对"中药注射剂"下定义，就必须揭示同是"注射剂"这个属概念下的种概念——"中药注射剂"，与其他种概念如"天然药注射剂""化学药注射剂"之间的差别。笔者认为，上述 3 种定义中，《中国药典》一部的定义没有充分给出中药的内涵，从而显示出同其他种概念之间的差别；教科书的定义虽然进一步给出中药的内涵，但在注射剂的性能和应用范围的表述方面，没有揭示"中药注射剂"与其他种概念之间在表述方面的差别；学术专著的定义除了与教科书的定义有类似不足外，其外延虽然比较具体，却遗漏了乳状液型的中药注射剂，缩小了概念的外延。在上述基础上，笔者提出以下定义：中药注射剂一般系指在中医药理论与经验的基础上，采用现代科学技术与方法，从中药或其他天然药中提取有效物质制成，功能主治用中医药术语或同时用中医药术语与相关的西医药术语联合表述的供注入体内的各种无菌制剂。值得注意的是定义中最重要的部分——"功能主治用中医药术语或同时用中医药术语与相关的西医药术语联合表述"，这是"注射剂"属概念下"中药注射剂"种概念所特有，必不可少；"一般系指在中医药理论与经验的基础上"，讲明了大多数中药注射剂的渊源，尽管这样做有助于中药注射剂的研制，但并不是非如此不可；中药注射剂的原料药一般属于中药，但不排斥用其他天然药，因为中药本身也是在不断发展变化，曾有不少外来天然药早已被吸纳为中药；只有"采用现代科学技术与方法"才能保证质量，它虽不属于"中药注射剂"所特有，但应强调。

二、药物组成是决定药物剂型的重要因素

药物组成决定药物的性质。关于药物性质同药物剂型的关系，我国最早的本草专著《神农本草经》序言中就明确指出："药性有宜丸者，宜散者，宜水煎者，宜酒渍者，宜煎膏者，亦有一物兼宜者，亦有不可入汤酒者，并随药性，不得违越。"说明约在 2000 年前的古人已经认识到什么药做成什么样的剂型，要由药物本身的性质来决定，不能随便超越这个范围。据此创建的中药传统剂型丸、散、膏、丹，历经千百年来亿万人次的临床实践，证明了这个理论是正确的；现代药剂学的相关理论也支持药物性质是决定药物剂型的重要因素的观点。因此，要评价把某个中药制成注射剂是否合适，分析其药物组成显然很重要。

三、中药注射剂的药物组成

中药注射剂属于现代化的中药新剂型，有据可查的第一个中药注射剂———柴胡注射液创用至今虽然才 60 多年（创于 1940 年），由于注射剂剂型的优越性使其发展迅速，20 世纪 70 年代以来各省市批准的中药注射剂，据报道在 700 种以上，曾经用于临床的中药注射剂数量则更多。笔者仅以 1985 年我国《药品管理法》颁布执行以来，经国家正式批准且目前仍在生产使用的 109 种中药注射剂（其中来自 2005 年版《中国药典》的 4 种，来自新药转正标准的 8 种，来自部颁标准的 67 种，来自地方标准上升为国家标准的 39 种，共计 118 种，扣除同名同方 9 种，实际 109 种）为研究对象，统计其药味组成。

1. 组成药味的数量

本文"药味"的含义，除指中药材和中药饮片外，其有效部位、有效成分也视为药味。统计结果见表 7。

表 7　国家标准收载的中药注射剂药味数统计

药味数	注射剂举例	统计数 / 种（%）
1	柴胡注射液、板蓝根注射液	59（54.13）
2	银黄注射液、参麦注射液	16（14.68）
3	双黄连注射液、康艾注射液	11（10.09）
4	脉络宁注射液、止喘灵注射液	7（6.42）
5	复方大青叶注射液、舒肝宁注射液	4（3.64）
6	复方风湿宁注射液、消痔灵注射液	6（5.51）
7	伊痛舒注射液	1（0.92）
8	清开灵注射液、退热解毒注射液	3（2.75）
9	复方蛤青注射液	1（0.92）
12	清热解毒注射液	1（0.92）

2. 组成药味的名称

1 味药组成：瓜蒌皮、丹参、抱茎苦荬菜、板蓝根、南板蓝根、地耳草（田基黄）、珍珠层角壳、岩黄连、广地龙、柴胡、野菊花、胆木、穿心莲、鸡矢藤、通关藤、薄芝菌丝体、鹿茸、战骨（茎）、勒马回、干蟾皮、白花蛇舌草、补骨脂、鱼腥草、穿山龙、雪莲、黄芪、蟾酥、山豆根、刺五加、夏天无、黄瑞香、黄瑞香根皮（祖师麻）、银杏叶、毛冬青、红花、灯盏细辛、红茴香（根皮）、忍冬藤、苦木、益母草、野木瓜、肿节风、香菇（多糖）、鸦胆子（油）、薏苡仁（皂苷）、人参茎叶（总皂苷）、人参（多糖）、土贝母（皂苷）、穿心莲（内酯）、三七（总皂苷）、雪上一支蒿（总碱）、猪苓（多糖）、青藤碱、灯盏花素，合计 54 种药味，制成 59 种注射剂（其中穿心莲内酯制成 2 种，三七总皂苷制成 3 种，灯盏花素制成 2 种，丹参制成 2 种）。

2 味药组成：丹参、红花，丹参、降香，柴胡、细辛，川乌、草乌，木贼、卷柏，苦参、白土苓，鱼腥草、金银花，丹参、川芎，红参、附片，红参、麦冬，金银花（绿原酸）、黄芩苷，当归、槲寄生，北柴胡、鹅不食草，明矾、鞣酸，合计 25 种药味，14 种组合，制成 17 种注射剂（其中丹参、红花制成 2 种，丹参、降香制成 3 种）。

3 味药组成：板蓝根、茵陈、甘草，黄芪、人参、苦参（苦参素），白矾、黄藤素、赤石脂，半边莲、半枝莲、白花蛇舌草，金银花、黄芩、连翘，当归、川芎、红花，红参、麦冬、五味子，蒲公英、鱼腥草、野菊花，合计 24 种药味，8 种组合，制成 11 种注射剂（其中金银花、黄芩、连翘制成 4 种）。

4 味药组成：人参、黄芪、灵芝、水蛭，芦竹根、青蒿、柴胡、石膏，茵陈、栀子、金银花、黄芩，麝香、冰片、郁金、栀子，牛膝、玄参、石斛、金银花，斑蝥、人参、黄芪、刺五加，麻黄、洋金花、苦杏仁、连翘，合计 24 种药味，7 种组合，制成 7 种注射剂。

5 味药组成：茵陈、栀子、黄芩、板蓝根、灵芝，大青叶、金银花、羌活、拳参、大黄，三七、黄芪、骨碎补、乳香、没药，苦参、大黄、大青叶、茵陈、柴胡，合计 17 种药味，4 种组合，制成 4 种注射剂。

6 味药组成：茵陈、栀子、板蓝根、黄芩、胆汁膏、大黄，麝香、郁金、广藿香、石菖蒲、冰片、薄荷脑，两面针、七叶莲、宽筋藤、过岗龙、威灵仙、鸡骨香，莪术、鸡血藤、拳参、瓜蒌、丹参、地龙，桑叶、菊花、紫苏、连翘、苦杏仁、干姜，合计 30 种药味，5 种组合，制成 5 种注射剂。

7 味药组成：细辛、当归、川芎、羌活、独活、防风、白芷，合计 7 种药味，1 种组合，制成 1 种注射剂。

8 味药组成：胆酸、珍珠母、猪去氧胆酸、栀子、水牛角、板蓝根、黄芩苷、金银花，金银花、连翘、牡丹皮、蒲公英、金钱草、柴胡、夏枯草、石膏，射干、金银花、佩兰、茵陈、柴胡、蒲公英、板蓝根、大青叶，合计 20 种药味，3 种组合，制成 3 种注射剂。

9 味药组成：蟾酥、黄芪、白果、苦杏仁、紫菀、前胡、五味子、附子、黑胡椒，合计 9 种药味，1 种组合，制成 1 种注射剂。

12 味药组成：金银花、龙胆、栀子、麦冬、黄芩、生石膏、板蓝根、甜地丁、连翘、知母、地黄、玄参，合计 12 种药味，1 种组合，制成 1 种注射剂。

四、中药注射剂药物组成问题的讨论

1. 中药注射剂组成的药味数

从表 7 可以看出，注射剂药物组成为 1 种的有 59 个（占 54.13%），2 种的 16 个（占 14.68%），3 种的 11 个（占 10.09%），即由 1 ～ 3 种药味组成的合计 86 个品种（占 78.90%）。可见，当前列入国家标准的中药注射剂，一半以上由 1 种药味制得，约七成由不超过两种药味制得，近八成由不超过 3 种药味制得，这同中医用药习惯很少用一两味药、两三味药治病，中成药很少由一两味药、两三味药制得截然两样。这点非常值得重视！

注射剂绕过皮肤、黏膜这两道保护人体的天然屏障和肝脏的首过作用，直接进入人体分布到组织、器官，生物利用度很高，如有过敏原之类异物极易进入，远远不如涂在皮肤或存于消化道易于清除，危害很大，应该高度警惕。药味越多，成分越复杂，越容易引起不良反应。所以，注射剂的药物组成越简单越好；不仅药味力求精简，也应该把不需要的成分尽可能除掉。

2. 制备中药注射剂的常用原料药

109 种中药注射剂涉及原料药 143 种，其中在药物组成中只出现 1 次的 100 种，出现 2 次及超过 2 次的 43 种。在药物组成中出现次数为：金银花 13 次，黄芩 10 次，丹参 9 次，连翘 8 次，柴胡、板蓝根各 7 次，黄芪、栀子、茵陈各 6 次，红花、三七、人参各 4 次，穿心莲、柴胡、灯盏细辛、降香、红参、麦冬、当归、川芎、蒲公英、鱼腥草、苦参、大黄、大青叶、石膏、苦杏仁各 3 次，黄瑞香、野菊花、五味子、白花蛇舌草、灵芝、麝香、冰片、郁金、瓜蒌、拳参、地龙、明矾、刺五加、细辛、羌活、附子、玄参各 2 次。这 43 种原料药，共计在单方和复方中重复出现 160 次。以上重复出现的原料药，其功能较多地集中在清热（达 15 种，其中清热解毒药 10 种）、补养（5 种）和活血化瘀（4 种）方面。显然，供制备中药注射剂的常用原料药只是常用中药的一小部分，远不如制备汤剂或中成药所用的原料药品种多。

3. 从中医药理论角度看中药注射剂

从中医药理论角度看，组成药物的功能主治同所制注射剂的功能主治之间有着显著的相关性；未见显著相关性的情况也有，如鸦胆子乳注射液用于治疗癌症，是根据实验研究发现鸦胆子油有抗癌作用研发出来的，中医药文献记载鸦胆子药用始见于清代的《本草纲目拾遗》，尚未见有相关内容，但这只是个别例子。说明几千年来积淀的中医药理论和经验确实对研发中药注射剂很有帮助。

五、几点建议

1. 中药注射剂的定义：建议用前述笔者的定义界定中药注射剂。

2. 组成中药注射剂的药味数：注射剂直接注入体内，质量要求很高，组成药味越多越难研制，故其组成药味数宜少，最好不超过 3 味。如以有效部位尤其是有效成分组成，将大幅度降低研制的难度。

3. 加大整顿中药注射剂的速度和力度：目前列入国家标准的中药注射剂虽已经过整顿，质量已有较大提高，但难免存在组成不合理等问题，注射剂多用于危急重症，同患者生命安危关系极大，宜大力开展中药注射剂的再评价工作，从而达到清理整顿的目的。

参考文献

［1］赵奕哲，张敏国. 盘点中药临床用药市场推动中药现代化发展——2005 年 1～10 月中药临床用药市场析［J］. 中国现代中药，2006，8（1）：33.

［2］张兆旺. 中药药剂剂（普通高等教育"十五"国家级规划教材）［M］. 北京：中国中医药出版社，2003.

［3］赵新先. 中药注射剂学［M］. 广州：广东科技出版社，2003.

【周超凡，徐植灵，林育华. 从药物组成看中药注射剂［J］. 中国中药杂志，2006（11）：950-952】

从药物鉴别看中药注射剂

笔者已对中药注射剂的药物组成发表了看法，现进一步讨论其组成药物鉴别方法的相关问题。药物鉴别的主要目的是确认药物的真伪，系保证用药安全、有效的重要措施，应当尽可能地做到准确可靠、简便易行。随着科学技术的进步，中药注射剂的药物鉴别方法有很大进步，但也难免存在一些问题。为此，笔者在介绍中药注射剂鉴别方法概况的基础上，讨论其存在问题并提出改进建议。

一、中药注射剂鉴别方法概况

笔者仅以 1985 年我国《药品管理法》颁布执行以来，经国家正式批准纳入《卫生部药品标准·中药成方制剂》（第 1～20 册）、国家药品监督管理局《国家中成药标准汇编》（共 13 册）、《新药转正标准》（第 1～44 册）和《中国药典》2005 年版一部收载的目前仍在生产使用的 109 种中药注射剂为研究对象，统计其鉴别方法。

1. 单方中药注射剂（59 种）的鉴别方法

（1）化学反应法：柴胡注射液等 9 种。

（2）紫外吸收法：鸦胆子油乳注射液等 2 种。

（3）荧光反应法 + 化学反应法：补骨脂注射液等 4 种。

（4）薄层色谱法：共 43 种。其中：①化学成分对照，丹参滴注液等 15 种。②药材对照，红花注射液等 7 种。③化学成分对照 + 药材对照，舒血宁注射液等 6 种。④化学成分对照 + 化学反应，灯盏花素注射液等 9 种。⑤药材对照 + 化学反应，刺五加注射液等 6 种。

（5）无单列鉴别方法，但有含量测定项目可资认定，野木瓜注射液 1 种。

2. 复方中药注射剂（50 种）的鉴别方法

（1）组成药物有的无鉴别方法　见表 8。

表 8　复方中药注射剂（50 种）组成药物无鉴别统计

组成药味数	无鉴别药味数								合计
	1 味	2 味	3 味	4 味	5 味	6 味	7 味	8 味	
2 味（17 种）	3	1							5
3 味（11 种）	2	2							6
4 味（7 种）	3	3	1						12
5 味（4 种）		3	1						9
6 味（5 种）	1	1		3					16
7 味（1 种）				1					4

组成药味数	无鉴别药味数								
	1味	2味	3味	4味	5味	6味	7味	8味	合计
8味（3种）				1	1	1			17
9味（1种）						1			7
12味（1种）								1	8

（2）复方无鉴别方法的药物名称

2味方无鉴别方法的药物：丹香葡萄糖注射剂的降香；参麦注射剂的麦冬；热可平注射剂的鹅不食草；乌头注射液的川乌、草乌（只检查乌头碱不能确认川乌、草乌均存在）。

3味方无鉴别方法的药物：矾藤痔注射剂的赤石脂；复方半边莲注射剂的白花蛇舌草；清肝注射剂的茵陈、甘草；复方当归注射液的当归、川芎（只检查阿魏酸不能确认当归、川芎均存在）。

4味方无鉴别方法的药物：脉络宁注射剂的玄参；艾迪注射剂的刺五加；止喘灵注射剂的连翘；醒脑静注射剂的郁金、栀子；注射用脑心康（冻干）的灵芝、水蛭；去感热注射剂的竹叶柴胡、石膏；茵栀黄注射剂的栀子提取物、金银花、茵陈（检查绿原酸不能确认金银花、茵陈均存在）。

5味方无鉴别方法的药物：舒肝宁注射剂的板蓝根、灵芝；苦黄注射剂的茵陈、柴胡；复方大青叶注射剂的大青叶、羌活；骨痨敌注射剂的黄芪、乳香、没药。

6味方无鉴别方法的药物：复方麝香注射剂的郁金；肝静注射剂的板蓝根、胆汁膏、大黄；复方风湿宁注射剂的七叶莲、宽筋藤、过岗龙、鸡骨香；乳腺康注射剂的鸡血藤、拳参、瓜蒌、地龙；桑姜感冒注射剂的菊花、紫苏、杏仁、干姜。

7味方无鉴别方法的药物：伊痛舒注射剂的细辛、羌活、防风、白芷。

8味方无鉴别方法的药物：清开灵注射剂的板蓝根、金银花、珍珠母、水牛角粉；退热解毒注射剂的连翘、蒲公英、柴胡、夏枯草、石膏、金钱草；射干抗病毒注射剂的射干、佩兰、蒲公英、柴胡、大青叶、板蓝根、金银花。

9味方无鉴别方法的药物：复方蛤青注射剂的蟾酥、白果、苦杏仁、紫菀、五味子、附子、黑胡椒。

12味方无鉴别方法的药物：清热解毒注射剂的连翘、板蓝根、龙胆、甜地丁、石膏、知母、地黄、玄参。

二、讨论

1. 单方注射剂的鉴别

在59种单方注射剂中，仅有1种没有单独设立鉴别方法，但其含量测定测有效部位具有鉴别意义，可视为都有鉴别方法，符合相关法规的要求。由于研制、审批年代较早，就当前科技水平而言，除薄层色谱法中有部分涉及用化学成分对照的30种注射剂的鉴别目标较明确之外，其余29种注射剂的鉴别目标不够专一、具体。

2. 组成药物无鉴别方法

在50种复方中药注射剂中，共有30个注射剂的84种原料药没有鉴别方法，除去同名原料药，涉及60种原料药。60种中，《中国药典》2005年版一部直接收载的有48种，未直接收载的14种（其中胆汁膏虽未直接收载，但收载相关的猪胆粉；紫苏虽未直接收载，但收载相关的紫苏叶）。在直接收载的 48 种中，43 种有鉴别方法（且大多数有 TCL 鉴别方法）可供参考，仅 5 种无鉴别方法；未直接收载的 14 种中，猪胆粉的 TCL 鉴别可供胆汁膏鉴别参考，紫苏叶的 TCL 鉴别可供紫苏鉴别参考。可见大多数无鉴别方法的原料药都有《中国药典》规定的鉴别方法可供参考。

3. 对照品的应用

在复方中药注射剂的薄层色谱鉴别法中，有用 1 种对照品同时鉴别 2 种药物的情况，如用乌头碱同时对照鉴别川乌和草乌、用阿魏酸同时对照鉴别当归和川芎、用绿原酸同时对照鉴别金银花和茵陈等，因为被鉴别的两种药物都含有对照品成分，只要有 1 味药存在就能出现阳性结果，但不能确认两种药物都存在，这种鉴别方法显然是不严谨的。

4. 化学反应的应用

在复方中药注射剂中，有用一种化学反应同时鉴别 2 种或更多种药物的情况，如用苷糖和糖的反应同时对照鉴别大黄、羌活、拳参（此 3 种药都阳性），用对二甲氨基苯甲醛硫酸反应同时鉴别板蓝根和大青叶（此 2 种药都阳性），用鉴别挥发油的香草醛硫酸反应对照鉴别牡丹皮、金钱草、柴胡的总挥发油和对照鉴别川芎、当归、羌活、独活、防风、白芷、细辛的总挥发油等，同"3. 对照品的应用"中的问题类似，都不能算是有效鉴别。

5. 紫外光谱法的应用

在复方中药注射剂中，凭 317nm 波长的紫外光谱绿原酸吸收峰，并不能同时确认金银花提取物和茵陈提取物并存。

6. 同名原料异名注射剂

有些中药注射剂由名称相同的原料组成，如同为丹参、降香制成的注射剂就有 3 种，可是产品名称不同，药材比例量、鉴别方法、质量标准也异，而功能主治却类似，很容易造成混乱。

7. 组成药味的多寡

从表 8 可以看出，复方中药注射剂药味多了，无鉴别的药味也增加，给产品的确认造成很大困难，单味中药的化学成分已经够复杂了，复方的药物越多，化学成分越复杂，欲研制出安全、有效、稳定、可控的中药注射剂，就目前的科技水平而言，困难更大。

三、建议

加大研究中药注射剂尤其是复方中药注射剂的鉴别方法，使其简便、有效，以确保中药注射剂的质量。注射剂直接注入人体，如有闪失，后果严重，其药品质量必须坚持高标准、严要求，马虎不得。注射剂的每种组成药物都必须有可靠的鉴别方法，无鉴别方法或鉴别方法不可靠的品种，应该在再评价的基础上，或酌情提高鉴别方法的可靠性，或淘汰该品种。加大整顿中药注射剂的力度，根据少而精的原则，通过再评价，合并或酌情处理雷同的和鉴别方法不可靠的品种。鉴于中药注射剂的质量要求很高，研制时必须严格论证，其组成药物不宜过多，尽量精选一两味、不超过 3 味药制备注射剂。

参考文献

周超凡，徐植灵，林育华. 从药物组成看中药注射剂［J］. 中国中药杂志，2006，31（11）：950.

【周超凡，徐植灵，林育华. 从药物鉴别看中药注射剂［J］. 中国中药杂志，2006（16）：1387-1388】

从制备方法看中药注射剂

常用中药剂型的制法，当属注射剂技术要求最高、研制难度最大、存在问题最多。笔者针对中药注射剂的药物组成已发表了文章，现进一步讨论其制法的相关问题。

一、中药注射剂制法概况

笔者仅以 1985 年我国《药品管理法》颁布执行以来，经国家正式批准纳入《卫生部药品标准·中药成方制剂》（第 1 ～ 20 册）、国家药品监督管理局《国家中成药标准汇编》（13 册）、《新药转正标准》（1 ～ 44 册）和《中国药典》2005 年版一部收载的目前仍在生产使用的 109 种中药注射剂为研究对象，统计其制法。

1.59 种单方中药注射剂的制法

为了便于读者自行进一步分析，特将 59 种单方中药注射剂的 8 种制法资料提供如下。①有效成分提取法：莲必治注射液等 5 种。②有效部位提取法：共 10 种。其中提取总苷，有血塞通注射液等 5 种；提取总碱，有雪上一枝蒿注射液等 2 种；提取多糖，有人参多糖注射液等 3 种。③水提醇沉法（水醇法）：板蓝根注射液等 20 种。④醇提水沉法（醇水法）：穿心莲注射液等 9 种。⑤蒸馏法：柴胡注射液等 4 种。⑥综合法：野菊花注射液 1 种。⑦制法保密：刺五加注射液等 7 种。⑧其他法：康莱特注射液等 3 种。

2.50 种复方中药注射剂的制法

为了便于读者自行进一步分析，也将 50 种复方中药注射剂的 6 种制法资料提供如下。①有效成分提取法：即先提取有效成分，然后配制，仅消痔灵注射液 1 种。②有效部位提取法：共 4 种。其中由 2 味药组成的，有银黄注射液 1 种；3 味药组成的，矾藤痔注射液 1 种；4 味药组成的，茵栀黄注射液 1 种；5 味药组成的，舒肝宁注射液 1 种。③水醇法：共 16 种。其中由 2 味药组成的，有痛可宁注射液等 4 种；3 味药组成的，双黄连注射液等 6 种；4 味药组成的，止喘灵注射液 1 种；5 味药组成的，复方大青叶注射液 1 种；6 味药组成的，复方风湿宁注射液等 2 种；9 味药组成的，复方蛤青注射液 1 种。④蒸馏法：共 6 种。其中由 2 味药组成的，柴辛感冒注射液等 3 种；4 味药组成的，醒脑静注射液 1 种；6 味药组成的，复方麝香注射液 1 种；7 味药组成的，伊痛舒注射液 1 种。⑤综合法：共 20 种。其中水醇法 + 醇水法的有 7 种，即 2 味药组成，丹红注射液等 3 种；3 味药组成，康艾注射液 1 种；4 味药组成，艾迪注射液等 2 种；5 味药组成，骨痨敌注射液 1 种。蒸馏法 + 水醇法的有 10 种，即 2 味药组成，丹香注射液等 3 种；3 味药组成，复方蒲公英注射液等 2 种；4 味药组成，去感热注射液 1 种；6 味药组成，乳腺康注射液等 2 种；8 味药组成，退热解毒注射液 2 种。蒸馏法 + 水醇法 + 醇水法的有 2 种，即 3 味药组成，生脉注射液 1 种；12 味药组成，清热解毒注射液 1 种。水醇法 + 醇水法 + 有效成分 + 水解醇沉法，8 味药组成，清开灵注射液 1 种。⑥制法保密：共 4 种。其中由 2 味药组成的，有参附注射液等 2 种；4 味药组成的，脉络宁注射液 1 种；5 味药组成的，苦黄注射液 1 种。

二、中药注射剂制法问题讨论

1. 中药注射剂制法设计的难点

设计中药注射剂制法的最大困难是有效成分不清楚。众所周知，中药的化学成分非常复杂，即使单味药也不例外；不仅化学成分非常复杂，对其有效成分也是知之甚少，甚至一无所知。在此情况下，为对质量要求很高的中药注射剂设计制法，使其依然保持中药利用综合性有效成分治病的特点，确实极其困难。所以，欲以天然药注射剂制法的水平要求中药注射剂的制法，很不现实。但是，注射剂直接注入人体，其中如含有危害人体的杂质，用后势必造成较为严重的，甚至不可挽回的不良反应，要求中药注射剂的制法尽可能完善，则是应该的。

2. 有效成分提取法

采用有效成分提取法制备中药注射剂，其化学成分和纯度比较容易控制，质量也比较稳定，如果有效成分明确，本法不失为一种好的制法。目前用提取有效成分的方法制备中药注射剂的例子还很少，充其量在公开制法的 98 个注射剂中只有 6 个，占 6.12%，且主要集中在单味注射剂中，复方注射剂中只有 1 个，仅占 1.02%。这个用有效成分制备的"中药注射剂"——消痔灵注射液，只是因为它被列入中药成方制剂范畴，才被视为中药注射剂。消痔灵注射液由明矾、三氯叔丁醇、枸橼酸钠、甘油、鞣酸、低分子右旋糖苷注射液、亚硫酸氢钠组成，功能收敛、止血，用于内痔出血、各期内痔、静脉曲张性混合痔，其研制、应用都同中医药理论无关，实际上它应该属于化学药或天然药而不是中药。目前采用本制法的中药注射剂极为罕见，由于提取有效成分制备的中药注射剂纯度高、杂质少，质量便于控制，值得提倡。诚然，要找到符合中医药理论要求的有效成分难度很大，倘若所提有效成分不够理想，可以通过再评价逐步改进。

3. 有效部位提取法

若主要有效成分基本明确，或有效部位（或有效部位群）清楚，则可采用提取有效部位（或有效部位群）的制法。这种制法虽然不及有效成分提取法的质量稳定，但在目前乃不失为一种权宜之计的制法，可以在严格控制质量的前提下，在积累工业生产和临床应用经验的基础上不断完善。

4. 水醇法

本法是由最常用的传统浸提法——水煎法和目前应用较广泛的精制法——醇沉法联合而成。其原理是中药原料中的大部分有效成分既可溶于水又可溶于醇，先用水提出有效成分，然后用不同浓度乙醇除去杂质。水醇法是生产中药注射剂最常用的方法，在 109 种中药注射剂除去 11 种制法保密的 98 种中，就有 35 种用单独的水醇法制备（占 35.71%），而用综合法制备的 21 种中药注射剂又都全部用了水醇法，即 98 种中药注射剂共有 56 种用了水醇法，占 57.14% 之多。水醇法制备的优点是保留了较多的综合性有效成分，对生产设备要求不高；但存在多种杂质不易彻底除尽、不良反应较多、有效成分损失较多、生产周期较长、产品稳定性较差、质量不易控制、药液受热时间长、能耗较高等缺点，当属权宜之计。应尽量采用新工艺、新技术、新设备生产成分明确、质量可控、疗效好、不良反应少的优质中药注射剂。

5. 醇水法

醇水法的原理与水醇法相同，但先用乙醇提取相关成分，可显著降低蛋白质、黏液质、淀粉等在醇中溶解度小的杂质，有利于提取液的进一步纯化与精制。本法虽然具有工序简单、药液受热时间较短的优点，但也存在与水醇法类似的不易彻底除尽杂质、产品稳定性较差、质量不易控制等缺点，也不是制备中药注射剂的理想方法。

6. 蒸馏法

蒸馏法为提取挥发性成分的一种简便而常用的方法，适用于含挥发油或其他挥发性成分的中药注射剂。在98种中药注射剂中，单独用蒸馏法制备的有10种，用综合法制备而涉及用蒸馏法的也有12种，合计22种，占22.45%。如果直接以本法得到的蒸馏液制备注射剂，则可因原料成分含量不同等缘故导致药液含量偏低且含量不稳定；若将首次得到的蒸馏液重蒸馏，虽然可以提高成分的含量，或提取挥发油配药液，其含量虽能得到较好的控制，但加热时间较长，可能引起热敏性成分被破坏。挥发油是混合物，其组成不稳定，提取多了效果不一定好，提多少合适，需要研究；在蒸馏过程中也可能存在挥发性有效成分挥散或破坏的可能性。

7. 含蛋白质

有的注射剂含有异种蛋白，容易引起过敏反应。

8. 附加剂

制备中药注射剂遇到有效成分难溶，或调pH值，或调渗透压，或抑制微生物，往往需要加入附加剂，其中有的会带来不良反应，必须慎重。例如，为了增加溶解度加聚山梨酯80助溶，聚山梨酯80有轻度溶血作用，供静脉注射的注射剂最好不加。

9. 大多数中药注射剂制法的弊病

涉及水醇法、醇水法、蒸馏法等方法制得的大多数中药注射剂，所含成分为不够清楚的混合成分，尤其是复方中药注射剂，其有效成分和杂质的含量难以严格控制，安全性和有效性也就难以充分保证。这些制法只能作为当前过渡阶段的权宜之计，应当在全面再评价的基础上，选择有临床治疗优势的品种，通过研究，逐步改用先进的新工艺。

10. 加快中药注射剂制法的更新换代

目前纳入国家标准的中药注射剂大多报批时间较早，工艺水平显见滞后，近十几年来国内制药行业发展很快，新方法、新技术、新设备不断涌现。例如，超声提取法、超临界流体萃取法、加压逆流提取法、超滤法、高速离心分离法、离子交换法、树脂交换法等方法，喷雾干燥、沸腾干燥、冷冻干燥等干燥技术，多种形式的多效蒸发设备、渗滤－薄膜蒸发连续提取器、逆流离心萃取器等设备，都可以用来改进中药注射剂的制备工艺。

三、结语

中药注射剂是从传统中药剂型中脱胎换骨演变而来的新剂型，问世60多年来，克服种种困难，在临床治疗上发挥了重要的作用，注射剂是研制难度很高的剂型，更需精心培植、不断完善。目前纳入国家标准的中药注射剂大多报批时间较早，工艺水平显见滞后，为了加速实现中医药现代化，应当有计划、有步骤地加快中药注射剂制备工艺的更新换代。

参考文献

周超凡，徐植灵，林育华. 从药物组成看中药注射剂［J］. 中国中药杂志，2006，31（11）：950.

【周超凡，徐植灵，林育华. 从制备方法看中药注射剂［J］. 中国中药杂志，2006（17）：1477－1478】

从含量测定看中药注射剂

　　测定药品中有效成分含量，是控制药品质量，保证药品安全有效的重要手段，不但能反映药品制备工艺的稳定性和原料、辅料的真伪优劣，也为确保药品的有效安全起监控作用。由于中药注射剂的原料为天然药物，影响质量的可变因素很多，组成药物的化学成分很复杂，制备工艺的稳定性、合理性不够高，成品多系混合物，质量很难严格控制，其含量测定指标尤其显得重要。笔者已侧重对中药注射剂存在的问题陈述一得之愚，现再以纳入国家标准的 109 种中药注射剂为对象，侧重分析讨论其含量测定项目中存在的问题，提出改进意见供参考。

一、基本概况

表 9　109 种中药注射剂组成药味数和含量测定数

（%）

含量测定数	组成药味数										注射剂种数合计
	1	2	3	4	5	6	7	8	9	12	
0	4	1	1	0	0	1	0	0	1	0	8（7.34）
1	45	11	5	5	1	4	1	2	0	1	75（68.81）
2	5	5	4	2	2	0	0	0	0	0	18（16.51）
3	5	0	1	0	1	0	0	0	0	0	7（6.42）
4	0	0	0	0	0	0	0	1	0	0	1（0.92）
合计	59	17	11	7	4	5	1	3	1	1	109（100.00）

1. 组成药味数及其含量测定数

　　从表 9 可以看出：①109 种中药注射剂中，没有含量测定的达 8 种（占 7.34%），其中单方注射剂 4 种（占单方 6.78%），复方注射剂 4 种（占复方 8.00%）。②组成药味数及其含量测定数（含单一成分、总黄酮、总生物碱、总固体物等类型成分群，下同）：单方注射剂只测 1 种含量的有 45 种，复方注射剂只测 1 种含量的有 30 种，合计测定 1 种含量的注射剂有 75 种，占 68.81%。单方注射剂测定 2、3 种含量的各 5 种；复方注射剂中，测 2 种含量的有 13 种，测 3 种含量的有 2 种，测 4 种含量的仅 1 种。值得注意的是，9 味复方注射液无含量测定，12 味药组成的大复方，居然只测 1 种成分。

2. 含量测定方法及测定成分数

　　（1）含量测定方法　共计 19 种，其中单用 1 种方法的有 9 种，合用 2 种方法的 9 种，合用 3 种方法的 1 种。具体而论：①HPLC 测单方注射剂 16 种、测复方注射剂 20 种；②TLCS 测单方注射剂 2 种、测复方注射剂 3 种；③UV 测单方注射剂 22 种、测复方注射剂 6 种；④GC 测单方注射剂 1

种、测复方注射剂 4 种；⑤HPLC+UV 测单方注射剂 4 种、测复方注射剂 2 种；⑥氧化还原法测单方注射剂 1 种、测复方注射剂 1 种；⑦中和法测单方注射剂 3 种、测复方注射剂 2 种；⑧重量法测单方注射剂 1 种、测复方注射剂 2 种；⑨TLCS+ 定氮法 + 中和法、TLCS+UV、TLCS+ 定氮法、定氮法、氨基酸测定仪法分别只测单方注射剂 1 种；⑩HPLC+TLCS、GC+UV、HPLC+ 定氮法、HPLC+ 中和法、TLCS+ 氧化还原法、UV+ 中和法分别只测注射剂 1 种（另外，未设"含量测定"项复方注射剂 8 种）。

（2）含量测定成分数　101 种（109 种中 8 种无含测项目）中药注射剂的含量测定成分数为用 HPLC 测定单方含量成分 24 种、复方含量成分 35 种，TLCS 测定单方含量成分 8 种、复方含量成分 5 种，UV 测定单方含量成分 27 种、复方含量成分 12 种，GC 测定单方含量成分 1 种、复方含量成分 5 种，中和法测定单方含量成分 4 种、复方含量成分 4 种，氧化还原法测定单方含量成分 1 种、复方含量成分 2 种，定氮法测定单方含量成分 3 种、复方含量成分 1 种，重量法测定单方含量成分 1 种、复方含量成分 2 种，氨基酸测定仪法测定单方含量成分 1 种，共计测定含量 136 种（其中单方 70 种、复方含量 66 种）。

3. 含量测定成分的选择

某些中药注射剂，原料来源和功能主治不同，但含量测定成分却相同，见表 10。

表 10　原料和功能主治不同而含量测定成分都是总黄酮的中药注射剂

注射剂名称	原料量（g/L）	含量指标（mg/mL）	用法与用量	功能
苦碟子	抱茎苦荬菜 1000	＞ 0.4（10mL）	静滴 10 ～ 40mL	活血止痛，清热祛瘀
刺五加		5（20mL），3（100mL），2（250mL）± 10%	静滴 300 ～ 500mg，2 次 /d	平补肝肾，益精壮骨
胆木	提取液以芦丁计 3.0	3.0 ± 10%（2mL）	肌注 2mL，2 次 /d	清热解毒
勒马回	水蔓菁 500	＞ 4.5	肌注 2 ～ 4mL，2 次 /d	清热解毒，止咳化痰，利尿
白花蛇舌草	白花蛇舌草 1000	＞ 0.25	肌注 2 ～ 4mL，2 次 /d	清热解毒，利湿消种
雪莲	雪莲 1000	＞ 2.2	肌注 2 ～ 4mL	消炎镇痛，消肿，活血化瘀
毛冬青		20 ± 10%（2mL）	肌注 2mL，1 ～ 2 次 /d	心血管疾病用药，有扩张血管及抗菌消炎作用
红茴香	红茴香根皮 50	＞ 4.0	肌注或穴注 1 ～ 2mL	消肿散瘀，活血散痛
野木瓜	野木瓜 2500	＞ 0.12	肌注 2 ～ 4mL，2 次 /d	祛风止痛，舒筋活络

4. 含量测定成分的指标差异

某些中药注射剂，原料来源和功能主治相同，但同一含量测定成分的含量指标相差较大，见表 11。

表 11　原料、含量测定成分相同而成分含量相差较大的中药注射剂

注射剂	原料（g/L）	注射剂指标（mg/mL）
香丹	丹参，降香 1000	原儿茶醛 0.17
丹香冠心	丹参 1000，降香	原儿茶醛 0.40

注射剂	原料（g/L）	注射剂指标（mg/mL）
冠心宁	丹参 2000，川芎 2000	原儿茶醛 0.30
丹香冠心	丹参 1000，降香	丹参素 2.0
丹香葡萄糖	丹参 64，降香 40	丹参素 0.32 ～ 0.55

表 11 提示，同属静脉滴入治疗冠心病心绞痛、心肌梗死的注射液，都含丹参，以同等丹参投料量计算，注射液中原儿茶醛的含量，香丹注射液是丹香冠心注射液的 4.25 倍、冠心宁注射液的 11.33 倍，丹香冠心注射液是冠心宁注射液的 2.67 倍；以同等丹参投料量计算，注射液中的丹参素含量，丹香葡萄糖注射液是丹香冠心注射液的 3.4 倍（250mL 装）或 8.9 倍（mL 装）。

5. 成分含量与日用剂量

表 10 中 9 种注射剂都用 UV 测总黄酮含量控制质量，其日用剂量相差很大：以芦丁计的总黄酮日用剂量，静脉滴入从 4 ～ 16mg/d（苦碟子注射液）至 300 ～ 500mg/d（刺五加注射液），相差 31 ～ 75 倍；肌肉注射从 0.24 ～ 0.48mg/d（野木瓜注射液）至 40.0mg/d（毛冬青注射液），相差 83.3 ～ 166.7 倍。

由黄芩组方制成的 6 种注射液都测黄芩苷含量，其黄芩用量和黄芩苷含量指标有很大差异，就来源和用途相同的双黄连注射液和双黄连粉针剂含量测定指标和日用量都不一样。例如黄芩苷的含量：①双黄连注射液 6.0mg/kg，双黄连粉针剂 12.8 ～ 17.36.0mg/kg；②清开灵注射液 3.5 ～ 5.5mg/mL，舒肝宁注射液＞ 18.0mg/mL，双黄连注射液＞ 6.0mg/mL，银黄注射液＞ 20.0mg/mL，清热解毒注射液＞ 0.125mg/mL，茵栀黄注射液 20.0 ～ 22.5mg/mL。

由丹参组方制成的 7 种注射剂（丹参配红花 2 种、配降香 3 种、配川芎 1 种、配其他 5 味药 1 种），丹参用量 64 ～ 2000g，都制成 1000mL，含量测定成分丹参素 0.05 ～ 2.0mg/mL，日用量也各异；三七总皂苷的日用量，注射用血栓通（冻干）、血塞通注射液、血栓通注射液也有明显差距。

6. 中药注射剂的药材提取率

以《中国药典》中有规定含量指标的药材（饮片、提取物）为原料制成的能推算提取率的中药注射剂为统计对象，结果见表 12。表 12 提示，4 种单方注射剂和 15 种复方注射剂的提取率大致都在 2% ～ 30%。

表 12　以《中国药典》2005 年版有规定含量的药材为原料推算其制成中药注射剂的提取率

注射剂类型、名称		原料		注射剂含量（mg/mL）	提取率（%）
		投料量（g/L）	含量（%）		
单方	丹参	丹参 64	丹参素＞ 0.2	丹参素钠 0.38 ～ 0.57，0.28 ～ 0.43（250mL）	20 ～ 30
	抗腮腺炎	忍冬藤 1000	绿原酸＞ 0.10	绿原酸＞ 0.2	20
	黄芪	黄芪 2000	黄芪甲苷＞ 0.04	黄芪甲苷＞ 0.08	＞ 10.0
	补骨脂	补骨脂 500	补骨脂素 + 异补骨脂＞ 0.70	补骨脂素 + 异补骨脂素 0.080 ～ 0.13	2.29 ～ 3.17
	穿山龙	穿山龙 1000	薯蓣皂苷以苷元计＞ 1.10	薯蓣皂苷以苷元计＞ 0.5	4.55

注射剂类型、名称		原料		注射剂含量（mg/mL）	提取率（%）
		投料量（g/L）	含量（%）		
复方	双黄连	黄芩 250	黄芩苷＞8.0	黄芩苷＞6.0	＞30.0
	清热解毒	黄芩 6.7	黄芩苷＞8.0	黄芩苷＞0.125	＞2.33
	射干抗病毒	金银花 400	绿原酸＞1.5	绿原酸＞0.5	＞8.33
	退热解毒	金银花 250	绿原酸 1.5	绿原酸＞0.4	＞10.67
	肝净	栀子 214	栀子苷＞1.8		＞26.18
复方	丹红	丹参 75	丹酚酸 B＞3.0	丹参素钠＋原儿茶醛＞0.05	2.22
	丹红	丹参 750	丹酚酸 B＞3.0	丹参素钠＋原儿茶醛＞0.5	2.2
	丹香冠心	丹参 1000	丹酚酸 B＞3.0	丹参素钠＋原儿茶醛＞2.4	＞6.67
	丹香葡萄糖	丹参 64	丹酚酸 B＞3.0	丹参素 0.32～0.55	22.66
	当归寄生	当归 50	阿魏酸＞0.05	阿魏酸＞0.0008	3.2
	复方当归	当归 100	阿魏酸＞0.05	阿魏酸＞0.015	＞15.0
	复方麝香	麝香 75	麝香酮＞2.0	麝香酮＞0.02	＞13.33
	痛可宁	木贼 2000	山奈素＞0.2	山奈素 0.25	＞6.25
	复方半边莲	半边莲 1000	野黄芩苷＞0.2	野黄芩苷＞0.4	＞20.0
	骨痨敌	骨碎补 100	柚皮苷＞0.50	柚皮苷＞0.1	20.0

二、讨论

1. 必须要有含量测定的项目

含量测定是控制药品质量不可或缺的重要指标，注射剂直接注入人体，属于质量管理最严格的现代常用剂型，我国的相关法规也明确规定注射剂要做含量测定。出人意料的是有 8 种注射剂没有含量测定，占 109 种注射剂的 7.34%，如含有作用较强烈的蟾蜍、附子制成的 9 味药复方注射液，也未设立含量测定项目。像中药这样影响因素很多，原药材质量不够稳定的天然药，即使单独一味药，其制剂质量已经不容易控制了，9 味药组成的复方注射剂连含量测定项目都没有，其质量怎样保证？

2. 含量测定的方法

含量测定方法（限于操作技术，不涉及指标成分及其含量）的优劣对含量测定结果至关重要。前述 19 种含量测定方法中，除了用 HPLC、TLCS、UV、GC、氨基酸分析仪法测单体成分之外，其他方法都难以确保产品质量的稳定性。如未测单体成分仅测总黄酮的 UV、氧化还原法、酸碱中和法、重量法、定氮法，其含量测定对象难以针对单体成分，仅测混合物难以严格控制产品质量，且这些方法大多费时、费事，不合时代要求，应当与时俱进地更新换代，采用先进的更加准确、快捷的新方法。

3. 含量测定的指标成分

现有品种的中药注射剂大多数化学成分都挺复杂，只有以有效的单体成分为含量测定指标，才能较好地控制产品质量，否则产品质量难以稳定。

在 101 种注射剂的 136 种含量测定中，有 53 种含量（占 38.97%）属于测定总黄酮、总生物碱、总固体物等不明确的混合成分，用这类指标控制产品质量显然靠不住。因为这些被测定的物质都是多种同类物的混合物，组成比例未必一致，同一混合物的各个组成部分生物活性也会有所不同，不能等同叠加用于评价质量；且总固体物有可能连同类物都不是，彼此的生物活性难以相同，更不能用于评价质量；至于挥发性物质，其本身就是组成不稳定的混合物，用来控制质量已经不够可靠，何况有的注射剂加入大量附加剂（如聚山梨酯 80、苯甲醇等），用醚溶法测定挥发性物质时，可充当"挥发物"使含量不足的不合格产品蒙混过关。再者，不同的原料和功能主治，采用相同的含量测定成分是否合理（如刺五加注射液能否改用 HPLC 用紫丁香苷定量）。难溶或不溶的脂溶性成分，如补骨脂素、滨蒿内脂等，不宜制成注射剂，更不宜作为含量测定指标。

一些非《中国药典》品种（如白花蛇舌草、肿节风、鸡矢藤、通关藤、黄瑞香、田基黄等），基础研究未必深入、资料积累不够充分，拟定含量测定指标尤应慎重。

4. 含量测定的指标成分数

中药注射剂含量测定的指标成分数很少，测 1 种成分的注射剂 75 种（占 68.81%），其中单方注射剂 45 种，复方注射剂 30 种；测 2 种成分的注射剂 18 种（占 16.51%），其中单方注射剂 5 种，复方注射剂 13 种；测 3 种成分的注射剂 7 种（占 6.42%），其中单方注射剂 5 种，复方注射剂 2 种；测 4 种成分的注射剂仅 1 种，在 109 种中药注射剂中所占比例不及 1%。

值得注意的是，由 12 味药组成的大复方，居然只测 1 种成分。目前批准的中药注射剂大多数化学成分较复杂，单方注射剂也不例外。近七成的中药注射剂只测 1 种成分，甚至连 12 味药组成的大复方，也敢只各测 1 种成分，实在令人不安！

5. 含量测定指标成分的含量

药物发挥药效的物质基础是化学成分，毫无疑问，拟定指标成分的含量至关重要。如前所述中药注射剂的可比性成分含量相差较大，不同注射剂日用剂量中的成分含量相差很大，含量测定成分提取率也很低，这是中药注射剂疗效不稳定的重要原因。

原料来源和功能主治相同，同一含量测定成分的含量指标相差几倍至十余倍；虽然原料来源和功能主治不同，但同一含量测定成分的日用剂量相差，静脉点滴为 37～75 倍，肌肉注射为 83.3～166.7 倍；含量测定成分提取率低到大致都在 2%～30%；原料、含量测定成分、含量测定方法、功能主治及日用注射体积都相同，唯有含量测定成分及含量不同（如华蟾素注射液、蟾酥注射液）；黄瑞香注射液、祖师麻注射液，两者原料来源相同，功能主治相似，前者（黄瑞香注射液）用蒸馏法制成水溶液，无含量测定指标，后者（祖师麻注射液）治法保密，也制成水溶液，含量测定指标为瑞香素，是否应改进提高，等等。合理性如何，应当及时再评价。

三、建议

1. 加强中药注射剂的药品管理工作

鉴于注射剂给药途径的特殊性，倘若出现问题，后果比较严重，更要格外加强药品管理工作，不仅强调要有含量测定项目，而且应当方法先进、指标（含指标成分、成分数量、成分含量）合理，适时修订标准。对现有含量标准项目不理想的品种，及时通过再评价酌情处理。

2. 加强中药注射剂的基础研究和应用研究

中药注射剂是我国独创的新剂型，虽然发展很快，但也存在不少问题，就本主题而论，应当紧密结合临床加强基础研究和应用研究，使其克服重重困难，不断发展。

参考文献

［1］周超凡. 中药注射剂不良反应的警示［J］. 中国药物警戒，2005，2（2）：65.

［2］周超凡，徐植灵，林育华. 从药物组成看中药注射剂［J］. 中国中药杂志，2006，31（11）：950.

［3］周超凡，徐植灵，林育华. 从药物制备方法看中药注射剂［J］. 中国中药杂志，2006，31（17）：1477.

［4］周超凡，徐植灵，林育华. 从药物鉴别看中药注射剂［J］. 中国中药杂志，2006，31（16）：1387.

【周超凡，徐植灵，林育华. 从含量测定看中药注射剂［J］. 中国中药杂志，2006（19）：1652-1655】

从功能主治看中药注射剂

【摘要】以国家正式批准生产使用的109种中药注射剂为研究对象，从功能主治表述的概况、剂型选择的合理性及原料药同其制成品功能主治的比较这三方面，探讨中药注射剂的相关问题。发现中药注射剂功能主治的表述、剂型选择的合理性和临床应用方面，在取得显著成绩的同时存在一些问题；中医学理论和经验对中药注射剂的研发具有重要的参考价值，应当引起高度重视。

中药的功能主治系以中医学或民族医学理论和临床用药经验对药品有利作用与适用范围所做的概括性表述。此项内容作为临床用药的指导，是临床用药的重要依据，隐含丰富的医药信息，可从中探讨诸多医药学问题。

笔者以1985年我国《药品管理法》颁布执行以来，经国家正式批准生产使用的109种中药注射剂（其中来自2005年版《中国药典》4种、新药转正标准8种、部颁标准67种、地方标准上升为国家标准39种，共计118种，扣除同名同方9种，实际109种）为研究对象，就其功能主治表述的概况、从功能主治看剂型选择的合理性及原料药同其制成品功能主治的比较这三方面进行探讨，企望从中得到有益的启示。

一、中药注射剂功能主治表述的概况

对药物功能主治的表述，是极具鲜明中医药学特色的重要内容之一。

1. 主治均用中医学术语表述

例如：①复方蒲公英注射液，功能主治为："清热解毒，疏风止咳。用于风热感冒，肺热咳嗽。"（《中华人民共和国卫生部药品标准·中药成方制剂》第12册，简称《部颁标准》第12册，以下仿此）②复方当归注射液，功能主治为："活血通经，祛瘀止痛。用于痛经，经闭，跌打损伤，风湿痹痛等。"（《部颁标准》第20册）

这种写法突出了中医辨证论治的特色，但对中医知识水平有限的医务人员，应用起来容易出偏差。

2. 功能用中医学术语表述，主治先用中医学术语表述，其后为西医学病名及相应的中医学证候

例如：①清开灵注射液，功能主治为："清热解毒，化痰通络，醒神开窍。用于热病，神昏，中风偏瘫，神志不清；急性肝炎，上呼吸道感染，肺炎，脑血栓形成，脑出血见上述证候者。"（《中国药典》2005年版一部：611）②注射用双黄连（冻干），功能主治为："清热解毒，疏风解表。用于外感风热所致的发热、咳嗽、咽痛；上呼吸道感染、轻型肺炎、扁桃体炎见上述证候者。"（《中国药典》2005年版一部：506）③正清风湿宁注射液、生脉注射液等。

这种写法突出中医辨证论治的特色，又融进西医学辨病施治的长处，同时注意到中医学的证

（候）与西医学的病之间，存在着同证异病、同病异证的现象，将中医学的证（候）与相应西医学的病紧密联系起来，保证了主治范围表述的科学性、准确性，是第1种写法的发展、提高，更符合时代的需要，应当提倡。

3. 功能用中医学术语表述，主治先用中医学术语表述，其后仅写西医学病名，无相应的中医学证候

例如：穿心莲注射液，功能主治为："清热解毒。用于咽喉肿痛，肺热咳嗽，热痢，亦可用于上呼吸道感染，细菌性痢疾等。"（《部颁标准》第19册）

中西医学是两个截然不同的医学体系，对疾病诊治的理论与方法差别极大，目前还很难找到可以互相完全替代的表述方法。在中药的主治范围里使用纯西医学的病名术语，没有同时表述该病具备什么样的中医学证候，对只懂西医学或只知道自己患了某种西医学疾病的人，都容易产生误导，引起药物滥用。

4. 功能用中医学术语表述，主治仅用西医学术语表述

例如：①柴胡注射液，功能主治为："清热解毒。用于治疗感冒、流行性感冒及疟疾等的发热。"（《部颁标准》第17册）②丹参注射液，功能主治为："活血化瘀，通脉养心。用于冠心病胸闷，心绞痛。"（《部颁标准》第20册）③去感热注射液，功能主治为："清热解毒，发汗解表。用于上呼吸道感染引起的高热症。"（《部颁标准》第12册）④脉络宁注射液，功能主治为："清热养阴，活血化瘀。用于血栓闭塞性脉管炎，静脉血栓形成，动脉硬化性闭塞症，脑血栓形成及后遗症等。"（《部颁标准》第18册）⑤红花注射液、退热解毒注射液等。

这种写法不严谨，容易导致药物误用。

5. 功能用中医学术语表述，主治用中西医学两种术语混杂表述

例如：①复方蛤青注射液，功能主治为："补气敛肺，止咳平喘，温化痰饮。用于肺虚咳嗽，气喘痰多，老年慢性气管炎、肺气肿。喘息性支气管炎更宜。对反复感冒者有预防作用。"（《部颁标准》第12册）②醒脑静注射液，功能主治为："清热泻火，凉血解毒，开窍醒脑。用于流行性乙型脑炎、肝昏迷、热入营血，内陷心包，高热烦躁，神昏谵语，舌绛脉数。"（《部颁标准》第17册）

不同医学体系的术语混杂在一起，除具有第4种写法的弊端外，显得不规范，应该避免。

6. 功能主治均用西医学术语表述

例如：①毛冬青注射液，功能主治为："心血管疾病用药，有扩张血管及抗菌消炎作用。用于冠状动脉硬化性心脏病，血栓闭塞性脉管炎，并用以中心性视网膜炎，小儿肺炎。"（《部颁标准》第20册）②肝炎灵注射液，功能主治为："降低转氨酶，提高肌体免疫力。用于慢性、活动性肝炎。"（《部颁标准》第18册）③鹿茸精注射液，功能主治为："能增强肌体活力及促进细胞新陈代谢。用于神经衰弱，食欲不振，营养不良，性机能减退及健忘症等。"（《部颁标准》第11册）④香丹注射液、鸦胆子油乳注射液等。

这种写法实际上是天然药物的写法。如确系天然药物，则宜冠以"适应症"之类的术语相区别，不宜仍用"功能主治"表述。

7. 功能用中西医学两种术语混杂表述，主治用西医学术语表述

例如：①苦木注射液，功能主治为："清热，解毒，消炎。用于上呼吸道感染、急性扁桃体炎、肠炎、细菌性痢疾等。"（《部颁标准》第20册）②雪上一枝蒿总碱注射液，功能主治为："祛风，抗炎，镇痛。用于风湿疼痛，关节炎，跌打损伤。"（《部颁标准》第20册）

这种写法看似清楚，实则含混，不仅只懂中医学或西医学人员难以掌握，对精通中西医学的人员也没给出准确无误的表述。

8. 其他不规范写法

例如：①血栓通注射液，功能主治为："活血祛瘀；扩张血管，改善血液循环。用于视网膜中央静脉阻塞，脑血管病后遗症，内眼病，眼前房出血等。"（《部颁标准》第 20 册）②伊痛舒注射液，功能主治为："祛风散寒胜湿，活血祛瘀镇痛。用于多种原因引起的头痛、牙痛、神经痛、风湿痛及肌纤维炎，骨关节、胃肠、胆、肾疾患及癌症等引起的疼痛。按中医辨证用药，尤其对寒邪和瘀血所致的痛证有较好的效果。"（《部颁标准》第 17 册）③猪苓多糖注射液，功能主治为："本品能调节肌体免疫力，对慢性肝炎、肿瘤病有一定疗效。与抗肿瘤化疗药物合用，可增强疗效，减轻毒副作用。"（《部颁标准》第 18 册）

二、从功能主治看中药注射剂剂型选择的合理性

为了考察将药物制成注射剂是否合理，将 109 种中药注射剂按其功能主治进行分类。

1. 清热类的数量最多，占 39.45%。本类注射剂大多用于感冒、流行性感冒、上呼吸道感染、扁桃体炎、支气管炎、外伤感染、化脓性感染、泌尿系感染、眼科炎症、痰热咳嗽、妇科炎症及手术发热等常见病、多发病。鉴于目前的中药注射剂由于化学成分复杂、制备工艺较为粗放、质量标准不够合理等原因，尚难确保产品质量稳定、安全有效，临床应用不良反应令人担忧，而治疗上述常见病、多发病的其他药物（包括中药和西药）品种很多、供应充分，安全性较有保证，宜作为首选，避免使用中药注射剂。

倘若危急重症、疑难重症，如流行性乙型脑炎、脑膜炎、急性病毒性肝炎、急性乙型肝炎、肝昏迷、急性病毒性肺炎、脑血栓高热神昏、脑出血高热神昏、原因不明高热及对抗生素有耐药性或过敏性的高热患者等，由于病势凶猛、病情危急，需要争分夺秒大力抢救，只要病证相符，可以在加强监护下及时选用。

2. 活血类占 17.43%。本类注射剂主要用于瘀血阻络引起的心脑血管病，其中属于危急重症的，如急性冠心病心绞痛（心血瘀阻型）、急性心肌梗死、急性脑梗死、多发性大动脉炎、四肢急性动脉栓塞症、血栓闭塞性脉管炎、动脉硬化性闭塞症、糖尿病坏疽、中心性视网膜炎等，急需救治，本类药的相关品种有助于此，可以在加强监护下及时使用。至于病情较轻或慢性病，如冠心病胸闷、慢性肝炎、慢性肾功能不全、中风后遗症、前列腺增生等，宜用其他药物或疗法为好，不宜使用中药注射剂。

3. 抗肿瘤类占 11.01%。主要用于各种肿瘤的治疗和辅助治疗，是中医中药治疗疑难重症的亮点之一，适合使用。

4. 祛风类占 12.84%。主要用于各种关节炎疼痛（如风湿性关节炎、类风湿关节炎、骨关节炎的疼痛），各种神经性疼痛（如三叉神经痛、坐骨神经痛、神经性头痛），痛经，腰椎骨质增生，脊椎炎，高血压偏瘫，小儿麻痹后遗症，外伤、手术疼痛，胃肠、胆、肾疾患和癌症引起的疼痛等。治疗上述常见病症的其他药物（包括中药和西药）品种很多，且容易得到，一般也以不用中药注射剂为好。

5. 补益类占 11.01%。对于心源性休克、感染性休克、失血性失液性休克、病毒性心肌炎及提高肿瘤患者免疫力等，可以在加强监护下使用本类药的相关品种。诸如慢性肺心病、脾虚湿困之肝炎、

植物神经功能紊乱、消渴病、更年期综合征、神经衰弱、食欲不振、营养不良、性功能减退、健忘等，权衡利弊，以避免使用中药注射剂为妥。

6.其他类占 9.17%。本类注射剂的应用面较规范，使用与否，简言之：危急重症、疑难重症（如中风昏迷、高热神昏、原因不明的高热等）可用，一般常见病、多发病（如上呼吸道感染、扁桃体炎、跌打损伤等）避免使用为妥。

三、从原料药与所制注射剂功能主治的对比看中医学理论和经验对中药注射剂研发的意义

1.功能主治基本相同

例如：①夏天无的功能主治为："活血通络，行气止痛。用于中风偏瘫，跌仆损伤，风湿性关节炎，坐骨神经痛。"（《中国药典》2005 年版一部，以下单味原料药的功能主治均摘自《中国药典》2005 年版一部）单味夏天无制成夏天无注射液，功能主治为："通络，活血，止痛。用于高血压偏瘫，小儿麻痹后遗症及坐骨神经痛、风湿性关节炎、跌仆损伤。"（《部颁标准》第 18 册）②鱼腥草的功能主治为："清热解毒，消痈排脓，利尿通淋。用于肺痈吐脓，痰热喘咳，热痢，热淋，痈肿疮毒。"单味鱼腥草制成鱼腥草注射液的功能主治为："清热，解毒，利湿。用于肺脓疡，痰热咳嗽，白带，尿路感染，痈疖。"（《部颁标准》第 17 册）单味原料药与其所制注射剂功能主治基本相同，提示中医理论和经验可为中药注射剂新药研发提供有价值的参考。

2.功能主治部分相同

例如：①板蓝根的功能主治为："清热解毒，凉血利咽。用于温毒发斑，舌绛紫暗，痄腮，喉痹，烂喉丹痧，大头瘟疫，丹毒，痈肿。"单味板蓝根制成板蓝根注射液的功能主治为："清热解毒，凉血利咽，消肿。用于扁桃体炎，咽喉肿痛；防治传染性肝炎等。"（《国家中成药标准汇编：中成药地方标准上升国家标准部分·内科肝胆分册》）②丹参的功能主治为："祛瘀止痛，活血通经，清心除烦。用于月经不调，经闭痛经，癥瘕积聚，胸腹刺痛，热痹疼痛，疮疡肿痛，心烦不眠；肝脾肿大，心绞痛。"单味丹参制成丹参滴注液的功能主治为："活血化瘀，通脉养心。用于冠心病、胸闷、心绞痛。"（《国家中成药标准汇编：中成药地方标准上升国家标准部分·内科心系分册》）因此中药注射剂新药研发，可基本保留中医理论和经验所提示的功能主治，也可以做适当的发展。

3.功能主治少量相同

例如：①蟾酥的功能主治为："解毒，止痛，开窍醒神。用于痈疽疔疮，咽喉肿痛，中暑神昏，腹痛吐泻。"单味蟾酥制成的蟾酥注射液的功能主治为："清热解毒。用于急性、慢性化脓性感染；也可作为抗肿瘤辅助用药。"（《部颁标准》第 17 册）②地龙的功能主治为："清热定惊，通络，平喘，利尿。用于高热神昏，惊痫抽搐，关节痹痛，肢体麻木，半身不遂，肺热喘咳，尿少水肿；高血压。"单味地龙制成地龙注射液的功能主治为："平喘止咳。用于支气管哮喘所致的咳嗽、喘息。"（《国家中成药标准汇编：中成药地方标准上升国家标准部分·内科肺系分册》）单味原料药与其所制注射剂，尽管功能主治只有少量相同，但在某些方面还是有紧密联系，如例①蟾酥注射液的"清热解毒"同蟾酥的"解毒"；蟾酥注射液的"急性、慢性化脓性感染"同蟾酥的"痈疽疔疮，咽喉肿痛"；"抗肿瘤"同"痈疽疔疮"。例②地龙注射液的"平喘止咳"同地龙的"平喘"。提示尽管原料药与其所制注射剂的功能主治只有少量相同，中医药理论和经验依然有一定的参考价值。

4. 功能主治基本不同

（1）功能主治基本不同，但有一定联系　例如：①黄芪的功能主治为："补气固表，利尿托毒，排脓，敛疮生肌。用于气虚乏力，食少便溏，中气下陷，久泻脱肛，便血崩漏，表虚自汗，气虚水肿，痈疽难溃，久溃不敛，血虚萎黄，内热消渴；慢性肾炎蛋白尿，糖尿病。"单味黄芪制成黄芪注射液的功能主治为："益气养元，扶正祛邪，养心通脉，健脾利湿。用于心气虚损，血脉瘀阻之病毒性心肌炎、心功能不全及脾虚湿困之肝炎。"（《部颁标准》第 17 册）②刺五加的功能主治为："益气健脾，补肾安神。用于脾肾阳虚，体虚乏力，食欲不振，腰膝酸痛，失眠多梦。"单味刺五加制成刺五加注射液的功能主治为："平补肝肾，益精壮骨。用于肝肾不足所致的短暂性脑缺血发作，脑动脉硬化，脑血栓形成，脑栓塞等。也用于冠心病，心绞痛合并神经衰弱和更年期综合征等。"（《部颁标准》第 18 册）③三七的功能主治为："散瘀止血，消肿定痛。用于咯血，吐血，衄血，便血，崩漏，外伤出血，胸腹刺痛，跌仆肿痛。"单味三七提取三七总皂苷制成血塞通注射液的功能主治为："活血祛瘀，通脉活络。用于中风偏瘫、瘀血阻络及脑血管疾病后遗症、视网膜中央静脉阻塞属瘀血阻滞证者。"（《部颁标准》第 19 册）④益母草的功能主治为："活血调经，利尿消肿。用于月经不调，痛经，经闭，恶露不尽，水肿尿少；急性肾炎水肿。"单味益母草制成益母草注射液的功能主治为："子宫收缩药。用于止血调经。"（《部颁标准》第 20 册）。

上述例子，虽然总体而言功能主治基本不同，但有一定的内在联系。例①的"补气固表"同"益气养元，扶正"；"利尿"同"利湿"；"气虚乏力"同"心功能不全"。例②的"补肾"同"平补肝肾"；"补肾"同"益精壮骨"；"脾肾阳虚，体虚乏力"和"失眠多梦"同"神经衰弱"和"更年期综合征"。例③的"散瘀"同"祛瘀"；"胸腹刺痛"同"瘀血阻络"。例④在"调经"方面有内在联系。

（2）不仅功能主治表述术语基本不同，内涵也有较大差别　例如：①猪苓的功能主治为："利水渗湿。用于小便不利，水肿，泄泻，淋浊，带下。"单味猪苓提取多糖制成猪苓多糖注射液的功能主治为："本品能调节机体免疫功能，对慢性肝炎、肿瘤病有一定疗效。与抗肿瘤化疗药物合用，可增强疗效，减轻毒副作用。"（《部颁标准》第 18 册）②鸦胆子的功能主治为："清热解毒，截疟，止痢，腐蚀赘疣。用于痢疾，疟疾；外治赘疣，鸡眼。"单味鸦胆子提油制成的鸦胆子油乳注射液，功能主治为："抗癌药。用于肺癌、肺癌脑转移及消化道肿瘤。"（《部颁标准》第 14 册）③薏苡仁的功能主治为："健脾渗湿，除痹止泻，清热排脓。用于水肿，脚气，小便不利，湿痹拘挛，脾虚泄泻，肺痈，肠痈；扁平疣。"单味薏苡仁提油制成的康莱特注射液，功能主治为："益气养阴，消肿散结。适用于不宜手术的气阴两虚、脾虚湿困型原发性非小细胞肺癌及原发性肝癌。配合放疗、化疗有一定的增效作用。对中期、晚期肿瘤患者具有一定的抗恶病质和止痛作用。"

上述例子，只是用了原料药中的某部分有效物质制成制剂，同中医药的传统用法（包括入药成分和给药途经）不同，出现新的功能主治容易理解。提示通过改变中药的传统用法（包括入药成分和给药途经），可望开发出有别于原药材功能主治的新药。

四、结语

从功能主治的角度可以看到，中药注射剂在活血化瘀、清热解毒、清热醒脑和抗肿瘤等方面的功用很值得重视，中医理论和经验为新药研发提供重要参考不容置疑，但在功能主治的表述和应当侧重利用哪些功能主治等方面，却存在不少问题。联想到当前中药注射剂在处方组成、制备工艺、质量标准和安全有效等方面，存在很多问题，以致在备受业内人士青睐、竞相巨额投资研发的形势下，突然陷入举步维艰的空前困境。对此，笔者认为，目前研发新药既是世界性的热点问题，也是世界性的难点所在，不耗费大量的人力、物力、财力和时间，想获取像样的成果岂有可能！在这种情况下，更应当加倍珍惜我国亿万人民千百年来创建的中医药伟大宝库和当代创用中药注射剂的70多年宝贵经验，下大力气促使中药注射剂走上快速发展的轨道。

【周超凡，徐植灵，林育华. 从功能主治看中药注射剂［J］. 中国中药杂志，2006（23）：2013-2016】

应当高度重视中药注射剂上市后依法再评价

中药注射剂是我国独创的中药新剂型，是从传统中药制剂中脱胎换骨演变而来的新制剂，问世60多年来克服了种种困难，总算艰辛地度过了临床试验期。中药注射剂是在中医药理论与实践的基础上，采用现代科学技术方法，从中药或其他天然药物中提取高效物质制成，功能主治用中医药术语或同时用中医药术语和相关的西医药术语联合表述的注入体内的各种无菌制剂。目前已广泛用于临床治疗，颇具开拓国际市场的潜在优势，是国内外业界人士关注的热点。

一、再评价的重要性

药品安全有效与否，是人命关天的大事。药品再评价是指用最新的医药学方法对已批准上市的药品在使用过程中的安全性、有效性等方面进行再评估。它在国际上是药品监管的重点，在我国药监工作中也占重要位置。

值得注意的是，中药注射剂是我国独创的现代化中药新剂型。因其化学成分复杂、制备工艺有待完善、质量标准不够合理、临床缺乏中医药理论指导，多数未做临床疗效的严格观察，不良反应较多，目前又处于产量日见增大、研发势头强劲的状态，很需要通过上市后依法再评价，为中药注射剂健康发展提供科学依据。

二、再评价的紧迫性

据报道，2005年1月～10月，中药注射剂覆盖我国21个省市的1412家医院，中成药采购金额最高的20个品种中，注射剂占16种，且前5名均为注射剂。不少业内人士认为，中药注射剂是我国制药产业未来开拓国际市场颇具潜在优势的项目。有的企业因研发中药注射剂一举闻名天下；有的大型企业中药注射剂产量占产品一半以上，成为主导产品；一些欧美企业和科研院所也准备投入巨资竞相研发中药注射剂。由于存在诸多重要问题，中药注射剂应该怎样研发，对其上市产品进行依法再评价迫在眉睫。在再评价的基础上不断总结经验，推陈出新，使中药注射剂达到更新换代的目的。

三、再评价的内容

1. 安全性

据报道，在中药不良反应中，中药注射剂引起的不良反应比重为59.88%、76.76%甚至更高。即使这些数字未必准确，但在40多种中成药剂型里，不良反应比例最高、危害最大当属注射剂无疑。如国家药品不良反应监测中心《药品不良反应信息通报》第1～10期通报的12种中成药不良反应药品中，中药注射剂占8种（清开灵注射液、双黄连注射液、葛根素注射液、穿琥宁注射液、参麦注射液、鱼腥草注射液、莲必治注射液、莪术油注射液）。同其他药品一样，中药注射剂上市前所做的动物实验和临床试验，限于动物种属、受试人群、观察病种、用药情况等等因素，很难准确预测日后大量用于临床的安全性，加上以往对药品安全性监控不力，更显得上市后安全性再评价的重要性。

2. 有效性

同上市前安全性研究的情况类似，上市前有效性研究的结论同样很难准确预测日后大量用于临床的有效性。中药注射剂发挥药效的基础是化学成分，指标有效成分的含量至关重要。原料提取率高低参差不齐、普遍偏低。加之同一种中药在不同注射剂中，日用剂量的成分含量相差很大，这是中药注射剂疗效不稳定的重要原因之一。临床调查表明，在使用双黄连注射剂的4382份病历中，无合并用药的仅占1.03%（45份），82.79%（3628份）合用抗菌药物。治疗感染性疾病是双黄连注射剂的主要用途，单独使用疗效如何？合并使用疗效提高多少？是否"西药打头阵，中药当陪衬"？确实应该评估，所以，药品上市后有效性再评价非常必要。

3. 处方组成

发达国家（如欧盟诸国）的植物药制剂一般都由单味药制成；即使复方制剂，其药味也多在2～3味，不超过5味为其基本要求。而我国当前列入国家标准的109种中药注射剂中，属于复方制剂的有50种（45.87%），其中原料药3味（如双黄连注射液等）以上的34种（31.12%），超过5味的16种（如复方大青叶注射液、复方风湿宁注射液等），超过7味的6种（如伊痛宁注射液、清开灵注射液、复方蛤青注射液等），有的多达12味（如清热解毒注射液）。再从组成药味品种看，在59种单味注射剂所涉及的51种原料药中，非《中国药典》法定品种多达19种［即人参茎叶（茎未载）、干蟾皮、毛冬青、水蔓菁（勒马回）、白花蛇舌草、地耳草（田基黄）、红茴香、鸡矢藤、抱茎苦荬菜、岩黄连、胆木、战骨、香菇、通关藤、雪莲、雪上一支蒿、黄瑞香、野木瓜、薄芝菌丝体（非赤芝、紫芝）］，占37.24%；有的复方注射剂6味原料药中就有4味药属于非《中国药典》法定品种。注射剂的原料药味越多，制备工艺难度越大；以非《中国药典》法定品种为原料，其质量标准、化学成分、毒性大小等往往资料更少，会加大研发难度；难溶性的矿物质（如石膏、赤石脂、明矾）、富含异种蛋白的动物药（如干蟾皮、蟾蜍、水蛭、斑蝥、地龙、鹿茸、羚羊角、水牛角、珍珠）、树脂树胶类药物（如乳香、没药）是否适合选为注射剂原料等，都值得研究。所以，中药注射剂的药物组成是否合理，也需要再评价。

4. 制备工艺

当前列入国家标准的109种中药注射剂，其制备工艺采用提取有效成分单体的占5.50%（6种），提取有效部位的占12.84%（14种），水煎醇沉占32.11%（35种），醇提水沉占8.26%（9种），水蒸气蒸馏占10.09%（11种），综合法占17.34%（19种），工艺保密占11.01%（12种），其他占2.75%（3种）。除去12个保密品种工艺不得而知外，在97个品种中，很少见有新方法、新技术、新工艺的应用；除去6个提取有效成分单体的品种和其他个别品种外，包括提取有效部位和综合法制备的绝大部分品种在内，不仅成品所含成分很复杂，难免混入较多杂质，而且由于普遍采用反复醇沉和活性炭处理，势必丢失不少有效成分。制备中药注射剂，如鱼腥草注射液，遇到有效成分（甲基正壬酮）难溶，为了增加溶解度，加入聚山梨酯80（吐温80）助溶，而聚山梨酯80有轻度溶血作用，增加了不良反应。用上述几种简单的提取、精制工艺去制备药物组成各不协调、化学成分极其复杂的中药注射剂是否合理，很需要对其制备工艺进行再评价。中药治病的特点是利用综合性有效成分，换句话说是用中药全成分治病。同一种药，同一个方的中药汤剂与注射剂成分相距甚远，临床疗效不易保持一致。

由于注射剂研制难度大、不良反应较多较重，制成注射剂的必要性一定要充分论证。有的注射剂，在同等剂量情况下，用于感冒咳喘，注射剂疗效并不比口服液好，这就提示我们应该尽快研制口服液或合剂为好。

5. 质量标准

放眼世界，尚未见有如中药注射剂那样直接将天然原料药经过前述简单工艺制成、国家批准上市的注射剂；也未见到有效物质含量不低于总固体量70%（静脉用不低于80%）就能认可的注射剂；更未见有10多个由不同天然药制成、功能主治有别而含量测定指标一样（如都测定总黄酮）的注射剂；也没有像中药注射剂那样，用专属性不强的定性、定量指标去控制化学成分非常复杂的产品质量的注射剂。

测定药品中有效成分的含量，是保证药品安全有效的重要手段，不但能反映药品制备工艺的稳定性和原料、辅料的真伪优劣，而且对确保药品安全有效可以起到监测作用。由于中药注射剂的原料为天然药物，影响质量的可变因素很多，组成药物化学成分很复杂，制备工艺不稳定，合理性不高，成品多混合物，质量很难严格控制，其质量测定尤其重要。在一种由9味药（含有有毒的蟾酥、附子、苦杏仁）组成的中药注射剂中，竟未设立含量测定项目，其质量怎能保证，怎能使人放心使用。现有中药注射剂的质量标准该怎样定，也需要通过再评价使之不断完善。

6. 功能主治

中药注射剂功能主治的表述总体看来不够规范。从中医药理论看，药物汤剂的功能主治同注射剂的功能主治之间有着显著的相关性。但中药汤剂利用的是中药全成分，中药注射液往往是其中的有效成分、有效部位，故功能主治不可能完全一样。如丹参汤剂与丹参注射液、生脉饮与生脉注射剂也不可能完全一样。在109种中药注射剂中，有少数几种缺乏相关性，如鸦胆子乳注射液用于治疗各种癌症，是根据现代实验研究发现鸦胆子油具有抗癌作用后研发的。这只是极少数的例子。从总体上看，中医药理论和经验对研发中药注射剂有很大帮助。但在临床应用时，往往只注意辨病论治。有些西医视中药注射剂为天然药物注射剂，不考虑中药注射剂的特色与优势。中药注射剂的功能与主治该用什么医学术语，使中西医都能看懂，既能辨病论治，又能纳入辨证论治的体系，体现中医的特点与优势。不然的话，中药注射剂就名存实亡，而变成了天然药物注射剂。这些都需要创新，也有待于再评价。

7. 药物经济学

以每天的剂量比较，由于口服制剂制备工艺相对简单，价格也相对便宜；注射剂制备工艺复杂，较其他常规剂型价格昂贵。从药物经济学和安全性考虑，对于任何疾病凡能口服解决病痛的，决不选择肌内注射；凡能肌内注射解决病痛的，决不选择静脉注射或静脉点滴。中药有40多种制剂，总的来看，除中药注射剂外，一般来说不良反应不多，也不严重，而中药注射剂占中药不良反应的3/4，而且都比较严重。一旦发生不良反应，不但增加患者病痛，而且延误治疗，并将大大增加患者的经济负担。目前治疗同一种病往往有许多不同办法可供选择，除了急救病例和一些疑难重症需用中药注射剂外，对于一般慢性病如心脑血管病，尽量采用口服制剂。从节约资源、减轻国家和个人负担考虑，都有必要对中药注射剂进行药物经济学的再评价。

四、再评价的重点品种

中药注射剂再评价的重点品种：①国家药品不良反应监测中心通报的中药注射剂不良反应品种（如葛根素注射液、穿琥宁注射液、莲必治注射液等8种注射液）；②质量标准欠完善（如缺少定性指标，缺少定量指标，或无专属性指标）的品种（如柴胡注射液、黄瑞香注射液、清热解毒注射液）；③组成药味较多的品种（如复方蛤青注射液、退热解毒注射液、清热解毒注射液等）；④由缺少国家标准药材、含动物性药材、矿物性药材或树脂、树胶类为原料的品种（如勒马回注射液、羚羊角注射液、复方风湿宁注射液、清开灵注射液等）；⑤中药注射剂在临床试用期间，一般都要补做Ⅳ期临床，疗效不肯定的不合格品种，经再评价予以淘汰。

五、再评价的主要措施和方法

药品上市后依法再评价工作在我国刚刚起步，它涉及方方面面，是个复杂的系统工程。建议国家有关部门从保障人民用药安全、有效的高度出发，统一认识，明确指导思想，制定工作目标，构建技术评价体系。在国家有关部门统一领导下，采取企业自行再评价和国家依法再评价相结合的办法确定任务。资金来源以生产企业投资为主，国家资助为辅，先从安全性差、用量较大的已被通报的鱼腥草注射液、葛根素注射液等8个品种入手，也可以针对销量较大、临床较需要的品种存在的某方面问题做重点再评价，力争在短期内获得明确结论，做出相应决定，如修订说明书、限定用量用法，甚至召回，或吊销文号等，并为今后中药注射剂的研发总结出一套行之有效的办法，为指导中药注射剂的健康发展指明方向，为中药注射剂的更新换代做积极贡献。

【周超凡. 应当高度重视中药注射剂上市后依法再评价［J］. 临床药物治疗杂志,2006（06）:8-11/

周超凡，徐植灵，林育华. 应当重视中药注射剂上市后再评价［J］. 中国药物警戒，2006（03）:

129-130 】

从药物经济学看中药注射剂

【摘要】从药物经济学的研究视角，对中药注射剂的生产、使用现状进行经济学分析，探讨中药注射剂的资金投入、资源投入情况，以及临床健康结果的产出、社会福利的产出情况，明确了中药注射剂占用了大量的医药卫生资源，但产出并不乐观，从而提出上市后中药注射剂药物经济学评价的重要意义及进行药物经济学评价的主要内容。

中药注射剂是从传统中药逐步发展起来的现代中药制剂。近年来，中药注射剂正处于产量大、研发势头强劲的态势，已成为我国制药产业未来开拓国际市场颇具潜在优势的项目。但目前由于临床上大量不良反应（adverse drug reaction，ADR）事件频频出现，中药注射剂的使用成为业内探讨的焦点。对中药注射剂的安全性、有效性提出了质疑，同时也提出对中药注射剂进行全方位再评价的要求。其中药物经济性的评价是再评价体系的重要组成部分。作者着重从药物经济学视角对中药进行再评价的重要性及评价的内容进行详细论述。

一、中药注射剂进行药物经济学评价的重要性

药物经济学是从 20 世纪 80 年代后期形成并发展起来的一门新兴学科，它是应用经济学等相关学科的知识，通过衡量医药领域有关医药卫生资源的投入和产出，研究资源利用的经济问题和经济规律，以及如何提高资源的配置和利用效率，为医药及其相关决策提供经济学参考依据的一门应用性学科。微观领域常用成本 – 效益分析、成本 – 效果分析、成本 – 效用分析和最小成本分析等方法对药物和诊疗方案的投入成本和产出效果进行经济性评价，从而为临床决策提供参考依据。2006 年 3 月中国医师协会牵头会同国内专家学者共同制订了《中国药物经济学评价指南（草案）》，建议在新药研发、使用中进行药物经济学评价，并提供了相应的研究思路、角度和方法。

中药注射剂因其被广泛看好的发展前景，近些年发展迅猛，1999 ～ 2005 年间全国中药注射剂市场平均增长率高达 35%，最近 3 年的增长率均超过了 60%，2005 年平均增长率高达 81.2%。2005 年国内中药注射剂市场已达到 81.2 亿元的规模，占全国七大类医药商品购进总值的 2.93%。可以说，中药注射剂从研发、生产到使用，整个过程投入了大量的医药卫生资源，那么，这部分资源投入的产出结果如何？资源是否得到了合理的分配和利用？这些问题都有必要从药物经济学的角度对中药注射剂进行全面的上市后再评价。与世界其他国家相比，中国所面临的医疗问题实际上要艰巨得多，一个最基本的事实是中国拥有世界人口 22% 的人群，而其卫生资源却仅占世界卫生资源的 2%，而且药品费用占卫生总费用比例一直在 40% ～ 50%，远远高于发达国家 10% ～ 20% 的比例。因此，研究有限的药物资源的有效利用和最佳配置的问题更加必要和紧迫。

二、中药注射剂药物经济学评价的讨论

1.中药注射剂投入的医药卫生资源情况

（1）中药注射剂成为企业研发投入的重要领域　随着基础药理、药物分析及相关提取分离技术的发展与突破，中药注射剂的研发受到越来越多的关注。强大的市场份额，被看好的发展前景，刺激着越来越多的生产企业涉足中药注射剂的研制和开发，而且研发投入资金逐年递增，越来越多的传统中药被研制成中药注射剂。清开灵注射液有 12 家生产厂家生产，穿琥宁注射剂有 30 多家生产厂家，鱼腥草、柴胡注射液都有上百家生产。康缘药业、天士力、哈药集团（中药二厂）、金陵药业、益佰制药、丽珠集团（利民制药厂）等多家上市公司已经进入这一产业（表 13），并已形成一定的中药注射剂销售规模。制药企业动辄斥资上亿元重点研发中药注射剂。而且随着国家对中药注射剂临床前研究要在 GLP 实验室进行的要求的提出，中药注射剂的研发费用还要进一步提高。

表 13　上市公司或其关联公司生产的中药注射剂

药品名称	上市公司或关联公司
注射用血塞通	昆明制药集团有限公司
板蓝解毒注射液	丽珠集团利民制药厂
柴胡注射液	华北制药太原有限公司
野菊花注射液	雅安三九药业
注射用丹参	哈药集团中药二厂
双黄连粉针剂	哈药集团中药二厂
双黄连注射液	哈药集团三精制药有限公司
鹿茸精注射液	哈药集团三精制药、湖南九芝堂、吉林敖东延边药业
去感热注射液	雅安三九药业
茵栀黄注射液	三九万荣药业、双鹤高科天然药物有限公司
勒马回注射液	三九万荣药业有限责任公司
生脉注射	雅安三九药业有限公司
消痔灵注射液	北京双鹤高科天然药物有限公司
穿心莲注射液	康恩贝制药股份有限公司
莲必治注射液	浙江三九邦而康药业有限公司
银黄注射液	丽珠集团利民制药厂、三九万荣药业、雅安三九药业
舒血宁注射液	北京双鹤高科天然药物有限责任公司
艾迪注射液	艾迪注射液贵州益佰制药股份有限公司
灯盏花素注射液	三九万荣药业有限责任公司
红花注射液	雅安三九药业有限公司
血栓通注射液	丽珠集团利民制药厂

药品名称	上市公司或关联公司
复方当归注射液	雅安三九药业有限公司
人参多糖注射液	吉林马应龙制药有限公司
盐酸川芎嗪注射液	天津药业集团新郑股份、东北制药集团公司沈阳第一制药厂
穿琥宁注射液	哈药集团三精制药有限公司
注射用穿琥宁	北京双鹤药业股份有限公司、北京双鹭药业股份有限公司

注：资料来源，长江证券研究所整理 http: //cp.21our.com

（2）中药注射剂成为医院使用的首选中药　据《中国现代中药》杂志联合美迪信管理咨询有限公司对 1412 家医院采样收集数据，对中成药在医院的临床用药情况进行调查（金额为医院实际入库价，表 14），结果显示 2004 年医院临床使用中成药排行榜前 20 个品种中，16 个是中药注射剂，排名前 3 位的均为中药注射剂，分别为参脉注射液，总采购金额达 2.21 亿元；生脉注射液，总采购金额达 1.18 亿元；舒血宁注射液，总采购金额达 1.16 亿元。SFDA 南方医药经济研究所广州标点医药信息有限公司《全国中成药医院用药数据分析系统》的统计数据显示，2006 年 1～8 月，我国广州、南京、重庆、成都四城市医院呼吸系统用药中成药采购金额排名中，前 2 位的依然是中药注射剂，分别是穿琥宁注射液和痰热清注射液，穿琥宁注射液市场份额同比增长了 104.27%，痰热清注射液同比增长了 140.38%（表 15）。"发烧用清开灵针，感染用双黄连粉针，心血管病用香丹针"已经是中医和西医圈内不成文的法则。中药注射剂已经成为医院用药的首选。

表 14　2004 年样本医院临床用中药排行榜

排名	产品名称	总采购金额 / 万元	平均采购金额 / 万元
1	参脉注射液	22 130	15.7
2	生脉注射液	11 808	8.4
3	舒血宁注射液	11 569	8.2
4	银杏叶片（薄膜衣）	9 487	6.7
5	康莱特注射液	8 904	6.3
6	复方丹参滴丸	8 833	6.3
7	醒脑静注射液	8 017	5.7
8	通心络胶囊	7 838	5.6
9	灯盏细辛注射液	7 026	5.0
10	注射用血塞通（冻干）	5 976	4.2

注：资料来源，北京美迪信医药市场研究网。

表 15 4 城市医院最畅销呼吸系统用中成药品种（以今年市场份额为序）　　　　续表

排名	药品名称	市场份额（%）		同比增长（%）
		2005-01-08	2006-01-08	
1	穿琥宁注射液	2.67	4.89	104.27
2	痰热清注射液	2.21	4.76	140.38
3	一清胶囊	4.70	4.71	11.70
4	百令胶囊	4.73	5.03	5.76
5	炎琥宁注射液	3.25	4.32	48.28
6	蒲地蓝消炎口服液	0.28	2.49	881.77
7	镇咳胶囊	2.97	2.31	-13.46

注：资料来源，《医药经济报》2006-11-05。

（3）中药注射剂过度开发消耗大量的中药资源　中药注射剂的研发和使用除了以上资金的投入外，还有更重要的就是中药材资源的投入。以《中国药典》（2005 年版）一部有规定含量指标的药材（饮片、提取物）为原料制成的 4 种单方注射剂和 15 种复方注射剂推算出中药材的提取率大致都在 2% ～ 30%，如此低的提取率不得不说是对中药材资源的严重浪费。以双黄连注射剂为例，我国每年生产双黄连粉针剂超百亿支，按照《中国药典》标准，每 500 支双黄连粉针需要连翘 5000g、金银花 2500g、黄芩 2500g，我国每年用于生产双黄连粉针一个品种就需要连翘药材 1 万吨，金银花、黄芩各 5000 吨，占全国主产区药材资源总量的 10%。

在我国处于濒危状态的近 3000 种动植物中，其中中药或具有药用价值的就占了 60% ～ 70%。近 10 年来我国中药材的需求量整整翻了三番，过高的开采量已经致使大面积植被被毁，野生资源逐年减少。野山参即将灭绝，野生甘草、麻黄、肉苁蓉、天麻等药材迅速濒危。中药注射剂的过度开发是以消耗、浪费有限的中药材资源为代价的。

2. 中药注射剂的产出情况分析

（1）临床健康结果产出并不乐观　通过 CNKI 中文期刊数据库、维普中文科技期刊全文数据库、万方数字化期刊全文库检索临床上普遍使用的穿琥宁注射剂、双黄连注射剂、清开灵注射剂这 3 种药物（包括与其他药物的联合使用）在治疗上呼吸道感染的临床疗效评价的论文，共计 46 篇，其中穿琥宁注射剂 17 篇、双黄连注射剂 16 篇、清开灵注射剂 13 篇，3 种注射剂在治疗上呼吸道感染疾病中都被临床普遍应用，文献资料显示这 3 种注射剂的临床有效率在 90% ～ 100%。根据文献中记录的用药资料核算出患者的单纯药品费用为 300 ～ 1500 元，再加上患者的化验费、材料费（注射器等）、辅助药品（葡萄糖等）、护理费、交通费、病床费等患者直接成本和患者误工损失的工资等间接成本，推算出每位患者平均的治疗成本为 500 ～ 3000 元，甚至更多。运用药物经济学的成本 - 效果方法分析，使用这 3 种注射剂患者每获得 1 个单位的效果要付出的成本为 500 ～ 3300 元。另外检索治疗双黄连口服液和清开灵口服液（胶囊）治疗上呼吸道感染疗效评价的文献，共计 12 篇，临床有效率在 80.5% ～ 100%。因为这 2 种药物均为口服制剂，患者自行服用即可，上述注射剂使用中化验费、交通费等的相关费用都不会发生，经过核算患者的治疗成本为 10 ～ 200 元。那么，使用这 2 种口服液治疗上呼吸道感染时，患者每获得 1 个单位的效果，要付出的成本仅为 10 ～ 250 元。也就是说每获得同样 1 个单位的效果，使用注射剂的成本是口服制剂成本的 10 ～ 30 倍。

更严重的还有，每种中药注射剂的 ADR 发生率和严重程度都高于其他中药剂型，主要表现为过敏反应、过敏性休克、皮疹、心悸胸闷气短、寒战高热等，严重者甚至引起死亡。这些不良反应的救治又给患者带来额外的经济负担，进一步增加了患者的救治成本。中药注射剂 ADR 的高发性、频发性及多样性，给患者带来高度不适，甚至死亡，这种情况下，患者的生命质量严重下降。因此可以说，中药注射剂的临床健康结果的产出很不乐观。

（2）医院垄断的存在造成社会福利的损失　中药注射剂的临床使用面对的是一个信息不对称的市场，患者不可能从临床获得完整的信息，信息的缺失和扭曲使患者无法做出正确的判断和选择，这就必然造成了医院对中药注射剂使用中存在垄断。从经济学角度讲，垄断的市场的价格和产出都要高于完全弹性的竞争价格和产出，这样就会产生社会福利的损失，具体到中药注射剂的使用，临床医生掌握了绝对的使用权利，利益的驱动必然导致中药注射剂的临床盲目滥用。比较典型的两个现象，一是合并用药，据任经天等报道，在全国 6 省市 16 家医院共调查了使用双黄连注射剂的 4382 份病例，无合并用药的仅占 1.03%，其中合并使用抗菌药的高达 82.79%，并且绝大部分都不仅使用一种抗菌药物，提示在临床治疗各类感染性疾病时，双黄连注射剂的作用及疗效有待于深入研究；二是注射剂口服，翟所迪等人对北京地区 6 所医院调研中发现注射剂口服的现象非常普遍，双黄连注射液、清开灵注射液、维生素 B_1 注射液、维生素 B_{12} 注射液、胸腺肽等注射剂都存在用于口服的现象。中药注射剂改为口服用药是对卫生资源的极大浪费。医院对中药注射剂使用的垄断导致的这部分卫生资源的损失是由患者、社会、政府来承担的。

三、对上市后中药注射剂进行药物经济学再评价的主要内容

1. 常用中药注射剂的 ADR 成本测算

近年来，ADR 治疗费用的监测与分析已成为欧美等发达国家重点研究的课题之一，国外的 ADR 经济学研究也是伴随着药物经济学研究的发展而开展起来的。ADR 相关成本可分为两部分：一是因处理 ADR 所致的疾病的治疗成本；二是为了预防 ADR 而导致的成本。可以选取临床上常用的中药注射剂，如清热解毒类注射剂，测算和分析中药注射剂的 ADR 治疗成本，并对与 ADR 相关的其他费用及治疗总费用的比例进行测算；另外，对实施安全监测或预防措施的成本与收益进行测算，从而可以全面了解，中药注射剂的 ADR 发生带来的经济负担，以及有效干预可以减少的经济损失。可以采用成本 – 效益分析和最小成本分析，并利用 Markov 等模型完成长期经济性的预测。

2. 医保目录中常用中药注射剂和其他替代剂型药品的经济性比较研究

对列入国家医保目录的常用中药注射剂，如双黄连注射剂、葛根素注射剂、清开灵注射剂等药品与其他替代剂型药品（如相应的口服制剂）的临床成本 – 效果进行对比研究，收集近些年以上中药注射剂品种的临床诊断和治疗资料，进行回顾性分析，测算不同方案的成本与结果，探讨由于临床用药不规范导致的过度医疗对社会、政府及患者带来超额的经济负担，并着重比较不同病症状态患者对中药注射剂使用的经济性差异，为规范临床用药目录提供依据。

3. 中药注射剂临床合并用药的经济性评价

对目前临床上普遍使用的中西药注射剂合并用药进行经济性评价，对中药注射剂的单独用药、合并用药和西药注射剂单独用药的临床成本 – 效果进行对比研究，探讨中药注射剂合并用药的必要性，以及盲目合并用药给政府、患者以及医保公司带来的经济损失。

四、小结

注射剂目前在我国的使用处于一种自由状态，农村有些地方 75.6% 的处方含有注射用药，北京地区 10 家三级甲等医院的调查，注射剂使用率在 10% 左右，而发达国家注射剂使用率在 4% 以下。

目前我国医院的业务收入中有 50% 左右来源于药品，因此对医院药品的使用监管才是有效控制药品费用不合理增长的关键。中药注射剂的药物经济学评价可以为规范医院对中药注射剂的合理使用提供可资参考的依据，但要更多的监管，需要多部门、多学科的共同参与才能实现。另外，目前由于缺少药物经济学意识，在众多的医生及患者中，"贵药即好药""打针就比吃药好"的概念已根深蒂固。因此，对有关药品信息的宣传，尤其是药品的价格、效果和成本－效果研究及宣传越来越重要。

参考文献

［1］周超凡，徐植灵，林育华. 应当重视中药注射剂上市后再评价［J］. 中国药物警戒，2006，3（3）：129.

［2］周超凡，徐植灵，林育华. 从含量测定看中药注射剂［J］. 中国中药杂志，2006，31（19）：1652.

［3］王萌. 穿琥宁治疗上呼吸道感染的疗效观察［J］. 中华现代儿科学杂志，2004，1（2）：164.

［4］周萍. 清开灵治疗上呼吸道感染的临床观察附：80 例病例报告［J］. 成都中医药大学学报，2003，26（3）：34.

［5］潘洪平，荆树汉，曾树贞. 小儿热感宁口服液与双黄连口服液治疗小儿上呼吸道感染的疗效比较［J］. 广西医学，2001，23（1）：1.

［6］黄桂花，刘剑. 双黄连口服液治疗小儿急性呼吸道疾病 50 例疗效观察［J］. 中国中医急症，2005，14（6）：511.

［7］舍曼·富兰德，艾伦·C·古德曼，迈伦·斯坦诺. 卫生经济学［M］. 王健译. 3 版. 北京：中国人民大学出版社，2004：8.

［8］任经天，吴晔，颜敏，等. 双黄连注射剂不良反应回顾性研究［J］. 2004，13（4）：188，198.

［9］翟所迪，毛璐，刘芳. 多中心合理使用注射剂的对照干预研究［J］. 中国药学杂志，2005，40（2）：155.

【张方，周超凡. 从药物经济学看中药注射剂［J］. 中国中药杂志，2007（05）：453–456】

中药注射剂的相关问题及对策

鱼腥草注射液不良反应事件发生以后，引起了业界的广泛关注和热烈讨论。中药注射剂不良反应成为一个时期的热门话题。我们是关注者，也是讨论者，并就此问题发表过一些个人看法。经过一段时间的研究和思考，再次就其中的一些问题提出个人看法与同仁共勉。

一、问题的出现及原因

中药不良反应不是新发现，也不是突然出现的问题。我国古代医家对中药不良反应便历有警示。在鱼腥草不良反应发生之前，中药注射剂已使用了几十年，为何突然之间中药注射剂不良反应变得如此严峻，甚至引发了"中药注射剂是否应该全面退出市场"的争论。笔者认为个中原因主要有以下几点。

1. 中药注射剂本身的问题

其一，中药注射剂在中药不良反应中所占比例高，而且有逐年增加的趋势。有报道称，142 例中药不良反应中，中药注射剂不良反应占 76.76%。其二，静脉注射不良反应发生率更高，是非静脉注射的 9.2 倍。其三，中药注射剂不良反应发生范围大，具有普遍性的特点。其四，中药注射剂不良反应累及多器官、多组织、多系统，累及器官、组织达 37 种，且一旦发生便后果严重。

2. 中西药对比效应

中药历来以口服为主，虽然没有大量准确的临床资料提供证据，但凭用药经验也可大体知道，口服中药比口服西药引起的不良反应要小得多。如西药多种抗生素、磺胺类药等口服后都有明显的不良反应，而口服中药大多数没有或只有轻微不良反应，由此人们误认为中药无毒。

3. 利益驱动

中华人民共和国成立后，特别是改革开放以来，我国医药产业有了很大发展，特别是制药工业突飞猛进。制药业的发展也促使业界竞争更为激烈，由此也产生了中西药之间的竞争。中药界为使自己处于有利的竞争地位，根据口服中药不良反应相对于口服西药不良反应较低的一般认识，大量进行宣传，因而大量中药是纯天然、无毒无副作用的广告不时见诸各种媒体。这其实是掩盖了事实真相，误导了舆论，过错并不在中药。

4. 口服剂改注射剂是全新事物

中医药学作为一门科学，要生存，更要发展。从传统的中药口服剂改为注射剂，是中医药学的一场革命。既然是一个全新事物，这就不可避免地会产生诸多问题，人们对它的认识，包括口服改注射剂后人体有哪些机理变化、会产生什么新的不良反应等方面还很少考虑。这些新产生的问题又难免引发一些争论，甚至引起某种程度的恐慌也在情理之中。

5. 用药安全意识的提高

由于经济发展等原因，我国长期处于缺医少药的状况，就医率及用药频度都很低，药物不良反应问题不够凸显，民众缺少用药安全意识。随着经济的发展和人民生活水平的提高，人们对健康的期望越来越高，对用药的安全性也越来越关注，用药安全也就出现了新的问题。第一，用药人群的扩大，即使药物不良反应比率不变，不良反应所波及的人群也必然会扩大，这使原本忽略药物不良反应的人也会关注起来，甚至形成舆论的热点。第二，人们经济能力和对自身健康要求的提高使用药频度增加，也增加了药物不良反应的比率。从这两点看，当前反映出来的中药特别是中药注射剂不良反应的增加既有其必然性，也有出乎意料的一面。

6. 识别不良反应能力的提高

科技水平的提高使医患双方都提高了识别药物不良反应的能力，使原来被忽视或掩盖的药物不良反应被识别出来。如一些不良反应滞后的药物，从用药到出现不良反应相隔时间很长，一旦出现药物不良反应，往往会被认为是身体本身的原因或其他疾病所致，很可能不去考虑是药物的不良反应。原来被忽视或掩盖了的问题一旦揭露出就难免使人惊慌。

二、正确看待中药注射剂

尽管中药注射剂在使用中出现了很多不良反应，尽管它本身也存在很多需要解决的问题，但笔者认为，作为一件新生事物，作为中药现代化的一个尝试和探索，它的地位还是应当充分肯定的。

1. 中药注射剂的价值和地位应予肯定

实践是检验真理的唯一标准，中药的疗效毋庸置疑，几千年的医疗实践是最好的证明。中药口服改注射剂，其疗效有所提升也是事实。中药注射剂从 20 世纪 30 ～ 40 年代的柴胡注射液等数种发展到现在的百余种，也证明了它的生命力。而任何新药品的上市，不管事前做得多么完善，总会有潜在的不良反应风险存在，中药注射剂也不例外，不能由此否定它的价值和地位。

2. 中药注射剂剂型的创新有一定的学术意义

中药注射剂虽然不能说是中药现代化的一个十分成功的作品，研发中药注射剂也不一定是中药现代化的唯一出路，但它至少是中药现代化探索的一个成果。中医药学是自然科学，同时也承载着中华五千年文明，但它有些古老，需要现代化。在没有人能指出一条比研发中药注射剂更好的途径来推动中药现代化的背景下，中药注射剂总还是一条可以探索的途径。

3. 中药注射剂很有实用意义

柴胡注射剂曾在流行性感冒的治疗中取得了显著疗效，给缺医少药的抗日根据地解决了很大问题。今天我国缺医少药的状况已经有了很大的改善，但临床使用的百余种中药注射剂仍然发挥着作用，如黄芪注射液等多种中药注射剂被证明有调节 NO 的生理功能，对调节 NO 的新药研发具有很大参考价值。

4. 注射剂是人类用药的一大进步

注射剂生物利用度高，不受消化道影响，起效快，药力强，故为世人称道，也是当代世界药品的主要用法。青蒿素的发明曾引起世界关注，正如有学者指出，迄今为止我国发明的真正有世界影响力的药品只有两种，其中之一就是青蒿素。它原本是中药，但它的使用也是注射剂。何况中药汤剂应用了几千年，也应该有所改变，所以注射剂是中药现代化不能舍弃的方法之一。

5. 中药注射剂应在中医药理论和经验指导下发展

从中药饮片的功能主治与所制注射剂功能主治的对比中可以看出，中医药理论和经验对中药注射剂的研发有指导作用，这是主流。但从另一方面看，中药注射剂的不断创新发展也能推动中医药理论和经验发展，两者起到相互促进的作用。

6. 不能过分夸大中药注射剂的优点

在鱼腥草引发的中药注射剂不良反应危机之前，除中药无毒的说法外，还有过分夸大其优点的倾向值得关注。其一是把创新药物的研究几乎全部寄托在中医药上，认为中药注射剂具有开发世界药品市场的潜力本没有错，但是如果让中医药承担研发创新药物的"全部希望"，则是把中药注射剂放在不适当的地位。其二是说中药注射剂有靶向作用，正如有学者指出药物的靶向作用是世界医药界正在研究的一个领域，现在中药注射剂所含化学成分尚不清楚就把靶向作用加在中药注射剂身上是否言之过早。过急、过早、过大的期盼，反而会对中药注射剂造成负面影响。

三、主要对策

我们在充分肯定中药注射剂成绩的基础上，必须严肃地对待它所存在的问题。让中药注射剂全面退市的意见未必可取，但也应当承认其所持理由是值得认真思考的。笔者也曾从研发、制备、使用、监管等各个环节和各个层面具体探讨过中药注射剂包括不良反应在内的各种问题。通过探讨可以看出，有些问题是相当严重的，产生问题有多方面的原因，最主要的是在鱼腥草不良反应暴露之前，主管部门对中药注射剂的审批不严，出了不少纰漏。世界各国尚未见有如中药注射剂那样直接将原料药经过简单工艺制成的国家批准上市的剂型；也未见到有效物质含量不低于总固体量70%（静脉用不低于80%）就能认可的注射剂；更未见有10多个由中药或不同天然药物组成，功能主治有别而含量测定指标却一样（如都测定总黄酮）的注射剂；也没有像中药注射剂那样，用专属性不强的定性、定量指标去控制化学成分非常复杂的产品质量的注射剂。药物质量安全关乎生命。在一个以人为本的社会里，在人的生命价值备受重视的今天，如此粗放的总体态度绝不能继续下去。因此，商讨解决中药注射剂存在问题的对策是当务之急，也是重中之重。经过一段时间广泛深入的探讨，中药注射剂存在的问题已有充分暴露，现在也该是研究寻找对策的时候了。

1. 中药注射剂应有严格的使用原则

中药注射剂的使用一定要遵循以下原则：①中药治病应坚持能口服的不要肌内注射，注射剂起效快但失去了胃肠解毒排毒保护功能，不良反应风险增大，后果严重，应权衡利弊，慎重使用；②能肌内注射的不要静脉滴注，用于滴注疗效有何变化尚不清楚，引发的不良反应却是肌内注射的9.2倍，即使特需也应慎之又慎；③中药注射剂药味宜少不宜多，最好不超过3味，注射剂同证同用，共性要求高，药味多成分复杂，加大了不良反应风险；④能单用的不与其他药物合用，中药注射剂药物成分复杂，不像西药那么单一，若与其他药合用，除非有相应的医理药理支持，否则应谨慎对待。当前中药注射剂使用范围广、用药量大，不良反应问题严重，但解决需要时间，故坚持上述用药原则是降低中药注射剂不良反应风险的应急措施，也是基本对策，应放在首位。

2. 国家应实行从严、整顿、巩固、提高的宏观政策

从严即对新开发的中药注射剂必须严格控制，从严审批和监管，宁可加大研发成本也不能滥竽充数。整顿就是对目前市场上流行的中药注射剂进行梳理再评价，其中该退市的要退市，该停用的要停用，有的可以发回原创单位进行再研究。当然需要做这几项处理的可能是中药注射剂中的少部分品种。对于大部分品种来说是继续完善巩固和提高的问题。做退市、停用、发回处理可能是非常艰难的工作，但不能知难而退，不然将会对整个中药注射剂造成严重的负面影响。要加强药物经济学研究。过去，我国对药物的安全性、有效性比较重视，对经济性重视不够，改建医疗费用不断上涨，药费在整个医疗卫生中占去一半，这是不重视药物经济性的恶果。药物经济学是研究药物投入与产出之间的关系，目的是要以最小投入取得最大产出。中药注射剂不良反应"潜"性大，后续投入多，国家在审批时需考虑这一点。

3. 中药注射剂要有明确定义

中药注射剂一般是指在中医药理论与经验的基础上，采用现代化科学技术与方法，从中药或其他天然药物中提取有效物质制成，功能主治用中医药术语或同时用中医药术语与相关西医术语双重表述的供注入体内的无毒制剂。有一个明确的定义，在研发、制备、使用、认定、监管、评价等方面就能有一个明确的框架可供参考。同时要改进中药注射剂功能主治的表述方法，使之简单、准确、科学。笔者提议中药注射剂功能主治的表述方法为：功能用中医学术语表达，主治先用中医学术语表述，其后为西医学病名及相应的中医学证候。

4. 改进制备方法

目前纳入国家标准的中药注射剂大多报批时间较早，制备工艺水平日见落后。近十几年来，制药行业新方法、新技术、新设备不断出现，如超声提取法、超临界流体萃取法、加压逆流提取法、高速离心分离法、离子交换法、树脂交换法等方法可供选用，还有喷雾干燥、沸腾干燥、冷冻干燥等技术和多效蒸发设备、渗液－薄膜蒸发连续提取器等设备都可以用来改进中药注射剂的制备工艺。

5. 确立可靠的鉴别方法

加大研究中药注射剂尤其是复方中药注射剂的鉴别方法，使其简便、有效，以确保中药注射剂的质量。注射剂直接进入人体，如有闪失，后果严重，其质量必须是高标准、严要求。注射剂的每种组成药物都必须有可靠的鉴别方法。对于没有或暂时找不到可靠鉴别方法的不予审批更不能上市。另外，研制时还要严格论证，证明其所用鉴别方法必须有专属性和先进性，以杜绝研发时的缺失。

6. 加强含量测定工作

含量测定是控制药品质量不可或缺的重要指标，我国的相关法规也明确规定，注射剂要做含量测定：①必须要有含量测定项目。到目前还没有设立含量测定项目的药物及组成药的药味应尽快建立。②已有的含量测定方法大多数都费时费事，不合时代要求，应当与时俱进，更新换代，采用先进的、更加准确快捷的新方法。③含量测定指标成分的拟订，应选用那些有效的单体成分为含量测定指标。④含量测定指标成分数应尽量涵盖全方和全部组成药味。如十几味药组成的大复方，每味都要测定，漏掉一味，就对药物安全造成隐患。⑤含量测定有效成分的含量应科学设定。那种原料来源和功能主治相同、同一含量测定成分的含量指标相差几倍至10余倍，虽然原来来源和功能主治不同，但同一含量的日用量相差多倍的现状必须尽快改变。含量测定项目、方法、指标、成分、成分数、成分的含量已有的，同一产品不同厂家的含量测定应统一适时修订、适时提高。

7. 加强中药注射剂不良反应的警示

药物警示是揭示药物不同于治疗作用一面的另一面。中药注射剂疗效显著，但不良反应发生率较高、症状较严重，应当十分注意警示防范。主要通过两条途径进行：一是借助各种媒体广泛宣传，使"是药三分毒"的道理在民众中不断再深入。坚持药物不滥用、学会对证用药、适度用药的原则。二是加强药品说明书的警示作用，除功能、主治、用法、用量、有效期外，应包括可能出现的不良反应，同时还应写明一旦出现不良反应，应当采取何种治疗措施，何种不良反应服用者可以自己补救，何种不良反应必须迅速就医。

8. 花大力气开展上市后再评价

药品上市后再评价在我国刚刚起步，国家药监部门已做了不少工作，药监部门官员也多次强调再评价的必要性和重要性，医学界也对再评价的益处做了大量论证。但这是一项艰巨的系统工程，需投入大量的人、财、物，科技含量高。还需制定各种评价标准及相应法规，又与药物生产者、使用者（医院）的直接利益相冲，因此，我们建议此项工作应由国家组织进行。当前应尽快从中药注射剂特别是安全性较差的品种入手，力争在短期内获得明确结论。值得一提的是，国家食品药品监督管理局2007年12月6日发布了《中药、天然药物注射剂基本技术要求》，这是我国药物监管的重大进步和重要成果。文件不但从安全性、有效性、必要性三个方面提高了研发中药注射剂的门槛，也为中药注射剂再评价提供了重要依据。

为了做好再评价，还需要有以下几方面的支持，一是扩大中药注射剂上市前临床试验范围，人数不应少于4000例（发达国家多在4500例以上），受试群体应该有不同年龄、不同性别、不同体质。人数过少，难于盖全，资料有偏性，难于准确评价。二是要建立中药注射剂临床使用信息反馈机制。建议国家药物不良反应监测中心扩展功能，除收集药物不良反应信息外还要向各医疗单位收集包括单用中药注射剂疗效及不良反应、合用疗效及不良反应在内的各种信息和再评价所必需的其他相关资料。应当指出这些信息和资料是医疗事业中最宝贵的资源，目前这种资源是大量存在的，只是收集和整理的不够。如果把资源充分利用，充实国家数据信息库，并能向专业人员公开使之得到充分利用，作用将无可估量。三是建立中药注射剂不良反应专项报告制度，所报资料是再评价的重要依据。

9. 积极提高中药注射剂的质量标准

中药注射剂的产生虽然时间短，但也有近70年的历史。现在根据我国的科技水平和生产能力，有条件也应当适当提高它的质量标准，统一颁行国家标准。同一个品种的中药注射剂标准应当统一才有利于监管。在研发使用中要把好以下几个技术性关口：

①研发时要优选组方。不良反应强的药味尽量不入方；非药典药味也尽量不入方；一些难溶性矿物质和富含异种蛋白的动物药及树脂类药，在相关技术还不够成熟的情况下尽量不入。组方时药味宜少不宜多，一般不宜超过3味。②规范药品使用说明书的撰写，内容要全，文字要简明扼要，要"说"得清楚，不引起误解。③医患双方都要严格按照说明书用药。④严格掌握适应证，对证用药。⑤加强用药监护，一旦出现不良反应，有抢救预案，以便及时抢救。⑥注意过敏史，避免用于不适人群。⑦避免合并用药。合并用药存在很多盲区，特别是中西合用，二者都缺少相应的医理支持。⑧注意用药操作，如配伍禁忌、配置浓度、滴注速度、开瓶时间等。⑨注意药品质量（含厂家、批号）。

目前，研发新药既是世界性的热点问题，也是世界性的难点所在，不耗费大量的人力、物力、财力和时间，想获取像样的成果岂有可能！在这种情况下，更应当加倍珍惜我国亿万人民千百年来创建的中医药伟大宝库和当代创用中药注射剂的70年宝贵经验，下大力促使中药注射剂走上健康、快速发展的轨道。

【周超凡，崔京艳. 中药注射剂的相关问题及对策［J］. 中医杂志，2008（07）：647-650】

关于中药注射剂安全性及再评价的探讨

【摘要】中药注射剂的严重不良反应和严重不良事件近年时有报道，其安全性受到广泛关注。本文就中药注射剂的安全性与药材质量、处方组成、生产工艺、质量控制、说明书内容、临床使用、监测管理和再评价的关联，做一探讨。

中药注射剂的严重不良反应和严重不良事件，近年时有发生，其安全性受到各界的广泛关注，政府有关部门为此出台了一系列管理办法和措施。早在 2006 年初，全国政协的 20 位医药卫生界委员就联合提出了《应当重视中药注射剂上市后再评价》的提案。之后，政府有关部门于 2007 年 12 月、2008 年 8 月、2008 年 12 月及 2009 年 1 月先后发布了《中药、天然药物注射剂基本技术要求》《中药、天然药物注射剂基本技术要求执行细则》《关于进一步加强中药注射剂生产和临床使用管理的通知》和附件《中药注射剂临床使用基本原则》，以及《关于开展中药注射剂安全性再评价工作的通知》和附件《中药注射剂安全性再评价工作方案》等。这些管理办法和措施的出台无疑对提高中药注射剂的安全性和公众安全使用中药注射剂具有十分重要的实际意义。

本文现结合药品法规准则及有关资料对中药注射剂安全性和再评价做一探讨。

一、药材质量

中药注射剂的安全性和有效性与药材质量密切相关。质量稳定均一的中药材是生产安全有效中药注射剂的首要条件。中药材的质量受产地、气候、生态环境、栽培技术、加工方法、储存条件、运输过程、农药残留及外源性污染等多种因素的影响而有明显差异。因此，要保持中药注射剂的质量应从多个方面严格控制药材的质量。首先，应建立固定的中药注射剂药材的生产基地；其次，应制定中药材或有效部位、有效成分的质控标准；另外，要控制中药材生产、流通中的每一个环节，对中药材生产、流通的全过程进行抽样、监督，建立和完善中药材质量评价体系。

二、处方组成

中药注射剂的处方通常比较复杂。目前我国列入国家标准的中药注射剂有 109 种，其中 50 种为复方制剂，含 3 种以上中药的注射剂有 34 种，有的注射剂所含中药多达 7～10 种。就中药单味药而言，其化学成分就较复杂，少则 10 余种，多则几十种，复方制剂的成分显然比单味药更复杂，这不仅对生产、质控造成困难，而且也影响其安全性。特别应关注的是，目前有一些难溶性的矿物质或富含异种蛋白的动物药，以及树脂、树胶的植物药物，如石膏、赤石脂、明矾、蟾蜍、鹿茸、羚羊角、地龙、水牛角、乳香、没药等，也开发成中药注射剂。这些药材是否可制成安全的中药注射剂值得进一步探讨。总的说来，中药注射剂的药味应越少越好，而且最好提取有效成分投料。

三、生产工艺

目前纳入国家标准的中药注射剂，大部分报批时间较早，制备工艺落后。单方提取有效成分有5种，提取有效部位有10种，其他多为水提醇沉法。由于中药成分复杂，用单一方法提取势必会使某些有效成分丢失而影响产品质量，而且是否能完全去除杂质、蛋白质以及有关致敏原尚待研究。因此，应改变传统的观念，逐渐推广用中药提取物投料，这样化学成分和纯度易控制，质量较稳定，安全性相应提高，并为中药注射剂实现标准化创造条件。

近10年，国内制药行业发展很快，新方法、新技术、新设备不断涌现，例如，超声提取法、超临界流体萃取法、离子交换法、树脂交换法等方法，喷雾干燥、冷冻干燥等干燥技术，多种形式的多效蒸发设备，渗滤－薄膜蒸发连续提取器、逆流离心萃取器等设备，都可以用来改进中药注射剂的制备工艺。因此，应当有计划、有步骤地加快中药注射剂制备工艺的更新换代。

四、质量控制

对中药注射剂质量必须坚持"高标准、严要求"的原则。即应包括从原料种植、中间生产到制成产品的过程进行全面控制，改变以往仅对生产过程中某个环节的质量控制。中药注射剂质量控制涉及有效成分和杂质或有毒成分。应将专属性强、灵敏快捷的方法如指纹图谱等用于质控，不能用一种测定法去套用多种功能、主治不同的中药注射液，而应采用多指标测定。此外，应加强有害物质及致敏物质的测定，以使中药注射剂的安全性达到新的水平。

五、说明书

说明书是临床用药的重要依据。因此，说明书必须根据不良反应资料而及时修订，增加安全性信息和加强临床合理用药的指导。另外，中药注射剂说明书的撰写一方面应有中药的特点，另一方面要顾及西医的使用。因此，对中药注射剂功能和主治当用中医药术语和西医药术语双重表达，以利于辨证论治用药，这对安全合理用药、减少或避免不良反应有实际临床意义。

六、临床应用

临床使用中药注射剂既要讲效益，更要讲风险，应增强风险意识，通常遵循"凡是能口服的不肌注，能肌注的不输注"。使用中药注射剂时一定要权衡利弊，凡弊大于利决不使用，即使利大于弊也应在有条件的医院并遵循中药注射剂使用的基本原则用药，包括严格掌握适应证，合理选择用药途径；辨证施药，严格掌握功能主治；严格掌握用法用量及疗程；严禁混合配伍；谨慎联合用药；用药前应仔细询问过敏史，对过敏体质者应慎用；对老人、儿童、肝肾功能异常患者等特殊人群和初次使用中药注射剂的患者应慎重使用；加强用药监测。

七、监测管理

近年有不少中药注射剂因严重不良事件而暂停销售和使用，如鱼腥草注射液、刺五加注射液、炎毒清注射液、复方蒲公英注射液、鱼金注射液等。这一方面说明我国的药品不良反应监测报告制度在保障公众安全用药方面起到了积极的作用，但另一方面也说明有必要进一步加强中药注射剂不良反应（事件）监测的力度。中药注射剂的生产、销售和使用单位都应加强中药注射剂严重不良反应的监测报告工作，特别是医疗机构应做到及时发现、记录、分析、治疗及报告临床出现的中药注射剂的严重不良反应，各级 ADR 监测中心也应对已收到的中药注射剂不良反应报告，及时做出分析和评价并加强对某些中药注射剂的重点监测（intensive monitoring）。

八、再评价

中药注射剂的安全性再评价工作是国家食品药品监督管理局 2010 年的重点工作之一。中药注射剂的再评价应以《中药、天然药物注射剂基本技术要求》为主要依据，以执行细则作指导，结合生产工艺、处方核查、评价性抽验和药品不良反应监测，从处方的合理性、工艺的科学性、质量的可控性、说明书的规范性等方面，对中药注射剂的风险和效益进行综合分析，做出科学的评价，并采取必要的措施，包括补充有关资料、修改说明书、限制使用、暂停使用以及撤销生产批准文号等。凡处方不合理，工艺不科学，及有严重不良反应的品种应依法采取坚决措施。我国有 13 亿人口，医疗卫生资源尚未充裕。近几年，药品费用占医疗卫生总费用的 60%，这么高的比例在世界上也是少有的。这既与"以药养医"有关，也与不重视药物经济学评价有关。此外，还可以从药物经济学的角度，对中药注射剂不良事件造成的损害或损失进行调研与评估。有鉴于上述理由，希望在中药注射剂再评价中，增添药物经济学的评价。

九、结语

原卫生部、药监局、中医药管理局相继出台了一系列有关中药注射剂再评价的政策、法规、文件，为中药注射剂走出低谷开创了良好的环境与机遇。机遇与挑战并存，发展与困难相伴，中药注射剂的发展不可能一帆风顺。我们应该用科学发展观去看中药注射剂。中药注射剂生产企业更应积极、主动与药检、科研、医院等相关单位密切合作，认真执行文件中的相关规定，认真执着不走过场，要经得起中药注射剂再评价的考虑。这场严峻的考验必将促使中药注射剂提高质量，升级换代。几年后，一批安全有效、质量可控（均一稳定）的中药注射剂必将展示在世人面前，为救治广大患者做出应有的贡献。

参考文献

周超凡，徐植灵，林育华. 应当重视中药注射剂上市后的再评价［J］. 中国药物警戒，2006，3（3）：129-130，134.

【周超凡. 关于中药注射剂安全性及再评价的探讨［J］. 光明中医，2010，25（01）：1-2】

第四章　临床诊疗经验

芎芷细辛汤治疗偏头痛

偏头痛是一种常见的病症。笔者在临床中，采用中国中医研究院（现中国中医科学院）周超凡副研究员所创的"芎芷细辛汤"加减治疗偏头痛，疗效显著，特向广大读者推荐。

方剂组成：川芎10克，白芷10克，细辛3克（后下），延胡索10克，牛蒡子10克，半夏10克。每日一剂，文火煎服。

加减法：疼痛较甚、手指发凉者加丹参15克、桂枝6克；精神抑郁者加香附10克、合欢皮12克；睡眠不佳者加酸枣仁12克、夜交藤12克；肝火旺者加石决明18克（先煎）、钩藤12克（后下）；久病入络者加蜈蚣1条、全蝎3克。

此方具有祛风活血、止痛之功能。病属偏头痛的患者均可在医师指导下服用。

【周超凡，孙雷平．芎芷细辛汤治疗偏头痛［J］．中药通报，1987（12）：53-54】

加味芎辛汤治疗偏头痛101例分析报告

偏头痛是以头部一侧出现突发性疼痛，并有头皮血管跳动，甚则伴有恶心、呕吐，疼痛缓解后犹如平人为特征的病证，类似于西医学的血管神经性头痛。我们在元代名医李东垣所创的头痛名方"芎辛汤"的基础上，结合中药的现代药理、药化研究，制订加味芎辛汤，治疗偏头痛，取得较满意的疗效。现将临床资料较完整的101例总结于下，请同道们指正。

一、临床资料

1. 一般资料

101例均为1987年11月～1988年1月的门诊患者，男性41例，女性60例，年龄最小者16岁，最大者69岁。病程：有偏头痛病史者，病程最短为2个月，最长为60余年。有家族史者40例，其中女性35例，占83.3%。辨证分型：瘀血型29例，阳亢型28例，痰湿型22例，风寒与血虚型各11例。

2. 诊断标准

（1）头痛反复发作，病程在2个月以上（排除鼻窦炎、青光眼、神经官能症等引起的头痛和紧张性头痛以及颅内占位性病变、脑血管畸形而致的头痛）。

（2）头痛突然发作，呈跳痛、胀痛、刺痛、抽痛。疼痛部位多为一侧前额、太阳穴、后枕部及头顶部。痛前多伴眼前闪光，轻度视野缺损，发作时伴头晕、头汗出、四肢发凉，甚则恶心、呕吐。

（3）头痛持续数小时至数天不等，可以自行缓解而不留后遗症，伴无痛间歇期，其间犹如常人。

二、治疗方法及结果

1. 治疗方法

方药组成及辨证加减：基本方由川芎、细辛、白芷、牛蒡子、延胡索、法半夏等6味药组成。每日1剂，10天为1疗程。

血瘀型（头痛如针刺，舌质暗或有瘀斑、瘀点，舌下脉络粗暗，脉弦涩或细涩；妇女多见经色暗黑有块）加丹参、红花、桃仁。阳亢型（头部胀痛，伴头晕，失眠，发作多与情绪波动有关，舌边尖偏红，苔薄白或稍黄，脉弦数）加钩藤、菊花、石决明。痰湿型（头重如裹，肢体倦怠，大便稀溏，舌质淡胖，苔白腻、脉缓）加苍术、茯苓、厚朴。风寒型（颠顶及后枕部跳痛或抽痛，枕项强硬，或罹及后背，舌质淡红，苔薄白，脉弦紧）加藁本、羌活、葛根。血虚型（多于劳累后发作，妇女则于经后发作，伴头晕，心悸，失眠，多梦，面色不华，舌质淡，脉细弱）加当归、夜交藤、酸枣仁。

2. 疗效标准

显效：头痛及伴随症状基本消失，或头痛偶有轻微发作；有效：头痛发作次数减少，疼痛程度减轻，持续时间缩短；无效：头痛，及伴随症状经服药十天后仍无明显改善者。治疗结果显效：55例，占 54.5%；有效：39 例，占 38.6%；无效：7 例，占 6.9%，总有效率为 93.1%。

在五型中，尤以风寒型效果最好，有效率为 100%；以阳亢型效果较差，有效率为 89.3%。

三、典型病例

女患，63 岁，工人，偏头痛专科门诊登记号 1770，1987 年 12 月 11 日初诊。

患偏头痛史 28 年，每周发作 1～2 次，在某医院诊为血管神经性头痛。主诉：头痛发作时左侧颞部呈搏动性疼痛，延及后枕部，枕项强硬，伴恶心、呕吐、头晕、心慌、四肢发凉。查：舌质淡红，苔薄白，脉弦紧，证属风寒型偏头痛。

川芎 12 克，白芷 12 克，细辛（后下）3 克，延胡索 10 克，半夏 12 克，葛根 15 克，羌活 10 克。

4 剂药后，头痛减轻，枕项强硬感消失，发时仅有轻微恶心，继服 4 剂，症状大减，偶有轻度头痛发作，食欲欠佳，原方加陈皮 12 克以行气开胃。

共服药 18 剂，经随访头痛未复发。

四、体会

芎辛汤是治疗头痛的古方，其药物组成主要为川芎、细辛、白芷。

现代药理学研究提示，川芎内含挥发油、生物碱、阿魏酸、川芎内酯，对中枢神经有镇静作用，能改善血管的舒缩功能；白芷中含有镇痛作用的比克白芷醚；细辛的挥发油及甲基丁香酚分别具有镇痛及局部麻醉作用；牛蒡子含牛蒡苷能分解出牛蒡酚而有调节血管舒缩功能及镇痛作用；延胡索含有延胡索甲、乙、丑素，有镇痛和镇静作用；半夏含有胆碱，有镇吐作用，以缓解偏头痛的恶心、呕吐症状。

组成复方后，经实验对小白鼠具有镇痛、镇静、解痉、扩血管作用，为加味芎辛汤治疗偏头痛提供了药理学依据。凡病程短，病情轻，未使用过其他镇痛药物者，疗程较短，而病程长，病情重，又服过多种其他镇痛剂者，则疗程较长。一些具有偏头痛典型症状，服用其他治疗偏头痛药无效者，效果也非常显著。

【周超凡，于军. 加味芎辛汤治疗偏头痛 101 例分析报告 [J]. 实用中医内科杂志，1989（01）：16-17】

血管神经性头痛中医治疗进展的概况

血管神经性头痛包括偏头痛、丛集性头痛、紧张性头痛等，类似于中医学"偏头痛"，可因精神紧张、过度疲劳等因素而诱发。本文就 1985 ～ 1990 年有关中医药治疗血管神经性头痛的进展概况进行整理如下。

一、病因病机

1. 内伤

本病临床以内伤所致者为最多见，其病位主要在肝、脾、胃。因于肝者，主要是肝阳上亢、肝火上炎，或肾阴不足、水不涵木，或肝气郁滞，或气郁化火，其他如肝血不足、脉络失养等也可引致偏头痛。因于脾胃者，多由饮食失节、脾失健运、痰湿内生、阻遏清阳所致，或由脾胃虚弱、化生气血不足，导致脑失所养而成。徐氏等则认为瘀血阻络为本病的主因。

2. 外感

六淫之邪外袭，稽留不去，导致气血逆乱，络道阻遏，亦可发生偏头痛。笔者曾统计本病 101 例，属风寒型者有 11 例。

二、治疗方法

1. 辨证论治

经初步归纳可分为 10 个证型施治。

（1）肝阳上亢　本型最为多见。症见头痛如裂，心烦失眠，舌红苔薄黄，脉弦有力。王氏用川芎定痛饮加减治疗偏头痛 45 例，药用川芎、钩藤、菊花、白蒺藜、薏苡仁、白蔻仁、半夏、赤芍、牛膝，显效 21 例，好转 18 例。有报告，用自拟芎牛琥珀汤治疗血管性偏头痛 54 例，方由川芎、牛膝、琥珀、蔓荆子、僵蚕、生石决明组成，结果获痊愈 44 例，有效 8 例。姚氏用自拟颅痛饮治疗血管性头痛 21 例，显效 17 例，好转 1 例。

（2）肝火上扰　症见头痛失眠，面红目赤，心烦易怒，口苦而干，舌红苔黄，脉弦数。姚氏，以芎牛汤加减治疗 31 例，药用川芎、牛膝、茺蔚子、制香附、菊花、钩藤、桂枝、甘草等，其中川芎与牛膝的用药比例为 1：2，结果获近期治愈 13 例，好转 16 例，尤以典型偏头痛效佳。本型亦可用龙胆泻肝汤加减治疗。

（3）肝气郁滞　多由情志不畅所致。症见头痛游走不定，随情志变动而增减，胸胁胀痛，妇女经期头痛加重，苔薄脉弦。可用柴胡加龙骨牡蛎汤治之或用逍遥散加味以舒肝解郁。

（4）肝肾阴虚　症见头痛眩晕，腰膝酸软，神疲乏力，耳鸣失眠，舌红少苔，脉细无力。王氏以左归饮加味治疗 15 例获满意疗效。本型还可用一贯煎或大补元煎加减治疗。

（5）肝寒犯胃　表现为颠顶疼痛，遇冷加剧，伴呕吐痰涎，吐后头痛稍轻，食欲不振，苔白滑，脉沉弦。治以当归四逆汤加减，也可用吴茱萸汤化裁以祛寒止痛。

（6）血虚头痛　头痛隐绵，可伴有头晕乏力，面色不华，心悸怔忡，唇甲色淡，脉弦细。孙氏以四物汤加味治疗偏头痛30例，结果获痊愈18例，有效12例。有人用圣愈汤加味益气养血，通络止痛。

（7）痰独上犯　症见头痛昏蒙，胸脘满闷，身重困倦，舌淡胖，舌苔白腻，脉滑或弦滑。治以化痰通络止痛，药用芎芷六君汤加减。

（8）血瘀络阻　此型较为多见。头痛如锥刺，痛有定处，舌质紫黯，脉弦涩或细涩。徐氏等以头痛煎剂治疗血管性头痛51例，获症状缓解12例，进步38例。治疗后复查脑电图10例，均有不同程度改善，复查甲皱微循环12例，发现微循环瘀血有明显改善。郭氏用血府逐瘀汤加减治疗75例，显效55例，好转16例。

（9）气虚夹瘀　症见头痛绵绵，神疲乏力，自汗微言，舌淡红有瘀点，脉细涩。梁氏用补阳还五汤加减治疗血管神经性头痛57例，痊愈48例，好转7例。王氏用东垣顺气和中汤治疗亦获良好效果。

（10）风寒外袭　症见颠顶及后枕部疼痛，颈项强硬或牵及后背，舌淡红，苔薄白，脉弦紧。笔者曾以加味芎辛汤加藁本、羌活、葛根治疗，全部获效。

2. 基本方加减

文献报道中有不少是采用基本方随证加减进行治疗的，也同样取得了较好疗效。笔者在李东垣治疗头痛名方"芎辛汤"的基础上，结合中药的现代药理、药化研究，制成加味芎辛汤，治疗偏头痛101例。加味芎辛汤由川芎、细辛、白芷、牛蒡子、延胡索、法半夏组成。血瘀型加丹参、红花、桃仁；阳亢型加钩藤、菊花、石决明；痰湿型加苍术、茯苓、厚朴；风寒型加藁本、羌活、葛根；血虚型加当归、夜交藤、酸枣仁。治疗结果显效55例，有效39例。李氏，以自拟方治疗顽固性偏头痛取得较好疗效，药用全蝎、蜈蚣、川芎、赤芍、当归、牛膝、青黛、木瓜、防风、荆芥。肝血虚者加白芍、首乌、阿胶；肝阳上亢者加生石决明、生赭石、天麻；肝气郁结者加柴胡、薄荷、香附；肝胆火旺者加黄芩、胆草、栀子、香附；肝肾阴虚者加生地黄、龟板、白芍、山萸肉。于氏选用《医林改错》的通气散加味治疗血管性头痛，药用柴胡、香附、川芎、葛根、羌活、蔓荆子、白芷、荜茇、土鳖虫、全蝎。病情重者川芎可用至50克，荜茇用至25克。共治疗110例，痊愈85例，好转23例。陈氏以自拟柴胡川芎饮治疗偏头痛56例，痊愈36例，显效15例，好转5例，药用柴胡、当归、白芍、僵蚕、葛根、川芎、细辛、吴茱萸、甘草。夹肝火者加龙胆草、山栀、夏枯草；夹湿者加半夏、天南星、羌活；夹瘀血者加桃仁、红花。

3. 针刺及其他疗法

运用针刺疗法治疗血管神经性头痛也取得了较好疗效。龙氏治疗偏头痛37例，痊愈27例，显效5例，好转5例。取穴：①率谷透太阳、外关、足临泣；②太阳透率谷、百会、外关、足三里、安眠2。刘氏运用子午流注法取穴治疗157例，根据辨证施行补泻手法，分三组进行比较观察。结果表明，循经取穴组治愈率为65.4%、有效率为96.1%，逢时开穴组治愈率、有效率分别为67.3%、96.1%；辨证逢时开穴组治愈率、有效率分别为92.5%、100%。管氏取头部配穴治疗160例，多数患者使用电针，分为两组，每组各80例，治疗结果，循经配穴组治愈率为42.5%，灵龟八法组为65%，两组疗效比较，经统计学处理有显著性差异。盛氏等用头针安神穴及感觉区下2/3治疗血管性头痛34例，显效6例，有效23例，治疗后脑血流图指标亦有好转。

运用其他疗法治疗血管神经性头痛也有取得较好疗效者。如李氏，运用手掌穴位封闭治疗顽固性偏头痛，其方法为：从掌面距第四、五指间联合近心端2cm处进针，注射2%普鲁卡因4mL，左侧头痛取右手掌，右侧头痛取左手掌。马氏根据头痛部位，在百会、太阳、印堂、风池四个穴位中，一次取1～2个穴位，皮下注射盐酸川芎嗪1mL，每隔2天注射一次，注射5次为一疗程，共治疗32例，结果痊愈22例，显效6例，有效2例。此外，亦有报告采用地塞米松或维生素B_1穴位注射取效者。林氏采用中药鼻吸入剂治疗463例，显效253例，好转150例，有效35例，与复方羊角冲剂治疗的95例相比较有非常显著性差异。陶氏以望江南叶和瘦猪肉制成食疗方用治偏头痛获满意疗效。刘氏以耳穴压迫法治疗偏头痛43例，有效率达96.67%。也有报告采用全蝎末少许外敷太阳穴获效者。

三、存在问题

目前在临床上存在的问题主要有三，首先是诊断和疗效标准有待统一。在本病的诊断方面目前尚停留在仅凭患者症状诉述阶段，缺少明确的客观观察指标。有些学者在这方面进行了不少工作。如骆氏发现偏头痛发作期20～40岁年龄组的5-羟吲哚乙酸的平均浓度明显高于正常对照组；龚氏发现偏头痛发作期的血浆cAMP含量明显高于偏头痛缓解组；桂氏发现偏头痛发作期可出现明显的血小板聚集现象；林氏检查了血管性头痛患者240例和神经性头痛306例的脑电图变化，发现脑电图异常者，前者占34.2%，后者占11.8%。这些有益发现尚有待于扩大验证后加以确定。在本病的疗效判定方面，有的主张以头痛及伴随症状消失，观察满一年以上不复发者为痊愈；也有人将头痛及伴随症状消失、脑血流图正常、半年内无复发者列为近期治愈。王氏提出显效标准为：偏头痛及兼症消失，观察满一年以上无复发者，或偏头痛为重痛或剧痛，服药三剂头痛锐减，服药六剂头痛及兼症均消失者；或偏头痛程度一般，服药三剂头痛及兼症消失者。

其次是复发问题有待研究解决。本病经过治疗虽可暂时得到缓解，但极易复发，现有文献中鲜有报道治疗两年以上无复发的病例。中成药治疗本病的近期疗效比较肯定，而远期疗效尚有待进一步提高。

最后是改革剂型，方便群众。目前治疗本病仍以汤药为主，虽然也已生产了一些丸、散、片、丹和冲剂一类的中成药，但显然还远远不能满足患者的需要。

针对上述存在问题，目前当务之急是制订统一的诊断和疗效标准，为此亟须通过大量实践，确定一些可靠的客观观察指标。鉴于本病易于复发，治愈比较困难，我们认为本病疗效目前可分显效、好转和无效三级，判定为显效者除需头痛及伴随症状基本消失，或头痛偶有轻微发作外，同时须具备客观指标的改善。今后应加强对本病的病理、生化等现代医学基础学科的研究，进一步探讨其发病机制，并在此基础上逐步实现其诊断依据和疗效评定的客观化。其次，为降低血管神经性头痛的发病率，应重视对本病缓解期的治疗。缓解期间应重在益气滋阴养血以治其本，也要注意祛除瘀血、痰浊等致病邪气以治其标。这期间除根据辨证给服中成药外，也可适当配合服用心得安、苯噻啶等西药以减少其复发频度。此外诸如注意饮食起居、避免受凉感冒、保持乐观情绪、消除精神紧张和过度劳累等诱发因素，对巩固治疗效果，预防本病复发也很重要。

在创制新的有效中成药和推进剂型改革等方面，各地已做了不少工作，取得了一定成绩，有人用川芎、僵蚕、延胡素等制成头痛灵糖浆治疗血管神经性头痛。有的将全蝎、钩藤、紫河车等量，共研细末，装胶囊服用以治疗偏头痛。笔者曾将加味芎辛汤制成偏头痛冲剂，通治各型偏头痛，经临床试用疗效满意。虽然这些新制剂的疗效尚需经药理实验及临床的进一步验证，但都不失为有益的尝试。另外，也可考虑创制中西药混合制剂及外用药，使血管神经性头痛的治疗向综合治疗方向发展。

【周超凡，潘丽萍. 血管神经性头痛中医治疗进展的概况［J］. 中医杂志，1991（06）：52-54】

加味四物汤治疗血管性头痛的临床观察与体会

血管性头痛是一种常见病、多发病。发作时以一侧头部出现突发性疼痛，并有头皮血管跳动，甚则伴有恶心、呕吐，疼痛时难以忍受，缓解后一如常人为特征的病证，属于中医学头风范畴。近10年来，我们在临床治疗本病时，以加味四物汤为基本方，共治疗2000余例。现随机抽取临床资料完整的100例进行总结。同时对本方进行了初步药效学实验，均取得满意疗效和结果，现报告如下。

一、临床观察

1. 一般资料

100例患者均为1985～1994年门诊患者，其中男性28例，女性72例，年龄最小的16岁，最大者69岁。病程：最短为2个月，最长为60余年。有家族史者42例，其中女性35例，占83.3%。辨证分型：血瘀型29例，血虚型28例，风寒型22例，阳亢型11例，痰湿型10例。

2. 诊断标准

头痛反复发作，病程在2个月以上，但需排除青光眼、白内障、神经官能症等原因引起的头痛、紧张性头痛以及颅内占位病变、脑血管畸形而导致的头痛。头痛反复发作，呈跳痛、胀痛、刺痛、抽痛，疼痛部位多为一侧或两侧前额太阳穴、后脑部或顶部。痛前多伴眼前闪光，轻度视野缺损，发作时伴头晕、头汗出、四肢发凉，甚则恶心、呕吐。头痛持续数小时乃至数天，可自行缓解而不留后遗症，伴无痛间歇期，其间犹如常人。

3. 治疗方法

基本方药物组成：当归、川芎、熟地黄、白芍、白芷、香附、延胡索等。可按经络和证型不同加减用药。

（1）经络用药加减法 偏头痛或痛于两侧，或痛于颠顶，或痛于前额，或痛于后脑连项处，部位不同，所属经络也就不同，临床用药自当区别对待。痛于前额，或连及眉棱骨者，加入或重用白芷；痛于两侧，加入柴胡、龙胆草或黄芩；痛于颠顶，加入防风、藁本；痛于颞部连眼眶处，加入蔓荆子，重用川芎；痛于后脑，连及颈项，加入葛根、羌活；痛连齿龈，甚则面部肌肉抽搐痉挛者，加入蝉蜕、石膏；鼻渊头痛，痛连目系者，加入细辛、辛夷、鹅不食草。

（2）证型用药加减法 偏头痛虽说痛在局部，但多数情况下会影响全身，全身的机能状态如何，又直接影响头痛的治疗。因此，在治疗偏头痛时，必须着眼于全身，结合患者的个体差异，辨证分型，随证治之，才会更有利于偏头痛患者的康复。此中也有治病求本之意。如头晕目眩，急躁易怒者，加入钩藤、生石决明；伴有风热，大便干燥者再加入牛蒡子、决明子；气滞血瘀症状明显者，或头部有外伤史者，加入丹参、桃仁、红花；气血虚弱者加入党参、阿胶；痰浊上犯者加入半夏、茯苓、陈皮；呕吐浊唾涎沫者加入吴茱萸、干姜；精神忧郁，甚则失眠者，加入合欢皮、酸枣仁、夜交藤；手足发凉，一身尽痛者，加入桂枝、丹参、细辛；久痛入络者，加入全蝎、蜈蚣。

4.临床疗效

判定标准为显效：头痛及伴随症状基本消失，或头痛偶有发作，但症状轻微。有效：头痛发作次数明显减少，疼痛程度明显减轻，持续时间缩短。无效：头痛及伴随症状经服药10天后仍无明显改善，甚至加重。

治疗结果：显效55例，占55%；有效39例，占39%；无效6例，占6%。总有效率为94%。在5种证型中，以血瘀、血虚型效果最好，以下依次是风寒、阳亢、痰湿型。

二、体会

1.临床流行病学调查发现，血管性头痛在人群中发病率较高，约为5%，在知识分子中则高达9.22%，且女性多于男性（男∶女=1∶4）。女性多在月经来潮前期发作，而在妊娠期、哺乳期几乎不发作。且具有遗传倾向，其中母女遗传较多，母子遗传较少，提示血管性头痛和妇女体内雌激素水平有关。因此在治疗女性患者时，可酌加养血调经药。

2.对于偏头痛的治疗，目前尚缺乏针对性强、疗效高、起效快的药物。西医学多采用安定、镇痛、止呕以及血管扩张剂治疗，但多为权宜之计而非根治之法。部分患者服用西药后或出现胃肠道反应，或出现药物依赖性。在市售中成药中，有些加入了西药，系中西混合制剂，疗效多不稳定，且有一定的副作用。

3.加味四物汤治疗血管性头痛实际上是一种执简驭繁的用药方法，它没有把辨证论治、分型用药作为治疗的首要因素，而是着重抓住头痛这个共性，进行针对性治疗。因为血管性头痛一证，发作时疼痛剧烈，缓解后宛如常人，多无全身症状可辨，在头痛没有影响全身，没有出现全身症状时，可以不必辨证，使用特效方药直接治疗即可取效。就本证而言，辨证论治虽然有效，但专方专药及特效方药尤其不容忽视，特别是在大规模群体防治方面，研究专方专药及特效药，在开发新药方面更有意义。

4.偏头痛临床上虽可粗分为5型，但辨证分型治疗有较大的随意性和不规范性，即用药可此可彼，这在一定程序上是不利于对本病的本质认识和规律性把握的。我们以四物汤为主进行加减治疗，着重抓住偏头痛这个共同症状，针对病、证、因、人几个关键环节，既考虑到偏头痛发作的规律性和偏头痛患者发病特点的群体性，又考虑到治疗本病一方的多效性，即以血瘀、血虚、风寒3个病因为纲，以随证加减为目，纲目结合通治其他，可以说是对偏头痛疾病防治规律有益的尝试。通过大量的临床辨证施治研究发现，本方虽然对于血瘀、血虚型疗效较好，但应用于风寒、阳亢、痰湿等型，同样可以取得较好疗效。这点也从一个侧面证明了对于血管性头痛而言，专方专药及特效药在本病的防治中占有重要地位。至于专方专药在其他疾病中的应用，尚需进一步探讨。本方具有较好的镇静、镇痛、解痉、改善软脑膜微循环的作用，同时还具有轻度的降压作用，对于偏头痛而血压偏高者尤为适宜。

5.临床上体会，四物汤是治疗头痛，特别是血管性头痛的重要方剂。其中川芎是治疗头痛的圣药，当归可以养血活血，熟地黄养血补血，白芍可以缓急止痛，白芷祛风散寒，延胡索可以活血止痛，香附理气止痛，这些均为治疗头痛所必需。现代药效学研究也表明，四物汤具有镇痛、镇静、改善血液循环、促进造血、抗组织胺、抗炎等作用；加味四物汤方还具有松弛血管、降低血压、增加脑血流量、降低脑血管阻力、增加耐缺氧能力、改善微循环、抑制血小板凝聚和降低全血浓度的作用。其中川芎含有挥发油，具有镇静作用，川芎内酯、川芎嗪、阿魏酸有解痉、扩血管作用；当归含有的挥发油正丁醇烯内酯、香柠檬内酯等具有增加外周血流量、降低血管阻力、降低血小板聚集及解痉、扩血管作用；白芍对中枢神经的各个部位都有抑制作用，并能扩张血管，解除血管平滑肌的痉挛；地黄能作用于中枢神经系统，具有显著的镇静作用，还能促进红细胞（RBC）、血红蛋白（HB）的恢复，具有显著的生血作用；白芷能兴奋血管运动中枢，调节血管的舒缩功能；延胡索乙素有镇痛、镇静、安定作用，是人所皆知；香附则具有中枢镇静和止痛作用。有了这些药化、药理学基础，故能取得较好的疗效。

6. 在此基础上，我们对本方进行了预试验。动物试验表明，本方具有较好的镇痛和镇静作用，并能轻度降低血压。①对醋酸导致的小鼠扭体反应能明显减少扭体次数，具有显著的镇痛作用；②对辐射热源引起的大鼠尾部疼痛具有显著的镇痛作用；③能明显抑制小鼠的自发性活动；④本方具有明显的延长戊巴比妥钠睡眠时间的作用。自此也可看出，本方具有较好的临床疗效和广阔的开发应用前景，加强对本方的药效学、制剂学等基础医药学方面的研究及临床应用方面的研究，进而开发出一种新的防治血管性头痛的药物，则是我们今后深入研究探讨的问题。

7. 应该指出的是，近年来，临床上治疗偏头痛有滥用虫类药止痛的倾向。我们认为，对于血管性头痛来说，用虫类药止痛，如全蝎、蜈蚣、僵蚕等，疗效不太确切。因为从目前药效学研究情况来看，虫类药虽有镇静、抗惊厥作用，但无明显的扩张血管、解除血管痉挛作用，也没有发现虫类药有促进人体内啡肽分泌而间接止痛的作用。所以，临床上治疗血管性头痛，没有必要都用虫类药。偏头痛虽难治愈，但只是时发时止，发作时疼痛剧烈，缓解后宛如常人，不是长久持续性疼痛，与久痛入络不符。从全身情况来看，如果疼痛日久，确有久痛入络者，也可应用。对于一些风湿、类风湿、肿瘤导致的疼痛，疼痛日久，久痛入络，可酌情加入虫类药以止痛，但这是为兼症而加，不是主症所必须，和本文议论的血管性头痛有所不同，此处不做进一步讨论。

【周超凡，于智敏. 加味四物汤治疗血管性头痛的临床观察与体会［J］. 中国中药杂志，1995（11）：698-699+701】

四物汤加减治疗原发性血管性头痛的临床与实验研究

很难对头痛下一个明确的定义，就部位而言，一般指头部上半部自眼眶以上至枕下区的疼痛。然而，根据最新国际头痛学会头面部分类法，则将头面痛合并分类，如颅神经痛、神经干痛、传入性痛等 13 大类，128 小类，如偏头痛、紧张性头痛、与血管有关的头痛等。然而以原发性血管性头痛（又称为偏头痛）为最常见。

我研究室近年来一直从事本课题研究，现将有关研究情况报告如下。

一、原发性血管性头痛的发病特点

1. 原发性血管性头痛发作时以一侧头部出现突发性疼痛并伴有头皮血管跳动为特征，同时伴有恶心、呕吐等症状。本病发作时难以忍受，缓解后宛如常人，是一种常见病、多发病。

2. 原发性血管性头痛在一般人群中的发病率为 5%，且在知识分子中发病率高，农村人群中发病率低。在女性中发病率高，在男性中发病率较低（男：女＝ 1：3.5）。从发病年龄上看，20 ～ 40 岁为发病高峰。

3. 女性患者多在月经来潮前期发作，在妊娠期、哺乳期几乎不发作。

4. 本病有一定的遗传倾向，有家族史者约占 40% 以上。以母女遗传较多，母子遗传较少。

二、原发性血管性头痛的发病机理

1. 西医学观点：西医学对本病的发病有两种假说，即血管原发性机能假说和神经原性假说，由此对人体内的 5– 羟色胺、内啡肽、P 物质、局部脑血流等诸多因素有所探讨。治疗也围绕着这些进行，主要药物 5– 羟色胺拮抗剂、麦角胺类制剂、β– 受体阻滞剂、血小板凝集阻抗剂、钙离子拮抗剂以及糖皮质激素等。目前对钙离子拮抗剂作为预防药物较为重视，但仍存在疗效不佳、治愈率低、复发率高的问题。

2. 中医学认为，本病多由于风、火、痰、瘀、虚等多种原因导致。风寒、风热、瘀血、痰湿、肝肾阴虚等导致的"不通则痛"是其立论依据，治疗上也就多从疏风散寒、疏风清热、化痰除湿、活血化瘀、滋补肝肾等途径入手，辨证论治，可以取得较好疗效。

三、原发性血管性头痛的临床研究

1. 原发性血管性头痛的临床观察

（1）临床观察 近 10 年来，我们在临床上应用四物汤加减组成的基本方治疗原发性血管性头痛 2000 多例，随机抽取临床资料完整的 100 例进行总结。100 例患者均为 1985 ～ 1995 年门诊患者，其中男性 28 例，女性 72 例；年龄最小的 16 岁，最大的 76 岁；病程最短的 2 个月，最长的 50 年；有家族史者 42 例，其中女性 35 例。中医辨证分型血瘀型 29 例，血虚型 28 例，风寒型 22 例，阳亢型

11 例，痰湿型 10 例。

（2）原发性血管性头痛的诊断标准　参考中华人民共和国国家中医药管理局医政司脑病急症协作组制订的《头风急证诊疗规范》（试行）进行诊断。

1）主症：反复发作性头痛，病程在 6 个月以上或至少有 5 次发作。

①疼痛部位多在头部一侧额、前额、颞、颠顶，或左或右，辗转发作，或呈全头痛。

②疼痛的性质多为跳痛、刺痛、昏痛、隐痛、钝痛或头痛如裂。

③头痛每次发作或持续数分钟、数小时、数天，也有持续数天以上者，可自行缓解。

2）急性或亚急性起病，起止无常。

3）病发可有诱因，未发前常有先兆症状。

4）经神经系统检查及理化 CT.MRIDSA 检查可以排除颅脑外伤与脑内器质性病变引起者。

5）具有主症 1）的①②③及 2）、4）项，再结合 3）项即可确诊。

（3）原发性血管性头痛的辨证标准

1）风寒阻络型：头痛目眩，眼眶疼痛，并以眶上、眶后、额部、颞部为主，部分患者也有颠顶、后枕跳痛或抽痛，甚至恶心呕吐，口不渴，四肢发凉，颈项不利，累及后背，舌质淡红，苔薄白，脉弦紧。

2）风寒阻络，兼有气滞血瘀时，还可见头痛如针刺，疼痛固定不移，两胁胀痛，或左或右，妇女月经不调，或有血块，或伴腹痛，舌质紫暗，或有瘀点、瘀斑，脉弦涩或细涩。

2. 原发性血管性头痛的治疗方法

（1）方药　当归，川芎，地黄，白芍，白芷，香附，延胡索。

方义分析：四物汤虽然是一首补血名方，在临床上也是治疗原发性血管性头痛的重要方剂。药理学研究表明，本方具有镇痛，镇静，改善血液循环，促进造血，抗组织胺，增加耐缺氧能力，改善微循环，抑制血小板凝集，降低全血浓度的作用。其单味药川芎是治疗头痛的要药，其味薄气雄，性最疏通，能行血中之气，引诸药上行头目，直达病所，作为引经报使药，含有的挥发油、阿魏酸、川芎嗪、川芎内酯等，有镇静、解痉、扩血管的作用；白芍养血柔肝，缓急止痛，其主要成分芍药苷对中枢神经的不同部位都有抑制作用；当归养血活血，其挥发油正丁烯内酯、香柠檬内酯等具有扩张血管、增加外周血流量、降低血管阻力、降低血小板凝集、解痉、扩血管等作用；熟地黄养血活血，其主要成分梓醇类物质能作用于中枢神经系统，具有显著的镇静作用，能促进红细胞、血小板的恢复，有显著的生血作用；白芷祛风散寒，止痛，有效成分能兴奋血管运动中枢，调节血管舒缩功能；延胡索活血行气止痛，延胡索乙素有镇静、镇痛、安定等作用；香附理气止痛，药理上还具有中枢镇静和止痛作用。有了这些传统中药功效和现代药理学基础，故能取得较好疗效。

（2）加减法　原发性血管性头痛或痛于前额，或痛于前头部两侧，或痛于颠顶，或痛于后脑连颈项部，部位不同，所属经络也就不同，临床用药就有不同的加减法。

①根据疼痛部位加减用药：痛于前额，或连及眉棱骨者，重用白芷；痛于两侧，加入柴胡、龙胆草或黄芩；痛于颠顶，加入防风、藁本；痛于颞部连眼眶处，重用川芎，加入蔓荆子；痛于后脑连及颈项处，加入葛根、羌活；痛连齿龈，甚则面部肌肉抽搐痉挛者，加入蝉蜕、石膏；鼻渊头痛，痛连目系者，加入细辛、辛夷、鹅不食草。

②辨证论治加减用药：风寒头痛，疼痛连及项背，畏风怕寒，遇风寒加重者，加入荆芥、防风；风热头痛，头痛而胀，甚则头痛欲裂，兼有发热恶风，面红目赤，口渴欲饮，加入薄荷、栀子、金

银花、菊花；风湿头痛，头痛如裹，肢体困倦，纳呆胸闷者，加入羌活、清半夏、威灵仙；肝阳上亢，头痛而眩晕，心烦易怒，烦劳或恼怒时加重者，加入天麻、钩藤、生石决明；肝火上扰，头胀痛而烦躁易怒，目赤肿痛，耳鸣或耳聋，加入夏枯草、龙胆草、决明子；肝郁气滞，头部胀痛不舒，或流窜作痛者，加入柴胡、香附、郁金；痰浊不犯，头昏如裹，呕吐痰涎，胸腔滞闷，加入清半夏、陈皮、茯苓；瘀血阻络者，加入桃仁、红花、乳香、没药；肝寒犯胃，头部抽痛，干呕，吐涎沫，胸脘满闷，吞酸嘈杂，加入吴茱萸、干姜、厚朴、砂仁；肝肾阴虚，头部隐痛或空痛，面色憔悴，咽喉干痛，潮热盗汗，五心烦热，眼目干涩，腰膝酸软，男子遗精，女子梦交者，加入女贞子、旱莲草、熟地黄、山萸肉；气血虚弱，头痛绵绵，神疲乏力，心悸怔忡，面色苍白，加入党参、黄芪、熟地黄；久痛入络，一身尽痛，兼有关节疼痛者，加入全蝎、蜈蚣。

③根据临床症状加减用药：恶心呕吐者，加入清半夏；食欲不振者，加入鸡内金；腹泻加入白扁豆、薏米；羞明怕光，加入夏枯草、密蒙花；头皮触痛，加入香附；高血压，眩晕，加入天麻、钩藤；晕厥加入天南星、葛根；失眠加入酸枣仁、夜交藤；忧郁加入香附、合欢皮；抽搐加入全蝎、蜈蚣；月经不调，痛经，加入乌药、琥珀；月经不调，闭经，加入仙茅、仙灵脾；经血色淡，量多，加入黄芪、党参、白术；血块多者加入三棱、莪术；带下量多者，加入薏米、党参、白术；带下腥臭者加入黄柏、苦参、椿皮；月经期水肿者，加入益母草、茯苓、泽泻；情绪激动，心烦，加入莲子心、栀子；心火旺盛，加入黄连；相火旺加入黄柏、知母；暑热闷，加入莲子心、薄荷；颈椎不适，加入葛根、羌活；脑电图有改变者，加入天麻、钩藤、全蝎；脑血流量减少者，加入葛根、羌活、制天南星；鼻渊头痛，加入辛夷、鹅不食草。

④参考现代药理研究成果用药：川乌、草乌有毒，且毒性较大，若配合当归、白芷，则镇痛作用协同加强，毒性反应减弱；乌头配以秦艽镇痛作用加强；乌头配以洋花镇痛作用加强；附子配木通，镇痛作用加强，毒性降低；马钱子配延胡索毒性增大；延胡索配以防己镇痛作用减弱。

3. 疗效评定方法

（1）采用计分法　从疼痛的程度、持续时间、发作频度的情况计分。

（2）疼痛程度分级　头痛程度的分级是由头痛的程度，每月发作次数，每次发作的持续时间三个指标来综和评定的，但由于到了具体患者身上，各项指标的改变不一样。但是，凡积分在3分以内（含3分）的，为轻度；积分在3～6分（含6分）的为中度；积分在6分以上的为重度。

轻度：疼痛可以忍受，但不影响活动者	1分
一个月内发作1～2次者	1分
每次发作时间在1小时（含1小时）之内者	1分
中度：疼痛较重，不易忍受，但不必停止活动者	2分
一个月内发作3～4次者	2分
每次发作时间在1～2小时（含2小时）者	2分
重度：疼痛剧烈，影响饮食、睡眠，需要卧床休息者，部分患者伴有恶心、呕吐、心慌等症状，	
不能参加活动者	3分
一个月以内发作5次以上者	3分
每次发作时间持续2小时以上者	3分

4. 疗效判定标准

原发性血管性头痛为复发性头痛，多种因素都可以引起复发，其疗效判定标准和其他头痛应有所区别，根据原发性血管性头痛的临床特点，制定本病的疗效判断标准如下。

临床治愈：头痛消失，停药三个月以上未复发者。

显效：头痛减轻，从重度转为中度或从中度转到轻度者，积分均减 1 分；每发作次数从 5 次以上减到 3 次或从 3 次减到 2 次者，积分均减少 1 分；每次发作次数从 3 小时减到 1 小时者，积分均减少 1 分。

无效：头痛程度、发作次数、持续时间无明显改善，积分总数减少不满 3 分，甚至加重者，为无效。

注：（1）凡总积分在 3 分以内者为轻度；3 ~ 6 分（含 6 分）为中度；6 分以上为重度。

（2）显效的总积分必需减少 6 分（含 6 分）以上方为显效；有效的总积分必需减少 3 分（含 3 分）以上方为有效。

5. 治疗结果

显效 65 例，占 65%；有效 29 例，占 29%；无效 6 例，占 6%。总有效率为 94%。

四、原发性血管性头痛的实验研究

根据原发性血管性头痛的临床表现，我们对四物汤做加减而形成的基本方做了药效学研究，包括本方对小鼠的镇痛、镇静、改善小鼠软脑膜微循环作用，以及对麻醉犬脑血流量、脑血管阻力、血压、心率、心电图影响等实验，以证明其药效。

结果本方对小鼠醋酸扭体反应有明显的作用，可使扭体反应次数明显减少，证明有明显的镇痛作用（$P < 0.001$）；对辐射热源引起的大鼠尾部疼痛有明显的镇痛作用（$P < 0.001$），能明显抑制小鼠自发活动，各给药组均有明显的镇静作用（$P < 0.001$）；与异戊巴比妥钠有协同作用，能延长异戊巴比妥钠的睡眠时间（$P < 0.001$）；对小鼠软脑膜微循环作用，可改善小鼠软脑膜微循环，各给药组均能使小鼠软脑膜毛细血管网交点作用增强（$P < 0.001$）；对麻醉犬脑血流量影响，能明显降低脑血管阻力，增加脑血流量，大剂量组能明显降低血压，减慢心率，各给药组对心电图均无明显影响。

综合上述实验结果，本方有明显的镇静、镇痛、改善小鼠软脑膜微循环及明显增加麻醉犬脑血流量、降低脑血管阻力的作用。同时，大剂量用药也有降低血压和减慢心率的作用。以上结果为临床应用取得较好疗效提供了药效学根据。

另外，经过对本方进行急性毒性试验、长期毒性试验，各剂量组的各项检测指标均无异常改变，表明本方在临床应用时具有较大的安全性。

五、小结

本文对四物汤加减形成的基本方治疗原发性血管性头痛的临床应用做了广泛的研究，发现四物汤在原发性血管性头痛的治疗上有较高的疗效，特别是通过加减法，可以治疗各种类型的头痛。在此基础上，我们对本方进行了实验研究，动物实验表明，本方具有较好的镇静、镇痛、改善血液循环、松弛血管、降低血压、增加脑血流量、降低脑血管阻力、增加耐缺氧能力、改善微循环、抑制血小板凝集、降低全血黏度的作用，另外，还有促进造血、抗组织胺、抗炎等作用。由此可以看出，本方具有较好的临床疗效和广泛的开发应用前景。

【周超凡，于智敏，张静楷. 四物汤加减治疗原发性血管性头痛的临床与实验研究［J］. 中国中医基础医学杂志，1998（4）增刊：16-19】

高血压病的临床用药原则与处方用药技巧

　　用药原则：中医辨证用药与西医辨病用药相结合；传统中药理论与现代中药研究成果相结合；降低血压、改善症状与预防并发症相结合。临床处方用药时，使用有降压作用的中药，杜绝用升压作用的中药（如陈皮、青皮、枳壳、枳实、款冬花、细辛、秦皮、蟾酥、巴豆等）；应选择针对高血压病不同病理环节的中药，使其发挥协同作用，既改善症状，又预防并发症，发挥中药一药多效、一举多得的作用。

　　处方用药技巧：

　　1. 根据西医临床分期处方用药。高血压病一期、二期时，按高血压病辨证论治，若处于二期或三期，使用中药同时配合西药降压。

　　2. 根据中医辨证分型处方用药。高血压病处于一期、二期时，可辨证分型论治。分为肝火炽盛型、肝阳上亢型、痰湿壅盛型、阴虚阳亢型、阴阳俱虚型。

　　3. 结合典型症状随症加减用药。高血压病发展到三期时，应中西医结合治疗。

　　4. 根据中成药的性能合理用药。

【周超凡，于智敏，李瑞泉. 高血压病的临床用药原则与处方用药技巧［J］. 中医杂志，1998（06）：332–333】

中医治疗高血压病的用药原则与技巧

中医治疗高血压病的临床用药原则，主要应掌握三点：一是中医辨证用药与西医辨病用药相结合；二是传统中药理论与现代中药药理研究成果相结合；三是改善症状、降低血压与预防并发症相结合。

一、根据西医对高血压病的分期处方用药

首先要了解西医学对高血压病的临床分期，再确定治疗方案。如高血压病患者除血压高外，可以有头痛（多在枕部，睡醒时尤易出现）、头晕、头胀、颈部板着感、眼花、耳鸣、健忘、注意力不集中、失眠、烦闷、乏力、四肢麻木、心悸等症状。这些症状在高血压病患者中可以部分出现，但并不一定都是由高血压病直接引起的。若血压暂时处于临界状态而未发展，可按一般的辨证论治进行治疗，不少患者可以不通过降压治疗，而使血压恢复正常。只有当辨证用药后，临床症状改善不明显，血压不降，仍处临界状态，或反有上升趋势，或进入高血压一期，才开始采用上述三个原则。对高血压病二期、三期患者，当然可以用上述三原则，但在必要时，常配合西药治疗。

二、根据中医对高血压病的辨证分型处方用药

应坚持辨证论治精神，尽量选用有降压作用的中药，也可选择一些虽无降压作用，但能很好改善临床症状的中药。应当避免使用经现代药理研究证明有升压作用的中药，如陈皮、青皮、枳实、枳壳、细辛、款冬花、秦皮、巴豆、蟾酥等。

1. 肝火炽盛型

症见头痛眩晕，头昏目赤，心烦急躁，口苦，尿黄便秘，舌红苔黄，脉弦数。方用龙胆泻肝汤加减，可选用既对症又降压的龙胆草、栀子、夏枯草、黄芩、黄连、黄柏、大黄、决明子、野菊花、苦参、北豆根等。这些药在降压的同时，常常有减慢心率的作用，对高血压病而心率偏快者较为合适；但对老年高血压病心率偏慢者，应小心谨慎，必要时可配合既对症，又能提高心率的中药，如肉桂、吴茱萸、浙贝母。若不对症，切勿滥用。

2. 肝阳上亢型

症见头晕目眩，头重脚轻，急躁易怒，心烦失眠，舌红少苔，脉弦。方用天麻钩藤饮加减。常选用既对症又降压的天麻、钩藤、罗布麻、地龙、羚羊角等。

3. 痰浊壅盛型

症见头昏头沉，昏蒙不清，胸闷不舒，呕吐痰涎，大便黏滞不爽，舌苔厚腻，脉弦滑。方用半夏白术天麻汤，常选用既对症又降压的瓜蒌皮（大便干者用全瓜蒌）、郁金、莱菔子、桑白皮、汉防己、泽泻、茵陈、木香、香附等。

4. 阴虚阳亢型

症见头晕头痛，颜面潮红，心烦易怒，失眠多梦，肢体麻木，腰膝酸软，舌质红，苔少乏津，脉弦细。方用杞菊地黄汤加减。常选用既降糖又降压的生地黄、玄参、女贞子、旱莲草、石斛（若兼糖尿病者勿用，以免升高血糖）、何首乌、杜仲、桑寄生、怀牛膝、黄柏、知母等。

5. 阴阳俱虚型

症见头晕头痛，面色无华，心悸气短，神疲乏力，舌淡，脉细。方用二仙汤加减。常选用既对症又降压的人参、生黄芪、白术、五味子、黄精、冬虫夏草、淫羊藿、鹿衔草、肉桂、当归、地黄、白芍、川芎、三七、酸枣仁、女贞子等。

三、根据突出症状随症加减

当高血压病发展到二、三期，已累及心、脑、肾等脏器，此时应取中西医结合之长，以达取长补短的目的。在降压方面，西药效果较好，起效快，可首先考虑选用；在改善症状，防治心、脑、肾并发症方面，中医药疗效较好。现将既能改善症状，防治心脑肾合并症，又有降压作用的中药按症状分述于下，可随症选用。①头晕：可选天麻、钩藤、罗布麻、地龙、羚羊角粉；②头痛：可选川芎、延胡索、吴茱萸、当归；③颈项强硬：可选葛根、羌活、白芍；④眼花：可选决明子、女贞子、灵芝；⑤耳鸣：可选蝉蜕、骨碎补、女贞子、杜仲；⑥健忘：可选人参、何首乌、地黄、枸杞子；⑦失眠：可选酸枣仁、丹参、五味子；⑧忧郁：可选柴胡、香附、郁金；⑨胸闷：可选瓜蒌皮（便秘用全瓜蒌）、桔梗、丹参、佛手柑；⑩心悸：可选柏子仁、酸枣仁、当归；⑪烦躁：可选龙胆草、黄连、莲子心；⑫四肢发麻：可选当归、白芍、生地黄、徐长卿、茜草、青风藤、地龙、怀牛膝；⑬腰背酸痛：可选独活、桑寄生、香附、杜仲；⑭眼结膜出血、鼻出血、月经过多：可选生地黄、旱莲草、生蒲黄（包煎）；⑮脉结代（心律失常）：可选用苦参、山豆根、黄连；⑯气滞血瘀（有血液流变学改变）：理气可选用香附、佛手柑、延胡索，活血祛瘀可选用牡丹皮、丹参、当归、川芎、红花、山楂、益母草；⑰痰瘀互结（血脂偏高、血液流变学改变）：可选用大黄、决明子、生首乌、泽泻、全瓜蒌、莱菔子、虎杖、郁金、栀子、生蒲黄、水蛭、茵陈、枸杞子；⑱风湿阻络（风湿性关节炎、痛风）：可选用汉防己、青风藤、罗布麻、桑白皮、臭梧桐、秦皮、豨莶草、泽泻、益母草。

四、根据中成药性能合理选用

目前，在医药市场上降压中成药较多，进入药典的有清脑降压片；进入部颁标准的有菊明降压丸、降压平片、罗布麻片、罗布麻叶冲剂、镇心降压片、羚羊降血片、复方羚羊降压片、杜仲平血压片、安宫降压片、血压平片；进入《国家基本药物目录》的中成药有脑立清胶囊、清脑降压片、牛黄降压片、高血压速降丸、罗黄降压片、松龄血脉康胶囊等。这些中成药，一般只适用于治疗轻度高血压，能改善临床症状，但降压幅度不大。临床应用时应根据其性能辨证选药，以便更好地发挥作用。高血压病肝火旺、肝阳上亢者，宜选用清脑降压片、降压平片、安宫降压片、羚羊降血片、复方羚羊降压片、牛黄降压片；高血压病肝阳上亢的，宜选用脑立清胶囊、松龄血脉康胶囊、菊明降压丸、罗布麻片、罗布麻叶冲剂、高血压速降丸；高血压病阴虚阳亢者，宜选用血压平片、杜仲平降压片；治疗高血压病较通用的有镇心降压片、罗黄降压片等。

中医辨证用药与西医辨病用药相结合，传统中药理论与现代中药药理研究成果结合，可以说是治

周超凡 学术传承文集

病的通用原则。而改善症状、降低血压与预防并发症结合是特殊的有针对性的原则。至于在辨证分型用药与随证加减用药方面，当尽量用既对症又降压的中药，不用或少用只对症不降压的中药，杜绝用有升压作用的中药等都是细则。至于技巧，在辨证分型用药方面，当阴虚阳亢时，用黄柏、知母，一是增强了滋阴降火的功效，二是两种降压中药配伍协同增效，既符合中医药理论，又符合现代药理研究。

【周超凡，田治明，于智敏，等. 中医治疗高血压病的用药原则与技巧 [J]. 中国医刊，1999（08）：46-47】

中医治疗高血压病的用药思路与方法

高血压病的临床表现以眩晕、头痛为主，故属中医学"眩晕""头痛"范畴。通过辨证论治，中医对高血压病出现的多数症状都有独特的疗效，但降压效果尚不理想，故需进一步改进用药思路与方法。笔者现结合多年临床实践，提出用药思路与方法供同行参考，并望指正。

一、中医辨证与西医辨病相结合

目前，学术界对治疗高血压病的临床疗效分为血压疗效判定标准和证候疗效判定标准。高血压分3期，各期的临床症状有所不同，且存在个体差异，但归纳起来临床可能出现以眩晕、头痛等为主的20多个症状。中医的精髓是整体观念，辨证论治。而高血压病正是一种全身性疾病，通过辨证论治能很好地改善其临床症状，提高生存质量，间接达到降压的目的。过去由于对降压中药的配合应用重视不够，其降压幅度往往不大。西医十分重视降压作用，对改善症状往往重视不够，通过治疗，血压虽降到正常范围内，但患者常常有这样或那样的不适，生存质量颇受影响。因此，中西医应取长补短。高血压病的诊断，还得采用西医的办法，特别是轻度高血压，临床无明显症状，中医往往不能及时发现。半数高血压患者是体检或因其他疾病就医时才被发现。

二、中药理论与中药药理、毒理相结合

对高血压病可能出现的眩晕、头痛等常见症状，中医学称之为证候，如肝火亢盛、阴虚阳亢、痰湿壅盛、阴阳两虚等。通过辨证论治，往往能较好地改善证候，并间接达到降压的目的。虽然症状、证候得到改善，但降压效果往往不理想。不少医师未掌握或不熟悉中药降压的药理作用，甚至在辨证论治的处方中用上1～2味升压药而事与愿违。笔者认为，应掌握天麻、钩藤、黄芩、黄连、大黄、龙胆草、葛根、丹参、牡丹皮、川芎、淫羊藿、莱菔子等70多种具有降压作用的中药，而尽量避免使用枳实、枳壳、青皮、西红花、白鲜皮、蟾酥等10多种升压药。在中医辨证和西医辨病治疗高血压病及合并症时，应尽量选用既对症又降压的中药，少用只对症不降压的中药，尽量避免使用升压的中药。另外，还要学会一药多用，如用天麻既治眩晕又降压，可一举两得；用白芍既治头痛又降压、改善微循环，做到一举三得。高血压患者需要长期服药，所选药物更应安全有效，不能用有毒副作用的中药，如青木香、广防己等。

三、治疗高血压与高血压合并症相结合

治疗上，西医强调用药要遵循个体化原则，中医重视辨证论治，治疗原则是一致的。同时，都主张采取综合措施，即药物疗法与非药物疗法结合，以求协同增效，把血压控制在正常范围以内。降血压是本，改善症状是标。急者治其标，缓者治其本。当症状改善后还要重视降压。因血压长期维持较高水平，日久必然损伤靶器官的功能及器官本身而产生一系列并发症或并发病。中药理论与中药降压

药理相结合，就是为了既改善症状、证候，又达到降压目的，一举两得。中药的多效性与综合作用，有可能较好地解决高血压病及其合并症的全面治疗问题。

四、中医证候的辨证论治

1. 亢盛证

主症见眩晕，头痛，急躁易怒；次症见面红，目赤，口干，口苦，便秘，尿赤，舌红苔黄，脉弦数。治宜泻肝胆实火，清下焦湿热。方用龙胆泻肝汤：龙胆草6g，黄芩、栀子各10g，当归6g，生地黄10g，柴胡6g，泽泻、木通各12g，甘草6g，车前子10g。心火旺者加黄连；相火旺者加黄柏。方中木通宜用白木通（木通科）或川木通（毛茛科），而不用关木通（马兜铃科），以防马兜铃酸损害肾功能。

2. 阴虚阳亢证

主症见眩晕，头痛，腰酸，膝软，恶心，烦热；次症见心悸，失眠，耳鸣，健忘，舌红少苔，脉弦细而数。治宜镇肝息风，滋阴潜阳。方用镇肝息风汤：怀牛膝、生代赭石（先煎）各30g，生龙骨（先煎）、生牡蛎（先煎）、生龟板（先煎）、生白芍、玄参、天冬各15g，川楝子、麦芽、茵陈各6g，甘草5g。眩晕重者加天麻、钩藤；腰膝酸软者加杜仲、桑寄生；失眠加酸枣仁、首乌藤。

3. 痰湿壅盛证

主症见眩晕，头痛，头如裹，胸闷，呕吐痰涎；次症见心悸，失眠，口淡，食少，舌胖苔腻，脉滑。治宜燥湿化痰，平肝息风。方用半夏白术天麻汤与二陈汤合参。痰多者加莱菔子、天南星、天竺黄；脾虚湿困加白豆蔻、砂仁；胸闷加瓜蒌、薤白、郁金；头重如裹加薄荷、白芷。

4. 阴阳两虚证

主症见眩晕，头痛，腰酸，膝软，畏寒肢冷；次症见耳鸣，心悸，气短，夜尿频，舌淡苔白，脉沉细弱。治宜滋肾阴，补肾阳，开窍化痰。方用地黄饮子：熟地黄15g，巴戟天、山茱萸、石斛、肉苁蓉各12g，制附子、官桂、白茯苓、麦冬、石菖蒲、远志各6g。眩晕重者加天麻、钩藤；头痛加川芎、白芷、细辛；夜尿频多加益智仁、桑螵蛸。

五、主要症状用药方法

现将常见的24个症状用药分述于下。其中大多数是既对症又降压，少数是只对症，不降压（后者用"*"标出），以供参考。

眩晕：天麻、钩藤、罗布麻、菊花、羚羊角；头痛：川芎、延胡索、吴茱萸、白芷；急躁易怒：龙胆草、夏枯草、柴胡、莲子心；面红：石膏、知母、黄连、黄芩；目赤：菊花、决明子、茺蔚子；口干：天花粉、天冬、麦冬、北沙参；口苦：黄连、黄芩、板蓝根、鱼腥草；颈项强硬：葛根、白芍、羌活、地龙；心悸：丹参、柏子仁、酸枣仁；失眠：丹参、酸枣仁、五味子、华山参；健忘：人参、枸杞子、何首乌；忧郁：柴胡、香附、郁金；耳鸣：骨碎补、杜仲、蝉蜕；尿赤：黄柏、白木通、川木通、车前子、泽泻；便秘：大黄、决明子、厚朴、生地黄；腰膝酸软：独活、桑寄生、杜仲、巴戟天、怀牛膝；头如裹：苍术、白术、茵陈、茯苓、半夏、薏苡仁；胸闷：瓜蒌、薤白、丹参、川芎；呕吐痰涎：制南星、天竺黄、莱菔子、半夏；气短：人参、黄芪、黄精、白术、刺五加；畏寒肢冷：附子、肉桂、淫羊藿、花椒；夜尿频数：山茱萸、沙苑子、益智仁、桑螵蛸；舌质紫有瘀点：丹参、牡丹皮、三七、虎杖、山楂、水蛭；脉结代：苦参、山豆根、黄连。

六、临床用药技巧

首先要熟悉高血压病出现的主要证候、症状的辨证用药和随症加减方法；进一步掌握有降压作用药物的药理毒理，做到融会贯通、举一反三。对于传统的中药药对要巧用，这样能起到执简驭繁的作用。如平肝息风用天麻配钩藤，阴虚火旺用知母配黄柏，气阴两虚用人参配麦冬，滋肝明目用枸杞子配菊花，心烦不安用栀子配豆豉，气虚水肿用汉防己配黄芪，湿热下注用黄柏配苍术等。新药对也不断出现，如心脉痹阻用丹参配三七，气虚血瘀用人参配丹参，腰膝酸软用杜仲配怀牛膝等。

在现代中药药理研究的基础上，还要开拓用药新思路，做到老药新用。如黄芪补气升阳，一般不敢用于高血压病。现代药理研究表明，黄芪有降压、降糖、降脂作用，并能改善冠脉供血和肾功能，增强免疫，用于高血压与高血压合并症可发挥一举多得的功效。笔者常将生黄芪用于舒张压高而脉压小的患者，既降舒张压，又增大脉压，能明显改善患者胸闷气短、乏力的症状。又如三七有化瘀止血、活血定痛的功效。药理研究表明，三七还有降压、降脂、降糖、抗心肌缺血、抗心律失常的作用，用于高血压、冠心病是很合适的。

【周超凡，陈京莉．中医治疗高血压病的用药思路与方法［J］．中国中医药信息杂志，2003（04）：72-73】

中药降血压重在辨证

中医药方治疗高血压，一些患者吃了几剂中药后，眩晕、头痛等症状大大减轻，可血压却没有明显下降，这是为什么呢？

高血压属全身性疾病，中医通过辨证论治往往能够很快改善患者的临床症状，提高其生存质量，从而间接达到降压目的。然而，由于过去对中药降压的科研成果重视不够，不少医师不熟悉或不掌握降压中药的合理使用，有时甚至在辨证论治的处方中用了 1 ~ 2 味有升压作用的药物，结果导致升降抵消、事与愿违。因此，在辨治高血压病的过程中，应注意把传统辨证与西医辨病结合起来，优先选用那些经中药药理研究证明有降压作用的中药。

举例而言，在目前已知的 70 多种具有降压作用的中药当中，天麻、钩藤、菊花、罗布麻、羚羊角可有效改善眩晕；柴胡、龙胆草、夏枯草、莲子心可缓解急躁易怒；独活、杜仲、桑寄生、巴戟天、怀牛膝能明显减轻腰膝酸软；丹参、酸枣仁、五味子、柏子仁能改善心悸失眠；半夏、天竺黄、制南星、莱菔子可有效控制呕吐痰涎……因此，应优先选用这类既符合中医随证选药原则，又符合中药药理研究结果的药物。而对于那些经药理研究证实具有升压作用的中药，如枳实、枳壳、青皮、西红花、麻黄、白鲜皮、蓖麻子等，则最好不用。

对于中药配伍，只要其中没有升压作用的药物，在辨证论治的基础上便可灵活选用，配伍得当还能收到事半功倍的效果。如天麻配钩藤治疗肝阳上亢，知母配黄柏治疗阴虚火旺，栀子配豆豉治疗心烦不安，枸杞配菊花治疗肝虚目涩，杜仲配怀牛膝治疗腰膝酸软等。

在辨治高血压病的过程中，用药新思路、新用途值得推介与考究。如黄芪可以补气升阳，过去因惧怕其升高血压，很少将其用于高血压病的治疗。现代药理研究表明，黄芪不仅能降糖、降脂、降压，还可改善冠状动脉供血，提高免疫机能，因此用于高血压与高血压合并症的治疗非常合适。例如，将生黄芪用于舒张压高、脉压差小的患者，不仅能降低舒张压，还能增大脉压差，并可明显改善患者的气短、乏力、胸闷等症状；再如，三七可以化瘀止血、活血定痛，现代药理研究证明其具有良好的降压、降糖、降脂、抗心肌缺血及抗心律失常作用，因此也很适合用于高血压、冠心病的治疗。

谈到高血压病的用药原则，西医强调个体化治疗，中医则注重辨证论治，二者基本一致。同时，中西医都主张采取综合措施，即药物疗法与非药物疗法同用，以求增强疗效。对于高血压病来讲，降血压是本，改善由于血压升高而产生的一系列症状是标，临床用药应"急则治其标，缓则治其本"。比如，当眩晕发作不能站立时，当头痛难忍上冲颠顶时，当失眠严重彻夜不寐时……应首先考虑如何迅速缓解症状，然后再集中力量降压，其效果往往比较明显。

由于高血压患者需长期服药，因此选择药物时除考虑疗效之外，还应注意用药的安全性，即避免使用有毒副作用的中药。马兜铃科植物青木香、广防己等经现代药理研究证明具有良好的降压作用，但其中含有肾毒性物质——马兜铃酸，久服可能伤肾，因此在遣方用药时最好避而远之。

【周超凡. 中药降血压重在辨证［J］. 医药与保健，2004（11）：49】

巧用中药降血压

有时中医大夫在临床会遇到这种情况，一些高血压患者，吃了几剂中药后，眩晕、头痛等症状大大减轻，可血压却没有明显下降。这是什么原因呢？

高血压属全身性疾病，中医通过辨证论治往往能够很快改善患者的临床症状，间接达到降压目的。然而，由于过去对中药降压的科研成果重视不够，不少医生不熟悉或不掌握降压中药的合理使用，有时甚至在辨证论治的处方中用了 1～2 味有升压作用的药物，结果导致升降抵消、事与愿违。因此，建议在辨治高血压病的过程中，应注意把传统辨证与西医辨病结合起来，优先选用那些经中药药理研究证明有降压作用的中药。

在目前已知的 70 多种具有降压作用的中药当中，天麻、钩藤、菊花、罗布麻、羚羊角可有效改善眩晕；柴胡、龙胆草、夏枯草、莲子心可缓解急躁易怒；独活、杜仲、桑寄生、巴戟天、怀牛膝能明显减轻腰膝酸软；丹参、酸枣仁、五味子、柏子仁能改善心悸失眠；半夏、天竺黄、制南星、莱菔子可有效控制呕吐痰涎……应优先选用这类既符合中医随证选药原则，又符合中药药理研究结果的药物。而对于那些经药理研究证实具有升压作用的中药，如枳实、枳壳、青皮、西红花、麻黄、白鲜皮、蓖麻子等，则最好不用。

对于传统的中药药对，只要其中没有升压作用的药物，在辨证论治的基础上便可灵活选用，配伍得当还能收到事半功倍的效果。如天麻配钩藤治疗肝阳上亢，知母配黄柏治疗阴虚火旺，栀子配豆豉治疗心烦不安，枸杞配菊花治疗肝虚目涩，杜仲配怀牛膝治疗腰膝酸软等。在辨治高血压病的过程中，应努力开拓用药新思路、发掘药物新用途，如黄芪可以补气升阳，过去因惧怕其升高血压，很少将其用于高血压病的治疗。现代药理研究表明，黄芪不仅能降糖、降脂、降压，还可改善冠脉供血，提高免疫机能，因此用于高血压与高血压合并症的治疗非常合适。例如，将生黄芪用于舒张压高、脉压差小的患者，不仅能降低舒张压，还能增大脉压差，并可明显改善患者的气短、乏力、胸闷等症状；再如，三七可以化瘀止血、活血定痛，现代药理研究证明其具有良好的降压、降糖、降脂、抗心肌缺血及抗心律失常作用，因此也很适合用于高血压、冠心病的治疗。

高血压病的用药原则，西医强调个体化治疗，中医则注重辨证论治，二者基本一致。同时，中西医都主张采取综合措施，即药物疗法与非药物疗法同用，以求增强疗效。对于高血压病来讲，降血压是本，改善由于血压升高而产生的一系列症状是标，临床用药应"急则治其标，缓则治其本"。比如，当眩晕发作不能站立时，当头痛难忍上冲颠顶时，当失眠严重彻夜不寐时……应首先考虑如何迅速缓解症状，然后再集中力量降压，其效果往往比较明显。

由于高血压患者需长期服药，因此选择药物时除考虑疗效之外还应注意用药的安全性，即避免使用有毒副作用的中药。如马兜铃科植物青木香、广防己等经现代药理研究证明具有良好的降压作用，但其中含有肾毒性物质——马兜铃酸，久服可能伤肾，因此在遣方用药时最好避而远之。（摘自《健康中国》）

【周超凡. 巧用中药降血压［J］. 新闻世界（健康生活），2007（10）：30】

治疗糖尿病的用药思路

一、病证结合，取中西医之长

糖尿病属于中医学消渴范畴。从病的角度来看，其基本病理生理是由于绝对或相对胰岛素分泌不足所导致的糖代谢紊乱（也包括蛋白质、脂肪、水电解质等），表现为高血糖、高尿糖，葡萄糖耐量减低，胰岛素分泌释放试验异常。从证的角度来看，其基本病理是阴津亏损，燥热偏盛，而以阴虚为本，燥热为标，阴虚与燥热之间常互为因果。中医在治疗阴虚燥热时，主要以益气养阴、清热生津为治疗方法，但在处方选药上，就涉及临床择药技巧问题。如针对糖尿病的阴虚燥热症状，中药的作用是较好的；但是，如果能够在着眼于中医证的同时，重视西医的病，选择中药时既考虑到清热生津、益气养阴法对证的治疗作用，又考虑到降低血糖、消除尿糖、纠正代谢紊乱等对病的治疗作用，中西并重，取长补短，就可以最大限度地发挥中药的作用。常用清热生津的中药有金银花、地骨皮、葛根、玄参、生地黄、知母、黄连、黄柏等；具有益气养阴作用的中药有人参、黄芪、黄精、白术、山药、绞股蓝、甘草、白芍、玉竹、女贞子、枸杞子、何首乌等。这些中药在临床使用时，既考虑了病所引起的血糖升高，又考虑了证所表现的阴虚燥热，依此辨证辨病组方，或据此随证加减，可以增加处方用药的准确性和合理性。因为有的中药虽然可以治疗阴虚燥热的症状，但却能升高血糖，若从病证结合的角度考虑，还是以不用为好。例如，党参能补气，改善气短乏力症状，石斛能滋阴生津，改善阴虚口渴症状等，但这些药物还能够升高血糖，血糖不降，症状虽然减轻，但对糖尿病而言仍然不能说是缓解。此外，能够升高血糖的中药还有柴胡、秦艽、紫苏、生姜、槐花、槐米、龙葵、竹叶、鹿蹄草等。

二、标本兼顾，积极防治并发症

治疗糖尿病并发症，应该从本质上把握疾病的发展变化规律，把宏观的症状和微观的病理变化结合起来，标本兼顾，全面考虑，方可以取得较高的临床疗效。中医学认为，先病为本，后病为标。对于糖尿病而言，糖代谢紊乱导致的高血糖、高尿糖是本，由此导致的各种并发症是标。因此，在治疗上要以纠正糖代谢紊乱，降血糖，增加机体免疫力为治本，相应的对症治疗为治标，这样标本兼顾，可以较好地防治并发症。

西医学认为，糖尿病患者由于糖代谢紊乱，使得全血比黏度、血浆比黏度、红细胞压积、红细胞电泳时间、红细胞变形能力，以及血胆固醇、甘油三酯均高于正常，血液呈凝、聚、浓、黏状态，其结果是导致毛细血管壁增厚，血液动力学及血液成分的改变，出现微循环障碍。这些都与中医所说的瘀血证非常相似。糖尿病的各种并发症，基本上都有不同程度的微循环障碍，基于以上考虑，在治疗糖尿病并发症时，以益气养阴、清热通络、活血化痰为主要治则，在降血糖、纠正代谢紊乱、改善微循环、降低血液黏度的同时，注意临床症状的改善。如治疗糖尿病坏疽，用仙方活命饮清热解毒，活血止痛，加丹参、赤芍；治疗劳咳，用百合固金汤加重当归、赤芍、白芍、生地黄、熟地黄用量；治疗糖尿病泄泻，用七味白术散加当归、熟地黄；治疗糖尿病肾病水肿，用济生肾气丸加杜仲、淫羊藿保护肾功能；治疗糖尿病神经病变肢体麻木，用黄芪四物汤加水蛭；对于糖尿病导致的虚脱，则用大剂量黄芪生脉饮；对于糖尿病患者的肾虚症状，可以选用杜仲、淫羊藿；枸杞子、菊花补肝明目，降血糖，降血脂，对于糖尿病导致的眼部疾病有较好的治疗作用，如杞菊地黄丸；人参、黄芪补气，改善气虚症状，降血糖，增加机体免疫功能；三七活血行瘀，通经活络，双向调节糖代谢，降低胆固醇，增加机体免疫功能；牡丹皮、栀子活血散瘀，对于糖尿病导致的视网膜病变有较好的治疗作用；丹参、川芎抑制血小板凝集，改善微循环；红花降血脂，改善微循环，解除循环障碍；山楂降血脂，活血通经；泽泻利水渗湿清热，降血糖，降血脂；金银花清热解毒，降血糖，降血脂，如金芪降糖片；知母清热除烦，降血糖，配合石膏，可以更大限度地发挥降糖作用，如白虎加人参汤；葛根生津止渴，清热，既可以降糖，又可以改善心脑血管血流量，降血压，对于预防治疗糖尿病导致的心脑血管疾病大有益处。上述中药在改善症状的同时，都具有降血糖的作用，这样准确合理地用药，病证结合，标本兼顾，有利于糖尿病的治疗康复。

三、重视中药的综合作用，开拓用药新思路

多了解一些中药的药理、药化知识，重视中药的综合作用，可以开拓临床用药新思路。因为中医治疗糖尿病，并不拘于降糖一途，如果把主要研究精力放到降糖上，可能会顾此失彼，以偏概全。现代研究表明，血糖的调节机制比较复杂，通过减少葡萄糖在肠道的吸收，增加胰岛分泌的胰岛素，增加靶细胞上胰岛受体数量，增加胰岛素的敏感性，减少对胰岛素的抵抗，增加细胞的葡萄糖转运子（GLUT），减少胰岛素的对抗激素（如胰高血糖素），以及增加糖的无氧酵解，或不依赖胰岛素的代谢等，都可以使血糖降低，而这些往往又是中药综合作用的优势所在，很有必要加强临床应用研究。

基于以上考虑，在治疗糖尿病时，既要重视现代药理成果，更要重视中药的综合作用。如人参的降血糖机制是多种多样的，人参多肽的降糖作用，是通过促进糖原分解，或抑制乳酸合成肝糖原，同时刺激琥珀酸脱氢酶和细胞色素氧化酶的活性，使糖的有氧氧化作用增强来完成的；而人参皂苷则是通过刺激胰岛释放胰岛素，并促进葡萄糖引起的胰岛素释放来完成的；人参多糖的降血糖则是通过增加糖利用，减少糖生成来实现的。葛根是通过对抗肾上腺素的升血糖作用来降糖的；黄连则是由其有效成分小檗碱通过糖原异生和/或促进糖酵解产生降糖作用，同时还可以降血脂。

在糖尿病的治疗过程中，在控制饮食的基础上，重视食疗也是非常重要的。因为糖尿病患者具有多饮、多食、多尿等症状特点，所以，饮食注意提高碳水化合物量，降低脂肪比例，对改善血糖耐量有较好的效果。而在降糖食品方面，苦瓜、南瓜、葫芦瓜、冬瓜、玉米须、洋葱、大蒜、山药、菠菜、芹菜等，都具有较好的降糖效果，又属于药食同源，用此做成的糖尿病的药膳，如菠菜根粥（含菇类降糖成分）、枸杞粥（降糖降脂，增强免疫）、萝卜粥（含双链核糖核酸，有干扰素诱导剂作用）等，可以使食借药力，药借食味，协同作用，达到防治目的。

【周超凡，于智敏. 治疗糖尿病的用药思路［J］. 中医杂志，1997（07）：429-430】

中医治疗糖尿病的用药思路与方法

糖尿病是一种常见的代谢内分泌疾病。近20年来，由于改革开放，经济发展，生活方式改变，体力活动减少，缺乏体育锻炼，营养不合理（包括过剩与缺乏）等的影响，我国糖尿病和糖耐量减退的患者增长迅速，而且还有继续增加的趋势。糖尿病患者总人数已由700余万增至2600多万。因此，加强对糖尿病患者的宣传教育，做好糖尿病的防治工作是件大事。

中医学有消渴病，包括西医学中的糖尿病和尿崩症。中医治疗糖尿病，对糖尿病及并发症改善有独特的疗效，其降糖作用尚不够理想，有待进一步研究提高。经过多年研究与临床实践，总结出以下7个用药思路。

一、中医辨证与西医辨病相结合

中医学认为消渴病的基本病机是阴津亏损，燥热偏盛，而以阴虚为本，燥热为标。阴愈虚而燥热愈甚，燥热愈盛而阴愈虚，阴虚与燥热之间常互为因果。阴虚燥热常常波及肺、脾、肾三脏。因此中医学治疗消渴病常以"三消"立论。处方用药重在解决阴虚燥热问题，对于降糖往往不够重视，也未充分利用现代医学的调整胰岛功能、纠正代谢紊乱、降低血糖、消除尿糖的思路。经过多年临床实践，深深体会到在治疗糖尿病时应以病为主，病证结合，取中西之长，扬长避短，是可以提高治疗糖尿病的疗效的。糖尿病的诊断主要靠西医诊断，若靠三消症状诊断往往不能及时发现。

糖尿病诊断标准：

空腹血糖：< 6.1mmol/L，血糖正常；6.1～6.9mmol/L，血糖增高；≥ 7.0mmol/L，糖尿病。

餐后血糖：< 7.8mmol/L，血糖正常；7.8～11.0mmol/L，血糖增高；≥ 11.1mmol/L，糖尿病。

糖后血糖：< 7.8mmol/L，血糖正常；7.8～11.0mmol/L，糖耐量减损；≥ 11.1mmol/L，糖尿病。

二、中药理论与中药药理、毒理相结合

中药理论指导中医临床用药，对改善中医阴虚燥热病机所引起的临床症状，如多饮、多食、多尿等效果很好，但降糖作用不一定理想。未能充分掌握利用73种现代药理理论对血糖有影响的中药。降糖的有人参、黄芪、白术、茯苓、黄精、山药、葛根、白芍、地黄、枸杞子等56种中药；升糖的有柴胡、紫苏、生姜、龙胆草、秦艽、龙葵、瓜蒌、党参、杜仲、鹿蹄草等17种中药。临床用药时，在中医药理论指导下，在辨证论治中应充分发挥中药降糖作用的科研成果，尽量避免使用升高血糖的中药。过去，人们常常说中药无毒，无明显毒副作用，其实也不尽然。《中国药典》就收载70个有毒的中药。糖尿病患者是要长期服药的，对于有毒的中药、有毒理报道的中药应当避免使用，以免加重肝肾的负担。

三、治疗糖尿病与治疗糖尿病并病相结合

治疗糖尿病改善症状，控制血糖、尿糖，纠正脂肪、蛋白质的代谢是十分重要的。如果糖尿病未得到及时治疗或治疗后未得到很好控制，就很容易出现各种各样的并发症。心、脑、肾的并发症即冠心病、中风、糖尿病肾病往往是糖尿病患者致死的重要原因。

治疗糖尿病要从本质上把握疾病发生发展变化的规律，把中医宏观的证候与西医微观的病理变化结合起来，标本兼顾。对于糖尿病而言，糖代谢紊乱导致高血糖，尿糖高是本，由此导致的各种并发症是标。

中医学认为，糖尿病阴虚为本，燥热为标。阴虚血少，燥热伤气，进而出现"阴虚血必滞""气虚血必瘀"。西医学认为糖尿病患者由于糖代谢紊乱（使全血比黏度、血浆比黏度、红细胞压积、红细胞电泳时间、红细胞变形能力及血胆固醇、甘油三酯升高），血液呈浓、黏、凝、聚状态，其结果是导致毛细血管壁增厚，血液动力学及血液成分改变，出现微循环障碍。这些都与上述的血滞、血瘀的瘀血状态是十分相似的。糖尿病的各种合并症，如冠心病、中风、肾病、视网膜病变、白内障、耳聋、周围神经炎，乃至糖尿病肾病，都直接或间接与中医的瘀血证有关。针对上述中医的病机、西医的病理，中医常常选用益气养阴、活血化瘀的治法，这是治疗糖尿病的主要方法。其他，还有从毒论治的，如瘀毒、热毒、糖毒、脂毒等，临床也可酌情使用。

四、饮食疗法与运动锻炼相结合

在糖尿病治疗过程中，饮食疗法、运动锻炼与药物治疗具有同等重要的意义与作用。目前许多糖尿病患者饮食不合理，存在着高糖、高脂、高蛋白、高盐、低钙、低纤维素、低维生素的特点，没有认真采用宝塔型的食物营养模式，饮食的现代化、西方化是导致糖尿病发病率增高的重要原因之一。适当节制食、少食多餐，既可控制餐后血糖过高，也可减轻胰岛细胞的负担。每日进食总量及三大营养素所占比例要根据个人具体情况准确计算，严格遵守。当患者肾功能尚好时，为了保持其精力、体力、免疫力，防止消瘦、体重减轻，可适当提高蛋白质（牛奶、鱼、瘦肉、鸡蛋）的比例，降低碳水化合物、脂肪的比例，可改善糖耐量、免疫功能。充分利用降糖蔬菜、水果，如苦瓜、南瓜、葫芦瓜、冬瓜、萝卜、洋葱、山药、菠菜、黄鳝等。运动锻炼可降低血糖，"饭后百步走，活到九十九"是有道理的，要量力散步，或安步当车，增加活动，以增加葡萄糖的利用与转化，降低血糖。希望大家记住"合理饮食，戒烟限酒，适度运动，心情愉快"十六个字，这是保持身心健康的四大基石。

五、糖尿病的辨证分型

消渴病有上、中、下三消之分，肺热、胃热、肾虚之别。患者三消症状常常并存，只是在临床上表现的轻重不同而已。

根据中药新药治疗糖尿病的临床研究指导原则，中医证候分为五型：

1. 阴虚热盛证

主症：咽干口燥，心烦畏热。

次症：渴喜冷饮，多食易饥，尿赤便秘。

舌脉：舌红苔黄，脉细滑数或细弦数。

方药：以玉女煎为主，在石膏、熟地黄、麦冬、知母、怀牛膝基础上，酌加天花粉、大黄、泽

泻、茯苓。

2. 湿热困脾证

主症：腹脘腹胀，或食后饱满，头身困重。

次症：形体肥胖，心烦胸闷，四肢倦怠，小便黄赤，大便不爽。

舌脉：舌红苔黄腻，脉滑而数。

方药：以连朴饮为主，厚朴、黄连、半夏、石菖蒲、栀子、豆豉、芦根，酌加苍术、白术、麦芽、砂仁。

3. 气阴两虚证

主症：咽干口燥，倦怠乏力。

次症：多食易饥，口渴喜饮，气短懒言，五心烦热，心悸失眠，尿赤便秘。

舌脉：舌红少津，苔薄或花剥，脉细数无力或细弦。

方药：以生脉饮与玉女煎合参，即人参、麦冬、五味子、石膏、熟地黄、知母、怀牛膝，还可加北沙参、鲜石斛。

4. 阴阳两虚，血瘀水停证

主症：神疲乏力，咽干口燥，腰膝酸冷或手足畏寒，夜尿频多。

次症：头晕眼花，心悸失眠，自汗易感，气短懒言，颜面肢体浮肿，尿多浊沫或尿少，男子阳痿，女子性欲淡漠，大便失调。

方药：以济生肾气丸为主，生地黄、山药、山茱萸、茯苓、泽泻、牡丹皮、怀牛膝、车前子，酌加三七、虎杖、赤芍等活血化瘀中药。

5. 脉络证

主症：胸痛、肋痛、腰痛、背痛，疼痛固定，或为刺痛，肢体麻木，疼痛夜甚。

次症：肌肤甲错，口唇紫暗，面部瘀斑，心悸健忘，心烦失眠。

舌脉：舌质暗，有瘀斑，舌下脉络青紫迂曲，脉弦或涩。

方药：以血府逐瘀汤为主，桃仁、红花、当归、川芎、赤芍、川牛膝、桔梗、枳壳、甘草。方中去柴胡，因柴胡有升糖作用，可考虑用荔枝核。

六、糖尿病主要症状的用药方法

一要符合中医随症用药原则；二要尽量选择有降糖作用的中药；三要不使用有升糖作用的中药。现将常见的 24 个症状分述于下。选用的中药大多数是既对症又降糖的，少数是只对症不降糖的，文中用星号"*"标出，以供参考。

1. 口渴喜饮

石膏 *、知母、天花粉、北沙参 *。

2. 多食易饥

黄连、知母、天花粉、麦冬、石斛。

3. 小便频多

山茱萸、枸杞子、女贞子、桑螵蛸 *。

4. 夜尿频多

山茱萸、蛤蚧、山药、益智仁 *。

5. 大便不爽

炒白术、苍术、山药、葛根。

6. 大便干燥

大黄、生地黄、玄参、牛蒡子、生白术（50克）。

7. 大便频多

炒白术、苍术、薏苡仁、莲子*、白扁豆*。

8. 心烦

黄连、麦冬、栀子*、莲子心*。

9. 手足心热

地骨皮、知母、生地黄、白芍、女贞子。

10. 脘腹胀

麦芽、木香*、砂仁*、荔枝核。

11. 头身困重

苍术、白术、茯苓、薏苡仁、昆布、汉防己。

12. 倦怠乏力

人参、黄芪、白术、黄精、茯苓。

13. 气短懒言

人参、黄芪、黄精、玉竹、白术。

14. 心悸

玉竹、麦冬、柏子仁*、当归*。

15. 失眠

灵芝、酸枣仁*、远志*、夜交藤*。

16. 健忘

人参、灵芝、三七、淫羊藿。

17. 腰背酸痛

羌活*、独活*、怀牛膝*、香附*。

18. 腰膝酸软

枸杞子、女贞子、熟地黄、怀牛膝*。

19. 手足畏寒

附子、麻黄、淫羊藿。

20. 多汗

黄芪、山茱萸、白芍、白术、女贞子。

21. 浮肿

茯苓、黄芪、泽泻、汉防己、麻黄、玉米须、昆布。

22. 胸胁痛

赤芍、三七、延胡索*、虎杖、夏枯草。

23. 肢体麻木

三七、赤芍、白芍、白蒺藜、全蝎*、僵蚕。

24. 肢体疼痛

三七、虎杖、乌头、威灵仙、鬼箭羽、卷柏。

七、治疗糖尿病的临床用药技巧

熟能生巧，要熟悉治疗糖尿病的常用中药的理论，而且要掌握其药理、毒理，做到融会贯通，临证用药才能得心应手。

对传统中药应巧用，如烦渴引饮，石膏配知母；阴虚火旺，知母配黄柏；气阴两虚，人参配麦冬；湿热下注，黄柏配苍术。

在现有中药药理研究的基础上，开拓用药新思路，如黄芪，有补气升阳、益上固表、利水消肿、托毒生肌的功效，经过黄芪的药理学研究，黄芪有降糖作用，用于气虚的糖尿病患者是很合适的。糖尿病患者不仅血糖高，往往血脂也高，而黄芪有降脂作用。还有部分患者，尤其是老年糖尿病患者往往合并高血压，黄芪还有降压作用。这样一来，用黄芪就起到降糖、降脂、降压的作用。其他还有改善冠脉供血、保护心肌的作用，改善肾功能、减少尿蛋白的作用，调节免疫功能、防止皮肤感染的作用，等等，这就是一药多用，在糖尿病患者身上发挥综合作用。又如三七有化瘀止血、活血定痛的功效。药理研究发现三七对糖代谢有双向调节的作用（与人参相似），可用于糖尿病患者，降血脂、降血压、抗心肌缺血、抗心律失常，还可用于冠心病，并能改善机体免疫功能，对防止感染有一定的意义。其他如葛根、泽泻等，在糖尿病患者身上都可发挥一药多用的综合作用的优势。

附：

降血糖中草药：人参、五加皮、黄芪、白术、茯苓、山药、麦芽、葛根、灵芝、生地黄、熟地黄、白芍、枸杞子、女贞子、麦冬、玉竹、玄参、知母、石斛、山茱萸、附子、淫羊藿、蛤蚧、桑叶、牛蒡子、地骨皮、天花粉、知母、三七、大黄、虎杖、赤芍、紫草、夏枯草、藕节、黄连、熊胆、桔梗、枇杷叶、薏苡仁、玉米须、昆布、汉防己、泽泻、乌头、麻黄、苍耳子、苍术、威灵仙、鬼箭羽、卷柏、白蒺藜、僵蚕、蚕蛹、荔枝核。

升血糖中草药：党参、刺五加、杜仲、紫苏、生姜、柴胡、龙胆草、秦艽、龙葵、槐花、槐米、瓜蒌、浙贝母、淡竹叶、娑罗子、鹿蹄草、全蝎。

降糖食品：苦瓜、南瓜、葫芦瓜、洋葱、大蒜、山药、萝卜、菠菜、芹菜、银耳、燕麦、玉米须、黄鳝、蚕蛹。

【周超凡. 中医治疗糖尿病的用药思路与方法［J］. 首都医药，2004（21）：43-45/ 周超凡，陈京莉. 中医治疗糖尿病的用药思路与方法［J］. 中国中医药信息杂志，2003（05）：81-82】

周超凡用健脾益气化痰祛瘀法治疗脂肪瘤

【摘要】介绍周超凡教授治疗脂肪瘤的经验。周超凡认为该病的病位在肝脾，基本病机是脾气亏虚、痰瘀互结，以扶正祛邪为主要治则，以健脾益气、化痰祛瘀为主要治法，并运用自拟方加减治疗该病。强调临证时应当重视血脂的治疗，在辨证论治的基础上结合现代药理研究优先选择有降脂作用的中药，血脂较高者可联合降脂中成药。针对脑部脂肪瘤适当选取能透过血脑屏障的中药，脂肪瘤的治疗是一个长期的过程，需积极探索新方案内外同治，以期取得更好的疗效。

脂肪瘤是一种临床常见的良性体表肿瘤，患者以中老年居多，由分化良好的脂肪组织构成，多位于肩背及胸腹、四肢等肌肉丰厚部位的皮下组织内，也可出现在肌肉深层和大脑等。脂肪瘤常为局限性肿块，单发或多发，无疼痛，生长缓慢，呈膨胀性生长，多具有包膜，可有分叶，瘤体表面皮肤正常。触诊质软有假囊性感，边界清楚，个别瘤体可达巨大体积，皮肤可因摩擦而变粗糙。该病虽仅有个别可发展为恶性脂肪瘤，但其多发性和进展性还是给患者带来了心理负担。

脂肪瘤的治疗难度较大，位于皮下浅层的脂肪瘤小于1cm的病灶可采用微创治疗，孤立且较大者可采取手术治疗。其中多发性脂肪瘤大多较顽固，常出现手术切除后此消彼长，难以彻底清除，甚至越切越多。中医药治疗脂肪瘤在消除瘤体病灶、防治病灶复发和改善预后等方面有一定疗效，因此需要积极探索行之有效的中医内治法，故将与周超凡教授临证学习体会简述于下。

一、脾虚痰瘀互结是脂肪瘤的基本病机

脂肪瘤属于中医学"脂瘤""痰瘤""筋瘤""肉瘤""痰核"等范畴。该病早在《黄帝内经》（以下简称《内经》）就有记载。《灵枢·九针论》云："四时八风之客于经络之中，为瘤病者也。"《外科正宗·瘿瘤论》对肉瘤的描述"软似绵，肿似馒，皮色不变，不紧不宽"与体表脂肪瘤的特点完全一致。《灵枢·刺节真邪》载："虚邪之入于身也深，寒与热相搏，久留而内著……邪气居其间而不反，发为筋瘤。"指出该病的病因在于五脏失调，脾失健运，导致机体痰湿内生，气血阴阳逆乱，痰瘀互结而成瘤。脂肪瘤的产生常由于七情内伤，素体亏虚，复感外邪则生痰聚瘀而发为此病。

周超凡认为，该病为脏腑功能失调的病理产物，基本病机是脾气亏虚、痰瘀互结，病位主要在肝脾。该病或因过食辛甘厚味，饮食不节，或思虑劳倦，损及脾胃，致脾虚失健、痰湿内生。或因情志不遂，郁怒伤肝或肝郁气滞，血随气停，瘀血内生，痰瘀交阻而结于皮下，凝而成核。痰湿瘀血互结是脂肪瘤形成的重要病理环节，可因痰致瘀也可因瘀致痰，两者相互影响共同致病。

二、扶正祛邪为主要治则，健脾益气、化痰祛瘀为主要治法

周超凡通过多年的临床实践体会到，脂肪瘤的治疗当以扶正祛邪为主要治则，健脾益气、化痰祛

瘀为主要治法。认为治痰瘀之法当溯本求源，见痰休治痰。该病的论治当在健脾益气基础上，理气活血、燥湿化痰以消散瘤体。《医宗必读·痰饮》曰："脾为生痰之源……脾复健运之常，而痰自化矣。"故健脾扶正以治其本，针对痰凝血瘀，遵《内经》"坚者消之，结者散之，留者攻之"之法，化痰活血以治其标。临证时，根据痰湿血瘀的程度不同而有所倚重，痰湿重者以健脾益气、祛湿化痰为主；血瘀重者当以理气健脾、活血化瘀为先。补虚需健脾益气，则虚得补，实亦散；泻实需化痰消瘀则邪去正安，精血津液得以正化。

三、辨治经验

基于以上病因病机及治则治法，周超凡在临床中以自拟方治疗脂肪瘤。方药：生黄芪 15g，绞股蓝 20g，红曲 15g，清半夏 10g，丹参 12g，莱菔子 12g，白芥子 10g，浙贝母 12g，生牡蛎 15g，玄参 12g，莪术 10g。方中生黄芪、绞股蓝益气健脾，以除生痰之源。绞股蓝含人参皂苷 Rb1 和人参皂苷 Rg3 等多种皂苷类成分，有较好的抗氧化、降血脂、保肝作用。红曲成分中含 20 多种他汀及豆甾醇等多种降脂成分，能有效降低血脂。生牡蛎、浙贝母、玄参合用为治瘰疬痰核之专方消瘰丸，药少力专、软坚消痰而不伤正。用清半夏、莱菔子燥湿祛痰，辛温燥烈的白芥子以利气豁痰。用丹参、莪术以行气活血化瘀，助瘤体消散。全方扶正祛邪、攻补兼施，共奏健脾益气、化痰祛瘀之功，临证时需全面权衡正虚与邪实的关系，随证加减。

脂肪瘤的发生与脂代谢紊乱有明显相关性，临床常优先选择既符合辨证论治又有明确降脂作用的中药。临证时以健脾益气为主，可选黄芪、白术、绞股蓝；以健脾理气为主，可选山楂、薤白、陈皮；以补益肝肾为主，可选枸杞子、女贞子、山茱萸、灵芝、桑寄生、怀牛膝；以化痰软坚为主，可选陈皮、半夏、浙贝母、海藻、昆布；以活血化瘀为主，可选三七、蒲黄、当归、川芎、姜黄、银杏叶；以清热解毒为主，可选黄连、黄芩、菊花、荷叶；以通便降浊为主，可选决明子、酒大黄、虎杖。

四、典型病案

1. 多发脂肪瘤

案 1：任某，男，34 岁，2016 年 12 月 14 日初诊。

患者体型中等偏胖，全身多发脂肪瘤，症见多发脂肪瘤，双上肢背部、腹部多见，大小不等，有 10 余枚，大者如核桃，小者如黄豆，质硬无压痛，多汗乏力，夜寐安，纳可，时腹胀，二便尚可，舌淡红，苔薄白，脉滑。患者平素不吃早餐，饮酒多，血脂较高。

处方：黄芪 15g，绞股蓝 10g，山茱萸 10g，红曲 15g，清半夏 10g，陈皮 10g，枳壳 6g，莱菔子 10g，三七 5g（冲服），浙贝母 12g，玄参 15g，生牡蛎 15g（先煎），泽泻 10g。嘱患者清淡饮食、戒酒，三餐规律饮食，适度运动，为加强降脂作用加服血脂康。

2016 年 12 月 28 日二诊：较小脂肪瘤明显减小，较大者变软，活动度增加，多汗乏力，大便黏，每日一行，舌淡红，苔薄白，脉滑。血脂下降，嘱患者继服血脂康。处方：生黄芪 15g，生白术 12g，山茱萸 10g，枸杞子 12g，清半夏 10g，莱菔子 10g，白芥子 6g，枳壳 10g，三七 5g（冲服），浙贝母 12g，玄参 15g，泽泻 10g。

按：二诊处方加白术健脾祛湿，增加健脾之力；去辛温之白芥子，防止其燥散太过有伤肝肾之虞；枸杞子、玄参补肾滋阴；半夏、陈皮、枳壳加强理气化痰作用；莱菔子健脾消胀；泽泻可利水渗湿、泄肾浊，使邪从小便出。周超凡考虑临床所见脂肪瘤患者多脾虚不运、痰湿内生、肝血瘀阻日久而成脂浊流注体内，常伴有血脂代谢异常，因此血脂高的患者当积极治疗，故选毒副作用较小的红曲制剂血脂康治疗。

2. 脑脂肪瘤

案2：叶某，男，55岁，2009年6月28日初诊。

患者患脑干脂肪瘤，多家医院治疗乏效故前来求诊。症见头痛频发，每周4～5次，伴恶心呕吐，头沉昏蒙，面色稍暗，纳可，眠一般，二便调，舌稍暗，苔白、脉弦。既往有肥胖、高脂血症史，服用辛伐他汀片治疗。

处方：当归12g，川芎12g，赤芍10g，红花10g，延胡索12g，白芷12g，菊花12g，清半夏10g，炒白术15g，天麻15g，酸枣仁20g，石菖蒲10g，炙甘草6g。水煎服20剂，因患者肝功能不全而将辛伐他汀改为血脂康。

2009年9月24日二诊：患者头痛次数减少，3个月内头痛发作6～7次，以枕部为主，疼痛程度减轻，纳可，眠安，二便调，舌稍暗，苔薄白，脉弦。处方：生黄芪20g，当归12g，川芎12g，赤芍12g，桃仁10g，红花8g，莪术10g，延胡索10g，白芷12g，徐长卿10g，炙甘草6g。患者体质量由83kg下降为75kg，血脂、肝功恢复正常，可进行正常的工作生活，故改用中药配方颗粒剂常服以求稳定。

按：发生在脑部的脂肪瘤在临床较为少见，在全部脑肿瘤中其发病率不到0.1%，被称为脑脂肪瘤。常见症状有头痛眩晕、恶心呕吐、精神症状及智力障碍，少数有轻偏瘫、脑积水等，也可无症状，于体检偶然发现。对脑脂肪瘤的治疗尚无特殊方法，较小者可采用伽马刀治疗，但因手术难度较大，并发症较多，无症状者一般不建议手术。目前，脑脂肪瘤患者的治疗与多发性脂肪瘤的治疗有所区别，中医治疗尽量选用能透过血脑屏障的药物。

此患者因频发头痛而前来求医，辨证属脾虚气滞、痰湿瘀滞而致的血滞痰凝证，治宜养血活血、化痰通络。初诊用四物汤合半夏白术天麻汤加减，四物汤可养血活血化瘀；白芷可散风除湿止痛；延胡索辛散温通，可行血中之气滞、气中之血滞，专治一身上下诸痛；天麻、菊花平肝息风止痉；清半夏、白术燥湿化痰，健脾祛湿；石菖蒲可化湿开胃，开窍豁痰；加酸枣仁养肝血、安心神。红花对高血脂有很明显的治疗效果，红花黄色素A可透过血脑屏障直接发挥作用；川芎的主要成分川芎嗪可迅速通过血脑屏障，并有利于维持其他中药在脑中的浓度；天麻所含的天麻素可透过血脑屏障进入脑内，并在脑、血及肝中迅速分解为天麻苷元，在组织中发挥中枢镇静作用。二诊时血脂已复正常，血瘀症状减轻，故治病求本、扶正以攻邪，加入养气血的黄芪、熟地黄，并由汤剂改为中药配方颗粒剂。

经过文献研究和临床观察发现，健脾益气、化痰祛瘀能使脂肪瘤缩小、变软，部分脂肪瘤消失，但是停药后易复发，疗效难以巩固，这是一个难题。患者长期服用汤剂有困难，为巩固疗效可采用中药配方颗粒剂。同时可考虑内外同治，开发巴布剂或远红外贴剂贴敷治疗，或采用瘤体中药注射等，以期取得更好的疗效。以上设想与建议，在今后治疗中将进一步研究探索。

参考文献

［1］张新合. 皮下多发脂肪瘤致病相关基因分析［D］. 上海：第二军医大学，2012：13-14.

［2］许小伟，贾旭东. 从痰饮论治多发性脂肪瘤1例［J］. 实用中医药杂志，2015，31（6）：579.

周超凡

学术传承文集

［3］方俐. 从脾论治多发性脂肪瘤 22 例［J］. 山西中医，2001，17（4）：26-26.

［4］邹积英，曲秀娟，王岩. 针药并举治疗多发性脂肪瘤 12 例［J］. 辽宁中医杂志，2004，13（6）：515-515.

［5］薛锦程，邓咏诗. 中医辨治多发性脂肪瘤［J］. 医药前沿，2016，6（17）：298-299.

［6］陈实功. 外科正宗［M］. 上海：上海科学技术出版社，1989：150.

［7］李中梓. 医宗必读［M］. 上海：上海科学技术出版社，1987：253.

［8］廖秀英. HPLC 程序可变波长法测定绞股蓝中芦丁、人参皂苷 Rb1 和槲皮素［J］. 中国实验方剂学杂志，2013，19（3）：127-129.

［9］邢韶芳，陈道金，刘慧敏，等. 壮药"国虾薄"（绞股蓝）热处理产物中人参皂苷 Rg3 的分离与鉴定［J］. 中国实验方剂学杂志，2014，20（9）：120-124.

［10］葛锋，王艳，王剑平，等. 红曲中主要活性成分的研究［J］. 昆明理工大学学报：自然科学版，2012，37（2）：61-64.

［11］王忠诚. 王忠诚神经外科学［M］. 武汉：湖北科学技术出版社，2005：745.

［12］曹军，黄应桂，柳建军. 脑脂肪瘤一例［J］. 中华肿瘤杂志，1996，18（4）：304.

［13］王会玲. 红花黄色素的现代研究概述［J］. 中国中医药科技，1998，5（5）：333-334.

［14］罗瑞静，何建成. 中药对血脑屏障的影响及其展望［J］. 中华中医药学刊，2011，28（5）：1021-1023.

［15］游金辉，谭天秩，匡安仁，等. 3H- 天麻苷元和 3H- 天麻素在小鼠体内的分布和代谢［J］. 华西医科大学学报，1994，25（3）：325-328.

【咸庆飞，刘颖，周超凡. 周超凡用健脾益气化痰祛瘀法治疗脂肪瘤［J］. 中国中医基础医学杂志，2018，24（06）：843-845】

中医药治疗肿瘤五要素探析

【摘要】总结中医临床治疗肿瘤要把握五个要素。一是抓主症，明辨先后主次，体现中医治病求本、急则治标、缓则治本的原则；二是明辨虚实，决定处方扶正祛邪的用药比例，并根据疾病的不同时期制定合理的处方；三是慎用有毒中药，协调好趋利避害关系，主张避害先于趋利；四是主张中成药的应用也要辨证论治，药证对应是前提；五是重视调心神，只有精神内守，才能实现形神合一，心身一体，形与神俱。

肿瘤的产生是诸多因素作用，经过复杂的变化过程发展而来的，与人体的内环境和外界的外环境密切相关。2007 年 Kenny 等提出肿瘤的"种子和土壤"学说，形象地比喻了肿瘤与肿瘤微环境的关系。缺氧、酸性微环境与炎性微环境等是肿瘤微环境的核心特征，其与肿瘤细胞的增殖、侵袭和转移密不可分。中医学认为，人体是一个有机整体，机体阴阳气血失衡或正气不足，体现在局部则是容易导致肿瘤发生。恶性肿瘤病因病机的根本是本虚标实，是全身性疾病的局部表现，手术、放疗、化疗等治疗手段针对的仅仅是局部病变部位和症状的治疗，难以彻底改变机体内在的不平衡状态，中医药通过调节脏腑气血，纠正机体阴阳失衡，改善人体内在环境，来达到抗肿瘤的效果。

一、抓主症，缓解主要病痛

肿瘤因病情复杂、变化多端，往往寒热错杂，虚实夹杂，表里同病，局部症状与全身症状并见，许多患者同时身患多种其他疾病，临床治疗很难兼顾，给辨证论治增加了难度，这也是影响中医药治疗效果的原因之一。

抓主症思想，是借鉴《伤寒论》"伤寒中风，有柴胡证，但见一证便是，不必悉具"的论述，文中的"但见一证便是"即为主症。清代医家徐大椿在《医学源流论·病症不同论》中指出："凡病之总者，谓之病。而一病必有数症。而治之法，或当合治，或当分治，或当先治，或当后治，或当专治，或当不治，尤在视其轻重缓急，而次第奏功。"两相参校可知，临床诊疗时明辨先后主次、轻重缓急的根本就是抓好主症，如此才能在实践中发挥作用，更好地指导临床治疗。

1. 审察病机，抓主症，指导处方

许多肿瘤患者在寻求中医治疗时，疾病大多已进展为中期、晚期，患者除恶性肿瘤本身的临床表现外，往往合并高血压、冠心病、心律失常、糖尿病、肾病等多种疾病；还有部分患者经过手术、放疗、化疗等治疗后，出现全身多个系统、组织器官的虚衰，加之患者生活质量降低，情绪不稳定，这些因素都给辨证论治增加了难度。

主症在疾病某一阶段表现突出，给患者造成的痛苦大，患者最希望解除或减轻，也最能反映刻下疾病的本质与病机特征，因此急需解决。抓主症，尽快解除患者的主要病痛，为治疗赢得时机，为患者增加信心，对医患双方都至关重要。针对主症施治也是中医治病求本的集中体现。徐大椿在《兰台

《轨范》中指出："一病必有主方，一方必有主药。""或病名同而病因异，或病因同而病症异，则又各有主方，各有主药。千变万化之中，实有一定不移之法。"

2. 精简处方，减药量，效专力宏

抓主症的目的之一也是精简处方，以期突出方剂核心功效，使其效专力宏，进而实现分期治疗。有些临床医生采用大处方治疗肿瘤，试图标本兼顾，面面俱到，实则目的不明确，重点不突出。有些医生治疗用药为二三十味药，甚者多达四五十味药，一剂药剂量平均为 350g 左右。剂量如此大的处方重点不突出，针对性不强，并不能保证量效关系，有时甚至适得其反。如果煎服量小，药物的有效成分不能完全析出，影响疗效，还浪费药材，增加患者的经济负担；煎煮量过大，患者难以按时服用完毕，且增加胃肠负担，影响脾胃功能，出现纳呆等症，也不利于疾病的治疗。

3. 一药多用，靶点明，精准定位

抓主症可以更好地借鉴现代药理学研究成果，发挥一药多用的特长，有利于精简处方，准确用药，避免或减少大处方。例如，胃癌患者同时伴有上消化道出血、幽门梗阻、上腹疼痛、嗳气呕恶、消瘦乏力、舌质暗、脉弦细，疼痛、出血是刻下的主症，常用膈下逐瘀汤加减治疗。方中加入针对主症的主药三七。三七一药多用，具备针对主症、主方、主药的多重功效，有上消化道出血可以止血，针对腹痛而祛瘀定痛，同时还能改善舌质紫暗、舌静脉瘀滞，缓解幽门梗阻；此外，三七还能减轻化疗对骨髓的抑制作用，防止白细胞、血小板水平降低；有些治疗肿瘤的药物有心脏毒性，易引起心律失常，而三七则有抗心律失常、改善心肌缺血的作用。

二、明虚实，扶正祛邪有比例

《素问·通评虚实论》云："邪气盛则实，精气夺则虚。"中医药治疗肿瘤，必须明辨邪正盛衰，具体的判断方法应辨病与辨证论治相结合，参考检查指标，据此确定扶正祛邪处方用药的比例，协调二者之间的关系。

1. 辨证辨病，取所长，正邪兼顾

中医药治疗肿瘤必须坚持辨证论治与辨病论治相结合，两者各有所长，应扬长避短，不可扬此抑彼，有所偏废。现代诊疗技术为中医认识疾病、治疗疾病提供了有益的证据，应该吸收借鉴，在处方用药时要参考，更应把握其证候特点，辨证论治。两者相辅相成，共同实现对肿瘤全过程的干预及对证候的阶段性调整，这也是提高临床疗效的关键所在。总体把握，综合考虑，各有侧重，各类药物之间比例协调，扶正不忘祛邪，祛邪避免伤正，正邪兼顾，是对整体观念的全新诠释。

2. 分期论治，按比例，组方用药

肿瘤患者大多本虚标实，脏腑阴阳气血虚衰为本，痰、瘀、寒、湿之毒为标，因此治疗当以扶正祛邪为总原则，处方用药时应牢记"始终不忘扶正，时时不忘攻邪，常常扶正祛邪并用"，做到"扶正不留邪，祛邪不伤正"。《兰台轨范》云"方之各有法度，药之各有专能"，临床治疗绝不可心无定见，随心所欲，如此动辄误人。应根据肿瘤发病的不同阶段分期论治，明确扶正与祛邪之间的用药比例，以分期论治体现因时制宜，依病情轻重体现因人制宜，保证扶正祛邪治则治法的正确实施，同时因其侧重点的不同而力求精准，严格遵守，灵活变通，处方用药的合理性就会提高。

3. 类纂约注，详功用，触类旁通

汪昂《素问灵枢类纂约注》云："是以类相从，用便观览。""务令语简义明，故名约注。"基于中药功效，结合现代研究进展，对抗肿瘤中药进行类纂约注。

扶正类抗肿瘤药包括补肾培本、养阴生津、健脾益气3类。①补肾培本类：恶性肿瘤到晚期，多出现腰酸膝软、头目眩晕、形体消瘦、精神萎靡等肾虚症状，此时均可采用补肾培本法进行调治。常用药物有枸杞子、冬虫夏草、山茱萸、淫羊藿、巴戟天、补骨脂、肉苁蓉、骨碎补、何首乌、女贞子等。②养阴生津类：肿瘤中晚期患者，多出现乏力、发热、口干、便秘、自汗等气阴两虚的临床症状，放化疗期间的肿瘤患者也容易出现气阴两虚的症状，在治疗上多采用益气养阴方法。常用药物有生地黄、北沙参、天冬、麦冬、枸杞子、西洋参、木瓜、天花粉、女贞子、乌梅、余甘子等。③健脾益气类：肿瘤的形成过程是机体内部邪正斗争相互消长的过程，其发病大多由于机体正气亏虚，外邪乘虚侵入所致，在肿瘤发病的各个时期和阶段都应该强调扶助正气。常用药物有黄芪、白术、党参、太子参、甘草、黄精、山药、白扁豆等。

祛邪类抗肿瘤药包括清热解毒、活血化瘀、理气散结、化痰软坚、利水渗湿、以毒攻毒6类。①清热解毒类：大多数清热解毒药物均有较强的抗癌活性，并且从中分离提取出有效成分，如喜树碱、山豆根生物碱、长春新碱、长春花碱、穿心莲内酯等。清热解毒法主要应用于放化疗期间的不良反应的治疗，以及治疗肿瘤引起的炎性反应症状，如疼痛、发热等。常用药物有苦参、黄芩、黄连、白花蛇舌草、七叶一枝花、蒲公英、肿节风、半边莲、半枝莲、冬凌草、败酱草、牛蒡子、虎杖、鱼腥草、金荞麦、白鲜皮、知母、金银花、穿心莲、白及等。②活血化瘀类：肿瘤患者多伴有高血黏度特点而有利于肿瘤的转移，血行播散转移的肿瘤尤为明显。活血化瘀类中药具有抗凝、抗纤溶、降低血液黏稠度的作用，对于防止癌栓形成和肿瘤转移具有重要意义。常用药物有三七、丹参、莪术、当归、赤芍、郁金、石见穿、仙鹤草、银杏叶、独一味、王不留行、地龙、茜草等，能流通血脉，消散瘀滞，改善血液循环，祛除寒凝瘀毒，延缓或抑制肿瘤生长，同时提高机体免疫功能。③理气散结类：情志郁结，先形成气滞，进而形成血瘀，日久变成肿块。理气散结药是防治肿瘤的重要药物，临床常用的有柴胡、预知子、延胡索、香附、佛手、广木香、旋覆花、郁金、青皮、香橼等。④化痰软坚类：脾不健运，聚湿生痰，痰湿凝聚，血壅不通，痰湿着于脏腑形成阴毒，结于体表则形成瘰疬、瘿瘤。目前对于临床常见的妇科卵巢囊肿、卵巢癌、甲状腺肌瘤、子宫肌瘤等都可以采用软坚散结的治疗方法进行干预。常用药物有天南星、法半夏、浙贝母、山慈菇、瓜蒌、夏枯草、黄药子、玄参、牡蛎、海藻、海带、海蛤壳等。⑤利水渗湿类：临床上对于出现胸腔积液或者腹腔积液的患者，主要采用利水化湿法进行治疗，可以选用葶苈子、花椒目、泽泻、泽兰、猪苓、茯苓等具有利湿利水功效的中药进行调治。⑥以毒攻毒类：周岱翰认为，癌瘤的病机是"毒发五脏""毒根深茂藏"，故将导致癌瘤发生的毒邪和癌瘤产生的内毒称为"癌毒"。以毒攻毒药药性峻猛，常用药有斑蝥、蟾酥、蜈蚣、雄黄、硇砂、马钱子、鸦胆子、黄药子等。

基于辨病与辨证结合确定扶正与祛邪的用药比例，是临床实践经验的总结，体现了中医药治疗肿瘤"古为今用，洋为中用，推陈出新，创新发展"的特点。

三、慎毒药，趋利避害两相宜

中医药理论中"毒"的含义较多。《素问·异法方宜论》曰："其病生于内，其治宜毒药。"《素问·脏气法时论》也有"毒药攻邪"的论述，王冰注释为"能攻其病则谓之毒药"。张景岳在《类经》中提出："药以治病，因毒为能。"本文所论之"毒药"主要是指有毒中药。有毒中药合理准确使用确能起沉疴于顷刻，用之不当则会戕生害命。在中医临床实践中发现，许多寻求中医药治疗的肿瘤患者，或者病至中晚期出现转移，失去最佳治疗时机，或者经过手术、放疗、化疗，身体虚弱，脏腑功能出现异常。因此，临床治疗时必须权衡斟酌，最大限度地趋利避害。对于恶性肿瘤患者来说，有时避害更加重要。毕竟取效缓慢尚可期待，而盲目追求速效则会危殆立至。

1. 据病定治，明药理，趋利求稳

趋利就是要多用一些扶正类抗肿瘤药，还能防治白细胞降低，抗放射性损害，减轻西药抗肿瘤药、放化疗毒性反应。现代医学研究表明，枸杞子、西洋参具有升高白细胞水平的作用；具有升高白细胞水平作用的药物还有灵芝、刺五加、女贞子、山茱萸、黄芪、白术、鹿茸、肉桂、鸡血藤、川芎、莪术、蟾酥、补骨脂、虎杖、牛角、蜂乳、仙鹤草、覆盆子、山豆根等；水蛭、川芎、红花、桃仁、鸡血藤、赤芍等活血化瘀类方药可改善肿瘤细胞的微循环，减少乏氧肿瘤细胞，增强放疗的敏感性；甘麦大枣汤对血液肿瘤患者化疗后白细胞减少症具有明显的改善作用；益气解毒中药对急性辐射损伤有防护作用。

2. 攻邪祛病，慎用药，避害为先

避害就是少用甚至不用对脏腑组织器官功能形态有损伤的中药。有些中药尽管有很强的抗癌活性，但毒性大，临床不易调控，应慎用。根据作用部位和毒理作用可以将含苷类的有毒中药分为含黄酮苷、含氰苷、含皂苷和强心苷等。含酯类和含萜类中药能刺激局部，抑制中枢神经系统。

3. 综合集成，两相宜，为我所用

趋利、避害类中药和扶正祛邪类的抗肿瘤中药并不能截然分开，其表述不同，各有侧重。前者是基于中医辨证论治，论述中药的功效及其兼具的抗癌作用；后者是基于现代医学的病理机制，论述中药功效与毒性反应。这实际上是从临床用药层面，从趋利避害角度切入，阐述辨证与辨病、传统药性与现代药理的有机结合，体现的仍然是以人为本的整体观念。

临床处方用药也应该坚持综合集成的思维方法，争取做到扶正祛邪恰如其分，趋利避害医患双方两相宜；要有开放包容的胸怀，摒弃门户之见，杜绝一家之言，把临床经验和研究成果"为我所用"，但又不能简单地采取"拿来主义"。这既是对医生的要求，患者及其家属也应该了解。

四、用成药，药证对应是前提

宋代医家朱肱《伤寒类证活人书》有言："所谓药证者，药方前有证也；如某方治某病是也。""须是将病对药，将药合病，乃可服之。"这也是中成药应用的指导原则。

1. 服用方便，基础牢，有维有守

恶性肿瘤病情重笃，许多患者需要长期服药。各种剂型的中成药由于具有疗效整体综合性、药物相对安全性及使用简捷方便性这三大特点，目前在临床中被广泛应用。其中不乏一些历史悠久的中医经典名方，如大黄䗪虫丸、桂枝茯苓丸、蟾酥丸、小金丸、犀黄丸等。

中成药从研发到生产上市，大多经过严格的基础研究与临床观察，更由于处方或源于经典名方，或源于临床经验，或源于现代药物的研究筛选，并通过了基础与临床研究的验证。从临床应用来看，中药汤剂是圆机活法，个体化论治；中成药则是有维有守，群体化论治。对于病情稳定，尚需坚持治疗的患者来说，中成药是不错的选择。

2. 效专力宏，质量好，适应证广

中成药功用主治明确，说明书比较详细，临床适应证相对广泛，特别是其由工业化生产，质量标准稳定，卫生学达标，安全性较高。抗肿瘤中成药在整体调理，减轻或改善患者的某些症状和体征，增强机体免疫功能，减轻化疗、放疗的不良反应，促进病体恢复，提高生存质量，延长生存期方面具有一定的优势，有些中成药还对放疗、化疗具有减毒增效的作用。作为肿瘤患者治疗的有益补充，中成药具有无法替代的优势。

3. 药材道地，配伍精，辨证使用

中成药是中药剂型的一种，是经过大量深入细致的基础性研究与临床验证后组成的固定处方，有明确的功效主治和严格的适应证，有些还是非处方用药，但应用也必须遵循辨证论治原则，合理用药，这是发挥中成药临床疗效的关键。中成药主要是对证治疗，临床医师根据患者的体质类型及疾病情况，有针对性地使用。对于肿瘤患者而言，大多在手术、放化疗之后辨证使用，也是稳定期、恢复期扶正祛邪的常用方药。但建议临床医师在使用中成药前仔细学习药品说明书，清楚药物组成和适应证，尤其关注所标示的"用药禁忌"，了解可能出现的不良反应，如此才能做到用药精准，有的放矢。

五、调心神，精神内守形体安

《素问·上古天真论》云："恬淡虚无，真气从之；精神内守，病安从来。"中医学认为人体"形与神俱""形神合一"，"神"是生命运动的主宰，发病时形神俱伤，治疗宜形神共治。《灵枢·九针十二原》指出："粗守形，上守神。"突出强调了"神"在治疗中的重要性。有研究表明，心理干预联合个体化营养管理可以改善患者的不良情绪和心理状况，提高生活质量。

1. 沟通交流，察病源，仁心仁术

肿瘤患者大多心理负担较重，原因虽然不尽相同，但总与体质、性格、生活环境、家庭关系、经济条件、学历经历、文化修养、人生观等诸多因素相关。临床诊疗时，医患双方要充分沟通，医生要深怀恻隐之心，对遭受疾病折磨的患者深表同情，从专业角度对患者给予鼓励，帮助患者树立信心，避免焦虑、抑郁、失眠甚至精神崩溃等不良事件的发生。

2. 阐释机理，遵经典，沟通疏导

良好的精神心理是健康的基础，也是治疗疾病的关键。《黄帝内经》强调的"气出于脑，即不邪干""精神内守，病安从来""勇者气行则已，怯者着而为病"，与"正气存内，邪不可干"共同成为阐释防病治病理论的重要内容。"百病生于气""悲哀忧愁则心动，心动则五脏六腑皆摇"则从疾病角度强调，七情皆可扰乱心神，影响气机的升降出入，影响气血运行，导致疾病的发生。清代石芾南《医原》指出"以心医心之法，乃是最妙上乘"，为医者必须牢记并躬行。

医生的指导与心理疏导一定要权威并且专业，必要时可借助一些测评软件、量表及专业仪器检测，综合了解后才能有的放矢。肿瘤患者一旦解除了精神心理负担，就会逐渐达到"自静其心延性命，无求于物长精神"的境界，实现精神内守、宁神定志、心安身安体健的目的。反之，清代程杏轩《医述》所说的"今之医者，惟知疗人之疾，而不知疗人之心"的过失就会时有发生。

3. 医患配合，多交流，与时俱进

人体精神的旺盛与否是决定发病与否的关键，其中"神失守位，神不使"是发病的重要原因，精神心理因素能通过"心神－五脏神－身神"直接影响人体。可见，保持神守本位，神气升降出入有序是防治疾病的关键。临床医师应该不断学习专业知识，了解本学科及相关学科的最新进展，尤其要学习一些心理学知识，同时还要学习掌握叙事医学的理论与方法。倘若能够把多种方法有机融合，根据病情、身体状况、心理状态等情况，综合或交叉运用心理开导、情绪疏泄、移精变气等方法，这对增加患者信心，提高患者的依从性具有重要意义。

参考文献

［1］KENNY PA，LEE GY，BISSELL MG.Targeting the tumor-microenvironment［J］. Front Biosci，2008，2（2）：3468-3474.

［2］ROZHOK AI，DEGREGORI J.Toward an evolutionary model of cancer：considering the mechanisms that govern the fate of somatic mutations［J］. Proc Natl Acad Sci USA，2015，112（29）：8914-8921.

［3］马萌. 肿瘤微环境及其中医证本质：中医现代化路径之探索［J］. 中华中医药杂志，2018，33（6）：2255-2261.

［4］徐大椿. 医学源流论［M］. 北京：人民卫生出版社，2007：1819.

［5］徐大椿. 兰台轨范［M］. 北京：人民卫生出版社，2007：9.

［6］杨武韬. 三七化学成分分离及药理作用研究探讨［J］. 航空航天医学杂志，2019，30（5）：586-587，592.

［7］汪昂. 素问灵枢类纂约注［M］. 北京：中国中医药出版社，2016：1.

［8］余桂清. 有关肿瘤扶正培本研究几个问题的探讨［J］. 中西医结合杂志，1985，6（5）：2-3.

［9］冯利，张培彤，朴炳奎. 肺瘤平膏与朴炳奎教授治疗肺癌思路［J］. 肿瘤研究与临床，2004，16（6）：423-424.

［10］陈震，于尔辛，宋明志，等. 健脾理气中药抗肿瘤肝转移及其机理初步研究［J］. 中国临床医学，2002，9（1）：46-48.

［11］李卫东，花宝金. 中医药防治肿瘤的不同治法概述［J］. 医学综述，2012，18（2）：269-272.

［12］黄孔威，傅乃武. 赤芍对实验肿瘤生长和转移的影响及药理作用的研究［J］. 中华肿瘤杂志，1983，5（1）：24-27.

［13］潘淑云，孙维刚，丁隽英. 中药软坚散结汤治疗晚期非小细胞肺癌30例［J］. 辽宁中医杂志，2002，29（12）：723-724.

［14］周岱翰. 中医肿瘤学［M］. 广州：广东高等教育出版社，2007：22-23.

［15］张恩欣，周岱翰. 肿瘤治疗六法［N］. 中国中医药报，2018-05-25（04）.

［16］石芾南. 医原［M］. 南京：江苏科学技术出版社，1983：89.

［17］程杏轩. 医述［M］. 合肥：安徽科学技术出版社，1983：108.

［18］王强，徐国钧，张志华，等. 枸杞及地骨皮多糖对小鼠免疫系统的作用［J］. 中药药理与临床杂志，1993，3（15）：39-40.

［19］赵云利，吴华彰，杨晶，等. 西洋参皂苷对免疫抑制小鼠免疫功能的影响［J］. 中国生物制品学杂志，2011，24（3）：305-308，312.

［20］朱德湘. 中药升高白细胞的研究［J］. 湖南中医杂志，1988，2（48）：55.

［21］张敏，王凡. 中医药在食管癌放疗中的应用［J］. 安徽医学，2011，32（6）：835-838.

［22］吴红花，王金燕，刘春霞. 甘麦大枣汤对血液肿瘤患者化疗后白细胞减少症的影响［J］. 中医学报，2016，31（3）：325-328.

［23］高明泽，徐文慧，王天琪，等. 益气解毒中药对急性辐射损伤的防护作用研究［J］. 北京中医药大学学报，2015，38（5）：332-338，364.

［24］笪红远. 中药毒理学研究进展［J］. 中药药理与临床，2005，21（6）：87.

［25］朱肱. 伤寒类证活人书［M］. 北京：中医古籍出版社，2012：123.

［26］吴倩，王秋杰，金融. 心理干预联合个体化营养管理对肿瘤化疗患者心理健康及生活质量的影响［J］. 癌症进展，2019，17（7）：865-868.

【朱竞明，于智敏，周超凡. 中医药治疗肿瘤五要素探析［J］. 中医杂志，2020，61（06）：537-541】

中医药治疗耳鸣的研究进展

耳鸣，是指患者自觉耳内有鸣响，如闻蝉声或如潮声。耳聋，指不同程度听觉减退，甚至消失。耳鸣可伴有耳聋，耳聋亦可由耳鸣发展而来。近年来各地对该症的病因病机、辨证论治、专方专药、针灸及其他疗法的研究均取得了新的进展，现将 1980～1990 年国内在这一题课研究方面的进展综述如下。

一、中医临床治疗

辨证分型治疗

据各地临床报道，近世有不少学者深研耳鸣耳聋，立法用药众多，在临床上取得较好的效果。如陈氏以"闭"立论，以"通"立法，提出了治聋 10 法。项氏总结了干祖望的"冲击法"，还据"耳聋治肺"的理论，创立了"升降散""耳聋治肺汤"。耿氏提出治耳鸣耳聋 5 法 5 方。彭氏论耳鸣耳聋有 6 法 6 方。综合诸家，对耳鸣耳聋的辨证分型主要有 10 型。

（1）风邪侵袭型　由外感风热邪毒，上犯清阳，浊邪上逆，清阳不升，清窍受阻所致。症见突然耳鸣耳聋，头痛，发热，鼻塞咳嗽。治以疏散风热，解毒通窍。彭氏用银菊翘荷汤（金银花、菊花、连翘、白蒺藜、蔓荆子、桔梗、蝉衣、薄荷、甘草）。张氏用升降散（僵蚕、姜黄、蝉衣、大黄、柴胡、黄芩、苍耳子、路路通、金银花、连翘、石菖蒲）。

（2）肝胆湿热型　因情志不遂或郁怒伤肝，肝火夹痰上扰清窍，浊阴蒙闭耳窍所致。症见耳鸣耳聋突然发作，耳闷耳胀，甚则耳痛头痛，失眠多梦，急躁易怒，身热口苦。治以清热祛湿，利胆通窍。何氏用龙胆泻肝汤合苍耳子散加减。崔氏自拟方（龙胆草、川芎、黄芩、栀子、石菖蒲、当归、红花、甘草）治疗 17 例突发性耳聋，有效率为 82.7%。

（3）肝阳上亢型　因肝阳素旺，加之郁怒过极，引阳邪毒蒙闭耳窍而致。症见突然耳聋、耳鸣轰响，头昏闷胀，口苦而干，面红目赤。治以清肝泻火，息风通窍。何氏用天麻钩藤饮加减，陈氏用镇肝熄风汤加味。耿氏用清耳增听汤（金银花、杭菊花、连翘、龙胆草、胡黄连、栀子、骨碎补、紫草、乳香、菖蒲、荷叶）。倪氏则用四逆散、通窍活血汤与通气散合方加减（柴胡、赤芍、枳壳、葱白、生甘草、川芎、红花、香附、桃仁，另以麝香、黄酒送服）。

（4）肝郁脾虚型　由于思虑太过，耗伤阴血，或失血过多，全身气血亏失，肝失藏血，出现耳脉经气失充，使听户虚闭而致。症见耳鸣如蝉，耳失聪敏，头昏头胀伴眩晕，夜寐多梦，目干视物模糊、心悸，周身乏力。治以养血柔肝，益脾宁心。徐氏自拟方（当归、白芍、川芎、枸杞子、桑椹、百合、麦冬、柏子仁、石菖蒲、远志、路路通、磁石）随证加减治之。

（5）肾阴不足型　多因年迈肾亏，或纵欲太过，耗泄肾精，致精亏液少，不能上荣于耳，耳窍失聪所致。症见耳聋病程长，鸣如蝉音低而微，伴头昏，精神萎靡，腰酸软，心烦失眠，口干燥。治以滋阴补肾聪耳。徐氏用左归丸合耳聋左磁丸加减，朱氏以耳聋左磁丸合杞菊地黄丸化裁。

（6）肾阳亏虚型　多因肾阳亏虚，命门火衰，亢阳不能上承，耳窍失煦养所致。症见耳鸣耳聋，日久不愈，伴有畏寒肢冷，遗精阳痿，尿多清长，倦怠乏力，纳少便溏。治以温补元阳，益肾聪耳。何氏用右归丸加减（附子、肉桂、山茱萸、熟地黄、山药、茯苓、苁蓉、菟丝子、枸杞子、骨碎补、核桃肉、磁石、响铃草）。

（7）心肾不交型　因心肾为水火之脏，水火失调，则心肾不交，至耳脑失养而成本病。症见耳鸣重听，虚烦失眠，潮热盗汗，小便短赤。治以交通心肾，引火归原。方用补心丹、交泰丸加减。张氏用自拟方（熟地黄、陈皮、葱白、柏子仁、远志、太子参、丹参、川芎、五味子、石菖蒲、枣仁、山药）治疗1例被雷电袭击后，出现神经性聋获佳效。

（8）脾胃虚弱型　多因饮食劳倦，忧思过度，损伤脾胃，气血两亏，中气下陷，清阳不升，清窍失养所致。症见耳鸣耳聋，头晕体倦，劳累后加剧，食少等。治以补脾益气，升清聪耳。陈氏用补中益气汤合四物汤加减。蔡氏用益气聪明汤合苍耳子散加减。

（9）痰湿交阻型　因五志化火，灼津化痰，或饮食所伤，阻碍运化，湿热内聚，郁而化热，困阻清阳，上闭耳窍而致。症见耳聋多兼有闭塞感，兼见胸脘闷满，头昏头重，痰多黏稠。治以清火化痰，化湿降浊。彭氏用赭蒌二陈汤（代赭石、全瓜蒌、半夏、化橘红、茯苓、黛蛤散、黄芩、远志、甘草）。施氏提出痰湿耳鸣以疏散表湿、健脾化湿、渗利导湿、升阳化浊等4法和相应的方药，临床用之有效。

（10）气滞血瘀型　治以行气活血，化瘀通窍。耿氏用活血返聪汤（骨碎补、红花、路路通、磁石、石菖蒲、黄精、地黄、女贞子、百合、菊花、荷叶）。因氏用清化活血汤加减，葛氏用通窍活血汤治之，蔡氏用血府逐瘀汤合通气散加减治之。

二、单方单药治疗

在单方方面也有不少报道。如孙爱华自拟耳聋方治疗突发性聋152例，有效率为86.7%。潘氏用"通窍益气汤"治疗突发性聋34例，总有效率91.1%。顾氏用"耳聋通气散"治疗84例因渗出性中耳炎引起耳鸣耳聋，有效率为76.6%。朱氏用"芍红冲剂"治疗80例突发性聋收到佳效。潘氏等用"耳聋治肺汤"治疗耳咽管阻塞致聋81例，总有效率达87.7%。

刘氏利用"黄精"治疗药物中毒性聋，通过对100例观察分析，接受"黄精"组治疗有效率达34%，而对照组有效率为2%，说明"黄精"组疗效优于对照组（$P < 0.05$）。刘氏用"红花液"肌肉注射治疗20例突发性聋，有效率为70%。冯氏利用浓当归注射液治疗105例突发性聋，总有效率为75%。

三、针灸治疗

针灸治疗耳鸣耳聋已为临床实践所证实。刘一龙用针刺治疗突发性耳聋37例，取肾俞、医风、外关、听会四穴，总有效率达93.3%。徐苯人等以印堂、内关、安眠②为主穴，配以听宫、风池等穴，治疗75例，有效率为93.4%。玉乐善以针刺聋耳同侧"空骨穴"，并内服自拟"解毒饮"治疗中毒性耳聋72例，有效率达86.1%。周盛华等取主穴听宫、听会、耳门，辅以翳风、后溪、中诸、液门、百会、太溪，单耳聋取患侧，双耳聋取双侧，并加电刺激仪治疗180例，总有效率为86.6%。申旭德利用艾灸"百会穴"为主，治疗耳眩晕病所致耳鸣耳聋89例，其中耳鸣消失56例，听力提高者45例。

四、其他疗法

1. 中西医结合治疗

孙爱华报道用自拟"中药基本方"为主，辅以铁剂，治疗108例感觉神经性耳聋，总有效率为

60.1%。余增福报道以辨证施治为主，配合西药静滴、口服药等，治疗 54 例突发性耳聋，有效率为 76%。徐鹤荣报道以西医诊断，中医辨证，并采用头皮针微电刺激，治疗耳聋 60 例，有效率为 77%。

2. 气功治疗

近年来国内很多人利用气功锻炼，提高耳鸣耳聋的恢复率。上海医科大学（现复旦大学上海医学院）与上海气功协会合作，对药物治疗无效的感音 – 神经性聋采用气功治疗，取得了一定的疗效。对 26 例患者观察中，听力提高 10 分贝 8 例，提高 15 分贝 5 例，耳鸣减轻者占 50%。邵氏报道气功治疗药物中毒性耳聋 32 例，临床观察总有效率为 84%。

3. 食物疗法

食疗是在耳鸣耳聋患者饮食中，适当加入一些中药，促进耳鸣耳聋的恢复。耿鉴庭报道用零余子制成丸药或粉剂服用，也可煮熟去皮蘸糖食，或用百合煮熟吃。我国民间常用黑豆煮猪耳朵，骨碎补炖猪耳朵食，对耳鸣耳聋均有一定疗效。

五、现代实验研究

近年许多学者依据"肾开窍于耳"的理论，运用现代医学实验方法探讨了"肾与耳"的关系。据曾兆麟报道，他对中医"肾与耳"关系的实验性研究表明，醛固酮对听毛细胞与听神经的功能具有促进作用。醛固酮作为联系"肾与耳"间的一种物质，可以为中医肾主耳、肾虚则耳鸣耳聋等理论，提供一定的客观依据。莫启忠等人进一步研究了中医肾和耳联系的物质基础，他们用 ^{3}H– 醛固酮在豚鼠耳蜗和其他组织中的分布观察实验，证明了醛固酮通过血—耳蜗屏障进入内耳在耳蜗组织分布很广。说明耳蜗可能是醛固酮的靶组织，进一步证明了醛固酮是联系中医肾与耳功能的物质基础的观点。

孙爱华等报道，微量元素铁可能是"肾开窍于耳"的生物化学物质基础之一。因为听力减退是肾虚的主要表现，而含铁量很高的磁石及西药铁制剂治疗肾虚耳聋有效。有实验表明"肾开窍于耳，肾主耳"等理论，具有一定物质基础。肾与耳的联系，可能系由肾通过含铁酶参与内耳细胞呼吸和生物氧化过程而实现的。因此，肾虚可导致铁代谢障碍，最终造成内耳功能抑制，这为探讨中医"肾与耳"的关系提供了新途径。刘鲁明等人从钙、磷代谢角度，探讨肾虚耳鸣耳聋患者血清钙值较正常低，尿钙值也偏低，实验表明血清钙很可能也是肾与耳之间联系的一种物质基础，血钙值可作为肾精变化的指标之一。

综上所述，不难看出，在 1980 ～ 1990 年期间，国内学者在应用中医和中西医结合方法治疗耳鸣耳聋方面，以及利用现代医学手段对耳与肾的关系及耳鸣耳聋治疗的研究方面，均取得了一定的成绩。但是，还有许多工作有待进一步深入。因为影响诊断与疗效评定的因素很多，如病程长短、年龄、药物、噪音、精神因素、饮食营养等。为了提高诊断和恢复率，避免虚假的高有效率，必须加强预防和护理措施，并以严密科学态度进行疗效评定，发挥临床上行之有效的治疗方法。对于耳鸣耳聋中医药疗法的现代科学研究亦有待进一步加强。

总之，治疗耳鸣耳聋方法多样，必须以中医辨证为主，利用现代医学的研究方法，更进一步明确本病的发病原因，人体脏腑器官组织的物质关系和作用，从临床实践和理论上探讨治疗机理，提高诊断和治愈率，使之趋向完善。

【邹俊，周超凡. 中医药治疗耳鸣的研究进展［J］. 成都中医学院学报，1993（01）：50–54】

中医药研治血精症之近况

　　血精症是指男子排出的精液中混有血液而言，多见于西医学之精囊炎、前列腺炎，临床时有所见，治疗较为棘手。中医对本病的认识较早，隋代巢元方之《诸病源候论·虚劳血精出候》论述较详："此劳伤肾气故也；肾藏精，精者血之所成也，虚劳则生七伤六极，气血俱损，肾家偏虚，不能藏精，故精血俱出也。"然后世医家所论甚少，多与血淋之病混为一谈。近年来，随着男科医学、中西医结合医学的发展，以中医药为主研治本病亦有较快的进展，临床报道也日渐增多，并提出一些新的见解。故将1987年以来中医药研治本病之概况，综述如下。

一、病因病机的研讨

　　传统中医学认为"房劳过度""肾气虚、不能藏精""肝移热于血室，则出于精道"是本病之病因病机。近5年，临床医者又有一些新的见解提出，进一步充实了中医药治疗本病的基础理论。

1.阴虚火旺而致血精

　　阴虚火旺是本病常见的病因病机之一。郑振洪认为本病乃由肾阴素虚，或酒色过度，相火炽盛，扰动精室，灼伤阴络，而致血随精出。李思俊认为肾阴不足，相火亢盛，热扰精室，迫血妄行而致血精。惠如鲁亦认为，肾阴亏虚，相火素盛，欲动过炽，火扰精室，迫血妄行，血精相随而出故也。

2.湿热下注而致血精

　　湿热下注是本病常见的另一个病因病机。安东升等认为湿热下注，困扰肝肾，灼伤阴络，故见精血夹杂而出。钱菁认为血精之症，当从实论治，因本病与虚劳关系甚微，多由湿热下注，灼伤阴络所致。李毅等认为临床常见湿热下注、扰乱精室，而致精血相混而出。

3.脾肾不足而致血精

　　脾肾不足多由禀赋不足或房劳过度所致，是一古老的病因病机。孙志海强调肾气不固，精关不牢，气不摄血而精血相杂而出。荣加和则偏重于中气不足，气摄失司，血随精液下溢是主要之病因病机。

4.瘀血阻络而致血精

　　瘀血阻络是近几年研讨本病之病因病机的一个热点。李文学等认为外伤瘀血阻络，气血郁滞，血不归经，随精液而出精道，亦为本病之常见病因病机。陈慎龙强调本病亦有瘀血阻络，气机不利，膈下经络瘀阻，行房之时，相火内炽，瘀为火动，故血夹精液外出。而郭智荣则认为肺经虚寒，气血瘀阻经脉，血不归经，精不归道，故混杂而出。

5.心肾不交而致血精

　　心肾不交是阴虚火旺之病因病机的引申。汤清明认为，心火亢盛，肾水不足、心肾不交、心火下移，扰动精室，迫血妄行而致本病。常建林等强调，心神过用，暗吸痰阴，阴亏于下而阳亢于上，心肾失和，虚火迫血动精而致血精。俞建新则认为，素体肾阴亏虚，复因心神过用，更损肾阴，乃致肾水不济心火，心主血、肾藏精，而精血同源，心火亢盛，相火扰动精室，血络损伤，故致精血。

6. 心脾两虚而致血精

冷方南、徐福松认为，血精患者仍不少见因素体虚弱，或劳倦思虑过度，或病后失养，病久损伤心脾两经之阳气，使气不能摄血而致血精。

二、中药治疗进展

中医药治疗血精症，近 5 年来临床进展较大，辨证分型施治、专方及单味药的治疗均有新的起色。

1. 辨证施治

本病的辨证施治，近 5 年来临床报道虽较分散，但进展较大，其证治之规律亦可窥一斑。

（1）阴虚火旺型　血精鲜红量少，伴腰膝酸软，潮热溢汗，口干耳鸣，舌红少苔，脉细数。多见于年老或房劳无度者。治以滋阴降火、凉血止血法，多以知柏地黄汤加减治疗。然临床报道疗程相差较大，个案治验较多。如李松贤治验本病一例，9 剂而愈。郑振洪治验本病一例，50 剂收功。临床治疗尚有滋阴为主或降火为先之区别。蔡学熙好用大补阴丸合六味地黄丸化裁而取效；杨德林善以犀角地黄汤加减而取效；李寿彭则自拟银翘地黄二至汤治疗本病 12 例，治愈 12 例。

（2）湿热下注型　血精量多，尿频尿痛，或恶寒发热，口苦，便干，舌红，苔黄腻，脉滑数。多见于青壮年，或伴有泌尿、生殖系感染较明显者。治以清利湿热、凉血止血、降火泄浊法。肺胆湿热者多用龙胆泻肝汤加减，膀胱湿热者多用八正散加减。如李菁用龙胆泻肝汤化裁治疗本病 15 例，疗程 7 ～ 15 天，均治愈。

（3）脾肾气虚型　血精量少色暗，伴腰膝或少腹冷痛，畏寒肢冷，便溏，舌淡胖，脉沉细。多见于年老体虚或病久不愈者。治以温阳益气、摄血固精之法。荣加和、邓泽前、朱静华偏重于温补脾土，方用补中益气汤加补肾之品以施治。孙志海侧重于补肾固元，方用金锁固精丸加减施治。张宝兴用补中益气汤合桂枝龙骨牡蛎汤化裁，药用 22 剂治愈本病一例。

（4）瘀血阻络型　血精色暗，或夹有瘀块，阴部刺痛，夜间尤甚，舌暗或有瘀斑，脉涩。多与外伤、虚寒或气滞相关。治以活血化瘀、补肾止血法。陈慎龙喜用膈下逐瘀汤加减施治。郭智荣好用少腹逐瘀汤；李文学善用下焦逐瘀汤；李毅则以桃红四物汤、十灰散之类主治。

（5）心肾不交型　血精色红，心悸，健忘，失眠，遗精，潮热盗汗，咽干口燥，舌红，脉细数。多伴有神经衰弱。治以滋阴泻火、交通心肾法，多选黄连阿胶汤加减施治。严忠以黄连阿胶汤加减治愈本病 3 例，举验案 1 例，疗程 28 天。

（6）心脾两虚型　血精色淡而稀，心悸失眠健忘，神疲乏力纳差，或便溏，舌淡胖，脉虚数。多见于体虚或久病之人。治以补养心脾、益气摄血法，方选归脾汤或圣愈汤加减。王金洲以归脾汤治验一则，共服药 12 剂而愈，后以归脾丸调养善后。

2. 专方单药治疗

近 5 年来，本病的专方、单味药治疗有了起步，虽开展专方或专药治疗本病之研讨起步较晚，临床报道不多，但仍不失为可喜之苗头。关文生拟血精汤，随机加减治疗本病 4 例。关庆增荐理血汤加味治疗本病，取效甚佳。王广见等拟澄精汤治疗本病 24 例，并对射精涩痛、阳痿、遗精、失眠等并病以随机加减用药，结果治愈 18 例、好转 5 例、无效 1 例。郑东利拟清精理血汤，治疗本病 26 例，平均治疗 30 天，痊愈 21 例，有效 5 例。张宏俊等用单味中药：鲜萆草 100g，日煎水代茶服用，另取鲜萹草 250g，切碎用水 2500mL 煎取 200mL，浸泡双足（勿超过己踝），每日 1 ～ 2 次，治疗本病 19 余例，一般 10 ～ 20 天可痊愈，并对鲜萹草的抗菌消炎等作用进行了初步探讨。

三、存在问题及努力方向

近 5 年来，中医对血精症之病因病机的研讨进展较快，瘀血阻络、中气不足、心肾不交、心脾两虚等新观点，丰富了中医诊治本病之机理。辨病辨证相结合诊治本病，使定位诊断进一步明确，内外兼治使本病之治疗手段得到加强，药物治疗机理的初探已见可喜苗头。

但是目前仍存在着一些亟待解决的问题。由于患者年龄、体质的差异，病因病机、合并病的不同，本病的临床表现甚为繁杂，中医在证型及治则、方药上的选择，范围较宽，缺乏统一的认识，难以集中讨论其病变规律、用药规律之实质，故应加强对本病辨证分型、治则治法、选方用药等规律的研讨。由于多科种的分散治疗而无大样本病例的系统观察，治疗缺乏对照组，临床报道的有效、治愈疗程相差又大，尚无统计学处理，疗效判定标准不统一，个案治验报道所占比例较大，使临床报道科学性不强、说服力不够充分。故应积极开展中医药诊治的临床大样本之系统观察，集中于中医男性病科治疗，应以理化检查为诊治及疗效标准判定的重要依据，寻求统一的、切实可行的诊断标准及疗效判定标准，积极开展中西医药治疗的对照比较观察，以利提高中医诊治本病的科学性、先进性、实用性。由于有效中药复方及单味药的筛选及药理研究的缺乏，使中药治疗本病的针对性不强，重复率不高，故应积极开展药理研究，注重药物剂型的改进，以使治疗简、便、廉、效。这样，中医药诊治本病有望得到长足的进步。

【傅澄洲，周超凡. 中医药研治血精症之近况［J］. 黑龙江中医药，1993（01）：52-54】

温胆汤加减临床运用和研讨

温胆汤方首见于唐代孙思邈之《备急千金要方》，由半夏、竹茹、枳实、橘皮、生姜、甘草组成。后《三因极一病证方论》在原方基础上增茯苓、大枣，减生姜之量，是为今日习用之温胆汤。后世医家更灵活变通，加减化裁出黄连温胆汤、芩连温胆汤、竹茹温胆汤、柴芩温胆汤等衍方，广泛运用于痰湿、痰热郁阻于心、肺、肝、胆、脾、胃等脏腑以及经络所致疾病。现将温胆汤加减临床运用情况报道如下。

一、温胆汤加减临床运用

1. 神经系统疾病

劳氏治疗一例失眠，证属痰浊上扰，用温胆汤加菖蒲、远志、郁金、丹参、血珀粉、杏仁，5 剂后每日可入睡 5～6 小时；上方去郁金、杏仁，加秫米、龙齿，再 5 剂，能睡 7～8 小时；继服 5 剂巩固疗效。孙氏治疗一例多发性硬化（服强的松维持 1 年），证属痰热内扰、胆胃不和，药用温胆汤加白术、枸杞子、牛膝，3 剂后症状明显好转；上方加胡桃肉、桑寄生、川断续服，强的松逐渐减量，37 剂基本治愈。阚氏治疗一例脑动脉硬化，证属痰浊中阻、清阳不升，以温胆汤加党参、白术、石菖蒲、泽泻，服 3 剂症减；上方加远志，又 21 剂症状消失。何氏治疗 48 例中风，证属风痰上扰，药用芩连温胆汤加制胆星、地龙、川贝、牛膝为基础方，若见肢体疼痛或麻木明显，舌质暗红或有瘀斑者，去川贝、橘皮，加丹参、桃仁、红花、赤芍；阴虚明显，加白芍、生地黄、石斛、玉竹、玄参；便秘加瓜蒌、火麻仁，改枳实为风化硝炒枳壳；睡眠差者，加酸枣仁、远志、夜交藤。结果基本痊愈 25 例，显效 19 例，无效 4 例。赵氏治疗风痰所致中风，以温胆汤加桑寄生、钩藤随证施治，如痰迷心窍、舌强语謇加石菖蒲；痰热交阻以全瓜蒌或胆星易半夏；大便秘结而血压高者加决明子；瘀滞较甚，加地龙、丹参、丝瓜络；肝肾不足明显者，加女贞子、旱莲草等，临床有良效。赵氏认为："无论是中风先兆、中风发作、复中风、中风后遗症均可运用之。"王氏治疗一例痰热内壅、风寒外束所致痉证，用温胆汤加黄芩、葛根、钩藤、羚羊角，姜、枣为引，2 剂诸症悉除。劳氏治疗一例癫痫，用温胆汤合白金丸，服 15 剂发作控制。庄氏则用温胆汤合矾磁散加味治疗数例痫证，亦获满意效果。王氏治疗 30 例精神分裂症，证属痰热郁阻、扰心蒙窍，用温胆汤加黄芩、胆星、瓜蒌、菖蒲、生铁落随证施治（少数病例配合冬眠灵，1 日 2 次），结果痊愈 16 例，好转 12 例，无效 2 例。陈氏治疗浊痰上扰清窍致神明逆乱的癫狂 30 例，均以温胆汤加炙远志、菖蒲、炒枣仁、生龙骨、生牡蛎、珍珠母、麦冬为基础方治疗，结果近期临床治愈 13 例，显效 5 例，有效 8 例，无效 4 例，平均疗程 78.7 天。

2. 呼吸系统疾病

徐氏治疗痰热留滞、胃气阻滞所致胃脘痛 50 例，用黄连温胆汤加减，伴呕逆者加旋覆花、代赭石；吐酸加煅瓦楞、乌贼骨；纳呆加焦三仙、鸡内金；便溏加薏苡仁、山药；脘痞加黄芩、干姜；脘部灼热加黄芩、蒲公英；腹胀加厚朴、大腹皮；痛剧加川楝子、延胡索；脘腹喜暖者加干姜、砂仁；痰阻气滞血瘀者，加丹参、三七粉。结果临床治愈 32 例，有效 14 例，无效 4 例，总有效率达 92%。游氏认为胆汁返流性胃炎乃因痰热阻滞致气机逆乱，脾气不升，胃气不降，肝失疏泄，胆气不降，上逆犯胃；治当和胆胃，调气机，降逆气，清痰热。以温胆汤加减，兼郁热加黄芩、黄连；胃痛加延胡索、五灵脂；腹胀加川朴、莱菔子；呕吐加代赭石、旋覆花；泛酸加海螵蛸、瓦楞子；嗳气加香附、苏梗；湿重加苍术、白蔻仁；胃寒加吴茱萸；便秘加大黄；脾虚加党参、白术；胃阴亏加白芍、乌梅；纳呆加山楂、神曲。治疗 21 例，显效 15 例，好转 4 例，无效 2 例。林氏治疗溃疡病或慢性胃炎活动期证属痰气互滞脾胃者，用温胆汤加川楝子、延胡索，多有良效。刘氏治疗 7 例慢性胆囊炎，证属痰热蕴结，用温胆汤加桂枝、吴茱萸，疗效满意。

3. 心血管系统疾病

劳氏治疗一例高血压（220/120mmHg），证属痰热阻滞、清阳不升，方以温胆汤加天麻、胆星、石决明、远志、菖蒲、郁金，10 剂症减，40 剂后血压稳定在 180/100mmHg 之间。唐氏治疗一例心悸（心律失常、功能性频发房早），证属痰热扰心，用柴芩温胆汤加味，30 剂症状消失，心电图正常。

4. 泌尿系统疾病

李氏治疗浊邪中阻化热型慢性肾衰 24 例，用黄连温胆汤合苏叶黄连汤加减（陈皮、法半夏、茯苓、竹茹、枳实、苏叶、黄连、鸡内金、焦三仙、大黄、甘草），药服 6～20 剂，症状均有不同程度缓解。

5. 妇科疾病

王氏治疗一例闭经，证属痰浊阻络、胞脉闭塞，用温胆汤加味，服 10 剂而愈。孙氏治疗 306 例妊娠恶阻，用黄连温胆汤加味，呕吐甚者重用半夏、生姜，加代赭石；痰涎多者加白术、苍术；吐甚伤阴者加天冬、麦冬、沙参、石斛；因剧吐引起腹痛、胎动不安者加砂仁、苏梗、桑寄生；火热盛者重用黄连加黄芩、生地黄。结果：痊愈 126 例，有效 158 例，无效 22 例，总有效率为 93.46%。

6. 五官科疾病

卢氏治疗一例复发性口疮，用温胆汤加黄连、胆星、苍术、薏苡仁，3 剂而愈，随访一年未复发。王氏治疗 52 例内耳眩晕症，用温胆汤去枳实、茯苓，加黄芩、白术、泽泻、钩藤，结果 4 剂治愈 48 例，好转 3 例，无效 1 例。

7. 其他

李氏将温胆汤加减运用于骨伤科疾病的治疗，取得较好的临床效果。此外尚有用于慢性淋巴结炎、淋巴结核、败血症的验案报道。

二、值得进一步研讨的几个问题

1. 关于温胆汤的方名

温胆汤其名"温胆"，《备急千金要方》谓其"主大病后虚烦不得眠，此胆寒故也"。然察其实际临床运用，实功主清净胆腑，除烦定惊。《医方集解》云："温胆汤治不眠，用二陈加竹茹、枳实，二味即凉药，乃以凉肺经之热，非以温胆经之寒也，其以温胆名汤者，以胆欲不寒不燥，常温之候耳。"温则胆气舒畅、条达，"温胆"之意实指复少阳胆经之常候，非温热之温。

2. 温胆汤证的病机及其治疗指征

温胆汤证的病机，一为痰湿，痰热上扰心神，神不守舍，引起情志、精神异常，出现痰扰心神症；二为痰湿、痰热郁阻脏腑、经络，导致气机升降失调、气血运行不畅，出现痰阻气滞症。根据其病机，可将其治疗指征概括为两大征候群：①痰扰心神症：表现为心烦易怒、心悸易惊、头痛不寐、癫、狂、痫；②痰阻气滞症：表现为嗳气、呃逆、恶心、呕吐、胸闷、纳呆、脘胁疼痛、口腻口苦，若血行不畅，兼有瘀滞则可见胸胁胀闷、刺痛，妇女痛经、经闭，舌质紫暗或有瘀斑、瘀点，脉细涩。两者或伴见形体肥胖、肢沉、痰多、舌体胖大、边有齿印，苔白腻或黄腻，脉滑、濡滑或滑数。

3. 温胆汤随证加减的规律

温胆汤在临床上疗痼疾、起沉疴，治疗多种疾病，其关键在于随证加减。总结前述诸篇报道，归纳如下：心虚胆怯、痰气搏结者，用十味温胆汤；湿热中阻、痰浊上逆者，多用竹茹温胆汤；内有痰湿，外见少阳证者，用柴芩温胆汤；痰热明显用黄连温胆汤；兼肝阴不足、虚风内动，用桑钩温胆汤（加桑寄生、钩藤）；兼肝气郁滞，用逍遥温胆汤（合逍遥散）或舒肝温胆汤（合柴胡疏肝散）；肝郁化火者，用芩连温胆汤；若为脾胃虚寒、痰湿内蕴者，可用建中温胆汤合小建中汤；兼有血瘀、痰瘀互患者，选用桃红温胆汤、失笑温胆汤或血腑温胆汤；治癫狂之证，则可用白金温胆汤（合白金丸）、矾磁温胆汤（合矾磁散）等。临床病情复杂多变，因而温胆汤的随证加减也变化无穷，以上仅见一斑。

4. 温胆汤临床与实验存在的问题

（1）温胆汤的临床运用多见单一病例的报道，缺乏对某一病种的系统观察，无从着手做进一步的理论研究、总结，因而温胆汤的临床运用尚停留于经验阶段。

（2）温胆汤方的临床药理学研究也鲜见报道，其临床运用因而缺乏充分的科学指导依据。

5. 今后研究温胆汤的导向

（1）临床研究　应选择具有代表性的病种，如癫狂、失眠、胃脘痛等，对其主症、兼症、药物加减、病程等各项指标进行针对性的系统观察，研究其临床药效学，探求辨证论治规律，确立治疗指征，逐步使温胆汤方证标准化、客观化。

（2）实验研究　应首先立足于温胆汤，建立基本的病理模型，针对温胆汤临床运用的主要病种，研究其药理机制。如温胆汤可治不寐、癫狂，它是否具有安神、镇静等功用？在此基础上进一步研究其衍方的药理，根据加减药物，适当增加药理指标，如桃红温胆汤对血液流变学的影响，芩连温胆汤在抗菌消炎方面的作用，生脉温胆汤对心血管系统的影响等。通过这些研究，使其临床作用机理明朗化，为温胆汤的有效和广泛运用奠定科学基础。

【洪瑛，周超凡. 温胆汤加减临床运用和研讨［J］. 中国中药杂志，1993（03）：183-185】

多发性脑梗塞治验一例

孔某，女，64岁，1987年2月24日初诊。

患者于1986年9月3日因受精神刺激，中午突觉头晕，继而左侧肢体活动不利，周身疲乏无力。因素有高血压病史，即自服复方降压片2片，当日服2次，头晕未减，病情反加重。下午入医院急诊，用维脑路通、脑复新、地巴唑、芦丁等药，症状稍有缓解，后转入针灸科住院治疗。住院期间，曾做脑部CT及脑血流图等各项检查，明确诊断为多发性脑梗塞合并大隐静脉血栓形成继发感染。经介绍，来我所咨询门诊就医。

诊其左鼻唇沟稍浅，双额纹尚对称，口角略向左偏，唇色紫暗，语言謇涩，反应迟钝，步履艰难，需双人扶持，左腿肿胀发硬，颜色深红，按之凹陷，抚之稍凉，左面部及左肢体感觉无明显障碍，腱反射稍低，肌张力Ⅳ级，右侧上下肢肌力正常，双侧均未引出病理性反射。查舌质紫暗，舌边尖有瘀点，苔薄白脉沉细。证属风寒外袭，气滞血凝，脉络不通。当以温经散寒、祛风通络、养血通脉为法，方以当归四逆汤加减。

处方：当归15g，桂枝6g，木通6g，制附子10g，赤芍12g，薏苡仁15g，怀牛膝12g，木瓜12g，全蝎3g，白蒺藜12g，炙甘草6g。4剂，水煎服。

方中用辛热之附子、桂枝温经散寒；当归、赤芍养血活血；木通、薏苡仁、牛膝、木瓜通经利水消肿；全蝎搜风通络；白蒺藜平肝潜阳。全方共奏温通经脉、和血祛风之效。

二诊：头晕减轻，腿肿渐消，病变局部弹性增强，双脚尖能上翘，舌脉同前，余症无明显变化。依上方加黄芪15g，继服7剂。

三诊：语言较前流利，反应较前灵活，下肢活动明显改善，病变局部肤温升高，颜色变浅，舌质暗，脉沉细缓。继守当归四逆汤加减，10剂。

四诊：患者已能自己上下四层楼，左腿颜色基本恢复正常，自述时有心慌、气短、汗出。说话较前增多，应答能力明显改善。查舌质暗淡，瘀点消失，舌边有齿痕，舌苔薄白，脉细弱。继守上方加健脾益气之品。

处方：党参10g，黄芪12g，当归12g，桂枝5g，制附子4g，赤芍10g，木瓜10g，薏苡仁12g，通草3g。7剂，水煎服。

五诊：病情稳定，精神好转，心慌、气短已不明显，仍时有汗出。因夏季气候炎热，故上方去附子，继服10剂。

六诊：患者能料理日常家务，面色口唇红润，语言反应能力基本恢复正常，舌质淡、苔薄白，脉细缓。改汤为丸，继服以巩固疗效。

【周超凡. 多发性脑梗塞治验一例［J］. 北京中医，1988（02）：49】

补肾填髓法治疗老年性痴呆的理论与实践

老年性痴呆是一种以呆傻愚笨为主要临床表现的神志异常性疾病。其死亡率高，治疗困难，给家庭和社会造成的负担极大。补肾填髓法治疗老年性痴呆为中国中医研究院中标课题。我们在科研临床工作中体会到，本病虽然病情复杂，病因多样，但临床上总属本虚标实之证，本虚主要在于肾虚、髓海空虚，标实则有气滞血瘀、气虚血瘀、气血不足、脾虚湿盛、痰浊中阻、痰瘀互结、肝肾阴虚、气血不足、脾肾两虚的不同。临床治疗时当以扶正补虚为本，祛邪攻伐为标，扶正祛邪，标本兼顾。本法用之临床取得较好疗效，现将临床部分总结介绍如下。

一、髓海空虚是老年性痴呆的基本病理

中医学认为，智能是人体精、神、魂、魄、心、意、志、思、虑、智等一系列精神活动的综合过程，而这一精神活动的物质基础是人体的"精气"。肾主骨生髓，脑为髓之海，人始生，先成精，精成而脑髓生。可见，精气也是大脑活动的物质基础。肾之精气的盛衰直接关系到脑髓的盈亏及大脑功能的正常发挥，肾健则精气充足，脑髓充盈，大脑得其滋养而功能正常，人就聪明智慧；肾衰则精气化生不足，髓海空虚，大脑得不到正常的滋养，进而使人的智力减退。如李时珍在《本草纲目》辛夷条下明确指出："脑为元神之府。"王清任也认为："人之记性，不在心而在脑。""故脑中无气，患者毫无知识。以此参考，岂不是机灵在脑之证据乎？所以，小儿无记忆者，脑髓未满；高年无记忆者，脑髓渐空。""灵机记忆皆在脑中，小儿善忘者，脑未满也；老人健忘者，脑渐空也。"肾在藏精的同时，也主技巧，肾之精气的盛衰和人体的技巧外施有密切的关系，这与青少年反应灵敏、行动矫健、记忆力强，老年人反应迟钝、行动缓慢、记忆力减弱的种种表现是一致的。可见，古人在强调五脏六腑功能在人体智能活动中重要作用的同时，尤其重视脑的作用。目前对老年性痴呆的认识，尽管分型多种多样，治疗方法五花八门，但对其基本病理的认识，则不外乎本虚标实，即髓海空虚是本，气滞血瘀、湿阻痰凝、心肝火旺等多种因素则为标。如比较权威的《实用中医内科学》大体将其分为四型：①禀赋不足型；②脾虚痰阻型；③脾肾亏损型；④血瘀气滞型。《实用中医脑病学》将本病分为五型：①髓海不足型；②肝肾亏损型；③心肝火旺型；④痰浊阻窍型；⑤气滞血瘀型。但细究本病，无论何型，一旦影响到智力，无不以髓海空虚为最终结局。因此，把髓海空虚作为老年痴呆的基本病理是有理论根据的。

二、补肾填精益髓是老年性痴呆的重要治则

临床体会，辨证分型，对老年性痴呆的治疗及康复无疑具有重要意义。但是，由于本病病程漫长，加之多由其他疾病发展而来，这也给辨证论治增加了难度。有时患者除了智能障碍、思维混乱、言语不清、叙述困难外，并没有其他特殊的临床表现，即便有，也常被主要症状所掩盖，这就给辨证分型用药治疗带来一定的难度，使用药的准确度大打折扣，有的甚至难以中的。有鉴于此，作者认

为，临床上治疗本病，只要抓住髓海空虚这个主要矛盾，就等于抓住了本病的一般规律，以补肾填精益髓法为主，针对疾病的本，以对症治疗为辅，针对兼症，这样灵活用药，随证治之，无论老年性痴呆证型如何变化，治疗时始终能做到标本兼顾，如此就会取得较高的临床疗效。因此，把填精益髓作为老年性痴呆的重要治则，实在是一种执简驭繁、由博返约的方法。现代医药学研究也表明，许多补肾填精益髓的中药具有改善记忆力低下、增强记忆力的作用，这也为补肾填精益髓法是老年性痴呆的重要治则做了很好的佐证。例如，传统名方三才封髓丹、至宝三鞭丸、清宫寿桃丸等能促进脑蛋白的合成，改善神经系统的功能，清除自由基，改善智能低下状况；许多补肾填精益髓的中药都具有抗老延年、改善智能状况的作用。

三、积极治疗原发病是提高老年性痴呆临床疗效的关键

补肾填髓法对于控制老年痴呆的进一步发展，改善智能低下，延长寿命，改善生存质量具有重要作用。但是在治疗过程中，还应该随证治疗原发病，才有利于本病的康复。由于老年性痴呆是由多种疾病发展而来，其中以血管性痴呆为最多见，而血管性痴呆又与脑卒中、脑动脉硬化、高血压、冠心病、糖尿病等关系密切。虽说中医若按痴呆的发生来分类，可分为先天性痴呆和后天性痴呆两种，前者主要是幼年得病，禀赋不足，而后者主要是脾肾不足，髓海空虚。无论如何，大凡老年得之，皆关乎脑。因此，不论先天后天，不论新久，在应用补肾填精益髓法治疗的同时，积极治疗原发病，控制其发展，可以明显提高老年性痴呆的临床疗效。此即《内经》"必服其所主而先其所因"之意。如积极治疗高血压、脑动脉硬化能有效控制本病的发展，采用益气活血的中药可以溶解纤维蛋白，促进血栓再通，改善脑组织血液循环，阻止残余血栓的再栓塞；活血化瘀，通经活络，降血脂，降血糖，能使血小板的凝聚性降低，血液黏稠度降低，使血流通畅，防止再次栓塞，同时使大脑供血供氧情况得到改善，脑功能得到加强，智能状况得到改善等。

四、补肾填精益髓法在治疗老年性痴呆中的具体应用

作者在临床上治疗本病时，常以三才封髓丹为主，随症加减化裁，灵活使用，常可取得满意疗效。

1. 基本药物组成

天冬、生地黄、人参、黄柏、砂仁、甘草、何首乌、枸杞子、淫羊藿、川芎。

2. 随病加减法

多发性血管性痴呆，加用活血化瘀药，如丹参、桃仁、红花、水蛭；由高血压发展而来的，加用降压药，如天麻、钩藤、石决明、地龙；动脉硬化明显的，加泽泻、山楂、郁金、姜黄；伴有糖尿病的，加用金银花、黄芪、山药、山茱萸、葛根等。

3. 随证加减法

脾虚湿盛或者有痰浊中阻者，加陈皮、半夏、茯苓、远志、菖蒲；心肝火旺者，加黄连、黄芩、黄柏、栀子；气血不足或者气虚血瘀者，加黄芪、当归、赤芍、白芍、何首乌；气滞血瘀者加丹参、赤芍、桃仁、红花、川芎、香附、枳壳；肝肾亏损者，加当归、熟地黄、山茱萸、白芍；脾肾亏损者，加山药、山茱萸、何首乌、厚朴、香附；禀赋不足者，加用人参、鹿茸粉、黑芝麻。

4. 专病专方专药供参考

现代药效学研究证明，黄芪、人参、银杏、柏子仁、芍药、灵芝、天麻、钩藤、厚朴等有治疗老

年性痴呆的作用；在中药成方中，当归芍药散、黄连解毒汤、钩藤散、抑肝散、加味归脾汤、加味温胆汤、小柴胡汤、柴胡加龙骨牡蛎汤、八味地黄丸、血府逐瘀汤等，都对老年性痴呆有较好的治疗效果。这些专方在临床上随症随病加减，与现代药理研究合参，灵活合理使用，可以有效地控制老年性痴呆的发展，促进智能的恢复。

5. 动物实验

动物实验结果表明，补肾填髓法对氯胺酮、东莨菪碱、酒精、过量谷氨酸钠等导致的记忆损害有明显的改善作用，治疗组和对照组，治疗前和治疗后有显著差异。此项工作仍在继续进行中。

【周超凡，于智敏. 补肾填髓法治疗老年性痴呆的理论与实践 [J]. 中国中医基础医学杂志，1997（02）：15-16】

防治流行性感冒方药简介

流行性感冒是由流感病毒引起的急性呼吸道传染病。流感病毒极易变异，人群对变异的毒株缺乏免疫力而普遍易感，极易暴发流行。临床主要出现急起高热、头痛、全身肌肉酸痛、乏力、咽喉疼痛、咳嗽等症状。

我国从 1953～1976 年已有 12 次中等或中等以上的流感流行，进入 80 年代以后，广大群众注意用中草药防治，及时控制住了流感的流行。但由于流感病毒经常变异，人群对流感的免疫力下降，自1998 年 12 月初开始，北京地区出现流感暴发流行，病原体主要是甲 3 亚型，1999 年春季有向南方发展的趋势。现将防治流感较有效的方药介绍如下。

一、治疗流感的方药

用中医药治疗流感有较好的疗效，如能掌握中医药理论辨证用药，临床疗效更好。针对冬春季节临床用药实际，便于医患掌握，将流感粗分为风寒、风热两型。从流感的实际情况看，两型比较起来还是风热型占多数。

1. 风寒感冒

症状：恶寒重，发热轻，头痛鼻塞，常流清涕，无汗，肢体酸痛，咳声重浊有痰；舌淡苔白，脉浮数。

荆防败毒散：柴胡、前胡、枳壳、茯苓、荆芥穗、防风、桔梗、川芎各 10g，甘草 5g。功能：发汗解表，散风祛湿。适用于外感风寒，发热头痛，肢体酸痛，无汗，鼻塞声重，咳嗽有痰。用法：水煎 2 次，分 2～3 次服用。东南沿海气候比较湿润的地方更为合适。

感冒清热冲剂：由荆芥穗、薄荷、防风、柴胡、紫苏叶、葛根、桔梗、杏仁、白芷、苦地丁、芦根组成。功能：疏风散寒，解表清热。适用于风寒感冒，头痛发热，恶寒身痛，鼻流清涕，咽干咳嗽等症。用法：冲剂每袋 12g，每次 1 袋，每日 2 次，开水冲服。

正柴胡饮冲剂：由陈皮、防风、赤芍、甘草、生姜组成。功能：表散风寒，解热止痛。适用于外感风寒初起，恶寒发热，无汗，头痛鼻塞，喷嚏，流清涕，咽痒咳嗽，四肢酸痛等症。更适用于南方一带流感初起的患者使用。用法：冲剂每袋 10g，口服一次 1 袋，一日 3 次，小儿酌减，开水冲服。

2. 风热感冒

症状：发热重，恶寒轻，头痛，肌肉酸痛，口渴，咳嗽咽痛，无汗或有汗不畅；舌尖红，苔薄白或微黄，脉浮数。

银翘散：连翘 15g，金银花 15g，桔梗 6～10g，薄荷 6～8g，竹叶 8g，荆芥穗 6g，牛蒡子6～10g，甘草 6g，鲜芦根 20g。功能：辛凉解表，清热解毒。适用于风热感冒，发热头痛，口渴咳嗽，咽喉疼痛。用法：水煎两次，分 3 次服用。若病轻，亦可用中成药银翘解毒颗粒剂，每袋 10g，每次 1 袋，一日 3 次，开水冲服。

桑菊饮：桑叶 10g，菊花 10g，杏仁 10g，连翘 10g，薄荷 6g（后下），桔梗 10g，甘草 6g，芦根 10g。功能：疏风清热，宣肺止咳。适用于风热感冒，发热不高，咳嗽。用法：水煎两次，分 3 次服。若病轻，又无煎药条件，可用桑菊感冒片，每次 4～6 片，每日 3 次。

银翘散与桑菊饮均为治疗风热感冒的常用方剂，方中都有连翘、桔梗、甘草、薄荷、芦根五味药，但银翘散有金银花配伍荆芥穗、豆豉、牛蒡子、竹叶，解表清热之力强；桑菊饮有桑叶配杏仁，宣肺止咳之力大。希望在临床应用时注意鉴别。

双黄连口服液：由金银花、连翘、黄芩组成。功能：辛凉解表，清热解毒。适用于外感风热引起的发热，咳嗽，咽痛。实验研究对流感病毒 As 型有明显的抑制作用，经组织培养法证实对呼吸道合胞病毒（RSV）有明显的抑制生长作用，而且有明显的解热作用。用法：口服液每支 10mL，口服，一次 2 支，每日 3 次。小儿酌减。

抗病毒口服液：由板蓝根、石膏、芦根、生地黄、郁金、知母、石菖蒲、广藿香、连翘等组成。功能：清热祛湿，凉血解毒。适用于风热感冒、流感以及上呼吸道感染等疾患，经研究对流感病毒甲型 WS 株及甲 3 型、乙脑病毒 A 有明显的抑制作用。用法：口服液每支 10mL，口服一次 1 支，每日 3 次（早饭前和午饭、晚饭后各服 1 次），小儿酌减。

二、预防流感的方药

葱豉汤：葱白 1 根（10～15g），豆豉 15g，水煎分 2～3 次温服，有通阳散寒的作用，适用于感受风寒，有感冒征兆者。

生姜红糖汤：生姜 5 片，红糖 20g，温阳散寒、解表，适用于外感风寒，内有胃寒而有感冒征兆者。

银花菊花汤：金银花 10g，菊花 10g，煎水代茶，频频饮服，具有辛凉解表作用，适用于外感风热，咽干，有感冒征象者。

薄荷芦根汤：薄荷 10g，芦根 30g，煎水代茶，频频饮服，具有辛凉解表利咽之效，适用于外感风热，咽干，有感冒征象者。

食醋预防感冒：即用食醋蒸汽熏蒸房间或喷雾房间进行空气消毒。方法是先将门窗关闭，按每立方米空间用 5mL 食醋计算，加等量水熏蒸或喷雾，偏酸的环境不利于感冒病毒的生长繁殖。

食醋滴鼻液：食醋 5mL，加冷开水 95mL，摇匀即得，备用。滴鼻时，鼻孔向上，每次滴入 2～3 滴，每日 2～3 次。由于食醋偏酸，可控制流感病毒生长繁殖。

碳酸氢钠滴鼻液：碳酸氢钠 5g，加温开水 5mL，搅拌至完全溶解备用。滴鼻时，鼻孔向上，每次滴入 2～3 滴，每日 2～3 次，也能控制感冒病毒生长。患者若用食醋滴鼻液，切勿同时再用碳酸氢钠滴鼻液，以免酸碱中和失效，反之亦然。

在流感暴发期间，除了选用上述预防流感的方药外，还要注意劳逸结合，适当休息，多饮水，多吃水果或果汁，饮食宜清淡，不宜吃油腻辛辣燥热食物。

【周超凡，田治明．防治流行性感冒方药简介［J］．中国医刊，1999（02）：46-47】

第五章　医苑杂谈

怎样写好中医药文献综述

中医药文献综述，一般是指中医药学者在自己所从事的专题范围内，阅读了大量的中医药文献之后，将其分析整理、综合加工成某一专题的历史回顾，成就概述、学术争鸣及未来展望等内容的文章。

一、中医药文献综述的写作目的和意义

1. 介绍学科的发展情况，为中医药科研人员提供信息。目前我们处于一个信息时代，各种书籍、报刊、杂志浩如烟海，令人目不暇接。而中医药文献综述能够反映出中医药研究的历史、现状及今后的研究方向，可帮助中医药科研人员在较短时间内掌握某一专题或某一方面研究的新动态、新趋势、新水平、新发现、新原理和新技术等，为有关读者及时提供较全面的信息。

2. 是有关领导和科研人员制定科研规划、选题和实验设计的基础。通过阅读文献综述，既可了解过去与当前某一方面研究工作的进展和动向，又能从别人的构思和论点中得到启发。只有充分了解前人成功的经验和失败的教训，才能最大限度地利用前人的成果，避免走前人走过的弯路，正确制定总的科研规划，选择适当的科研题目，拟定切实可行的实验方案和措施。

3. 可培养读书写作能力，提高中医药科研水平。通过文献综述的写作，可锻炼整理归纳和分析综合能力，提高作者的认识水平，有助于形成科学概念和逻辑思维，同时也是积累资料的好方法，是每个科研人员所应掌握的基本功。

二、中医药文献综述的主要特点

中医药文献综述首先要具备中医药特色，其内容必须是中医药范围之内的。所谓"综"，是指在准确选择文献资料的基础上，经过综合分析、归纳整理，使中医药资料更精炼，更系统，更富逻辑性。所谓"述"，是在"综"的基础上、按文章的写作程序，利用以往有关的中医药文献资料，比较专门地、深入地、系统地论述对中医药某一方面的认识。"综"是基础，"述"是表现。文献综述多具有三次文献的功能，因为它参考、综合了一次文献与二次文献的资料而后成，故亦称之为"文献之文献"。

中医药文献综述的特点：一般中医药文献综述的结构，是由题目、作者、内容提要、前言、主体、总结、参考文献组成。中医药文献综述往往是概括地回顾过去，专题性强，论题往往局限在一定的范围之内，文中多以第三人称的形式进行叙述。就整个写作过程而论，自始至终必须持客观态度，

尽量采用原文的观点，或直接引用原文，不能把自己的观点强加到所引用的资料上，也不能有意或无意地把自己的观点混在有关的资料之中。而应将有关资料的观点、事实、结论，巧妙地贯穿在一起、溶化为一体，来说明该专题的研究动态与最新进展及发展展望。凡是文章中讨论的问题，都应列出原始文献，以便读者校对、参考使用。因此，必须附有较完整的参考文献。

而一般的中医药论文，大体是由题目、作者、摘要、前言、实验方法及根据（或对理论问题的深入探讨）、研究结果（或理论上的新创见）、讨论（包括质疑、辩驳）、结论、参考文献、附录等组成。

从上不难看出，中医药文献综述不如单篇中医药论文那样深入具体，而是节省了许多具体研究方法和实验程序等内容。但中医药文献综述，文章容量大，信息多，价值高，写作难度亦大。一般说来，中医药文献综述应由学术造诣较高的学者撰写。

中医药文献综述与述评的关系怎样呢？一般来说，中医药文献综述，是某一专题中医药文章的综合和客观反映，中医药文献述评是在文献综述的基础上，发表作者的意见、见解和观点。因此，撰写中医药文献述评比综述更难一些。

三、中医药文献综述内容分类

中医药文献综述，应当包括中医药某一专题的历史回顾、成就概述、未来展望和学术争鸣等几方面内容。由于写作要求不同，侧重面各异，故在综述中各方面所占的比重也随之不同。若从综述的内容来分，一般可分四类。

1. 动态性综述

主要写某一课题在某一阶段的研究情况。特别要注意专题研究内容的时间先后顺序，重视该学科发展中突破性进展及其形成的阶段性。在每一阶段要将有代表性人物的学术观点和代表性的论文加以综述。要全面反映某一特定阶段内的重要成就。这种综述的特点是时间性很强，学科发展的阶段性很明显。由于中医药科研工作难度大，研究力量尚属单薄，研究进度慢。因此，动态性综述不多。目前可见到的如慢性肾功能衰竭的中医证治现状，本文论述了 1981 ～ 1985 年期间对慢性肾功能衰竭的证治范围、病机以及治疗等方面的研究情况。

2. 成就性综述

主要是写中医药领域内某一学科，或某一课题的新成就、新技术、新进展。对于有重大成就的中医药学者的实验结果和工作方法以及有关论文，必须加以认真的分析综述，不要遗漏。对于一般性的论文不必求全，可以从略。为了突出成就，不分散篇幅，对该课题的内容可不做系统的历史性回顾，在时间顺序上，也不要求连贯，这种综述实用性强，对工作指导意义也大。如我国中药理论和中药复方的药理学研究进展与展望，全面总结了新中国成立以后在中药理论和中药复方的药理学研究方面所取得的成就。

3. 展望性综述

主要写某一学科或某一课题的今后发展趋势。对于历史成就可以简略地叙述，从现在成就出发，而着重介绍对未来的预测和对策，也包括对一些不同预测意见的反映。属于此类综述的，有中医治则研究简况及设想等。目前这类综述在中医药文献综述中尚少见到，多数综述中，展望只是全文的一大段，今后应重视此类综述的撰写。

4. 争鸣性综述

在中医药领域内，长期存在一些有争议的问题，如三焦问题、命门问题等，争鸣性综述是对几种不同的有代表性的意见进行分析和归纳。故撰写时对原文的引用要特别严格，所述的内容都要以原文事实为依据。原文的观点与作者的观点要严格分开，不许夹杂在一起。也不许作者做过多的概括和分析，更不能断章取义，歪曲原意。应把事实摆出来，让读者去识别真伪优劣。例如命门学说研究与临床应用④，作者对命门的位置、生理功能以及命门学说的实验研究与临床应用方面的几种有代表性的观点进行了分类和总结，故属此类综述。

四、中医药文献综述的组成

1. 前言

首先要说明写作目的，明确有关概念，规定综述的内容与范围。并应扼要阐明有关问题的历史、现状、趋势和争论的焦点等，指出继续深入研究该课题的意义与可行性。此部分要以精练的文字概括地提示全文的核心内容，使读者在读完前言后，对综述所涉及问题的概貌有所了解。前言文字不要太多，一般以200字左右为宜。

2. 主体部分

主体部分是整篇文章的核心与基础，一定要突出主题思想。为使文章精练明确，逻辑性强，应按提纲要求分成若干问题或段落，有层次地逐步由浅入深。由远及近的论述。每段开头以论点引路，以论点带论据的方法来组织材料。以既往文献所提出的实验结果或调查统计材料作为论证这一观点的依据。相互矛盾的观点不必回避，应当合理地引用，以反映出学术观点的分歧和有关问题的争论要点。文章应能反映出主题的理论发展过程，凡有理论意义和实践价值的文献资料都应择优选用。撰写文献综述所选用的原始文献质量，直接关系到综述水平的高低。引用资料应尽量选自公开发行的各种中医药杂志或其他医药杂志，最好是第一次文献，这样可以避免二次文献，三次文献经他人之手或加工之后可能出现的偏差而能如实地反映原始资料的观点。必须强调，引证材料要严肃认真，不要曲解作者的原意，要尊重别人劳动。若加入自己的某些见解，一定要慎重，必须以理服人。切忌主观武断，而把读者引向歧途。

3. 总结

应是全篇的缩影，要用简练的语言，突出主题思想。将主要的论点和论据进行总结，进一步得出结论，并进一步强化读者对本文内容的印象。此外，作者还可适当地表明自己的学术观点与倾向性，对争论的问题发表自己的意见，或做简短的评论。

4. 参考文献

在文献综述后开引参考文献的意义，一是尊重被征引者的劳动成果，为本综述提供依据，提高综述的可信性，二是为读者提供查找原始资料的线索。因此，要把文中引用的主要的有代表性的八十篇乃至百余篇文献排列出来。所引用的文献必须是自己全文读过的文献，不能引用别人论文中的间接资料，也不能引用内部资料、科技通讯及未发表的著作等。引用的文献资料要有原作者的姓名，题目、书名或期刊名、期刊卷号、起止页码、出版单位及年月等。同时将引用资料、在综述后面出现的顺序，用阿拉伯数字依次在引文右上角注明。文中角号与文后参考文献目录上的角码必须一致，以利读者顺利地查对。

五、中医药文献综述的写作步骤与方法

1. 精心选题

文章的题目是全篇内容的高度概括，综述内容是否新颖、实用，是否反映当前中医药发展水平，在一定程度上就反映出该文献综述的社会价值。因此，立题是至关重要的。题材最好从综述者的理论研究、实验研究及临床研究的实际出发，结合本人的专业特长和兴趣，通过综述来积累资料，确定科研方向、方法和步骤等，这样就能够在前人研究的基础上开辟新领域，取得有创见性的科研成果。也可选具有较高理论价值和临床价值的题目，针对大家关注而急待解决的问题立题，这样容易受到社会欢迎，产生社会效益。若通过阅读大量文献，对某一专题有独到见解，可以此为题写成综述，以便向读者介绍中医药某一专题的历史、现状和趋势，为中医药科研、医疗与教学服务。

文献综述的题目首先应简练扼要，既要概括全篇核心内容，又要引人注目。题目可大可小，大到写一个领域、一个学科，小到写一种疾病、一个病证、一种治法、一种药物。初学写文献综述时，题目宜小不宜大，宜专不宜泛。无论题目大小，题目要恰如其分地反映内容，切忌大题小做、小题大做或文不对题。

2. 收集文献

题目一旦确定，就要有计划、有目的地收集文献，收集的越多、越全面、越系统，写出的综述相对价值越高。一般要在 30 篇以上，如果说收集中医药文献是写好文献综述的基础，那么，认真阅读中医药文献则是写好综述的关键。应尽可能亲自阅读原始文献，深入理解原文内容和精神，要准确、全面地掌握有代表性的可靠性大的单篇的第一次文献，也应充分利用中医药二次文献（中医药书目、资料目录、文献索引、图书提要等），以达执简驭繁的目的。阅读时可由近及远，即先读近期发表的，再读早期刊载的；由内及外，即先读国内发表的，再读国外的；由综及专，即先读有代表性的综合性论文，然后再读有针对性的专题性科研论文。在广泛阅读的同时，要通过读书笔记、文摘或专用卡片等形式收集摘取资料，可扼要摘录原文的重点内容，或为写作所需的重点段落，也可用自己的语言写下阅读后的体会和启示，以便为起草论文做准备。

3. 起草论文

在写正文之前，要拟好提纲，其目的是使文章结构更加紧凑合理。尤其是数人合写的综述，为使体例统一、笔调一致，更有必要先拟好写作提纲。在拟定之前，要重新阅读有关文献资料，进行适当分类整理、分析、理解，使之条理化，写出一个比较紧凑而系统的提纲来。拟好提纲后，要精心设计小标题，注意层次与段落的划分。小标题能否恰如其分地反映内容，段落划分是否合理，直接影响到综述的质量。综述的小标题一般采用"概括性标题"，能够概括反映所统段落的内容。层次是指文章思想内容的表现次序，也称"结构段"，为使文章层次清楚，就要分好"结构段"，每段要表达一个完整的意思。

六、中医药文献综述的修改与审定

1. 复核主题思想及内容

综述初稿写成之后，要看一下综述的主题思想是否鲜明突出，论点是否明确，论据是否充分。继之，要对全文做一些修改，概括起来是"增、删、改、调"四个字。即如发现文献资料概括不充分，论据不充足，就得补查相应有关的资料加以补充，使论点站得住脚；要删去一切与本文主题思想无关

的，或关系不密切的内容，要改正或纠正观点上的偏差，如发现引用的观点与综述者观点混淆不清，必须及时予以纠正，对全文结构做一次检查，如发现文章结构不合理、层次不清晰，应予以调整。初稿经多次修改之后，还要对文句进行加工润色，尽量使文章通俗、生动，以便读者阅读。具体说来，要使抽象的道理具体化、概念的东西形象化、造句选词通俗化，并使文章内容深入浅出，稍懂专业的人，一看即能理解吸收。

2. 内容提要

写内容提要时，一般不用第一人称。可用 200 字左右介绍本文的主要内容及观点，着重于创新与发现。

3. 确定主题词

应采用本文中最能表达主题的中医药词汇，一般用五个词语，最多用八个词语。

4. 投稿前的同行审阅

在综述投稿之前，应请有关专家多提修改意见。文章中有些问题，作者不一定能看出来，旁观者清，故请非执笔者的同行审阅一遍，再做些修改是十分必要的。

【周超凡，张静楷，贾怀玉，潘丽萍. 怎样写好中医药文献综述［J］. 黑龙江中医药，1990（02）：14-17】

中医临床论文中常见问题分析

如何写好中医临床论文，是广大中医和中西医结合临床工作者，特别是基层临床工作者十分关心的问题。笔者拟通过分析《中级医刊》近期未被采用的 74 篇中医临床论文中常见的问题，供基层临床工作者借鉴。

一、选题不当，题文不符

论文题目是最先映入读者眼帘的部分，也是读者决定是否阅读的关键。所以，标题是否醒目、明了、确切，将直接影响文章的传播效果。从抽取的 74 篇来稿看，有些文章的题目不确切，题文不符，概括起来说，可归纳为以下 5 种。

1. 选题不当

有的文章不能结合自己所从事的临床工作情况去总结、整理、提高，而是希望爆出冷门，出奇制胜。如有一篇题为《中医药防治钩端螺旋体病、血吸虫病的思路与体会》的文章，作者系黑龙江省某内科医师，文中没有交代其是否在南方做过有关临床研究等相关的背景材料，也没有从理论角度进行推理说明，尽管文章写得有些新意，也提出了一些具体方法，但因交代不清相关的背景材料，给人以内容不真实、选题不恰当的感觉。

2. 题目攀高

有人喜欢把题目攀得太高，而脱离实际内容。例如，《二源法是克癌的优选法》一文，其实际内容不过是总结现代通用的清热解毒、活血化瘀、软坚散结、扶正固本等治法治则，并未提出新的概念，也未发现或总结出新的治疗方法，上来就将文章以"优选法"命题，实在有些牵强附会。还有一篇文章以《刮痧疗法的革新与实践》为题，认为刮痧疗法"朴素、安全、自然、经济，是中医学中蕴藏的一大法宝，将刮痧疗法运用于临床，既是对祖国医学的发扬光大，也是使古老医学成为当代新医学的创新实践"，这种在科研论文中用非科研术语进行无根据的夸大，不但不符合论文撰写的要求，也因对这种疗法的评价过高而显得不切合临床实际。

3. 题文不符

有的文章题目与内容不符，题目讲的是一回事，内容说的是另外一回事。如有一篇文章以《研究桂枝芍药知母汤的作用机理》为题，而通篇内容是有关桂枝芍药知母汤治疗风湿性关节炎、类风湿关节炎的疗效观察，对于作用机制既不研究，也从未涉及，这样的题目与文章内容不符的稿件，自然不能被录用。另有一篇以《激素影响 3 例风湿性关节炎病程及其中医辨证施治体会》为题的论文，看了以后很令人费解，是讨论激素对中医药治疗风湿性关节炎疗效的影响呢，还是探讨激素对风湿性关节炎疗程的影响，令人难以理解。还有一篇文章以《抗老防衰浅析》为题，但通篇文章讲的都是中医基础理论中的基本问题，看不出作者在抗老防衰方面有什么新的见解和体会，也没有说清楚如何抗老防衰。一篇题为《肾病综合征激素撤减期的中药治疗》的论文，前半部分详细介绍了肾病综合征如何使用激素，后半部分又综述了4篇文章的观点，毫无自己独立的见解与体会，作为综述文章，篇数也太少，基本上属于文不对题。一篇题为《甘草干姜汤治疗遗尿浅谈》的文章，引经据典，对甘草干姜汤的出处、源流、主治病症进行了详细的介绍，同时对遗尿症有关的历代医家的认识进行了详细考察，但是从中根本看不出甘草干姜汤和遗尿之间有什么必然的联系，只是让读者重新复习了有关的文献材料，给人一种牵强附会、生拉硬套的感觉。类似的文章还有很多，这些都属于题文不符。

4. 题目笼统

有的文章题目没有鲜明准确地概括出文章的内容，而是泛泛而谈。例如，有一篇文章题为《某某老中医临床经验介绍》，但通篇内容是介绍某老中医治疗肠易激综合征经验的，若改为《某某老中医治疗肠易激综合征的经验》，则要准确得多。还有一篇文章以《胃病证治》为题，但全文只详细地介绍了3个病例，且无辨证和治疗用药体会，看了本文后，除了3个病例之外，对读者毫无启发可言，非常笼统。

5. 题目过长

有的论文题目过长，既不能使读者一目了然，也不利于图书情报人员检索编目。例如，有篇以《中医辨证分型治疗与西医辨病治疗相结合治疗慢性萎缩性胃炎的临床观察与实验研究及体会》的论文，题目竟达40个字，而全文内容却只有2400字，因而使得文章题目长，内容少，头重脚轻，无根无基。2400字的文章即便是字字珠玑、句句金石，恐怕也难以把文章题目所涉及的内容说清楚、讲透彻。

二、概念不清，论点不明

有的文章本身基本概念就含糊不清，所以据此做出的判断也就站不住脚。还是那篇以《二源法是克癌的优选法》为题的论文，该文章连"二源法"的定义、方法、适应证等都未交代清楚，就得出了"是克癌的优选法"的结论，很难站得住脚。有的论文论点不明确，作者既想说这个问题，又想说那个问题，结果哪个都没说清楚，使人看了含糊不清。例如，有一篇《中医治疗钩端螺旋体病的证治体会》的文章，既想谈病，又想谈证，既想谈证治，又想讲体会，由于篇幅所限，结果哪个都没有说清楚，让人看了不得要领。有的论文论点与论据脱节，论据说明不了论点，论点统帅不了论据，与论点无关的内容却罗列了很多，与论点有关的内容反而甚少。还有一篇论文以《穴位埋线法与局部埋药结合治疗癫痫病》（通篇皆为痫字，疑为痫字之误）为题，从题目上看，似乎应该着重介绍本疗法治疗癫痫的有关内容，但全篇内容重点介绍癫痫的定义、中医的病因病机、诸家对本病的论述，以及现代医学原发性癫痫、继发性癫痫的类型、症状特点等，而有关如何穴位埋线、如何穴位埋药、埋哪些药等内容却介绍得很少，给人以概念不明确、论点不清楚的感觉。如果该文重点介绍这两种治疗方法，并探讨其作用机制，谈谈临床体会，或总结一下临床的治疗情况，全篇围绕这个论点深入讨论，也不失为一篇好文章。

三、分析不客观，考虑欠全面

有的论文分析问题主观武断，不是根据实际临床结果和统计处理去进行实事求是的分析和判断，而是想当然。或者头脑里先有一个框子，硬往客观实际上套，用唯心论的先验论去撰写论文。还有的看问题片面，不能综合考虑各方面的问题。例如，《金钱草马蹄草龙胆草治疗黄疸性肝炎150例》一文，称服药10剂后，治愈138例，达92%；显效8例，达5.3%；有效3例，达0.2%（？）；无效1

例，达 0.7%（？）。认为可使自觉症状消失，肿大的肝脏缩小，肝功能转为正常。此文不能严格遵照临床疗效判定标准进行分析，内容不太客观，考虑有失全面。还有一篇《喉源性咳嗽的辨治经验》的论文，认为"阴虚是导致血瘀的病理学基础，阴虚与血瘀互为因果"，而其理论依据是"瘀血乃为阴血凝聚而成，瘀血形成的过程本身就是一个阴血耗伤的过程"，这种分析显然与中医基础理论不符，即便是一种创新，也显得证据不足。还有一篇《穴位外敷治疗冠心病的研究》的论文，通过对 68 个病例临床观察后得出，"穴位外敷中药，能迅速缓解心绞痛，其作用与硝酸甘油相似"，并认为"该疗法与中西医治疗冠心病的其他疗法相比，有省时、省药、无毒副作用、疗效持久等优点"。这种分析就不太客观，因为对冠心病而言，中药外治法终归属于辅助治疗方法，不加分析地滥用外治法，有时会延误治疗，甚至危及生命，影响患者的康复。

四、推理不严，论证无力

推理就是从一个或几个已知的判断推出新判断的过程。有的是直接推理，有的是间接推理，不管哪一种推理都要求十分严密，使之无懈可击。可是，常常看到有些论文缺乏严密的推理，或者没有充分的已知条件就做出了新判断，或虽有已知理论，但判断含糊其辞，车轱辘话来回说，全文思路不清，越论越糊涂，使读者难以看下去。例如，有一篇题为《中西医结合治疗破伤风 106 例》的论文，临床治疗得出："玉真散随证加味，辨证施治，对破伤风毒素引起的全身肌肉持续性收缩或阵发性痉挛有抑制作用。"进而得出："其机理是抑制破伤风毒素的产生，阻断毒素来源；白芷等药既有抑菌作用，又有镇静息风解痉作用，达到抑制全身横纹肌持续收缩和阵发性痉挛，是中医学治疗破伤风的原理。"这种推理很不严密，不是科学推理，纯属主观想象及望文生义，从这些临床观察中根本得不出这些结论。还有一篇题为《抑肝清肺法治疗妊娠恶阻》的文章，该文认为："妊娠恶阻的发生，是由于妇女受孕后，血聚以养胎，则肝失所养而燥，肝火过旺，肝气上逆，木火刑金，则肺气不能肃降以镇制肝木而致咳，横逆犯胃则胃失和降而致呕吐。"这种分析如果对一般的呕吐而言，尚属合理；但妊娠恶阻是有其特殊性的，依此推理，就有些靠不住了。

五、任意夸大疗效，使人难以置信

有的文章在评价临床疗效时，不是实事求是地分析总结，而是肆意夸大临床疗效，给人以不真实的感觉。例如，有一篇题为《糖尿病治疗的体会》的论文，声称用五味异功散治疗胰岛素依赖性糖尿病，服药半个月，即可撤掉胰岛素而治愈；还有一篇题为《类风湿关节炎治疗经验介绍》的文章，作者认为类风湿关节炎应用家传密方治疗，15 剂药即可奏效，对于迁延难治者，一个半月即可治愈。最为有趣的是，两篇文章都表明，五味异功散及家传密方是治疗糖尿病、类风湿关节炎的"特效方药"，值得大力推广应用。无论是从临床角度看，还是从该方的药效及单味药药理来看，都得不出这个结论。总之，类似文章对疾病的诊断标准、临床疗效判定标准不重视或置之不理，不能充分利用这些标准进行严格的评定，文章的科学性及准确性都较差，其疗效也就很难做到真实客观，有时甚至是夸大其词的，令人难以置信。有关内容，在本刊 1996 年第 7 期曾载有北京协和医院张育轩教授以《中西医结合临床疗效观察及论文撰写中存在的问题》为题的专论，讲解甚详，此处不再赘言。

六、治学不严谨，用词不恰当

有个别作者在论文撰写过程中，不恰当地贬低别人，抬高自己，或者是坐井观天，自吹自擂。他们不看别人的文献，也不知人达到什么水平，便自封"前所未有，国际先进水平"。例如，有一篇《肾病综合征激素撤减期的中药治疗》的论文，通过 20 例临床疗效观察，证明有一定疗效，进而得出："中药可以改善肾上腺皮质功能，在此领域可以达到世界先进水平。"还有一篇《谈谈急症用大黄的辨证施治》的论文，通过临床治疗认为，"用大黄导泻通便，使腑气通降，使亢盛的热邪从下窍而出，故百病皆除"。这种评价也是不恰当的，大黄并非百病皆治，通腑泻下法也不是唯一的泄热方法。同时发现，有的作者治学不严谨，在选择科研病例时，没有选择中医有优势的病种来观察，因而也就很难做到以己之长，抑彼之短，不能扬长避短，取长补短，写出来的文章水平也就不高。普遍存在的问题是大多数作者中医药水平偏低，理、法、方、药扣不准，方解写的不理想，这种结合是一种不中不西的结合，这也是许多文章不能被录用的原因之一。

有的文章修辞不讲究，语句不精炼，用词不准确；有的文章在写作过程中不注意用词的准确度，甚至用了许多非论文的语言。如有一篇题为《临证治验三则》的论文，对于患者面部的痛苦表情用"的确不雅观""不美观"来形容；对于所治患者用"本人之亲戚""我的朋友"等语言描述，给人以过分通俗的感觉。有的文章语句不精炼，用词不够讲究，语言过于烦琐，还有的乱用倒装句，以及国外的语言风格，看了后给人的感觉很别扭。还有的文章句子成分残缺，这和作者的语言文字水平有关，在论文中主语和谓语、谓语和宾语等搭配不当，或者相关成分缺失，使得句子不能很好地表达词意，甚至出现歧义。有的文章符号不统一，图表不美观，如在描述血压时，一会儿用 mmHg，一会儿又用 kPa。有的文章图表不符合规定，有的文章字迹不清晰，有的文章行文格式不规范，引文项目不全。款式，就是书写文章的行文格式；行文格式的规范统一，不仅给人以美感，还表明作者的思路是否严密，论述是否有条理。例如，有一篇题为《猪苓汤治疗晚期腹膜癌腹水 31 例临床观察》的论文，放下该文的内容不谈，从文章的写作款式来看，非常不美观，文章每写两行就空一行，看上去支离破碎，没有了连续性和整体感。

七、用药不当

有的文章超标准用药，如在使用川乌、草乌治疗风湿、类风湿疾病时，用量竟高达 60g，超过《中国药典》规定用量标准近 20 倍！辛夷、苍耳子用到 15g，亦都超过《中国药典》的规定用量。

大部分文章在参考文献方面的问题较多，主要表现在引用方法不规范等，这些都在一定程度上影响了文章的质量，影响了文章的发表，所有这些都值得我们在今后科研论文写作过程中引起注意。

【周超凡，于智敏. 中医临床论文中常见问题分析［J］. 中级医刊，1997（05）：59-62】

喜读《中药新用》

《中药新用》一书，王辉武等编著，科学技术出版社重庆分社出版，全国公开发行。该书从实用出发，着重介绍传统中药过去没有发现的或虽有记载而未被重视的新用途、新用法，内容新颖，值得一读，现将其主要特色略陈于次。

一、博采众长

《中药新用》选列了常用的 85 种中药，总结整理出每味中药及其相关的新剂型和新功用，并将治疗用药方法、主要适应证、疗效结果及新的进展逐一介绍，作为临证立方遣药之参考。

书中收集了近 10 年来出版的 150 余种杂志、书籍的资料，引用文献达 880 余篇，涉及《中药学》19 个分类，可治疾病 233 种以上，遍及内科、外科、妇科、口腔科、耳鼻喉科、眼科、肿瘤科、皮肤科、神经精神科等，突出临床新用。按病（证）名列项，分别详述药物配伍、制法、剂量、剂型、用（服）法和临床疗效等，辑于一身。对一些具启发性的经验，亦做了简要介绍。旨在使读者能在熟悉传统用药的基础上，掌握中药的新用途，使辨证论治与现代研究成果有机地结合起来，更有利于提高治疗效果。

二、溶古化新

《中药新用》体现了从流溯源、溶古化新的特点，不愧"新用"之名。书中各药均介绍了科属、药用部分、性味、归经、功效、适应证等传统认识，但又展示了现代药理研究成果，使读者能够得到新的启示。如人参项下，现代药理研究认为，人参具有适应原样作用，能增强机体非特异性免疫力。此外，尚有促进肾上腺、性腺功能，以及增强免疫功能、抗疲劳、保肝、抗体克等广泛作用。

又如白芍，系毛茛科芍药属多年生草本植物芍药栽培品种的根，味苦酸、性微寒，归肝经，功能柔肝止痛，养血敛阴。传统主要用于肝气不和所致的胸腹疼痛、痛经、崩漏及手足拘挛疼痛等症。现代药理证实，芍药具有解痉、降血压、镇痛、镇静、抗惊厥、抗炎、抗溃疡、抗菌、解热等作用。新用以本药为主，治疗腹水和便秘颇有新意。最引人注目的是用白芍治疗骨质增生症，且治愈率达 96.7%，扩大了临床治疗范围。

白芥子，功能豁痰利气散结，传统主要用于寒痰壅滞、胸腹胀满、咳逆上气及痰注肢体疼痛等症。现代药理研究证实，具有抑制皮肤真菌作用。书中介绍用白芥子药粒贴敷耳穴位上，用于减肥，疗效较佳。由于目前生活水平逐步提高，肥胖患者日益增多，而本品药源丰富，使用简便，无损伤、无痛苦，又经济，诚为不可多得之良药。

大家知道，目前链霉素使用仍十分广泛，其毒副反应越来越受到重视。该书介绍用骨碎补每日 15g，水煎分 2 次服，严重者可日服 2 剂，防治链霉素毒副反应总有效率达 85%，令人耳目一新。

三、简便实用

《中药新用》编著者在版面上做了巧妙的安排，目录以药名笔画为序，使人翻阅方便，殿后附以病（证）名科别索引，便于检索各科病证，以利临证选药和参考。书中所载药物，有以本药单用于治疗的，如青蒿蜜丸、青蒿浸膏片、青蒿素治疗盘形红斑狼疮；有以本药为主者，如以淫羊藿为主防治衰老，且阐述了衰老的定义目前尚无定论，但衰老的机理可概括为储备力、适用力、抵抗力、恢复力的低下为特征。而用淫羊藿延缓衰老有一定的疗效，抗老中药水 1 安瓿 30mL 中含淫羊藿浸膏 1000mg、人参流浸膏 1000mg、蝮蛇酊 100mg、肉苁蓉流浸膏 100mg、五味子流浸膏 300mg、山茱萸流浸膏 200mg、醋酸维生素 E 10mg、无水咖啡因 50mg，每日 1 次，于午后服 30mL，共服 20 天，总有效率为 86.6%。认为"淫羊藿温而不燥，为变理阴阳之佳品"，对老人昏耄、中年健忘，阴虚心悸用之恒有奇效。编者常用淫羊藿配伍合欢皮、浮小麦、生地黄等，治疗更年期综合征，多获良效。如此等等，既有医学理论，又有用药经验，还有研究方向，诚可谓言简意赅，简便实用。

四、告诫滥施

该书中每味中药之后，均列有注意事项，包括禁忌和不良反应，告诫读者，不可忽视辨证论治而废医存药。人参虽用途广泛，但也有禁忌证，以及服法不当而出现不良反应者。书中指出，实证、热证慎用。阴虚内热及腹胀满者不宜长期单用。在剂量方面，口服 3% 人参酊 100mL，有轻度不安和兴奋反应。如一次服 200mL 或大量人参根粉，可致中毒，出现玫瑰疹、瘙痒、头痛、眩晕、体温升高及出血等症。健康人一次顿服人参 40g 煎汁约 200mL，可致左心衰竭、消化道大出血而亡。壮实者服后常感闭气、胸闷、腹胀。133 例长期服用各种人参制剂者，被认为产生滥用人参综合征者 14 例（10%），主要表现为高血压伴神经过敏、失眠、晨泄，类似皮质类固醇中毒。反复告诫读者，切不可将人参作为万灵之宝而无针对性地盲目滥施。

但是，"金无足赤"，该书尚有不足之处，如收载药物尚欠全面，据粗略统计，仅占常用中药的 1/5，如能再编续集，即可弥补。在目录上最好按功能分类，与现行的《中药学》教材同步。这样可丰富中药学的内容，扩大中药新用领域，书末之索引，以按现代医学病名之顺序排列为妥。书中某些校对方面的差错也是可以避免的。当然这些并不影响其实用价值，我们期待着再版和续集的早日付梓。

总之，本书编著者不惜远绍旁搜，博览深思，寻源竟委，着意发挥，为提高中医治病疗效做了一件有益的工作，不但对临床医师，特别是对基层医务人员，有一定的帮助，对从事教学、科研的医学院校师生以及中医学爱好者，也都有较好的参考价值。

【周超凡，陈厚忠. 喜读《中药新用》[J]. 中药通报，1988（02）：56-57】

评《中国矿物药研究》

《中国矿物药研究》一书，由国家自然科学基金会资助，其科研成果由孙静均主编成书。

该书在矿物药研究方面具有重要的参考价值，从现代矿物药晶体结构的特征出发，对矿物药结构特征与药理作用机制做了较深入的探索，提出了矿物药材特有的结构与人体有机结构之间存在着亲和关系和排斥关系。作者还重视生物化学中的有机金属络合物及微量元素在各种酶中的特殊作用。

作者在矿物药材的药理作用机理中，提出了直接补充微量元素之不足和排泄微量元素之过剩，以保证人体微量元素与内外环境的相对平衡，并对人体内微量元素的失衡对健康的影响做了较深入的探索。

全书共分四章，第一章绪论，分别论述了古典矿物药研究沿革、现代矿物药研究概况、当今矿物药研究方向，给读者勾画出古今中外矿物药研究的全貌。其中，尤以对矿物药研究的方向，从11个方面做了论述，将能启迪后学者对矿物药做进一步的研究。第二章矿物药的研究思路与方法，研究思路阐述了作者研究矿物药的探索过程和体会，研究方法渗透了作者对研究思路的不断实现的过程。第三章28种矿物药研究，对具有代表性的天然金属类矿物药、天然非金属类矿物药、古生物类矿物药、现代生物骨骼及贝壳类矿物及含矿物药复方等，都从资料辑录、矿物学特征、微量元素特征、药性探讨等方面，对每一种矿物药做了翔实的描述。在药性探讨部分有很多发挥，对读者会有一定的启发作用。第四章是矿物药药理作用机制探讨，能综合应用原子结构、结晶格架、过渡元素、络合物等方面的基础理论，从研究生物化学效应和生物物理效应，从元素赋存特点上来探讨矿物药的药理作用机制。作者能充分结合本草学文献资料、中医药理论、中医临床用药经验等进行综合分析，探讨矿物药的药理，并大胆地提出了"理论药理"的新概念，并强调"理论药理"对"实验药理""临床药理"是一个重要的补充。对矿物药研究来说，"理论药理"比"实验药理"更重要，而且对"临床药理"有重要的指导作用，对"实验药理"也有一定的启示。

当然，本书尚存在一些不足之处，从矿物药研究的种类看，品种少一些，不足以反映矿物药研究的全貌，如矾类、盐类矿物药均未入选，甚至连代表性的药物也未顾及。从矿物药测试种类的完备程度看，也不够理想，如有些氧化物未做测定，有些仅做了固体样，或做了煮液样。从药性探讨来看，发表了许多新的见解，由于具体工作未跟上，尚难使人信服。

【周超凡，李品武. 评《中国矿物药研究》[J]. 中国中药杂志，1994（01）：58】

感冒、气管炎的简易预防药物

感冒若不及时防治，很易诱发气管炎；气管炎患者又因机体抵抗力下降而极易得感冒。因此，做好预防工作是非常重要的一环。

防治感冒、气管炎的药物，有中草药和西药，为便于基层使用，就地取材，下面以中草药为主，介绍一些简易预防药物。

一、流行性感冒

流行性感冒是由空气中的流感病毒，有时亦伴有细菌，经过人的上呼吸道感染而引起的。因此，这就涉及环境和人体两方面的预防。

1. 环境消毒

环境消毒是将环境内的流感病毒或细菌杀灭，以达到预防作用。有以下几种方法：

（1）食醋蒸熏 按室内空间每立方米用 2 ～ 10mL 食醋计算，加 1 ～ 2 倍水稀释，然后加热使醋挥发，关闭门窗两小时。每日或隔日处理 1 次，可达室内消毒的目的。实验证明，不仅使空气中的病毒被灭活，同时，很多细菌如感冒杆菌、肺炎双球菌、甲型溶血性链球菌、白色葡萄球菌、卡他球菌等也能被抑制或杀死。

（2）苍术艾叶盘香熏 盘香的成分为苍术 40%，艾叶 10%，黏合剂 50%，再加少量氯酸钾和香料制成。按每立方米空间用 0.5 ～ 0.8g 用量，点燃熏房间，每次熏 45 分钟。它不仅能使病毒灭活，且对金黄色葡萄球菌、结核杆菌等的杀灭作用比紫外线、福尔马林还强。如买不到制好的盘香，用苍术、艾叶按上述配量，直接点燃熏，也可。

2. 人体预防

人体预防方法较多，仅就效果较好而又简便的方法做如下介绍。

（1）贯众、大青叶各 500g，加水 5L，煎至 2L，成人每服 50mL，日服 2 次，连服 5 天。这很适于机关、学校、工地等人口集中的地方煎大锅汤服用。如无大青叶，可仅用贯众。如在农村，还可将贯众浸泡于水缸内，食用此水，能起到较好的预防作用。贯众可抑制多种病毒，效果较好。唯贯众品种较混乱，北方用东北贯众（粗茎鳞毛蕨），南方用狗脊蕨或乌毛蕨。贯众具一定毒性，体弱、孕妇及慢性肝炎患者慎用。

（2）食醋或苏打溶液滴鼻。任选一种，不可同时滴鼻。将食醋配成 5% 溶液，即 1 份食醋加 19 份凉白开水。苏打配成 5% 的凉白开水溶液。每日滴鼻 2 ～ 3 次，有良好的预防病毒性感冒的作用。因为病毒生长繁殖的最适环境为 pH6.5 ～ 7.9，而 5% 的食醋，其 pH 值为 3；5% 苏打的 pH 值为 8.5 ～ 9。在这种偏酸偏碱的条件下，不利于流感病毒的繁殖，且能使之灭活，从而起到预防作用。如用于治疗感冒，每天滴鼻 5 ～ 6 次。

（3）大蒜汁滴鼻或闻气味。大蒜汁能抑制多种病毒和细菌，因此，将大蒜捣烂后，绞取汁液，再加汁液量的 10 ～ 20 倍生理盐水（用凉开水亦可），然后用此稀大蒜汁液滴鼻，每次 2 ～ 3 滴，每天 2 ～ 3 次。又因大蒜汁中主要有效成分为挥发性物质，故可将大蒜汁装于瓶内，每天闻 2 ～ 3 次，每次 3 ～ 10 分钟，也有效。

（4）其他方法：①野菊花煎液，制成 10% 凡士林软膏，每晨涂鼻孔，每月用 20 天，连用两个月，能预防感冒，亦能降低慢性气管炎的发病率。②死卡介苗接种：左上臂三角肌处，局部酒精消毒，滴死卡介苗一滴，用两个挑针平划，以微渗血为度，每半月一次，共四次。每次均向下移 1cm 距离。③流感疫苗，鼻腔喷雾，每次 0.5mL。④气管炎菌苗，在发作季节前应用，每周皮下注射一次，剂量自 0.1mL 起，每次递增 0.1 ～ 0.2mL，直至 0.5、1mL 为维持量，连续注射，可提高机体非特异性免疫力。

二、普通感冒

普通感冒也就是中医所说的外感风寒，可用如下方法。

1. 初受风寒，尚无病症，如偶遇雨淋受凉；夏天汗出，贪凉饮冷或当风；冬季衣服单薄感受风寒等。如果身体强健，可能不发病，但有相当一部分人，因抵抗力差而招致感冒。可用如下方法。

（1）葱姜红糖水：葱白头（连须）3 ～ 5 个、生姜 3 ～ 5 片（或切末），浓煎后加红糖适量，热服取微汗，即可预防感冒症状的出现。如无葱，仅用姜糖亦可。

（2）紫苏叶 6g、生姜 6g、桔梗 6g，沸水浸泡，饮用。

（3）野菊花 9g、贯众 9g、桔梗 6g，沸水浸泡，饮用。

2. 外感风寒，未能及时服用上述方药，略拖 2 ～ 4 小时，稍有畏寒或发热感，但无汗。可用防感冒粥：糯米 50g、河水 2 碗（或井水煮沸放凉去水碱）、生姜 6 片，煮 1 ～ 2 沸，加大葱 7 个，煮至米熟，加食醋 3 ～ 4mL 和匀，趁热服，覆被睡使之微微汗出。

3. 受风寒后，症为发热轻，恶寒重，可用如下方法。

（1）大葱 3 ～ 5 个、白菜头 1 ～ 2 个、萝卜半个，煎汤服。

（2）鲜葱四两取汁，加香油半两混匀，用手蘸取，轻轻擦摩头、面、项背、手心、足心。

（3）葱豉汤：葱白 9g、豆豉 15g，煎汤服。

4. 其他。在前述 2、3 情况下，亦可用阿司匹林、感冒冲剂等，既能防止感冒进一步发展，又可起到治疗的作用。

三、气管炎

气管炎分急性气管炎和慢性气管炎。急性气管炎主要由病毒、细菌急性感染或一些异物刺激如化学药品等所引起，主要是针对病因病症做治疗性给药，如细菌性感染所致急性气管炎多用抗生素或磺胺类药物治疗。下面仅就慢性气管炎的防治，介绍一些简易方法。

1. 内服扶正培本药物

慢性气管炎为一种冬春季好发的季节性疾病。为防止发病，可于夏季服用扶正培本的药物，以增强机体的抵抗力。对于肺气虚，易感冒并诱发气管炎者，可服玉屏风散、补中益气汤。对脾虚体弱，机体免疫功能低下、抵抗力差的人，可服六君子汤。对肾阳虚，平素怕冷者，可服附桂八味丸。小儿体质差、发育不良者，可服紫河车粉（即胎盘粉），将胎盘焙干研粉久服，对大多数慢性气管炎患者均有益。

2. 外敷用药

（1）芥砒膏　白芥子 1.5g、砒石 0.3g。研粉，加食醋调糊，贴于定喘穴、肺俞穴，如果痰多，再加贴丰隆穴。每天一换，3～5 天为一疗程。据报道，疗效有效率 90.4%，治愈率 43.5%。

（2）三白膏　白芥子 32g，白矾 32g，研粉，加适量面粉，用食醋调，贴涌泉穴、定喘穴、天突穴，如痰多加丰隆穴。睡前贴，12 小时后去掉，10 次左右为一疗程，有效率 91%，治愈率 55.7%。

（3）白芥子膏进行"冬病夏治"　白芥子 32g、延胡索 32g、甘遂 16g、细辛 16g、樟脑 1.6g。以上各药研粉混合，姜汁调糊，于百劳、膏肓、肺俞双侧六穴位各敷药如豇豆大，胶布固定，贴 4～6 小时后去掉。分别于头伏、二伏、三伏贴，共三次。除具局部红、痒、灼感外，未见全身反应。部分患者可出现发疱、红肿等情况，3～6 天结痂脱落。此法对青少年患者效果更好。

3. 久病的保养性防治

服用大剂量维生素 C，不仅能使感冒发病减少，对慢性支气管炎患者也有一定好处。支气管炎患者，如果咳嗽痰多，可用梨 1 个、百合 9g、白糖 15g，煎汤服。亦可将梨去核，加麻黄 6～9g 煎汤，吃梨并饮汁。如久病咳痰带血，条件许可时，白木耳嫩汁久服（略加冰糖更好）。

尽管如上介绍的方法能起到一定效用，但对感冒、气管炎来讲，其极重要的预防方法是增强机体的抵抗力。这有多种途径，如体育锻炼，从夏天开始用冷水洗脸、擦身，就不易得感冒；注意增减衣服，讲究卫生，养成良好的生活习惯如戒烟等。

【岳凤先，周超凡. 感冒、气管炎的简易预防药物［J］. 中级医刊，1979（12）：42-43】

食亦药话鱼鳔

　　鱼鳔民间俗称鱼肚，是美味佳肴。吃前先将鱼鳔放在温水中浸泡，待软后切成块状或条状。凡喜食甜味者，加入桂圆、荔枝等调味品炖服。若怕鱼腥味，可酌加黄酒去腥。鱼鳔可加葱、姜、蒜、酒、酱、盐等调料清炖红烧。鱼鳔在宴席上与燕窝、鱼翅齐名，其营养价值还在燕窝、鱼翅之上，属八珍之列。

　　鱼鳔又是滋补珍品，在温水中浸泡23小时就会充分膨胀，久煮而成胶状液体，俗称鱼鳔羹。如果将鱼鳔胶状液体浓缩、晾干切块，可制成鱼鳔胶。鱼鳔胶为胶中珍品，与阿胶齐名。但是，阿胶只作为滋阴补品。在《证治准绳》中有治疗肾虚、遗精、滑精的聚精丸，就是由鱼鳔、沙苑子、五味粉研粉，炼蜜制成的蜜丸。干鱼鳔胶入药，先将它切成段，再用蛤粉炒，使鱼鳔受热膨胀松脆，以利于研粉。据《随息居饮食谱》记载："鳇鱼鳔最良，补气益精，止遗带，大益虚损。"《南史》记载："齐明帝吃鱼鳔，用蜜渍，一日数升。"《中药大辞典》记载："鱼鳔性味甘平，功能补肾益精，滋养筋脉，止血散瘀，消肿，治疗肾虚滑精，产后风痉，破伤风，吐血，血崩，创伤出血，痔疮。"由此可见，鱼鳔临床用途甚广，可以制出十几道药膳来治病，如银耳鱼肚羹治疗老年人肺虚干咳、津伤口渴、肠燥便秘；百仁鱼肚汤治疗老年人脾肾两虚、气虚倦怠、神疲乏力、夜尿频多。至于治疗老年人脾胃虚弱、胃纳不香、脘腹胀满的药膳就更多了，如阳春鱼肚汤、紫苑烧鱼肚、枣蔻扒鱼肚等。

　　现代营养学研究发现，鱼鳔含胶原蛋白，粗黏多糖，维生素A、D、E、K等，以及微量元素锌、钙、钾、锰等。胶原蛋白能增强肌肉的弹性，增强耐力、体质和抗病能力，消除疲劳，尤其宜于运动员使用。粗黏多糖能提高人体的免疫功能，增强人体的抗病能力。免疫功能低下者，如体虚反复感冒者服之，能增强体质和抗病能力。维生素E、D等有滋润肌肤、延缓衰老作用。锌能促进儿童生长发育，矮身材的儿童经常服用，能促进生长，还能促使成年男子精囊分泌果糖，为精子提供能量，保护性功能，对阳痿遗精患者有较好的治疗作用。所含钙为有机钙，容易被人体吸收，可防止缺钙和老年人骨质疏松，更是孕妇补钙的理想佳品。

　　【周超凡. 亦食亦药话鱼鳔［N］. 人民政协报，2002-06-05（B03）】

抗击"非典"且看辨证治疗

"非典"是新型冠状病毒感染的传染病，由于是一种新发现的疾病，目前还没有什么特效药。西医采用营养支持、免疫增强、吸氧、呼吸机辅助通气、激素抗炎等对症处理；中医在辨证治疗原则指导下，具体地说是在温病学说"卫气营血"辨证的基础上探索"非典"的中医证候规律，形成一套分期、分证的中医治疗方案。

广东省中医院从今年1月至今共收治"非典"患者112例，其中有105例治愈出院，7例死亡。又有广州中医药大学第一附属医院用中西医结合方法治疗37例"非典"患者，痊愈出院，在治疗期间没有出现呼吸窘迫症，平均退热时间2.97天，住院时间平均为6.2天。广东省中医院还进一步探索了中医辨证治疗的方法，选择15例早期发现的"非典"轻症患者，单纯应用中医辨证治疗方法，及时中止了疾病的发展，进而痊愈出院。

回顾中国医学史，早在东汉时期《内经》中已有"民疠温病""冬伤于寒，春必病温"的论述。金元时期刘河间对温病学做出杰出贡献，故有"热病崇河间"之说。明末吴又可著《温疫论》在病因方面认为是"疠气"所致；在流行特点方面，提出温疫有强烈的传染性，"无问老幼，触者即病"；感染途径是由口鼻而入；治疗方面，以祛邪为第一要义。这些观点对治疗"非典"有很好的指导意义。

中医辨证治疗是认识疾病和治疗疾病的基本原则，是中医对疾病的一种特殊的研究和处理方法。中医对冠状病毒引起的"非典"，不是选择杀灭冠状病毒的办法，事实上也尚未找到相对的药物，而是对"非典"出现的临床证候进行辨证治疗，特别是用温病的"卫气营血"辨证，而取得较为满意的疗效。再引申一下，中医在古代治天花、水痘、麻疹、猩红热，近代治乙脑、流行性出血热，乃至结核病等都不是直接针对相应的病原体，如病毒、细菌，而是针对病原体感染的患者们。中医所治的是"有病的人"，在见病的同时更要见人，而不是停留在治"人的病"上。若落脚在病上或病原体上，有时容易出现见病不见人的情况。如果真的是这样，我们难免会感到对"非典"有束手无策之痛苦，或产生悲观的论点。

中医是怎样辨证治疗的呢？一般来说，是先用望闻问切的四诊方法收集资料、症状、体征，通过分析、综合，辨清疾病的原因、性质、部位以及邪正关系，然后概括判断为某种性质的症。施治是根据辨证的结果，确定相应的治疗方法。辨证是决定治疗的前提与依据，施治是治疗疾病的手段与方法。通过辨证治疗的结果，可以检验正确与否。因此，辨证治疗的过程，就是认识疾病和治好疾病的过程。它是中医理论方法在临床上的具体运用，是指导中医临床的基本原则。这个原则既适用于像"非典"一类的传染病，也适用于中医内外妇儿各科。中医同道须认真掌握，灵活运用，万万不能丢啊！丢掉辨证论治，就是丢掉中医的精髓，万万不可大意！

【周超凡. 抗击"非典"且看辨证治疗 [N]. 人民政协报，2003/04/30（B03）】

预防"非典"不能滥用中药

由于我国地域广阔，气候多样，人的体质、心理状态、年龄、性别不同，预防非典型肺炎（以下简称非典）不能用几个方剂包打天下，要因时、因地、因人制宜。即不同的季节气候、不同的地域、不同的人群，处方用药应有所不同，不能一概而论。处方应随时变化，以适应防治之所需。

从前期防治非典工作来看，存在滥用中药现象。

1. 服药对象不明确：大部分没有非典直接接触史或间接接触史的人群也都服药了。非典传染必须具备三个条件：一有传染源（患者），二有传播途径，三有易感人群，缺一不可。一般来说连接触史都没有的人群不需服用。全民服药，既浪费资源，耗费钱财，也伤身体。因为"是药三分毒"，哪有无任何毒副作用的中药。

2. 滥用清热解毒方药：清热解毒方药有清热、泻火、解毒的作用，只适用于三焦火毒炽盛等症，正常人不应服。这些药性味苦寒，轻则败胃，重则内伤中阳。老年人、体质虚寒的人服后，胃寒纳呆，便溏或腹泻，继之神疲乏力，使人体抗病机能下降。

3. 滥用扶正补益药：补益药有补气、补血补阴、补阳之分。气虚补气，血虚补血，不能乱补。一般人气血阴阳是平衡的，一补反而打乱了平衡。"气有余便是火"，青壮年体质好，不能乱用补药，否则服后易上火。有些人口干咽燥，鼻冒热气，尿黄便秘就是滥服补益药所致。

目前我们尚未掌握非典的防治规律，也没有肯定有效的中西药或防治非典的疫苗，不能随便用药。非典流行区的群众想服药预防是完全可以理解的。根据大家的需求，可以提出权宜的办法，选用一些药食两用的品种来预防非典，即采用我国特有的药膳食疗的办法来预防。严格地说，药膳也要辨证适量，但相对来说可以放宽一些，即使用得不妥，也不会出现严重副作用。现举例如下，供参考，或请咨询有关医师之后再用：

1. 体质偏热的，可从桑叶、菊花、薄荷中选用一两种泡水代茶。

2. 体质偏寒的，可从葱、豆豉、姜、紫苏中选两种泡水代茶。

3. 自觉肺燥热的，可从荸荠、海蜇、萝卜、百合、白茅根、芦根中选一两种食用或煎水饮用。

4. 有咽喉不爽的，可从青果、胖大海、罗汉果、桔梗、甘草中选一两味泡水代茶。

5. 有胃纳不香、消化不良的，可从山楂、麦芽、鸡内金、莱菔子中选一两种煎水服。

【周超凡. 预防"非典"不能滥用中药［N］. 光明日报，2003/05/25】

气有余便是"火"

朱丹溪生活于 1281 ～ 1358 年，元代婺州义乌（今浙江义乌）人。他的主要医学著作有《格致余论》《局方发挥》。至于流传至今的《丹溪心法》《丹溪心法附余》等书是后人整理朱氏临床经验写成，对后世影响也很大。在他的学术思想中，主要有"阳常有余，阴常不足""气常有余，血常不足""气有余便是火"等。

宋代的《太平惠民和剂局方》一直盛行至元代，即朱丹溪所处的时代。当时医者滥用辛热燥烈中药，而造成严重的伤阴劫液之弊。朱丹溪目睹其害，潜心研究，深有所得，而著《局方发挥》一书。书中剖析误用辛热燥烈中药之害，在纠正用药时弊方面发挥了重大作用。他主张养阴抑阳，并把这个观点贯穿整个人生。朱丹溪的主要摄生原则是"幼年不宜过于饱暖，以护阴气；青年当晚婚，待阳气成长；婚后当节制房事，摄护阴精"。今天重温这一段明训，对现代养生仍有深远的指导意义。

"气有余便是火"是指阴液不足，阳气偏盛，引起的目赤、咽痛、牙龈肿痛等虚火上炎的证候，也包括由于五志过极，色欲无度，相火妄动，饮食厚味等引起的阴虚阳亢、气郁化火而产生的肝火、胆火、胃火、心火的证候。

朱丹溪认为正常人应是"气血冲和，百病不生，一有怫郁，诸病生焉"。也就是说，健康人应气血协调，运行通畅。气血是相依相成的，血有赖于气的推动而运行，气有赖于血的供养而发挥推动、温煦、防御、固摄、气化的作用。人体的生理功能有赖于气血功能的协调来维持，一旦失调，便可发病。

有鉴于此，正常人是不能乱用扶正补益药的，一旦乱用，势必要打乱人体的气血阴阳的平衡。在"非典"期间，一些防治处方想用扶正以达祛邪的目的。须知扶正补益药，专为虚证而设，如无虚证切勿滥用。虚证分气虚、血虚、阴虚、阳虚，调治之后务必保持气血阴阳相对平衡，若乱用人参、黄芪之类补气药，而不配以补血药，气血就不协调了。气为阳，血为阴，服补气药势必造成阳盛阴衰，阴虚生内热，虚热就自然而然地发生了，于是出现口干舌燥、咽喉热痛、心中烦热、尿赤便秘等症状。极易诱发各种炎症，进而降低人体的抗病能力与免疫力。若乱用补气药，很可能产生"气有余便是火"的证候。

【周超凡. 气有余便是"火"［N］. 健康报，2003-07-31】

《中医药现代化研究方法论》序

中医药要现代化，对中医药进行现代化研究意见一致，没有分歧，但怎样研究却众说纷纭，仁者见仁、智者见智，根本的问题是存在一个方法论的问题。本书作者从科学哲学和科学方法论的角度出发，特别是利用后现代主义的研究成果反思中医药现代化研究在方法论中存在的问题，并提出一些切合实际的思路和方法，学术观点鲜明、论述系统全面、理论联系实际，涉及中医药现代化研究中许多前沿问题，有较强的针对性。由于选题新颖，起点较高，能够代表中医药事业发展的新方向，具有较高的理论意义和实用价值。方法论是从战略角度着眼的，还有许多战术的问题。因此，我们说中医药现代化的方法与途径尚需不断创新、日新月异，出书的目的是与大家交流，将促进中医药事业的发展，故乐而作序。

【张方、黄泰康. 中医药现代化研究方法论 [M]. 沈阳：辽宁科学技术出版社，2010】

《中药不良反应与警戒概论》序

安全、有效、经济、适当地使用药物，是世界卫生组织（WHO）倡导的合理用药原则，其中安全是首要的。中药不良反应的发生率和总体数量均少于化学药品。但是，近年来，含马兜铃酸中药引起的肾损害和中药注射剂引起的严重过敏反应等使中药安全性受到前所未有的广泛关注，而我国目前高等中医药学教育中，药物安全知识和药源性疾病等内容明显不足。作为全国政协委员，我曾在政协会议上多次提案呼吁加强药品安全性再评价与监管；作为国家药典委员会资深委员，我一直关注并思考中药安全与合理使用相关问题；作为一名从事中医临床 50 余年的医生，我亦深感中药安全对整个中医药事业的重要性，深感安全用药知识的传授必须从学生抓起。

北京中医药大学特色教材《中药不良反应与警戒概论》书稿付梓后，北京中医药大学教务处和教材主编张冰教授邀我作序。我通读教材书稿后，欣然应允。北京中医药大学张冰教授和她所领导的研究团队从事中药安全性研究 10 余年，对中药药物警戒理论与实践和含有毒成分中成药、中药注射剂等安全性重点品种进行了系统而深入的研究。2005 年，张冰教授主编的北京市精品教材《中药不良反应概论》正式出版，填补了我国高等教育中药安全使用类别教材的空白。本部《中药不良反应与警戒概论》特色教材在前版教材的基础上，继承发展，与时俱进，多有创新，吸纳了国家"十一五"科技支撑计划课题"中药药物警戒理论内涵研究""中药重点品种监测技术程序与规范研究"的相关成果，大量增补新知识、新内容和案例文献。教材上篇系统阐述中药不良反应的相关概念、类型、影响因素、发生机制、临床判断；下篇重点阐述中药饮片、含有毒饮片中成药、中药注射剂不良反应特点和各系统不良反应基本情况。本教材在药物警戒理论阐释、不良反应监测与评价、不良反应案例解析等编写方面进行了可贵的尝试，旨在为学生提供系统的、全新的中药不良反应基本知识、不良反应判断和防范的基本技能与理论。教材集创新性、科学性、实用性、学术性、时代性于一体，是一部较优秀的大学教材。希望本教材的出版与使用可以为高等中医药院校安全用药教育做出贡献。

【张冰. 北京中医药大学特色教材系列·中药不良反应与警戒概论 [M]. 3 版. 北京：中国中医药出版社，2017】

第二篇　大医医国

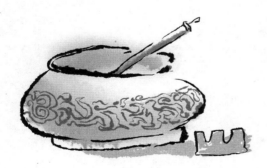

第六章 对编制《中国药典》的建议

对编制 2000 年版《中华人民共和国药典》一部的设想与建议

编制 2000 年版《中华人民共和国药典》（以下简称《药典》）正处于世纪之交，是一部跨世纪的新药典，要特别注意承前启后工作。应在充分肯定现版《药典》成绩的基础上，坚持"突出特色、立足提高"的思想，找出差距，明确目标与任务。《药典》一部要做到"突出特色、立足提高"，关键是在内容上要体现中医药理论指导，反映中医药理论与质量标准的内在关系；在技术上，把中医药理论和传统经验与现代科技相结合；在中药质量标准中，质量检测指标与疗效相关性方面有所突破。中医药理论与传统经验很丰富，如道地药材、饮片、炮制加工、性味、归经、功能、主治、有毒、无毒、配伍、配伍禁忌、妊娠禁忌以及用法用量等许多方面，现就其中几个方面提出一些不成熟的设想与建议。

一、道地药材、饮片、炮制加工方面

1. 道地药材

道地药材实际上是优质药材的代名词。道地药材在《药典》中当然要反映，但要适度，掌握好分寸。我国地域广大、人口众多，道地药材产地有限，不可能都用道地药材，过分强调会带来负面效应。

2. 饮片

中医治病以辨证论治为主，由饮片调剂成汤剂正符合辨证论治的需求。因此，中药饮片用途广、用量大，甚至比中成药更重要。目前，有些中药饮片厂既缺加工设备，又乏技术人才，中药饮片质量难以保证。因此，中药汤剂的疗效也受到影响。为了保证饮片的质量，在新版《药典》中要大幅度增加饮片标准，包括性状、鉴别、检查及含量测定等项目，使中药饮片厂能很好执行标准。

3. 炮制加工

现版《药典》收载的中药炮制品少一些，新版《药典》应积极增加炮制品种。目前，有些品种炮制方法尚未统一，我们要加强中药炮制品的研究，尤其是炮制前后成分含量有所改变的，要结合中医药理论另行规定限度，以确保质量。在有科研成果的基础上，择优收载，择优推广。对于炮制品的功能、主治、用法用量要分别写清楚，以示区别。

现版《药典》收载的中药材尚有 80 余种无任何检测项目，应尽量设法及时补上。中成药有 20 余种无质量标准，要分别对待，择优做些工作，从中也可淘汰几种。保证新版《药典》收载的中药材与中成药都有质量检测项目，并使检测手段不断完善。老药工对中药材、饮片、炮制品真伪优劣的鉴别

经验十分可贵，也是特色之一，应予重视。要把传统的鉴别经验与现代科学技术有机地结合起来，创立一部分有我国特色的中药质量标准、质量检测指标和检测方法。

二、功能、主治

新版《药典》有不少配套丛书，但在尚缺《〈中国药典〉临床用药（中药）须知》的情况下，更应编写好功能、主治。现版《药典》的功能、主治编写得尚好，但也有少数品种不如人意。

如败酱片：中枢神经镇静药，用于以失眠为主要症状的神经衰弱或精神病患者。华山参片：定喘止咳祛痰，用于慢性支气管炎。柴胡口服液：退热解表，用于外感发热。这些单味药制剂属于中药西用，无中医药特色，难供辨证论治使用。川贝枇杷糖浆：清热宣肺、化痰止咳，用于感冒咳嗽及支气管炎。千柏鼻炎片：清热解毒、活血祛风，用于急慢性鼻炎、鼻窦炎、咽炎。这些中成药功能用中医术语，主治用西医病名，功能与主治不能很好呼应，也难供中医辨证论治使用。

有些中成药的功能主治写得很好，如元胡止痛片：理气、活血、止痛，用于气滞血瘀的胃痛、胁痛、头痛及月经痛等。这样写，连中医的病机也表达了。又如已转正的新药金芪降糖片：清热益气，用于气虚内热之消渴病，症见口渴喜饮、易饥多食、气短乏力等；用于非胰岛素依赖型糖尿病。把中医辨证与西医辨病结合起来，中医、西医、中西医结合医师都可以用，用起来得心应手。新版《药典》要重视把功能、主治编写好。功能要用精炼的中医术语写出主要功效与次要功效，以便与主治相呼应，文辞要准确易懂，有中医药特色，不要出现不中不西，或其他不规范的词句。主治要重视疾病的病名证型，既要有病名（中医病名或西医病名），又要有症状（主要症状在前，次要症状在后）。通过主要症状，把辨证与辨病结合起来，必要时用证型去限制现代病名的外延，如风寒感冒、风热感冒等。若只用中医术语写，有时非中医药专业人员不易看懂，不利于中医现代化，更不利于与国际接轨；若只用西医术语，不能反映中医药特色、优势，不能体现辨证论治精神，可能发生药不对证，因药证不符而影响疗效。

三、用量用法

中药也有量效关系，现版《药典》规定的量与中医临床实际应用尚有一些距离。从单味药和成方制剂来看，现版《药典》用量偏小，临床实际用量大一些。如现版《药典》所载用量，水蛭、莲子心均为 1.5～3g，而临床常用量均为 5～10g，用量偏小，也难取得应有的疗效。目前，《药典》对临床用量尚难具严格的约束力，药房可凭处方给药。今后要搞处方药与非处方药，凡是处方药，必须以《药典》用量为准，原则上不许超量；非处方用药用量可放宽一些。过去处方用药，以"钱"来计算，计量改革以后一律用克（g），《药典》上单味药的用量是由钱折算过来的，故常出现 1.5、4.5、9g，若是一些平和的药，也可考虑改用 2、5、10g，这样符合中医临床用药实际，也便于计价，还可去掉旧制"钱"留下来的烙印。中成药的疗效为什么远远不如汤剂，除了制剂工艺等原因之外，还有用量偏小的问题。据中国中医科学院专家门诊部处方的用量分析，每剂药常在 120g 以上，是丸剂、片剂、胶囊剂、冲剂的几倍。如通窍鼻炎片，每片含生药 1.1g，1 日 3 次，每次 5～7 片，平均每天用量仅相当于生药 20g 左右，只有汤剂用量的 1/3～1/4。由于药量不足，疗效自然受些影响。

四、调整品种

新版《药典》收载品种的原则应是：疗效肯定，质量稳定，临床需要，保障供应。现版《药典》

收载单味药 522 种，基本上已能满足中医临床用药的需要。如能再增加乳香、没药、血竭、樟脑、白花蛇舌草、蛇胆、牛胆汁、熊胆粉、西洋参、红景天、绞股蓝、甜菊叶、接骨木、寒水石、硼砂等20 来个品种更好，这样可减轻附录的负担，起到填平补齐的作用。现版《药典》收载成方与单味药制剂 398 种，若按主治病证分科，其中属于内科的有 282 种，外科 40 种，儿科 43 种，五官科 38 种，皮科 3 种，其他 2 种。内科病种多，需要中成药也多是一个原因，另一个原因是能治内科的中成药往往也能兼治其他科的疾病。尽管如此，中成药的各科分布仍是不合理的。因此，新版《药典》要特别注意中成药在各科的覆盖面，应重点收载常见中医病证用药而《药典》尚未收载的品种。中医专业委员会的委员从事内科临床的居多，应当自觉地避免大内科思想，要多考虑临床各科用药需求，尽量积极主动地把其他各科疗效好、质量稳定的中成药选到新版《药典》中来。

现版《药典》一部收载的成方与单味药制剂中，约有 30% 是不易购到的。对此要分析原因，若为价格原因而停产，但疗效肯定、中医喜欢用的药品，应当理顺价格与价值的关系，适当提高药价，促其恢复生产，并继续收入《药典》。对一些疗效一般，临床应用不多的药品，可调至部颁标准。对于一些疗效差、临床应用少的品种可以淘汰。《药典》收载的品种尽量与《国家基本药物》一致，要选择疗效好，价格便宜或适中，广大群众用得起的中药材与中成药。目前，世界各国都存在医药费猛增的问题，已达到难以承受的程度。我国是发展中国家，又是 12 亿人口的大国，一定要从国情出发。

在现版《药典》中，传统剂型约占 70%，传统剂型药量不足，起效慢，疗效差，卫生学难过关，新版《药典》应积极收载新剂型，如不收银翘解毒丸，收银翘解毒颗粒等。目前，中药剂型约 40 种，现版《药典》只有一半，建议新版《药典》争取做到传统剂型与现代剂型各占一半。

中药材与中成药过去都没有有效期与保质期，这是一大欠缺。今后应加强这方面的研究，使新版《药典》有较多的药品规定出有效期和保质期。

五、要重视中药不良反应

若将中药与西药相比，其毒性反应确实小得多，如认为"中药无不良反应"，甚至把"纯中药制剂""由天然药物制成"，当作"安全""无毒""无不良反应"的同义词，显然不对，反而起到麻痹作用，也是最容易误人误事的。据统计 1993～1994 年内，111 种医药期刊发表的 380 篇中药不良反应的报道共计 1133 例。其中乌头中毒 89 例，死亡 2 例；番泻叶不良反应 23 例；丹参不良反应 20 例，死亡 2 例；感冒通不良反应 47 例；雷公藤多苷不良反应 18 例；洁尔阴不良反应 12 例……中药有效成分不良反应，如芫花酯甲（流产用）184 例，雷公藤苷 311 例，棉酚 316 例，黄连素 28 例……共牵涉 47 个有效成分。

既然有这么多中药不良反应，而中药产品在说明书中几乎很少注明。西药在这个问题上较为重视，在说明书中写得较详细。如卡马西平有 28 项不良反应，以供医师、患者参考。一种药若已有不良反应报道，而在说明书上不注明，其厂家要负法律责任，因此，要加强法制观念。上海胡某因服黄海制药厂的卡马西平引起严重不良反应，险些丧命，结果药厂赔偿 1.8 万元。这是以法治药的一个例子。

《药品管理法》25 条规定："国务院卫生行政部门对已批准生产的药品，应当积极组织调查，对疗效不确切，不良反应大，或者其他原因危害人民健康的药品，应当撤销其批准文号。"14 条规定："药品生产企业，药品经营企业和医疗单位，应当经常考虑本单位生产、经营、使用药品的质量、疗效和不良反应。医疗单位发现药品中毒事故，必须及时向当地卫生行政部门报告。"应当鼓励并保护临床医师进行药物不良反应的研究和报道工作，使新版《药典》的"注意"项中有不良反应内容，这是新版《药典》应当完成的任务。

六、要重视中药重金属含量、农药残留量、微生物限度问题

现版《药典》在单味药中收载朱砂、雄黄。在成方制剂中收载含朱砂的有 42 个品种，含红粉的 2 个，含雄黄的 21 个。现版《药典》朱砂用量为 0.1～0.5g，雄黄为 0.05～0.1g。在含朱砂、雄黄的成方制剂中，朱砂、雄黄超量的情况尚待解决。据统计含雄黄的中成药，雄黄含量超标的有小儿至宝丸（锭）、小儿惊风散、小儿化毒散、小儿抱龙丸等 12 种，占含雄黄中成药的一半以上。这个问题新版《药典》应予妥善解决。

最近几年，国家中医药管理局已拨款支持对朱砂、雄黄的毒性研究。为了使研究结果能真实、客观反映其毒性，在有关实验设计方面必须客观公正，不能抱褒与贬的态度。药典委员会要与有关科研单位取得联系，尽量合理地采用其科研成果。在新版《药典》上要慎重地做出保留、减量或删除的决定。

目前，已发现不少中药材农药残留量超标，一些慢性病患者需长期服药，对肝肾功能、造血系统影响很大。农业部和国家中医药管理局要联合发文，敦促中药种植场要合理使用低毒农药。今后更应发展无毒农药、中药农药、生物治虫，逐渐解决这个问题。对于中药农药残留量要加强研究工作，创立简易的农药残留量的检测方法，并参考食品农药残留量制订相应的限度标准。凡是农药残留量明显超标的，应不予收购，不作药用，以此来制约滥施农药者，这是完全合理的、可行的。

传统中药制剂的微生物限度检查容易超标。因此，改进剂型是当务之急，也是解决微生物超标的根本办法，故应加大研究力度，做好中药剂型改革工作。对一些疗效突出，剂型改革尚有一定困难，药粉用钴[60]照射灭菌又怕影响药效的品种，如牛黄清心丸之类，微生物限度可适当放宽，在总结部颁标准实践经验的基础上，分别做出限度规定。

【周超凡，张静楷，古云霞. 对编制 2000 年版《中华人民共和国药典》一部的设想与建议 [J].

中国中药杂志，1996（12）：756-758 】

对编写《中国药典》2005年版一部的建议（一）

在"突出特色，立足提高"原则指导下编写的《中国药典》2000年版一部（简称《中国药典》），确实于突出中医药特色、大幅度提高中药现代化水平方面取得长足进展，可喜可贺。作为代表国家水平且具法典性质的药典，其编写是项复杂的系统工程，特别是国外尚无同类药典可资借鉴，操作起来难度更大。为使《中国药典》日臻完善，本文从临床角度提出若干意见，供编写新版《中国药典》参考。

一、关于功能与主治

对药物功能与主治的表述，是极具鲜明中医药学特色的内容之一。根据《中国药典》凡例："药材及制剂的功能与主治系以中医或民族医辨证施治的理论和复方配伍用药的经验为主所做的概括描述，并在临床实践的基础上增加了新用途……"纵观《中国药典》，基本做到了，但难免不足，主要表现在主治方面，此处侧重讨论主治表述的问题。

《中国药典》对功能与主治的表述，大致有9种写法。

第1种　功能与主治均用中医药学术语表述。这种写法在药材中约占九成，在制剂中占七成以上。如山药："补脾养胃，生津益肺，补肾涩精。用于脾虚食少，久泻不止，肺虚喘咳，肾虚遗精，带下，尿频，虚热消渴。麸炒山药补脾健胃，用于脾虚食少，泄泻便溏，白带过多。"又如元胡止痛片："理气，活血，止痛。用于气滞血瘀的胃痛，胁痛，头痛及痛经等。"上述写法突出了中医学辨证施治的特色。简略地讲，辨证是指辨清疾病的证候；证候可用证型及其相应的病症表述。通过辨证明确证候之后就可施治。对药物而言，施治就是论述用什么药物治疗什么证候的疾病。

上述两个例子中的"脾虚"是证型，"食少，久泻不止"是从属于脾虚证的病症，脾虚食少、久泻不止便是山药主治证候之一。以此类推，"气滞血瘀"是气滞血瘀证，"胃痛、胁痛、头痛及痛经等"都是属于气滞血瘀证的病症。可见，山药、麸炒山药、元胡止痛片可治疗什么疾病，通过各自功能和主治的表述，将所治疾病的病症及其所属证型（合为证候）写得清清楚楚，懂得中医药学的人一看就很明白。这种写法是好的，也是必须达到的基本要求。但有部分药材，如干姜、小蓟、大蓟、山茱萸、女贞子、天麻、牛膝、乌药、巴戟天、石决明、北豆根、白芷、白附子、肉苁蓉，等等；部分制剂，如小儿惊风散、小儿清热止咳口服液、牛黄上清丸、全天麻胶囊、拨云退翳丸、定坤丹、枳实导滞丸、香砂养胃丸、洁白丸、穿心莲片，等等，主治的表述不够全面，建议做适当补充。另外，中医药术语的名词标准化、规范化，证型与病症的联系，主症、次症的排列等方面，仍存在不少有待改进的问题，本文暂不及此。

第2种　功能用中医药术语表述，主治先用中医药学术语表述，以分号隔开，后边为西医学病名及其相应的中医学证候。这种写法在药材中极个别（如环维黄杨星D：行气活血，通络止痛。用于气滞血瘀所致的胸痹心痛，脉结代；冠心病、心律失常见上述证候者），在制剂中占一成以上，如滋心阴口服液:"滋养心阴,活血止痛。用于心阴不足,胸痹心痛,心悸,失眠,五心烦热,舌红少苔,脉细数;冠心病、心绞痛见上述证候者。"

这种写法既保持了中医学辨证施治的特色,又融进西医学辨病施治的长处,同时注意到中医学的证(候)和西医学的病之间,存在着同证异病、同病异证的现象。将中医学的证和相应的西医学的病紧密联系起来,保证了主治范围表述的科学性、准确性,是第一种写法的发展、提高,更符合时代的需要,应当保持、发扬。建议新版《中国药典》尽可能多地采用这种写法,之所以提"尽可能多",是因为中医学和西医学毕竟分属两种完全不同的医学体系,融会在一起不是很容易的事,不可操之过急。

第3种 功能用中医药学术语表述,主治先用中医药学术语表述,以分号隔开,后边仅写西医学病名,无相应的中医学证候。这种写法在药材中占接近一成,在制剂中有近30个。如枳实:"破气消积,化痰消痞。用于积滞内停,痞满胀痛,泻痢后重,大便不通,痰滞气阻胸痹,结胸;胃下垂、脱肛、子宫脱垂。"又如牛黄降压丸:"清心化痰,镇静降压。用于肝火旺盛,头晕目眩,烦躁不安,痰火壅盛;高血压。"

中西医两者对疾病的诊断、治疗的理论和方法差别极大,目前还很难找到可互相完全替代的表述方法。在中药的主治项目里使用纯西医学的病名术语,没有同时表述该病具备什么样的中医学证候,对只懂西医学或只知道自己患某种西医学疾病的人,容易误导而引起药物滥用。上述例子中的西医学病名胃下垂、脱肛、子宫脱垂和高血压,在中医辨证后都有虚证、实证的区别,有的还存在虚实夹杂,而脱肛和子宫脱垂则以虚证居多,枳实、牛黄降压丸明显偏于治实证,虚证用后不仅无益反而有害。所以不能在主治中单独写西医学病名而无其相应中医学证候的表述。

第4种 功能用中医药学术语表述,主治仅用西医学术语表述。这种写法在药材中少见(如牡荆油、满山红、满山红油),在制剂中有30个左右。如感冒退热颗粒:"清热解毒,用于上呼吸道感染,急性扁桃体炎,咽喉炎。"这种写法显得功能与主治很不协调,更容易误导用药。上呼吸道感染和咽喉炎都有寒热虚实的不同,急性扁桃体炎有毒侵肺卫证、毒壅气分证和余毒伤阴证的差别,一律用感冒退热颗粒,针对性不强,疗效不会理想。这种写法更应该避免。

第5种 功能用中医药学术语表述,主治用中西医两种术语混杂交叉表述。这种写法在药材中有不到10个,在制剂中超过10个。如夏天无:"活血通络,行气止痛。用于中风偏瘫,跌仆损伤,风湿性关节炎,坐骨神经痛。"又如六应丸:"解毒、消肿、止痛。用于火毒内盛,乳蛾,喉痹,疔痈疮疡,咽喉炎以及虫咬等。"不同医学体系的术语混杂在一起,除具有第4种写法的弊端外,显得不伦不类,很不严谨,必须彻底避免。

第6种 功能与主治均用西医学术语表述。这种写法也少见。如颠茄草:"用途"为"抗胆碱药"(以用途替代功能与主治)。又如颠茄片、颠茄酊、颠茄流浸膏和颠茄浸膏,功能与主治均为:"抗胆碱药,解除平滑肌痉挛,抑制腺体分泌。用于胃及十二指肠溃疡,胃肠道、肾、胆绞痛等。"不仅药材和仅用该药材制成的制剂的功能与主治写法不一,更主要的是这种写法完全背离了《中国药典》凡例对功能与主治写法的规定,必须杜绝。考虑到这类药材及其制品中医实际上不应用,不如转移到《中国药典》二部为妥。

第7种 先用中医学术语表述功能,继用西医学术语表述作用、主治。如护肝片:"疏肝理气,健脾消食。具有降低转氨酶作用。用于慢性肝炎及早期肝硬化等。"这种写法也与凡例的规定相悖。

第8种 功能与主治的表述格式不一。如上述颠茄草没有"功能与主治"项,代之以"用途""抗胆碱药"。姜酊、姜流浸膏的功能与主治均为："健胃驱风药。"远志酊、远志流浸膏的功能与主治均为："祛痰药。用于咳痰不爽。"此类药材制品可考虑转移到《中国药典》二部。

第9种　功能与主治的内容本应相同却不一样。如颠茄草及其制剂的写法（见第7种中的例子）。又如安宫牛黄丸与安宫牛黄散，其处方、用法完全相同，剂量也基本一致，按理应该功能与主治都一样，可是仅仅功能相同。安宫牛黄丸的主治"用于热病，邪入心包，高热惊厥，神昏谵语"，安宫牛黄散的主治"用于热病高热烦躁，神昏谵语；中风昏迷及脑炎，脑膜炎，中毒性脑病，脑出血，败血症等具有上述症状者"。两者虽无原则性差别，但用于表述的文字、详略不一样，似乎颇有随意性。建议新版《中国药典》的编写一定要严格把关，做到前后一致。

二、药材用量宜做适当调整

药物的用量同药效关系很密切，"中医之秘在于量"为不少人所共知。可是《中国药典》仍然保持几十年前的用量基本未做调整，以致落后于中医临床医疗、科研的发展现状，降低了自身的内在质量，甚至动摇了《中国药典》的法律地位，应该趁新版《中国药典》的编写做适当调整。

1. 适当增加部分饮片的用量

目前，一大批野生药材已变人工栽培，由于栽培的药材质量有所下降，药材未严格按要求加工炮制降低了药效，煎药不合要求以及疾病谱的改变等方面的原因，临床实际的饮片用量逐渐增加。纵观《中国药典》，颇有其用量偏小的感觉。笔者曾以某医院门诊的中药处方和几家有代表性中医杂志的中药用量同《中国药典》规定的用量做对比，发现《中国药典》中有相当数量的中药饮片用量小于临床实际用量。如：黄芪，《中国药典》用量为 9 ～ 30g，临床 22.2% 大于 30g，最大达 200g；丹参，《中国药典》用量为 9 ～ 15g，临床 56.2% 大于 15g，最大用量 150g；柴胡，《中国药典》用量为 3 ～ 9g，临床 60.4% 大于 9g，最大 20g；细辛，《中国药典》用量为 1 ～ 3g，过去一般小于 3g，目前临床 3 ～ 10g，最大 30g；土茯苓，《中国药典》用量为 15 ～ 60g，临床达 250g。笔者进一步对《中国药典》和《中药学》（雷载权主编，供中医药类专业用的 1995 年版普通高等教育中医药类规划教材，简称《教材》）都记载的有用量可比性的 403 种药材的用量（不含特殊用量）进行统计，分别将用量范围累加。结果《中国药典》的总用量为 2093.93 ～ 4579.94g（不足 1g 的用量来自剧毒药，下同），平均 1 个品种的用量为 5.20 ～ 11.36g；《教材》的总用量为 2580.29 ～ 5648.00g，平均 1 个品种的用量为 6.40 ～ 14.01g。两者比较，平均用量《中国药典》下限少 1.20g，上限少 2.65g。根据以上统计分析的结果，将建议调整用量的药材名称及其《中国药典》和《教材》规定的用量列于表 16，供修订用量参考。

2. 消除旧制单位残留下的痕迹

《中国药典》中有上百种药材的用量为 1.5g、4.5g 或 9g，如木香 1.5 ～ 6g，五加皮 4.5 ～ 9g。这些是旧制重量单位——钱在换算中留下的痕迹（1 钱为 3.125g，略为 3g，1.5g、4.5g 和 9g 分别由 0.5钱、1.5 钱和 3 钱换算而来）。目前除某些剧毒药之外，临床医师几乎不开 1g 以下的中药量，一般中药（剧毒药除外）半克量对药效无影响，而且计价也都以 1、10g 为常用，建议一般常用中药（剧毒药除外）用量为 1.5、4.5、9g 的，改为 2、5、10g。

3. 适当补充某些药材的特殊用量

某些药材（包括有毒药材）在特殊情况下必须使用远远大于其一般常用量方可取得疗效。如《中国药典》半夏用量 3 ～ 9g，有人用生旱半夏 45g 治愈多例顽固性胃脘痞满症，取得满意效果，且未发现不良反应；天南星一般炮制后才用 3～9g，有人将生天南星久煎后纳群药治疗多种恶性肿瘤取得较好效果，其生天南星最大用量达每日 100g，未产生中毒现象。根据这些情况，参考文献资料，将建议补充特殊用量的药材名称及其《中国药典》和《教材》规定的用量列于表 17，供修订用量参考。

表 16　建议调整用量的药材名称及其《中国药典》和《教材》规定的用量

药材名	《中国药典》	《教材》	药材名	《中国药典》	《教材》
丁香	1～3	1.5～6	龟甲	9-24	15-30
人参	3～9	5～10	补骨脂	6～9	6～15
刀豆	6～9	10～15	忍冬藤	9～30	15～30
大血藤	9～15	15～30	郁李仁	3～9	5～12
大枣	6～15	10～30	郁金	3～9	5～12
山楂	9～12	10～15	虎杖	9～15	10～30
小蓟	4.5～9	10～15	侧柏叶	6～12	10～15
马齿苋	9～15	30～60	金钱草	15～60	30～60
广金钱草	15～30	30～60	金银花	6～15	10～15
广藿香	3～9	5～10	狗脊	6～12	10～15
女贞子	6～9	10～15	泽兰	6～12	10～15
天冬	6～12	10～15	麦冬	6～12	10～15
天花粉	3～9	10～15	远志	3～9	5～15
木瓜	6～9	10～15	赤石脂	9～12	10～20
木香	1.5～6	3～10	荜澄茄	1.5～3	2～5
五加皮	4.5～9	5～15	炙草乌	1.5～3	3～9
瓜蒌	9～15	10～20	草豆蔻	3～6	5～10
瓜蒌皮	6～9	6～12	茵陈	6～15	10～30
冬葵子	3～9	10～15	胡椒	0.6～1.5	2～4
丝瓜络	4.5～9	6～10	荔枝核	4.5～9	10～15
老鹤草	9～15	10～30	柏子仁	3～9	10～20
地龙	4.5～9	5～15	枸杞子	6～12	10～15
地黄	9～15	10～30	威灵仙	6～9	5～15
熟地黄	9～15	10～30	砂仁	3～6	5～10
地锦草	9～20	15～30	骨碎补	3～9	10～15
西河柳	3～6	3～10	制川乌	1.5～3	3～9
百合	6～12	10～30	钩藤	3～12	10～15
百部	3～9	5～15	香附	6～9	6～12

药材名	《中国药典》	《教材》	药材名	《中国药典》	《教材》
肉苁蓉	6～9	10～15	禹余粮	9～15	10～20
自然铜	3～9	10～15	独活	3～9	5～15
合欢皮	6～12	10～15	前胡	3～9	6～10
红参	3～9	5～10	珍珠母	10～25	15～30
槐花	5～9	10～15	茜草	6～9	10～15
五味子	1.5～6	3～6	萆薢	1.5～3	3～6
牛黄	0.15～0.35	0.2～0.5	穿心莲	6～9	6～15
牛膝	4.5～9	6～15	络石藤	6～12	5～15
化橘红	3～6	3～10	秦艽	3～9	5～15
巴戟天	3～9	10～15	核桃仁	6～9	10～30
玉竹	6～12	10～15	莱菔子	4.5～9	6～10
甘草	1.5～9	3～10	莲子	6～15	10～15
石决明	3～15	15～30	莪术	6～9	6～15
石菖蒲	3～9	5～10	射干	3～9	6～10
石斛	6～12	10～15	粉草薢	9～12	10～15
北沙参	4.5～9	10～15	拳参	4.5～9	5～12
仙鹤草	6～12	10～15	海螵蛸	5～9	6～12
白术	6～12	10～15	海藻	6～12	10～15
白茅根	9～30	15～30	桑白皮	6～12	5～15
白矾	0.6～1.5	1～3	桑枝	9～15	15～30
白扁豆	9～15	10～30	通草	3～5	5～10
赤芍	6～12	6～15	黄连	2～5	2～10
杜仲	6～9	10～15	黄精	9～15	10～30
何首乌	6～12	10～30	槐角	6～9	10～15
伸筋草	3～12	10～25	蜂房	3～5	6～12
谷精草	4.5～9	6～15	榧子	9～15	15～30
酸枣仁	9～15	10～20	槟榔	3～9 6～15[1]	30～60 60～120[1]
墨旱莲	6～12	10～15	蝉蜕	3～6	3～10
稻芽	9～15	10～15	豨莶草	9～12	15～20
蕲蛇	3～9	5～15	磁石	9～30	15～30

注：表中数字均为常用量，未写入特殊用量。[1] 驱绦虫、姜片虫时用量。

4. 适当降低某些药材的用量

（1）适当减少重金属类药材的用量 重金属对人体的危害已引起国内外人士的关注，重金属含量高已成为某些著名中成药出口的拦路虎。《中国药典》含重金属的制剂为数不少，仅含朱砂的制剂就有 45 种，其中 18 种同时含有雄黄，而且重金属超标的比例可观。以含雄黄的制剂为例，《中国药典》有 24 种制剂含雄黄，其中除小儿至宝丸（锭）因用量欠详、六应丸因处方欠详无法计算用量外，22 种制剂中有 11 种雄黄的日用量超过《中国药典》的规定，有的甚至超量达 5 倍以上。这种存在于同一药典内的矛盾，于 1995 年版《中国药典》中就有，至 2000 年版仍未做丝毫改动。诸如此类的失误在新版《中国药典》中应当纠正，其他制剂中的重金属含量也应严格审核。

（2）个别药材应适当减量 如西红花，药力强、价格贵、药源少，结合实际用量，可考虑从 3 ～ 9g 减至 1 ～ 3g。

表 17　建议补充特殊用量的药材名称及其《中国药典》和《教材》规定的用量

药材名称	《中国药典》常用量	《教材》	
		常用量	大量
人参	3 ～ 9	5 ～ 10	重症 15 ～ 30
山药	15 ～ 30	10 ～ 30	60 ～ 250
山茱萸	6 ～ 12	5 ～ 10	急救 20 ～ 30
山楂	9 ～ 12	10 ～ 15	～ 30
石韦	6 ～ 12	5 ～ 10	30 ～ 60
仙鹤草	6 ～ 12	10 ～ 15	30 ～ 60
白芍	6 ～ 15	10 ～ 15	15 ～ 30
肉苁蓉	6 ～ 9	10 ～ 15	20 ～ 30
红参	3 ～ 9	5 ～ 10	急重症 15 ～ 30
麦芽	9 ～ 15，回乳 60[1]	10 ～ 15	30 ～ 120
枳壳	3 ～ 9	3 ～ 10	～ 30
枳实	3 ～ 9	3 ～ 10	～ 30
威灵仙	6 ～ 9	5 ～ 15	骨鲠 30 ～ 50
稻芽	9 ～ 15	10 ～ 15	30

注：[1]《中国药典》仅规定麦芽回乳炒用 60g。

三、关于毒性和用药安全指导

1. 应当高度重视药物毒性的表述

安全、有效是评价药物的重要指标，其中安全更比有效重要。尽管中医药学对药物毒性的认识历史久远，但现存中医药书籍对药物毒性的记载既少又简单。《中国药典》收录的 534 种药材及其制品中，标明毒性的 67 种，分大毒（7 种）、有毒（36 种）、小毒（24 种）3 类。笔者将《中国药典》与《教材》做比较发现，两者对药材毒性的表述差别很大。以山豆根、山慈菇、艾叶、关木通、苍耳子、轻粉、蛇床子、蒺藜、桃仁、细辛10种药材（入选原则为两书均收录该药材，且其中有一书或两书认为该药材有毒性）为例，同名药材的基原完全相同，《中国药典》认为有毒的为山豆根、关木通、苍耳子、轻粉，小毒的为艾叶、蛇床子、蒺藜；《教材》认为有毒的为桃仁，小毒的为山慈菇、苍耳子、细辛，轻粉为大毒。令人瞠目的是对该10种药材毒性的表述，两者之间无1例相同。又如，近几年某些中草药，特别是含马兜铃酸的中草药引起肾脏损害的报道不断出现，国际医药界对此十分关注。

《中国药典》收载的源于马兜铃科植物的药材——青木香（马兜铃根）、天仙藤（马兜铃地上部分）、马兜铃（马兜铃果实）、细辛（北细辛等的全草）、广防己（广防己根），源于毛茛科植物的药材——威灵仙（威灵仙、棉团铁线莲等的根及根茎）等，都没有毒性的记载。诸如此类的问题，必须加强研究，认真审查。

2. 加强用药安全性指导

俗话说"是药三分毒"。中药以其毒性小受世人青睐，并非绝对无毒、绝对安全。历来本草学中的"毒"有药物总称、药物偏性、药物作用强弱和药物毒副作用等方面的含义。有些药物没有标明有毒，使用剂量也在常规范围内，但长期应用可造成损害。如长期应用马兜铃、天仙藤、广防己、细辛、厚朴、泽泻、肉桂等，可造成严重的肾损害；桑寄生、蒲黄等可引起肝区疼痛等。应当仿效西药，重视表述药物不良反应、禁忌证、注意事项等指导正确用药、安全用药的宣传。建议新版《中国药典》酌情增设相关项目，尽可能地加强用药安全性指导。

【周超凡，林育华. 对编写《中国药典》2005年版一部的建议（一）［J］. 中国中药杂志，2002（04）：80-83】

对编写《中国药典》2005 年版一部的建议（二）

《中国中药杂志》2002 年第 4 期上已发表了笔者的《对编写〈中国药典〉2005 年版一部的建议（一）》，主要谈了 3 个方面的问题：①关于功能与主治；②适当增加部分饮片的用量；③应当高度重视药物毒性的表述。本文接着讨论以下几点。

一、写明收载制剂的原则

笔者对《中国药典》收载的中药成方制剂被《国家基本药物》（2000 年版）、《国家基本医疗保险药品目录》（2000 年版）、《国家中药保护品种名录》（第 1～26 号公告品种）及《中国基本中成药》（一、二部，不含保健药品分册）收载的情况做比较，见表 18。

表 18 《中国药典》收载的中药成方制剂*被《国家基本药物》等 4 部书收载的情况

著作名称	A 收载中药制剂总数	B 收载*总数	C B 在 A 中占有率 /%	D B 在*中占有率 /%
《国家基本药物》	1249	322	25.78	70.31
《国家基本医疗保险药品目录》	622	176	28.30	38.43
《国家中药保护品种名录》	883	127	14.38	27.73
《中国基本中成药》	1500	376	25.01	82.10

注：《中国药典》收载的中药成方制剂 458 种，其中有 59 种制剂未被《国家基本药物》等 4 部书收载。

从表 18 可以看出，《国家基本药物》等 4 部书收载的中药成方制剂品种数远远多于《中国药典》收载的数量；《中国药典》收载的全部 458 种中，分别被《国家基本药物》等收载的数量，少则只占《中国药典》收载总数的不足三成，最多的也就占到八成出头；有 59 个《中国药典》收载的制剂，在《国家基本药物》等 4 部书中的任何一部均未收载（具体品名见后）。《国家基本药物》是在"保障我国人民群众防病治病基本需求……临床用药优先选择安全有效的品种"（见国家药监局《关于印发2000 年〈国家基本药物〉制剂品种目录的通知》）的基础上收载的；《国家基本医疗保险药品目录》是根据《国务院关于建立城镇职工基本医疗保险制度的决定》和七部委《城镇职工基本医疗保险用药范围管理暂行办法》制定的（见劳动和社会保障部《关于印发国家基本医疗保险药品目录的通知》）；《国家中药保护品种名录》是按照国务院发布的《中药品种保护条例》制定的；《中国基本中成药》是全国中医理论整理研究会受原卫生部委托，在全国已经生产的 9000 余种中成药整顿的基础上，以其命名的科学性、组方的合理性、临床疗效的确切性、使用时的安全性等项，逐一进行审查、筛选而出的。而《中国药典》的中药成方制剂收载原则或根据是什么，《中国药典》的前言提到"一部收载中药材、中药成方制剂共 992 种……"符合什么标准才被收载，没有指出。因此，建议新版《中国药典》明确规定收载品种的原则。

二、优选中药成方制剂的剂型

近几十年来，剂型因素对药效的影响日益引起关注，以往偏重药物成分而忽视剂型对药物作用影响的"唯成分论"观点，已被世人否定。新中国成立初期曾制定"以原料药为主"的医药工作方针，这在当时无疑是正确的。但长期未做修订，以致我国的药物剂型，特别是中药制剂的剂型发展严重滞后。中药传统剂型的落后，已成为制约中医药发展的因素之一。新中国成立后中药剂型有很大改进，改革开放以后进展更快，这些成绩在《中国药典》中有所体现，但不及时。据笔者统计，《中国药典》收载单列的制剂品种为458种，实际可制成各种剂型的制剂529种（如八珍益母丸在458种单列制剂中算1种，按规定可制成水丸、小蜜丸和大蜜丸，在529种中算3种），其中传统老剂型的制剂394种，占74.48%。在传统剂型中，仅大蜜丸、小蜜丸、水蜜丸、水丸、散剂合计327种，占全部制剂数的61.75%，而在这些传统制剂中，有很多已经过剂型改进，制成新剂型，并由国家医药卫生行政部门正式批准投产，属中药新药，其质量比相应的老剂型高，作为代表国家水平的《中国药典》，理应收载。实际上收载新剂型不多，新老剂型兼收并蓄，或只收老剂型，甚至同一成方制剂，却列出2种老剂型。

笔者认为此做法欠妥，应当尽可能收载安全有效、质量稳定、质控指标具体客观、剂量小、携带服用方便的新剂型。新版《中国药典》如仍收载下列成方制剂，建议优选其剂型：十全大补丸、七厘散、八珍丸、八珍益母丸、儿童清肺丸、九味羌活丸（颗粒）、三七伤药片、万氏牛黄清心丸、万应锭、千金止带丸（水丸、大蜜丸）、川贝枇杷糖浆、川芎茶调丸（散）、小儿化毒散、小儿感冒茶（颗粒）、小青龙合剂（颗粒）、小建中合剂、天王补心丸、元胡止痛片、五子衍宗丸、五苓散、止咳橘红口服液、止喘灵注射液、止嗽化痰丸、少腹逐瘀丸、中风回春片、贝羚胶囊、牛黄降压丸、牛黄解毒丸（片）、乌鸡白凤丸、六味地黄丸（颗粒）、六味安消散、双黄连口服液（栓、颗粒）、玉屏风口服液、龙胆泻肝丸（水丸、大蜜丸）、北豆根片、归脾丸、四神丸、生脉饮、玄麦甘桔颗粒、加味逍遥丸、芎菊上清丸、百合固金丸、仲景胃灵丸、华山参片、冰硼散、安宫牛黄丸（散）、安神补心丸、防风通圣丸、红药贴膏、麦味地黄丸、杞菊地黄丸、杏仁止咳糖浆、更年安片、抗骨增生丸、利胆排石片、龟甲胶、补中益气丸、附子理中丸、板蓝根茶（颗粒）、刺五加片、知柏地黄丸、乳块消片、乳癖消片、金水宝胶囊、肥儿丸、夜宁糖浆、降糖丸、参苏丸、参苓白术散、复方丹参片（滴丸）、香连丸（片）、香砂养胃丸、急支糖浆、养阴清肺膏、洁白丸、活血止痛散、洋参保肺丸、冠心丹参片、冠心苏合丸、桂附地黄丸、桂附理中丸、桂林西瓜霜、桂枝茯苓丸、柴胡口服液、逍遥丸（水丸、大蜜丸）、健脾丸、脑乐静、脑立清丸、脑得生丸（片）、益母草口服液（膏）、消咳喘糖浆、消栓通络片、消银片、通宣理肺丸、通窍鼻炎片、黄连上清丸、蛇胆川贝散、蛇胆陈皮散、银黄口服液、银翘解毒丸（片、颗粒）、麻仁丸、麻仁润肠丸、鹿角胶、羚羊角胶囊、羚羊清肺丸、断血流片、清开灵口服液、清胃黄连丸（水丸、大蜜丸）、清咽丸（清音丸）、清热解毒口服液、清眩丸、清脑降压片、清瘟解毒丸、葛根芩连片（微丸）、蛤蚧定喘丸、跌打活血散、舒肝丸、舒胸丸、痛经丸、感冒清热颗粒、愈风宁心片、解肌宁嗽丸、槟榔四消丸（水丸、大蜜丸）、鼻炎片、精制冠心片（颗粒）、镇咳宁糖浆、橘红丸、藿香正气口服液（水）及藿胆丸等152种。

三、删除部分成方制剂

在《中国药典》收载的458种制剂中，未被《国家基本药物》《国家基本医疗保险药品目录》《国家中药保护品种名录》及《中国基本中成药》的任何一书收载的品种有以下59种：十一味能消丸、十二味翼首散、十三味榜嘎散、十五味沉香丸、十六味冬青丸、七味广枣丸、七味铁屑丸、七味葡萄散、七味榼藤子丸、八味沉香散、八味清心沉香散、八味檀香散、九味石灰散、三子散、三味蒺藜散、大黄流浸膏、五味沙棘散、五味清浊散、少林风湿跌打膏、分清五淋丸、六味木香胶囊、六应丸、双黄连栓（小儿消炎栓）、四味土木香散、当归流浸膏、华山参片、血脂宁丸、红花贴膏、远志流浸膏、远志酊、牡荆油胶丸、灵宝护心丹、青叶胆片、枇杷叶膏、刺五加浸膏、抱龙丸、降糖丸、参茸固本片、胡蜂酒、复方牵正膏、姜酊、姜流浸膏、养心定悸膏、洋参保肺丸、珠黄吹喉散、热炎宁颗粒、益心酮、消渴灵片、控涎丸、雅叫哈顿散、跌打活血散、催汤丸、满山红滴丸、精制冠心片、颠茄片、颠茄酊、颠茄流浸膏、避温散、麝香祛痛搽剂。

在上述59种中，以下10种制剂建议转《中国药典》二部：大黄流浸膏、当归流浸膏、远志流浸膏、远志酊、刺五加浸膏、姜酊、姜流浸膏、颠茄片、颠茄酊、颠茄流浸膏；以下5种有同一组方的其他剂型制剂被收载，宜选优：六味木香胶囊、双黄连栓（小儿消炎栓）、华山参片、降糖丸、洋参保肺丸；以下6种建议仍保留：分清五淋丸、牡荆油胶丸、复方牵正膏、热炎宁颗粒、精制冠心片、避温散；其余38种侧重考虑不入新版《中国药典》。

四、新增部分成方制剂

应将近几年出现的质量好又为临床治疗很需要的新制剂，及时收入《中国药典》。笔者从《国家基本药物》《国家基本医疗保险药品目录》和《国家中药保护品种名录》中选择以下品种供新版《中国药典》增收参考：七味红花殊胜丸、十味龙胆花颗粒、儿童咳液、儿童膏（颗粒）、三七胶囊、小儿清肺化痰口服液（颗粒）、小儿智力糖浆、小柴胡片（颗粒）、丹参片、五味麝香丸、六味能消胶囊、六神丸、心脑健胶囊、风热咳嗽胶囊（软胶囊）、冬凌草片、正柴胡饮颗粒、正清风痛宁片、瓜霜退热灵胶囊、妇乐颗粒、妇炎康片、妇炎宁片、妇炎康复颗粒（片）、妇科十味片、妇科千金片、安脑丸、灯盏花素片、灯盏细辛注射液、血府逐瘀口服液（胶囊）、血塞通片（胶囊、颗粒）、贞芪扶正胶囊（颗粒）、利胆排石颗粒、尪痹片（颗粒）、抗病毒颗粒（胶囊、口服液）、抗宫炎片、杏苏止咳颗粒（糖浆）、杜仲颗粒、阿胶补血膏（颗粒）、京万红软膏、参芪降糖片（颗粒、胶囊）、参芍片（胶囊）、固本咳喘片、季德胜蛇药片、松龄血脉康胶囊、枇杷止咳片、肾炎四味片、金鸡片（胶囊、颗粒）、金锁固精丸、鱼腥草片、保济丸、养血安神丸（片、糖浆）、养胃舒胶囊（颗粒）、复方石淋通片、复方罗布麻颗粒、复方益母草膏（口服液）、陈香胃片、复方鲜竹沥液、绞股蓝总苷片（胶囊）、胃药胶囊、肺宁颗粒、脉络宁注射液、茵陈五苓丸（口服液）、茵栀黄口服液、追风透骨丸（片）、骨折挫伤胶囊、骨仙片、骨刺丸（片）、凉膈散、桑菊感冒片（颗粒、合剂）、消炎利胆片（颗粒）、益肾蠲痹丸、健胃消食片、脑安胶囊、脑血康口服液（片、胶囊）、诺迪康胶囊、通天口服液、速效救心丸、康复新液、分清丸、银杏叶片（胶囊）、雪山金罗汉止痛涂膜剂、颈复康颗粒、黄芪精、寒湿痹片（颗粒）、强力天麻杜仲胶囊、普乐安片（胶囊）、温胃舒胶囊（颗粒）、湿热痹片（颗粒）、喉疾宁胶囊、感冒清片（胶囊）、痰咳净片（散）、瘀血痹颗粒、雷公藤片、雷公藤多苷片、稳心颗粒、鼻咽清毒颗粒、镇咳宁胶囊（糖浆）、癃闭舒胶囊、糖尿乐胶囊等98种。

【周超凡，林育华. 对编写《中国药典》2005年版一部的建议（二）[J]. 中国中药杂志，2002（05）：82-83】

关于《中国药典》2000 年版（一部）
含朱砂（兼含雄黄）成方制剂问题的讨论

国际上对药物的重金属含量有严格限制，中药因重金属超标在出口外销时遇到抵制众所周知。然而，《中国药典》收载含朱砂（主成分硫化汞含量超过 90%）成方制剂品种数量却逐渐增加，到 2000 年版达 45 个之多。本文试就这 45 个含朱砂成方制剂的有关问题进行讨论，旨在抛砖引玉，引起广泛重视，并为新版《中国药典》的修订提供参考。

一、含朱砂成方制剂概况

拟讨论的有关问题的主要资料和建议见表 19。

表 19 《中国药典》2000 年版（一部）含朱砂（兼含雄黄）成方制剂表

制剂名称	朱砂量		雄黄量		《国家基本药物》收载[2]	《国家基本医疗保险药品目录》收载[3]	含朱砂不够合理	用量表述不够	朱砂定量检测	建议
	制剂含量 /%	用量1)/g·d⁻¹	制剂含量 /%	用量1)/g·d⁻¹						
一捻金	5.66	0.03²⁾	0	0			+			删品种或朱砂
二十五味松石	2.21	0.02	0	0		+	+			删朱砂
二十五味珊瑚	2.63	0.03	0	0	+	+				收载
十香返生丸	2.36	0.28	0	0		+				收载
七珍丸	9.80	0.02²⁾	9.8	0.02²⁾						删品种
七厘散	7.34	0.33	0	0	+	+			有血竭素定量	减朱砂
万氏牛黄清心	5.09	0.45	0	0	+	+			+	收载
小儿百寿丸	0.48	0.03²⁾	0	0				+	另有小檗碱定量	改写用量
小儿至宝丸	0.35	0.02	1.72	0.02²⁾	+			+	+	减雄黄，改写用量

周超凡 学术传承文集

制剂名称	朱砂量		雄黄量		《国家基本药物》收载[2]	《国家基本医疗保险药品目录》收载[3]	含朱砂不够合理	用量表述不够	朱砂定量检测	建议
	制剂含量/%	用量[1]/g·d⁻¹	制剂含量/%	用量[1]/g·d⁻¹						
小儿金丹片	±	0.35[2,4]	0	0				+	+	减朱砂，改写用量
小儿惊风散	11.67	0.35[2,4]	7.78	0.23[2,4]				+		删品种
小儿清热片	±	0.14[2,4]	±	0.28[2,4]				+		删品种
天王补心丸	0.94	0.17	0	0	+	+				选剂型
牙痛一粒丸	8.47	±	10.17	±	+					收载
牛黄千金散	17.32	0.17[3]	0	0	+					收载
牛黄抱龙丸	2.62	0.02[2]	4.37	0.03				+		减雄黄，改写用量
牛黄清心丸	2.37	0.07	0.82	0.03	+				有芍药苷定量	收载
牛黄镇惊丸	2.10	0.10	2.10	0.10				+		减雄黄，改写用量
仁青芒觉	±	±	0	0	+	+				收载
仁青常觉	±	±	0	0	+					收载
平肝舒络丸	3.02	0.36	0	0	+		+			删朱砂
再造丸	0.55	0.10	0	0	+	+	+			删朱砂
冰硼散	5.41	±	0	0	+	+			有冰片定量	选剂型
安宫牛黄丸	5.56	0.17	5.56	0.17[2,4]	+	+				减雄黄
安宫牛黄散	10.00	0.16	10.00	0.16[4]						减雄黄，选剂型
红灵散	23.81	0.14	14.29	0.09	+					收载
苏合香丸	6.78	0.21	0	0	+		+			收载
医痫丸	1.73	0.16	1.30	0.12[4]	+					减雄黄
补肾益脑片	±	0.12	0	0	+		+			删朱砂

制剂名称	朱砂量		雄黄量		《国家基本药物》收载[2]	《国家基本医疗保险药品目录》收载[3]	含朱砂不够合理	用量表述不够	朱砂定量检测	建议
	制剂含量/%	用量[1]/g·d⁻¹	制剂含量/%	用量[1]/g·d⁻¹						
局方至宝散	12.20	0.24	12.20	0.24[4]	+					减雄黄
纯阳正气丸	1.06	0.06	0.64	0.64			+			删品种
抱龙丸	1.10	0.05[2]	0	0				+		改写用量
柏子养心丸	1.90	0.34	0	0	+	+				收载
胃肠安丸	±	±	0	0	+		+		有厚朴酚和厚朴酚定量	删朱砂
香苏正胃丸	0.22	0.01	0	0	+		+			删朱砂
保赤散	23.81	0.02[2]	0	0	+		+			删朱砂
益元散	4.11	0.49	0	0					+	收载
梅花点舌丸	10.00	0.06	5.00	0.03	+					选剂型
琥珀抱龙丸	7.63	0.27	0	0			+	+	+	删朱砂，改写用量
紫金锭	4.17	0.13	2.08	0.06	+	+				收载
紫雪	±	±	0	0	+					收载
暑症片	±	0.34	±	0.34[4]	+		+		+	减雄黄
舒肝片	0.86	0.16	0	0	+		+			删朱砂
痧药	12.56	0.06	12.56	0.06						收载
避瘟丹	37.46	0.23	0	0						收载

注：[1] 指成人每日服用制剂的量。[2] 指 1 周岁小儿每日服用制剂的量。[3] 指 3 周岁小儿每日服用量，因《中国药典》2000 年版（一部）未有老幼剂量换算表，暂按 1995 年版规定计算。[4] 指日服制剂中朱砂或雄黄的量超过《中国药典》2000 年版（一部）规定的常用量上限（朱砂为 0.5g/d，雄黄为 0.1g/d）。"±"指制剂含朱砂或雄黄，但其量不便计算；"空白"指无此项；"+"指有此项。

二、讨论与建议

1. 45 种含朱砂的成方制剂是否都需要收载

从表 19 可以看出，在 45 种含朱砂（其中 18 种含雄黄）的成方制剂中，分别被《国家基本药物》（收载中成药 1242 种）收载的有 26 种，占被《中国药典》（收载成方及单味制剂 458 种）收载的含朱砂制剂（45 种）的 54.17%；被《国家基本医疗保险药品目录》（收载中成药 575 种）收载的有 15 种，占被《中国药典》收载含朱砂制剂的 33.33%。45 种制剂中，两书均收载的仅 10 种，占 22.22%；

两书均不收载的达 16 种之多，占 35.56%。包括《中国药典》在内的这 3 部书都有较高的权威性，这么大比例的药典品种不被两书收载，问题未必全在两书方面。因此，建议新版《中国药典》在收载含朱砂制剂品种时再做全面的考虑。

2. 制剂含朱砂是否合理

朱砂入药历史悠久、功效显著，含朱砂的成药品种很多，中医药学对朱砂药性的认识也在不断深入，对含朱砂的成药不能盲目肯定，也不能为了"同国际接轨"而妄加否定。以"二十五味松石丸"为例，其功能与主治是："清热解毒，疏肝利胆，化瘀。用于肝郁气滞，血瘀，肝中毒，肝痛，肝硬化，肝渗水及各种急性、慢性肝炎和胆囊炎。"而《中国药典》记载的朱砂功能与主治为："清心镇惊，安神解毒。用于心悸易惊，失眠多梦，癫痫发狂，小儿惊风，视物昏花，口疮，喉痹，疮疡肿毒。"相比之下，两者的功能与主治基本不相干，用朱砂的必要性难于确认，再考虑朱砂的毒性主要是伤害肝、肾，而"二十五味松石丸"的主治病症大多属于肝病范畴，用朱砂当是禁忌之列，显然用朱砂不合理。一捻金、七珍丸、平肝舒络丸、再造丸、补肾益脑片、纯阳正气丸、胃肠安丸、香苏正胃丸、保赤散、舒肝片也不同程度存在类似问题，需考虑用朱砂的合理性，对品种取舍或朱砂去留做出调整。

又如小儿惊风散，朱砂超常用量 2.5 倍，又有雄黄超常用量 11 倍；小儿清热片，朱砂超常用量 0.4 倍，又有雄黄超常用量 13 倍。建议此类品种应侧重考虑淘汰。纯阳正气丸也可考虑删品种。

再如小儿金丹片，朱砂同制剂的功能与主治有关，但朱砂超过常用量 2.5 倍，应考虑减朱砂的比例用量。牛黄抱龙丸，雄黄同制剂的功能与主治也有关系，但雄黄超过常用量 0.5 倍，也应考虑减雄黄的比例用量。小儿至宝丸、牛黄镇惊丸、安宫牛黄丸、医痫丸、局方至宝散、暑症片也宜考虑减少朱砂或雄黄的比例量。

新近研究报道提示，纯品硫化汞（《中国药典》规定朱砂主成分硫化汞的含量不得低于 96%）和纯品硫化砷（《中国药典》规定雄黄主成分硫化砷的含量不得低于 90%）在动物体内基本未被吸收，朱砂、雄黄起作用的汞和砷，很可能不是来自不溶性的硫化汞和硫化砷，而是来自其他可溶性的含量较低的可溶性汞和砷。构成朱砂、雄黄的主要成分硫化汞和硫化砷很可能既不被体内吸收，又无任何药理活性。据此，是否使用那么多的朱砂、雄黄，或以何种很少量的可溶性汞和可溶性砷代替朱砂、雄黄，很值得研究。药典委员会应该积极主动组织或了解相关研究，并将其研究成果反映到《中国药典》上来。

3. 用量表达不够明确

药品的用量（剂量）同安全有效关系极大，是指导用药、保证用药安全有效的重要内容，万万不可疏忽大意，必需表达得确切无误。《中国药典》（一部）过去对剂量重视不够，开始一部、二部共用一种相同的《老幼剂量折算表》，后来发现该表不适用于一部，于是 2000 年版（一部）删弃该表，但未改收新的折算表，致使诸多儿科用药的"儿童酌减"无法可循，而老年人用量如何，连"酌减"的提示都未见到。就以有具体表述小儿用量的记载为例，表述也不够明确。以小儿百寿丸为例：品名"小儿百寿丸"，明确是"小儿"用药，主治冠有"用于小儿外感……"，也限用于儿科。用量用法为"一次 1 丸，一日 2 次；周岁以内小儿酌减"，按《中国药典》凡例的规定，"用量指成人一日常用剂量"，那么，该"一次 1 丸，一日 2 次"当属成人剂量无疑。但该制剂明确用于小儿，写成人剂量又无折算表可换算，有何意义？如是小儿的用量，是多大的小儿呢？周岁以内小儿如何酌减？周岁以上小儿又如何用呢？都不清楚。小儿至宝丸、小儿金丹片、小儿惊风散、小儿清热片、牛黄抱龙丸、牛黄镇惊丸、抱龙丸、琥珀抱龙丸都有类似情况。不含朱砂的小儿成方制剂也普遍存在这种情况。必需改写清楚。

4.制剂质量标准水平不高

45 个制剂中，只有 9 个制剂有定量指标，其中七厘散、牛黄清心丸、冰硼散、胃肠安丸 4 个制剂以植物成分为指标，小儿金丹片、益元散、琥珀抱龙丸、暑症片 4 个制剂以朱砂为指标，万氏牛黄清心丸以 1 种植物成分和朱砂为指标。其余 36 种制剂没有定量指标，占 45 个制剂的 80%。而且作为制剂质量控制的定量方法和鉴别方法也多沿用 50 年前的老方法。可见，制剂质量标准亟待加快、大幅度提高。

参考文献

[1] 王金华，叶祖光，梁爱华，等. 安宫牛黄丸中汞、砷在正常和脑缺血模型大鼠体内的吸收与分布研究 [J]. 中国中药杂志，2003，28（7）：639.

[2] 劳动与社会保障部医疗保险司. 国家基本医疗保险药品诠释（中药卷）[M]. 北京：化学工业出版社，2002.

【周超凡，林育华. 关于《中国药典》2000 年版（一部）含朱砂（兼含雄黄）成方制剂问题的讨论 [J]. 中国中药杂志，2003（11）：103-105】

《中国药典》2005 年版药材饮片中的若干问题及改进建议

《中国药典》2005 年版（简称新版药典）的颁布实施，是我国医药卫生界的大事。同 2000 年版相比，新版药典一部新增品种 154 种，修订品种 453 种，较好地反映了我国当前中药的发展水平，是有关领导部门和科技人员共同努力的结果，是对中医药事业的可贵贡献。药材饮片是中药治病的物质基础，其"功能与主治"既是直接指导临床用药的依据，又是论述成方制剂"功能与主治"的重要依据，而药材的"功能与主治"又同其"性味与归经""用法与用量""注意"等项及（药材）来源有关。因此，笔者在分析新版药典一部药材及饮片中，同临床应用关系较直接的"功能与主治""用法与用量""注意"等项目存在问题的基础上，提出改进意见，供编写 2010 年版《中国药典》时参考。

一、关于"功能与主治"的表述

新版药典一部凡例十三规定："药材及制剂的功能与主治系以中医或民族医学的理论和临床用药经验所做的概括性描述；天然药物以适应证形式表述。"并指出"此项内容作为临床用药的指导"。同 2000 年版一部比较，应该说两版药典的这项规定没有原则性改变。但前者概括性更强，对天然药物的表述做了补充，从而体现出新版药典有所改进、有所提高。

笔者曾在 2002 年以《对编写〈中国药典〉2005 年版一部的建议》为题，对其"功能与主治"等项目的撰写坦陈拙见。通观新版药典一部，其制剂"功能与主治"的描述有很大改进，但药材饮片"功能与主治"项目的写法基本上未变动。因此，有必要对新版药典中存在的问题继续深入讨论。由于中医治病习惯使用复方制剂而较少使用单味药制剂，药材饮片的功能主治比成方的功能主治往往更难准确描述，更需要从方方面面去考虑。

1. 新版药典药材饮片功能主治写法存在格式不规范

新版药典药材饮片功能主治的描述，总体而言，格式挺好，但存在以下不足。

（1）功能表述不齐全　功能同主治的关系非常密切，药物的主治范围是其功能在临床应用中的具体体现。因此，功能同主治相呼应，形成不可或缺的整体。大蓟炭、川木通等，没写功能，只写主治；千金子、千金子霜，功能"逐水消肿，破血消"，主治中有"外治顽癣，疣赘"，在功能中应补充相关内容。

（2）功能未按用法分开表述　有些药材饮片功能同用法的关系非常密切，内服同外用的功能有很大区别，必须写清楚。如：①土荆皮，功能主治："杀虫，止痒。用于疥癣瘙痒。"虽然在用法与用量中写有外用字样，但按常规应属于内服功能主治的写法，而实际是仅供外用的功能与主治，不写清楚容易误解。土荆皮有毒，内服外用更应该写具体、明确。②赤石脂，功能主治："涩肠，止血，生肌敛疮。用于久泻久痢，大便出血，崩漏带下；外治疮疡不敛，湿疹脓水浸淫。"功能改为"涩肠，止血；外用生肌敛疮"。③芫花，功能主治："泻水逐饮，解毒杀虫。用于水肿胀满，胸腹积水，痰饮积聚，气逆喘咳，二便不利；外治疥癣秃疮，冻疮。"功能改为"泻水逐饮；外用解毒杀虫"。④皂角刺，功能主治："消肿托毒，排脓，杀虫。用于痈疽初起或脓成不溃；外治疥癣麻风。"功能改为"消肿托毒，排脓；外用杀虫"针对性更强。⑤苦楝皮，功能主治："驱虫，疗癣。用于蛔蛲虫病，虫积腹痛；外治疥癣瘙痒。"功能改为"驱虫；外用疗癣"。⑥蛇床子，功能主治："温肾壮阳，燥湿，祛风，杀虫。用于阳痿，宫冷，寒湿带下，湿痹腰痛；外治外阴湿疹，妇人阴痒，滴虫性阴道炎。"功能改为"温肾壮阳，燥湿，祛风；外用杀虫"。⑦其他如鸦胆子、蛤壳、花椒、百部、商陆等也有类似情况。

（3）功能主治未按不同炮制品加以区分　炮制是中药加工特有的传统技术，通过加工炮制可以达到增强疗效、降低毒性，甚至改变药性等目的。因此，同一药材饮片不同炮制品之间如果存在功能主治的差异，应当分开表述，以免混淆不清。如：①关黄柏收载关黄柏、盐关黄柏、关黄柏炭3种炮制品，前两者分别表述了功能主治，唯独后者——多用于止血，却无另行表述。②干姜品名下列干姜、姜炭两种炮制品，只收载干姜的功能主治，没有另载姜炭的功能主治。据《本草衍义补遗》《本草经疏》《药性解》《景岳全书》《本草求真》《本经疏证》等文献都有姜炭偏用于止血的记载，若另载姜炭的功能主治，就更加详明。

（4）主治因无证候或病机而不够明确　中医治病讲究辨证论治。所以，中药主治之病应有相应的证候或病机，才不致误用。如：①干漆"用于妇女闭经，瘀血癥瘕，虫积腹痛"。妇女闭经证型有肾气亏虚、气血虚弱、气滞血瘀、痰湿阻滞、阴虚血燥的差别，瘀血的病机有气滞、气虚、痰浊、寒、热、外伤的不同，癥瘕有血瘀、痰湿的区分，而干漆性味"辛，温"，岂能通治。②土木香"用于胸胁、脘腹胀痛，呕吐泻痢，胸胁挫伤，岔气作痛，胎动不安"。单就胎动不安而论，有气虚、血虚、气滞、肾阳虚、气滞、血热、外伤诸差异，土木香性味"辛、苦，温"，虚证、热证并非所宜，必须辨证选用。③川木通"用于水肿，淋病，小便不通，关节痹痛，闭经乳少"。然川木通性味"淡、苦，寒"，仅适用于其中的热证。④女贞子"用于眩晕耳鸣，腰膝酸软，须发早白，目暗不明"。其中眩晕有肾阴虚阳亢、肝阴虚阳亢、心脾气血两虚、脾气虚、肾精虚、痰湿内阻等6种证候。耳鸣的虚证有脾气虚弱、心血不足、肾精不足、肾元亏虚之别；实证有风热外袭、肝火上扰、痰火壅结的不同；此外还有陡闻巨响、暴震、飞行、潜水及某些药物的不良反应所致。腰膝酸软有肝肾虚、寒湿和湿热的证候。须发早白有肝肾亏虚、营血虚弱、肝郁气滞的不同证候。目暗不明有肝肾命门火衰、肝郁气滞、心肝血虚、脾气虚弱、风痰上扰等证候。上述列举的仅限于常见证候，可见主治范围很复杂，而女贞子只适用于肝肾阴虚的证候，如不写清楚，用之不当的可能性很大。⑤其他如川射干、川楝子、小通草、干漆等也有类似情况。

（5）主治项中西医学术语用分号隔开，但西医学术语未加中医学证候名　如徐长卿主治中有"荨麻疹"，荨麻疹有风寒、风热、肠胃湿热、气血两虚、血瘀和冲任不调等证，徐长卿性味"辛，温"，功能"祛风化湿，止痛止痒"，对其中的风寒证较合适。

（6）主治范围因标点符号应用欠妥而不够明确　如山药主治"用于脾虚食少，久泻不止，肺虚喘咳，肾虚遗精，带下，尿频，虚热消渴"，不如改为"用于脾虚食少、久泻不止，肺虚喘咳，肾虚遗精、带下、尿频，虚热消渴。"

（7）主治项的中医、西医名词未分清　破伤风这一病名，中西通用。如：①同是"破伤风"，在天麻、防风等的主治中属于中医名词，在天南星等的主治中属于西医名词。若为中医名词，应与中医病证一起；若为西医名词，应与西医病名一起。②夏天无"用于中风偏瘫，跌仆损伤，风湿性关节炎，坐骨神经痛"。其中"中风偏瘫，跌仆损伤"属于中医名词，"风湿性关节炎，坐骨神经痛"属于西医名词。应改为"用于中风偏瘫、跌打损伤；风湿性关节炎，坐骨神经痛"，中西病证之间用分号分开。③白头翁"用于热毒血痢，阴痒带下，阿米巴痢"。其中"热毒血痢，阴痒带下"属于中医名词，"阿米巴痢"属于西医名词。应改为"用于热毒血痢、阴痒带下；阿米巴痢"。④金荞麦"用于肺脓疡，麻疹肺炎，扁桃体周围炎"。用的都是西医名词，按常规应当先冠以中医名词。⑤穿山龙、三白草、小通草、山慈菇、满山红等也有类似情况。

（8）功能与主治之间虽有联系，但既隐晦又针对性不强　如：①金沸草功能"降气、消痰、行水"，其主治中有"外治疔疮肿毒"。疔疮肿毒中有因寒痰阻滞所致，同功能中的消痰虽有联系，但不直观，何况疔疮肿毒还有其他非寒痰阻滞的病因。金沸草性味"苦、辛、咸，温"，对寒痰阻滞的效果较好。②骨碎补功能"补肾强骨，续伤止痛"，其主治中有"外治斑秃、白癜风"。斑秃有因肾虚精亏引起，和补肾的功能有关系，如系血虚、血燥则不相宜；白癜风的病因病机有气血不和、肝肾不足、瘀血阻滞，补肾只同其中的肝肾不足有关。

（9）功能主治同炮制品种不相呼应　如麦芽，炮制品收麦芽、炒麦芽、焦麦芽3种，功能主治中除了分别收载该3种的功能主治外，多出"生麦芽"的功能主治。

（10）天然药适应证的撰写格式不规范　按规定天然药物的功能主治以适应证形式表述。实际上该项目的名称，丁香罗勒油、大黄流浸膏、甘草流浸膏为【适应证】，八角茴香油、茶油、香果脂为【用途】，姜流浸膏、莪术油为【类别】，广藿香油、当归流浸膏、连翘提取物、环维黄杨星D为为【功能与主治】。项目内容，丁香罗勒油为"镇痛、防腐，用于龋齿等"，八角茴香油为"芳香调味及健胃"，大黄流浸膏为"刺激性泻药，苦味健胃药，用于便秘及食欲不振"，甘草流浸膏为"缓和药，常与化痰止咳药配伍应用，能减轻对咽部黏膜的刺激，并有缓和胃肠平滑肌痉挛与去氧皮质酮样作用；用于支气管炎，咽喉炎，支气管哮喘，慢性肾上腺皮质功能减退症"，当归流浸膏为"养血调经，用于血虚血瘀所致的月经不调、痛经"，环维黄杨星D为"行气活血，通络止痛，用于气滞血瘀所致的胸痹心痛、脉结代；冠心病、心律失常见上述证候者"，姜流浸膏为"健胃祛风药"。即使同样设【功能与主治】，有的另设【性味与归经】（如黄芩提取物），更多的是不设【功能与主治】（如益母草流浸膏、刺五加浸膏、银杏叶提取物、环维黄杨星D、当归流浸膏、广藿香油），等等，突显格式不一，缺乏规范。

2. 应当补入新发现的功能主治

随着临床经验的积累，一旦发现有实用价值的药材新的功能主治，就应该酌情补入《中国药典》中，例如黄芪、党参、土茯苓、土鳖虫用于癌瘤；黄芪、生地黄、苍耳子用于免疫性疾病；淫羊藿、补骨脂用于骨质疏松；郁金、柴胡、乌梅用于呼吸系统炎症；黄芪、蒲公英用于消化系统慢性炎症；丁公藤用于发汗；等等。建议成立课题组，对当代中药材的功能主治进行全面的调查研究，为2010年版药材饮片功能主治的撰写提供丰富、翔实的材料。

3. 对药材饮片"功能与主治"项规范写法的建议

（1）功能　①根据中医或民族医学的理论和临床用药经验，应用中医或民族医的术语，用适当的词或词组，把药材饮片的主要作用概括性地描述出来，词或词组之间用逗号分开，末尾用句号；不同民族医学的表述单独成句；天然药物只设适应证项（不另设功能主治项），其适用范围用西医学的病症名词撰写，名词间用逗号隔开，末尾用句号。例如松节油适应证"用于肌肉痛或关节痛等"；辅料只设用途（也不另设功能主治项），其下写明作何用。例如，a. 香橼："舒肝理气，宽中，化痰。"b. 天山雪莲："维吾尔医：补肾活血，强筋骨，营养神经，调节异常体液。中医：温肾助阳，祛风胜湿，通经活血。"c. 丁香罗勒油："【适应证】用于龋齿等。"d. 香果脂："【用途】用作栓剂基质。"②同一药材的不同炮制品功能不同，则每种炮制品视同一种药材，按①的规范撰写。如白术："健脾益气，燥湿利水，止汗，安胎。土白术健脾，和胃，安胎。"③同一品种（药材或炮制品）因用法不同致功能有差异者，则不同用法之间用分号隔开，末尾用句号。例如轻粉："（内服）祛痰消积，逐水通便；外用杀虫，攻毒，敛疮。"

（2）主治　①紧接其功能的描述之后，根据中医或民族医学的理论和临床用药经验，应用中医或民族医的术语，用适当的词或词组，把药材饮片的主治病证（或病机）及主要症状描述出来，词或词组之间用逗号分开，如有现代医学病名（尽可能标明中医证属），则先用分号隔开，末尾用句号；不同民族医学的主治紧接其功能的描述之后表述，末尾用句号。例如：a. 香橼："舒肝理气，宽中，化痰。用于肝胃气滞，胁肿痛，脘腹痞满，呕吐噫气，痰多咳嗽。"b. 天山雪莲："维吾尔医：补肾活血，强筋骨，营养神经，调节异常体液。用于风湿性关节炎，关节疼痛，肺寒咳嗽，肾与小腹冷痛，白带过多等。中医：温肾助阳，祛风胜湿，通经活血。用于风湿痹痛，小腹冷痛，月经不调，类风湿关节炎。"②同一药材的不同炮制品主治不同，则每种炮制品视同一种药材，按①的规范撰写。例如，白术："健脾益气，燥湿利水，止汗，安胎。用于脾虚食少，腹胀泄泻，痰饮眩悸，水肿，自汗，胎动不安。土白术健脾，和胃，安胎。用于脾虚食少，泄泻便溏，胎动不安。"③同一品种（药材或炮制品）因用法不同致主治有差异者，则不同用法之间用分号隔开，末尾用句号。例如轻粉："（内服）祛痰消积，逐水通便；外用杀虫，攻毒，敛疮。"

二、关于"用法与用量"的表述

凡例写明："药材的用法与用量，除另有规定外，用法系指水煎内服；用量系指成人一日常用剂量，必要时可根据需要酌情增减。"应该肯定，多年来《中国药典》对药材用法与用量的表述发挥了一定的指导作用，收到了预期的效果。但在随时代发展和经验积累、与时俱进地补充修改方面做的不及时。

1. 关于"用法"

药材大多水煎内服，故凡一般的煎服用法可不另做表述。但某些有特殊煎服用法，本应明文指出却付阙如。例如，附子，其性有毒，且煎服得法与否，是会不会中毒的主要因素之一，《中国药典》对其用法却未加只字说明。当然，附子如何煎法为好，目前尚未定论，但一致认为应先煎、久煎至无麻辣味才同他药合煎，只是煎多久各有说法；还有认为捣成小于包谷的颗粒入开水中煎10min即可；甚至有人认为先冷浸1h后与他药合煎20～30min即可；或者把药材粉碎至粒度2～4mm，用冷水冷浸3h以上（约12h最佳），文火煮沸30min左右，连煮2～3次；有的做了各种实验。对此类宝贵经验，应该组织力量系统、全面调查研究，将其结论载入《中国药典》。此外，下列品种是否需要特殊处理，如久煎：苍耳子、柴胡；先煎：天竺黄、火麻仁、花蕊石、穿山甲、鹿角；后下：山柰、木香、广藿香、甘松、红豆蔻、青葙子、玫瑰花、细辛、草豆蔻、草果、益智、檀香、藁本、藏菖蒲；包煎：菟丝子、紫苏子。

2. 关于"用量"

药物用量同药效关系很密切，哲学认为量变可以引起质变，西医药学有量效关系理论，中医药学界有"中医之秘在于量"的说法。可见药物用量大有学问，必须高度重视。笔者曾对《中国药典》2000年版一部药材的用量坦陈拙见，从不同角度提出应适当增减部分药材用量的理由，列出建议调整用量的药材名称 96 种，建议补充特殊用量的药材名称 14 种。这些意见基本上未被编写新版药典采纳。考虑再三，上述拙见仍值得供编写《中国药典》2010 年版参考，除坚持上述拙见外，再补充以下意见。

（1）药材用量需要与时俱进做出调整　①祝之友等调查认为，在有的中医院正规中医师的处方中，"常用药物均超过药典规定用量一倍以上"，且同期《中医杂志》和《四川中医》同名药的剂量也普遍大大高于药典规定的用量。②罗昌国等的文献调查提示，若干名医使用附子的常用量分别为25～30、30～45、30～60、20～100、30～120g，急症、重症用 60～150g，甚至 60～250g，均远远超过药典 3～15g 的用量。③国家中医药管理局老中医药专家学术经验继承工作办公室和南京中医药大学联合编著的《方药传真——全国老中医药专家学术经验精选》，是对 330 多位被聘为第一、二批全国老中医药专家学术经验继承工作指导老师的学术思想和临床经验的总结，充分体现众多有权威性、代表性的当代中医药名家的学术思想、临床经验和用药特点。书中总结了被调查专家最擅长应用的 12 种药材的剂量，其药材名称、常用剂量（括号内为新版药典剂量）如下：黄芪15～30～100g（9～30g），最少 6g，最多 250g。大黄 3～15～30g（3～30g），最少 0.3g，最多 120g。柴胡升举清阳 3～5g，疏肝解郁 10～15g，清热 10～100g（仅一种规定，3～9g）。丹参 15～30g（9～15g），最少 5g，最多 150g。当归 10～15～30g（6～12g），最少 5g，最多100g。附子 5～15g（3～15g），最少 3g，最多 150g。桂枝 5～10～15g（3～9g），最少 1g，最多 50g。川芎 10～15g（3～9g），最少 3g，最多 100g。麻黄 5～9g（2～9g），最少 1.5g，最多30g。黄连 3～10g（2～5g），最少 1g，最多 15g。人参（红参、西洋参、党参），人参（西洋参）10～15～30g（人参、红参 3～9g，西洋参 3～6g，党参 10～30g），最少 5g，最多 100g。水蛭3～10g（1.5～3g），最少 1.5g，最多 30g。④历代文献和临床实践中蕴藏着极其丰富的经验，也很值得总结补充到《中国药典》里面。⑤《老幼剂量折算表》已然两版阙如，《毒、剧药剂量表》也未收入，均应补上。

（2）规范药材用量的重要意义　简言之，剂量是确保用药安全、有效的重要因素。因此，《中国药典》或相关配套文献应尽可能对其做出明确、权威的规定，尽可能少把"酌情增减"的大权放开使用。当然，药品主要用于人体，而人体的生理、病理都非常复杂、多变，极难达此要求。但是，不能因而放弃努力，长期在剂量方面无所作为，使剂量的概念淡化到在被调查医师的问卷中"所有医生都不了解药典规定的中药用量范围"的地步，应该争取完成力所能及的工作。

（3）规范药材用量需要考虑哪些问题　毫无疑问，欲科学规范药材用量，难度很大。就内容而论，涉及以下方面：①药物：如药材的质量、质地、性味、作用强弱、有毒无毒等。②应用：如单用、伍用、主药辅药、剂型、用药目的等。③患者：年龄、耐受能力；性别，妇女是否处于经期、孕期、哺乳期；体质强弱；病程长短；病势轻重。④其他：如季节、气候、居地自然条件等。

（4）对如何规范药材用量的建议　①鉴于规范药材用量意义重大，应该投入足够的力量，立题全面、系统、深入古今文献和医疗实践进行调查研究；②将调研结果，采用成熟一个制订一个的办法，分别逐步充实到药典、教科书和相关书籍中，供科研、教学、医疗反复实践、不断提高、不断完善，从而使中药发挥更重要的作用；③持之以恒，不断总结经验，充实内容。

三、关于"注意"的表述

凡例："注意项系指主要禁忌和不良反应。属中医一般常规禁忌者从略。"新版药典 538 种药材及饮片中116种有"注意"项，内容涉及孕妇禁用25种、孕妇慎用34种、孕妇忌用4种、"十八反""十九畏"44种，过敏、体弱、证候、超量、久服、生品、慎服等32种。标明有毒的73个品种（其中大毒10种、有毒37种、小毒26种）中，居然有25种即超过1/3没有设注意项；有注意项的43种中，3种仅提到有毒或因有毒不可过量服之类近乎没说的话，其余40种也只见孕妇禁用、孕妇慎用等简单内容。在当前药物普遍存在不良反应、药物警戒成为全球热门话题的今天，新版药典对药材在应用中的安全问题，关注力度显然很不够，防备意识太薄弱。因此，建议将原注意项分解为以下几项。

1. 注意事项

记载不宜同时服用的其他成药；不宜长期使用或大量使用的药物；用药后应注意观察的事项；除孕妇外的不适用人群。

2. 禁忌

分禁用、慎用两档。前者原则上禁止使用；后者经准确辨证适合使用时，掌握好配伍、炮制、剂量、疗程，慎重使用，认真观察药后反应，必要时立即停药、处理。

（1）妊娠禁忌　列入妇女妊娠期除中断妊娠、引产外的所有禁忌药。其禁用药多属剧毒、药性峻猛或堕胎作用较强之品；慎用药主要为有活血化瘀、行气、攻下、温里作用药中的部分药。妊娠禁忌药对母体、胎儿、产程、小儿等有较大负面影响，必须高度重视。

（2）疾病禁忌　中药治病讲究辨证论治，很多疾病存在不同证候，应该认准，严防误用。

（3）配伍禁忌　某些药物合用有不良后果，甚则危及生命，应避免合用。传统的"十八反""十九畏"虽非绝对正确，但目前医药界仍基本认同，原则上不该违背。

3. 不良反应

必须要彻底打破中药无不良反应的错误观念，代之以"是药三分毒""无药不毒"的传统观念。因为"合格药品在正常用法用量下出现的与用药目的无关的或意外的有害反应"都属于药品不良反应。单味中药化学成分复杂，每种成分往往有多方面的药理作用，中药多为复方，其作用更加复杂，而真正治病需要的只是其中部分作用，其他作用对机体的伤害便属不良反应。值得注意的是中药B型不良反应（与剂量无关，不可预测）多于A型不良反应（与剂量有关，可预测），其比值约为56∶44，而西药只有（7～8）∶（2～3），即中药不可预测的不良反应达56%，而西药才20%～30%。"明枪易挡，暗箭难防"，中药不良反应更要警惕！写明不良反应还可增加患者用药安全知情权，利大于弊。所以，西药充分写明不良反应的做法很值得学习。建议不仅应当把已知的中药不良反应写出来，还应深入调查、研究中药的不良反应，并及时总结到《中国药典》和相关文献中，使中药的应用更加安全。

4. 药物相互作用

（1）有利的相互作用　千百年来积累了极其丰富的中药配伍经验，巧妙地利用药物相互作用达到增效、减毒、改变药效等目的。其中的常用配伍药对很值得总结到《中国药典》中来。

（2）不利的相互作用　前述的配伍禁忌只是提到某药与某药不宜配伍，在此可以简要说明为什么，也可以说明不宜同某成药合用的道理。

四、关于药材来源

由于不可避免的历史原因，中药材名称混乱由来已久，即使《中国药典》的药材品名已区分的很清楚，但不同品种来源药材混同一个品种应用的多原药依然屡见不鲜。据笔者统计，新版药典"药材及饮片"的 538 个品名中，多原药 140 种，占 26.02%。其中品种来源为 2 个的有 81 种、3 个的 39 种、4 个的 7 种、5 个的 2 种、6 个的 1 种，另有品种来源 1 个以上的 1 种、2 个以上的 5 种、3 个以上的 3 种、5 个以上的 1 种。在多原药中不乏有毒之品，如九里香、土鳖虫、天南星、水蛭、苦杏仁、苦楝皮、牵牛子、重楼、商陆、绵萆薢、斑蝥、罂粟壳、蟾酥等。严格说来，药材品种不同易致药性有别。例如，根据《中药材手册》记载，牛膝包括怀牛膝、川牛膝，《中国药典》已分别单列为牛膝、川牛膝；沙参包括南沙参、北沙参，板蓝根包括菘蓝、马蓝，柴胡包括南柴胡、北柴胡，黄芪包括黄芪、红芪，五味子包括南五味子、北五味子等，现在《中国药典》也均已分别单列开来。所以，应加强对多原药材的研究，必要时尽早单列开来。

五、关于"毒性"的表述

应当对其毒性分级进行规范，尽可能量化区分。显然，由于中药成分复杂、含量不定、作用广泛、主治多样、用量灵活、配伍不定等原因，使得同衡量毒性大小有关的半数致死量、半数有效量、治疗指数等的测定难度很大。因此，仍分三级，不宜过细，其中因"有毒"可包括"大毒""小毒"，宜改称"中毒"。根据历代文献、高校教材及《中华本草》等权威著作的记载，当代国内外基础研究、临床研究和实际用药经验，化学成分作用强弱及含量高低等情况综合划分级别。

六、关于"归经"的表述

归经表示药物作用的主要部位。归指归属，经是脏腑经络的简称。归经表示一种药物主要对某一经或某几经有显著作用，对其他经作用较小，甚至没有作用。归经以脏腑经络理论为基础，以主治病证为依据，是同临床辨证用药关系很密切的重要理论之一，应当加予表述。新版药典存在"归经"缺项（民族药除外），如川射干、天山雪莲（中医用）、天然冰片、朱砂根、华山参等，应该补上。

参考文献

[1] 周超凡，林育华. 对编写《中国药典》2005 年版一部的建议（一）[J]. 中国中药杂志，2002，27（4）：317.

[2] 周超凡，林育华. 对编写《中国药典》2005 年版一部的建议（二）[J]. 中国中药杂志，2002，27（5）：399.

[3] 祝之友，江世雄. 中医用药剂量与《药典》权威性的讨论 [J]. 中医药管理杂志，2004，14（3）：55.

[4] 罗昌国，张瑞贤. 近 20 年附子超大剂量应用概况 [J]. 中国中药杂志，2005，30（2）：96.

[5] 国家中医药管理局老中医药专家学术经验继承工作办公室和南京中医药大学. 方药传真———全国老中医药专家学术经验精选 [M]. 南京：江苏科学技术出版社，2003.

[6] 中华人民共和国卫生部药政管理局·中药材手册 [M]. 北京：人民卫生出版社，1959.

【周超凡，林育华.《中国药典》2005 年版药材饮片中的若干问题及改进建议（待续）[J]. 中国中药杂志，2005（18）：1478–1480/ 周超凡，林育华.《中国药典》2005 年版药材饮片中的若干问题及改进建议（续完）[J]. 中国中药杂志，2005（19）：80–82】

激活中药饮片用量　提高中医临床疗效

《中国药典》(以下简称《药典》)对诸多饮片用量的规定偏小，掣肘临床用药，因此，激活饮片用量势在必行。

一、饮片用量的重要性

自古就有"中医不传之秘在于量"之说。《伤寒论》的小承气汤、厚朴三物汤、厚朴大黄汤，同由大黄、枳实、厚朴组成，只因用量(指成人一日的用药量)比例存在差异，其主治就有攻下、除满、开胸泄饮的不同。金银花、连翘少量疏风解表，大量解热解毒；柴胡小量升阳举陷，中量疏肝解郁，大量和解退热。中药的毒性反应多与剂量有关，这些可窥用量问题举足轻重之一斑。然而影响药物用量的因素很多，不潜心研究不足以解决问题，所以药物的用量问题很值得高度重视。

二、诸多饮片《药典》规定用量偏小

《药典》(如不标明版本均指《中国药典》2005年版一部)饮片用量明显偏小的例子举不胜举，笔者有过介绍，现进一步从《药典》第1版(1963年版)至第7版(2005年版)都收载的254种中药饮片的用量中，撷取同文献(《方药传真：全国老中医药专家学术经验精选》，2003)中有较多擅长应用该品种的名老中医的用量进行比较。

1. 自1963年版起至今45年，用量偏小且从未更改用量的饮片，例如：①细辛，《药典》用量1～3g。20位名老中医中，用量1～3g仅1位，用量下限≤3g有12位，上限＞3g的多达19位，其中用量超过6g的有15位，超过10g有8位，超过15g者2位，超过20g1位，高达30g1位。②金银花，《药典》用量6～15g。15位名老中医中，用量上限≥30g者12位，其中50、60g各2位，≥90g者2位。③地黄，《药典》用量9～15g。14位名老中医中，用量上限30g者6位，50g、60g各1位，90g2位，120g1位。④其他见甘草、石膏、半夏、延胡索、防风、杜仲、苍术、连翘，等等。

2. 自1977年版至今31年，用量偏小且从未更改用量的饮片，例如：①制附子，《药典》用量9～15g。39位名老中医中，用量≤15g仅13位，用量上限≥30g21位，≥60g9位，≥90g4位，≥100g3位，≥120g1位，150g1位。②柴胡，《药典》用量3～9g。49位名老中医中，用量≤9g仅4位，用量上限≥20g22位，≥30g10位，100g、120g各1位。③黄芪，《药典》用量9～30g。123位名老中医中，用量上限≤30g仅19位，用量上限≥60g87位，≥90g54位，≥120g20位，150g7位，200g3位，250g2位。④其他见三七、川芎、天南星、五味子、丹参、沉香，等等。

3. 自1985年版至今23年，用量偏小且从未更改用量的饮片，例如：①大黄，《药典》用量3～30g。73位名老中医中，用量上限≥30g仅25位，用量上限≥60g5位，120g、500g各1位。②山药，《药典》用量15～30g。10位名老中医中，用量上限大大超过30g的有6位，其中50g2位，100、200、250g和不限量各1位。③白芍，《药典》用量6～15g。28位名老中医中，用量上限

≥ 30g 22 位，其中 30g 7 位，40g 2 位，50g 4 位，60g 6 位，80g 1 位，90g 2 位。④赤芍，《药典》用量 6～12g。9 位名老中医中，用量上限 30g 3 位，60g、120g 各 1 位。⑤其他见人参、山茱萸、山楂、白术等。据报道，选取某院 10762 张处方中的 50 味药进行统计，临床实际用量与《药典》规定用量相比，完全符合率仅 26%（范丽霞，2000）。现今各类饮片实际用量符合《药典》规定的只占 11.9%（宋小军，2002）。对河南、上海、北京三个医院的处方用量进行比较，结果提示用量有增大趋势（程先宽，2006）。

三、激活饮片用量研究势在必行

目前的饮片用量规定不能充分发挥指导作用。

1. 不能反映量效关系

饮片的"用法与用量"往往同其"功能与主治"有关。可是《药典》一般不指明"用法与用量"（饮片用法一般为入煎剂内服，以下只提及用量，略弃用法）同"功能与主治"的关系，特地指明的仅见 2 味药——麦芽"9～15g；回乳炒用 60g"和槟榔"3～9g；驱绦虫、姜片虫 30～60g"。而在文献中却有很多用量同"功能与主治"相关的例子。例如：①柴胡，6～30g，解热剂量宜大，引经或升提阳气剂量宜小，疏肝理气剂量宜中。3～15g，3g 用于升举阳气，6～10g 用于疏肝解郁，15g 用于解热。5～15g，解表清热多用 15g，疏肝解郁以 8g 为宜，升阳用 5g 足够。3～30g，升阳举陷 3～6g，常量 10～15g，郁证、实证及热毒证可用至 30g 无不良反应。2～50g，血液病的妇人崩漏时用柴胡炭 3～10g，治发热病可达 50g，只要药证相符，则效如桴鼓，未曾发现有劫阴之弊。慢性发热，在辨证施治中加 50～100g，疗效显著。②大黄，3～30g，泻下通便一般用 10～15g 后下，清热解毒用生品 6～10g 与他药同煎；酒大黄炭每次 1～2g，治久痢不止；大黄粉为丸，每服 3g，日 2 次，可降脂、减肥；大黄酒制研末为丸，每服 3～6g，日 1～2 次，治肝胃火盛之习惯性便秘，也可每服 3g 早晚各 1 次减肥。10～30g，急泻用生大黄 10～30g，缓泻用熟大黄 6～10g，化瘀用酒大黄 6～10g，止血用焦大黄 6～10g，强身健体用大黄末 0.3～1g，泻下用 15g，治泌尿系感染 5g，用于结肠炎、肾功能不全肠透析不超过 10g。3～60g，6g 以内促胃消积，6g 以上通里攻下，30g 以上治癫狂实证。5～30g，治脑出血用 30g 大便始得下行，治吐血、衄血、热淋用 5～10g。③生天南星，《药典》只规定外用适量，无内服用量。生天南星 6～100g，治疗颅内肿瘤、宫颈癌、食道癌等，认为生天南星辛温燥烈有毒，最善治风痰、顽痰，散结消瘤，指出必须严格掌握适应证及治法、用法、用量，否则易出现不良反应，甚者危及生命。④其他见半夏、牵牛子、桑白皮等。

2. 不能体现多种因素对用量的影响

影响药物用量的因素很多，如地域、季节、病证、体质、年龄、性别、剂型、制剂工艺、用药反应、药物相互作用，等等，仅仅给出一个用量范围，不仅极难达到指导药物用量的目的，反而容易掣肘临床药用的灵活性。

饮片剂量的规定应当与时俱进，从历版《药典》看，更新饮片剂量的品种少、用量小。

四、对"中医不传之秘在于量"的理解

笔者认为，在"中医不传之秘在于量"这句话中，包含两个层面的意思。

1. 关于"秘"字

"秘"字，读"mi"音时，《辞海》只有一种很容易明白的解释："不易测知的；不公开的。"可

见，"中医不传之秘在于量"表达含义之一是：中医用药的量，既深奥——不易测知的，又保密——不公开。所以，把"中医不传之秘在于量"的部分内容，理解为中医用药的量，是中医深奥不易测知和对外保密不公开的所在。需要补充的是，就现实而言，其深奥包括部分已知和诸多未知。

2. 关于"中医"和"量"

不容置疑，"中医不传之秘在于量"从某个方面把"中医"和"量"紧紧地联系在一起，说明中医的奥秘在于有量，这是"中医不传之秘在于量"的另一个层面的意思。可见，中医的用药量大有文章可做，意义非同小可，应当高度重视，竭力深究。从文献中记载的大量因改变饮片用量获得显著疗效的临床经验来看，在中药用量上下功夫，将成为大幅度提高中医药疗效的有效途径之一。

五、激活饮片剂量研究的建议

1. 将饮片用量（可连同功能主治等药性内容）从《药典》一部撤出，改在与《药典》配套发行的《临床用药须知》中，对有关用量（连同用法）同功能主治的关系、用量（连同用法）同影响用量相关因素的关系等问题，在总论和各论中详细描述，以便更好地指导临床用药。

2. 将中药饮片用量研究，列入国家级基础研究和临床研究重点项目，激活饮片用量研究和应用的气氛，力争限期内有明显进展。

3. 利用现代医药科技手段，提供饮片安全、有效的用量范围，作为临床应用的参考依据。

4. 药典委员会设专人负责有关饮片用量问题的研究、总结、推广工作。

【周超凡，林育华. 激活中药饮片用量 提高中医临床疗效［J］. 中国处方药，2008（09）：36-37】

中药饮片用量的探讨

【摘要】以《中国药典》收载的饮片用量，同全国擅用该饮片的名老中医经验以及重要中药文献的相关记载进行比较，大量实例提示，《药典》中诸多饮片用量，在辨证与用量的关系、用量更新及用量大小等方面，均存在欠妥，不利于指导临床用药，亟待改进。为此，笔者在反复思考"中医不传之秘在于量"之后，提出应当高度重视饮片用量研究和应用研究的3点建议。

"量变引起质变"是自然科学和哲学的重要规律；"量效关系"是医药学界的重要研究课题。饮片用量关系到疗效和不良反应，历来深受医家重视。笔者关注历版《中国药典》（本文未标示版本的《中国药典》均指 2005 年版一部，以下简称《药典》）饮片用量已 20 多年，先后向有关部门书面和口头提过建议，也发表过文章，虽然取得一定成效，但同问题解决距离尚远。最近甚至有人响亮地提出"阐明中药量－效（毒）关系，突破中药传统用量极限，增加中药用量，可能将是提高中医临床疗效的重大乃至根本性举措"。鉴于饮片用量问题的重要性，本文特以《方药传真——全国老中医药专家学术经验精选》书中大量珍贵的资料为主要依据，再次撰文表述《药典》饮片用量存在的部分问题和建议。

一、《方药传真——全国老中医药专家学术经验精选》简介

该书是根据人事部、卫生部和国家中医药管理局于 1990 年联合颁发的《关于采取紧急措施做好老中医药专家学术经验继承工作的决定》，由国家中医药管理局委托南京中医药大学组成专门班子，对第一、二批全国老中医药专家学术经验继承工作的部分指导老师的学术思想和临床经验进行整理、研究编写而成。书中较准确地总结提炼了当代 330 多名老中医药专家学术思想、临床经验、药用特点，内容丰富，学术水平高，是众多名老中医药专家智慧的结晶，从某些方面代表了当代中医药学的发展现状，有较高的参考价值。

因此，本文以该书中的资料为主要的对比论据。

二、饮片用量的重要性

众所周知，《伤寒杂病论》中的小承气汤、厚朴三物汤和厚朴大黄汤，只因同样 3 种组成药味的用量发生变化，结果不仅主治各有不同，连汤头名称的差别都很大。难怪我国有句流传已久的话：中医不传之秘在于量。可见中药用量既神秘又重要，应该给予足够的关注。

三、《药典》饮片用量规定欠妥的表现

本文仅讨论以下几点。

1. 未能体现辨证与用量的关系

辨证论治是中医的特色，也同饮片用量密切相关，《药典》在规定饮片"功能与主治"和"用法与用量"时，指明用量和病证关系的，仅见2味药——麦芽"9～15g；回乳炒用60g"和槟榔"3～9g；驱绦虫、姜片虫30～60g"。而在文献中却有很多用量与病证相关的经验值得研究，适当补充，举例如下。

（1）柴胡 《药典》用量3～9g。擅用该药的名老中医，有：用3～24g，疏肝用量不宜过大，少量可补肝，解肌退热用量宜大且宜久煎；用量6～30g，解热剂量宜大，引经或升提阳气剂量宜小，疏肝理气剂量宜中；用量3～15g，15g用于解热，3g用于升举阳气，6～10g用于疏肝解郁；用量5～15g，解表清热多用15g，疏肝解郁以8g为宜，升阳用5g足够；用量3～30g，升阳举陷3～6g，常量10～15g，郁证、实证及热毒证可用至30g无不良反应；用量2～50g，血液病的妇人崩漏时柴胡用炭3～10g，治发热病可达50g，只要药证相符，则效如桴鼓，未曾发现有劫阴之弊；常量用治肝胆病，50g用于病毒感染和抗炎等之发热，慢性发热在辨证施治中加50～100g，疗效显著。

（2）金银花 《药典》用量6～15g。有擅用该药的名老中医用量12～90g，指出治表证剂量要轻，治热毒剂量要大。

（3）半夏 《药典》用量3～9g。擅用该药的名老中医，用量6～60g，指明6～12g和胃，10g降逆止呕，30g以上治不寐，60g以上镇痛。

（4）牵牛子 《药典》用量3～6g。擅用该药的名老中医，有用量9～30g，说明对胃弱气虚患者忌用，大量久服易致脱水、语言障碍，甚至昏迷；用量1.5～3g，指出应为末服，入汤剂则药效欠佳的经验。

（5）桑白皮 《药典》用量6～12g。擅用该药的名老中医，治消渴病见咳嗽或水肿者，必用桑白皮，其量达30g；治渗出性胸膜炎用10～25g。

（6）大黄 《药典》用量3～30g。擅用该药的名老中医也用3～30g，但泻下通便一般用10～15g后下，清热解毒用生品6～10g与他药同煎，酒大黄炭每次1～2g治久痢不止，大黄粉为丸每服3g、日2次可降脂、减肥，大黄酒制研末为丸每服3～6g、日1～2次治肝胃火盛之习惯性便秘，也可每服3g早晚各1次减肥；用量10～30g，急泻用生大黄10～30g，缓泻用熟大黄6～10g，化瘀用酒大黄6～10g，止血用焦大黄6～10g，强身健体用大黄末0.3～1g；用量5～30g，泻下用15g，治泌尿系感染5g，用于结肠炎、肾功能不全肠透析不超过10g；用量3～60g，6g以内促胃消积，6g以上通里攻下，30g以上治癫狂实证；用量5～30g，治脑出血用30g大便始得下行，治吐血、衄血、热淋用5～10g。

（7）赤芍 《药典》用量6～12g。擅用该药的名老中医，用量10～120g，治疗肝胆疾病，重用赤芍，对退黄有显效，认为赤芍乃治黄要药，出现高胆红素血症必用；用凉血活血法重用赤芍治疗淤胆型肝炎取得显效。

（8）生天南星 《药典》只规定生天南星外用适量，无内服用量（制天南星内服用量3～9g）。有擅用该药的名老中医，治疗颅内肿瘤、宫颈癌、食道癌等，用生天南星6～100g，认为生天南星辛温燥烈有毒，最善治风痰、顽痰，散结消癥，指出必须严格掌握适应证及治法、用法、用量，否则易出现不良反应，甚者危及生命。

此外，古书和现代文献中也有不少用量与辨证关系的记载。如红花，《药典》仅记载功能活血调经，散瘀止痛，用量3～9g。《本草备要》记载：少用养血，多用行血，过用能使血行不止而毙。《本

周超凡
学术传承文集

草衍义补遗》《本草纲目》《药性解》《药鉴》《景岳全书》《本草备要》《本经逢原》《本草求真》《得配本草》等，都有少用养血、多用行血之类的记载。现代药理研究表明，小剂量可增强心肌收缩力，大剂量则有抑制作用等。这些情况在《药典》中没有反映。

2. 历版《药典》饮片用量更改概况

（1）用量更改与否概况　笔者统计自《药典》第1版（1963年版）至第7版（2005年版）都收载的中药饮片254种，除去21种2次更改用量和1种3次更改用量外，其余232种用量更改概况如下。

①自1963年版开始至今45年从未更改用量：有109种，占46.98%（109/232）。需要说明的是，用量单位1963年版为钱，1977年版起统一改为克（g，1钱＝3.125g），本文为方便起见，凡量值换算或标示的误差≤0.5g者，均视为未更改，如0.8钱改为2.5g，1.5钱改为4.5g或5g，4.5g改成5g等，均视为未更改。例如，三棱、小蓟、川楝子、五加皮、天冬、天麻、水蛭，等等。

②自1977年版开始至今31年从未更改用量：有73种，占31.47%（73/232）。例如，干姜、马齿苋、五味子、瓜蒌、石韦、决明子、合欢皮，等等。

③自1985年版开始至今23年从未更改用量：有38种，占16.38%（38/232）。例如，山茱萸、乌药、木瓜、白芍、龙胆、吴茱萸、补骨脂，等等。

④自1990年版开始至今未更改用量：0种。

⑤自1995年版开始至今未更改用量：有4种。例如，枇杷叶、青蒿、莪术、莲子心。

⑥自2000年版开始至今未更改用量：有2种。例如，全蝎、当归。

⑦自2005年版开始改用量：有6种。例如，天花粉、玄参、伸筋草、沙苑子、荆芥、淡竹叶。综上可见，254种除去用量改2次（21种）和3次（1种）的232种中，至今45年从未更改的有109种，占全部254种的42.91%；至今31年从未更改的有182种（含至今45年未改），占全部254种的71.65%；至今23年从未更改的有220种（含至今45、31年未改），占全部254种的86.61%。可见，在统计的饮片中，《药典》饮片用量更改的速度不快。

（2）用量更改幅度概况　《药典》饮片用量的更改不仅速度不快，更改的幅度也不大。

①相对增加不大。例如：蛤壳，1963年版2～4钱，1985年版起改为6～15g。白扁豆、瓜蒌和瓜蒌子，1963年版3～4钱，1977年版起改为9～15g。黄精，1963年版3～4钱，1985年版起改为9～15g。莪术，1990年版4.5～9g，1995年版起改为6～9g，等等。

②相对增加较大。例如：白及，1963年版0.8～1.5钱，1977年版起改为6～15g。车前子、地肤子、南沙参，1963年版1～3钱，1977年版起改为9～15g。丹参、地骨皮、地榆，1963年版1.5～3钱，1977年版起改为9～15g。炙黄芪、黄芪，1963年版1.5～3钱，1977年版起改为9～30g。大黄，1963年版1～4钱，1985年版起改为3～30g。山药，1963年版3～6钱，1985年版起改为15～30g。石膏，1963年版3～10钱，1977年版起改为15～60g。土茯苓，1963年版5～10钱，1977年版起改为15～60g，等等。

③用量改小。例如：吴茱萸，1963年版0.5～2钱，1985年版起改为1.5～4.5g。白前，1963年版1.5～3钱，1985年版起改为3～9g。焦栀子、栀子，1963年版2～4钱，1977年版起改为6～9g。泽泻，1963年版2～4钱，1985年版起改为6～9g。茵陈，1963年版2～6钱，1985年版起改为6～15g。谷精草，1963年版3～4钱，1977年版起改为4.5～9g。伸筋草，1963年版3～4钱，2005年版改为3～12g。石决明，1963年版3～10钱，1985年版起改为3～15g。紫苏子，1977年

版 4.5 ～ 9g，1985 年版起改为 3 ～ 9g，等等。

④改动 2 次。例如：人参，1963 年版 0.2 ～ 3 钱，1977 年版改为 1.5 ～ 9g，1985 年版起改为 3 ～ 9g。商陆，1963 年版 0.8 ～ 1.5 钱，1977 年版改为 9 ～ 15g，1985 年版起改为 3 ～ 9g。乌梅，1963 年版 0.8 ～ 1.5 钱，1977 年版 3 ～ 9g，1985 年版起改为 6 ～ 12g。芒硝，1963 年版 1 ～ 3 钱，1977 年版起改为 6 ～ 18g，2005 年版改为 6 ～ 12g。旋覆花，1963 年版 1 ～ 3 钱，1977 年版起改为 6 ～ 9g，1990 年版起改为 3 ～ 9g。女贞子，1963 年版 1.5 ～ 3 钱，1977 年版为 9 ～ 15g，1985 年版起改为 6 ～ 12g。乌梢蛇，1963 年版 1.5 ～ 3 钱，1977 年版改为 6 ～ 15g，1985 年版起改为 9 ～ 12g。蒲公英，1963 年版 2 ～ 4 钱，1977 年版起改为 12 ～ 30g，1990 年版起改为 9 ～ 15g。党参，1963 年版 3 ～ 4 钱，1977 年版 9 ～ 15g，1985 年版起改为 9 ～ 30g。其他如马勃、玉竹、佩兰、制川乌、炙麻黄、钩藤、桃仁、海藻、黄柏、滑石、槐角、薄荷。

⑤改动 3 次。仅黄连 1 种，1963 年版 0.5 ～ 1 钱，1977 年版改为 3 ～ 9g，1985 年版起改为 1.5 ～ 4.5g，1995 年版起改为 2 ～ 5g。

总之，历版《药典》饮片的用量，虽然做了一定的修改（指增减用量），但同文献中的经验（部分见本文引用资料）比较，似乎更改的不够及时、不够到位，尚有颇多值得推敲的余地。

3. 诸多饮片用量明显偏少

《药典》饮片用量明显偏少的例子举不胜举，笔者以前已经有过介绍，鉴于问题的重要性，现进一步以《药典》第 1 版（1963 年版）至第 7 版（2005 年版）都收载的 254 种中药饮片的用量，同文献中有较多名老中医擅长应用该品种的用量进行比较。

（1）自 1963 年版起至今 45 年，用量偏少且从未更改用量的饮片 细辛，《药典》1963 年版起用量 0.3 ～ 1 钱（1 ～ 3g）。20 位擅用该药的名老中医，用量 1 ～ 3g 的仅 1 位，用量下限 ≤ 3g 的 12 位，上限 > 3g 的多达 19 位，其中用量超过 6g 的 15 位，超过 10g 的 8 位，超过 15g 的 2 位，超过 20g、30g 各 1 位。

金银花，《药典》1963 年版用量 2 ～ 5 钱（6 ～ 15g）。15 位擅用该药的名老中医，用量上限全部超过 16g，上限 ≥ 30g 的 12 位，其中 50g、60g 各 2 位，≥ 90g 2 位。

甘草，《药典》1963 年版用量 0.5 ～ 3 钱（1.5 ～ 9g）。7 位擅用该药的名老中医，用量上限都 > 10g，其中有用量 3 ～ 30g 的 2 位，5 ～ 10、5 ～ 15、10 ～ 30、30 ～ 60（P568）、5 ～ 80g（量大可解毒扶正）各 1 位。

石膏，《药典》1963 年版用量 3 ～ 10 钱（9 ～ 30g）。擅用该药的名老中医中，有用量上限达 100g。清代名医张锡纯，在《石膏解》中更有名家擅用石膏的精辟论述，有的用量岂止二三百克了得，值得研珠细读。

半夏，《药典》1963 年版用量为 1 ～ 3 钱（3 ～ 9g）。14 位擅用该药的名老中医，用量上限 30、60、120g 各 1 位；生半夏用量 30g（必须先煎 30 ～ 40 分钟，而后与他药共煎 30 分钟方可服用，否则易中毒）1 位。

地黄，《药典》1963 年版用量 3 ～ 5 钱（9 ～ 15g）。擅用该药的 14 位名老中医中，用量上限 15、20、25g 者各 1 位，其余 11 位的上限均大大超过 15g，其中上限 30g 的 6 位，50、60g 各 1 位，90g 2 位，120g 1 位，鲜品捣汁 40 ～ 120g 1 位。

延胡索，《药典》1963 年版用量 1 ～ 3 钱（3 ～ 9g）。9 位擅用该药的名老中医，用量上限 15g 的 2 位，20、30g 各 1 位。

防风，《药典》1963 年版用量 1.5 ～ 3 钱（4.5 ～ 9g）。擅用该药的 4 位名老中医中，无用量 1 位，用量上限 15g 2 位、30g 1 位。

赤芍，《药典》1963 年版用量为 1.5 ～ 3 钱（4.5 ～ 9g）。擅用该药的 9 位名老中医中，用量上限 30g 的 3 位，60、120g 各 1 位。

苍术，《药典》1963 年版用量 1 ～ 3 钱（3 ～ 9g）。擅用该药的 7 位名老中医中，用量上限 30g 3 位、60g 1 位。

杜仲，《药典》1963 年版用量 2 ～ 3 钱（6 ～ 9g）。擅用该药的 5 位名老中医中，用量上限 12、20、25、30、35g 各 1 位。

连翘，《药典》1963 年版用量 1.5 ～ 3 钱（4.5 ～ 9g）。擅用该药的 6 位名老中医中，用量上限 15g 的 2 位，20g 3 位，40g 1 位，等等。

（2）自 1977 年版至今 31 年，用量偏少且从未更改用量的饮片　制附子，《药典》1977 年版用量 3 ～ 15g。擅用该药的 39 位名老中医中，用量 ≤ 15g 的 13 位，用量 > 15g 的 26 位；用量上限 ≥ 30g 的 21 位，其中 ≥ 60g 的 9 位，≥ 90g 的 4 位，≥ 100g 的 3 位，≥ 120g 1 位，150g 1 位。

柴胡，《药典》1977 年版用量 3 ～ 9g。擅用该药的 49 位名老中医中，用量 ≤ 9g 仅 4 位，其余 45 位用量均 > 9g；49 位中，用量下限 ≥ 10g 的 11 位，用量上限 ≥ 20g 的 22 位，≥ 30g 的 10 位，100、120g 各 1 位。

黄芪，《药典》1977 年版用量 9 ～ 30g。擅用黄芪的 123 位名老中医中，用量上限 ≤ 30g 的仅 19 位，其余 104 位的用量均 > 30g，其中用量上限 ≥ 60g 的 87 位、≥ 90g 的 54 位、≥ 120g 的 20 位，150g 的 7 位，200g 的 3 位，250g 的 2 位。

名老中医用量大大超过《药典》用量的例子还很多，如《药典》1977 年版用量上限（g）：名老中医用量上限（g），三七，9：30；川芎，9：30；五味子，6：30；丹参，15：120；沉香，4.5：10，等等。

（3）自 1985 年版至今 23 年，用量偏少且从未更改用量的饮片　人参，《药典》1985 年版用量 3 ～ 9g。擅用该药的 17 位名老中医中，用量下限等于《药典》用量上限的 1 位，大大超过《药典》用量上限的 6 位，其中用量上限 15、20g 各 1 位，30g 的 12 位，60g 的 3 位。

大黄，《药典》1985 年版用量 3 ～ 30g。擅用该药的 73 位名老中医中，用量上限 ≥ 30g 的 25 位，≥ 60g 5 位，120g 有 1 位；外用无用量、90g、500g 各 1 位。

山楂，《药典》1985 年版用量 9 ～ 12g。擅用该药的 5 位名老中医的用量总体范围 10 ～ 60g，用量下限 < 12g 的虽然有 3 位，但用量上限全部 > 12g，其中 30、40、50、60g 各 1 位。

山茱萸，《药典》1985 年版用量 6 ～ 12g。擅用该药名老中医中，用量上限 30g 4 位，60g 1 位。

山药，《药典》1985 年版用量 15 ～ 30g。擅用该药的 10 位名老中医中，6 位用量大大超过《药典》规定，其中用量上限 50g 的 2 位，100、200、250g 和不限量各 1 位。

赤芍，《药典》1985 年版用量 6 ～ 12g。擅用该药的 9 位名老中医的用量上限 30g 的 3 位，60、120g 各 1 位。

白术，《药典》1985 年版用量 6 ～ 12g。擅用该药的 12 位名老中医中，无用量及用量上限 12g、20、24g 各 1 位，30g 的 6 位，60、80g 各 1 位。

白芍，《药典》1985 年版用量 6 ～ 15g。擅用该药的 28 位名老中医中，用量下限 ≥ 15g 的 4 位，其中 1 位下限达 30g；用量上限 ≤ 15g 仅 4 位（含 1 位小儿剂量），20g 的 2 位，30g 的 7 位，40g 的 2

位，50g 的 4 位，60g 的 6 位，80g 的 1 位，90g 的 2 位。

4.《药典》同《中华本草》《中药学》的饮片用量比较

笔者以《药典》《中华本草》和《中药学》3 本书中都有记载的 280 种常用中药作彼此用量的比较，结果：3 本书中用量基本一致的种数，同《药典》与《中华本草》《中药学》两书或其中一书用量差别较大的种数大体相同。此外，《中华本草》同《中药学》相比，也有一些品种用量差别较大。可见，不仅《药典》用量与名老中医和其他中药著作的用量之间存在颇多差别，其他中药著作之间用量的相符程度也不够高，足见中药用量颇有各行其是的态势，缺乏整合归纳整理，确实是个亟待深入研究的课题。

5.《老幼剂量折算表》不妥或阙如

一般认为老幼剂量（此"剂量"与前文的"用量"同义，下同）较成人为少，少到什么程度，各家说法并不一致。鉴于剂量的重要性，作为国家药典，理当制定适用于中药的《老幼剂量折算表》指导临床用药。

《药典》1990、1995 年版一部曾搬用各该版二部的《老幼剂量折算表》，后来发现不适用，2000、2005 年版一部不再收载该表，且未另行编制适合用于中药的《老幼剂量折算表》。《药典》不仅没有中药的《老幼剂量折算表》，也没有中药的《毒、剧药剂量表》，实属不妥。

诚然，中药《老幼剂量折算表》的拟定有难度，即使是西药，其老幼剂量的具体折算也不容易，认为："儿童剂量计算：必须强调，任何为儿童或成年人计算药物剂量的方法只能提出估计剂量，须根据临床经验或测定药物浓度而确定或改变……对老年患者也需要特别考虑……老年组的特点是生物性差异增大。每个患者都应个别对待。"但是，剂量是关乎药物安全、有效的大问题，总该努力逐步解决。

四、对"中医不传之秘在于量"的理解

笔者认为，在"中医不传之秘在于量"这句话中，包含两个层面的意思。

1.关于"秘"字

"秘"字，读"mi"音时，《辞海》只有一种很容易明白的解释："不易测知的；不公开的。"可见，"中医不传之秘在于量"表达含义之一是：中医用药的量，既深奥——不易测知的，又保密——不公开。所以，把"中医不传之秘在于量"的部分内容，理解为中医用药的量是中医深奥不易测知和对外保密不公开的所在。需要补充的是，就现实而言，其深奥包括部分已知和诸多未知。

2.关于"中医"和"量"

不容置疑，"中医不传之秘在于量"从某个方面把"中医"和"量"紧紧地联系在一起，说明中医有奥秘在用量上，这是"中医不传之秘在于量"的另一个层面的意思。可见，中医的用药量大有文章可做，意义非同小可，应当高度重视，竭力深究。从文献中记载的大量因改变饮片用量获得显著疗效的临床经验来看，在中药用量上下功夫，将成为大幅度提高中医药疗效的有效途径之一。

五、建议高度重视中药饮片用量的研究和应用

1.下大力气研究饮片用量，全面审定饮片用量

如前所述，《药典》规定的饮片用量同临床实践和其他中医药重要文献有诸多不协调之处，作为国家最高药事法典，理当尽早拿出权威性数据。时代在发展，环境在变化，人体功能、疾病情况、药材质量等因素也都在变化，饮片用量必然也在不断变化。为此，必须大力加强饮片用量安全有效的研

究力度，在国家级科研项目和科研机构中做出相应安排，使饮片用量研究得以长期持续发展，并务求在短期内取得成效，借此促进中医药快速向前发展。

2. 将《药典》一部同"用量"相关的部分转移到同《药典》配套发行的《临床用药须知·中药卷》中

鉴于用量问题的复杂性，建议在《药典》2010 年版一部中，仿照《药典》二部的做法，将现行《药典》一部"药材与饮片"中的"用法与用量"项及相关内容（如用法与功效的关系、用量与功效的关系等），转移到同《药典》配套发行的《临床用药须知·中药卷》中，以便展开论述，满足更好地指导临床用药的要求。

3. 用量≥ 2g 的非毒性饮片用量的有效数字位数保留到克（g）

笔者认为，在《临床用药须知·中药卷》中，用量≥2g 的非毒性一般常用饮片，其用量的有效数字保留到以克（g）为单位的个位即可，不必精密到十分之一克。由于旧衡制的钱，改为以国际单位制为基础的新法定计量单位的克，受单位换算的影响，许多饮片的用量规定出现了十分之一克的量值（极个别达到百分之一克，如麝香用量 0.03 ～ 0.1g）。在《药典》中，用量以克为单位、量值带小数点的药材品种逾百种，其中除用量上限≤ 2.0g 的 30 个品种（如人工牛黄、千金子霜、马钱子粉、天然冰片、朱砂、华山参、轻粉、斑蝥、蟾酥、麝香等）有必要保留十分之一克的量值外，其他 70 多个品种，尤其是其中用量为 4.5 ～ 9g 的 43 个非毒性一般常用饮片（如三棱、土贝母、大腹皮、小蓟、川牛膝、川楝子、千年健、马鞭草、王不留行、天仙藤、五加皮、牛膝、北沙参等），建议其 4.5g 的规定改为 5g，其他非毒性一般常用饮片用量 9g 的也可考虑改为 10g，既不会影响安全有效，也便于实际应用，尤其便于调配处方。

参考文献

［1］周超凡，张静楷，古云霞. 对编制 2000 年版《中华人民共和国药典》一部的设想与建议［J］. 中国中药杂志，1996，21（12）：756–758.

［2］周超凡，林育华. 对编写《中国药典》2005 年版一部的建议（一）［J］. 中国中药杂志，2002，27（4）：317–320.

［3］周超凡，林育华.《中国药典》2005 年版药材饮片中的若干问题及改进建议（续完）［J］. 中国中药杂志，2005，30（19）：1556，1557.

［4］肖小河，鄢丹，金城，等. 突破中药传统用量，提高中医药临床疗效［J］. 中国中药杂志，2008，33（3）：229–232.

［5］国家中医药管理局老中医药专家学术经验继承工作办公室，南京中医药大学. 方药传真—全国老中医药专家学术经验精选［M］. 南京：江苏科学技术出版社，2003.

［6］汪承柏. 凉血活血重用赤芍治疗淤胆型肝炎 13 例报告［J］. 中医杂志，1983，24（6）：30.

［7］王本祥. 现代中药药理与临床［M］. 天津：天津科技翻译出版公司，2004：658–661.

［8］雷载权. 中药学［M］. 上海：科学技术出版社，1995.

［9］王贤才，临床药物大典［M］. 青岛：青岛出版社，1994：25.

【原载：周超凡，林育华. 中药饮片用量的探讨（上）［J］. 中国现代中药，2008，10（10）：3–5/
周超凡，林育华. 中药饮片用量的探讨（下）［J］. 中国现代中药，2008，10（11）：3–5】

第七章　对中医药传承与发展的思考

如何搞好中西药结合工作

我国中西药结合工作已呈现一派欣欣向荣的景象，科研队伍也正在扩大。在这一大好形势下，如何搞好中西药结合工作，努力创立新医药学，已成为我国药学工作者当前十分迫切需要解决的问题。在去年第四届全国药学学术会议召开期间举行的"中西药结合专题讨论会"上，有九位同志围绕这个问题做了中心发言。这些同志认为，新中国成立三十年来，在党的中医政策指引下，中药研究工作已取得巨大成绩。据不完全统计，已对135个品种比较清楚的常用中药做了不同深度与广度的研究，复方研究也逐渐得到开展。座谈会上提到的几个主要问题和建议归纳如下。

一、关于中药理论和复方的研究

要研究中药理论和复方，首先要掌握中医药理论，在创建合适的病理模型、搞好实验设计、精选药理指标等方面下大功夫。这对于深入研究中药理论和复方都会有好处。复方研究难度较大，我们还缺乏经验，是否可考虑先从中医临床常用的小复方着手，先易后难，逐步深入。这几年对扶正固本、活血化瘀、清热解毒、通里攻下等中医治则做了较多的研究。这对阐明中医治疗、立法、处方用药的理论，促进中西药理论的结合，将会起一定的作用。但是必须指出，只研究治则还是不够的。如果我们在研究治则的基础上进一步研究治法，也许能使中医药理论深入一步。疾病出现的证候是多种多样的，病理变化是极其复杂的，这可能与发病机体的体质因素、病情的轻重缓急、发病的时间地点等不同有关。在用同一治则时，还须用不同的具体治法，如扶正固本治则，在临床应用时，还有益气、养血、滋阴、助阳等不同治法，这样才能体现辨证论治的精神。中医治病是辨证论治，是非常重视"证"的，中药疗效与"证"密切相关，只有对"证"才能发挥疗效。也就是说，只对特定的病理状态有效，面对正常机体不一定有作用。因此，今后应加强对中医"证"和治法的研究。

为了加快中药理论和复方研究的步伐，加强对中药研究工作的领导，使中药研究工作更有计划地进行，建议在中国药学会内，由中药及天然产物筹委会考虑成立一个"中药研究领导小组"，统筹安排中药科研工作，搞好分工协作。中药研究工作要注意分工，避免不必要的重复，以至浪费人力、物力和宝贵的时间；同时还要搞好社会主义大协作，集中力量攻一些与中西药结合密切相关的难题，使其在中药基础理论方面有所突破，促进中西药结合。

有些代表还建议领导部门组织有关中药研究人员，总结整理新中国成立三十年来的中药理论与复方研究成果，编写成书，供中药研究人员和其他医药人员参考。这样可以节省大量查阅中医药文献资料的时间，能集中力量多开展一些实验研究。

周超凡 学术传承文集

二、加强中药的基础研究

中药的质量与多种因素有关，常受品种、采收季节、产地、药用部分、加工炮制等多种因素的影响。人们都希望得到品种清楚、质量良好、成分稳定、疗效可靠、实验室和临床重复性好的药材。这些愿望都必须通过加强中药的基础研究来实现。在本草研究中，要联系形态、性味和疗效，使本草考证建立在现代科学基础上，是继承和发扬本草学丰富内容、发掘宝库（包括民族药和民间药）的重要一环。事实上，真伪鉴别、地道药材、合理采收以至生药分析等，都和生物学的许多新领域有着密切的联系。只有进行系统的综合研究，才能找出植物亲缘关系－化学成分－疗效之间的相互关系，得出规律性的认识，从而阐明和发展中草药种类（系统发育）、性味（成分与作用关系）、归经－效用理论，使之建立在现代医学水平上，真正达到中西药两套理论融会贯通。

三、关于中药化学药理研究工作

目前已对中药化学成分做了大量的工作，特别是脂溶性成分的分离提取工作做得较多。中医治病主要用汤剂，而汤剂是水煎剂。汤剂中是以水溶性成分为主的，这方面留下的空白很大。目前药物化学工作者已开始重视水溶性成分，要研究这一部分的成分，须采用很灵敏的生物鉴定方法和一些离体组织、离体细胞的方法，以至于亚细胞水平的工作。如近年来发现丹参水溶性成分的生理效应与cAMP 的作用有许多相似之处。一般剂量的丹参水溶性成分可抑制体外匀浆上清液中磷酸二酯酶的活力，从而提示丹参的作用可能通过提高 cAMP 而发挥作用。过去对高分子化合物（如蛋白质脂肪、多糖类）、无机成分，特别是微量元素，重视不够。这几年在天花粉蛋白、三叶半夏中的植物凝集素、黄芪和猪苓中的多糖、黄芪中的硒、木贼中的硅、黄根中的铝等方面研究取得一些进展以后，中药化学成分研究逐渐被重视起来，但仍重视不够，今后应加强这方面的工作。

四、关于中药传统制剂的研究和改革

中药剂型是中医药学中的有机组成部分，中药剂型和西药剂型历来各有特点，互相渗透。当前在中西药结合研究中，如何运用现代科学方法，深入开展中药剂型的研究工作仍是薄弱环节之一。忽视传统中药剂型的研究工作，已经对中西药结合研究成果的鉴定、生产、推广应用带来很大的影响。我们应当系统整理和历史地、科学地评价中药剂型的应用特点，要继承与发扬传统制剂的特点，发掘和发展其新用途。应当重视运用现代科学技术方法，从中医药基本理论着手，结合中医临床，开展中药制剂的多学科综合研究，改革剂型，创造中西药结合的新品种，逐步达到"三小""三效""五方便"的要求。还要运用中西医药结合的研究成果，设计新复方，应用新技术、新工艺研究与发展新剂型，努力为创造我国新药学贡献力量。

五、关于中西医结合和中西药结合的关系

医和药是不可分割的，是密切联系在一起的。如果没有中西医结合，自然就没有中西药结合。相反，如果没有中西药结合，也就不可能实现中西医结合。这两者是相辅相成，相互促进的，不能割裂开来看。对中医理论研究得越深入，阐明的机理越多，将有助于中药理论的阐明和客观化。如对中医脏象理论中"肾"的研究，在初步阐明"肾"本质的同时，也部分地阐明了补肾药的作用机理；对补肾药的研究，初步阐明了补肾药的作用原理外，同时也进一步阐明了中医的"肾"本质。我们要在

中医药理论直接指导下研究中药，结合中医临床，采用现代科学的新理论、新技术、新方法进行研究。目前中药药理研究仍缺乏合适的病理模型，对一些无毒、作用温和的中药，只采用正常的动物来试验，往往不易得出阳性结果。我们应当重视中药对机体有重要调节作用的物质（如下丘脑激素、cAMP、前列腺素和生物胺等）的影响，也就是说要研究中药能干预这些生物活性物质作用的物质基础，必须采用生物化学的理论和分析的实验方法，去寻找具有生物活性的化学物质结构。这一点必须给予重视。

六、关于中西药结合队伍的建设

目前中西药队伍都不够壮大，都有青黄不接、后继乏人的现象。中西药结合的人员更少，急需有计划地加以培养。除各医药院校培养外，关键问题在于组织西药人员学习中药，培养中西药结合的研究人才，为深入研究中药理论、创立新医药学派服务。从我们中西药结合的事业出发，还必须抽调部分志愿学习中药的西药人员去学习中医药理论。可先在北京试办，继之在各省市开办"西药人员学习中药班"，学习期限可考虑为一年。要较系统地学习中医药理论，学习中西医药研究成果，适当结合临床，并安排到中药研究单位和有条件的中药厂实习，做到理论联系实际，学以致用。我们希望这一建议能得到有关领导部门的积极支持与重视，以只争朝夕的精神及时开办起来。

【周超凡. 如何搞好中西药结合工作——中西药结合专题讨论会纪要［J］. 中国药学杂志，1980（05）：35-36】

试谈设立香港中医医院之意义

1997 年 7 月 1 日，中华人民共和国将对香港恢复行使主权，这块被外国统治者奴役近百年的中国领土将重新回到祖国的怀抱。随着京九铁路的开通，一条贯穿南北的铁路大动脉将首都北京和香港紧密地联结在一起，这对香港的稳定和繁荣无疑具有重要意义。中医中药是中国传统文化的重要组成部分之一，作为中医药工作者，很关心在香港设立中医医院问题。

笔者曾于 1985 年到香港考察过有关中医药的发展情况，回来后一直关心着香港中医药界的发展情况。根据比较权威的香港中文大学中药研究中心 1991 年的调查资料表明，约有 60% 的香港居民曾向执业的中医师求诊；从执业中医师人数来看，目前香港共有 4000 ～ 10000 名执业中医师（包括中医师、跌打医师、针灸师、推拿师、气功师、指压师等），其中多数自己设有诊所，可以完成预约、诊病、治疗、处方、取药等系统服务；少数医师则受雇于药材铺店，成为坐堂医；在公营机构中，东华医院设有两个中医门诊部，为患者提供中医服务；博爱医院有两个中医门诊部，可为患者免费服务；从执业中医师的行医经历来看，有 76% 的人在香港行医 10 年以上，而超过 25 年的也达到 42%（根据《执业的中医师调查报告》，香港中文大学研究中心编）。由此可见，无论从公众对中医药的信赖，还是从执业的中医师的情况来看，中医药在香港的地位由此可见一斑。

在香港建立"香港中医医院"，是弘扬中华民族传统文化的一项大举措。中医中药是中华民族的瑰宝，几千年来为中华民族的繁衍昌盛做出了不朽的贡献。但是，在香港，由于英国近百年的统治，西方医学的进入，人们对中医中药淡漠，使中医中药在香港远没有得到应有的重视和发展。目前在香港的中医院，绝大多数是私立医院，其规模、诊疗水平和其高度发达的经济极不相称；香港大学中医系也存在着规模小、水平低、缺乏临床实习基地等问题，培养出来的中医师很难适应社会需要。基于这种情况，在香港建立"香港中医医院"，不仅是为了方便海内外患者就医，还是弘扬中华民族传统文化的一项大举措，是中医药建设的一项基础工程。

在香港建立"香港中医医院"，是让中医药走向世界，让世界了解中国医药的一个窗口。香港是一个自由港，是世界最大的贸易集散地，许多外国人士都是通过香港来了解中国、了解中医中药的。但是，由于香港中医药本身的水平问题，在一定程度上给外国人一些不正确的认识。因此，在香港建立"香港中医医院"，并以此为窗口，向国外辐射，既树立了中医药在养生保健治疗方面的卓越功效，又传播了中华民族的传统文化，还为西医提供了学习、观摩中医药的场所，也提高了当地的中医药学术水平，方便香港及海外患者的就医。香港当地居民中，有相当一部分人祖祖辈辈信奉中医中药，但由于受当地中医药水平的限制，经常要到内地看病，加之特区签证等不方便因素，使得中医中药远没有得到普及。因此，在香港建立"香港中医医院"，组织一大批有经验的专家应诊，可以方便香港及海外患者的就医。

【周超凡，于智敏. 试谈设立香港中医医院之意义 [J]. 前进论坛，1996（Z1）：27】

乘香港回归东风　促进中医药繁荣

　　历经沧桑的香港终于回到祖国的怀抱，宣告了英国殖民统治的寿终正寝，同时标志着一个伟大时代的开始。此时，乘香港回归祖国之东风，促进香港中医药事业的繁荣昌盛，是一个千载难逢的大好时机。

　　1.香港中医药教育力量薄弱，执业中医师水平参差不齐是英殖民地文化侵略的结果。香港对中医药制定过多的条条框框加以限制，使中医药没有得到应有的学术地位；怀疑中医药的科学性，使其在香港无合法地位；不准中医使用医生、医师、医务所、医院等名称，而以中医、国医、唐医等名称称之，使中医药备受冷落；中医不准开西药，不准进行注射、手术等疗法，不准开具死亡证明，对中医极尽歧视之能事。香港一直是内地中药进出口集散地和中转站，香港中药行业主要是以商业为主，中药生产、教学、科研未能得到相应的发展。有的人甚至别有用心地将中医的英文名"Herbalist"翻译为"种植或贩卖草药者"，则具有明显侮辱意味，损害了中医药的形象。

　　由于港英当局对中医药采取限制政策，因而也就不可能建立专门的中医药人才培训基地，为香港培养高级中医药专业人才；不可能建立官方的中医院，提高中医药的地位，并使中医参加全民健康保险。有资料表明，香港早期的中医药人员主要来自内地移居者，其后所建的一些中医药学校尽管也培养了一些人才，但水平不高，属业余性质，如菁华中医学院、中国国医学院。20世纪80年代以来香港中文大学、香港浸会大学等与内地联合建立的进修学院，亦属于专科进修、专门辅导、证书辅导班性质，与正规的中医药大学相去甚远；官方医疗机构中，东华三院有两个中医门诊部，博爱医院的两个中医门诊部具有慈善性质，且都不能参加危重患者的抢救工作。如此将中医药简单地和指压师、按摩师、气功师、药膳煲汤、药茶等混为一谈，使中医药远未发其应有的预防、保健、治疗作用。其结果是中医药登不上大雅之堂，只能土生土长、自生自灭，使香港居民从淡化中医药，到淡化中国传统文化，最后"乐不思蜀"，达到其长期霸占香港的目的。

　　当然，造成这种结果的原因是多方面的。如现代医学的飞速发展对中医药造成的冲击，香港中医不能主动和西医进行双向交流，中医药临床、教学、科教起点较低，到香港淘金的中医鱼龙混杂、水平良莠不齐等都在一定程度上限制了香港中医药的发展。但是，港英当局的人为压抑、疏于管理、放任自流是根本原因之一。

　　2.乘香港回归祖国之风，促进香港中医药事业的繁荣昌盛，是一个千载难逢的大好时机。香港是一个国际性的大都市，其经济、贸易、科技水平居于世界前列。良好的医药市场为中医药提供了一个广阔的国际舞台；强大的经济实力为香港中医药的腾飞提供了经济保障；香港特别行政区资金雄厚，西医具有较高的水平，借助现代医学及现代科学的相关学科发展中医药，具有较高的起点和出发点；香港居民文化、科学、技术素质较高，执业中医大多具有良好的西医、外语基础，部分中医人员中医基本功比较扎实，且思想开放，头脑中无条条框框束缚，故接受新鲜事物快，知识更新快。特别是香港居民世世代代笃信中医药，中医药在香港具有广泛的群众基础。香港医药贸易具有较好的基础，有多个药材批发商，1600 余家药铺，30 余家中药饮片加工厂，60 余家中药厂，保证了中医临床用药，以医促药，以药助医，为香港的中医药繁荣营造了良好的条件。

中医药在内地研究得较深入，应用得较广泛，因而发展较迅速，并且积累了相当数量的宝贵经验。许多正面的经验可供学习借鉴，许多科研成果可以直接应用；许多反面得来的经验教训更可以示人知所趋避，少走许多弯路。这些也为香港中医药的繁荣创造了良好的条件。

中国政府对香港实行"一国两制"的方针，是香港中医药事业繁荣昌盛的根本保障。中医药在香港这块土地上，完全可以按照自身的发展规律进行发展，而不受外界环境因素、人为因素等的干扰与左右，既不会"揠苗助长"，更不会"畏葸不前"。诸多有利因素的综合，对促进香港中医药事业的繁荣昌盛，对发展香港中医药事业无疑是一个千载难逢的大好时机。

3. 乘香港回归之东风，促进中医药事业的繁荣昌盛，是弘扬中华民族传统文化的一项重大举措，是让中医药走向世界，让世界了解中国的一个窗口。中医药是中华民族的瑰宝，几千年来为中华民族的繁衍昌盛做出了不朽的贡献。但是，由于诸多原因的影响，香港居民对中医药感情有些淡漠，中医药在香港远没有得到足够的发展。中医药作为中国传统文化的重要组成部分，促进其发展繁荣，对弘扬中华民族传统文化具有举足轻重的作用。

香港是一个较大的贸易集散地，许多外国人士都是通过香港来了解中国、了解中医药的。充分利用香港这个国际窗口，宣传中医药在预防、治疗、养生、保健中的卓越功效，是当前爱我中华、爱我文化、爱我医药的最直截了当的方式，也是以文会友、以医会友，联络感情、增加交流的最佳途径。促进香港中医药的繁荣昌盛，提高香港中医药学术水平，使其和内地中医药发展齐步，可以方便香港及海外患者就医，使中医药辐射到每一个角落，深入到千家万户。

4. 促进香港中医药繁荣昌盛的几点建议。

（1）建议香港特别行政区尽快制定"中医药发展管理条例"及"中医药发展纲要"，从政策上，从人力、物力、财力上予以支持，改变目前这种自发的、民间的、个人的行为状态，使其成为香港发展战略的重要组成部分。

（2）建立香港中医院，早日实现香港中医的正规化、专业化，使中医临床迈上一个新台阶。

（3）建立香港地区的高级人才培养机构，早日培养出香港自己的中医药高级人才，促进香港中医药学术水平的提高。

（4）内地有条件的重点中医药大学可考虑面向香港地区招生，并适当放宽分数线，为香港地区培养中医药人才。

（5）对香港现有的中医药人员进行专业培训，期满后进行考核，对不合格的要进行特别培训，使其达到执业中医师的水平。

（6）对外埠来香港行医者要严格审查，严格管理以规范中医药医疗市场。

（7）加强香港中医药机构与内地中医和西医之间的相互联系、相互交流、相互合作，以相互提携、相互促进、相互提高。如在香港定期举办中医药学术研讨会，或组织知名中医专家到香港巡诊，或由香港特别行政区组织出面面向全国招聘人才，以促进香港中医药事业的繁荣昌盛。

（8）结合香港地区地域特点及多发病，如老年病、心脑血管病、药物不良反应等，发挥中医药优势，提高中医药防治水平。

【周超凡，于智敏. 乘香港回归东风　促进中医药繁荣 [J]. 前进论坛，1997（10）：6-7】

中医中药并重　做到协调发展

党中央、国务院早已制订了"中西并重，医药并重"的方针政策。1987 年又将"国家中医管理局"改名为"国家中医药管理总局"。1995 年之后，又将北京中医学院等多所中医学院改为中医药大学。这些举措都体现了国家对中医药的重视。"药"的分量加重了，广大中医药工作者，尤其是中药工作者感到由衷的高兴。

中医中药并重有利于中医中药的协调发展。纵观全局，在中医中药界内部仍有一些重医轻药的现象。主要表现在：①在学术认识上，中医药学是一个整体，中医学、中药学共同构成一个中医药理论体系，中医与中药既有区别，又有联系，区别在于两者各有侧重，两者之间没有相互包含或替代的关系；联系在于两者相互依存，医药结合，相互促进，共同发展的关系。但在现实的中医药工作中，只谈"振兴中医"，不提"振兴中医药"，似乎中医学就包含着中药学，中医学可以代替中药学了。这种认识虽未成文，但已成为重医轻药的基础。新中国成立后，全国 30 所中医院校培养了数以万计的高级中医人才，充实中医院校，使中医后继有人，后继有术，这是十分喜人的。虽然中医学院中有中药系，但由于起步较晚，招生数较少，培养出来的高级中药人才相对要少。大批中药工老师傅的退休，使得中药工作者后继乏人，后继乏术。中药工作落后，将会拖中医的后腿，"振兴中医"也将受到牵制。②在教育课程设置上，中医方面有中医系、针推系、养生保健系、管理系、护理系，有些中医学院还设有中药系。在教研室设置方面，有内经、伤寒、金匮、温病等，一部经典著作设一个教研室，而尽管《本草纲目》早已成为世界名著，并有几十种译文版，中医学院却没有《本草纲目》教研室。这在课程设置上是有差别的，而在实际上的差别就更明显了。③从学术发展角度来看，一门学科的发展与否，进步的快慢，和这一学科的分化有着明显的关系，二者常相互影响，相互促进。分科越细，对这一学科的研究也就越深入、越全面，而这种深入全面的研究，又为总的学科增砖添瓦，使其日趋丰满。其他学科的发展姑且不论，西医学的发展很能说明这一点。④组织机构是我们从事一切工作的基础和保障。没有一个完善的组织机构，就难以保证各项事业的健康发展。中药学的组织机构是不完善的。长期以来，中药学完全是依附于中医学而发展的。中药学院（大学）至今尚未建立。目前仅中国药科大学下设有中药学院，而全国最高的中医药科研机构——中国中医研究院，从名称上就可以看出，它突出了"医"而略去了"药"。未命名为"中国中医药研究院"，这不仅在名称上摒弃了中药，在内部机构设置方面，也把中药学当作中医学的一个分科来处理了。如在中药方面只有一个中药研究所，而在中医方面却有基础理论研究所、医史文献研究所、针灸经络研究所、骨伤研究所、西苑医院内科研究所、广安门医院外科研究所、眼科研究所等，显得比例明显失调。

当今社会科技发展日新月异，要注意中医中药的结合，并发挥中医药结合的优势，医生固然应该知药，药师实在也应该懂医。单纯地发展某一方面，只能使中医药事业的发展失去平衡，中医中药并重、协调发展才是今后的研究发展方向。

为使中医中药并重，并保持其协调发展，特作如下建议：

1. 加强中药学在中医药学中地位与作用的认识并作宣传，把"振兴中医"的口号改为"振兴中医药"或"振兴中医药事业"，相关的报刊、杂志在宣传报道中要真正做到中医药并重，尽可能不再出现中医学代替中药学的观点。

2. 加强现有中医药教学科研机构中中药科研教学的分量及比例。中医学院已改为中医药大学的，已属名正言顺，但要做到名副其实；目前尚不具备改为中医药大学的，可考虑改为中医药学院，或借鉴医院发展的经验，试点搞特色院系，对于试点成功、条件较好的，可考虑改为中药大学或中药学院。

3. 对现有的中医药大学、学院的院系进行调整，有条件的中医药大学可设立中药学院，中药学院中可设中药资源系、炮制系、制剂系、药化系、药理系等，课程要分化，学科要齐全，努力促进中医药事业的健康发展。

4. 条件许可的情况下，建立中医药系统的"中国中药学院（大学）"，为中医药事业培养各方面的药学人才。如率先培养出临床药学工作者，可考虑在医院施行医师药师联合查房制，以便提高我国的临床用药水平，早日和国际接轨。

5. 可考虑以中国中医研究院为试点单位，改名为"中国中医药研究院"，对其中药研究再给以支持，加大力度，保证其在中药研究领域中的领先地位。省市级中医研究院可根据具体情况相应进行调整，改为中医药研究院。

6. 学术机构及团体应该有意识地组织以中药科研及发展为目标的学术研讨会，明确中药的研究目标和远景规划，坚定地、逐步地使中药学和中药事业得以振兴，最终达到中医药学及中医药事业的振兴和发展。

【周超凡，岳凤先，于智敏. 中医中药并重　做到协调发展［J］. 前进论坛，1997（03）：21-22】

中医药在国际上的优势

中医药在国际上有两种优势：一是现实优势，应当充分利用，不失时机地发挥应有作用；二是潜在优势，应创造条件，因势利导，积极发掘，尽快转变成现实优势。

一、中医药的现实优势

1. 中医药在理论上的优势

中医药是我国优秀文化遗产，有五千多年的历史，理论内容博大精深。它以中国人的人文哲学、宇宙观、生命观为基础，重视人与自然的关系、"天人合一"理论、整体观念、辨证论治为其特色。在诊断方面有许多独到之处，如望闻问切，重视舌苔、脉象的变化。在中药方面有四气五味、升降浮沉、归经、有毒无毒、中药炮制等理论。中医中药共同构成一个独特的、完整的、统一的理论体系，这是世界上任何国家、任何民族的传统医药都不具备的。

2. 中医药在治疗学上的优势

由于科学技术的发展，生活节奏的加快，饮食结构的改变，生活方式的西化，自然生态的破坏，环境的恶化，工作压力加大，社会矛盾加重等因素；有心理障碍的人越来越多，促使医学模式发生变化，已由"生物医学"模式变为"生物－心理－社会医学"模式。这样，不少疾病尤其是疑难杂病，西医西药缺乏理想的治疗方法，化学药品毒副反应加大，药源性疾病增多，医源性疾病加重。世人呼唤回归大自然，希望用天然的中草药、绿色植物来治疗保健。中医中药在此之际，正好发挥优势。

3. 中医药在治疗疾病谱上的优势

中医重视辨证理论，现代中医更重视中医辨证与西医辨病相结合，取长补短，充分发挥中西医结合的优势。有些疑难杂病，即使未明确诊断，也可先辨证论治，而不失时机地缓解病情，减少痛苦，改善生活质量。从中医诊治的病种看，对下列疾病具有优势：①病毒性疾病，如流感、感冒、乙脑病毒性肺炎（尤其是腺病毒性肺炎）、流行性出血热、肝炎（尤其是乙肝、丙肝）。②老年性疾病，如中风、脑梗塞、老年性痴呆、高血压病、冠心病、白内障、视神经萎缩。③免疫性疾病，如顽固性荨麻疹、类风湿关炎节、红斑狼疮、干燥综合征、慢性肾小球肾炎。④肿瘤，特别是中晚期肿瘤，在延缓病情发展、减少痛苦、提高生存质量方面有优势。中医中药能减轻化疗、放疗的毒副反应，在改善症状及保护造血、免疫系统的功能方面起着重要的作用。如中药抗肿瘤药康来特注射液。⑤妇科疾病，如月经失调、痛经、功能性子宫出血、不孕症、更年期综合征等。⑥皮肤疾病，如皮炎、湿疹、银屑病等。在英国患难治性遗传性湿疹、变异性皮炎的人较多，西医西药束手无策，刘鼎辉大夫用中医药治疗皮肤病轰动英国，电视多次播放。⑦外科疾病，如脉管炎、骨髓炎、肝胆结石、肾结石、颈椎症、椎间盘疾病、骨折、股骨头坏死等。世界卫生组织也明确建议 43 种疾病可以用针灸疗法，还有一些欧洲国家和美国把传统医疗作为医疗保险的一个项目，可以报销。

4. 中药复方在应用上的优势

中药品种繁多，资源丰富，只要有计划地合理使用是取之不尽、用之不竭的天然药库。中草药有 12807 种，其中植物药 11146 种，动物药 1581 种，矿物药 80 种。中成药有 5000 多种，方剂 100 多万种，真是百万锦方。人类疾病数以万计，治疗的药物、方剂应当数量更多。中药是在中医理论指导下通过辨证论治使用，中医用大黄远比西医用大黄复杂多变；中医用甘草也远比西医用甘草多样化。离开了中医药理论，丢掉整体观念、辨证论治，中药就成了天然药物，其治疗作用大大逊色。

5. 中医药在新药开发上的优势

开发中药新药一般都有深厚的临床实践，有数以万计的病例作基础，不是靠药物筛选的方法。因此，命中率高、风险小、资金投入少，开发周期也相对地短一些。开发一种西药平均要从 2000～10000 个化合物中选中一个，时间要 10 年以上，投资要 10 亿以上人民币。目前，我国药厂难以承担西药新药的开发任务。

我国首先研制上市的 98 个化学药（包括天然提取、人工合成），如青蒿素、杜鹃素、瘰莱素、大蒜新素、鹤草酚、鞣酸小檗碱、鱼腥草素钠等，其中就有 59 个是从中药、偏方中提取分离出来的。从 1985 年至今已审批近 1000 种中药新药，已广泛地用于中医临床各科治疗多种疾病，缓解了对西医西药的需求与进口，为广大患者立下汗马功劳。以上不争的事实，说明了中药与方剂是中药新药开发的源泉。

6. 中医药在保健品、保健食品开发上的优势

在我国中医中药的宝库里，有"药食同源"的理论作基础，达到"药借食味、食借药力"的目的。丰富多彩的药源，既是美味佳肴，又是滋补珍品。到 1998 年底，已审批上市的保健品有 1267 种，其中国产 1155 种，进口 112 种。从保健功能看，分布在调节免疫、延缓衰老、增强记忆、促进生长发育、减肥、耐缺氧、抗辐射、抗突变、辅助抑瘤、降血脂、改善性功能、调节血糖、改善胃肠功能、改善睡眠、改善营养性贫血、对化学性肝损伤有保护作用、促进泌乳、美容、改善视力、促进排铅、清利咽喉、调节血压、改善骨质疏松等 24 种功能上。调节免疫的 710 种，调节血脂的 351 种，抗疲劳的 350 种，辅助抑瘤的 102 种，延缓衰老的 94 种，耐缺氧的 92 种，改善睡眠的 71 种。在 149 种营养补充剂中，以补钙的最多，有 76 种。随着中医保健品、保健食品的发展，其保健的功能还会不断增加，科技含量更会提高。

7. 中西医药结合上的优势

新中国成立多年来，中西医药结合取得了举世瞩目的成就。在急腹脱症（急性阑尾炎、肠梗阻、宫外孕等）、骨折、多脏器衰竭、青蒿素抗疟、中药砒霜（三氧化二砷）治疗急性白血病、针刺镇痛、针刺麻醉等方面都取得世界领先的水平。中西医结合不仅提高了疗效，还可知识创新、科技创新，产生新观点、新学说、新概念、新理论、新方法、新技术，乃至新的中国医药学。从我国实际出发，要想中国医药学赶超世界先进水平，应寄希望于中西医药结合。

中西医应当结合，取长补短，提高疗效，更好地为全中国、全人类服务。中医药是中国人民的文化遗产，是全中国人民的财富。科学是没有国界的，中医药必须成为全人类的共同财富。

二、中医药的潜在优势

1. 培养国外中医药人才，为中医药国际化服务

我国在美国、澳大利亚已开办了中医药高等教育，并与 40 多个国家建立了教学、科研、临床的合作关系，今后国家中医药管理局打算在 10 年内与国外 10 所正规大学合办中医系、针灸系，推动各国中医药人才本地化。只有中医才会使用中药，中药是在中医药理论指导下使用的，不然的话，中药就成了天然药物。因此，只有中医国际化，才有中药国际化。十年树木，百年树人，培养中医药人才也是很不容易的。有鉴于此，国家中医药管理局还打算在 10 年内在国外创办 60 个医疗点（门诊或中医院），开展中医业务，使世界中医热真正热起来，逐步热到中医国际化。

2. 中药材、中成药要现代化，要做到"安全，有效、稳定、可控"

只有以严格的质量标准来衡量中药材、中成药，并确保其质量稳定，才能与国际药市相互接轨。要加强中药材、中成药的基础研究，才能提高中药制剂工艺的质量标准。目前，对中药制剂工艺研究不够，水平提高不快，离中成药现代化的水平还有相当大的距离。今后必须增加投资，加大科研的支持力度。

3. 中药新药开发要加强管理，做好引导工作

十多年来中药新药开发取得很大成绩，应当肯定，但离中药材、中成药现代化尚有较大的距离。目前，中药新药开发尚未脱离低水平重复的境地，今后应从源头上防止中药新药的低水平重复开发。中药新药在各科的分布也不尽合理，如内科心脑血管病的新药过多，低水平重复严重，五官科、皮外科新药较少，临床缺乏治疗新药。今后应增加新药开发的资金投入，目前我国药厂只用 1% 的利润投入新药开发（国际是 10% ~ 15%），资金不足，水平自然难以提高。我们要用高科技，走中药新药开发规模化、新药开发系列化、质量标准化和生产经营集约化的道路，培植具有高科技含量的拳头产品和知名品牌。

4. 香港将建成中药港

香港特区行政长官董建华在 1997 年的行政报告中指出：香港具备足够的条件，在中药的生产、研究、资讯和中医药人才培养方面取得成绩，并逐渐成为一个国际性的中医中药中心。长江实业集团主席李嘉诚等积极支持兴建"中药港"并提供资金保证。

5. 保健品、保健食品的保健功能尚未齐全

在 24 种功能中，62% 的保健品的功能集中在调节免疫、抗疲劳、降血脂上，分布极其不均衡，应当积极调整结构，扩大功能，使覆盖面渐趋合理。今后要扩大保健品的生产规模，增加投入，改进设备，提高科技含量，加快新产品的更新换代步伐。

总之，要振兴中医药，更好地发挥中医药优势，领导必须更加重视在政策上给予倾斜，促使中医药发展有一个良好的条件与环境。

中医药在国际上的优势，是世人公认的，以上是举例说明，挂一漏万在所难免。1973 年美国总统尼克松访问中国前问国务卿基辛格，中国有什么优势，基辛格胸有成竹地答，一是农业，一是中医药。由此可知，各国有识之士也是很重视中医中药的，也承认中医中药是一大优势。

【周超凡. 中医药在国际上的优势 [J]. 中国中医药信息杂志，2000（01）：4-5】

加强中药材、中药饮片及中药制剂的国家药品质量标准研究

中药材、中药饮片、中药制剂是我国防病治病社会公益领域的重要产业，也是优势特色产业和经济发展的强势产业，我们应加强对中药材、中药饮片、中药制剂的国家药品质量标准的研究与制定，这对保障我国人民更好地安全用药，中药材、中药饮片、中药制剂出口贸易以及西部贫困地区退耕还药都具重要意义。我国是中药材、中药饮片、中药制剂的发源地，应该具有高度的自主知识产权，也应珍惜爱护这个知识产权，应义不容辞地承担起中药材、中药饮片、中药制剂的药品质量标准的研究和制定工作。这些标准应充分体现国家民族的利益，并积极把我国的中药材、中药饮片、中药制剂的质量标准转化为亚洲乃至全世界的质量标准。只有这样才能应对入世带来的严峻挑战，同时改变因中药材标准不全、中药饮片无标准、中药制剂标准偏低等因素造成的药品标准落后而受制于洋人。

《中国药典》一部就属于国家层次的中药饮片、中药制剂的药品质量标准。其中的药品质量标准是起码的合格标准，若低于药典标准，应视为劣药或伪药而不许入药。药品监督管理局应积极指导医药行业研究制定药品质量标准，指导制药企业研究制定名优产品的质量标准，使上述三个层次的质量标准共同构成国家药品质量标准体系。

中药饮片、中药制剂是在中医药理论指导下使用的，只要掌握辨证论治原则，并遵循《中国药典》规定用药，是属安全有效范畴的。与此同时，我们也应清醒地看到《中国药典》一部，收载有毒中药 68 种，并分布在相关的中药制剂中，若使用不当或超量使用，将会产生一些毒副反应。

中医有用朱砂、雄黄、密陀僧、章丹、胆矾、铜绿等习惯，这是内在的不安全因素；中药材在生长过程中使用剧毒或高残留农药是外来的不安全因素。有鉴于此，我们应积极开展中药材种植规范管理 GAP 工作，对种植区土壤中汞、砷、铅、镉等有毒矿物、有毒重金属元素进行安全限量研究，这是从源头上把好安全关。中药材在收获、贮藏、加工、炮制、运输过程中可能滋生各种霉菌，也影响中药材、中药饮片的质量与安全。因此要加强对中药材、中药饮片及中药制剂的霉菌的安全限量研究。

中药自古就讲究道地药材，合理加工炮制。中医药事业的迅猛发展，使道地药材供不应求。中药材扩大异地种植，有可能产生异化，使中药材质量发生变化，故应开展中药材质量标准的研究。

中药材、中药饮片、中药制剂的质量标准，应包括长期积累的标准，如性状、鉴别、检查、含量测定等硬指标。最好再增加一些在中医药理论指导下的传统经验鉴别的指标与数据，并凭此设置一些技术壁垒，这样也许能避免和减少外来洋中药（日本、韩国等）的侵袭与冲击，可进一步来保护国家和民族的利益。为了贯彻中药质量标准战略，规范标准内容，建立标准体系，促进标准应用，并积极努力将我国的中药质量标准转化为国际标准，必须制定相应的支持中药标准研究的政策与法规，加大研究中药标准的经费投入，力争在 10 年内逐步建立、完善集安全、质量、产品、服务与检测标准为一体的完整的药品质量标准体系。

【周超凡. 加强中药材、中药饮片及中药制剂的国家药品质量标准研究［J］. 中国中医药信息杂志，2002（06）：2./周超凡. 加强中药材中药饮片中药制剂的国家药品质量标准的研究［N］. 中国中医药报，2002-06-12】

中医药首先要姓 "中"

中医药学是中华民族几千年来与疾病做斗争过程中发展起来的医学。中医药理论，是中华民族文化、人文哲学、宇宙观、生命观、天人合一思想指导下发展起来的，以阴阳学说、脏腑学说为核心的独特医学理论。中医药的发祥地是中华大地，所用的中药是中华大地上生长的天然药物。中医药学与世界各国的传统医药学比较起来有六大优势，这就注定我们中医药学要姓 "中"。姓 "中"并不排斥中西医结合，只有中医的存在，才能有中西医结合。如果中医都没有了，还有中西医结合吗？

长期以来由于未能将中医药学及中医药产业真正置于民族优秀遗产的概念之中，中医药特色和优势已在西化的潮流冲击下湮没，中医药能否坚持姓 "中"问题自然而然地提到议事日程上来，这绝不是骇人听闻之谈。现举其概要如下：

一、中医药教育教学的扭曲

中医药院校教育体制、教学模式、教学内容与教学方法等，全方位步西医院校后尘。中西医课程的比例，由 7：3 到 6：4，又到 5：5 而平分。实际上西医与外文复习、巩固的时间比中医要多得多。有的中医药大学负责人竟然提出，"要进行脱胎换骨的改造"的口号。因而培养的学生，学位越高离中医正道越远，越缺乏临床诊治疾病的能力和中医理论的真才实学。

二、中医药科研的背离

中医药的科研，从思路、立项、研究方法到目标成果，由于受西医药研究的影响，基本上背离了传统中医药理论与实践的精髓，因而在理论上继承不够，提高与创新更不够。在实践上面对变化了的疾病谱，亦无重大医疗上的成就与建树。散在地方与民间执着科研的工作者，有苗头的成果虽丰，却缺乏支持。如治疗肠粘连的肠连粘胶囊等却很难得到支持和认可，因而很难转化为现实生产力。

三、辨证论治的日益迷失

中医科在综合医院，尤其在大型综合医院中很少有其位置。由于西医药的影响，"辨证论治"则被器械仪器检查和辨病论治、问病开药取代，因而许多大医院的中医科日渐西化。一些坚持辨证论治的中医，对疑难病治疗虽屡奏奇效，也难闻达于世。对于一些有影响力的名人患者或关系大局声誉的疫情如 "非典"，在国内外为之束手时，才推给中医 "试试"。即使试出奇迹，也不敢或不愿说中医药有特色与优势，而只能说是 "中西医结合"的功绩。

四、传统治法及祖方秘方消逝

中医传统疗法中以经络学说为依据的一些疗法，是通过对机体的整体调理，使天地人相应相谐的高超疗法，却未得到应有的扶持与发扬光大。尽管新中国成立后发掘了不少宝贵的方药，如季德胜蛇药，但近来对民间中医药的发掘工作重视不够，竟使散在民间的秘方纷纷消失，这是中医药产业的莫大损失。据权威估计，全国至少有 15 万锦方妙剂，可以涵盖世界性疑难杂症乃至"绝症"，这是中华民族无价的宝贵财富，未予应有的重视。

五、中医药精华不断丢失

人是要老的，老中医一批又一批地谢世，将毕生积累和世代承传的中医药精华带入冥冥之中。健在的老中医，大多数名不见经传，在民间的中医虽有家传的绝招或师承的秘法，因不具备学历文凭及应考的基础，则很难取得相应的行医职称。目前，尚无相应的政策给以保护，更难调动他们的积极性，为广大农村患者服务。

六、考核与新药评审的误区

承袭西医药的衣钵，按照他们的考核办法和审批标准对待中医和中药，只能是削足适履。对于有一技之长的民间医、乡医、个体医、退休医师，医德高尚、患者口碑好、社会认可，经考核和评议，就应当给予相应的职称及行医的资格。对于那些假冒伪劣者，以相关的政策法规去整顿。现今套用西医药的管理办法对待中医药，实不合理。一个传统名方，已在临床应用几百年乃至上千年证明安全有效，却非要做动物实验，要耗子点头。更重要的是由于未制定符合中医药本身特点的审评标准与方法，也就很难促进中医药快速发展。

七、尚需克服种种困难

目前，西医医院的经济效益一般都比中医医院好，西医医院的大型仪器检查收入较高，西药价格比较高，利润也丰厚，以药养医较有保证；中医医院大型仪器检查少，中药价格偏低，利润少，以药养医有困难。在这种不利的形势下，中医医院渐渐地也在学习西医医院，添置大型仪器设备，多做相关检查。在病房，有些患者病情较重，需要中西医结合诊治，这样做肯定是对的，无可厚非。但也有相当多的患者单用中药就可以治愈，但出于经济效益的考虑，在中医病房出现了"西药打头阵，中药作陪衬"的局面。据有关医院统计，在中医医院里中西药的金额各占一半，真是平分秋色啊！有鉴于此，我建议有关部门积极考虑调整中医医疗的收费标准。

八、政策与法规是发展的生命

要想从根本上解决中医药姓"中"的问题，还必须引起国家和政府的重视，制订符合中医药发展规律的政策法规和管理办法，同时要认真分析、解决中医药学理论与教育、科研成果与应用开发乃至宣传报道等许多问题，并应有相关政策、具体措施予以解决。

"政策和策略是党的生命"，也是弘扬民族文化、振奋民族精神、发展民族经济、保护民族产业的生命。调整好中医药的发展政策，使中医药焕发青春，不仅是中医本身重铸辉煌的关键，而且关系到中华民族和全人类的可持续发展。我热切希望在 2003 年颁布的《中华人民共和国中医药条例》的基础上制定相应的细则，能充分发挥政策的威力，给中医医院多些支持，多些优惠政策，为中医药姓"中"创造一个宽松的生存发展环境。

【周超凡. 中医药能否真正姓"中"［N］. 光明日报，2003/08/29；周超凡. 中医药首先要姓"中"
［N］. 光明日报，2004/04/23】

中医药现代化应重视的问题

中医药现代化，是 1996 年全国卫生工作会议上由国务院提出来的。继之，2003 年颁布的《中华人民共和国中医药条例》（以下简称《条例》）明确提出中医药现代化。这既是政府的行为，也是广大群众的要求，是中医药与时俱进的努力方向、方法与措施。社会各界对中医药现代化认识基本上是一致的，没有大的分歧和争议。现在关键的问题是如何现代化，怎样才能真正达到中医药现代化的目的。为防止西化，慎防异化，真是众说纷纭，各有其理。这里笔者谈六个问题，希望能达到抛砖引玉的目的。

一、中医药现代化的指导思想，必须符合中医药自身发展规律

中医药理论既是一种文化，又是一门科学。文化应是多元化的，科学也是多元化的。西方文化、西医药是一种文化、一门科学，东方文化、中医药也是一种文化、一门科学。医疗实践是检验医药是否科学的唯一标准。凡是符合中医药理论、临床安全有效的，就是科学。这门科学是有优势与特色的，有自身发展规律，我们应顺应其自身发展规律，逐步与现代科技结合，融会贯通，逐步走向现代化。不能以西医药理论指标为金标准来衡量中医药是否科学，更不能削足适履，削掉中医药的优势、特色与精华。

我们应当清醒地看到，中医药现代化与中西医结合是有区别的，严格来说是两码事，不能混为一谈。中医药现代化是中医药与现代科技相结合的问题，不仅仅是与西医药结合的问题。若用西医药的理论来改造中医药理论，就是否定文化、科学的多元化。日本曾在明治维新之后，开始用西医药理论指导中医药现代化。时至 20 世纪，中医、汉方医都淡化、异化了，几乎没有中医药了。我们切不可重蹈覆辙。有鉴于此，端正中医药现代化的指导思想是十分重要的。

二、中医药现代化的管理模式，必须保护中医药优势与特色

如何管理现代医药学（西医西药），在国际上有现成的经验可以借鉴，其管理模式是公认的、通用的，或者说是大同小异的，进一步结合本国国情、医药卫生现状，便可制定相应的本国医药卫生的管理模式，这个模式自然是行之有效的。

如何管理中医药，在国际上无现成的经验与管理模式可以借鉴。更不能不分青红皂白，不加分析研究，沿用西医西药的管理模式来管理中医中药。久而久之，必然会限制中医药的发展，抹杀中医的优势与特色。我们应当从保护、发展中医中药的优势与特色出发，在中医中药的临床、教学、科研的实际工作中不断总结经验，不断创新，探索制定一套符合中医药发展规律，保护中医药优势与特色的方针政策，渐渐形成一整套符合中医药事业发展的管理模式。最近几年，国家中医药管理局在这方面已做了不少有益的尝试，也取得一些成功的经验。但是在中医药管理模式上尚不尽人意，无论从临床、科研、教学等方面来看，过多地沿用了西医西药的模式。久而久之，自然会引导中医药朝着西医

药化的方向发展。

三、中医药现代化要重视中国传统的优秀文化

根植于中国传统文化土壤的中医药，是中国传统文化的组成部分，是精华所在。它融合了中华民族 5000 年的哲学、文学、历史、地理天文等学科知识，在古代宇宙观、生命观、天人合一思想指导下结合地域物产、风俗人情而发展形成。它有以阴阳学说、脏腑学说为核心的独特医学理论。自古以来，历代文人学士对中医药都怀着深厚的感情，自学成儒医。我国古代就有"不为良相，则为良医"者。这是社会各界向往的职业。可是自五四运动之后，一些所谓政治家、文学家视传统为落后，崇洋媚外。由于教育的西化，使传统的中医药遭到西化、淡化、异化。中医药是现代化的主体，如果主体都淡化、异化了，还有中医药现代化吗？！

现今凡是承认接受中医药治疗的患者往往是深受传统文化熏陶的群体中的一部分，凡是不接受传统优秀文化者，往往也不接受中医药。中医药是中国文化的一部分，中医药若想走向世界，应伴随着中国文化走向世界。只有能接受中国文化的外国人，才能接受中医药。有鉴于此，中医药现代化要重视中国传统的优秀文化。

四、中医药现代化过程中，一定要处理好继承与发展的关系

继承与发展不是对立的，是相辅相成的，在继承中有发展。从汉代的伤寒学说到金元四大家的寒凉派、攻下派、补土派、滋阴派，再到清代的温病学说，都是在继承中求发展。说彻底了，中医药理论是在不断地继承中发展创新的。现在存在的问题是继承不够、发展无力。不做好继承工作，就不可能出一大批优秀的中医药专家。中西医药结合若没有优秀的中医药专家，光有优秀的西医药专家，还能搞中西医药结合吗？没有优秀的中医药专家，光有现代科技，能实现中医药现代化吗？届时已失去中医药现代化的主体，中医药现代化自然会变成空话。目前的中医教育很难培育出优秀的中医药专家，临床分科这么细，很难培养出一专多能的临床大家。目前的中医科研，不是首先解决提高临床疗效中遇到的实际问题。在农村许多常见病多发病急需提高疗效，减少经济负担，这是雪中送炭的事。中医药还有许多规范化、标准化的工作要做而未去做。目前的科研过分地求新求洋，动辄研究基因组学、蛋白组学，讲起来先进，用起来无劲，不宜过早锦上添花。先做好雪中炭的工作，然后才能锦上添花。

五、中医现代化与中药现代化应相互促进，力争同步发展

目前是中药现代化已先行了一步，将现代中药的优势和特色与现代科学技术结合，按国际上认可的标准规范，如 GLP、GCP、GMP 以及 GAP 等，对中药进行研究、开发、生产、管理与时俱进，以适应现今社会对中医药的需求。目前的中医药现代化，好像是天然药物的现代化，缺乏中医药理论指导，几乎没有中医药的优势与特色，中医现代化相对滞后，难度更大。中医药自古以来就是紧密结合的，李时珍首先是名医，有许多医学著作如《濒湖脉学》，晚年更著《本草纲目》。现在医药分家，医不识药，药不懂医。好的医师是医药通的。在临床中必须使中医证候与治行思想、原题、治法、方药紧密结合起来，才会有效。目前中成药不良反应增多，与医药分家、中药西用及只辨病、不辨证有关，如虚寒证若用清开灵、双黄连注射液，怎能不出现不良反应呢？

中医药现代化要相互促进，相互提高，要尽量做到同步发展。如果只重视中药现代化，似乎在走

天然药物现代化的道路，现代化之后没有中医药的优势与特色了。长此以往，可能误入废医存药的歧途。对此，我们应有所警惕，要防患于未然。

六、中医药现代化应以《条例》作为法律保障

《条例》这部行政法规的颁布，使中医药事业进入了法制化轨道，明确了中医药发展的方向和任务。《条例》明确规定，"继承和发展中医药学，保障和促进中医药事业发展，保护人民健康"；"坚持中西并重、中西结合方针"；"保持和发扬中医特色和优势，积极利用现代科学技术推进中医药现代化"。一年多来在贯彻执行《条例》中已取得显著的成绩，这是可喜的一面，应当积极加强，巩固提高。但是，《条例》至今还没有配套的实施细则，可操作性、可考察性不强，很难衡量各省市中医药教学、科研、临床工作执行《条例》的成绩大小。《条例》共分6章36条，尽管许多条文都带一个"药"字，但很笼统，没有细化，可操作性差。目前，我国中药已划给国家食品药品监督管理局管理。国家中医药管理局虽有"药"字，只可管中药的科研、教学，中药新药的审批、药厂药品的监督、药品的经营等已不在其管理范围之内。因此，实无太多"药"的实质内容。为了完善《条例》和相关的实施细则，我热切希望国家中医药管理局与国家食品药品监督管理局共同努力，相互沟通，积极修订《条例》的相关内容，并制定相应的实施细则，更好地为中医药现代化服务，保障中医药现代化的顺利实施。

【周超凡. 中医药现代化应重视的问题［N］. 中国中医药报，2004-11-10】

从百草油申遗看中医药的保护和发展

中医药虽然起源于我国，但我国中药产品仅占全球植物药市场年销售额 160 亿美元的 3% ～ 5%，进口额甚至超过出口额。举例来说，日本一家中药企业在我国中成药六神丸的基础上加工研究成的救心丹，年销售额达 1 亿美元以上，其中一部分销往我国；川贝枇杷膏、保心安油、驱风油、红花油等"洋中药"在国际市场上的销售额也远超我国同类中成药。由于东西方文化差异的原因，中医药至今未被国际社会所承认和接受，中医文化的核心价值应如何传承、保护是一个重大的问题，更是事关国家利益，维护文化安全，特别是医药文化的战略问题。如何有效保护中医药文化，维护国家文化和经济安全是一项重要课题。

目前，第三批国家级非物质文化遗产名录公布，其中包括罗浮山百草油在内的 11 项中药产品和中医技艺成功入选，是一件令中医药界振奋的大事。非物质文化遗产保护理念，正适合中医药文化生存发展的需要。通过中医药非物质文化遗产保护，可以逐步提高公众对于中医文化核心价值的认知度，并建立一整套保护制度，实现对中医药文化价值的提升和合理利用。

一、把中医药的"根"留住

中医药事业的发展正面临大好机遇，机遇大于挑战，困难也很多，一些依靠口传心授的传统疗法濒临消亡，部分有价值的珍贵传统医药文献曾遭到毁弃或流失海外等。通过"申遗"，对中医药予以合理适当的保护，推动中医药管理与保护的制度建设，将为中医药的持续健康发展提供有力的保障。

笔者曾就中医药文化的传承与发展问题提出过建议，希望采取必要措施，保护民族医药文化土壤。有必要像保护非物质文化遗产那样保存民族医药文化"土壤"，像抢救民间文艺那样抢救民族医药文化，甚至建立若干民族民间医药文化保护区，尽一切可能把民族医药的"根"留住。

目前学术界仍有部分学者，误认为寻求保护是因为中医药文化面临消亡。我们承认当前中医药发展面临西医药的挑战，而面临许多困难，但事实上并未衰落。相反，近些年来，在党和政府的关心和领导下，中医药事业在重重困难中稳步前行，中医药所具有的独特优势，已开始得到世界各国的公认，中医药治疗"非典"和艾滋病显示出的潜力为世界医药界瞩目。世界卫生组织和联合国教科文组织等国际机构，都很重视和支持中医药的传承与应用发展。

我认为，保护我国中医药非物质文化遗产应该从三方面入手：①必须深刻认识中医药非物质文化遗产的现实意义，特别是要注意保护中医认知的方法和思维理念，如象思维；②必须深入研究中医药非物质文化遗产的内涵，目前尚处于破题阶段，需要从文化传承、科技立项和法律法规保护等方面不断补充和完善；③必须做好中医药科研成果的推广工作，带动中医药非物质文化遗产的发展，特别是要让治疗某一种疾病的非物质文化遗产，能够成为中医医治该病的亮点。

二、发展中医药才是目的

保护只是手段，发展才是目的。将中医药作为非物质文化遗产来保护，目的是实现在保护中促发展，继承中求创新跨越。

前几年，"凉茶"因为宣传"药食同源""有清热祛暑解毒等功能"，被有关部门批评通报。后来，粤港澳三地同行将"凉茶"申报非物质文化遗产名录成功，其中包括 54 个凉茶配方，这样一来，就平息了上述风波。类似的事情还不少，又如江浙沪的冬令进补"膏滋药"，梧州的"龟苓膏"等。若是按西药的概念去套，再削足适履都不行，如能从传统文化层面去理解和保护，一切都迎刃而解。

对非物质文化遗产的保护，并非消极地去保护一个静态的、有形的物品，使其不致消亡，而是要着眼长远，立足发展，将动态的、无形的、可传授的知识、工艺技能等作为保护的对象，把保护作为促进可持续发展利用的手段，使之达到保存与利用而贡献于社会的目的。

三、罗浮山百草油申遗的意义

作为 2009 年广东省中药非物质文化遗产产品的罗浮山百草油，此次被纳入第三批国家级非物质文化遗产名录，正是体现"以保护促发展"的思路。

罗浮山百草油在东晋时期，由著名的道教学者、医药学家葛洪所创，对岭南瘟病时疫、瘴疠之气以及寒热身痛、无名肿毒等岭南常见疾患有独特的疗效，成为罗浮山一宝。可是，罗浮山百草油组方中所包含的多种珍稀药材，比如金线风、金耳环、七叶一枝花、水芙蓉、小罗伞、一朵云等名贵药材，因为主产于罗浮山，如不加以保护，将濒临灭绝。

中医中药素来讲究传承，众多经久不衰的中药，就是凭借其组方、制法的独特优势，确保疗效而流传于世的。

由于对岭南医药文化宣传力度不够，国人对罗浮山百草油关注不多，今后需要进行积极宣传和推广，让罗浮山百草油深入民间，家喻户晓。在近期举行的深圳文博会上，罗浮山百草油作为首个中药非遗产品亮相，吸引了众多关注的目光，公司咨询以及订单也呈直线上升态势；同时，罗浮山百草油还受到了上海世博会展出的邀请，在上海世博会广东馆进行展示，在世界人民面前建立了良好形象。借助申遗成功的契机，将产品和岭南医药文化推广向全国、全世界，把传统中医药文化推上世界舞台。

【周超凡. 从百草油申遗看中医药的保护和发展 [N]. 中国中医药报，2011-06-24（007）】

第八章 政协履职，建言献策

中医药基础理论研究急需加强案

〔全国政协七届二次会议第 0860 号提案·医药卫体（059）〕

第一提案人：周超凡
联名提案人：张鹤镛、赵绍琴、王孝涛

中医药基础理论研究，是中医临床、科研、教学工作的基石，它的健康发展与否，直接影响到整个中医事业的发展。自然科学的发展表明，基础科学的革命，往往能使这门科学进入一个新领域，中医事业的发展也是这样，只有中医基础理论的突破，才能带动整个中医事业的起飞。中医药基础理论研究的主要任务是，认识人体生命规律，认识疾病发生发展的规律，寻找对抗病因的药物，为临床提供科学的依据。尽管基础研究的某些层次在短时期内也许看不出对临床有什么实际帮助，但从长远来看，它是一处"后劲"和"储备"，不搞基础研究，不搞技术"储备"，就谈不上中医事业的实质性进展。长期以来，中医界没有真正把基础理论研究工作真正摆在应有的位置上，许多中医院校、科研单位的基础研究科室人员配备不齐，设备缺乏，投资比例低，社会上兴起的片面追求近期经济效益之风又影响了他们，使他们也去搞急功近利、与基础研究无关的课题；加上基础研究人员的待遇差，没有临床工作实惠，使本来不强的研究队伍受到冲击，许多人不安心本职工作，身在曹营心在汉，这些问题不解决，势必阻碍中医药基础理论研究。过去，基础研究工作是在旧的、封闭的形式下开展的，多数研究还是处于对中医经典著作校释、引证发挥、以经解经阶段，不能用精确的定性定量指标来认识人体的生理病理，辨证诊治不能深入到脏腑以下的更深层次，这种完全运用自然哲学的方法来研究中医基本理论的做法，限制了它的发展。近些年兴起的运用中西医结合的方法研究中医药基本理论，改变了中医只停留在经典著作的研究模式，但是，西医的思维方式并不能与中医的思维方式等同，用西医的思维去研究中医药，并不能带来中医药基本理论的自身发展。如药物研究只重视单味药有效成分的分析和提纯，却忽视了不同药味和不同成分之间的相互作用，动物实验没有弄清动物与中医认识的人的本质区别，所以，研究工作应在中医药理论指导下，开展药理学的研究。鉴于以上情况，我建议，国家中医药管理局和下属卫生行政单位，要切实抓好中医药基础理论的研究工作，改善研究条件，研究工作要全盘规划、统筹安排，使整个基础研究系统起来，不要搞得支离破碎，热门的纷纷响应，结果相互重叠，有些重要课题却没人搞。各研究单位也要安排好近期目标和长远规划，分清层次，做到心中有数。对于有重大价值的研究课题，该合作的要为合作创造条件，对合理的人才流动，卫生主管部门要帮助牵头。怎样具体地搞好基础理论研究？我认为要遵循中医的自身规律，从联系的整体出发，运用先进的科学技术和现代化手段，结合西医的解剖学、组织学、生物化学的知识，来探求中医基本理论，使之向精密化、客观化发展。研究要有开拓精神，敢于革除传统中医理论的主观想象、臆测成分，创造新的中医理论。如对温病卫气营血发展阶段的研究，若能通过实验，对药物、临床微观分析，确能得出"截断扭转"的结论，就可以改革传统温病的思维模式。药物研究不要只搞单味药成分提取，要研究单味药的综合功能、复方煎剂的功能，判定药效也要以"证"改善为基准，当然，这种证也包括了西医的检查、化验，不要只搞某某药有抗菌、止血作用等。医与药关系非常密切，研究要联系起来，不可把医与药孤立地去研究。总之，中医药基础理论有它自身的规律，研究中既要联系现代医学知识，又能用现代医学知识代替中医，要使中医基础理论自身得到发展、创新。

关于中医学基础性研究呼唤支持和加大投入的提案

〔全国政协十届二次会议第 4011 号提案·医药卫体（339）〕

第一提案人：周超凡

联名提案人：于文明、王新陆、李佩文、李辅仁、连建伟、胡瑾、哈孝贤

中医学是中华民族智慧的结晶，为保障人类健康做出了不可磨灭的贡献。中医学基础性研究是以探索中医学原理和防治疾病的机理、方法为主旨的科学工作。中医基础性科研的态势远未能得到应有的重视。我们中医学基础研究工作者，呼唤主管部门给中医基础研究工作加大支持和投入。

一、中医基础理论研究的意义

中医药基础理论不仅是临床操作之凭依，也是中医药学特色的体现，对于临床具有普遍的、具体的指导意义。它的理论模式不同于西医学，它对生命、疾病本质规律的认识有自己的见解，显示出独特的医学观念和理论体系。其成果将导致临床观念的改变，为治疗提供新的思路和方法。中共中央国务院《关于加速科学技术进步的决定》指出："基础性研究是人类文明进步的动力，是科技与经济发展的源泉和后盾，是新技术、新发明的先导，也是培养和造就科技人才的摇篮。"基础性研究的重要性是不可替代的。

二、中医基础理论研究的现状

中医学基础研究从中医学研究对象入手，以认识生命现象、揭示健康和疾病防治规律。目前主要采用文献学方法和理论思维方法拓展经典理论，或对临床新经验概括升华。理论发展的动力机制是经验总结式。20 世纪 50 年代后，中医学吸纳了现代医学诸多基础学科的知识和方法，增加了实验研究上升为理论的渠道。近年来，中医学基础研究的不足有三：一是失去了中医理论的主体性，在扩展知识上其理念步趋西医。二是以西代中，科研课题除其中一两个药名外，与中医学关系不大。三是不少名为中医基础的科研课题，用中医理论穿靴戴帽、偷梁换柱，使人哭笑不得。这种舍本逐末的做法，是中医基础研究畏葸不前的原因之一。例如，国家投入大量经费开展的证本质研究，基本以临床病 – 证 – 检测指标、动物模型病 / 证 – 检测指标等为基本研究模式，在生物医学层次阐发证的本质。如从生理、生化、免疫、细胞病理和超微结构研究脾虚证的生物医学特征；从内分泌免疫系统的失调探讨肾虚证的实质；从血液流变学角度阐发血瘀证的机理等。目前又趋向于应用基因组学和蛋白组学方法阐明证候本质。这些研究远没有达到应用于临床、丰富中医理论的目的。

三、建议

1. 明确研究定位问题。以往把医学定位于应用科学，以至认为医学基础研究至多属于应用基础研究的范畴，以此可以压缩经费投入，甚至可以考虑自筹经费。只有明确中医基础研究的定位，才能正确地开展研究工作。

2. 中医学基础性研究应先建立自己的评价体系。除部分内容（如药物、针灸穴名等）以外，如何与国际接轨的问题，要进行思考，先用中医药的规范化、标准化来带动现代化，也不能用 SCI 上发表文章或引用率来衡量中医学基础研究成果。在强调中药现代研究的同时，不能忽视中医基础理论研究。中药的现代研究也要在中医理论指导下进行，否则，研究出来的只能是天然药物，二者不可偏废，要协调发展。

3. 调整经费投入。国家自然科学基金主要资助自然科学基础研究和部分应用研究。但目前中医学研究内容中能获资助者，乃是其中的少数。建议有关基金部门考虑为中医基础研究中非实验课题立项。

4. 以中医基础研究带动临床。中医理论体系的发展对临床意义重大，但因其成果的不可预测性、难度大和没有直接的效益而令人生畏。当代中医学正逢三大机遇，即需求机遇、科学思潮的机遇和文化开放的机遇。由于疾病谱的改变，中医药能治疗不少西医药学难治疗的疾病，因而对中医药有需求；中医古方能够治疗许多种"新病"，这是中医学的机遇，也是中医基础研究的机遇。20 世纪世界科学思潮和方法的总趋势是分析归纳，21 世纪则是整体综合，这与中医学的理论观念赅洽相契。加强基础研究可以带动临床，提高疗效，解决现代难治病和全球范围的亚健康危机。

5. 开展复杂系统科学方法与虚拟性实验方法研究。对于中医理论研究而言，最适合的方法是复杂系统科学的方法与虚拟性实验方法。当代中医基础性研究，仍是方法论探索阶段。在探索的同时应积累资料，关注相关学科进展，以资借鉴。

6. 中医基础理论研究亟待加强。它的科研工作无论从政策到资金，从学术到地位，都应得到重视。这不仅是中医界本身的问题，而且是增强民族自信心和凝聚力、弘扬中国传统文化、关乎十三亿人身心健康的大事，我们期待通过中医基础理论研究，能为中华民族的伟大复兴做出应有的贡献。

与时俱进，不断完善中药品种保护制度建议案

〔全国政协九届五次会议第 2897 号提案·医药卫体（212）〕

第一提案人：周超凡

联名提案人：潘金培、王宁生、陈可冀、王孝涛、王智琼、方积乾、火树华、祁秉文、孙毓庆、李光荣、李向高、张均田、陆广莘、陈志哲、林琼光、罗爱伦、赵学铭、胡瑾、哈孝贤、傅世垣、苏时务

一、中药品种保护工作现状

《中药品种保护条例》（以下简称《条例》）执行九年来，中药品种保护工作取得了明显的社会效益和经济效益。中药品种保护工作是在全国中药品种整顿工作的基础上建立起来的，现行的《中药品种保护条例》是中药品种保护工作的法律依据，于 1992 年 10 月 14 日以国务院第 106 号令颁布，自 1993 年 1 月 1 日正式实施。迄今为止，共批准发布了 29 批 1668 个国家中药保护品种，涉及全国 883 个中药生产企业；与此同时，依法撤销和中止了 24 批共 1530 个中药品种生产批准文号的效力。这些措施在很大程度上解决了中药品种的低水平重复问题，保护了中药研制单位及生产企业开发中药新品种和改进中药质量标准的积极性，促进了企业主导品种的集约化和规模化生产，推动了中药行业集约化经济模式的形成，改善了企业间无序竞争的局面，规范了中药生产经营秩序，促进了中药生产企业的科技进步和产品质量的提高。在促进药材资源的合理应用，提高中药品种的整体质量水平，逐步实现中药现代化等方面的探索，也取得了一定成效。

二、目前中药品种保护工作存在的主要问题

1. 面对新修订的《药品管理法》的实施和我国加入 WTO 的新形势，《条例》的某些条款及相关规定已不适应目前中药管理工作的需要，迫切需要对现行《条例》进行修订。

2. 有的品种保护品种数和企业数过多，没有起到保护的作用，需要在今后工作中注重提高保护品种的整体质量。

3. 保护品种监督管理执行力度不够，需要从法规和行政方面入手，进一步加强监督执法力度，切实保护企业利益。

4. 过去有些厂家利用中药品种保护大做广告，误导消费者，目前国家药品监督管理局已有明文规定，禁止处方药在公共媒体上做广告，因此这一问题已得到纠正。

5. 我们听到一些类似"花钱就可以买保护"的说法，作为保护品种的审评委员，非常清楚中药保护品种的审评过程有明确和规范的审评工作程序及监督制约措施，我们认为这是基于对中药品种保护

工作不了解情况下的一种不负责任的说法。

三、完善中药品种保护制度的建议

我们要不断总结经验，进一步完善中药品种保护制度，开创中药品种保护工作新局面：

1. 第九届全国人大常委会第二十次会议审议通过的《药品管理法》修订案已于 2001 年 12 月 1 日正式实施。《药品管理法》第三十六条明确规定"国家实行中药品种保护制度"，在法律上确定了中药品种保护工作的法律地位。

2. 目前有关部门正在组织对现行《条例》进行修订，上面提到的一些缺点和不足是前进中存在的问题，可以通过修订《条例》，进一步加大中药品种保护工作力度来解决。

3. 我国加入 WTO 之后，有可能取消对新药的行政保护措施，对于关系我国民族医药发展的中药领域，可以很好地利用中药品种保护的措施，对我国中药的发展实施有效的保护。

4. 中药品种保护工作是推进中药现代化、促进中药品种质量水平提高的有力手段，是保护我国民族医药工业的重要措施。所以，中药品种保护工作只能加强，不能削弱。

规范中药品种保护制度　促进民族医药工业发展案

〔全国政协十届二次会议第 3108 号提案·医药卫体（243）〕

第一提案人：周超凡

联名提案人：于文明、王新陆、李佩文、李辅仁、连建伟、胡瑾、哈孝贤

《中药品种保护条例》自 1993 年 1 月 1 日正式实施，十年来，中药品种保护工作始终以提高中药品种质量和疗效，推动中药生产企业 GMP 改造，促进中药产业规模化发展为目标，充分依靠各方面的专家把关，到目前为止共批准发布了 46 批公告，先后共批准 2732 个国家中药保护品种（涉及 1188 个中药药品标准，1014 个中药生产企业），目前尚在保护期的有 2077 个。中药品种保护除了配合国家药品监督、提高药品质量为主要目的外，在很大程度上抑制了中药品种长期存在的低质量、低水平重复问题，保护了中药研制单位及生产企业开发中药新品种和提高、完善中药质量标准的积极性，促进了民族医药工业以主导品种向集约化和规模化生产发展，促进了中药生产企业的科技进步和产品质量的提高，同时在促进药材资源的合理应用和推进中药现代化等方面都起了积极的作用。获得保护的品种，其质量标准都有了明显的提高，品种保护推动了部分生产企业 GMP 改造，从总体上看，具有保护品种的中药生产企业，其生产条件有了很大的改进；从单一品种看，据不完全统计，有 45 个单一品种产值销售额超过亿元，少数品种产值超过 5 亿元或者 10 亿元。以保护品种为主的中药生产企业，特别是一些原来小型的民营企业已跨入中药生产行业的龙头企业之列，中药生产企业的前 50 强中，45 家都有中药保护品种。但是，我国加入 WTO 后，民族医药产业迎来了新的发展机遇和实际问题。如何进一步加强中药知识产权保护、推动民族医药工业发展、促进中药现代化，是我们必须面对和认真研究的课题。中药是中华民族传统医学文化的瑰宝，应在继承的基础上不断创新。国务院在 2002 年 10 月制定颁布了《中药现代化发展纲要》（以下简称《纲要》），体现了我国政府高度重视中药产业的发展。其目的是加强对中药现代化工作的宏观指导和整体布局，进一步充分发挥中药的优势，确保中药产业健康有序地发展，实现传统中药产业向现代中药产业的跨越，更好地满足人民健康保障的需求，为国民经济和社会发展及人类健康做出贡献。完善规范国家中药品种保护制度，是落实《纲要》的一个基础，是中药产业化发展的保障。通过完善中药品种保护制度，为民族医药提供一个良好的环境，真正使正在发展中的民族中药工业进一步做大做强，也是落实《纲要》的一个基本措施。但是《中药品种保护条例》实施十年，法律背景、药品监督体系和制度，以及药品生产的状况都发生了变化，除此之外，由于当时条例起草的背景基础受限，的确也存在一些问题，应尽快予以修订，特别是同品种保护问题必须通过"条例"修订来加以解决，使之更加适应各方面的需要，因此建议国家相关部门应尽快规范、完善中药品种保护制度来弥补。另外，由于中药成分复杂，使得中药在专利保护方面很大程度上受到限制，借助国家实行中药品种保护制度与当

前中药注册审批、质量标准管理和生产质量监督体系密切的结合，不仅是加强药品监督管理的一个组成部分，也是解决专利不适应中药或推动中药逐步向专利保护过渡的一个基本有效措施，是补充中药申请专利缺陷的一种办法。因此建议国家有关部门从民族医药发展，促进中药做大做强，以与时俱进的精神，为民族医药工业提供一个更合适的发展空间，促进中药整体质量水平和生产实力的提高。

修订《中药品种保护条例》有关问题与意见案

〔全国政协十届二次会议第 3109 号提案·医药卫体（244）〕

第一提案人：周超凡
联名提案人：于文明、李佩文、李辅仁、连建伟、胡瑾、哈孝贤

一、中药品种保护制度的定位问题

建立中药品种保护制度的最主要目的是配合国家药品监督管理，提高中药品种质量，推动中药科技进步，特别是通过生产权保护，推动生产条件改进，调整产品结构，防止一些经典名优产品相互仿制，引导中药向规模化、产业化、集约化发展，促进中药事业特别是民族医药工业的发展。中药品种保护以促进中药现代化、中药产业化的发展，以及提升中药国际竞争力为目标，以政策措施为调控手段，以技术措施为审评基础，因此《中药品种保护条例》（以下简称《条例》）是与《药品管理法》《药品注册管理办法》等配套的法规之一，是协调发展的政府中药管理体系中的一部分，不能把它理解为专利的补充。中药品种保护是国家药品监督管理的重要组成部分，如何客观地评价对《条例》修订具有重要意义。回顾十年来的工作，可以看出其在监管方面以及中医药发展方面的积极作用，应该说现行《条例》的目的、宗旨基本是正确的，而且也的确发挥了其应有的作用。虽然加入了WTO，虽然可以通过强化监督，加强注册管理，鼓励公平竞争，虽然目前药品整体质量有了明显提高，但是由于中药的特殊性，低水平重复、低质量价格竞争仍是主要矛盾，远远达不到想象的质量竞争降低成本及有利于民、有利于国家的愿望，仍应继续加大力度，提高中药品种质量、疗效，促进中医药事业发展，这也是药品监督管理的基本国策。但是，目前《条例》执行的确也存在一些问题需要研究解决，这正是修订《条例》的关键所在，而不能孤立地从保护角度去考虑保护，知识产权保护不是我们的职责，更不能把它理解为新药的延续保护。虽然保护的确出现了一些问题，但这些问题大家早已发现而未能及时纠正，特别是同品种的矛盾，加之地标升部标核发文号、地方标准整顿等政策相互协调衔接出现的突出问题，但尖锐矛盾毕竟是少数，约占1%，如果解决了同品种保护的矛盾，这些问题就迎刃而解了。鼓励开发中药新品种是中药事业发展的一部分。但是，对于已上市药品，特别是针对目前传统中药、复方中药成分复杂，质量标准不完善，既影响质量控制，又阻碍中药走上国际市场的现状，通过中药品种保护，加强利用现代科学技术和方法，建立比较完善的国际认可的药品质量标准，促进中药现代化和国际化，不仅是药品监督管理的一部分，而且对中药事业的发展具有重要意义。

二、中药品种保护制度与中药专利保护的关系

中药品种保护与专利保护并不矛盾，中药品种保护是一种行政保护措施，通过中药品种保护可以弥补由于中药的特殊、复杂性带来的中药专利保护受限或保护缺位问题，特别是针对已失去专利保护时机或还不能用专利切实得到保护的中药品种，仍是一种行之有效的保护措施。中药品种保护过去十年来在配合国家药品监督管理减少低水平重复，促进集中规模生产，促进对中药质量全面提高方面，的确起到了积极的作用。中药品种保护制度的含义应该是广泛的，应该是与药品监督的目的、政策、方针相辅相成的，是药品监督可以深刻探讨、积极利用的一个手段或措施。我们认为中药品种保护制度由国家在《药品管理法》中授予药品监督管理系统来建立，应有深远的意义，我们理解中药品种保护制度是配合国家药品监督管理，提高中药品种质量，推动中药科技进步，促进中药事业发展的一个基本措施。中药品种保护以促进中药现代化、民族医药产业化发展，以及提高中药国际竞争力为目标，以政策调控措施为手段，以技术审评措施为基础，是政府协调发展中药管理体系中的重要组成部分。

三、对"条例"修订的几点意见

局党组已经把《条例》修改列入 2003 年全国药品监督管理工作中的一项重点的立法任务，当前我们应当抓紧对《条例》进行实质性调研、讨论修订，遵照中保办 2002 年工作总结会上提出的"要大胆改革，要从全局出发，要取得一个满意的结果，经得起大家的评判"的总体要求，继续以保护民族医药、促进中药质量全面提高为宗旨，以促进中医药事业发展为目的，通过利用保护这一手段和措施，进一步保障药品的安全有效、质量可控，使中药更好地发挥其经济、社会效益。继续贯彻上级领导关于保护先进、保护精品、保护经典，以及有利于继承发展，有利于传统医药与现代科技统一，有利于药品质量提高，有利于企业健康发展的精神，站在全局的角度积极做好《条例》修订工作，建议对以下几方面进行专题研究讨论：

1. 对《条例》的目的、宗旨、定义进行全面、广泛的讨论，勾画出保护基本范围框架、政策构思。

2. 修订《条例》如何体现上级部门多次指出的"保护先进、保护精品"的意义？保护民族医药发展的经典品种，研究解决原被列入一级保护的一些品种如何对待。

3. 针对同品种保护存在的突出问题，召开一些大型的，以大中型中药企业为主的专题研讨会，以确定同品种是否保护，进一步研究如何做好同品种保护。

4. 如何更好地利用中药品种保护这一措施，进一步配合药品监督管理工作，提高中药质量监管，特别是控制低水平重复、价格竞争，提倡鼓劲质量竞争。虽然审批高度统一集中了，但没有相应的限制措施，低水平竞相仿制仍无法调控。

5. 在明确以上几个问题之后对《条例》进行实质的修订，重新制定政策框架及技术标准，包括对技术资料要求的门槛及改进审评模式等一系列的修改完善，使中药保护制度向健康发展，真正体现保护精品，体现鼓励质量竞争，使中药质量有更高层次的提高，提高中药在国际市场的竞争力，为推动中药生产企业做大做强提供更加良好的条件。

站在民族医药产业发展的战略高度制定中药保护制度的提案

〔全国政协十届三次会议第 3899 号提案·医药卫体（399）〕

第一提案人：周超凡
联名提案人：王新陆、李光荣、李连达、李佩文

《中华人民共和国药品管理法》中已明确规定"国家实行中药品种保护制度"，并由国务院组织制定实施条例，充分体现了国家对民族中医药产业的重视。如何更好地利用中药保护制度促进中药事业的全面发展，包括中药质量控制，生产工艺、生产条件等总体水平的显著提高，应结合中医药产业的现状，全面推动中药产业化、科学化、现代化的快速发展，提高我国中药企业的国际竞争力。中药处方的组方特点与中药化学成分的复杂性决定了中药的相关研究贯穿其研制、生产和使用的全过程，大多数中药生产企业都一致认为专利保护目前还不能涵盖中药知识产权保护的全部。专利主要保护的是研制过程中创新所获得的知识产权，对于在生产和使用过程中，企业为探讨其作用机理、治疗特点、提高其质量控制水平、研究临床应用过程中的配伍禁忌等所拥有的知识产权，却无法通过专利来获得保护。而对于已获准上市销售的近万种中药制剂而言，多数都已失去专利保护时机，即使能申请专利，因中药的复杂性、多变性及其组方机理等因素，也难以获得有效保护。因此，应重点研究已上市中药的保护措施，或者说给一些特殊政策使其在中药品种保护基础上培育起来的优势得以发展，使其与专利保护成为并行的制度，互为补充，真正为我国民族中药事业的发展创造一个良好的环境和空间，决不能将中药品种保护制度简单地定位在新药保护的延续。中医药几千年来得以延续和发展，依靠的正是临床治疗效果，中药品种保护就应针对那些有治疗特点、临床需要的品种，特别是对于历史上形成的传统名优品种，由于种种原因没能获得有效的知识产权保护，应研究其特殊形式的保护，以免生产范围无限扩大，产品质量参差不齐，严重影响临床疗效。《中药品种保护条例》修订的成败将直接关系到中医药事业能否健康地发展，也是民族中医药产业及整个中医药事业所望。建议有关部门要站在保护和推进民族医药产业发展的高度，站在国家利益的全局战略研究制定中药保护制度。

加强防范措施，防止外国人窃取中药材繁殖材料的建议案

〔全国政协九届一次会议第 2243 号提案·医药卫体（164）〕

第一提案人：周超凡

联名提案人：刘敏如、陈可冀、王立东、王孝涛、王灿晖、王贤才、王智琼、方积乾、火树华、龙致贤、冯世良、朱元珏、孙曼霁、李向高、李连达、李辅仁、吴蔚然、何瑞荣、张冬梅、张均田、张树兰、张鹤镛、陆广莘、林琼光、罗爱伦、周良辅、胡瑾、哈孝贤、钟毓斌、郭应禄、桑国卫、斯琴其木格、董志伟

中药材是我国人民几千年来与疾病做斗争中，用人的生命做实验而总结出来的防病治病的武器，是极其宝贵的文化遗产。外国人特别是日本人对此垂涎已久，多年来他们有组织、有计划地多次来我国窃取一些珍贵的、特效的药材繁殖材料（包括药用植物的种籽和活体组织），带回日本进行栽培繁殖，大量生产，制成成药商品在国际市场上排挤我国中成药商品。日本人过去曾扬言"要卖中药给中国"，如今日本的救心丸已销到我国市场。为了保护我国优秀的文化遗产和国家的经济利益，有必要建议政府采取防范措施，防止外国人继续窃取我国中药材的繁殖材料。

日本国厚生省的国立卫生试验所有 5 个分布在日本不同纬度上的药用植物栽培试验场，此外，武田药厂等也有药用植物栽培试验场，他们专门引种国外的优良药用植物。日本国立卫生试验所组织了钟纺、小太郎、三共、武田、津村、三国等六大药厂参加，在人间科学（HS）财团的支持下，从1988 年起对我国一些主要药材产地进行"科学考察"，每年至少一次，迄今至少已在十次以上。虽然国家中医药管理局有禁止将中药材种子或繁殖材料携带出境的法律规定，但他们仍从我国窃取了一些药用植物繁殖材料，如 1996 年他们从青海南部班玛县窃取了我国大黄的最优品种——唐古特大黄的繁殖材料。日本人打着科学考察、旅游、学术交流、植物种子交换等名义，能明拿的就拿，不能明拿的就用隐蔽方法窃取，如利用我国留日学生回国代采、利用学术交流给我国某些专家或有关地方人员小恩小惠，有些见利忘义的人就拱手奉送，出卖国家的利益。为此特提出以下建议：

1. 国家中医药管理局有关禁止中药材原植物种子和繁殖材料出境的规定应重点宣传，让有关部门，如海关及药材产地行政部门、生产部门、经营部门、公安部门、旅游部门、科研部门等的领导都知道，并宣传教育群众，严格执行检查。

2. 对见利忘义出卖国家利益的犯罪分子，应进行严肃处理和打击。国家法律亦应增加相关的条款。

3. 对接待日本的有关单位人员应采取相应的防范措施。

注：繁殖材料包括活体组织细胞，日本人用组织培养液可将活体组织细胞培养出完整的植株，然后令其开花结果，以便大量繁殖。

关于"十一五"期间

中药栽培产业存在问题和解决办法的提案

〔全国政协十届四次会议第 0021 号提案·农林（005）〕

第一提案人：周超凡

一、"十五"期间中药栽培产业存在的问题

近两年，我对中药材产区和市场进行了一些调研，发现中药材栽培产业存在一些问题，具体表现如下：

1. 改革开放以来，中药材的栽培生产除麝香、甘草、杜仲、厚朴四种药材由国家计划调控外，其余的药材生产全部放开，自由经营。为此，国家建立了 17 个国家级的中药材专业交易市场。20 年来，为我国传统中药材的发展发挥了巨大的作用。药材市场的总交易额每年都在亿元人民币以上，为调整产业结构、增加个体药农的收入起了重要的作用。1998 年以来，国家有关部门提出"中药现代化"，在全国建立了 448 个中药材种植基地，规范化种植面积 1424.4 万亩，有 17 个省（区、市）研究制定了 202 种中药材生产质量管理规范（GAP）和生产技术操作规程（SOP），建立了 122 种中药材质量控制方法，所取得的成绩应予肯定。但是，目前还没有充分考虑 95% 以上广大的个体药材种植户的利益，竟使许多个体药材种植户退出了中药材栽培行业，药材的产量和质量进一步萎缩和下降。到 2005 年底，全国大宗药材地存面积大幅度下降，乌拉尔甘草的地存面积不足 3 万亩（年用量达 15 万亩），黄芪的地存面积降至 2 万多亩（年用量应在 20 万亩以上），党参降至 3 万亩以下（年用量在 10 万亩以上），当归降至 3 万亩以下（年用量应在 10 万亩以上）；板蓝根地存面积明显缩小（板蓝根年用量达 30 万亩），甘肃、山西、陕西等主产区几乎挖光，改种粮食，目前连好种子都找不到了；北柴胡降至 3 万亩以下（年用量应在 20 万亩以上），等等。栽培药材的地存面积已降到 200 万亩以下。2006 年底至 2008 年，许多药材的种子种苗也变得难找！中药材是中医中药的物质基础，中药材的基础都萎缩了，"规范化""现代化"怎能实现。目前中药材栽培生产仍无主管部门来抓相关工作、发布生产管理信息，这样下去，生产秩序必定是混乱的。

2. 2005 年以来，中药材的价格不断上涨，甘草根等饮片生产价涨至 15 元 /kg 以上，批发价和药店零售价涨至 100 元 /kg；当归生产价由 5 元 /kg 涨至 14 元 /kg，药店零售价 70 ～ 80 元 /kg；板蓝根生产价由 3 元 /kg 涨至 8 ～ 10 元 /kg，等等。现在广大农村的老百姓越来越吃不起中药，中药的销售量开始下降。全国 17 个中药材市场有 10 个已接近瘫痪，7 个的成交量严重萎缩。

二、解决栽培生产相关问题的办法和途径

1. "十一五"期间应成立一个国家级中药材栽培生产的主管机构，不能由过去的药材公司、中药协会来管理，应像农业部的种植司一样，发布生产、管理信息。可在农业部种植司或在中医药管理局内单独成立一个中药材栽培生产司来管理，作为政府行为的行业指导机构。

2. 除国家基础研究外，将国家现有的中药材生产科研、生产扶持资金全部归一个部门管理，如经贸委每年的中药材扶持资金，国家计委的科研生产扶持资金，科技部的中药材生产资金，各部委、各省市的药材扶持资金，等等全部集中，将每年数亿元的中药材扶持资金，科学合理地直补给各省市道地药材产区的多万户药农，只要药农种一亩药材就直补 10～50 元/亩，中间管理环节不许克扣直补经费，以调动广大药农的生产积极性。这种直补办法已在粮食种植上获得成功，中药材种植栽培完全可以借鉴这个办法，并具有较好的操作性。

3. 放开 17 个国家级中药材市场，取消对近种食药兼用和需趁鲜切制的中药材的限制，如薏苡、山药、甘草、桂皮、八角、党参、黄芪，等等。这些药材在入药前应定义为农副产品，可以食用。只有饮片厂、制药厂采购制作饮片后才是药材饮片，才是药品，才能按药品管理。目前对饮片"GMP"认证的管理方式尚未完全符合中国的实际情况，应该根据中国的实际情况进行相应的修订。只有食药兼用的中药材进入普通 13 亿老百姓的餐桌，中药的消费量才能增加。

4. 从最近几年中药的出口来看，都有一定的限度，因为外国人不理解中医药文化，每年出口只有 5 亿～7 亿美元，短期内不可能大幅度增长。现在能出口的中药大部分是中药材和提取物，作为政府，应着重考虑 95% 以上的个体药农的利益及广大消费者对中药的需求，要着重考虑 9 亿中国农民消费中药的潜力，只有制订符合广大药农和 9 亿农民利益的政策，我国的中医中药事业才能振兴，才能发展。

关于 2000 年版《中国药典》收载的中药材（饮片）品种临床实际使用剂量调查的建议案

〔全国政协九届三次会议第 1776 号提案·医药卫体（116）〕

第一提案人：周超凡

联名提案人：王天佑、王贤才、方廷钰、龙致贤、何瑞荣、胡瑾、郭应禄、黄人健、傅世垣、蔡世雄、魏民

1985 年 7 月正式实施的《中华人民共和国药品管理法》规定："药品必须符合国家药品标准或者省/自治区/直辖市药品标准。"并明确指出："国务院卫生行政管理部门颁布的《中华人民共和国药典》和药品标准为国家药品标准。"经原卫生部批准，随《中国药典》同时颁发了《中国药典临床用药须知》，其中"剂量部分作为药政和生产部门宣传使用和药品管理的依据"。因此《中国药典》的剂量规定应该具有毋庸置疑的权威性和法律地位。

自 1963 年版《中国药典》开始收载中药材以来，虽经数次增补、修订，但中药材的使用剂量却基本未做改动。近 20 年来中药材在生产加工等方面的重大变化、中医临床学所面对的疾病谱的改变等，使中药材的临床实际用量与《中国药典》的规定用量差距逐渐增大，即规定用量普遍偏小，临床实际用量多数超出《中国药典》（2000 年版）的规定剂量。其具体原因可能为：

1. 中药材生产方面

大批常用中药材的动植物基原由野生变为家养家种，形成较大规模的产业化生产，改变了动植物中药材基原的自然生长环境；应用不合理的添加饲料喂养和施放化肥、农药，改变了动植物中药材基原的生长周期，造成中药材生产的高产量、低品质现象；为了临床用药需要和把中药材生产作为致富手段，使药材产地泛化，淡化了道地药材的观念，导致药材品种变异、品质下降；应用机械化、产业化的批量煎药加工，虽然提高了效率，但由于高温高压和缺乏程序操作（如先煎后下、文火武火）等原因，使中药材的有效成分损失较多，降低了药效。总之，各种原因使传统的道地药材日趋减少，从不同方面导致了中药材品质的劣变和药效的降低。为了弥补中药材品质方面的不足，达到预期的疗效，增加用药剂量就成为临床最多采用的方法。

2. 疾病谱的改变

随着科学和医学的进步，人类寿命逐渐延长，危害人类健康的疾病谱正在由感染性疾病向代谢性、退行性、老年性疾病转变。这类疾病的特点是治疗周期长，治愈难度大。由于长期的药物治疗，极易出现耐药性和药物依赖性，从而导致用药剂量的增大。

为了进一步了解和掌握当前临床中药的使用剂量情况，我们对 1994 ～ 1998 年 6 种中医学术期

刊中的 4 味常用中药的临床使用剂量进行了调查。比如金银花，《中国药典》规定剂量为 6 ～ 15 克，临床 44.7% 的病例用量在此范围，1.3% 在此以下，54.0% 大于 15 克，最大用量为 100 克。柴胡《中国药典》规定剂量为 3 ～ 9 克，临床 39.0% 的病例用量在此范围，0.6% 在此以下，60.4% 大于 9 克，最大用量 20 克。丹参《中国药典》规定剂量为 9 ～ 15 克，临床 41.9% 的病例用量在此范围，1.9% 在此以下，56.2% 大于 15 克，最大用量为 150 克。黄芪《中国药典》规定剂量为 9 ～ 30 克，临床 77.8% 的病例用量在此范围，22.2% 大于 3.0 克，最大用量为 200 克。金银花、柴胡、丹参 3 味中药超出《中国药典》规定剂量应用的情况达到 5 至 6 成，超出范围柴胡约为 1 倍，金银花、黄芪约为 6 倍，丹参达到 10 倍。可见《中国药典》的规定剂量与临床实际用量差距很大，已经不能科学准确地规范和指导中医临床的药物治疗工作。由于《中国药典》药量修订滞后临床实际，可能会成为某些临床医疗纠纷的产生原因，给医患关系甚至社会带来不安定因素。

特此建议，国家药品监督管理局以招标的形式，组织并指导大范围的系统调研，采用合理的调研方法，总结中药材临床实际使用剂量的变化，为《中国药典》形成新的中药材用药剂量标准提供科学依据，对于临床安全合理用药，保证治疗效果，合理利用药材资源，进一步开发中药产品，形成高科技的中药产业，维护《中国药典》的科学性、权威性和实用性，是十分重要且势在必行的基础研究工作。希望国家药品监督管理局及《中国药典》编委会等有关部门予以采纳支持并提供必要的经费。

人工牛黄配方亟需改进案

〔全国政协七届二次会议第 0930 号提案·医药卫体（068）〕

第一提案人：周超凡

联名提案人：张鹤镛、赵绍琴、王孝涛

　　牛黄在我国的中药中占有很重要的地位，临床应用非常广泛。1985 年版《中国药典》记载的 210 种中成药中，就有 17 种使用了牛黄。鉴于我国天然牛黄产量很低的情况，1972 年 1 月 19 日，卫生部批准了"关于人工牛黄代替天然牛黄的请示报告"，并组织实施了生产。这样，我国生产的含牛黄的中成药物中，绝大部分开始使用人工牛黄（出口的牛黄清心丸、安宫牛黄丸、犀黄丸和六神丸等除外）。经过近 17 年的临床使用，中医药工作者普遍反映，疗效远远不如天然牛黄。如何使人工牛黄的效用能接近天然牛黄，是摆在我们面前的一项艰巨任务，也是卫生领导部门急需组织研究的重大科研课题。牛黄当中的主要药用成分为胆红素，现在生产的人工牛黄与天然牛黄胆红素的含量相差甚远，天然牛黄胆红素含量一般在 40% ～ 50% 以上，而人工牛黄在 20 世纪 50 年代创始时的配方含量为 4% ～ 5%，1972 年的配方，胆红素的含量只有 0.7%。不仅是含量，药物稳定性也有问题。天然牛黄中的胆红素以钙盐形式存在，它与蛋白质、肽类、氨基酸、牛磺酸、脂肪酸等共存，这些物质对它起稳定、保护作用，使之数十年药性不变；人工牛黄不含这些成分，它的胆红素以游离形式存在，化学性质极不稳定，与其他药物配伍应用，受钙、镁等离子的影响，胆红素更易受到破坏。牛黄具有许多其他药物不能取代的药用价值，药理研究表明，胆红素对乙脑病毒、W256 癌肉瘤都有较好的抑制作用，胆红素可能是体内一种重要的抗氧剂，能清除体内过氧化物自由基的作用，从而减轻癌症、炎症、心脏病等引起的组织损伤，还可抗衰老。在抗炎方面，与青霉素比较，牛黄具有安全、作用缓慢而持久，且无反跳现象的特点。我国是世界上最早使用牛黄治病的国家，面临人工牛黄的这种情况，卫生部应赶快抽调力量研究，使人工牛黄胆红素的含量接近天然牛黄，仿照天然牛黄的成分比例进行重新配方，提高人工牛黄的药物稳定性，解决人工牛黄品质差、含量低的问题，以提高含牛黄中成药的药效。

建议卫生部重视中药材专业市场的药材质量检查、检验监督案

〔全国政协八届五次会议第 0921 号提案·医药卫体（048）〕

第一提案人：周超凡

联名提案人：王一飞、王天铎、王孝涛、王灿晖、王贤才、王绵之、王新德、邓晓薇、丘和明、刘永纲、刘志明、刘敏如、孙毓庆、李连达、李梅生、李辅仁、杨大峥、何瑞荣、宋鸿钊、张均田、张震康、陆广莘、尚天裕、尚德俊、罗爱伦、钟南山、侯建存、修瑞娟、钱贻简、桑国卫、黄人健、黄鹤年、程天民、程莘农、傅莱、路志正、管忠震、鞠躬

1996 年 12 月 6 日，卫生部、国家中医药管理局、国家医药管理局、国家工商行政管理局联合发布了批准全国 17 家中药材专业市场继续经营的公告，这为管好中药材的质量创造了有利条件。在"计划经济"时期，药材质量主要是由产地县药材公司收购部门把关；在转变为市场经济后，药材的质量问题主要反映在药材市场上。而市场按规定是归工商行政部门管理，工商行政部门一般只管收工商税、摊位费等，对药材的质量检查、检验、监督等则缺乏必要的专业知识、技术、人员、设备、机构等。另外，中药材品种繁多，情况复杂，必须有一定条件才能鉴定。因此药材专业市场的药材质量必须各部门合作才能管好。目前卫生系统对药材专业市场的药材质量管理责任认识不一致，有些药材专业市场如成都荷花池、河北安国等地的药政、药检部门进驻市场检查和检验，并与工商部门协作取得一定效果，但还有些药材专业市场卫生部门没有参与质量检查、检验监督，因此给不法分子造成可乘之机，他们唯利是图、谋财害命，什么药材紧缺他们就制造什么假药，流窜各地。现在北京药店中就发现以少果微花藤根伪充粉防己和不知其植物来源的"半夏"。哪里管得松，假药就流窜到哪里，严重地威胁着人民的生命安全和用药效果。另外，由于效差质劣的药材价低，挤掉了效好质优的药材，如山麦冬（湖北麦冬）已成了市场商品的主流，杭麦冬和川麦冬逐渐被淘汰的可悲现象。有的中医哀叹说"病准、方对、药不灵"是有根据的，如放任下去，中医药前途不堪设想。有些假药是新出现的，其外观性状与正品极其相似，必须查清其来源并找出其特征才能区别，如越南流入的"沉香"、云南思茅的"郁金"等，需要专业技术部门经调查与比较研究才能确定。因此药材伪劣品的情报信息与鉴别技术指导也需要卫生部门认真承担起来，为适应市场经济发展和保障人民用药安全与有效的需要，技术监督部门是责无旁贷的，把好这 17 个药材专业市场药材质量关，对全国人民用药将有一定好处，为此特建议：

1. 请卫生部重视中药材专业市场药材质量的检查、检验、监督工作，将这一任务责成这 17 个药材专业市场所在地的卫生局与药检所，并与当地工商部门合作，对药材市场的药材质量进行检查、检验、监督。

2. 请卫生部指令中国药品生物制品检定所（以下简称中检所）负责解决全国 17 个药材专业市场

所在地药检所上报的伪劣药材疑难问题的检验（如同中检所组织和指导各口岸药检所检验进口药材一样），并及时将新出现的伪劣药材情况及鉴别技术通报各药材专业市场药检所及各省市药检所。

3. 每年由中检所召集 17 个药材市场所在地药检所进行经验交流与技术培训。

4. 定期或不定期由中检所组织 17 个药材市场所在地药检所抽验有问题的药材，也可组织全国药检所对危害较大的伪劣药材在全国范围内进行查处。

5. 建议在《药品管理法》第 15 条后增加"卫生部门应对国家批准的药材专业市场上销售的药材质量进行重点监督"，如有必要可做些监督通报或报道。

实施中药饮片批准文号管理要提速的建议案

〔全国政协十届二次会议第 3110 号提案案·医药卫体（245）〕

第一提案人：周超凡
联名提案人：于文明、王新陆、李辅仁、连建伟、胡瑾、哈孝贤

　　1985 年《药品管理法》已将中药材、中药饮片定为药品。既然是药品应按批准文号管理。2002 年新修订的《药品管理法》为确保中药药片质量，促进法制化、科学化、规范化方向发展，对中药材专业市场做了整顿。每次整顿都有些进步，但成效不大，不尽人意。经常是一整顿市场就萎缩，或转入地下；一放开就乱，掺假掺杂更多。使中药药品质量明显下降，中医中药的疗效难以保证，使中医药事业蒙受较大的损失。2003 年 1 月，国家药品监督管理局为了加强中药饮片管理，在广州大厦召开了中药饮片实施批准文号管理的会议。我也应邀参加，在会上我曾寄以很大的希望。现一年多过去了，也许局里正在做各项准备工作，故尚未见到相应的政策、法规、措施出台。为加速此项工作进程，顺便提五点建议，仅供参考。

　　1. 中医治病主要靠中药，如果中药质量难以保证，中医疗效也就随之难以保证了。我是一名中医，深感中药质量缺乏保证。如一张处方若有 10 味药，其中有 1～2 味药质量不保证，就会极大影响疗效。只有执行饮片批准文号管理，才能逐步改善质量下降的问题。这是一件功在当代、利在千秋的大事，决不能等闲视之。

　　2. 常用中药虽有 400 来种，但最常用的只有 200 来种。我们可花 2～3 年时间先实施批准文号管理。首先应对临床需要量大、掺假掺杂多、价格比较贵的品种进行批准文号管理，如黄芪、党参、白术、黄连、三七等。

　　3. 实行批准文号管理，也要坚持先易后难的原则，对于一些中药标准较明确、已有 GAP 之类规范化生产的品种，应先实行。对于一些目前仍难实施批准文号管理的品种，也应明确具体名单，以便实行特殊的管理办法。总之，成熟一个品种，就办一个批准文号，千万不要等待。

　　4. 中药药片实施批准文号管理，当前要扶持、培植一大批规范化的中药饮片生产企业，必要时给予税收减免政策，提高企业的市场竞争能力。前几年政协医卫体委员会派我去通县（现北京市通州区）调查饮片厂，亲眼看到国营正规的饮片厂处于半停产状态，民营的小饮片厂却欣欣向荣。如果我们扶持国营正规的饮片厂，情况将会改观。

　　5. 在实施中药饮片批准文号的过程中，要加大中药饮片的监管力度，严厉打击不合格中药饮片。这样将有利于中药饮片质量标准的统一，有利于规范标准中药饮片的生产、包装、经营及使用。我热切希望尽快实施中药饮片批准文号的管理，造福于广大患者。

关于中药配方颗粒质量标准
应统一并逐步纳入医疗保险药品目录的提案

（全国政协十届四次会议第 4153 号提案·医药卫体（382））

第一提案人：周超凡
联名提案人：阎洪臣

中药配方颗粒系选用经过加工炮制的法定中药饮片为原料，根据各类药材的不同特性，参照传统煎煮方法，利用现代化的生产工艺"全成分"提取而成。同传统饮片具有相同的性味归经、功效主治，同时具有安全、高效、稳定、可控的特点。它具有携带服用方便、便于医院调剂、便于中药生产实现现代化，更重要的是提高了中药质量的均一性、可控性、安全性和卫生学指标，是对传统中药汤剂的一次重大改革。中药饮片是中医临床用药的最基本物质，它关系到临床的疗效问题，但一直以来中药饮片的质量问题及烦琐的用药方式，使传统中医药的发展受到极大挑战。中医药要走向世界，必须要有自己的质量标准，而唯有统一规范的中药，才使得临床实践经得起反复的检验验证。2002 年国家食品药品监督管理局批准了 5 家中药配方颗粒试点生产企业，各企业均按照国家颁布的《中药配方颗粒质量标准研究的技术要求》，对常用 400 多种中药的有效成分及提取分离工艺进行研究和开发，同时对每味药物制订其质量控制标准。中药配方颗粒作为传统中药饮片的发展与补充，可控的质量无疑是其优势，但目前各家企业的产品质量标准、工艺标准不一，势必造成质量的参差不齐，所以，我国的中药配方颗粒面临着质量标准统一的问题。近年来，五家中药配方颗粒生产企业在质量标准方面都做了大量的工作，这些工作既有共同的部分也有不同的部分，他们之间可以取长补短，不断完善。如某试点企业在利用红外全成分指纹图谱技术对中药配方颗粒原料进行定性鉴别研究与应用中做了大量的尝试，将红外分光光谱法纳入企业内控标准，利用指纹图谱检测，实现了 412 种配方颗粒产品从原料、中间体到成品的生产全过程质量控制。同时在医院终端的调剂实践上，充分总结原有小包装配方颗粒的应用局限性，推出了自动化调配系统，避免了中药贮藏、保管不当带来的走油、变色、虫蛀、霉变等质量问题，减少了污染，方便保管，使得调配更加方便、卫生快捷，从而避免了传统中药饮片手抓、秤称带来的分剂量误差，也改变了传统中药房给人脏、乱、累的现象，因而利于中药房的现代化管理。目前配方颗粒的价格虽然比中药饮片的价格平均高出 30% ～ 50%，但若深入剖析，如医院药房饮片浪费惊人（达 5% ～ 10%），因饮片质量下降、不合格、难于控制等原因影响了疗效，延长了疗程，使医疗费用无形增长，相比之下中药配方颗粒为就诊患者提供了成本相对低廉的个性化医疗手段。从药物经济学角度分析，中药配方颗粒的性价比均应高于中药饮片和中成药。中医素以简、效、便、廉著称，其为中华民族的生息繁衍、历经五千年而不衰立下了不可磨灭的功绩，同时与西医相比，中医治疗的价格低廉显而易见。中医药已成为城市中弱势群体及贫困人群健康保障的必然选择，中医药要发展已不仅是中医学科自身需要的问题，它已成为在我国现有国情条件下建立健全惠及我国13亿人口的医疗卫生保健体系的必然之选。卫生部也一直在努力解决老百姓普遍反映的看病难、看病贵的问题。而近些年中医的临床特色在逐渐弱化，中医医疗人群在逐渐流失，虽然有种种原因，但其中一个很重要的原因是：中医的精髓是辨证论治，中药汤剂虽符合辨证论治的需要，但存在调剂难、煎药难等种种弱点，从而阻碍了中医药的发展，而中药配方颗粒很好地解决了这一系列问题。与中药饮片相比，中药配方颗粒从理论和实践上探索及完善了传统中药用药的科学化、规范化、标准化，极大地丰富和发展了中药汤剂的剂型，潜在巨大的产业优势、市场容量和社会经济效益，为中医中药的国际交流和走向世界创造了更多的机遇。中药配方颗粒在国外（称为"科学中药"）已应用多年且很普遍，并已纳入日、韩等国家的医疗保险健康体系，国际市场上参与中药贸易流通的除中成药、饮片外，主要见到的是日本的复方系列及韩国的单味中药片、胶囊系列。在国内已有30多个省市400多家知名中医院都在使用中药配方颗粒。经过多年大量患者的使用和市场的检验，表明中药配方颗粒安全有效、质量稳定，市场和患者已逐步接受并认同。正如国家食品药品监督管理局在2005年5月召开的配方颗粒试点企业工作汇报会上有专家提出：现在有关配方颗粒的很多问题已得到基本解决，条件基本成熟，为什么要在配方颗粒项目上争论12年而不休？所谓单煎、共煎的争论，目前只发现有2个处方共煎比单煎疗效好，但不能说明全部，而近年来我国中药新药品种中，大部分中药的提取工艺是单煎之后制成的复方制剂。所以目前配方颗粒产业更需要政策的扶持，要尽快统一配方颗粒的质量标准，颁布实施并逐步纳入医保药品目录。中药配方颗粒符合社保药品低水平、广覆盖的要求，尤其是因其便于流通、便于服用、性价比高等特点，更适合于社区医疗和广大农村患者使用，也完全符合2006年全国中医药工作会议精神："扎实推进农村中医药工作，发挥中医药在新型农村合作医疗中的作用。努力发挥中医药在社区卫生服务中的作用，积极参与城市医疗服务体制改革。"为了进一步推动中药配方颗粒在临床的应用，使更多患者能够充分享受到配方颗粒带来的便利，加快实现中药现代化的步伐，中药配方颗粒要尽快统一质量标准并颁布实施，逐步进入国家医疗保险药品目录。中药配方颗粒的生产企业也应在国家相关政策的扶持下，尽量降低成本，使更多的医生放心使用中药配方颗粒，更多的普通群众用得起中药配方颗粒。只有这样，中药配方颗粒才会更具生命力，更有利于中医药事业的发展。

关于中药配方颗粒应尽快建立统一的质量标准，

并逐步纳入基本用药和医疗保险的范围的提案

〔全国政协十届五次会议第 2876 号提案·医药卫体（250）〕

第一提案人：周超凡

联名提案人：张鹤镛、陈红、王新陆、刘志红、李连达、李佩文、张忠辉、周良辅、胡瑾、哈孝贤、黄峻、葛炳生

中药配方颗粒作为传统中药饮片的发展与补充，由于安全性好、疗效肯定、质量可控而被广大中医药人士所认可与关注。从 2001 年至今，国家食品药品监督管理局批准了 6 家中药配方颗粒试点生产企业，各企业均按照国家颁布的《中药配方颗粒质量标准研究的技术要求》，对常用 400 多种中药的有效成分及提取分离工艺进行研发，同时对每味药物制定了各自的质量控制标准。但受所处地域不同、用药习惯不同等因素的影响，各中药配方颗粒生产企业生产的品种、原料来源及炮制方法均有一些差异，在制备工艺上也受到各企业原有条件的限制，因而当定性检测和定量检测都各自为政的时候，就出现了各家企业的产品质量标准、工艺标准不一，质量参差不齐。黑龙江未名天人制药有限公司在利用红外指纹图谱对中药配方颗粒原料进行定性鉴别研究与应用中独树一帜，江阴天江药业有限公司在运用薄层色谱技术方面经验丰富，而广东一方制药有限公司则在运用高效液相技术方面有所建树。再如，黑龙江未名天人制药有限公司已经可以利用指纹图谱检测，实现 460 种配方颗粒产品从原料、中间体到成品的生产全过程的质量控制，同时在医院终端的中药调剂实现上，充分总结原有小包装配方颗粒的应用局限性，推出了自动化调配系统，使配方颗粒真正实现了辨证论治、随症加减，以应中医临床之需。因此，中药配方颗粒受到国内外中医药工作者的关注。据目前我们掌握的信息，日本和韩国的业内人士正在积极地组织和发布中药的国际标准，我们不应该在这个领域内落后于他们，而且国内试点企业各成员也有能力建立和推广此项标准，这本应是属于我们中国人的优势，也是配方颗粒产业做大做强的基础。为此，我国 5 家试点企业已经联合起来，本着对外形成技术壁垒、对内有利于技术发展的目标，以大局为重，团结协作。从去年 10 月份开始选取具有代表性的品种 50 味，每家 10 个品种，采取一家牵头、其余四家协助的方法（提供样品和现行标准及生产原始记录等），实现资源的共享。目前已全部完成 50 个品种的标准统一工作，从 3 月份开始再完成另 50 个品种的标准统一工作。中药配方颗粒实施批准文号管理是国家既定的政策，获得批文也是六家配方颗粒企业共同的目标。据我们所知，企业愿意合六家之力，聚六家之优势，协助国家尽快制订出配方颗粒统一的质量标准。政府也应在研发阶段、产品的准入阶段及产业化阶段给予积极的支持，才能充分体现政府引导、社会投入、积极发展的态势。目前，我国六家配方颗粒企业面临很多困难，急需国家相关配套政策的支持，且六家配方颗粒企业也愿意联合起来，共同进步，促进中药配方颗粒产业向现代化、国际化、规范化和标准化发展。

尽快解决中成药含朱砂、雄黄的问题案

〔全国政协七届二次会议第 0929 号提案·医药卫体（067）〕

第一提案人：周超凡
联名提案人：张鹤镛、赵绍琴

　　我国传统中成药中，不少使用了朱砂、雄黄，1985 年版《中国药典》所载的 210 种中成药中，含朱砂、雄黄两种成分的占 14 种，只含朱砂的 21 种，含雄黄的 9 种，其中包括儿科药物十几种，外用药 7 种。朱砂与雄黄分别含有可溶性汞盐、砷盐，这些成分对人体危害较大。尤其在小儿药物中，广泛应用朱砂、雄黄，这对他们的健康非常不利。随着对外开放，我国的中医药走向了世界，由于中药外销的逐年增加，一些进口中药、中成药的国家，对质量要求、有害物的污染等制定了进口限度，不少外商要求去掉配方中的朱砂、雄黄，才能通过进口。所以，有必要改革传统中成药，寻求不含朱砂、雄黄的新配方。近几年来，我国中药工作者对朱砂、雄黄的毒性进行了大量研究，从不同角度证明了朱砂、雄黄所含可溶性汞盐、砷盐对人体的毒副作用。据报道，朱砂对肝肾损伤最为严重，汞化合物对人体组织有腐蚀作用，过量内服吸收后，对中枢神经有短暂兴奋作用，但很快为抑制作用所代替，产生心脏衰弱、休克或神经中枢麻痹而死亡。外用含本品的中成药于大面积创伤及瘘管时，若引流不畅，也可发生中毒。雄黄主含二硫化二砷，经呼吸道、消化道或皮肤都可吸入人体，对于血液系统、神经系统、肝脏、皮肤等都有损伤，还可诱发肿瘤，对胎儿也有影响。有报道一妇女妊娠最后三个月，内服大约 30mL 含有 1.3% 元素砷的制剂，4 天后生下一早产儿，婴儿于 11 小时后死亡。尸检婴儿肝、肾、脑组织中均有高浓度的砷存在。尽管有些中成药含汞、砷量很低，但长期服用会引起蓄积中毒。服用同时含有朱砂、雄黄两种成分的中成药，还存在药物毒性相加的问题。另有资料表明，单纯的朱砂可溶性汞盐含量很低，但与其他中药配伍在一起，可溶性汞盐的检出量较大，胃肠道的微生物也会与朱砂产生协同作用，增加对人体的毒性，这应引起高度注意。中医中药不只是继承，要发展、创新，传统古方不适应的也要改革，建议药物主管部门尽快组织人力、物力、财力，研究某些中成药去掉朱砂、雄黄的问题。

　　1. 确定的研究单位对每一个含朱砂、雄黄的中成药都要设立对照组进行实验，去掉朱砂、雄黄的为一组，含有朱砂、雄黄的为一组，把实验结果精细地进行统计学处理，比较它们之间的药效有无差别，若无差异或差异较小，应大胆地去掉朱砂、雄黄。北京同仁堂最近在制作山王牛黄清心丸外销时，就去掉了朱砂、雄黄，结果疗效好，又满足了外商的要求。

　　2. 寻找具有与朱砂、雄黄作用相似的代用品，进行全面、细致的深入研究，当然，这种代用品不可能从有效成分相近或同种属的药物中寻找，只能从与它们在各个方中发挥的功效相近的药物中去找，因为同是朱砂，在不同的方药组合中可能发挥着不同作用。中华制药厂制作人丹，考虑到朱砂与中草药、赋形剂反应产生大量可溶性汞盐这一问题，从 1982 年就不用朱砂包衣，他们采用红氧化铁和聚甲基丙烯酸树脂乳液包衣，结果很满意。尽快解决中成药含朱砂、雄黄的问题，是时代的要求，这对于造福子孙后代，对于中医药走向世界，意义都十分重大。

对有毒矿物药要加强研究与限制使用案

〔全国政协八届一次会议第 1236 号提案·医药卫体（095）〕

第一提案人：周超凡

联名提案人：王孝涛、王贤才、刘世康、刘弼臣、孙衍庆、李连达、李梅生、何瑞荣、张友会、张震康、尚天裕、钟毓斌、修瑞娟、高守一、郭应禄、桑国卫、黄鹤年、喻娴武、程天民、傅莱、路志正、鞠躬

中医药学应用有毒矿物药治病有悠久的历史，几千年来积累了丰富的临床经验和理论知识，并创制了许多含有毒矿物药的著名方剂及中成药。如含朱砂（主要成分为硫化汞）的安宫牛黄丸、朱砂安神丸等；含雄黄（主要成分为硫化砷）的牛黄保婴丸、紫金锭等；含铅的里锡丹、铅丹散等，都含有有毒的矿物药。《中国药典》1990 年版一部，在收载的 272 种中成药和复方制剂中，就有 37 种含朱砂（其中儿科用药占 13 种），21 种含雄黄。由此可见，有毒矿物的临床应用仍是很广泛的，因而，造成的毒害也是不能低估的，故应予重视。其实，朱砂、雄黄，含铅的有毒矿物药，既能治病，也能致病，故我们必须善于兴利除弊。有毒矿物药的中毒原因，主要是口服用量过大；其次是小剂量长期使用，以致在体内蓄积而发生中毒，甚至危害生命。由于现代工业的发展，水源、土地等人类赖以生存的环境遭到严重的污染，有毒矿物药的应用也加重了危害人类的隐患。目前人体骨骼内铅含量已达 18 世纪工业革命前的 100 倍。所以，职业性、生活性、医源性有毒矿物药的应用，已成为危害人类的大敌，故必须引起高度的重视。为了更好地落实对有毒矿物药的兴利除弊工作，为了防止医源性有毒矿物药中毒，保证人民身体健康，加快中医药走向世界的步伐，我提议由卫生部、国家中医药管理局、中国中医研究院组成"有毒矿物药研究小组"，专门从事有毒矿物药临床应用的兴利除弊工作。经过深入、系统研究，制定相应的限制使用含汞、砷、铅等有毒矿物药的方法与措施。同时，还建议卫生部药典委员会，在 1995 年版《中国药典》一部中，要更谨慎地考虑含汞、砷、铅的中药、中成药及制剂的品种收载；对于少数继续收载的品种，要详细地写明用法、用量、毒副作用及有关禁忌证，真正达到兴利除弊的目的。

尽快完善药品不良反应报告制度案

〔全国政协八届一次会议第 1240 号提案·医药卫体（099）〕

第一提案人：周超凡

联名提案人：王孝涛、王贤才、田牛、丘和明、刘弼臣、严庆汉、杨大峥、何瑞荣、尚天裕、修瑞娟、黄人健、黄鹤年、彭瑞聪、喻娴武、傅莱、路志正

我国是一个 11 亿人口的大国，每年住院人数常在 5000 万以上，若以 5% 患者出现药物不良反应测算，就有 250 万人，这个数字很可观，也很惊人。据《健康报》报道，1992 年卫生部药品不良反应监察中心收到药物不良反应（包括过敏、副作用、后遗作用、二重感染等）病例报告 2062 例，涉及 246 种药品，死亡病例达 47 人。更多的省市医院根本没有上报制度。1988 年，卫生部已在 5 省市 10 多家医院试点建立药品反应制度，这 5 年已有发展。这些成绩应予肯定，但还未能完善药品不良反应报告制度。特别是近几年来，"百业经药"、假药、劣药、过期药甚多，药品的不良反应也随之大大地增多。有鉴于此，特请卫生部加强这方面工作，在人力、财力、物力上落实好，尽快把药品不良反应的报告制度、组织机构健全、完善起来。

尽快解决蔬菜、中药材中农药残留超标问题案

〔全国政协八届二次会议第 1697 号提案·医药卫体（108）〕

第一提案人：周超凡

联名提案人：王孝涛、刘志明、刘弼臣、李连达、李辅仁、陆广莘、尚天裕、赵绍琴、郭应禄、程莘农

　　人们每天都得吃蔬菜，患慢性病的人经常服中药。由于蔬菜、中药植物药易得病虫害，故菜农、药农就广泛地、频繁地使用农药，造成许多种蔬菜和部分家种植物药的农药残留量超标，危害广大人民群众的健康。北京是首都，在北京的蔬菜基地应首先合理使用农药，发展农药残留量在允许范围内的绿色食品。中药植物药是治病救命的，不能因农药残留量超标，而在治病的同时又添病，故药材公司对药材基地使用农药应有合理的规定与指导。我国菜农、药农文化、科技素质较低，对科学、安全、合理使用农药未引起足够的重视，这是造成蔬菜、植物药中农药残留量超标的主要原因之一。因此，只要主管部门重视，有专人负责，引导菜农、药农用高效、低毒、低残留量的农药，尽量减少施药次数，并发展生物治虫等多样措施，再重视施农药与采收期的关系。这样一来，蔬菜、中药植物药的农药残留量超标问题是能得到部分解决的。具体建议：

　　1. 提高菜农、药农的专业知识水平，要科学种菜、种药，不要盲目使用农药。普及《农药安全使用标准》《农药合理使用准则》，促使广大菜农、药农尽快了解、执行国家颁布的农药残留量标准。

　　2. 加强农业环境检测站的建设。要培训一大批专业人员从事蔬菜、植物药农药残留量的检测工作，对严重超标的蔬菜、植物药不许收购上市，以免危害市民健康。

　　3. 制定必要的有关农药残留量的法规，保证农业环境站、检测站顺利开展蔬菜、植物药的农药残留量的检测工作，并授予他们依法惩处农药残留量超标的权力。

　　4. 发展绿色蔬菜、绿色中药，尽量建立绿色蔬菜基地和中药基地，开展相应的科研工作，大力推广无农药污染的蔬菜与中药植物药，以确保人民健康。

关于制订颁布药品不良反应管理办法的建议案

〔全国政协八届四次会议第 1120 号提案·医药卫体（055）〕

第一提案人：周超凡

联名提案人：王孝涛、邓晓薇、丘和明、刘世康、刘志明、刘弼臣、严庆汉、李连达、李树楠、李梅生、李辅仁、杨大峥、何瑞荣、张均田、张震康、尚天裕、钟毓斌、修瑞娟、高守一、桑国卫、黄鹤年、路志正、管忠震

目前，严厉查处制售伪劣药品案件的问题已引起全社会的重视。但由于医学发展水平的限制，某些经过审批的药物，在正常用法用量情况下仍会在一部分人身上引起不良反应或药源性疾病，其危害严重程度不亚于伪劣药品造成的危害。例如一些地方的药物性耳聋已占后天性耳聋的 40% 以上；已发现有 2000 多人服用乙双吗啉治疗牛皮癣后，发生急性白血病或癌症；已发现几十人服用酮康唑、感冒通和左旋咪唑以后，发生了肝坏死、血尿和间质性脑炎，有 4 人死亡；近年来光是国内医药杂志上公开报道的每年就有 2000 多例，没有发表的更多。由于我国目前尚未建立药品不良反应报告制度，这方面的机构很不健全，信息不灵，不少病例还在重复发生。它不仅会使成千上万的人致伤致残，而且每年要增加大量的医药费开支。这个工作不仅涉及卫生部门的医院，也涉及其他各部的医疗卫生机构、解放军医疗卫生机构，建议国务院尽快组织制订、颁布我国《药品不良反应监察管理办法》，建立、健全有关机构，尽快把制度建立起来。

关于建立药品、保健食品、医疗器械质量诚信体系的提案

〔全国政协十届三次会议第 4454 号提案·医药卫体（413）〕

第一提案人：周超凡

一、医药行业现状

随着市场经济的繁荣、市场竞争的加剧，药品、保健品、医疗器械的生产和销售的商品化和市场化程度提高，而与之配套的法制不健全，生产厂家缺乏诚信，一些不法商人采用一些不正当的手段推销其产品，不法分子在暴利的驱动下，以各种方式制假、售假，严重威胁了广大人民群众的生命健康，给政府的市场监管和稽查带来很大压力。

为此，我国医药行业管理应积极地学习国外先进的管理经验，引入药品监督质量管理体制，以保证消费者安全和权益。虽然各级政府采取了一些手段和方法，但效果不容乐观。

而如何使用科学手段逐步建立规范的、诚信的药品、医疗器械市场体系，如何保障人民群众用药安全，如何加强政府监管职能、整顿市场经济秩序、打击假冒伪劣，如何用现代技术手段提高政府部门的监管力度、降低管理成本、促进产业发展，如何引导和扶持优势企业、增强整个行业和企业的核心竞争力，是摆在我们面前的紧迫任务。

为此我们提出通过药监局为药品、保健食品、医疗器械等建立药品市场信用体系及其质量可追溯系统的建议案。

二、质量诚信体系以及质量可追溯系统的目的

建立诚信体系及药品质量可追溯系统的目的如下。

1. 准确管理从原材料、供应商、中间品到销售给用户的产品信息记录，包括每种药品批次号、保质期、产地、包装等，当出现问题，可以通过批号或其他相应数码反查原料的来源、生产部门、生产日期等。

2. 实现药品 GSP 档案管理，使企业 GSP 管理规范化，与国际接轨。

3. 引导企业增强品牌意识和质量意识，帮助企业提升管理水平，加大开拓市场和监控市场的力度，提升核心竞争力。

4. 加强政府职能监管，提高监管效率和质量，整顿经济秩序，打击假冒伪劣，维护药监部门的信誉和权威，并降低管理费用。

5. 提供产品、行业及企业数据，为企业和政府进行市场宏观决策提供准确依据。

三、质量诚信和可追溯体系建立的思路

1. 国家药监局相关职能部门发起、牵头。

2. 向国家防伪办、防伪行业协会、防伪技术协会等单位咨询，由他们推荐一些优秀的企业，通过公开招标选出一家专业公司进行项目实施和管理，这样能够给政府、企业和消费者提供良好的服务，避免政府行为引起的许多弊端。

3. 在各省及全国符合所有国家相关标准的医药生产企业的产品上统一粘贴可追溯的认证标识，要求标识醒目、精美、成本低。

4. 利用数字认证平台、短信服务平台、无线增值业务平台，开通市场监管和防伪短信查询系统，方便生产企业、流通渠道、监管部门和消费者查询、举报。

5. 在药监局指定的网站上开通防伪查询系统和物流查询功能。

6. 开通声讯热线或免费 800 电话防伪查询系统和举报系统。

通过上述思路建立药品、保健品及医疗器械市场诚信体系及质量可追溯系统，可以实现如下功能：

1. 实现消费者多种方式防伪查询，辨识假冒伪劣产品。

2. 产品上贴有醒目、精美的认证标识，使消费者印象深刻，树立国药品牌。

3. 实现企业产品物流（防窜货）信息、仓储信息、促销信息、市场信息调查、客服信息等的数字化管理，节约成本，提高企业核心竞争力。

4. 建立全国医药企业数据中心。

四、总结

建立药品、保健品和医疗器械质量诚信体系及质量可追溯系统，不仅消费者可以方便分辨假冒伪劣产品，并对伪劣假冒予以打击；当产品出现质量问题时，可以方便地追溯到生产环节、销售环节，还可以加强企业的质量意识，帮助企业提升管理水平，可以加强政府职能监管、整顿市场秩序，还可以为企业和政府进行市场宏观决策提供准确的原始数据，是一件利国利民的好事。

关于应当重视中药注射剂上市后再评价的提案

〔全国政协十届四次会议第 4163 号提案·医药卫体（392）〕

第一提案人：周超凡

联名提案人：阎洪臣、李仁、王国相、石炳毅、刘荣玉、李光荣、李连达、李佩文、李森恺、吴若彬、吴蔚然、何惠宇、迟宝荣、姚乃礼、高春芳、董协良、程书钧、傅民魁、谢炳

中药注射剂是我国独创的中药新剂型，大量用于临床治疗，颇具开拓国际市场的潜在优势，是国内外业界人士关注的热点。但它存在一系列问题，亟待通过上市后再评价提供决策依据。

一、再评价的重要性

药品安全、有效与否，是人命关天的大事。药品再评价是指用最新的医药学方法对已批准上市的药品在使用过程中的安全性、有效性等方面进行再评估。它在国际上是药品监管的重点，在我国药监工作中也占重要位置。值得注意的是，中药注射剂系我国独创的现代化中药新剂型，因其化学成分很复杂、制备工艺有待完善、质量标准不够合理、临床疗效缺乏严格观察、不良反应较多，目前又处于产量大、研发势头强劲的状态，很需要通过上市后再评价为今后的大发展提供依据。

二、再评价的紧迫性

中药注射剂在我国的产销可谓火爆。据报道，2005 年 1～10 月，覆盖我国 21 个省市的 1412 家医院，中成药采购金额最高的 20 个品种中，注射剂占 16 种，且前 5 名均为注射剂。不少业内人士认为，中药注射剂是我国制药产业未来开拓国际市场颇具潜在优势的项目。有的企业因研发中药注射液（如康莱特注射液）一举闻名天下；有的大型企业（如神威药业）中药注射剂产量占产品一半以上，成为主导产品；一些欧美企业和科研院所也投入巨资竞相研发中药注射剂。由于存在诸多重要问题，中药注射剂应该怎样研发，对其上市产品进行全面再评价迫在眉睫。

三、再评价的内容

1. 安全性

据报道，中药不良反应注射剂所占的比重，有谓 59.88%、76.76%，甚至更高。这些数字即使未必准确，但在 40 多种中成药剂型里，不良反应比例最高、危害最大当属注射剂无疑。如在国家药品不良反应监测中心《药品不良反应信息通报》第 1～6 期通报的 10 种中成药不良反应药品中，中药注射剂占 6 种（清开灵注射液、双黄连注射剂、葛根素注射液、穿琥宁注射剂、参麦注射剂、鱼腥草注射液）。同其他药品一样，中药注射剂上市前所做的动物实验和临床试验，限于动物种属、受试人

群、观察病种、用药情况等因素，很难准确预测日后大量用于临床的安全性，加上以往对药品安全性监控不力，更显得上市后安全性再评价很重要。

2. 有效性

同上市前安全性研究的情况类似，上市前有效性研究的结论同样很难准确预测日后大量用于临床的有效性。例如，临床调查表明，在使用双黄连注射剂的 4382 份病历中，无合并用药的仅占 1.03%（45 份），且 82.79%（3628 份）合用抗菌药物。治疗感染性疾病是双黄连注射剂的主要用途，单独使用疗效如何？合并使用疗效提高多少？是否"西药打头阵，中药当陪衬"？这些确实应该评估，所以，药品上市后有效性再评价非常必要。

3. 处方组成

发达国家（如欧盟诸国）的植物药制剂一般都由单味药制成，即使复方制剂，其药味也多在 2～3 味，不超过 5 味为其基本要求。而我国当前列入国家标准的 109 种中药注射剂中，属于复方制剂的有 50 种（45.87%），其中原料药 3 味（含，下同，如双黄连注射液等）以上的 34 种（31.12%），超过 5 味的 16 种（如复方大青叶注射液、复方风湿宁注射液等），超过 7 味的 6 种（如伊痛宁注射液、清开灵注射液、复方蛤青注射液等），有的多达 12 味（如清热解毒注射液）。再从组成药味品种看，在 59 种单味注射剂所涉及的 51 种原料药中，非药典法定品种多达 19 种［即人参茎叶（茎未载）、干蟾皮、毛冬青、水蔓菁（勒马回）、白花蛇舌草、地耳草（田基黄）、红苘香、鸡矢藤、抱茎苦荬菜、岩黄连、胆木、战骨、香菇、通关藤、雪莲、雪上一支蒿、黄瑞香、野木瓜、薄芝菌丝体（非赤芝、紫芝）］，占 37.25%；有的复方注射剂 6 味原料药中就有 4 味药属于非药典法定品种（如复方风湿宁注射液中的七叶莲、宽筋藤、过岗龙、鸡骨香）。注射剂的原料药味越多，制备工艺难度越大；以非药典法定品种为原料，其质量标准、化学成分、毒性大小等往往资料更少，会加大研发难度；难溶性的矿物质（如石膏、赤石脂、明矾）、富含异种蛋白的动物药（如干蟾皮、蟾蜍、水蛭、斑蝥、地龙、鹿茸、水牛角）、树脂树胶类药物（如乳香、没药）是否适合选为注射剂原料，等等，都值得研究。所以，中药注射剂的药物组成是否合理，也需要再评价。

4. 制备工艺

当前列入国家标准的 109 种中药注射剂，其制备工艺采用提取有效成分单体的占 5.50%（6 种），提取有效部位的占 12.84%（14 种），水煎醇沉的占 32.11%（35 种），醇提水沉的占 8.26%（9 种），水蒸气蒸馏的占 10.09%（11 种），综合法的占 17.43%（19 种），工艺保密的占 11.01%（12 种），其他的占 2.75%（3 种）。除去 12 个保密品种工艺不得而知外，其他 97 个品种中，很少见有新方法、新技术、新工艺的应用；除去 6 个提取有效成分单体的品种和其他个别品种外，包括提取有效部位和综合法制备的绝大部分品种在内，不仅成品所含成分很复杂、难免混入较多杂质，而且由于普遍采用反复醇沉和活性炭处理，势必丢失不少有效成分。用上述几种简单的提取、精制工艺去制备药物组成各不协调、化学成分极其复杂的中药注射剂，是否合理，很需要对其制备工艺进行再评价。另外，由于注射剂研制难度大、不良反应较多较重，制成注射剂的必要性一定要充分论证。有的注射剂如喘可治注射液，在同等剂量情况下，注射给药不如口服给药疗效好，这就不应该研制成注射剂了。

5. 质量标准

放眼世界，尚未见有如中药注射剂那样直接将天然原料药经过前述简单工艺制成的、国家批准上市的注射剂；也未见到有效物质含量不低于总固体量 70%（静脉用不低于 80%）就能认可的注射剂；更未见有 10 多个由不同天然药制成、功能主治有别而含量测定指标一样（如都测定总黄酮）的注射剂；也没有像中药注射剂那样，用专属性不强的定性、定量指标去控制化学成分非常复杂的产品质量的注射剂。现有中药注射剂的质量标准该怎样定，岂能不需要再评价。

6. 功能主治

中药注射剂功能主治的表述总体看来不够规范。该用什么学术性术语，该突出哪些内容，特别是哪些主治范围，制成注射剂在临床上是否有优越性等问题，也有待再评价。

7. 药物经济学

以每天的剂量比较，注射剂较其他常规剂型价格昂贵。目前治疗同一种病往往有许多不同办法（含非药物疗法）可供选择，什么情况才值得用中药注射剂，从节约资源、减轻国家和个人负担方面，都有必要从药物经济学的角度进行全面的上市后再评价。

四、再评价的重点品种

1. 国家药品不良反应监测中心通报的中药注射剂不良反应品种（如葛根素注射液、穿琥宁注射剂等）。

2. 质量标准较不完善（如缺少定性指标，缺少定量指标，或指标意义不大）的品种（如柴胡注射液、黄瑞香注射液、清热解毒注射液）。

3. 组成药味较多的品种（如复方蛤青注射液、退热解毒注射液、清热解毒注射液等）。

4. 以缺少国家标准药材、动物性药材、矿物性药材或树脂、树胶类为原料的品种（如勒马回注射液、羚羊角注射液、复方风湿宁注射液、清开灵注射液等）。

5. 疗效不确切或疗效无优势的品种。

五、再评价的主要措施和方法

药品上市后再评价工作在我国刚刚起步，它涉及方方面面，是个复杂的系统工程。建议国家有关部门从保障人民用药安全、有效的高度出发，统一认识，明确指导思想、制定工作目标、构建技术评价体系，在国家有关部门统一领导下，采取企业自行再评价和国家强制性再评价相结合的办法确定任务，资金来源以生产企业投资为主、国家资助为辅，先从问题较多、用量较大的重点品种入手，也可以针对销量较大、临床较需要的品种存在的某方面问题做重点再评价，力争在短期内获得明确结论，做出相应决定，收到显著成效，为实现中医药现代化做贡献。

关于应当加强对朱砂、雄黄药用价值的再评价的提案

〔全国政协十届五次会议第 2871 号提案·医药卫体（245）〕

第一提案人：周超凡

联名提案人：张鹤镛、米逸颖、陈红、蔡世雄、王天佑、王红阳、王国相、王新陆、龙致贤、冯世良、朱宗涵、刘志红、刘荣玉、孙靖中、李连达、李佩文、连建伟、沈悌、张忠辉、张震康、阿达来提·阿合买提江、其仁旺其格、罗爱伦、周定标、胡瑾、胡锡琪、哈孝贤、栾文民、黄峻、葛炳生、傅世垣、戴秀英

一、问题的提出

朱砂含汞，雄黄含砷，都是国际社会严格限用于药品中的成分。成方制剂因含朱砂、雄黄被外国禁用，不仅严重影响出口创汇，也严重损坏中药的声誉。鉴于朱砂、雄黄是著名的传统药物，在历史上有过贡献，现在朱砂、雄黄依然列入《中国药典》，列入现行四大国家标准含朱砂、雄黄的成方制剂多达 440 种（含朱砂的 247 种，含雄黄的 78 种，兼含朱砂、雄黄的 115 种），占其收载全部成方制剂的 6.34%（440/6936），数量洋洋可观，其药用价值如何？该如何监管？目前的认识和做法尚存在很多问题，亟待通过再评价后解决。

二、我国中成药含朱砂、雄黄的情况及存在的问题

1. 情况

为反映朱砂、雄黄的药用情况，特对现行四大国家标准，即《中华人民共和国药典》2005 年版一部（简称《中国药典》）、《中华人民共和国卫生部药品标准·中药成方制剂》第 1 ～ 20 册（简称《部颁标准》）、《国家中成药标准汇编·中成药地方标准上升国家标准部分》共 13 册（简称《地升国标标准》）和《国家药品标准·新药转正标准》第 1 ～ 44 册（简称《新药标准》）收载的全部含朱砂、雄黄的成方制剂进行文献调查，基本情况如下。

（1）《中国药典》 收载含朱砂、雄黄的成方制剂 53 种（含朱砂的 28 种，含雄黄的 7 种，兼含朱砂、雄黄的 18 种），占其收载全部成方制剂的 10.04%（53/528）。其中供内服 50 种，局部给药 3 种；小儿专用 7 种，也可供小儿用 11 种；药味组成 ≤ 5 味 6 种，5 ～ 15 味 31 种，15 ～ 58 味 16 种；在处方中的重量百分比，含朱砂 < 10% 33 种、10% ～ 20% 7 种、20% ～ 44.39% 3 种，含雄黄 < 10% 21 种、10% ～ 19.24% 5 种；日用剂量，朱砂 < 0.5g 的 40 种，雄黄 < 0.1g 的 11 种、0.1 ～ 0.5g 的 11 种（另有 7 种无法计算朱砂、雄黄的日用剂量）；52 种有鉴别项，1 种无鉴别项；25 种有含量测定项（其中以朱砂为指标的 7 种），28 种无含量测定项。

（2）《部颁标准》 收载含朱砂、雄黄的成方制剂 319 种（含朱砂 181 种，含雄黄 51 种，兼含朱砂、雄黄 87 种），占其收载全部成方制剂的 7.87%（319/4052）。其中供内服（部分也可外用）的有 296 种，供外用的（未计入兼可内服的品种）23 种；小儿专用 87 种，也可供小儿用 61 种，共计达 148 种；组成药味 ≤ 10 味的有 98 种，10 ～ 20 味 151 种，20 ～ 30 味 49 种，30 ～ 90 味 21 种；在处方中的重量百分比，含朱砂 < 1% 的有 26 种、1% ～ 10% 168 种、10% ～ 20% 45 种、20% ～ 30% 1 种、30% ～ 49.78% 8 种，含雄黄 0.1% ～ 1% 的有 3 种、1% ～ 10% 93 种、10% ～ 20% 27 种、20% ～ 36.2% 6 种（另有 21 种无法计算朱砂、雄黄重量比例）；日用剂量，朱砂的日用剂量为 0.001 ～ 0.01g 的 15 种、0.01 ～ 0.5g 187 种、0.5 ～ 2.4g 的 16 种，雄黄的日用剂量为 0.001 ～ 0.01g 的 7 种、0.01 ～ 0.1g 的 30 种、0.1 ～ 0.5g 的 57 种、0.5 ～ 1.59g 的 3 种（另有部分无法计算剂量）；238 种有鉴别项，81 种无鉴别项；24 种有含量测定项（其中测朱砂含量 14 种，测雄黄含量 1 种，测其他成分 14 种），295 种无含量测定项（占 92.48%）。

（3）《地升国标准》 收载含朱砂、雄黄的成方制剂 53 种（含朱砂 34 种，含雄黄 11 种，兼含朱砂、雄黄 8 种），占其收载全部成方制剂的 3.49%（53/1518）。其中供内服（部分也可外用）的有 46 种，供外用（未计入兼可内服的品种）的有 7 种；小儿专用 6 种，也可供小儿用 7 种；组成味药 ≤ 5 味的有 2 种，5 ～ 10 味 11 种、10 ～ 20 味 28 种，20 ～ 30 味 4 种，30 ～ 56 味 8 种；在处方中的重量百分比，含朱砂 < 1% 的 8 种、1% ～ 5% 的 23 种、5% ～ 10% 的 7 种、10% ～ 14.49% 的 4 种，含雄黄 < 1% 的 3 种、1% ～ 5% 的 10 种、5% ～ 10% 的 4 种、10% ～ 11.70% 的 2 种；日用剂量，朱砂 < 0.5g 的 18 种、0.5 ～ 0.63g 的 3 种，雄黄的日用剂量 < 0.1g 的 6 种、0.1 ～ 0.6g 的 97 种（部分无法计算剂量）；53 种成方制剂全部有鉴别项；52 种有含量测定项（其中测朱砂含量 6 种，46 种测不属于雄黄的其他成分），1 种无含量测定项。

（4）《新药标准》 收载含朱砂、雄黄的成方制剂 15 种（含朱砂 4 种，含雄黄 9 种，兼含朱砂、雄黄 2 种），占其收载全部成方制剂的 1.79%（15/840）。因为收载的此类成方制剂只有组成药物名称，没有组成药物剂量，多项指标无法计算，恕未提供其他项目的资料。

2. 存在问题

（1）剂量 目前《中国药典》对同用剂量的规定，朱砂 0.1 ～ 0.5g，雄黄 0.05 ～ 0.1g。从所调查的国家标准看，超剂量的成方制剂，计有含朱砂的 170 种、含雄黄 66 种，即《中国药典》未发现含朱砂超剂量，但含雄黄 11 种（其中 2 倍以上 7 种，3 倍以上 1 种）；《部颁标准》含朱砂超剂量的有 167 种（其中 4 倍以上 1 种），含雄黄超剂量 48 种（其中 3 倍以上 1 种）；《地升国标准》含朱砂超剂量 3 种（其中 1 倍以上 1 种），含雄黄超剂量 7 种（其中超剂量 3、4、6 倍以上各 1 种）。尽管《中国药典》曾经两次大幅度降低朱砂、雄黄的剂量，但同国外的相关规定比较，差距依然极大，如此大的剂量很令人担忧。

（2）鉴别 该项是识别药品真伪的依据，也是控制药品质量最基本的指标之一。在调查中发现还有 82 种含朱砂、雄黄的成方制剂没有鉴别方法，若不及时补上，谈何保证药品质量？

（3）含量测定 在含朱砂、雄黄的 425 种成方制剂中（其中含朱砂 243 种，含雄黄 69 种，兼含朱砂、雄黄 113 种），含量测定以朱砂为指标的 27 种，以雄黄为指标的只有 1 种，朱砂含汞（Hg）、雄黄含砷（As），均属有毒元素，不测含量有安全隐患。

（4）安全性 如前所述，绝大多数含朱砂、雄黄的成方制剂，未测朱砂、雄黄含量是否安全？诸多成方制剂朱砂、雄黄超剂量使用是否安全？诸多含朱砂、雄黄的成方制剂专供小儿使用是否安全？

这些均需要再评价。

（5）有效性　含朱砂、雄黄的成方制剂涉及各种各样的功能主治，是否确实有效？朱砂、雄黄是否必不可少？这些也需要再评价。

（6）合理性　很值得注意的是，《中国药典》对药品中有害元素的相关规定自相矛盾：规定汞的含量为μg（微克，即百万分之一克）级水平，砷的含量为ng（纳克，即10亿分之一克）级水平；实际上朱砂、雄黄的成方制剂，汞、砷含量极大地超出规定范围的例子比比皆是，合理否？有的品种组成味药多达六七十味甚至94味，是否合理？有的品种朱砂、雄黄含量微乎其微，是否真有必要？有的病证，特别是小儿患者，用含朱砂、雄黄的成方制剂是否合理（包括同西药比较）？有的品种组成药物、用量比例雷同，只是品名、剂型不同，是否都应保留？如此种种，均需要再评价。

（7）标准化、规范化　诸如成方制剂的名称、组成药物名称、药物组成写法、药品说明书写法，等等，很需要整顿。

三、建议

1. 立题研究朱砂、雄黄的药用价值

朱砂、雄黄是著名的常用传统药物，随着时代发展，对药物认识和新药涌现日新月异，如何正确评价朱砂、雄黄的药用价值，不仅关系到朱砂、雄黄的药用前景，也关系到如何继承发扬传统医药学。到目前为止，中医中药、西医西药乃至现代科学技术，对朱砂、雄黄药用价值的认识都还不够。因此，建议由国家立题，侧重对其药用价值进行安全性、有效性、合理性的再评价，为对其药用标准是否修订、如何监管提供科学依据。

2. 处理朱砂、雄黄是否药用的对策

朱砂、雄黄及其成方制剂的药用价值经再评价，如发现不可取（含同更加安全有效、价廉易得的中西药比较）则淘汰之；朱砂、雄黄供药用不合理，则撤销其药用标准；成方制剂删除朱砂、雄黄后药效下降，则考虑是否代入他药；证实朱砂、雄黄确有药用价值，但用法用量不当，则调整之。

建议尽快将国家重点科研项目
"常用中药材品种整理与质量研究"成果付诸应用案

〔全国政协八届四次会议第 1121 号提案·医药卫体（056）〕

第一提案人：周超凡

联名提案人：王孝涛、丘和明、刘世康、刘志明、刘弼臣、李连达、李树楠、李梅生、李辅仁、杨大峥、何瑞荣、张均田、尚天裕、修瑞娟、黄鹤年、路志正、鞠躬

中医中药是我国人民几千年来与疾病做斗争所创造的宝贵文化遗产，对民族的繁衍起着重要作用。用现代科学技术整理研究和发展中医药学是我们的责任。在中药发展历史过程中，长期以来存在着同名异物的混乱现象，例如药材地丁的植物来源复杂，主要为三大类：一类为豆科米口袋及其同属近似种植物的带根全草，药材名"甜地丁"；一类为堇菜科堇菜属多种植物的带根全草，药材名"紫花地丁"；还有一类为罂粟科植物紫堇的带根全草，药材名"苦地丁"。此外两广地区以龙胆科植物华南龙胆的全草作地丁；四川以龙胆科植物石龙胆的全草作地丁；云南、浙江等地则以远志科的瓜子金与西伯利亚远志作地丁。它们何者效好，何者效差，何者无效，效用是否均同，均未经过比较检验。中药品种繁多，产地辽阔，由于历代本草记载、各地用药名称和使用习惯的不同，类同品、代用品和伪品不断出现，中药的同名异物、品种混乱现象普遍存在，直接影响到药材质量，关系到人民用药安全和有效。因此，对来源复杂的常用中药材进行系统的品种整理和质量研究，是保证和提高药材质量、促进中药标准化、发展中医药事业的重要课题。"六五"（第六个五年计划）期间，国家医药管理局将"中药材同名异物品种的系统研究"列为局级课题，其中贝母、金银花、大黄类的研究取得可喜成果。在此基础上，增加研究种类、扩展研究深度、广度和提高研究水平，经论证将"常用中药材品种整理和质量研究"列入"七五"（第七个五年计划）国家重点科技攻关项目。此课题共分南北两个协作组，南方组由中国药科大学、上海医科大学（现复旦大学上海医学院）等 11 个单位组成，北方组由北京医科大学（现北京大学医学部）、沈阳药学院（现沈阳药科大学）等 9 个单位组成，共研究常用中药材 123 类。各类专题统一以共同制定的主要内容和技术方案为目标，运用多学科手段对多来源中药材进行系统研究，即在查阅国内外文献和已有研究的基础上，在全国范围内进行药源调查，采集原植物标本，作分类学鉴定；收集对口药材和商品，作性状、显微鉴定和理化分析，并进行化学成分和药理活性的研究，全面地做出品质评价。"八五"（第八个五年计划）期间又进行了 97 类中药材的研究。此课题在国家中医药管理局、国家医药管理局及中国药材公司的领导下，运用本草学、植物学、生药学、天然药物化学、分析化学、药理学等多种学科的现代科学技术，结合中医药学传统理论，经过两个"五年"的努力，共完成 200 余类药材的研究任务。研究成果对澄清混乱品种，提高鉴

定技术水平，保证药材质量，保障人民用药安全与有效，修订、制订药品标准，均有重要的科学意义和实际应用价值。为了使科研成果尽快转化为生产力，产生社会效益和经济效益，特提出以下建议：

1. 由国家中医药管理局与卫生部药政局联合组织对中药材品种质量情况熟悉的中医药专家（包括已退休的有丰富实践经验的老专家），对每一类药材的各个品种进行分析论证，区别对待，提出处理意见，如：

（1）研究成果表明该品种确系误用无效或效用与正品不同的，应予否定，为防止其继续误病害人，卫生行政部门应尽快采取措施，明令通报，予以取缔。

（2）对用途疗效与中医传统理论相符且质优效佳的品种，应进一步深入研究其有效成分，完善其质量标准，收入《中国药典》，并大力发展生产，推广使用。

（3）对用途疗效与正品部分相同又有部分不同的品种，应由该药分离为另一新的药物。推广使用前，应将其主治功能向广大中医进行宣传并公诸于世，有的在局部地区习惯使用的，也应将其名称与正品区别，并制订其地方标准，限制使用。

2. 建议国家中医药管理局与农业、林业部门联系，推荐发展优质药材品种生产，以满足人民用药需要。

尽快将"常用中药材品种整理和质量研究"成果纳入新版药典的建议案

〔全国政协十届二次会议第 3107 号提案·医药卫体（242）〕

第一提案人：周超凡
联名提案人：哈孝贤

　　中药材中存在同名异物混乱现象是历史遗留下来的问题，严重影响着人民用药安全、有效和中医药的发展，也影响中药材的生产、经营和中成药的质量以及出口中药的国际信誉。卫生部药检所于 20 世纪 50 年代初在整理全国中药工鉴别经验并收集药材标本，以编写《中药材手册》时，即从全国常用 517 种中药材中发现有 163 种是存在同名异物现象的"混乱品种"。1960 年卫生部药检所组织全国各省区药检所针对这 163 个"混乱品种"进行调查，以弄清它们的基原（动、植、矿物）和用途。1964 年已汇总出文字资料上报卫生部，但未发表。"文革"期间与中科院植物研究所协作，分别于 1974、1979 及 1992 年分 3 册将资料以《中药鉴别手册》之名，将混乱情况和盘托出公诸于世，共 208 种引起了有关部门的重视和关怀，并建议国家进行研究解决。此后国家科委将此问题列入"七五"（第七个五年计划）国家重点科技攻关项目"常用中药材品种整理和质量研究"，由北京医科大学（现北京大学医学部）楼之岑教授牵头组织北方协作组，和中国药科大学徐国钧教授牵头组织南方协作组，汇集了南北方数十个有关中药科研教学单位上百名科技人员参加，经历十余年辛勤研究，由 1994 起至 2003 年止，南北两个协作组完成的研究成果共计十册 216 种，其中北方协作组六册共计 101 种，南方协作组 4 册共计 115 种。此 216 种与《中国药典》2000 年版一部收载药材 513 种中的 202 种有关。为此建议国家食品药品监督管理局和国家药典委员会，尽快组织了解中药材品种、生产、使用情况的各学科专家共同讨论此项成果可用部分，使其尽快转化为生产力，发挥出应有作用。以便在 2005 年版《中国药典》付梓之前进行工作。

应当重视西药中药化研究案

〔全国政协七届五次会议第 1321 号提案·医药卫体（104）〕

第一提案人：周超凡
联名提案人：尚天裕、路志正

据我们知，中国中医研究院岳凤先在十年前就发表论文，提出西药中药化研究问题。我对此表示赞同和支持，曾在《科技日报》《健康报》撰文呼吁，希望重视此项研究，但一直没引起卫生行政部门足够重视，故此次作为提案希能重视此方面研究工作。所谓西药中药化就是将现代西药放到中医药学理论中进行研究，使之具备中药的基本内容，从而能按中医药学理论使用。西药中药化正是发挥中医药学优势，体现中医药学特色的研究领域，此项工作不仅可能，更是必要的。根据陆续发表的论文，从初步研究结果看，具多方面意义。从大的方面讲：第一，能丰富和发展中医药学，增加中药新品种，是实现中药现代科学化的另一途径，进而促进中医学的现代科学化。第二，能丰富和发展西医药学。西药中药化后，在使用西药时就能按两种医药学理论考虑，从而提高西药使用的针对性。就凭目前西药突出问题——不良反应来看，很多情况下是因为其违背中医药学理论所致，若中药化后再按中医药学理论考虑其应用，则有可能避免不良反应的很大部分，进而能归纳西药不良反应的规律性，仅此点，就是对世界医药学的一大贡献。第三，是中西医药学结合的另一途径。中西医药学结合可从医开始，亦可从药开始。西药中药化正是从药开始的一条途径，正如有的专家所指出的那样，这很可能是中西医药学结合的突破点。总之，西药中药化是中医药学在当代对世界医药学的新贡献。西药中药化如此重要，一些医药学工作者正在进行研究，但尚未得到卫生行政部门足够重视，势必影响研究进度，我更担心，如果外国尤其是日本，若取得较先的研究结果，再向我国输入成分清楚、现代作用指标明确的这类中药，则不仅是学术上的损失，其经济损失恐怕也是难于估计的，故应重视此项工作。

为加速中医药现代化、促进中医药事业发展，建议实施"中医药信息化工程"的提案

〔全国政协九届四次会议第 2666 号提案·医药卫体（164）〕

第一提案人：周超凡

联名提案人：刘敏如、王灿晖、王贤才、王智琼、方廷钰、方积乾、龙致贤、朱元珏、祁秉文、孙隆椿、李光荣、李向高、李连达、李宏为、李辅仁、张均田、郑法雷、胡　瑾、蔡世雄、刘迎龙、许钊、苏时务

一、问题的提出

随着社会人口老龄化的发展、人类疾病谱的改变、人们对健康认识的不断深化以及化学药物毒副作用的日益严重，加之西医药在未来五年内将处于发展瓶颈阶段，医疗专家将兴趣转向传统医学和替代医学，具有五千年悠久历史的中国医药学成为人们关注的焦点。人类社会已经进入知识经济的时代，信息的数字化及网络化对各学科的发展具有越来越重要的意义。传统医药学多年来始终沿袭着经验医学的操作方式，中医药古籍涉及多学科领域，有文字记载以来的丰富知识很难全面挖掘继承。对于中医药学疗效的认定，由于缺乏基础数据和客观现代化标准，更难以使国际医学界接受。这些是限制中医药事业发展的要害问题。为让中医药学能经受现代医学的挑战，传统医药学与现代化信息技术的结合，是中医药事业现阶段发展的必然，将对中医药现代化建设和中医药学科进展有着不可估量的作用。目前，许多发达国家都在加强对天然药物及传统医学的研究，并对相关信息的数字化及网络化展开了研究。由美国哥伦比亚大学牵头的国际传统医学及天然药物数据库合作项目，已经分别在印度和韩国召开了两次会议，数据共享平台正在抓紧建设中。国际医学领域对中医药信息学的研究给我们提出了一个迫切和尖锐的问题，我国的中医药信息化进程应该如何进行？在当前国家启动政府上网工程和企业信息化工程后，应该有计划安排国家可创新领域的信息化工程。因此，我们建议实施"中医药信息化工程"，使古老的中国医学尽可能跟上现代科学技术发展的需要，使其永远成为中国人的骄傲。

二、中医药信息化工程

中医药信息化工程的概念应该有广义与狭义之分。

（一）狭义

在中医药行业中实现中医药信息化管理，建立中医药信息化系统。

1. 计算机网络工程

在全国设计和建立具有优良的性能价格比的中医药网络系统，制定广域网和各局域网的网络拓扑结构、网络逻辑结构。根据中医药现代化发展的需求，建立信息共享、信息存储、信息综合利用的网络机制。利用国际互联网与中国通信技术，实现中医药信息网络化的系统工程。

2. 数据库工程

到 20 世纪末，国内已建设了近百个中医药相关数据库，但由于数据源、数据类型、数据质量和计算机及网络普及程度等原因，大多数数据库的利用率一直很低。其中许多数据库无人使用，也有许多数据库因为无序开发，造成低水平的重复建设。因此，需要建设一个有序的数据库工程，形成中医药信息化工程的强大数据支撑体系。以中医药学科发展为基础，建立中医药基础数据、现代信息、古代文献等全方位的数据库。

3. 应用软件工程

根据中医药学科的发展，开发中医药信息挖掘系统、名老中医诊疗系统和与中医药现代化进展相适应的软件工程。利用新技术，实现虚拟研究院、虚拟中药开发研究系统。

（二）广义

在上述中医药信息工程化的基础上，运用计算机技术发展中医药科学研究的方法。运用信息化、数字化、电子化等现代手段，开发中医药标准化建设和现代化建设的工程。

1. 发展中药现代化的技术

中药的药品鉴定方法、中药提纯加工方法、中药现代化生产和制备及中药的药理、药化等多学科的研究。

2. 中医现代化研究

用现代化方法，探讨中医基础理论、中医证候标准、中医治疗效果的评估。

3. 中医现代诊断及治疗仪器的发展

中医脉象仪、经穴探测仪等与中医相关的诊断及治疗仪。

三、建议

中医药信息化工程是一个庞大的长久的项目，应采用政府与行业及单位相结合的方法逐步实施。

1. 建立中医药信息化工程方案，并列入国家发展计划。

2. 支持中医药信息的龙头单位，如中国中医研究院信息中心。建立中医药信息工程的研究发展中心。

3. 基础的单位和有经济条件的单位可先选入中医药信息工程的骨干单位，在统一布置下，完成中医药信息工程支撑平台的工作。

4. 分期分批在"十五"期间形成中医药信息化的规模。

加大投入促进青蒿素产业国际化的提案

〔全国政协九届四次会议第 2059 号提案·财贸金融（177）〕

第一提案人：周超凡

联名提案人：王孝涛、王贤才、方廷钰、方积乾、龙致贤、冯世良、祁秉文、孙曼霁、孙隆椿、李光荣、李辅仁、何瑞荣、张友会、张均田、张树兰、林琼光、胡瑾、哈孝贤、郭应禄、蔡世雄、魏民、刘迎龙

一、项目背景

青蒿素是在周恩来总理亲切关怀支持下，由国内众多专家经过多年努力，于 1971 年发现的，是被世界卫生组织（WHO）评价为目前世界范围内治疗恶性疟唯一真正有效的药物。发达国家如美、英、法、德、荷兰等国均投资对此技术进行研究和开发。根据 WHO 的报道，全球每年疟疾发病人数为 3 亿～ 5 亿，疟疾引起的死亡超过 300 万人，抗疟药市场规模巨大。随着疫区恶性疟原虫多重抗药性的迅速蔓延，传统抗疟药已逐步丧失其主导地位，青蒿素类抗疟药必将占据越来越大的市场份额。据 NOVATIS 和 RHONE–POULENCE 等世界级医药公司估计，青蒿素类抗疟药将在未来 5 ～ 10 年内形成 15 亿美元的市场规模。在目前我国医药领域中，只有青蒿素及其衍生物是被国际认可的新药。随着青蒿素类抗疟药国际市场的逐步形成和开发，技术不断成熟的我国青蒿素产业获得了国际化发展的良好契机；而全球经济一体化进程的加速和中国加入 WTO 的日益临近，也给青蒿素产业国际化提出了十分迫切的要求。

二、青蒿素产业现状

目前，国内共有青蒿素类产品四种，分别是蒿甲醚（昆明制药厂生产）、青蒿琥酯（桂林制药厂生产）、双氢青蒿素（科泰新）（北京市科泰新技术公司和北京万辉药业集团合作生产）、蒿甲谜复方（A＋B）（军事医学科学院研制）。其中，除双氢青蒿素（科泰新）外，其余三种产品均已将海外市场开发权转让给了西方公司，而只有双氢青蒿素（科泰新）一个产品是我国自主产业化发展的项目。该产品 1992 年被评为国家一类新药，获国家"十大科技成就奖"；1998 年获"新中国十大卫生成就奖"；1995 年始，多次随国家领导人出访并作为赠品赠送疫区国家，受到高度赞扬和欢迎。北京市科泰新技术公司和北京万辉药业集团从 1992 年起即深入非洲基层，致力于推广中国的这项优秀科研成果，创中国产品品牌、树中国企业形象。虽然面对西方大医药公司的竞争，但这两家公司通过艰苦努力已使青蒿素类产品市场份额迅速上升。如在东部非洲，青蒿素类产品的市场占有率从 1995 年的0.5% 迅速上升到 2000 年的 15%。以北京市科泰新技术公司和北京万辉药业集团为主，在青蒿素产业

化的发展方面还做了如下工作：通过转基因技术使青蒿草中青蒿素的含量提高了 4 ～ 5 倍，改善了原料供应质量；研制、开发并率先在市场上推出了青蒿素类产品的栓剂、粉剂、混悬剂和静脉注射剂等新剂型，占得市场先机；在卢旺达、肯尼亚、坦桑尼亚、科特迪瓦、尼日利亚、马里、多哥、刚果、加蓬、巴布亚新几内亚、柬埔寨、巴基斯坦等十几个国家取得药品的注册或销售许可，在世界上 20 多个国家和地区开展了国际贸易；通过"肯尼亚疟疾控制技术资助项目""尼日利亚热带病诊断技术中心"等项目，将中国优秀的抗疟、防疟技术推广到疟疾流行地区。

三、存在问题

虽然我国青蒿素产业具备了一定的发展基础，但由于时间短、投资小、组织分散，尚未形成经济规模和竞争优势，有待于快速成长。通常，一个医药产品开发国际市场仅前期投入即需 800 万美元左右，产品的市场引入期为 5 ～ 10 年。我国青蒿素产业国际化发展也需要与世界接轨，仍需付出不懈的努力。

四、有关建议

建议国家对青蒿素产业国际化问题给予高度重视，集中资金进行扶持，请国家经贸委给此项目提供期限较长的低息贷款，由北京市科泰新技术公司和北京万辉药业集团两家国有企业牵头，在全国范围内组织青蒿素产业项目内的科研、市场、生产能力，形成统一的国际化产业链条，注重国际市场开发和上游技术完善，力争用 5 年的时间形成规模，扩大国际市场占有率。项目资金需求初步测算为6000 万～ 8000 万元，投资回收期不超过 10 年。

保护中药知识产权，促进中药现代化进程案

〔全国政协十届一次会议第 1551 号提案·医药卫体（109）〕

第一提案人：周超凡
联名提案人：邓宇民、于文明、方廷钰、李佩文、胡瑾、夏宁

一、《中药品种保护条例》执行十年来的基本情况

现行《中药品种保护条例》（以下简称《条例》）是针对当时中成药品种整顿工作中发现的中药品种管理的混乱状况而制定的，于 1993 年 1 月由国务院颁布实施。《条例》实施十年来，在很大程度上解决了中药品种的低水平重复问题，保护了中药研制单位及生产企业开发中药新品种和改进中药质量标准的积极性，促进了企业主导品种的集约化和规模化生产，推动了中药行业集约化经济模式的形成，改善了企业间无序竞争的局面，规范了中药生产经营秩序，促进了中药生产企业的科技进步和产品质量提高。在保护、扶持民族医药工业方面起到了无可替代的作用，在促进药材资源的合理应用、提高中药品种的整体质量水平、逐步实现中药现代化等方面的探索，也取得了一定成效。随着修订的《药品管理法》《药品管理法实施条例》的颁布实施及相关药品注册管理法规的修订，以及中国加入 WTO 的新形势，中药品种保护工作面临着许多新情况、新问题，现行《条例》已不能适应新形势的要求，迫切需要进行修订。对此，国务院药品监督管理部门已列入议事日程，《条例》的修订工作已经启动。

二、与时俱进，不断完善中药品种保护制度，把中药品种保护工作作为促进中药现代化的有力手段

现行《药品管理法》第三十六条明确规定"国家实行中药品种保护制度"，这是中药品种保护工作的法律依据和立法基础。目前，国务院药品监督管理部门正在组织对现行《条例》进行修订，过去中药品种保护工作中存在的一些问题，可以通过修订《条例》得以解决。我国加入 WTO 之后，新的《药品注册管理办法》取消了新药的行政保护，对于关系我国民族医药发展的中药产业，仍需作为祖国遗产发扬和保护。因此，要进一步加强，以应对 WTO 条款，研究利用一切可利用之政策，弥补中药实行专利保护的缺陷，应加大力度做好《条例》的修订工作，可以充分利用中药品种保护制度，达到促进中药事业发展的目的。2002 年 10 月，国务院发布了科技部等八大部委、局制定的《中药现代化发展纲要》，提出了继承和创新相结合，资源可持续利用和产业可持续发展，政府引导和企业为主共同推进，总体布局与区域发展相结合，与中医现代化协同发展的基本原则，制定了促进我国中药现代化发展的战略目标。其中构筑国家现代中药创新体系，制订和完善现代中药标准和规范，开发疗效

确切的中药新产品和扶持具有市场竞争优势的现代中药产业等方面，都与中药品种保护工作有着直接的联系。

当前，可以充分利用《条例》修订的机会，把中药品种保护工作与《中药现代化发展纲要》的实施密切结合起来，研究制定具有我国特色的中药产业的知识产权战略，积极应对国际专利的竞争，把中药品种保护工作作为促进中药现代化的有效手段，从提高中药整体质量、保护中药知识产权的角度，进一步提高我国中药产业的国际竞争力，促进中药现代化的发展。

关于基本药物目录和医保药品目录合并，
实行国家基本药物报销制度的提案

〔全国政协十届三次会议第4475号提案·医药卫体（414）〕

第一提案人：周超凡

一、医保药品目录、基本药物目录存在的问题

1. 两个目录的目的、性质基本一样，内容相近。目前医保药品目录是社保部制订的，基本药物目录是国家药监局遴选的，两个部门各干各的，各自为政，因此在工作中出现了两个部门重复劳动并容易产生矛盾，浪费了国家人力、财力，影响了工作质量和效率。

2. 基本药物目录每两年调整一次，每次增加一些品种，如此发展下去，其结果必然是越选越新、越选越多、越选越贵，难以体现国家基本药物的特点和优势、科学指导合理用药、指导药厂生产、医药改革、保证人民健康用药，也难为医疗保险报销目录提供最佳品种。

3. 医保药品目录太多，从中央到各省有30多个，每个目录也大同小异，难以管理，在市场经济下竞争激烈，药厂为了自己生产的品种进目录想尽办法，其中不正之风在所难免，对医药环境容易造成不良影响。

4. 影响医疗质量，同时影响国家医药水平。我国人口多、病种多、患者个体差异大等，需要更多的药品品种做对应治疗。目前我国上市品种14000多种（中成药8000种、化学药6000多种），2004年度进入医保药品目录的只有2960种，不及四分之一，不利于医生用药选择，医生技术难以发挥，同时影响患者更好地配合医生用药，会影响治疗效果。

5. 影响制药企业的发展。我国制药企业5000多家，生产药品14000多种，大约四分之三的品种不能进入医保药品目录，销售量受到制约，利润下滑，企业可能调整非目录品种，或者转产、改行，甚至破产、倒闭。新药研制费投入很大，上市后若不能进入基本药物（医保药品）目录，成本不能及时收回，可能会直接、间接影响我国制药企业开发新药的积极性。

6. 干扰物价政策。进医保的药品，由政府定价，历经16次降价，老百姓受益仍不多。药价虚高，增加人民药费负担。我国有13亿人口，患者肯定少不了，可是只有2960种进入报销品种，显然不能满足治疗需要。不难看出，药品种类、数量都不够用，医生往往选用医保目录以外的品种，这些品种是按市场定价，药价怎么能降下来。

7. 遴选方法不合理。面对上市的14000多品种，组织200人的专家队伍，未经充分讨论，仓促选出约2000个品种作为基本药物或2960个品种进入医保药品目录，这样就很难保证选出最佳、最合适

的品种。

8.选出的基本药物或医保药品目录品种不能保证供应，如小儿药、解毒药，有些安全、疗效好但利润小的品种没有企业生产等。

二、建议

1.基本药物和医保药品目录合二为一，实行国家基本药物报销制度。合并后应该明确分工，各负其责。药监局负责基本药物遴选（标准报销品种），社保部负责制订报销等相关政策和措施，共同完成任务。

2.实行基本药物报销制度。首先明确基本药物品种就是标准报销品种，因此，以基本药物品种为准，制订价格，该价格即为该类品种的标准价格。凡上市药品，均按各类基本药物价格报销，超过部分自己负责，节余归己。

3.遴选原则：安全有效、质量可控、价格合理、使用方便、有代表性。

（1）安全有效：国家标准（包括新药、进口药），质量稳定可控，上市2年以上；查阅国内外资料收集临床不良反应，综合评定安全性。

（2）价格合理：凡是进入国家基本药物目录的品种，按物价定价程序进行定价，或评审，由国家统一定价。

（3）具代表性：按照遴选原则从基础类中选出一个代表性品种，作为基本药物品种，也是标准报销品种。什么是基础类？按照一般药物分类（按药理、药物成分、病证等）继续细分，直至不能再分为止，该类定为基础类。从中选出一个代表性品种，这个品种就是基本药物，也是标准报销品种。按现在基本药物分类，大概能分出541个基础类等于541种（中药422种、化药119种）。如果按品种来定，一个剂型算一个品种，估计每种按2～3个剂型计算，总品种是1082～1623种，其中中药844～1266种，化药238～357种。当然有些情况还应该深入研究。

（4）建立国家基本药物领导小组，国家药监局和社保部只能解决药品报销目录，但是不能保障供应，如小儿药、解毒药，特别是某些安全有效、价格便宜的品种，因企业没利润不生产，所以市场没货。只有物价局、发改委等有关部门参加才能解决，所以应该建立国家基本药物领导小组，此类问题才能得到较好的解决。

三、意义与预想效果

1.两目录合并，减少重复劳动，有利于提高工作质量和效率，减少国家人力、财力浪费。预想达到三个目的，指导临床合理用药，指导企业生产，配合医疗改革、提供药费报销目录品种。

2.有利于医师用药，提高我国医疗用药水平。

3.有利于发挥物价政策的调节作用，也能起到平抑药价虚高的作用。

4.充分发挥上市药品的作用，增加治病用药选择范围，对提高人民健康很有好处。同时调动了企业生产和开发新药的积极性，有利于医药事业的发展，促进国民经济建设。

四、措施

1.提高认识，统一思想。首先是有关领导和部门认真研究，了解目的意义，分析论证可行性。

2.组织落实，成立国家基本药物领导小组。

3.征求有关专家意见，不断完善医保报销方案，力争2年内完成实施方案。

加强中药教育使中医药教育并重案

〔全国政协八届二次会议第 1442 号提案·医药卫体（070）〕

第一提案人：周超凡

联名提案人：王孝涛、刘志明、刘弼臣、李连达、李辅仁、陆广莘、尚天裕、赵绍琴、郭应禄、程莘农

中医学与中药学是构成中医药学理论体系的两大侧面，两者既不能相互代替，也不能相互包含，故需中医药并重。现从中医与中药教育来看，尚未做到并重，而存在着严重的重医轻药现象。具体表现在中医药院校的专业设置、教学内容及招生人数等方面。现在，北京、上海有中医药大学之外，几乎全国各个省都有中医学院，却无中药学院。中药学包括很多专业，如中药材（生药）、鉴定、炮制、制剂、经营管理等。在中医药大学或中医学院中药系内，上述专业竟变成一门课程。实际上，上述专业如中药材，应以中药材为中心，配以其他学科即可成立中药材专业。在中医系内，一部著作（如《伤寒论》《金匮要略》）、一个学派（如伤寒学派、温病学派）都有一个教研室，并以一门课出现。中医系、中药系的招生人数相差悬殊，这也是中医人才与中药人才不成比例的一大原因。中药教育未受到应有的重视，中药人才少，特别是高级人才更少，影响中药事业的发展。由于中医中药有内在联系，而且是相互依存，久而久之，中药教育的滞后也牵制了中医事业的发展。我国的化学药品大部分是仿制的，随着复关的临近，中药越来越显示出得天独厚的优势。研制中药新药，急需高级中药人才。因此，加强中药教育，培养一大批中药专业的硕士生、博士生是当务之急！建议从以下六个方面入手。

第一，建议国家中医药管理局系统增设两所中药学院。在中药学院内设置生药（中药材）专业、中药鉴定专业、中药炮制专业、中药制剂专业、中药经营管理专业。

第二，增加中药教学内容，要使培养出的学生既有理论知识，又有实践能力；既有传统中药知识，又有现代科学技术。使中药在生产、经营、科研、应用等方面再上一个新台阶。

第三，扩大中医药大学、中医学院中药系或中药专业的招生名额，培养中药通才与中医院药剂人员。鉴于目前中医药大学、中医学院中医系毕业生分配难的现实，可在自愿的基础上，让部分一、二年级学生转中药系学习。

第四，让有条件的中医药研究所增加招收中药方面的硕士、博士研究生，如中药化学、中药制剂、中药临床药理等学科，在政策上给予适当的倾斜，使更多的中医药科研人员脱颖而出。

第五，举办西药人员学习中药班，培养一大批中西药结合人才。中西医要结合，中西药也要结合，不然的话，中西医结合难以深化。

第六，开办各种中药教育班，根据实际需要举办各种短训班、专业班、研讨班。中央要办，地方

更要办。培养现代中药人才，一定要处理好传统中药知识与现代药学、现代科学知识的关系。要遵照"继承不泥古，发扬不离宗"的精神去研究课程设置、学时分配。必要时，应做一次专题研究，来制订中药学院各专业的教育计划。

加强中医药博士研究生的培养案

〔全国政协八届三次会议第 0754 号提案·医药卫体（040）〕

第一提案人：周超凡

联名提案人：王贤才、邓晓薇、丘和明、刘弼臣、李连达、尚天裕、尚德俊、黄鹤年、程莘农、路志、臧人和

中医药学要发展，要较快地走向世界，必须加强中医药的科研工作。高级科研人员培养的途径方法虽多，但博士生的培养是很关键的。近几年，中医药院校和科研单位已招收、培养了为数不多的中医药博士生，出了一些人才。同时，也出现了一些有待解决的问题。因此，改进与提高中医药博士生的培养方法，已提到议事日程上来了。现做如下建议：

1. 调整中医药学科建设。目前中医药学科分科粗细不一，如分内经、伤寒、金匮等有些过细；中药材、中药学又有些过粗。在保持中医药学特色的基础上，可开中药临床药学之类的博士科目，即综合性的科目。

2. 改变现有的培养方法：变一个导师培养为各位相关学科导师的联合培养，使培养出来的博士生基本功扎实、知识面广、视野开阔、知识结构合理，使博士生之"博"名副其实，有利于由博返约，而达到高精尖的境界。

3. 制定硕士、博士连续培养的目标，现在常有读中医文献的硕士生攻读临床博士生的情况。要坚持继承、发展、创新相结合的培养方法，这里就有一个各位导师相互结合、取长补短的问题，以弥补一师制的弱点。

4. 严格考核制度，改变一篇论文、一次答辩定局的方法。要进行综合考核评定，对于中医药科研思路贫乏、实验动手能力差、临床诊治水平低的可以回炉，确保中医药博士生的质量。

5. 由各省市中医药管理局或中医处调查已毕业的中医药博士生的分配、使用情况，了解他们的工作、业绩，总结出中医药博士生培养中存在的问题、成绩及不足。

6. 请国家中医药管理局出面，召集全国中医药博士生导师开展经验交流会，以便总结经验，找出不足，探索出一条适合我国国情和体现中医特色的博士生培养计划与细则。

关于加强卫生系统药学建设的提案

〔全国政协十届三次会议第 2516 号提案·医药卫体（257）〕

第一提案人：周超凡

联名提案人：巴德年、朱宗涵、刘志红、刘荣玉、祁吉、李文志、李光荣、李佩文、李森恺、杨雄里、沈悌、迟宝荣、张学梅、张震康、陈志哲、其仁旺其格、罗爱伦、姚乃礼、栾文民、高春芳、董协良、程书钧、傅民魁、陈仲强

根据有关部门统计，在全国卫生系统（医院、卫生院、医药院校）工作的药学人员约有 30 万人。医、药、护是基层医疗机构的重要组成部分，占全国药学技术人员的 85% 左右，发挥这支队伍的作用，对全国合理用药的管理有举足轻重的作用。国家卫生部有主管医、护职能部门及有关行业协会，医、护人员有章可循，但国家卫生部没有设立主管医疗药学的机构及有关行业协会来管理卫生系统药学人员，这支约 30 万人的队伍犹如一盘散沙，工作无章可循。由于对卫生系统药学人员管理失控，给国家和人民造成巨大损失。例如，卫生部在 2002 年 1 月 21 日发布的《医疗机构药事管理办法》是一个很好的文件，如果按文件办，肯定能促进卫生系统药学工作发展。但是这两年国家卫生部、各级卫生组织无人抓《医疗机构药事管理办法》的落实工作，医疗机构也未按文件要求去做，临床药师专业发展极为缓慢。有的医院无一名临床药师；即使三级甲等医院有临床药师，也未按卫生部《医疗机构药事管理办法》对临床药师的要求去做，目前医院药物滥用现象还普遍存在着。对一家医院（650 床位）2000 年的全部医嘱进行调查，发现不合理用药 1783 次，发生率为 4.39‰；严重药物不良反应 596 次，其中不合理用药 309 次，占 52%。另据国家卫生部统计，中国每年约有 5000 万人住院，其中至少 250 万人是因因药物不良反应而住院，50 万人是因严重药物不良反应，每年因药物不良反应死亡 19 万人，从而增加医药费 40 亿元。目前，有关卫生系统药学规定不落实，药物滥用普遍存在，因药物滥用而致残、致死人数有增无减，加大了国家医药费用支出。由此可见，落实《医疗机构药事管理办法》，加强卫生系统药学人员管理迫在眉睫。建议：

1. 国家卫生部应加强卫生系统药学人员管理。

2. 管理模式可参照美国、日本等国家的卫生部管理模式，把药学专家组织起来，组建行业协会如国外的"临床药学协会"，这样既不增加编制名额，又加强了卫生系统药学工作管理，对国家、人民身体健康都有利。

3. 卫生系统药学行业协会应成为沟通卫生部与在医疗机构工作的药学人员之间的桥梁，协会根据卫生部发布的法规，制定药学行业规范，带领卫生系统药学人员落实《医疗机构药事管理办法》。

4. 各级医学院校应根据发展需要培养合格的药学事业人员，开设足够的临床药学事业，满足临床和市场需求，保证临床用药得当。

关于建立中国中医药博物馆案

〔全国政协七届四次会议第 1070 号提案·医药卫体（050）〕

第一提案人：周超凡

联名提案人：马吉庆、王治田、刘崇智、苏应衡、杜德育、何绍勋、宋承铮、张鹤镛、邵令方、赵绍琴、祝谌予、黄耀燊、阎承先、蔺天聪、王孝涛、王秉正、王翠霞、刘志明、孙衍庆、李桓英、杨德旺、何瑞荣、张镜人、阿不都力米提·玉素甫、郁知非、尚天裕、尚德俊、侯健存、凌一揆、章荣烈、彭司勋、董方中、喻娴武、童尔昌、路志正、陈灏珠、张清德、陈可冀

中国医药学具有数千年的光辉历史，为中华民族的繁衍昌盛立下了不朽功勋。新中国成立后，在党的中医药政策指引下，中医药学在建设具有中国特色的社会主义医药卫生事业中发挥着不可缺少的作用。随着中医药事业的发展，国际交流日益频繁，在我国学习自然科学的外国留学生中，学习中医药的占第一位，世界针灸学会联合会、国际气功医学学会先后将总部设在北京，并由我国人员担任主席，"七五"期间中药出口创汇达 13 亿美元。由于国际性中医热、中药热的兴起，许多国际朋友和港澳人士在访问时经常问起：中国盖了许多博物馆，为什么没有世界独一无二的中医药博物馆呢？他们认为，工业、农业、科技、军事、商业、旅游、交通运输、文学艺术、自然、航天航空等博物馆，各国都有，形式虽各有千秋，许多内容却有雷同之处。而中医药博物馆是中国特有的，也只有中国才有资格筹建。现在许多海外人士想要一睹中医药学的全貌，从南到北，走马观花，仍难遂其愿。若把数千年的史料，散在各地的文物，历代的名医形象、著作，八千余种中药标本和新中国成立后的科技成果汇聚一堂，建立一个完整的、系统的、文化色彩浓郁的中医药博物馆，必将以其独有的特色和风采闻名海内外，这对宣传中华民族的伟大历史和社会主义优越性，弘扬民族文化，振奋民族精神，都将起到不可估量的作用。对国内人民特别是广大青少年将是一个十分重要的、形象的爱国主义教育课堂，也将是一个对外宣传的重要窗口，并可为首都旅游业平添春色。可由有关部门向国内外集资，基建任务应由国家计委立项。

建立国家级中医药博物馆案

〔全国政协七届五次会议第 1322 号提案·医药卫体（105）〕

第一提案人：周超凡

联名提案人：马吉庆、赵绍琴、祝谌予、黄耀燊、董敬舒、潘澄濂、王孝涛、王绵之、吕炳奎、刘志明、杨甲三、尚天裕、施奠邦、顾伯华、章荣烈、程莘农、路志正、尤祥斋、冯理达、陈可冀

中国医药学是祖国宝贵的遗产，是我国民族文化的瑰宝。新中国成立以来，在党和政府关怀下，中医药事业得到很大发展。去年 10 月在北京举行的"国际传统医药大会"就有 42 个国家与地区的代表参加。在会议期间有许多海外人士想进一步了解中医药学全貌，希望建立一所完整的、系统的、民族文化浓郁的中医药博物馆。我们认为，建立国家级中医药博物馆也是建设有中国特色的社会主义卫生事业中的一件大事，应当积极地完成。中医药博物馆可荟萃数千年的中医药史料，把散在各地的文物，历代名医的形象、著作，中医药标本以及新中国成立以后的科技成果汇聚一堂。既可对国内外人士宣传中华民族的伟大历史，弘扬优秀民族文化，振奋民族精神，又可对国内人民，尤其是青少年进行爱国主义教育。同时，又为首都旅游业平添春色。去年七届政协四次会议，曾有 30 多位委员提案建馆。国家计委等部门认为，这是一件有利于弘扬民族文化、加强爱国主义教育的好事，但因国家财政困难，未付诸实施。今年我们再次提议建立中医药博物馆，并尽快建起筹备组，以便着手基建，收集文物资料，联系捐赠、赞助等事宜。关于建馆工程希望国家计委立项，建馆资金可通过建立基金会，用多种形式向国内外征集。资金可逐年积累，建馆工程可分期完成。

关于建立医药文化博物馆的提案

〔全国政协十届三次会议第 4385 号提案·文化宣传（342）〕

第一提案人：周超凡
联名提案人：王新陆、李光荣、李佩文、哈孝贤

博物馆是国家经济发展水平、社会文明程度的标志，是宝藏见证历史、传播精神文明的基地。我国是文明古国，商周时代便有博物馆的萌芽，清末年间建立了第一个博物馆。1949 年统计有 21 个，到 1999 年整修和新建博物馆达到 1800 个，收藏着人类文物、文献亿万件，通过展览传播了精神文明。知名的故宫博物院、历史博物馆、北京自然博物馆、军事博物馆、北京天文馆、体育博物馆、国家科技博物馆等，数亿群众参观，感慨万分，作为一个中国人无比自豪和骄傲。祖国留下的宝贵遗产，我们一定保护好，弘扬其精神，提高全民素质，树立科技建国的战略思想。遗憾的是历史悠久、贡献很大的医学博物馆没有，这是一个重大损失，应该尽快建立中国医药文化博物馆，简称医博馆。

一、建立医药文化博物馆的目的

1. 搜集保藏数千年的医学文化遗产，为人类建立历史医学文化档案。

2. 医学博物馆是精神文明的传播基地，可以从中继承祖先的医学技术，提高全民素质，推动医学事业的发展。可以从多方面、多角度、全方位展示中国悠久的医学文化和当代的医学成就，扩大中国医学的国际影响，促进中华医药在世界上的传播。

3. 为祖国、为人类提供研究课题，创造新成果，为人类服务；广泛与世界交流合作，共同创造现代化医学世界。

二、建立医药博物馆条件基本成熟

1. 重要性和必要性

医学是研究人的生命、生命健康的科学，医学是人类生存的需要，人的健康长寿是人类的幸福，人的健康影响社会主义建设，提高医学文化修养是人类生活的必需。我国有 5000 年的文明历史，中医中药是重要组成部分，中华医学为中国人民的健康和繁衍做出了不可磨灭的贡献。为人类发明创造了中医中药学、经络学说、针灸医学，并留下宝贵遗产，文献资料 8000 多件、文物 20000 多件。我国传统医学影响深远，一棵草一根针治百病的故事，流传至今，神医在国外被传为佳话，很受肯定和青睐，对人类健康和世界文明产生了积极影响。随着历史的发展，中医、西医并举并重，诞生了中西结合医学，先进的医疗设备仪器应运而生，大大促进了我国医学发展。现在中医药内涵已逐步揭示，

其先进性、科学性正被学术界认识，意义深远。现在我国传统医学已逐步向现代化的医药大国迈进。所以，我国建设一个医学文化博物馆更有意义。这是经济建设的需要，经济建设与医学文化是相互促进的。

2. 紧迫性

博物馆的核心是文物文献资料，是重要的物质基础，我国历史悠久，文献文物丰富，由于管理不善，古籍、文献毁坏、外流丢失的现象严重，时间越长丢损越多，在"文革"期间不少文物曾毁于一旦。目前有些老专家还在，他们是历史的见证人，又有丰富的临床经验，建馆非常需要。世上有许多疑难疾病需要他们的经验，可是他们的年龄多在 80 岁上下，如果时间抓不紧，可能变成遗憾，这些无价的财富从我们手上丢失，我们将成为历史的罪人。目前有些老专家还健在，所以，必须分秒必争，千万不能拖下去。

3. 可行性

①建立医博馆是我们的历史责任，国人在关注，尤其是全国几百万医药工作者更加关注。政府重视，2001 年就建议过成立中医医博馆（因故停），现在国民经济发展形势大好，基本具备建立医学博物馆的条件。②医博馆文献资料来源搜集工作，基本的条件具备，虽工作量较大，但能完成。计划先搭框架，不要求一步到位，逐步完善。文献资料来源分析：在全国医药院校、医疗机构、管理部门保管着一大批中医药文献资料，也有一部分在省（市）院、校附属的博物馆管理。所以，通过组织系统可以调配，达到资料重组，发挥充分作用。散落在民间个人手中的资料，可通过宣传发动群众协商等方法解决。

三、资金来源

计划 6 亿元。来源渠道如下：

1. 向财政部申请建馆费 3.5 亿元。

2. 向北京奥运会申请 2008 年人文奥运"文化"项目费 1.5 亿元。

3. 赞助、捐赠款 1 亿元。制订单位、个人赞助捐赠奖励办法。主要内容是：凡参加活动的人和单位分别给以奖励，项目有建馆留名纪念、参加建馆开幕仪式和有关重要活动、免费入园参观等。详情：①制药企业赞助费。②各省支持费。③港、澳、台医药界捐赠费。④华侨医药界捐款。⑤全国医药界单位和个人捐款。

四、建立医药博物馆设想

1. 面积

800 ~ 1000 亩。设置十馆两园，综合馆、发展馆、中医中药馆、针灸经络馆、中西医结合馆、西医西药馆、药膳保健馆、生物医药馆、医疗设备仪器馆、培训馆和药用植物示范园（部分结合绿化进行）、药用动物示范园。力求达到世界一流多功能花园式医学博物馆的标准。计划四年（2007 年以前）完成。

2. 位置

交通方便，在中轴线或东西长安街延长线上。最好在南四环中轴线 3 ~ 4 环路之间。

3. 组织措施

国务院负责组织领导小组，指定组长、副组长。成员：政府部门、人大、政协、事业单位、企业、社团、华侨。①政府部门负责人。卫生部、国家食品药品监督管理局、国家中医药管理局、总后卫生部、财政部及香港、澳门政府卫生部（局）。②各医学、药学、保健、医院管理等学会、协会现任会长。③全国医药院校领导成员。④民主党派医药界代表。⑤人大、政协医药界代表（委员）。⑥台港澳医药界代表。⑦世界各国华侨医药界代表。⑧中西医制药企业代表。

关于建设国家医学文化博物馆的提案

〔全国政协十届五次会议第 4334 号提案·医药卫体（381）〕

第一提案人：周超凡

联名提案人：王新陆、冯世良、朱宗涵、李光荣、李连达、李佩文、吴若彬、沈悌、张震康、其仁旺其格、罗爱伦、姚乃礼、黄峻、熊思东

博物馆是国家经济发展水平、社会文明程度发展的标志，是保藏历史文献、传播精神文明的基地。近几年，国家投巨资用于博物馆的建设，部分博物馆更新了陈列展览，大部分博物馆的馆容馆貌得到了整治。博物馆事业在作为政治、文化中心的北京的发展尤其迅速。然而，遗憾的是，在我国博物馆"遍地开花"的情况下，面对各地的"建馆热"，在我国具有悠久的历史、对人类文明贡献最大的医学文化，却没有一个国家级的博物馆。近百年来，随着科技的迅猛发展和经济的不断增长，国际社会普遍重视医学遗存的发掘、保护和文物的收藏展示。世界各国不论历史长短，纷纷创建本国的医学博物馆。如美国一所陆军医学博物馆收藏文物竟达 40 万件，其中包括数以千计的中国医药文物；印度也建有国家级医学博物馆；日本还建立了完善的网上医学博物馆。中国医药学是我国的国粹，在中华民族五千年的发展历程中为人类留下丰厚的宝藏，是世界上独一无二的文化遗产。博物馆的核心是文物文献资料，是重要的物质基础。我国医药文献丰富，但是由于管理不善，古籍、文献被毁坏、外流丢失的现象非常严重，而且，时间越长丢损越多。同时，近几十年来，西医在我国得到飞速发展，所以，我国医学文化博物馆已经具备了展示中医和西医两方面的丰富资料。目前，中医药文物除少量在展示外，绝大部分堆压在库房内，日复一日地被腐蚀损毁。如果任由这些珍贵遗产继续被腐蚀、虫蛀、毁坏，或者随着时间推移而销声匿迹于历史的尘埃中，必将酿成千古遗憾。目前一些医学老专家还健在，他们不但是医学文化历史的见证人，而且具有治疗疑难疾病的丰富经验，他们的治疗心得更需要用文字整理出来，可是他们的年龄多在 80 岁上下，如果不能抓紧时间，一旦他们离开人世，那么这些无价的财富就会永远地消失，我们就成了历史的罪人。建立医学文化博物馆的目的，首先是搜集保藏数千年的医学文化遗产，为人类建立医学文化的历史档案；其次，医学文化博物馆是精神文明的传播基地，可以从中继承祖先的医学技术、推动医学事业的发展，从多方面、多角度、全方位展示中国悠久的医学文化和当代的医学成就，扩大中国医学的国际影响，促进中华医药在世界上的传播；再次，为国家研究医学新课题提供重要参考、提供思路，从而创造新成果，为人类服务，广泛与世界交流合作。建立国家级医学文化博物馆具有很强的社会效益。第一，具有宝库效益，毛主席曾经指出："中国医药学是一个伟大的宝库。"国家级医学文化博物馆建立将形象直观地展现这一宝库。第二是具有继承效益，中医药继承创新是 21 世纪中医药工作的主题。国家级医学文化博物馆的建成将起到继承祖国医学瑰宝的作用。第三是具有证据效益，我们说中医药具有五千年的历史，这些文物

就是最好的见证。第四是具有教育效益，借助文物宣传中华民族悠久历史和勤劳智慧，宣传祖国医学的辉煌成就，对国人和世界人民了解中国、热爱中国有极大的帮助。现在建立医学博物馆条件已经基本成熟，我国经济实力已经具备建立医学博物馆的条件。而且，医学文化博物馆文献资料搜集工作的条件也已经完全成熟，虽工作量较大，但是如果制定好计划，搜集工作就能逐步向前推进。现在文献资料来源有：第一，在全国医药院校、医疗机构、管理部门保管着一大批中医药文献资料，也有一部分在省（市）院、校附属的博物馆管理。第二，散落在民间个人手中，可以通过宣传发动群众、协商等方法解决。关于医学博物馆建设资金的来源，可以有很多渠道，第一向财政部门申请建馆费，建立国家医学文化博物馆是国家的一件大事，需要国家财政部门大力支持。第二，可以通过赞助和捐赠筹款，这就需要制订明确的单位、个人赞助捐赠奖励办法。我国拥有5000年的悠久历史，文物丰富，医学文化独特，堪称人类文化的瑰宝。所以，建馆思想要从实际出发，立足本国，着眼发展，面向世界。根据设想，国家医学文化博物馆的建设用地应该为800～1000亩，可以设置八馆两园，八馆分别为综合馆、发展馆、中药针灸经络馆、中西医结合馆、西医西药馆、药膳保健生物医药馆、医疗设备仪器馆和培训馆，两园是药用植物示范园和药用动物示范园。药用植物示范园要和博物馆的绿化结合起来进行建设，如果按照这种设想，就可能会建设成世界一流的多功能花园式医学博物馆，成为一个人文景点。

关于及时颁行《全国中药炮制规范》及

修订新版规范的建议案

〔全国政协七届三次会议第 1383 号提案·医药卫体（091）〕

第一提案人：周超凡

联名提案人：杨德旺、顾伯华、凌一揆、梁乃津、程莘农、路志正

　　中药炮制是我国传统的一门独特的制药技术，炮制法则是依据中医理论而制定的。经过炮制的中药与生饮片的药性和功效是不同的，如生黄芪用于益气利尿，而制黄芪用于补中益气；生地黄用于清热凉血，而熟地黄用于滋阴补肾等。另外，有毒中药若炮制不合格就会引起中毒，甚至危及生命。据报道去年湖南等地由于附子炮制不合格而发生中毒 5 人，死亡 1 人。这与中药饮片质量控制和管理不善有关。早在 1982 年卫生部为提高中药饮片质量，保证中医临床用药的安全和有效，曾指令中国中医研究院牵头组织研究编订一部《全国中药炮制规范》（以下简称《规范》），并纳入 1983 年科研任务。该书已按计划完成，于 1988 年正式出版。最近经专家鉴定通过，认为该部《规范》符合中医用药规律，技术理论上站得住脚，能从国情出发，实际上做得到、行得通。同时，该《规范》是 1983 年着手研究编订的，至今已时隔 7 年之久，在此期间又有不少科研成果和资料急待补充，以适应新的学术发展之需。有鉴于上述理由，我们建议：①请国务院卫生部及时将《全国中药炮制规范》按部颁标准颁布执行。②请卫生部及时再次组织力量研究修订，以提高和完善该《规范》内容，于 1993 年前出第二版。

还是提"中西医药学结合"好案

〔全国政协七届五次会议第 1320 号提案·医药卫体（103）〕

第一提案人：周超凡

联名提案人：王孝涛、陈坤惕、尚天裕、章荣烈、彭司勋、臧人和、尤祥斋、冯理达、谭承项

中西医要结合，中西药要不要结合？同样要结合，但多年来，却仅提中西医结合，而没提中西药结合，此种现象，就实质讲，还是重医轻药的反映。提中西医结合是对的，但不提中西药学结合则招致一系列弊端。就客观讲，医学与药学二者密切相关，但又不是彼此能包含或代替的，而是互为依存关系，只有中西医结合，而无中西药结合，中西医结合是难能深化和彻底的。当然，仅有中西药结合，若无中西医结合，那么中西药结合也是难于实现的。多年来，中西医结合取得了不少成就，但总的看，尚不如人意，固然原因众多，但忽略中西药结合，不能不说是突出原因之一。结合医学与药学的本质关系，再联系以往情况，更考虑今后工作的有利发展，故建议卫生行政部门今后还是改中西医结合为"中西医药学结合"的提法为好。这绝不是简单的提法问题，而是关系到卫生大政方针的问题，故希望采纳我们的建议。

关于增加中医药治疗艾滋病经费案

〔全国政协八届一次会议第 1235 号提案·医药卫体（094）〕

第一提案人：周超凡

联名提案人：冯伟年、郭履灿、王贤才、刘弼臣、李梅生、尚天裕、郭应禄、黄鹤年、喻娴武、路志正

艾滋病是当今人类的头等灾难，目前，我国患者数还较少（艾滋病 12 人，艾滋病毒感染者 969 人），但因检测面不广，漏诊率必然很高。世界卫生组织认为我国至少有艾滋病毒感染者 5000～10000 人。我国的高危人群（吸毒和卖淫者）迅速增加，又是 11 亿人口的大国，因此，像泰国那样流行的危险时时存在着。根据我国的艾滋病规划和具体情况，国际专家们认为，我国对艾滋病的抗御能力并不很强，存在着各种薄弱环节。因而，被列为中度易患国家。高危人群犹如"干柴"，感染患者就像"火种"，一旦相遇，随时可以发展成熊熊烈火。目前情况，犹如头上悬着一把利剑，表面上似乎平安，实则危机四伏。所以，把工作的重点放在预防方面，体现在我国制订的《预防和控制艾滋病中期规划》中，是完全正确的。但在上述规划中，防和治是不平衡的。侧重预防，对治疗重视不够，对中医药治疗艾滋病的作用估计不足，投入经费过少，约占 5%。目前，艾滋病尚无法治愈，但是早期治疗能够延缓病情进展，推迟发病，这也是一种预防措施，国际上称之为"预防性治疗"。对艾滋病来说，这种治疗是特别有意义的。根据我国国情，既不能大量投资研制新的抗艾滋病西药，也无力购买大批的昂贵的西药，治疗上只能走发扬和开发中医药的道路。中医中药是一个伟大的宝库，既然能治疗各种疑难杂症，我们想也一定能治疗艾滋病。我们与坦桑尼亚合作治疗艾滋病五年来的经验也充分证明，这种治疗确实是可行的和有效的。但是，中医方药众多，哪些最有效？为什么有效？这些需要研究，需要经费，而且需要大量经费；特别是目前国内患者不多，有时需要到国外去搞合作研究，所需经费就更多。鉴于艾滋病研究经费的迫切性，我们建议，对用中医药治疗艾滋病的研究工作，要加强领导，增加经费投入，自 5% 增加到 20%，使我国在大流行之前，在治疗工作方面准备得更充分，不至于到时候措手不及。

关于成立香港中医医院的设想与建议案

〔全国政协八届四次会议第 1638 号提案·统战综合（076）〕

第一提案人：周超凡

联名提案人：王孝涛、刘世康、刘志明、刘弼臣、李辅仁、杨大峥、何瑞荣、尚天裕、胡熙明、桑国卫、黄鹤年、喻娴武、路志正、管忠震、鞠躬

1997 年 7 月 1 日，香港即将回归祖国，中华人民共和国将对香港行使主权。随着京九铁路的开通，首都北京和香港联结在一起，这对香港的社会稳定和经济繁荣具有重大意义。这些硬件建设，高度体现了党和国家的魄力和决心。但是，软件建设也应跟上。即把中华民族的传统文化输送到香港，并开花结果，对于这块被外国统治者奴役近万年的中国领土更具深远意义。中医中药是中国传统文化的重要组成部分之一，作为中医药工作者，我建议在香港建立香港中医院，并简述香港中医药现状、意义、措施。

1. 目前香港有 10000 多执业中医师（包括中医师、跌打医师、针灸师、推拿师、气功师、指压师），其中多数能完成预约、诊病、治疗、处方、取药等服务，少数医师则受雇于药材店铺，成为坐堂医师；在公营机构中，东华医院设有两个中医门诊，博爱医院也有两个中医门诊部免费为患者服务。从执业的中医师行医经历来看，有 76% 的人在香港行医 10 年以上，超过 25 年的也达 42%，香港居民中有 60% 的人向执业中医求诊，可见港民对中医药是信赖的。

2. 近百年来，香港由于受英国统治，中医中药未得到应有的重视与发展，港民也对中医药逐渐淡漠起来。目前香港中医药机构的规模、水平与高速发展的经济极不相称。香港大学中医系也存在着规模小、水平低、缺乏临床实习基地等问题，培养出来的中医师很难适应社会需要。因此，成立香港中医医院既方便香港及海外患者就医，同时也能为国家创汇，并可向国外辐射，传播中华民族传统文化，还为西医提供了学习、观摩中医药的场所，也能提高当地中医药学术水平。这是爱我中华、爱我文化、爱我医药，以文会友、以医会友，联络感情的重要途径。

3. 香港中医院应是卫生部、国家中医药管理局领导下的直属医疗机构。把它办成院有专科、科有专病、方有专药、人有专长的医院。其建筑风格应能充分体现中华民族医药文化的风貌。资金可利用香港资金，或接受海外捐赠，如类似中日友好医院的形式；也可实施股份制，由港方筹集资金，由董事会负责管理。如能立项，应进一步邀请有关专家论证，并使建院方案日臻完善。

关于建立设立"中医节"的提案

〔全国政协九届一次会议第 1730 号提案·医药卫体（142）〕

第一提案人：周超凡

联名提案人：刘敏如、陈可冀、王灿晖、火树华、李向高、李连达、李辅仁、张冬梅、陆广莘、赵学铭、胡瑾、哈孝贤、斯琴其木格

中医药学是中华民族的"国宝"，是中国传统文化的重要组成部分。几千年来，中医药学为中华民族的繁荣昌盛乃至世界医学的进步做出了杰出的贡献。随着改革开放的深入发展，我国的国际地位、综合国力均有显著提高，到二十一世纪，在世界范围内将会出现更加高涨的中医热，中医药学的特色和优势已被世界所公认。为进一步弘扬中医药学，使其堂堂正正走向世界，为全人类造福，我们提议，在我国设立"中医节"。设立"中医节"既体现党和政府高度重视中医药学的继承与发展，又能进一步激发广大中医药人员的积极性，增强国内外中医药学术研究的凝聚力，促进其相互联系与合作，有利于形成以我国为中心，团结奋进、协同攻关、共同行动的中医药学术研究的国际格局，这对弘扬祖国传统文化将具有深远的历史意义和现实意义。

一、节日活动宗旨

高举邓小平理论伟大旗帜，弘扬祖国医学，促进中医药改革与发展，把中医药推向世界，为人类健康服务。节日时间：1991 年 10 月国际传统医药大会曾定每年的 10 月 22 日为"世界传统医药日"，但事后未组织活动。1958 年 10 月 11 日毛泽东主席在卫生部党组《关于组织西医离职学习中医班总结报告》上批示："中国医药学是一个伟大的宝库，应当努力发掘，加以提高。"在征询了有关专家的意见后，普遍认为毛主席的批示，对新中国成立以后中医工作方针之确立及当代中医的发展均有巨大的推动作用。10 月 11 日可以作为"中医节"日期的首选日期。

二、节日活动内容

①进行国际间的学术交流，举办国际性中医成果展览；②培养中医药后继人才，合理开发利用传统药物，加强自然资源保护；③为纪念中药名人纪念馆集资；④组织开展名医、专家义诊活动，收入用于奖励、救济和其他公益活动；⑤组织中医文化旅游活动。

尽快制定出台《执业药师法》案

〔全国政协九届五次会议第 2038 号提案·政治法律（257）〕

第一提案人：周超凡

联名提案人：王天佑、王立东、王孝涛、王贤才、方廷钰、方积乾、龙致贤、冯世良、李光荣、李连达、李宏为、何瑞荣、张均田、张树兰、陈志哲、胡瑾、哈孝贤、郭应禄、黄人健、董志伟、董秦军、傅世垣、蔡世雄、樊明文、鞠躬、魏民、刘迎龙、苏时务

执业药师是直接参与中西药品的研究、生产、经营及使用的人员。应该为他们立法，既给其合法的权益、义务，又要他们承担法律责任。使他们的权利得到充分的保障，人身安全得到法律的保护，只有这样才能调动、发挥执业药师的积极性，充分发挥他们的聪明才智，更好地为广大患者服务。同时，也明确他们的法律责任。当违法时，使处罚有据，并有一定的力度。这样一来，在执业药师的身上既有动力，更有压力，促使他们变压力为动力把本职工作做好。现在制定出台《执业药师法》的条件已经具备，并日趋成熟。一是《执业医师法》的实施为制定《执业药师法》创造了极有利的条件；二是实施处方药和非处方药制度，急需提高广大执业药师队伍的中西药专业水平；三是制定、出台《执业药师法》是广大药师的希望和迫切要求；四是欧、美、日等经济发达国家和地区及部分发展中国家都已制定了《执业药师法》，这些都值得我们借鉴。五是国家药品管理局已组织有关专家进行了专题调研，进行问卷调查，调查结果表明广大药师希望我国尽快制定并出台《执业药师法》。鉴于上述理由，我呼吁尽快制定并出台《执业药师法》，以应社会之需。

加快我国中医药科技成果的推广建议案

〔全国政协十届一次会议第 2978 号提案·医药卫体（230）〕

第一提案人：周超凡
联名提案人：李光荣

　　作为一项中华民族的优秀传统文化，我国中医药事业在新中国成立后特别是改革开放以来发展十分迅速，取得了很大成绩。近年来，在众多中医药的生产与教学、研究、治疗机构中，产生出不少有水平的中医药科研成果，其中不少成果获得各级政府的科技进步奖，国家计委、国家科委、国家中医药管理局每年均对中医药科研工作给予很大的支持，国家中医药管理局每年均有中医药科技成果推出。但现实情况是，一方面，对于广大的患者、基层中医医疗单位来说，中医药科技成果非常匮乏；另一方面，许多好的中医药成果或是养在深闺，或是仅仅停留在发表论文上，或者干脆就束之高阁。中医药科技成果并未得到积极有效的转化与推广，许多优秀的中医药成果未能广泛普及与推广，是造成当前"外邪入侵"使医药广告宣传不规范、中医药形象受损、老百姓不满意的重要原因。近年来，个别所谓的"特色门诊""著名专家""祖传名医"等的夸大其辞的不实宣传，坑苦了老百姓，严重损害了中医药这一中华民族灿烂文化结晶的形象，这股不正之风主要来自一些疑难杂症、慢性病领域。这几年像肝病、肿瘤、糖尿病、性病、皮肤病、前列腺、偏瘫等病种的治疗与药品的不实宣传最为严重。一些不法商人披上白衣天使的外衣，承包了医院门诊；一些药品经销商为了谋取钱财，采取各种手段，违规操作，欺骗百姓。手段之一便是夸大疗效，进行吹嘘，有的吹嘘甚至到了十分荒唐可笑的地步，比如声称二十天能使乙肝各项指标彻底转阴，有的宣传某某晚期肿瘤患者服用了某某专家配制的草药后几天后就又下地干活了，等等。手段之二是提供虚假的检测报告，即使是健康人，也能用所谓的 DNA 技术给你测出体内乙肝病毒的数量，引诱患者掏钱接受治疗。手段之三就是把药品当成普通日用商品大搞促销，用"某某药品让利一万""买二赠一""助学行动""健康工程"，甚至用抽奖销售等方法吸引患者。手段之四就是包装"专家"，寻找患者冠以"康复名星"，来迷惑患者，有的"抗癌名星"都去世好些年了，却依然被当成治疗成功的榜样用以欺骗患者。手段之五是拉大旗，做虎皮，借用或冒用某些机构或协会的招牌，或举办"义诊"，或开展"健康报告会"，目的只有一个，就是变着法卖药。以上种种，不一而足，这些不良现象的存在，影响了中医药在百姓心中的地位，无形中严重损害了医患双方的根本利益，影响了中医药事业的健康发展。近年来，各有关部门出台了不少法律、法规、条例，并加大了执法力度，如最近出台了严格规范肿瘤、肝病、性病等 11 个病种的医疗与药品广告的规定，这些措施净化了医药行业空气，诸多不良现象得到遏制。但祛邪还得扶正，"正气存内，邪不可干"，除了加大打击力度外，还应采取各种措施，对社会大力宣传医药特别是疑难病症的科普知识，扶持国家重点专科（专病）的建设，加快中医药优秀成果的转化与推广工作。在前文提到的医药市场较为混乱的病种之中，就有不少好的中医药科技成果，这些成果有不少是院士和该领域的学科带头人主持研发的，并获得国家级或省部级科技奖，像北京的余桂清教授治疗肿瘤成果、岳美中教授治疗肝病的双虎清肝课题，天津的石学敏院士治疗偏瘫的课题，上海焦东海教授的降脂减肥课题等，成果虽好，但市场推广并不理想。总之，中医药行业本身要"扶正并祛邪"，继续加大对医药行业违规行为的打击力度；同时，要加大医药科普宣传力度，加快中医药科研成果的转化推广工作。建议转变政府职能，引入市场机制，成立中医药科研成果推广的相应机构，改变以往重科研轻推广、轻市场的局面，在中医药市场里树起正气，为中医药事业的健康发展做出贡献。

关于倡议 9 月 9 日为 "中医药节" 的提案

〔全国政协十届五次会议第 4495 号提案·政治法律（523）〕

第一提案人：周超凡
联名提案人：傅世垣

中华民族自古就有医药节，如《潜居录》记载："八月朔……古人以此日为天医节，祭黄帝岐伯。"具有鲜明民族传统文化的"天医节"不该被忽视与遗忘，当今文化盛世更应传承与弘扬，在中医中药中国行之际，倡议 9 月 9 日为中医药节。

原 3 月 17 日为"国医节"的历史，实为中医命运与前途的一次抗争，年轻人已不知晓，历来也无纪念活动，中医药界也无意去回忆这一段悲情，而将"天医节"确定为"中医药节"，其渊源之悠远，历史积淀之丰厚，文化内涵之广泛，都是"国医节"所无法比拟的。

为什么要选定 9 月 9 日呢？"八月朔"即阴历 8 月初 1。其对应的公元日期，从 1921 年至 2060 年间，最早为 8 月 25 日，最迟为 9 月 24 日，平均为 9 月 8 日至 10 日。按中华传统文化《易·乾》说九兼得阴阳，乾坤之体，九与中医学的关系同样源远流长，《黄帝内经素问注证发微》中说"大都神圣经典以九为数，而九九重之"，九九又被今人谐音作久久。9 月 8 日为国际新闻工作者日，10 日为中国教师节，世界预防自杀日。9 月 9 日，在国际、国内均未有节日，且处于 8 月 25 日至 9 月 24 日的中点，"大重九"尤其便于记忆，真是天赐良辰吉日。

确定 9 月 9 日为"中医药节"不仅是积极挖掘传统文化的有益尝试，重要意义在于："以节日为中医药事业的载体与宣传契机，更生动地彰显中医药的特色与疗效，使更多民众了解中医药，更多患者接受中医药，使从业者更热爱中医药，使政府以更大的力度关注、扶持中医药，与中医中药中国行是相得益彰的。"

确定"中医药节"对于振兴中医药事业，帮助中医药走向世界都有重要的意义，故不可等闲视之。

应大力发展民族医药事业建议案

〔全国政协十届一次会议第 1552 号提案·医药卫体（110）〕

第一提案人：周超凡

联名提案人：邓宇民、于文明、方廷钰、李佩文、胡瑾、夏宁

　　我国有 55 个少数民族，每个民族在历史上都积累了丰富的民族医药知识和诊疗技能，有些民族还具有完善的医药理论体系。但随着社会的发展，许多民族医药的价值和作用容易被淡化或忽视。党中央西部大开发的战略，得到了全国各民族的拥护和赞扬。有的民族地区，已把发展民族医药作为弘扬民族优秀文化，发展当地经济的支柱产业。据不完全统计，2001 年藏药、蒙药、苗药、维药等民族药品的销售收入约 25 亿元，民族医药的发展具有很大的潜力。目前，上报审批的民族药主要是藏、蒙、维、傣、苗、彝 6 个民族的民族药，其中傣药、彝药的数量很少，而壮、瑶、土家、侗、朝鲜、畲、布依等民族药资源十分丰富，但被开发利用的极少。在地标转国标的民族药评审中，几乎都未能搭上"末班车"，而按新药申报真是难极了。为了充分利用千百年来民间积累的医学经验，便于一些有苗头的民族药得到及时开发，在取消地标的前提下，适当放宽民族医疗单位院内制剂的限制，给它一定的展示机会。否则，民族药的原始开发将会消失，传统医药的发展将成为无源之水。我国现行的医药政策和法规，对民族医药的发展考虑不周。过去中医中药遇到过、解决过的一些问题，在民族医药上尚未解决，严重地制约了民族医药事业的发展和其应该发挥的作用。民族医药医疗、教育、科研、开发、生产等条件落后，基础设施薄弱，资金短缺，人才匮乏，民族医药下山进城难、药品使用难、行医难、进入医疗保险难，汉族地区群众享受民族医药医疗保健更难。我们希望国家和有关地区的各有关部门真正重视民族医药事业的发展，为其提供应有的物质保证和政策保证，为发展民族地区的经济和卫生事业，促进中华民族的大团结，制订出切实可行的具体政策。

采取必要措施保护民族医药文化土壤建议案

〔全国政协十届一次会议第 1553 号提案·医药卫体（111）〕

第一提案人：周超凡

联名提案人：邓宇民、于文明、方廷钰、李佩文、胡瑾、夏宁

我国的传统医药包括中医药和民族民间医药。近 20 年来，少数民族的传统医药有了一定的恢复和发展，藏医、蒙医、维吾尔医都建立了医疗、教学、科研单位；壮医、瑶医、土家族医的总结整理工作有很大成绩；苗药的开发，取得了较好的经济效益。但总的来说，农村牧区基层民族医药人员包括一技之长者的保护、利用、培训非常不够，传统的医药资源丢失极其严重。中央、国务院明确规定："各民族医药是中华民族传统医药的组成部分，要努力发掘、整理、总结、提高，充分发挥其保护各族人民健康的作用。"但一到基层，落实的情况就很不平衡，总的来说是主观上落实很差，客观上落实很难。一些现代管理措施往往脱离国情，不考虑民族医药文化的客观存在和必要保护，在考试和整顿中，往往把一些土生土长的民族医医生基本上淘汰、"规范"干净，致使一些无文字的少数民族的生态环境中，原有的民族医已很少有人行医，老一辈民族医相继谢世，其医疗特长也随之消亡，药物开发也从此失去依据。因此，建议有必要像保护非物质文化遗产一样保存民族医药文化土壤，像抢救民间文艺那样抢救民族医药文化，甚至建立若干民族民间医药文化保护区，尽一切可能把根留住。在民族自治地区，卫生部门在贯彻《医疗机构管理条例》和《执业医师法》的时候，要给乡村的民族民间医生留有一定的余地。凡过去有过行医资格而未发现重大医疗事故者可允许他们在一定范围内继续行医。对年满 56 岁或行医 30 年以上的民族民间医生，原则上不加限制，并允许其带徒，以便为今后这一地区民族医药的深入研究保存土壤和种子，提供继承发展的基地。

建议召开第三次全国民族医药工作会议的提案

〔全国政协十届三次会议第 3898 号提案·医药卫体（398）〕

第一提案人：周超凡

联名提案人：王新陆、李光荣、李佩文、其仁旺其格、哈孝贤

民族医药是我国传统医药的重要组成部分，自 1984 年第一次全国民族医药工作会议（呼和浩特）和 1995 年第二次全国民族医药工作会议（昆明）以来，我国的民族医药事业有了一定的恢复和发展，对保护各民族人民健康和我国医学科学的繁荣发挥了重要作用。与此同时，民族药产业异军突起，成为我国医药经济中的一个特殊门类和富有活力的产业群体。但是，在全面推进现代化过程中，随着医药卫生改革和发展逐步深化，民族医药的继承发展出现了不少新的情况和新的问题，其中主要是：

1. 民族医药的政策落实不够，民族地区卫生工作一刀切的现象比较严重，民族民间医生数量锐减，民族医药的基础受到严重破坏。

2. 民族医药的医疗、教育、科研机构基础建设很差，缺乏可持续发展的基本条件。一些民族医院临床水平降低，特色不浓，甚至名存实亡。民族医药科研零星、分散、低水平，既无基地，也无规划。民族医药教育十分薄弱，藏、蒙、维高等医药教育孤苦奋斗，继续教育基本停滞，基层培养无人负责，苗、瑶、彝、侗、土家等民族医药的医学教育长期空白，职业考试脱离实际，不少民族医药人员失去执业资格，有的民族医"国家无考试，下面推上面，饿着等政策"。

3. 民族医药文献文物缺乏保护政策，民族药药材资源受到掠夺性破坏。

4. 民族自治地区缺乏因地制宜的民族医药法规，《中医药条例》《医疗机构管理条例》《执业医师法》尚无适合民族医药的实施细则。《传统医学师承和确有专长人员医师资格分级考试暂行办法》也需要补充和修改。

以上这些问题，主要是两方面的原因造成的，一方面是某些决策部门的干部对民族医药的丰富内涵了解不多，对历史上创造的民族文化尊重不够，对继承发展民族医药的政治意义、文化意义认识不足，工作力度差，资金投入少，怕复杂、怕麻烦、怕插手的思想也比较严重。一般是口头同情多，研究工作少，落实措施难，能推则推，能拖则拖。另一方面是民族医药本身有其局限性，基础差、抢救迟，发展不平衡，现代研究滞后，与现代化的要求相距甚远，实际困难比较多。因此，我们建议在 2005 年适当的时候召开第三次全国民族医药工作会议，重点解决以下问题：

1. 根据《宪法》提出的"发展现代医药和我国传统医药"的精神，从建设中国特色社会主义医药卫生事业出发，对民族医药继承发展采取"积极抢救，大力扶持"的特殊政策。由西藏、内蒙古、新疆、广西、宁夏等五个民族自治区和云南、贵州、四川、青海、甘肃等五个多民族省制订保护和发展民族医药的地方法规，中央国家有关部门负责全面规划和宏观调控。

2. 由国家中医药管理局、国家民委和卫生部、国家食品药品监督管理局、发改委、财政部、法制局、国务院西部地区开发领导小组办公室等部门成立民族医药领导小组，加强国家对民族医药工作的领导和协调。

3. 制订《民族医药十一五发展规划》，提供 10 亿专项资金，加强民族医药医疗、教育、科研机构的基础建设和重点研究项目。

4. 在西藏、内蒙古、新疆、广西、青海、四川、云南、贵州等省、自治区现有民族医药研究机构（在现有研究所、大学、医院的研究机构中选择一个）的基础上，给予重点装备，适当扩大，建立和加强藏、蒙、维、苗、彝、傣、壮、瑶等民族医药研究院所。

5. 建立"中国民族医药发展基金"。

6. 制订发展民族药和民族医药企业的优惠政策。

7. 放宽民族医药机构的内部制剂管理。

8. 在《中国药典》《国家基本医药保险和工伤保险药品目录》《国家基本药物制剂品种目录》《中药保护品种目录》《非处方药物目录》等入选品种的评审中专列民族医药部分，建立各民族医药专家评审委员会。

9. 国家中医药管理局内设立民族医药司，国家民委文宣司设民族医药处。

10. 在北京建立包括民族医药在内的中国中医药博物馆。

关于建设民族医药科研基地的提案

〔全国政协十届四次会议第 4166 号提案·医药卫体（395）〕

第一提案人：周超凡
联名提案人：阎洪臣

民族医药是我国少数民族的传统医药。全国现有藏、蒙、维、傣、壮等民族医医院 197 所，西藏藏医学院、内蒙古蒙医学院、新疆维吾尔医药高等专科学校等民族医药高等院校 5 所。国家批准生产的民族药 865 个品种，涉及藏、蒙、维、傣、苗、彝六个民族，其中进入医保目录的有 47 个品种。中央、国务院明确指出："各民族医药是中华民族传统医药的组成部分，要努力发掘、整理、总结、提高，充分发挥其保护各民族人民健康的作用。"但是，由于民族医药条件差、底子薄、投入少、抢救迟，继承不足，丢失过多，民族医药队伍文化水平低，学历低，现代科研能力差，从而使继承发展面临许多困难。不少民族医药的基础理论、临床难题、药物作用无法得到说明和证明。例如藏药制作中有一道工艺叫"佐太"，是把多种金属、矿物、草药和汞一起反复炼制，作为不少"珍宝药"的配伍成分，历代应用，疗效卓著。藏医认为这个工艺起到了"减毒增效""去毒存性"的作用，但现代药学家则认为有汞和其他重金属，不宜使用。类似这些问题，都需要用现代科研和进一步临床实践予以证明。可是目前的一些西医药和中医药研究机构，尽管对民族医药有兴趣，但他们的选题都是随机的、表浅的、零星的，凭印象和兴趣出发的。现有分布在各民族地区的民族医药研究所，都是规模小、设备差、人手少、经费不足的小型研究机构，只能做一些调查研究、文献整理、药物初选、临床观察等基层工作，缺乏对民族医药科研全面规划、高瓴选题的能力，更谈不上做基础研究。因此，针对各种民族医药的民族特点和地区分布，建议建立或扩建三个民族医药研究基地：①把青海藏医药研究所扩建为青海藏医药研究院，主要承担藏医药的研究任务。②选择云南或贵州建立南方民族医药研究院，着重解决苗、彝、侗、土家等民族医药的研究问题。③在北京建立中国民族医药研究院，全面承担民族医药的基础研究与应用研究。同时，各民族自治区和多民族省的民族医药研究所，以及西双版纳（傣医药）、黔东南（苗、侗医药）、湘西（土家族、苗族医药）、恩施（土家族、苗族医药）、延边（朝鲜族医药）等州的民族医药研究所也都应加强基础设施建设和业务建设。以上这些民族医药研究院、所的建设，建议请国家中医药管理局牵头与有关地方政府商定后做出计划，由发改委和财政部直接列项拨款，把这项建设作为特殊政策和抢救任务办理。要求三年内如期完成，以免遥遥无期。

保障乙肝病毒携带者的合法权益建议案

〔全国政协九届五次会议第 2230 号提案·医药卫体（129）〕

第一提案人：周超凡

联名提案人：王天佑、王立东、王孝涛、王贤才、方廷钰、冯世良、祁秉文、李连达、李宏为、张树兰、陈志哲、罗爱伦、胡瑾、哈孝贤、董志伟、董秦军、蔡世雄、鞠躬、刘迎龙、许钊、苏时务

目前，我国乙肝病毒携带者已超过 1.2 亿人，发病人数超过 3000 万人。乙肝病毒（HBsAg）携带者在工作、生活、婚姻等方面常常遇到许多烦恼，特别是在就业时遇到的问题更为突出。现在许多大企业、大公司，特别是合资企业招聘员工以及政府部门招聘公务员，都要检查乙肝两对半指标，许多才华横溢的学子和有能力为社会效力的青年人，就因为是乙肝病毒携带者而被无情地拒之门外！乙肝病毒主要是通过血液传播、母婴传播及性传播等途径，而不是通过正常的社交活动传播的。因此，乙肝病毒携带者在日常学习、工作和社会活动中是不会对周围人群构成直接威胁的。根据《病毒性肝炎防治方案》规定，乙肝病毒携带者除不能献血（含组织、器官）及从事接触直接入口的食品和保育员工作外，是可以照常工作的。但目前国内的用人单位已将其扩大化，不管青红皂白，只要是表面抗原阳性者就不用。不少单位在体检时只要发现乙肝病毒携带者，就以各种理由予以辞退。在升学方面，在大学院校中，除部分专业外，大部分高校未做限制，这是合情合理的，也是做得比较好的。难就难在毕业后的就业问题，已成为一个不可忽视的社会问题。乙肝是一个世界性的难题，目前初生婴儿可以接种疫苗进行预防，但对乙肝病毒携带者，目前全世界尚无根治的特效药。乙肝病毒携带者更需要保养身体或做适当的治疗，如果找不到合适的工作获得一份工资的话，身心会遭受更大的创伤，更谈不上交朋友、结婚了。许多乙肝病毒携带者反映，就业的压力，社会的歧视，对他们造成的伤害甚至远远超过乙肝病毒本身。面对 1.2 亿这一庞大数量的乙肝病毒携带者人群，他们的健康状况已成为一个社会问题。而目前有关这方面的法律法规尚不完善，如《病毒性肝炎防治方案》等的规定毕竟不是法律法规，对用人单位起不到指导或约束的作用。我们认为：国家有关部门应制订全国性的乙肝病毒携带者保健计划，指导乙肝病毒携带者的日常生活、身体保养和必要的治疗。建议有关部门加大乙肝知识的科普宣传，如拍摄一些乙肝防治科教片、印制相关宣传资料、举办科普讲座等，使公众对乙肝有科学、正确、客观的认识，防止谈肝色变，产生恐肝病。要采取各种措施，加大防治乙肝药物的研制力度，在新药开发基金方面对防治乙肝药物进行倾斜，尽快研制出防治乙肝的高效药物。我们提议：国家有关部门应尽快制订并出台乙肝病毒携带者工作保障的相关政策，以消除他们在就业招聘中所受到的歧视，还他们平等的工作权利。

关于加强对精神残疾人群的防治监护和救助工作建议案

〔全国政协十届一次会议第 1550 号提案·医药卫体（108）〕

第一提案人：周超凡

联名提案人：邓宇民、于文明、方廷钰、李佩文、胡瑾、夏宁

精神病患者是社会组成中的"特殊人群"，在社会上占有一定的数量。该病具有患病率高、病程长、致残率大、经济代价重等特点。有关部门应加强防治和管理，不然的话，将会危害家庭乃至社会的安定。特别是首都北京，2008 年承办奥运会，更应重视早采取相关措施，确保社会秩序的安定。据卫生部门通报，精神病在我国所有疾病总负担中，已居于首位，而成为重大的公共卫生问题和社会问题。我国现有精神病患者 1600 万人，占总人口的 1.23%，其中精神分裂症患者最多，大约有 780 万人。精神残疾人是残疾人中处境最困难的人群，患者需要长期治疗（包括住院治疗和康复治疗），这就大大地增加了患者家属、亲属的经济负担和精神负担。有少数家庭由于难以承受沉重的经济负担，不得不让患者提前出院，由于治疗不彻底，致使病情复发。也有少部分患者流散在社会上，不同程度地影响社会秩序，甚至危害社会安定。由于我国在精神病防治方面投入的经费不足，精神病院少，不少精神病患者不能及时得到收治，及时治愈回归社会参与工作。2001 年江泽民主席给世界卫生组织总干事的信中，曾提出"动员全社会，努力为精神障碍患者重返社会创造适宜的环境"。由于在社会上未做好精神病的防治工作，故精神病发病率居高不下；由于对精神病的宣教工作未做好，使社会上部分公众对精神病缺乏了解，少数人对精神病患者抱有偏见和歧视，很不理解患者所遭受疾病的折磨以及家属在经济和精神上的负担，竟使患者很难得到社会上的关爱。有鉴于此，我们必须提高社会各界人士对精神病患者的关心和关爱，各级卫生部门积极为精神病患者提供优质防治和康复服务，促进这一特殊人群早日治愈回归社会，参加工作，在同一个蓝天下生活。为此，特建议如下：

1. 北京市应率先建立精神卫生工作领导机构，尽快制定精神卫生相关政策和法规，以维护和保障精神病患者的合法权益和困难家属的救助工作。

2. 改善精神病患者的防治和康复环境，降低致残率，建立防治服务体系和社会防治网（站），及时对患者实行访视和监护管理，必要时进行收容治疗，以免影响社会秩序与安定。

3. 有关主管部门，对扶养精神病患者（尤其是失去劳动力的精神病患者）的家属、亲属给予必要的关照，如优先安排再就业，改善经济状况，减轻家庭经济负担，对生活特别困难的家庭给予必要的救助。

4. 充分利用媒体进行精神卫生知识的宣传教育工作，普及精神卫生知识，提高广大群众的精神卫生水平，提高领导干部对精神卫生工作重要性的认识，有利于精神卫生相关政策、法规的制定和执行。

第三篇 著作概述

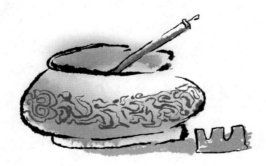

第九章　主编与参编著作

《历代中医治则精华》

本书是有关中医治则（包括部分治疗大法）医论的中医文献资料选编。作者认为，中医治则有广义与狭义之分。广义的治则，是在中医理论指导下制定的，是对保持和恢复健康、祛除疾病具有普遍指导意义的防病治病规律；也是预防、养生、治疗都必须遵循的准则。狭义的治则，主要是指治疗原则，即对中医治病、立法、选方、用药都具有指导作用的规律。

中医治则导源于《内经》《难经》《伤寒杂病论》诸书。历代医家的理论研究与临床实践，为中医治则理论的形成和发展做出了重大贡献。不同历史时期的医学著作中蕴藏着精彩的中医治疗思想与丰富的中医治疗原则。本书从 3000 余种医籍中选取了先秦至晚清时期 300 余种医籍，博录纵论中医治则的珠玉，采撷汇集中医治则医论之精华；对于对中医临床有重要指导意义的治疗大法，也适当选取。本书分总则、辨证治则和辨病治则三部分，具体内容包括：总则：摘录治未病、调整阴阳、以平为期、扶正祛邪、标本缓急、同病异治与异病同治、随证治之及三因制宜等治则医论；辨证治则：摘录阴阳、五行、表里、虚实、寒热、气血、脏腑、经络、六经、卫气营血、三焦、六淫、八法等辨证治则治法医论；辨病治则：论内科、外科、妇科、儿科、针灸科、五官科等病证的治则治法。书末附有"引用书目"与《黄帝内经素问》《难经》注释主要参考书目两个附录。书中选用的治则医论，都标出原书的篇名或标题，每一类别按成书年代（或刊行年代）依次编排，以便于读者查阅。

董建华先生序言："《历代中医治则精华》一书，既博采了历代医家纵论治则的珠玉，又撷采古典医籍治则理论的精华，开创了中医治则文献研究整理的先河。"

版本：

周超凡. 历代中医治则精华［M］. 北京：中国中医药出版社，1991.

周超凡. 历代中医治则精华［M］. 北京：中国中医药出版社，2000.

周超凡. 历代中医治则精华（方药存真 中医药畅销书选粹）［M］. 北京：中国中医药出版社，2013.

《历代中医治则治法精粹》

　　《历代中医治则治法精粹》是周超凡主编的一部汇集历代中医治则治法精华的文献性、资料性专著，为《历代中医治则精华》的一个版本，重新命名为《历代中医治则治法精粹》，凸显了其内容包括治疗大法及各科疾病的治法。

　　版本：

　　周超凡. 历代中医治则治法精粹［M］. 北京：人民军医出版社，2008.

《中医治则学》

本书从中医治则的理论问题、治则学基本内容、辨证治则、临床治则及应用研究等方面出发，对中医治则理论进行了系统阐发。本书与《历代中医治则精华》为姐妹篇。《历代中医治则精华》属于文献整理研究，对历代中医治则文献进行全面整理，以辨章学术、考镜源流；本书重点在于建立中医治则理论体系，并用治则治法指导临床实践。

本书由绪论、治则学的理论基础、基本治则、辨证治则、辨病治则五部分组成：绪论：阐述了治则和治则学的含义、治则学的发展源流与规律、治则学在中医药理论与临床实践中的地位和作用、治则学研究的思路与方法等问题，意在使读者对中医治则学有个初步了解；治则学的理论基础：着重从古代哲学思想角度，阐明治则学的理论基础，并对中医治疗思想与治疗原则的区别与联系进行了辨析；基本治则：详细论述了治未病、治病求本、调整阴阳、以平为期、扶正祛邪、标本缓急、正治法则、反治法则、同病异治、异病同治、三因制宜等治则；辨证治则：详细论述了阴阳、表里、寒热、虚实、脏腑、气血津液、卫气营血、三焦、六淫辨证治则，并简要介绍了传统的八法；辨病治则：阐述了内、外、妇、儿、五官科的辨病治则，并结合临床提出每种疾病的治则枢要及具体临床应用。

本书从中医治疗思想、治疗原则、治疗方法三个层面，全面、系统展现了中医治则学的学术体系，为现代中医治则学科的发展和建立起到重要作用。其内容将中医的原创思维、中医学的理法方药贯穿其中，说理透彻、切合实际，具有较高的临床实用价值。

董建华先生在序中评价说："《中医治则学》作为《历代中医治则精华》姊妹篇，从中医治则的理论体系上使之构建完善，阐明了中医治则学上的一些理论问题，丰富完善了中医基础理论，同时理论联系实际，具有较强的临床实用性，诚可谓'发皇古义，融汇新知'，以'继承而不泥古，创新而不离宗'誉之，亦不为过也。"国医大师路志正作序说："冶历代治则于一炉，集万家精髓于一编，赋予新的科学内涵，使其系统化、条理化、规范化。经周君长期不懈努力，终于使《中医治则学》脱颖而出，成为一门独立之新学科。这对促进中医学术之发展，提高临床疗效，将起到巨大作用。"国医大师余瀛鳌在序言中说："《中医治则学》是一部学科建设性的论著。……主编者撰述此书，学术上已臻于'论辩醇正，法度粲然'的境界。"

版本：

周超凡. 中医治则学 [M]. 北京：中医古籍出版社，1997.

周超凡、于智敏. 中医治则学 [M]. 北京：人民卫生出版社，2018.

《周超凡临证用药经验集锦》

　　本书是我国著名的中医药专家周超凡先生临证用药经验的总结。由周先生的学生整理编撰而成。全书分总论和各论两部分。总论介绍了中医治疗思想决定中药的临证应用、临证选用中药可参考现代病名、辨证用药与中药截断扭转疗法、常用量与超大剂量、中药经典用法与经验用法、抗肿瘤中药的临证应用等内容。各论介绍了周超凡临证常用的 50 味中药的功能、药化药理研究、用法用量、临证应用等方面的内容。

　　第二版，增加了部分内容，如总论增入"抗肿瘤药的合理应用"，各论药物增至 100 味。第三版对抗肿瘤中药的应用再次进行了修订，内容厘定为"抗肿瘤中药的合理应用"，分列"中药理论与中药药理相结合""中药含有多种成分及功效，应掌握一药多用的技巧""辨证治疗抓主证，巧用药对，使用药更精练，减少大处方""抗放射性损害，防治白细胞降低，减轻药物毒性，轮换服用抗肿瘤食品饮品""对一些中药可能发生的不良反应进行初步归纳""重视中药心理学的积极作用" 6 部分内容；各论药物增至 150 味，并且在内容上增入了自编的中药歌诀以及相应的代表方的方歌。本书理论与临床结合，医药结合，说理透彻、切合实际，是一部有实用价值的中医药著作。

版本：

孙尚见. 周超凡临证用药经验集锦 [M]. 北京：人民军医出版社，2009.

周超凡. 周超凡临证用药经验集锦 [M]. 北京：人民军医出版社，2013.

周超凡、孙彩珍. 周超凡临证用药经验集锦 [M]. 北京：人民卫生出版社，2017.

《叶同仁丸散膏丹配制法释解》

　　本书由周超凡与叶同仁第十一任掌门人王崇焕主编，是对《丸散膏丹配制法》（曾为温州五县医药界公认的唯一标准工具书）的整理与释解，共收录450余方。全书分为药丸部、药散部、药膏部、药丹部、胶酒部、药曲部，有不属于以上各部者，另辟杂方部。每部之下再分内科、妇科、儿科、外科等门。内科门之下又分补益、滋阴、健运、痰饮、神志、疟痢、遗浊、癫痫、暑疫、咳嗽等类；妇科门之下又分经带、胎产、种子等类；儿科门之下又分补益、惊痰、疳积等类；外科门之下又分痈疮、瘰疬等类。全书共收录丸剂185例；散剂59例；膏剂23例，新增养生类膏剂44例；丹剂49例；胶酒剂16例；其他方59例。每方之下首标明主治、次药味、次加减、次配制及服法，条分缕晰，秩序井然。

　　丸、散、膏、丹，各有妙用。丸以缓用，散者散之，膏以滋补，酒行筋络，蜜丸缓化，水泛易解，各有深义。配合须遵古训，服药能得万全。

　　版本：

　　周超凡，王崇焕. 叶同仁丸散膏丹配制法释解［M］. 北京：中国中医药出版社，2016.

　　周超凡，王崇焕. 叶同仁丸散膏丹配制法释解［M］. 北京：中国中医药出版社，2017.

《叶同仁药膳本草经》

　　本书是作者在总结叶同仁经过百年的浓缩与沉淀形成的独特的药膳文化的基础上，结合现代药食研究成果、气候特点、饮食特点等，整理、归纳而成的一部中药学著作。全书共分为十章，介绍药食物110种，包括补虚类57种、解表类5种、清热类20种、利尿渗湿类7种、温里类4种、活血化瘀类6种、化痰止咳平喘类4种、收涩类3种、祛风湿类1种、平肝息风类3种。每味药物，介绍其性味归经、功能主治、应用方法、应用注意及应用举例等内容。其中，应用方法、应用举例，详述茶饮、药膳的配方及具体配置方法，内容翔实而切合使用，是本书亮点。总体来看，本书具备如下特点：其一，古方今用，以中医理论为指导配制用膳，遵循中药药性的归经理论，强调"酸入肝、苦入心、甘入脾、辛入肺、咸入肾"；提倡辨证用药，因人、因时施膳。其二，注重中药与饮食相结合，强调食养、食治的药膳食疗原则，选用既对人体的养生防病具有积极作用，又对人体具有良好营养作用的药物。其三，本书对于药膳中常见中药的性味、归经、功能主治做了详细说明，收录的食疗方乃经典方。

　　版本：

　　周超凡、王崇焕. 叶同仁药膳本草经［M］. 北京：中国中医药出版社，2017.

《常见中药诗画精粹》

　　本书是图文并茂的中药科普读物。书中运用通俗易懂、深入浅出、图文结合的形式，介绍了中医临床常用的、较安全的、不良反应相对较小的204种常见中药。药物包括解表药22种、清热药50种、泻下药2种、祛风湿药6种、化湿药6种、利尿渗湿药7种、温里药7种、理气药6种、消食药3种、驱虫药3种、止血药6种、活血化瘀药13种、化痰止咳平喘药14种、安神药7种、平肝息风药10种、开窍药3种、补虚药32种、收涩药7种。每味药物的介绍采取诗歌（中医通称为歌诀）配彩画的独特形式，诗歌述其功能、主治、不良反应及注意事项。如："麻黄辛温微苦味，发汗散寒善宣肺。平喘利水消水肿，风寒感冒流鼻涕。风水浮肿无汗证，有汗虚喘为禁忌。"歌诀言简意赅，朗朗上口，融实用性、通俗性、高雅性为一体。彩画（主要选自《补遗雷公炮制便览》)）展现其药貌，这样既有诗情抒中药又有画意展药图。书中还摘录了2010年版《中华人民共和国药典》（一部）中对所选录中药的性味与归经、功能与主治、用法与用量及贮藏等内容的论述，体现了内容的严谨性、权威性，使普及与提高、浪漫与严谨、通俗与高雅融为一体。为了用药安全，还附上了"十八反歌""十九畏""妊娠用药禁忌歌"，以供参阅。

　　第二版主要进行了四个方面的修订：一是纠正了原书《补遗雷公炮制便览》中有错误的插图17幅；二是新增了《补遗雷公炮制便览》中没有但临床常用的中药8种，插图由刘振明仿照原书风格重画；三是摘录部分均选自最新版2015年版《中华人民共和国药典》（一部）中对所选录中药的相关论述；四是增加了笔画索引，利于读者查阅。

版本：

周超凡，王崇焕. 常见中药诗画精粹［M］. 北京：中国中医药出版社，2014.

周超凡，王崇焕. 常见中药诗画精粹［M］. 2版. 北京：中国中医药出版社，2016.

《精彩诗图话中药》

　　本书是在《常见中药诗画精粹》的基础上增订而成。药物增为 263 种，包括解表药 22 种、清热药 50 种、泻下药 4 种、祛风湿药 12 种、化湿药 6 种、利水渗湿药 17 种、温里药 8 种、理气药 12 种、消食药 4 种、驱虫药 3 种、止血药 12 种、活血化瘀药 19 种、化痰止咳平喘药 22 种、安神药 8 种、平肝息风药 10 种、开窍药 3 种、补虚药 41 种、收涩药 10 种。药物图则由彩绘转为实物图。

版本：

周超凡，王崇焕. 杏林本草系列 精彩诗图话中药［M］. 北京：科学普及出版社，2019.

《精彩诗图话方剂》

　　本书是图文并茂的方剂科普读物，是《精彩诗图话中药》的姊妹篇。本书辑方仍以诗歌的体裁，配以重点药材的植物彩图，使读者咏诵方歌的同时即可掌握重点中药材。书中收录方剂 160 余首，以基础方、代表方、经典名方为主。所载方剂药味一般不超过 10 味，多为药简力专、药简力宏之方，所辑方歌言简意赅、合辙押韵、朗朗上口，内容含组成（君臣佐使之序）、各味中药在本方中之功能体现、组方后之功能及主治病证（症）等，详尽而实用。如防己黄芪汤："防己祛风又止痛，黄芪益气固表功。白术健脾又祛湿，甘草益气又和中。生姜大枣调营卫，表虚风水风湿痛。汗出恶风身重肿，肢节疼痛渐无踪。"方歌中防己、黄芪、白术、甘草按君臣佐使之序叙述功效，加生姜、大枣调和营卫，最后列举适宜病症，层次清晰、通俗易懂。本书体裁新颖，选方适用，融知识与趣味于一体，好记好用。国家中医药管理局原局长、原卫生部副部长佘靖说："书中还谈到了新冠肺炎的用方用药，资料丰富，博引旁征，经验独特，别具一格，对中医药的学术贡献很大，成就斐然。"原国家卫计委副主任，国家中医药管理局原党组书记、局长王国强说："相信《精彩诗图话中药》与《精彩诗图话方剂》的出版发行，不仅有利于广大读者学习了解中医药的健康科学知识，感悟中医药文化的博大精深，更有助于通过中医药文化进校园，增进广大学生对中华优秀文化的深入了解和把握，进一步增强民族自信和文化自信。"

　　版本：

　　周超凡，张静楷．精彩诗图话方剂［M］．北京：中国科学技术出版社，2020．

《中医与汉方医腹诊》

　　本书是介绍中医与汉方医腹诊的专著。在祖国医学伟大宝库中，腹诊是一种具有特色的诊断方法。有关它的记载最早见于《黄帝内经》，在汉代为当时医家所普遍应用。然而，自宋、元以来，因受封建礼教所束缚，不便解衣露体，以至中医腹诊方法未得到应有的继承，而在日本汉方医中，却有独特之发展。作者在介绍中医腹诊、汉方医腹诊的同时，也一并介绍了自己的腹诊临床实践经验。全书内容共7章，包括：①中医腹诊的起源和汉方医腹诊的发展；②常见的腹证和腹诊法；③按《伤寒类方》对腹证的论述，介绍桂枝汤、葛根汤、柴胡汤等类方11种；④《金匮要略》和其他方书中一些方剂的腹证；⑤中医与汉方医腹诊在内科疾病的用方，涉及心血管系统、呼吸系统、消化系统等7类疾病；⑥中医与汉方医腹诊在妇科及其他科疾病的用方；⑦腹诊与临床处方。书末"附录"附有腹诊指掌图、徐灵胎《伤寒类方》目录、方剂索引、主要参考文献。本书对腹诊的介绍详实，颇具实用性。

　　版本：

　　刘文区，周超凡. 中医与汉方医腹诊［M］. 南昌：江西科学技术出版社，1985.

《家庭常用中成药》

　　本书主要介绍常见疾病的中成药知识。共分为 6 章，第 1 章介绍什么叫中成药、常用中成药剂型简介、怎样选用中成药、中成药的用药禁忌等基本知识；第 2 章至第 6 章，分别介绍内科 46 种、外科 21 种、妇科 26 种、儿科 23 种、五官科 17 种疾病的家庭常用中成药。本书收载的病种多采用现代医学病名分类，在介绍疾病之后，有中医辨证分型用药，如感冒之下分风寒感冒、风热感冒，这样就将西医辨病与中医辨证结合起来，有利于辨证用药。每种中成药包括药物组成、功能、用法用量等。

　　中成药是根据中医临床上疗效好、用途广的处方制成，可直接使用的制剂。由于多数中成药药性平和，不良反应少，临床应用安全范围大，便于患者选用，故不少中成药属非处方用药，患者可自行使用。本书载述了家庭常用中成药，既能作为中医药科普读物，丰富非医药人员的医药知识，又能作为指导中成药运用的工具书，为自选中成药提供参考。

　　版本：

　　周超凡. 家庭常用中成药 [M]. 南宁：广西科学技术出版社，1999.

　　周超凡. 家庭常用中成药 [M]. 南宁：广西科学技术出版社，2003.

《中国乡村医师合理用药指南》

　　本书是广大基层医务人员临床用药的重要参考书，共收载国家医药管理部门批准品种中的临床常用药品 613 种，其中中草药 176 种，中成药 137 种，鲜品中草药 20 种，化学药 280 种。中草药简要介绍来源、别名、成分、性味归经、功能应用、用法用量和注意事项；中成药着重介绍药物组成、功能主治、处方分析、用途、不良反应和注意事项、用法用量、规格和贮藏；鲜品中草药则以辨识、采集、保鲜和安全应用为介绍重点；化学药重点介绍药理作用、用途、制剂及规格、用法及用量、不良反应和注意事项。书末有药物服用时间、小儿剂量计算和常见中毒急救等实用直观的附表。本书内容科学规范，论述简明扼要，实用性和可读性强，是城乡基层医师权威性的业务参考，也可供群众自我药疗选药参考。

　　版本：

　　殷大奎、周超凡，中国医师协会. 中国乡村医师合理用药指南［M］. 北京：人民军医出版社，2007.

《中国基层医师用药指南》

　　本书共收载国家批准品种中的常用药品 856 种，其中化学药 504 种、中药饮片 190 种、中成药 138 种、中药鲜药 24 种。中药饮片简明介绍名称（含别名）、来源、成分、性味归经、功能应用、用法用量、注意事项。中成药着重介绍名称、药物组成、功能主治、处方分析、用途、用法用量、不良反应、注意事项、规格及贮藏。书末介绍药物服用时间表、小儿剂量计算表、妊娠及哺乳期用药可能引起的危害、临床常用药动学参数及临床意义、科学用药、中西药临床联用警戒探索。

版本：

汤光，周超凡，刘玉玺. 中国基层医师用药指南［M］. 北京：人民军医出版社，2008.

《国家基本药物实用指南（基层部分）》

　　全书共收载 2009 版国家基本药物品种 307 种，其中化学药品、生物制品 205 种，中成药 102 种。基本药物中没有公布中药饮片具体品种，没有载入。化学药和生物制品重点介绍名称、药理作用、用途、用法及用量、不良反应、注意事项、制剂及规格；中成药介绍名称、处方组成、功能主治、处方分析、用法用量、不良反应、注意事项、剂型规格。

　　版本：

　　周超凡，刘玉玺，胡欣. 国家基本药物实用指南 基层部分［M］. 北京：人民军医出版社，2010.

参编《中草药应用》《全国中草药汇编》
《中华人民共和国药典》等

　　周超凡作为主要人员参编了《中草药应用》（1978）、《全国中草药汇编》（1976、1978、1996）；自1975年开始，参与了7版（第3～9版）《中华人民共和国药典》（1977、1985、1990、1995、2000、2005、2010）的编写，其中第5～9版任委员，第9版（2010）任执行委员。除此之外，与章国镇等共同完成了本草学家、中国生药学先驱赵橘黄遗稿《本草新诠》（1988）的整理和出版。

第十章　相关研究著作

《周超凡学术思想与临床经验》

　　本书系对周超凡学术思想与临床经验的研究整理著作。共分五个部分：①中医药论坛：载述对中药寒热属性的认识、木鳖子药性辨、合理使用碘盐等认识，计14论；②中医药心悟：对补益类中药的认识与临床应用的体会、冬季中老年人如何进补、论香港中医药发展的优势等19论；③治则治法溯源：内容包括中医治则基本理论问题研究、关于中医治则治法名词术语标准化的思考、甘温除热法溯源、李东垣治疗思想浅谈、健脑益智法溯源、中医药健脑益智八法；④临床经验拾萃；⑤师友杂记。从这五个方面，对周超凡的主要学术思想与临床经验进行全面系统的整理研究，基本上体现了周超凡研究员的学术思想与临床经验概貌。

　　崔建潮在《继承与发扬并重，整理与提高比肩——读〈周超凡学术思想与临床经验〉有感》一文指出："这是一部继承整理中医药专家学术思想与经验，发扬中医药学术，具有较丰富学术内涵和较高学术水平的中医学术著作，在继承整理知名中医药学专家学术思想与临床经验方面，进行了有益的尝试。……纵观全书，继承与发扬并重，整理与提高比肩，加之吸收借鉴现代中医药科研成果，使之又具有现代气息，说理透彻，重点突出，文笔流畅，切合使用。"

版本：

于智敏. 周超凡学术思想与临床经验［M］. 北京：中医古籍出版社，2001.

《周超凡论中药》

　　周超凡教授乃当代著名中医药学家，本书以传统中药、中药不良反应、中药饮片的用量、中药注射剂、《中国药典》以及如何发展中（医）药的建议等学术探讨为主要内容，荟萃了相关的 48 篇中药论文，反映了其对若干中药学领域重要学术问题的见解；附录收载了张能荣先生的论文和各类报刊记者采访的报道。

　　本书第 2 版补充临床基础理论和临床应用方面的内容，使书中论文的数量从 48 篇增加至 78 篇，进一步反映了周超凡教授对若干中药学领域重要学术问题的见解。

版本：

林育华．周超凡论中药［M］．北京：人民军医出版社，2010．

林育华．周超凡论中药［M］．北京：2 版．人民军医出版社，2014．

《周超凡医论集》

　　本书系作者跟随周超凡先生拜师学习期间收集的乃师著述和自己的学习心得，也比较全面地表述了超凡先生的医学观点和医学实践经验。全书精选周超凡 50 年行医、研究之经验，分学术思想、临床病证、中药感悟、名方精释、安全用药、医案选录、相关杂记 7 大部分，展现了周超凡先生的主要学术观点与成果。

版本：

薛红卫. 周超凡医论集［M］. 北京：人民军医出版社，2013.

《周超凡中药临证新用》

  本书是作者在跟随周超凡教授学习出诊，聆听其口传、笔授时的记录，经收集整理编辑而成。书中主要记录了周教授在临床中常用的百余种中药，按照药味功能主治进行分类，分列解表药、清热药、化痰止咳药、理气药等17类中药的功用。为方便读者学习记忆和临床使用，本书整理了周超凡多年总结的百味中药歌诀和相关的汤头歌诀"中药烫头歌诀汇编"作为附录。

  全书在传统中医药理论基础上，总结了相关中药临证使用的特点和方法，挖掘了多种中药的新功用。其中有些内容教科书中尚少记载，或语焉不详，在一定程度上丰富了临证使用内容。

版本：

刘颖. 周超凡中药临证新用 [M]. 北京：人民卫生出版社，2016

第四篇 传略与报道

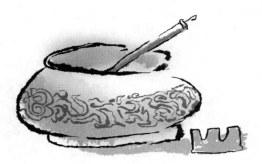

第十一章　传略

精研医药济苍生
——记著名中医药学家周超凡教授

一、承家学发奋自立

周超凡 1936 年出生于浙江省平阳县一个殷实之家。祖父周觐光早年留学日本，毕业于明治政法大学，平素爱好医学，是一名儒医。父亲周仲直从小受中国传统文化教育，文史哲知识广博，中医药基础扎实，年轻时曾从事中医药工作。由于当时社会对中医不重视，曾经因为生计的关系到由其舅父任社长的南京《中央日报》社工作。但他毕竟是名医生，无心于政治，加上时局动荡，战事频繁，不久即辞职，回温州重操旧业，在培康药店坐堂行医。

周超凡的母亲出自书香门第，受过良好的教育，在他刚刚懂事时，母亲就教他背诵唐诗宋词；稍长，又讲解《古文观止》、唐宋八大家的散文。但给他印象最深的，还是药店中高高的柜台，密麻麻的药橱和往来不断的患者。

周父见他对中医药有着浓厚的兴趣，便教他背《医学三字经》《药性赋》《汤头歌诀》及《濒湖脉诀》；其后又让他随诊抄方，有时还带他出诊、上山采药。初中毕业时，他已经能辨认上百种草药，并具备了一定的中医药知识和临床技能，并在其父的指导下，阅读了不少医学书籍。几年后，他已经成为药店中的一名"小先生"了。

后来，周超凡考取了上海中医学院，受教于名医程门雪、黄文东，获益良多。1963 年毕业时，几位老师联合推荐他到中国中医研究院工作，开始了他精研医药济苍生的漫漫人生之路。

二、求古训博采众长

20 世纪 60 年代的中国中医研究院名家荟萃，济济一堂。浓厚的学术空气、丰富的图书资料使他如鱼得水，他每天徜徉在知识的海洋中，像海绵吸水一样，拼命地汲取着知识。他自己暗下决心：决不能宝山空回。特别是刚到中药研究所时，在老师的关怀指导下，他阅读了几乎全部的本草著作，并做了几十万字的读书笔记，这些为他日后的科研临床工作奠定了坚实的基础。他在学习书本知识的同时，更注意向老一辈专家学习，他曾在名老中医杨树千先生的门下学习 3 年，深得杨师真传；周超凡亦勤学不殆，于杨师学术思想多有发挥，无论理论还是临床都取得突飞猛进的进步。

为了勤求古训，博采众长，向基层有一技之长的人学习，他曾先后 3 次参加北京医疗中医研究院分队，赴山西、湖北、江西等地开展医疗工作。在艰苦的环境中，他能安居乐道，甘之若饴。他甚至认为，这期间收获之大简直无法估量，可以认为是他医疗事业发展的起点。

时至今日，有人来问及中医治学之道，周氏仍曰："勤求古训，博采众长而已，别无他。"

三、破成规随机应变

周超凡 30 多年来一直从事中医药科研工作，但他一时一刻也未脱离中医临床。他坚持认为，临床是中医腾飞走向世界的基础，没有临床，中医就没有了生命力。

周超凡是个精医通药的全才，这为他在临床领域大有作为提供了方便。这一点可以从以下几个病例中略见一斑：

一位戎马一生的共和国元帅患顽固性头痛多年，抗日战争时期留下的创伤几十年来一直困扰着他，一直靠服止痛药维持。近日头痛突然发作，原来服用的止痛药此时不仅没有发挥作用，反而诱发严重的心律失常。危急时刻，周超凡奉命出诊。他在仔细检查病体、分析病情后，立即做出正确判断，果断地投予自己研制的一种治疗偏头痛的中药制剂，结果很快止痛，心律失常诸证随即消失，令在场中西专家叹为观止。

其实，周超凡年轻时即以高超的医术在一些地区小有名气。20 世纪 70 年代初，他随医疗队到湖北某山医巡诊，一位患先天性白内障的孕妇临盆时突发肠梗阻，疼痛使她几次昏死过去，此处地热偏僻，交通不便，当地医疗条件低下，转院显然来不及了，孕妇身兼两命，当地医生束手无策而请医疗队周超凡出诊。周超凡根据《内经》"有故无殒"的治疗原则，随机应变，投以加味大承气汤泻下通腑，药后患者腑气得通，疼痛缓解，次日顺产一女婴。此事在当地一时传为佳话。

四、为中医药摇旗呐喊

周超凡一直为中医药事业的发展摇旗呐喊。20 世纪 80 年代初，中国人参蜂王浆产品由于缺乏权威的药理、毒理研究资料和临床应用报告，在出口时受到许多国家的抵制。为此，美国一些药品食品专家和滋补品经销商向我国索取有关资料，周超凡为之撰写了《中国人参蜂王浆的药理毒理研究和临床报告》的论文，在美国刊出后引起轰动，FDA 在核实全部材料后给予认可，为中国人参蜂王浆发放许可证，允许进口经销。

全国政协七届四、五次会议期间，他的《尽快建立中医药博物馆案》受到茈会委员的一致拥护，成为医药卫生界中签名委员最多的提案，加速了中医药博物馆的建立。

他创建了我国第一个治则治法研究室，使得古老的中医治则学焕发了青春。

他订正了马钱子、斑蝥、木鳖子等药物的性味，为提高《中国药典》的科学性做出了贡献；他提议限制雄黄等重金属药物及粪便类中药的临床应用，为保障人民健康、促进中医药走向世界做出了贡献。

作为全国政协委员、国家药典委员、国家保密技术专家组专家、研究生导师，他治学严谨，作风正派，严于律己，以身作则，颇有大医风范。1992 年，作为有突出贡献的中医药专家，他荣获国务院颁发的政府特殊津贴，实在是实至名归。

【于智敏. 精研医药济苍生——记著名中医药学家周超凡教授［J］. 家庭中医药,1998（01）:5-7】

莲花夕晚更发馨

——记首都国医名师周超凡先生

周超凡先生，1936年出生，浙江省平阳人。著名中医药专家、中国中医科学院基础所二级研究员、主任医师、首都国医名师。第七、八、九、十届全国政协委员，第五、六、七、八、九届中华人民共和国药典委员会委员，第十届中华人民共和国药典委员会特别顾问，2010年荣获中国药典发展卓越成就奖。1992年起享受国务院政府特殊津贴。周超凡先生著有《中医治则学》《历代中医治则精华》及《周超凡临证用药经验集锦》等10余部著作。

周先生思想丰富、气象博大、视野广远，崇奉实践、守先待后，其谦和、宽容、开放、大度，秉承主通不主专的治学之道，学术上倡导"横通""纵通"理念。所谓"横通"，就是将医学与哲学、政治、宗教等学科打通，开展多学科交叉研究；所谓"纵通"，是对学术研究来龙去脉进行纵向的把握，对局部的问题也要做历史的、系统的考察。而且内外儿妇，融而相合，从不把各科诸病分割来看，主张会通、综合，视人之病为整体，践履着传统学术立场，近些年声冠医坛，引起国内学术界的广泛重视。

周先生自幼受祖父周觐光家传医学熏陶，并上承先祖周敦颐传统文化的濡染，在周敦颐提出无极、太极、阴阳、五行、动静、主静、至诚、无欲、顺化等理学概念以后，周氏一门都深受影响。

一、赓承岐黄精义，观照融通

周先生说，他的学术生涯前几十年是搞中药研究，后几十年是搞治则研究。其平素十分重视研究周敦颐的《太极图说》和《通书》，娴熟运用周敦颐两推法来说明中医的阴阳五行。周敦颐说："无极而太极。太极动而生阳，动极而静，静而生阴，静极复动。一动一静，互为其根。分阴分阳，两仪立焉。阳变阴合，而生水火木金土。五气顺布，四时行焉。"（《太极图说》）周先生说："《素问》说的谨察阴阳所在而调之，以平为期，阳病治阴，阴病治阳。阴阳之辨，在协在调，协的繁体是个会意字，由表示众多的十和表示把许多股力量合成一股力量的劦字组成，就是要会同、合作。调的本义是和谐、协调，即搭配得当，配合和谐。审查病机，要注意六气主时的规律，藏象理论，六气特性，运用取象比类的方法，找出病象与病机的关系，有外邪要寻求外邪的性质，没有外邪要寻找其他原因，邪气盛实，正气虚损，都要寻找其原因。"

周敦颐提倡"文以载道"，周超凡先生则强调文辞是艺，道德为实。周敦颐一生爱莲，著有《爱莲说》，说荷花是"君子之花""出淤泥而不染，濯清涟而不妖"。周超凡先生亦钟情于莲，常徜徉于荷池并深入研究莲荷为药。

周超凡先生认为荷花"中通外直，不蔓不枝，香远益清，亭亭净植"，除《本草经》中莲藕药用的描述以外，还有东汉华佗的应用，他在手术前先给患者饮麻沸散，使其失去知觉，剖割后缝合伤口，最后涂敷以藕皮等制成的膏药。周超凡先生说，荷花是中国医药宝库中不可多得的一枝奇葩。

荷者，植物名，别名莲花、芙蕖，"一莲九药"，全株入药。作为药学家，周先生谓：荷的花瓣，性温味苦，入心、肝二经，有活血止血、去湿消风、清心凉血、解热解毒的功效。常用于暑热烦温、咳血咯血等。荷的叶片，味苦、辛、微涩，性凉，归心、肝、脾经，有解暑清热利湿、健脾升阳、散瘀止血的功效。荷叶对治疗冠心病、高血压有显著效果，对降低舒张压，防治心律失常、心血管病等也起重要作用，还可广泛应用于功能食品、保健食品和饮料中。此外，荷的藕节、荷梗、根茎、莲子、莲心、莲房、莲衣（莲皮）、莲蓬，亦都是良药。

周先生还有一个治高血压效方：莲子肉、莲子心、石菖蒲、远志、黄芩、菊花、升麻、葛根、泽兰、天麻，临床使用常可获效。这个方子出于《寿世保元》的清心莲子饮，用好了，疗效十分显著。另外，临床上治温热性疾病，有口渴便秘、舌苔黄糙、脉数、热象颇炽的，常以辛凉清解，惯以莲子心配生石膏、僵蚕、地骨皮、大青叶、金银花、酒大黄、郁李仁等。

二、治则臻密精核，考辨不囿陈说

周先生研究中医治则学几十年，深刻认识到治则思想及其引领作用。思想，曹植诗说："仰天长太息，思想怀故邦。"《素问·上古天真论》更进一步指出："外不劳形于事，内无思想之患。"一种成熟的想法，都是经过"思"，然后又经过剥笋抽茧的判断去"想"的认识。

中医的治则概念，包括治疗思想、治疗原则、治疗方法，其相互交叉渗透，相辅相成。治疗思想引领治疗方法与疗效，决定着治则治法与疗效，是临床取得疗效的决定性基础。

中医治疗思想对疾病治疗的临床思维，也是中医学认识、治疗疾病的总纲。有广义、狭义之分，广义的治疗思想包括系统论思想、多因素思想、平衡思想、辩证法思想、动态发展变化思想等；狭义的治疗思想包括防微杜渐，因时、因地、因人制宜，治未病，防重于治，整体观念，辨证论治，治病求本等。应当说，治疗思想是对疾病的治疗具有普遍指导意义的临床治疗思维，贯穿在每一个治疗过程中，治疗思想就是中医临床实践的基本思路。

周先生指出，治疗思想是不断发展的，治疗原则和辨证论治是相互补充、相辅相成的。临床上侧重治则，可以开拓新的诊疗途径。中医辨证论治产生的治则治法和固有的治疗原则相互补充验证，会使其针对性更强。对于一些现代新发病、现代难治病，辨证论治的一些以往经验有时不能直接借用，需要开拓新的诊疗途径，寻找新的治疗方法。此时在治则的指导下开展研究，就显得尤其重要。

三、上承清疏隽雅，独运睿思

周先生近代族祖，是明末名医周慎斋，其著的《慎柔五书》，对周先生早期学术思想影响巨大。明末清初，江苏医家出现了一大流派，即"孟河学派"，这个学派在清道光、咸丰、同治年间，名医云集，经验成熟，遂"积土成山，积水成渊，蛟龙生焉"。积跬步，至千里；积小流，成江海，"孟河学派"学术思想逐渐形成，而其渊源是早期的"慎斋学派"。

明末清初，在江苏就有"阳湖学派""毗陵诗派"和"常州学派"，在这些浓郁的文化熏陶下，滋养了后来各个学派的形成和完善，而胡慎柔、石震、顾元交等名士编订、印刊多部的《慎斋医书》，尤其是陈嘉礎所著的《医学粹精》面世后，周慎斋及"慎斋学派"得以全面形成。

周先生从医以来，很大一部分研究成果是在1985年他担任中国中医科学院中医基础理论研究所中医治则治法研究室主任以后取得的。其中《周慎斋遗书》的"二十六字符"，就是周先生对早期启发较多的治则机理的深化。

《周慎斋遗书》提出的"固""一点真阳寄坎中，固根须要药灵通"。"先天真一之气，藏于坎中。其气自下而上，与后天胃气相接而生，乃人身之至宝。""润""肺为华盖主皮毛，金体由来畏火烧，便竭皮枯津液涸，滋干润燥见功劳。"润治之方，其理不出乎滋阴润燥，流通血气。"涩""脾实生痰滑泄，肾虚气弱多溏，遗精失禁便不藏，温涩相投切当。涩治之法，其理不出温补于下。""通""通治之法，不出于泻利二端。""塞""塞因之法妙难传，疏启中间峻补兼，此理若能知得透，谁云医道不通仙。"其他如理、清、扬、逆、从、求、责、缓、峻、探、兼、候、夺、寒、热、补、泻、提、越、应、验，诸法在《中医治则学》基本都得到重视和发挥。以后多年间，周先生在总结、梳理"二十六字符"时说："明得个中机，便是医中杰。"

如今，周先生已八十五岁高龄，仍坚持经常出诊并连著新作。先生曾说，先祖周敦颐是中国历史罕见的哲人，是士大夫精神上的家园，先祖周敦颐为后代的士大夫筑起一个精神上的"巢"，使得周氏后代精神上得到安宁。综观周先生的治学之道，毕生坚持"守正出新"的理念，坚守治学的雅正之路，坚守先祖周敦颐的清雅和淳厚，值此先生八五华诞之际，衷心恭祝先生青春永驻，学术之树常青！此文最后写一小诗，以表崇敬：

史上周氏盛有名，流觞曲水莲荷亭。

半亩医坛谁云小，八五依可御鲲鹏！

（作者系中国中医药研究促进会副会长兼首席专家、世界中医学会联合会高级顾问、中国中医科学院客座教授）

【卢祥之. 莲花夕晚更发馨——记首都国医名师周超凡先［N］. 人民政协报，2021-12-29：第6版）

我印象中的周超凡

周超凡获"全国名中医"称号，我感到由衷地高兴。

关于周超凡的业绩，近两年来，《光明日报》《人民日报》《人民政协报》等均有全面而密集的报道。有一个《周超凡先生简介》，开列先生的政治头衔和学术头衔约 500 字，句句属实，没有一点儿水分。

周超凡是浙江温州人，祖上追溯到宋代著名学者周敦颐，就是那位写莲"出淤泥而不染"的《爱莲说》的老先生。这是一种门第和人格的标榜，对今天的知识分子来说，非常重要。

周超凡生于 1936 年，比我小一岁。他刚一岁多点儿，抗日战争就爆发了。我们生活在同一个难忘的时代。整体而言，周超凡的人生是比较稳定、幸运、美满的。

周超凡的学术生涯，前 23 年搞中药研究，后 24 年搞治则研究。

重点是，一辈子没有脱离临床实践。

重点是，研究中药贯穿了他的一生。

中医治则，是中医基础理论的重要组成部分。在他任中国中医研究院（现中国中医科学院）中医基础理论研究所中医治则研究室主任期间，领衔编写了《历代中医治则精华》一书。这是中医基础理论的系统梳理之作，对后世中医的发展有深远影响。

周超凡对中药的研究，从 1963 年大学毕业进入中国中医研究院中药所开始，后来有幸参与编写《全国中草药汇编》，以后连续 30 年担任国家药典委员会委员，并长期任《中国中药杂志》副主编，一直是国家级的药品评审专家。

在那个时期，周超凡是能够和西药专家相沟通、被西药专家所认可的少数中医专家之一。他不断提醒中医，注意某些中药的化学毒性，对含有砷、汞、铅和马兜铃酸等含毒性中药，在处方中尽量避让；把动物粪便药如五灵脂、夜明砂等剔出《中国药典》，使临床上减少了中药毒副反应，纯洁了《中国药典》中药部，也留下了给人评说的机会。

"传承中医，要干就干一辈子！"这是周超凡的誓言。他学习勤奋，为人平实，作风踏实，基本功扎实。他埋头苦干，心无旁骛，整天就是工作、诊病、读书、审稿、写作、开夜车、坐办公室。没有节假日，没有休息日，没有娱乐，没有东张西望，没有吃喝游玩。这一点，一般人做不到。

他既有温州人的坚忍不拔，又有温州人的灵活圆通。他的医学思想求真务实，开放宽容，衷中参西、中西汇通，偏西偏中、随遇而安。他称自己的学术思想是"医药圆通思想"，中肯而得体。

新冠肺炎疫情流行三年来，对世界医学来说，无论是西医还是中医，无论是现代医学还是传统医学，都面临极大考验。大疫当前，许多医生都有"世忧多病愧称医"（裴沛然语）之感。周超凡是中医基础理论研究所老专家之一，一直身处中医基础理论研究阵地的前沿。

环顾世界，西医在防控新冠肺炎疫情方面做了大量工作。各国的医务人员都非常辛苦。他们在消灭传染源、切断传播途径、提高人群免疫力三个环节上做出了重大努力，特别是在抢救危重患者方面，贡献卓越。但他们毕竟没有提供非常有效的疫苗，没有研制出满意的特效药，没有控制住疫病流行，最后仍不免陷于群体免疫即自然免疫之中。

中医听说新冠肺炎疫情是病毒感染，马上将其定性为温病时疫。中医的疗效始终徘徊在"轻症不转为重症"阶段。但是，疫情一年四季发病，天南地北发病，五洲四海发病，不同人种发病。"天人相应"受到考验，"五运六气"受到考验，"温病学说"受到考验，"辨证论治"受到考验，"中医急症"受到考验，"成药通方"受到考验，中医基础理论受到考验，中医教科书受到考验。

这些重大的考验和挑战，都涉及中医基础理论的核心，关乎中医的继承和发展，都值得重视，值得研究，值得讨论。

所以，周超凡思考的中医基础理论研究，也正是我们大家所考虑的。

【诸国本. 我印象中的周超凡［N］. 中国中医药报，2022-8-31：第 8 版】

第十二章　访谈

悬壶济世　名医大家
——访中医科学院著名专家　周超凡

一、中医世家源于家学

周超凡教授 1936 年出生于浙江温州一个五代中医世家，祖父早年留学日本，是一位儒医。父亲周仲直自幼秉承家学，中医知识博学，在江浙代行医，他不仅坐堂，还开了一间药铺。周超凡受家庭影响，从小就背诵《医学三字经》《汤头歌诀》《药性赋》《濒湖脉学》等。他上高中之前，每年寒暑假回家，帮助父母抓药、切药、晒药，15 岁时已能辨识上百种中草药，掌握一些用药与治病的技能。1957 年他考入上海中医学院中医系，因有中医药家学底子，深得名师程门学、黄文东青睐。他在名师栽培下，精通了病理与药理等知识。1963 年毕业，教授推荐他到中国中医研究院（现中国中医科学院）中药研究所，从事中药方剂研究。他致力于把传统的中药方剂理论与现代生药、药理、药化、制剂等多学科知识结合起来。日后，他成为一位博学广识、知古通今的名医。

二、为徐帅治愈偏头痛

1987 年 11 月，周超凡在湖南长沙开会时，接到单位打来的一个长途电话，要他立即乘机返京，为一位中央首长急诊。他回京后，一辆红旗轿车将他送往北京西城区一座深宅大院。他在客厅看到墙上挂着一只 1 米多长的龙虾标本，是东海舰队某部赠送的，受赠者的名字让他恍然大悟。他对笔者说："这位首长就是我素来敬慕的徐向前元帅。"

周超凡讲，徐帅当时已 75 岁高龄，他从青年时起便长年征战，鞍马劳顿，因殚精竭虑，积劳成疾，最终患上严重的偏头疼。40 多年来头痛反复发作，平日里他经常依赖服止痛药缓解头痛。由于近些年来头痛发作频繁，服止痛药已无济于事，尤其在发怒时头痛症状无形加重，颅内犹如擂鼓般咚咚震响。徐帅当时双眼难睁，伴有恶心、大便不爽、舌质红、苔厚腻、脉弦滑等系列症状。同时，脑电图、脑血流图、头部多普勒、头颅 CT 均未见异常。他最终诊断，徐帅患的是"原发性血管性头痛"，中医属风痰头痛。徐帅的病和《左传》里记载的华佗给曹操治疗的头疼病一样，叫"雷头风"。他当时常吃的是某药厂生产的一种中成药"复方羊角冲剂"。他拿来药一细看，发现药里含有"乌头"，可能是乌头碱又引起了心律失常，从而加重了病情。于是，他当机立断，建议立即停服该药，换成汤药。为了对证辨治，周超凡采用"疏风化痰"治疗法，开出由人参、半夏、白术、天麻、川芎、白芷、细辛、延胡索、牛蒡子、胆南星配伍的"芎辛汤合半夏白术天麻汤"。后因徐帅嫌汤药苦口难以下咽，周超凡在中医研究院将此方制成中成药"偏头痛颗粒"，便于徐帅服用。徐帅服七剂后，头痛便消失了。在其后一段时间，周超凡又随证调整用药，徐帅又坚持服药两月左右巩固疗效，并经过一段时间的临床追访后，其头痛痼疾再也没有发作过。30多年来，周超凡治疗的偏头疼患者数以千计。

三、偏头痛原因、预防与饮食

周超凡说，偏头疼由四方面因素造成：①遗传因素，几乎50%的患者都有家族病史即父母其中一方曾患有偏头痛病。②心理因素，现在社会竞争激烈，有些人抗压力弱、心理负担过重引发偏头痛。③不健康生活方式，嗜好烟酒、经常熬夜，造成生物钟紊乱，很容易诱发偏头痛。④饮食因素，吃高热量食品，如巧克力及羊肉、狗肉、海鲜等发物都容易诱发偏头疼。

周超凡提出预防偏头痛的五条建议：①戒烟酒、不吃高热量食品，偏头疼的发病率会大大下降。②选择适当缓解压力的方法，如向他人倾诉内心的焦虑，将心中积郁的不良情绪宣泄出来，偏头痛可得到缓解。③喜欢运动的人患偏头痛的概率很低，运动能够改善偏头痛症状。④每天保证8小时睡眠，可降低偏头痛发病的概率。⑤饮食要注意清淡，要多吃新鲜蔬菜、水果、绿豆汤、莲子汤、蛋类等，这都有助于预防偏头疼。

四、为于是之延缓老年性痴呆

1994年，北京人民艺术剧院著名艺术家于是之患有老年性痴呆（早期）。于是之的一个朋友在报纸上看到中医研究院基础理论研究所周超凡在研究治疗"早期记忆性障碍"的课题，已取得初步成效，劝他去找周超凡治疗。于是之前去求医。周超凡向他介绍了当前老年人患这类病的概况以及他们研究这一课题所取得的进展，还给他讲述正在用大白鼠做动物医学实验，结果表明失去记忆的大白鼠，坚持用药一组的记忆力有所恢复。

周超凡认为他的病情不算严重，但要治愈不易，只要坚持服药，病情可以缓解。周超凡说："于是之很有幽默感，他对我说：'您把我当成研究的大白鼠吧！'"

"周大夫是个大忙人，日程总是排得满满的。但每次看病总要讲一些中医辨证施治的道理，我似懂非懂。只是感到中医非常重视人体本身的统一性、完整性，以及它与自然界的相互关系。它是把人体看成一个有机的整体，一个部位出了毛病，总是把它和整体联系在一起，全面地进行分析、研究，还要考虑患者的体质以及季节的变化才能下药。绝对不是简单的"头痛医头、脚痛医脚。"（于是之《我和中医中药》）

"记得我因为脑缺血第一次发作，嘴总是控制不住地像在嚼口香糖似地动着。当时，我错误地认为是牙有问题。我想大概是有一颗牙齿太尖了，总是要用舌头去舔它，所以嘴才动。我去看内科，把这个想法说了，大夫也未探究。后来，干脆把它"除掉了"。牙是没了，但嘴仍动不已。我还吃过一种很小的药片，说是控制嘴动的。好厉害！吃了一段时间，嘴是管住了，可好像脸也木然了。"（同上）

于是之也吃过一些治疗记忆力减退的药。那些药的使用说明常有"头昏、嗜睡、口干、便秘、食欲减退"等不良反应，吃起来让他总有顾忌，有顾此失彼之虑。然而，中医中药则不然，中草药的副作用较西药的副作用小得多。

"我的病明明在大脑，大夫却给我补肾，调解气血、脾胃等，还特别注意我的通便问题。说来也怪，只要每天能痛快地方便一次，顿时觉得周身轻松，心情也顺畅了许多。'若要长生，肠中常清'确实是有道理的。周大夫还根据我的体质和四时天气冷暖的变化，随时调整药方，做到因人、因时用药，使我的健康得到很大的改善。至于嘴是什么时候开始不动的，我也记不清了。"（同上）

从1994年6月至1997年，于是之坚持按时到周教授这里看病。三年多，他没有中断用药。后来，他吃饭、睡眠、大小便、血压等都恢复正常，同事见他，都说他气色不错。那时，于是之做过两次体检，CT表明原来的"梗死灶""较1995年9月无明显变化"，血液的各项检查基本上也在正常值范围内。于是之在《我和中医中药》最后感慨道："我想，这大概就是'延缓'了吧？我由衷地感谢周超凡大夫。"

五、老年痴呆症早期症状及预防

周超凡说，老年性痴呆症也有明显家族病史，从染色体基因层面已经得出依据。在我国"阿尔茨海默症"的发病率不高，但是"血管性痴呆症"发病率却很高。前者与家族遗传因素比较密切，后者是高血压病未控制好，在脑卒中基础上并发"血管性痴呆症"的概率很高。血管性因素在发病中起的作用也日益突出。因此，控制好血压是预防老年性痴呆症最有效的方法之一。另外，该病要早发现、早治疗，可使病情得以延缓。

该病早期常见的两种表现：①记忆障碍，患者记不住刚做过的事或刚讲过的话，对以前熟人的名字容易搞混，记不住贵重物件放在何处，对往事记忆清楚，对近期的事容易遗忘；②心理障碍，有的患者怀疑自己的老伴儿有外遇，怀疑子女偷窃自己的钱物，把垃圾当作值钱物品收藏。如果亲属发现家人在日常生活中反复出现这些反常行为时，要及时就医，及早诊断，早治疗可延缓病情向重度发展。

周超凡说，在我国首先要防控高血压，要戒烟戒酒，要合理地饮食即重视宝塔型饮食结构，要低盐、低脂肪，最好食素，适量运动，防止肥胖，心理平衡。另外，要多吃蔬菜、鱼虾类食物，可减少患老年性痴呆症的发病机率。如果肉类吃得过多，会使其发病机率增高。

六、周教授今生最得意一事

在采访即将结束时，周超凡对笔者讲了他行医60年中做得最得意的一件事，那不是为徐向前元帅治愈偏头痛，也不是为著名艺术家于是之缓解老年性痴呆症，而是救了湖北省武汉市新洋地区贫困农村一对母婴的性命。1966年，他作为北京巡回医疗队成员被派往武汉军区，在后勤部卫生部从事中医学教学工作，培养部队的中医人才。他说："一天，部队附近农村的贫协主席登门请我去他们村抢救一位难产孕妇。这位孕妇是盲人，她丈夫是聋人，怀孕临盆，因蛔虫性肠梗阻难产。贫协主席说，现在送到武汉医院做剖宫产都已经来不及了，孩子也生不下来，孕妇和孩子会憋死的。我就尝试着给孕妇治疗吧，给她用'复方大承气汤'，结果肠梗阻通畅，孩子生下来了，大人孩子都保住了。别提我多高兴了！我离开村子时，人家特意煮了两个鸡蛋送给我。这里是湖北洋新，很穷啊，人家能拿出两只鸡蛋就是很难得的礼物啦。这是我一生中最得意的一件事！"

听到此，笔者想起成语"悬壶济世"——医者仁心，普济众生，大医家也。

【胡迎新. 悬壶济世 名医大家——访中医科学院著名专家 周超凡 [J]. 健康之友，2018（04）：38-41】

周超凡情系中医六十载：
让更多人了解中医药是我的使命所在

中医药文化的发展史亦是中华文化的发展历史，它包含了传统，又折射着现代，连接过去，也面向未来，在今天依旧散发着迷人的气息。见到周超凡先生的那一刻，你就能感受到他身上长久浸润着中医药文化的厚重气息。

HB：目前，新冠肺炎疫情虽然得到了较好的控制，但每到冬季，就容易出现局部地区的反弹，如果控制不力，还有可能造成大范围的传染。从中医的角度来看，您觉得大家该如何进行有效的防控？

周超凡：古代瘟疫多发，劳动人民在与疾病的角力中积累的医术，使中华民族面对重大疫情仍能够顽强生存下来，中医担当着除病济世的重任。现在的新冠肺炎疫情预防，要从多个方面考虑。《黄帝内经》中有一句话："正气内存，邪不可干；邪之所凑，其气必虚。"意思是体内正气强盛的情况下，邪气不易侵入机体，也就不会发生疾病。这就是"正气内存，邪不可干"的道理所在。

预防新冠病毒感染，除了要做好戴口罩、勤洗手、少外出、均饮食之外，最重要的是要使身体的气血阴阳达到平衡，才能让免疫系统保持在最佳状态，拥有最好的抗病能力。尤其要注意劳逸结合，保持健康规律的生活方式，熬夜、吸烟、喝酒都会降低免疫力。也可以用如金银花、连翘、黄芩、板蓝根这类具有预防疾病作用的中药，帮助提高人体的抗病能力。古今办法结合，才能够更好地预防疫情。

HB：您对"中医药健康美容摇篮计划"怎么看？从依托中医药、传承与创新中医药文化、全面提升中医药服务品质和服务内涵的角度，请您对我们这个摇篮计划提些宝贵意见和建议。

周超凡：一个计划从制定到执行要经历很长的过程，一定要持之以恒地坚持实践，做到"学以致用""知行合一"。中医药学及其养生健康文化也是提高人的生命质量和身心健康水平的"医药实学"。

实施"中医药健康美容摇篮计划"，人才培养是关键，而师承教育是中医药人才培养的一个重要途径。要严格按照理论学习、跟师学习、临床实践三方面教学计划，通过跟师学习和临床实践，整理、继承名老中医的学术思想、临床经验和技术专长，让中医药事业得到更好的传承和发扬。在学习过程中，既要注意坚持古为今用，也要汲取现代医学的精华，努力实现中医药健康养生文化的创造性转化、创新性发展，使之与现代健康理念融会贯通，与先进的科学技术互为借鉴。

互联网新技术的迅速发展也让中医有了更为广泛的应用场景，让中医与大数据分析、化验指标分析相结合，也可以更好地发挥中医在现代医疗中的作用。

HB：当前一个普遍共识是，中医药在维护人类健康方面有其独特价值，并且是无可替代的。作为中医世家，您肯定有更深的体会，对此，您是如何认识的？

周超凡：我出生于中医世家，传承至今，已经是第五代。在"医家"文化的浸润之中，能够强烈地感受到，中医药文化是底蕴愈厚、韵味愈醇的。中医药并不是独立的中华文化，它无时无刻不体现着中华文化的智慧和丰富内涵，其诊疗模式与中华文化的世界观、方法论、价值观息息相关。

尤其是经历了此次中医药在抗击新冠肺炎战役中的考验，也让我们切实地认识到中医药阻击疫情的"中国处方"的价值，大大提高了我们民族的文化自信。

HB：您认为，与西医药相比，我们中医药的优势在哪里？请您以身边的小例子给我们的读者一些更直观的解读。

周超凡：中医和西医共同担负着维护和增进人类健康的使命，具有各自的优势，可以说在现代医学体系中，两种医学优势是互补的关系，不能互相取代。

中医药学是以中国哲学思想和方法为指导，既包括医学，又包括药学，还包括针灸、推拿等多种非药物方法的医药科学。中医药文化蕴含着丰富的哲学思想和人文精神。比如，中医认为心有二：血肉之心和神明之心。《黄帝内经》说："心者，君主之官也，神明出焉。"血肉之心的重要功能是驱动血液在血管中运行至全身，发挥滋润和营养作用。心行血，输送氧气和营养，其中最为重要的器官是大脑。西医则将二者称为心脑血管系统。二者要深入地互相学习、借鉴，才能够增进彼此的了解。

HB：中医是我国的文化名片之一。您认为，中医这张名片上最不能缺少的关键词是什么？

周超凡：在我看来，最重要的就是文化自信。中医学中的"五行之法"，体现了我国古代哲学关于事物彼此联系、相克相生、相容相和的哲学思想，在我编写的《历代中医治则精华》中，就强调了这一观点。中医药文化是中华文明的注脚，我们一定要重视、认同自己的文化，才能够更好地发展。

HB：我们看到一种现象，国际上越来越多的国家开始关注中医药及其产业，而我们可能更关心这一现象的持久性。对此，您怎么看？换个角度说，您对于中医药突破自身发展瓶颈，真正成为世界公共卫生产品，造福全人类，要实现"中医药人"的这一最大梦想，您有哪些可以分享的思考和见解？

周超凡：古代唯物论和辩证法始终贯穿于中医药的基本理论当中，可以说，中医药学理论发端于中国古代的阴阳五行理论。中医药学的阴内阳外、阴阳相合的"阴阳说"，体现了一分为二、对立统一的辩证法思想。这些都是我们中医药最独特的"智慧"所在。

随着中国国际化的步伐越发加快，我们"中医药人"坚决反对墨守成规、故步自封，做到"风物长宜放眼量"，守住中医药文化初心的同时，还要加强交流学习，研究西医科学的理论体系和技术方法，兼收并蓄，博采众长。

HB：相较于西医，您认为女性出现的哪些症状更适合中医治疗？"养生"素来是中医倡导的未病先防的自助健康管理方式，请您针对广大职业女性，为我们分享一些日常生活中的实用小妙方。

周超凡：中医美容不仅要求容颜美，还更注重内在的健康，例如亚健康状态的人，气色一定不会好。身体健康，气血充盈，经络通畅，精气神饱满，展现的美丽才是由内而外的"健康美"。

因此，如果不先解决健康的问题，美容很难有成效。所以我们要进行由内而外的调养，保持好的心情。面对压力，要及时排解不良情绪，规律生活作息。比如，我曾经接诊一位年轻的女孩子，因为考试不顺利，心情不好，吃了很多甜食，脸上长了很多痤疮。看了西医说是性激素紊乱，治疗后效果不明显。我认为，主要还是心情的问题，于是开了主安神除烦、解郁闷不舒的方子。她吃了之后心情舒畅许多，一周之后痤疮也都平复了。所以说，真正的美容"药方"还是建立在健康之上的。

HB：中医理论表明，人有12经络与365穴。对于职业女性而言，在日常生活中，我们自己可以通过按摩哪些人体穴位达到一定的治疗效果？

周超凡：按摩穴位可以达到养生或者自我疗疾的目的，但按的方向、力度、位置不同，产生的作用也因人而异。我向大家介绍几个较为通用的穴位。例如现在冬春交叠，很多人因外感受凉、冷热不调，出现感冒的症状，就可以通过按摩足三里（足三里穴位的准确位置在外膝眼下四横指、胫骨边缘）来预防感冒；还有中医也有"肚腹三里留"的说法，胃肠的一些疾病，也可以通过足三里穴位来防治。

按摩委中穴（委中穴在腘横纹中点，当股二头肌腱与半腱肌肌腱的中间），可缓解女性腰酸背痛；有些人较为体虚，小便多，就可以按摩关元穴（脐下三寸处）和气海穴（下腹部，当脐中下 1.5 寸）；而百会穴（百会穴位于人的头顶部，在两耳郭尖端连线与头部前后正中线的交叉点上）对于头痛、眩晕等头部病症，有不错的调理和缓解作用。

在我看来，是药三分毒。如果可以不服药，尽量就不服药，按摩、针灸、推拿等非药物的健康保健治疗方法，预防保健作用独特，治疗方式灵活，费用比较低廉，既安全又节省时间和医疗资源，值得我们进行普及和推广。

HB：中医特色的"艾灸"家喻户晓，其简便、实用且效果明显，应该算是最具代表性的中医特色之一。但现实中，如果问到具体的艾灸究竟适用哪些证候，不适用哪些证候，甚至会起到副作用的问题时，恐怕多数人都还是一头雾水。对于这种绿色原生态疗法，请周教授帮我们科普一下，我们该怎样明辨社会上五花八门的艾灸项目，做到明明白白地健康消费？

周超凡：艾灸企业大大小小，在国内的增长十分快速，但进入行业的企业存在良莠不齐的现象。我们首先要知道，艾灸不是万能的，也有其适应和不适应证。能把艾灸的适应证无限制扩大，是错误的观念。消费者在进行选择的时候，要选择有营业执照的正规经营场所或者正规医院，保证自己的安全。

我们也亟须完善相关行业规定和法律法规，加强对艾灸行业的人员进行专业性培训，制定严格的上岗考试和标准，做好企业的专业培训管理，以推动艾灸产业健康快速发展。

HB：风靡于 90 后的"朋克养生"成为目前人们热议的健康话题。如何让中医以更轻松愉悦的姿态走进大众生活，让中医不再只是看病治病，而是一种引领健康养生的生活方式？

周超凡：年轻人对中医药越来越感兴趣，这是一件好事，他们代表着中医药未来发展的希望。而面对年轻群体，中医药也应该以更通俗易懂的姿态，走进大众生活。我编写了一本《精彩诗图话中药》，就是运用通俗易懂的语言和形式介绍了中医临床常用的、较安全的 260 多种中药，描述中药的功能、主治、不良反应及注意事项。

因为中医治病讲究辨证施治，一证一方，因人而异。因人有高矮胖瘦、男女长幼，病有寒热温凉、轻重缓急，断不可一概而论。想要自己有效养生，首先要对自己体质有基本的认识。总的来说，运用通俗的语言讲出专业的知识，让更多年轻人了解中医药，也能受益于中医药的疗效，这是我们的使命所在。

【童心.「HB 独家专访」周超凡情系中医六十载：让更多人了解中医药是我的使命所在，
2021.02.11】

中国中医科学院专家委员会委员周超凡
——"传承中医，要干就干一辈子"

通过网络直播平台开讲座、招收新的学生继续做研究……今年86岁的周超凡，虽然已退休多年，但仍把大量精力倾注在中医药学术的研究和传承上。他说："人的一生很短，有时候一辈子做一件事也很难完成。我这一代人没有完成，希望后起之秀继续努力，勇于超越。"

"研究中医是父亲的毕生心愿，我想传承下去"

周超凡出生于一个传承五代的中医家庭，与中医的缘分与生俱来。父亲最大的愿望，就是希望周超凡可以把中医事业传承下去。虽然周超凡的高中班主任老师建议他攻读理工科，但周超凡还是选择了中医。他把《中国青年》杂志上4家中医院校成立的消息和鼓励青年投身中医药事业的文章拿给老师看，他说："研究中医是父亲的毕生心愿，我想传承下去。"

1963年，周超凡从上海中医学院毕业，被分配到中医研究院（现中国中医科学院）中药研究所工作，全身心投入中药科研工作之中。在实验室工作了两三年后，周超凡陷入了困惑：有些实验研究结果与临床经验存在很大差距。带着困惑，他来到广安门医院。经过3年的临床工作，再回到科研岗位的他，深刻地认识到了临床和实验相结合的重要性。

后来，周超凡又不断到各地为群众看病，积累了丰富的诊疗经验。在江西德兴，周超凡在为当地农民治感冒时，发现那里蕴藏着丰富的中药资源。于是，他开始收集中药标本。离开江西时，周超凡收集了100多种中药标本。

周超凡说："这段丰富的基层诊疗经历不仅开阔了我的视野，也巩固了我对中医理论的认知，让我对中医事业有了更深入的理解。"

"必须与现代研究成果相结合，才能打开思路"

下过乡、采过药、做过中药标本，周超凡非常适合参与国家药典的编辑工作。1978年，经过4年多的努力，周超凡参编的《全国中草药汇编》荣获全国科学大会集体成果奖。

连续30年，周超凡先后参与了6个版次的《中国药典》编写和修订工作，他的很多修订意见最终被采纳。

在临床上，周超凡非常注重运用现代研究成果。20世纪80年代开始，他就尝试将中医传统治法与现代研究成果相结合，思路开阔了，也做出了更多突破和创新。

"对于中药药理而言，成分分析固然重要，但必须与现代研究成果相结合，才能打开思路。"周超凡说，"譬如甘草，自古就有'十方九甘草'的说法，甘草中含有70多种化学成分，在不同的方子、配伍、用量下，就会发挥不同药效，或补，或和，或缓，甚至还有解毒的功效，用途甚广。如果撇开临床，单纯分析成分，就背离了传统中医理论。"

"中医理论的创新与突破，就是治疗观念的转变"

"'治则'是治病的关键所在，中医从医者必须认真学习，熟练掌握。中医理论的创新与突破，就是治疗观念的转变，即'治则'的转变。"周超凡说，"'治则'是通用的，药物知识也是通用的，需要结合各自的临床实践活学活用。"

1985年，他调到中医研究院基础理论研究所工作，专门从事医理研究。此后6年间，他几乎全年无休，全身心扑在中医基础理论研究上。"那6年里，我把有文字记载以来的历代医书，都翻阅了一遍。"他说，"遴选是个艰苦的过程！我从中挑选出300多部有价值的书籍，都是有关'治则'的一些不错的书籍。"

"光靠上班时间是不够的，我晚上和节假日都去加班。因为是下班时间，电梯都关了，我只能爬楼梯上下楼。"周超凡说。令人欣慰的是，他有关治则研究的著作很受欢迎，目前已经加印了5次。

在这个领域，周超凡深耕了几十年。通过对治则治法理论的整理与系统研究，他发表了10余篇高水平的学术论文，出版了《历代中医治则精华》《中医治则学》等4部中医专著，初步完成了中医治则治法体系的框架构建，开辟了一条实验、理论与临床相结合的研究路径。

周超凡退休后，仍然心系中医，先后开设了28次专题讲座。他还将诗歌修辞与中医药文化相结合，主编的科普图书《精彩诗图话中药》《精彩诗图话方剂》相继问世。日前，第二届全国名中医名单公示，凭着多年来在中医药领域的潜心钻研，周超凡入选公示名单。回望60多年的从医路，周超凡说："传承中医，要干就干一辈子，关键是要坚持探索与研究中医临床和实验相结合的道路。"

【王君平. 中国中医科学院专家委员会委员周超凡——"传承中医，要干就干一辈子"［N］. 人民日报，2022/02/21】

第十三章　报道

留住民族医药的"根"

全国政协委员、中国中医研究院研究员、著名中医专家周超凡在全国政协十届一次会议上提出的议案是：采取必要措施，保护民族医药文化土壤。

民族医药包括中医药和民族、民间医药。周超凡认为，近 20 年来，传统医药有了一定的恢复和发展，但在基层特别是农牧区，对民族医药人员，包括有一技之长者的保护、培训还非常不够，传统的医药资源丢失极其严重。虽然党中央、国务院明确规定"各民族医药是中华民族传统医药的组成部分，要努力发掘、整理、总结、提高，充分发挥其保护各民族人民健康的作用"，但在基层，主观和客观上都存在很大落差。

据周超凡介绍，目前一些现代管理办法脱离实际，在整顿时，把一些土生土长的民族医药淘汰"规范"出局，致使一些民族医生越来越少。并且老一辈民族民间医生过世后，其医疗特长也随之消亡，药物开发也从此失去依据。

因此，周超凡建议，有必要像保护非物质文化遗产那样保存民族医药文化"土壤"，像抢救民间文艺那样抢救民族医药文化，甚至建立若干民族民间医药文化保护区，尽一切可能把民族医药的"根"留住。比如，对年满 56 岁或行医 30 年以上的民族民间医生，允许其带徒，以便为今后研究民族医药保存"土壤"和"种子"。

【杨六香. 留住民族医药的"根"［N］. 中国医药报，2003/03/08】

中医现代化还没准备好

中医现代化与中药现代化必须是同步的，不能只讲其一。目前的情况基本是，只谈中药现代化，忽视了中医现代化。日前，接受记者采访时，中国中医研究院专家委员会委员周超凡研究员如是说。

一、规划少了中医

去年国家8部委牵头写了《中药现代化发展纲要》，希望在2002年到2010年的8年之间，建成两个资产规模50亿和10个30亿的中药企业，创建规模化效应，实现中药产业现代化。

目前，我们更多的是在说中药现代化，而不是中医现代化，是因为中医现代化难，中药现代化看得见摸得着。周超凡研究员把中药现代化的含义归纳为6个P：GAP（药材种植）、GPP（饮片加工）、GMP（中药制剂生产）、GSP（规范营销）、GLP（研发）、GCP（临床研究）。

周超凡研究员建议，要把"6个P"与中医传统特色结合起来，将老药工的眼看、手摸、鼻闻、口尝的经验进一步发扬光大。丰富改造完善"6个P"，使之成为符合中国国情的"6个P"，真正形成中国中医药独有的特色。

据报道，全世界每年中药销售额在150亿美元左右，我国出口额仅占5%，这是为什么呢？因为我们的中成药主要是满足了国内的需要，出口较少，进口部分的"洋药"基本与我们出口的部分抵消了。我们出口的主要是药材饮片，进口的主要是成药，中间的附加值都让外国人赚去了。我们基本上像小农经济一样自给自足，产值不少，基数大都内销了。

周超凡研究员最担心的不是销售额。他说，将来我们的博士出国以后，由于对我们国内的科研成果了如指掌，很可能会利用外国先进的实验条件、丰厚的科研资金，生产出一些"洋中药"，然后返销国内，将对本来很薄弱的国内中药市场造成更大的冲击。

二、要有自身标准

对于中医现代化，国家中医药管理局一直未能正面提出来。周超凡研究员指出，关于中医现代化，中医药管理局还没有做出一个规划或近期目标，这样就造成了一手硬、一手软的现象，好像中药要加速现代化，中医可以慢慢来。两者之间形成了严重的脱节。

周超凡研究员认为，利用国外已有的概念和规范要求来衡量我国的中医中药，如果不对它们进行很好的消化改造吸收，生搬硬套外国标准而不加以改造，难免会产生不良后果。而且可能会对中医原有的、传统的东西构成威胁，甚至脱离中医的整体观念、辨证论治的理论体系。

虽然中药需要讲究化学成分，但现在的情况已经过犹不及，成为西方的"唯成分论"了。中药不是单一的成分，而是几十上百个成分，所以不能只抓住一个成分来代表中药，以偏概全。

中医要现代化首先要重视对传统中医药理论的研究。现在中医药理论的研究，实行中西医结合，的确是一条行之有效的便捷途径，但绝不是唯一的途径。周超凡研究员特别指出，单纯用西医的方法来研究中医中药的后果是：凡符合西医药的东西都保留下来，不符合的就被完全淘汰。但是淘汰了的东西，很可能是中医的特色和精华。所以，这样做显然是不合理的。何况西医也没有发展到顶峰，更没有尽善尽美，不能用一个不完善的标准来判定中医药的是非与优劣。他举例说，我们的中医院校模仿的都是西医学校，中医的科研模式也是按照西医模式，这也是不恰当的。

他认为现在最可靠的方法是利用现代科学（包括数理化）的知识来研究中医中药，但是现在学自然科学的人，真正懂中医的很少。周超凡研究员呼吁，希望能允许中医研究院所招收一些自然科学方面的人才，由我们来向他们传输中医药科学知识。

三、继承尚乏人才

现在国家中医药管理局制定的相关考核政策有些是不利于中医药长远发展目标的，虽然我们已经走了弯路，但是也已经发现了一些问题并正在改进。比如中医教育开始了"师带徒"，只是有些积重难返。即使是"师带徒"，徒弟到底去学了没有？有没有经过临床实践？是不是两年后交一篇论文就了事？这里面难免存在形式主义的东西。

中国中医研究院里像周超凡研究员这样年龄的人，很多是中医世家，对中医中药有着很深的感情，后来上大学学的也是中医。而现在很多中医药研究生，中医的底子很薄，还有的虽然本科读了中医，但后来考了其他专业的研究生，把中医专业又丢了。

中医现代化首先得有人才，需要一些多学科综合人才来学中医，哪怕人文科学的学生也可以学中医，用他们的多学科（包括人文科学）知识来研究中医，因为中医是一个博大精深的学科。

中医的优势在于，中医不但在人文哲学方面和疾病谱上与西医相比有很多优势，而且中药是在中医理论指导下使用的，中药的开发是从中医临床中来的。但为什么中医的优势没有发挥呢？因为大家感觉中医医院不赚钱，尤其在骨科领域，传统中医的接骨方法已经丢了不少。难怪有人说中医已经不姓"中"了！

四、存在的问题

现在有很多中医院，在门诊主要还是按照中医的方法来治疗，但到了病房，基本上还是西医那一套，完全是"西医打头阵，中医作陪衬"。这从中医院年终结算时就很容易体现出来，中医院用的西药多于中药。中医医院的诊断采用B超、CT、X光拍片固然无可非议，关键在于中医自己的"四诊"（望、闻、问、切）运用得怎么样？周超凡研究员对现在有些中医在诊疗上已经丢掉了中医特色表现出极大的忧虑，他说，现在有些中医甚至连切脉都不认真了，把"辨证施治"演变为"辨病论治"，只要感冒就给开感冒冲剂，根本不管患者究竟是风寒感冒还是风热感冒。

周超凡告诉记者，他培养了21个研究生，外文和计算机是从严考试的，所以没有什么问题，但对中医很少下功夫，临床更少。为什么？因为考试时外文和电脑是必考的，而中医则不一定从严考试，学中医而不从严考中医课程，简直是不可思议。

他建议学中医的博士生读一下《本草纲目》的序，很遗憾，他们没有读好。因为这个序里有很多哲学、典故和成语，他们看不懂。真正要的知识没有学会，而离专业较远的倒学了不少，这赖谁？这样的考核制度所产生的后果，是理论脱离实际。他们缺乏临床经验，这样的中医怎么现代化？

【王寿臣. 中医现代化还没准备好［N］. 经理日报，2003/07/01（C03）】

周超凡委员建议充分利用中药品种保护制度促进中药事业发展

加大力度做好《中药品种保护条例》的修订工作，充分利用中药品种保护制度，达到促进中药事业发展的目的。这是医卫界全国政协委员周超凡日前提交十届政协一次会议的一份提案中的观点。

周超凡委员说，现行的《中药品种保护条例》（以下简称《条例》），是1983年针对当时中成药品种整顿工作中发现的中药品种管理混乱状况而制定的，10年来在很大程度上解决了中药品种的低水平重复问题，保护了中药研制单位及生产企业开发中药新品种和改进中药质量标准的积极性，促进了企业主导品种的集约化和规模化生产，推动了中药行业集约化经济模式的形成，改善了企业间无序竞争的局面，规范了中药生产经营秩序，促进了中药生产企业的科技进步和产品质量的提高，在保护、扶持民族医药工业方面起到了不可替代的作用。但在中国加入WTO的新形势下，中药品种保护工作面临着许多新情况、新问题，现行《条例》已不能适应新形势的要求，为此，国务院药品监督管理部门已经启动了《条例》的修订工作。

周超凡委员认为，过去中药品种保护工作中存在的一些问题，可以通过修订《条例》得以解决。当前可以利用《条例》修订的机会，把中药品种保护工作与《中药现代化发展纲要》的实施密切结合起来，研究制定具有我国特色的中药产业的知识产权战略，应对国际专利的竞争，把中药品种保护工作作为促进中药现代化的有效手段，从提高中药整体水平、保护中药知识产权的角度，进一步提高我国中药产业的国际竞争力，促进中药现代化的发展。

【张东风. 周超凡委员建议充分利用中药品种保护制度促进中药事业发展［N］. 中国中医药报，2003/03/10】

为加快中医药发展把脉开方

全国政协委员、中华人民共和国药典委员会执行委员周超凡，年年"两会"都要为中医药事业发展递交提案。今年"两会"上，保护和发展中医药被写入《国民经济和社会发展第十一个五年规划纲要（草案）》，让周超凡委员吃了一颗"定心丸"。

周超凡委员认为，中医素以"简、效、便、廉"著称，为中华民族的生息繁衍、历经五千年而不衰立下了不可磨灭的功绩，同时与西医相比，中医治疗的价格低廉显而易见。中医药已成为城市中弱势群体及贫困人群健康保障的必然选择。中医药要发展，已不仅是中医学科自身需要的问题，它已成为在我国现有国情条件下建立健全惠及我国 13 亿人口的医疗卫生保健体系的必然之选。

周超凡委员分析说，近些年中医的临床特色在逐渐弱化，中医医疗人群在逐渐流失，其中很重要的原因是：中医的精髓是辨证施治，中药汤剂虽符合辨证施治的需要，但存在调剂难、煎药难等种种弱点，从而阻碍了中医药的发展。而中药配方颗粒符合社保药品低水平、广覆盖的要求，尤其是其便于流通、便于服用，更适合于社区医疗和广大农村患者使用。为了加快实现中药现代化的步伐，应推动中药配方颗粒在临床的应用，使更多患者能够充分享受到配方颗粒带来的方便。

为此，周超凡委员建议中药配方颗粒要尽快统一质量标准并颁布实施，逐步进入国家医疗保险药品目录。中药配方颗粒的生产企业也应在国家相关政策的扶持下，尽量降低成本，使更多的医生放心使用中药配方颗粒，更多的普通群众用得起中药配方颗粒。

全国政协委员、辽宁省糖尿病治疗中心院长冯世良提出，中医药是具有中国特色的医学科学，在保证广大人民群众的身体健康，促进社会和谐发展的今天，中医药更具有西方医学所无法替代的优势。令人遗憾的是，尽管中医药原产中国，现在全世界中药市场年销售额在 160 亿美元，而中药原产地的中国只占市场份额的 5% 左右。冯世良委员建议由国家相关部门组成振兴中医药委员会，负责搜集、挖掘、整理、继承具有几千年传统文化的中医药瑰宝。对中医药中的精粹如验方、有特殊疗效的制剂等，要使其发扬光大。同时，要彻底清理、整顿、废除一切限制、束缚中医药振兴、发展的制度和法规，为其创造一个讲科学、求疗效、低成本创新发展的环境，使我国的中医药进入一个更具科学化、标准化的新阶段。

【张国民，王春梅. 为加快中医药发展把脉开方［N］. 中国医药报，2006-03-09（A01）】

保护好民族医药文化的土壤

作为著名医药专家，中国中医研究院研究员周超凡委员一直关注我国民族医药的保护和开发。他说，我国有55个少数民族，历史上每个少数民族都积累了丰富的民族医药知识和诊疗技能。有些民族还具有完善的医药理论体系。但随着社会的发展，许多民族医药的价值和作用被越来越多地淡化和忽视。党中央西部大开发的战略，得到了全国各民族的拥护和赞扬。有的民族地区，已把发展民族医药作为弘扬民族优秀文化，发展当地经济的支柱产业。据不完全统计，2001年藏药、蒙药、苗药、维吾尔药等民族药品的销售收入约25亿元。民族医药的发展具有很大的潜力。但是，我国现行的医药政策和法规，对民族医药的发展考虑不够周到，过去中医中药遇到过、解决过的一些问题，在民族医药这方面尚未解决，严重地制约了民族医药事业的发展。民族医药医疗、教育、科研、开发、生产等条件落后，基础设施薄弱，资金短缺，人才匮乏，民族医药下山进城难，药品使用难，行医难，进入医疗保险难，汉族地区群众享受民族医药医疗保健更难。

"希望国家和有关地区的各有关部门真正重视民族医药事业的发展，为其提供应有的物质保证和政策保证，为发展民族地区的经济和卫生事业，促进中华民族的大团结，制订出切实可行的具体政策来。"周超凡委员神情凝重地说，"只有这样，才能保护好民族医药文化的土壤。"

【杨永林. 保护好民族医药文化的土壤 ［N］. 光明日报，2003-03-12】

中药注射剂不良反应发出的警示

目前，注射剂已成为我们在医疗中最重要、最常用的剂型之一，尤其是在抢救危急重症时的独特作用，是其他剂型望尘莫及的。其中，中药注射剂是在中医药制剂基础上发展起来的新剂型，除具有注射剂所共同的优点外，还在一定程度保留了中医药的特色，在医疗实践中发挥了巨大的作用。但随着中药注射剂的应用越来越广泛，它所引发的药品不良反应也越来越引起了人们的关注。日前，记者就这一问题专访了中国中医研究院基础理论研究所研究员、国家药典委员会委员周超凡。

据了解，中药注射剂起源于 20 世纪 30 年代，最先用于临床的中药注射剂是柴胡注射液，当时红军的一个药厂每月可生产约 10 万盒柴胡注射液。第一次实现工业化生产是 1954 年，柴胡注射液在武汉制药厂投产，成为第一个中药注射剂品种。70 年代中药注射剂进入了空前大发展时期，当时经临床试用有资料报道的品种达到了 700 多个，其中 23 种中药注射剂还进入了 1977 年版的《中国药典》；80 年代，品种达到 1400 种左右。目前，我国批准生产的中药注射剂有约 100 种，70 余种被分别载入《中国药典》和《部颁标准》。生产中药注射剂的企业近 400 家。中药注射剂的研发手段、生产设备、生产工艺、质量标准和质量控制手段都有很大提高。在众多中药注射剂中，不乏临床急需、疗效显著的品种，如双黄连注射剂、清开灵注射液、脉络宁注射液、康莱特注射液等，都是用量很大，社会效益、经济效益很高的品种。

记者：中药注射剂在临床的大量应用，尽管取得不少显著疗效，但所出现的种种不良反应日益引起社会的广泛关注。

周超凡：是这样的，近 10 多年来，药品不良反应报道不断增加，如 1960 ～ 1993 年国内期刊 780 篇文献报道了 3009 例中药不良反应，其中注射剂引起的仅占 6.3%；而 1994 ～ 2002 年的 9 年间，国内主要医药期刊的 193 篇文献就报道了 355 例中药注射剂不良反应，甚至有一篇报道的 142 例中药不良反应中，注射剂占了 76.76%。

从现今药品不良反应的定义看，世界上不存在没有不良反应的药品，中药既是药品，必然也不例外。中药药品不良反应比例最高、程度最严重的剂型是注射剂。

记者：中药注射剂不良反应都有哪些？

周超凡：它的内容涉及方方面面。中药注射剂的功能主治涉及面宽，处方组成以复方居多，即使单方成分也很复杂，何况单体成分也有多方面的生物活性。因此，中药注射剂不良反应常累及多器官、多组织、多系统。如皮肤及附件损害、发热、过敏性休克、心血管系统损害、神经系统损害、胃肠系统损害、用药局部损害、泌尿系统损害等。总的说来，以过敏反应和发热反应为多见。比如对双黄连注射剂不良反应 220 例的回顾性研究显示，该注射剂不良反应发生率依次为过敏反应 2.24%，胃肠道反应 1.51%，发热 0.64%，心脑血管反应 0.43%，胸闷心悸 0.32% 等；还有报道说该针剂引起的不良反应多达 36 种，严重的有心搏骤停、喉头水肿、高热惊厥、过敏性休克等。

引起中药注射剂不良反应的品种有很多，国内的医药期刊每年都有大量报道，说明中药注射剂不良反应具有多发性和普遍性的特点。

记者：中药注射剂不良反应发生率有多高？

周超凡：双黄连注射剂，北京、江苏等6省市16家三级医院2001～2002年的不良反应病历有3746例，其中用药期间出现不良反应的约占5%。穿琥宁注射液，有报道在用药的74例成人患者中4例出现血小板极度减少，发生率5.4%；而1500余例用药患儿中，发生率仅为0.4%。清开灵注射液，患者有不同程度不良反应的占25%左右，其中静脉注射的95%可见不良反应。总之，中药注射剂不良反应发生率变动范围较大，且静脉注射的发生率较高。

记者：您认为造成中药注射剂不良反应的因素都有哪些？

周超凡：有合并用药的问题。中药注射剂多用于危急重症，经常和其他药物合并使用，据统计，使用双黄连注射剂合并用药数不多于5种的占58%，合并用药数在6～10种的占32%，而多药合用往往导致不良反应发生率上升。这是因为合并用药可因化学成分、pH值等变化使微粒数增加，微粒进入血管后，引起局部栓塞性出血、血肿、损伤和坏死，产生微血管阻塞、发炎反应、抗原性反应等不良反应。如穿琥宁加入常用输液中微粒数就显著增加。在输液中每增加一种药物，微粒数会显著增加，这也是引起发热、过敏的原因。有报道，多种药物并用不良反应发生率为：2～5种占4%，6～10种占10%，11～15种占28%。临床复方丹参注射液与不同药物合并使用的为77.6%，其中不乏存在配伍禁忌。如复方丹参注射液配伍低分子右旋糖酐，其中同瓶静滴的占88.2%，这样配伍使用的不良反应发生率高，尤其过敏性休克危害很大。

还有证候不对的问题。辨证施治是中医治病的精华所在，但目前中药注射剂绝大部分为西医使用，他们很难掌握辨证施治的技巧，使用中药注射剂往往不是辨证施治而是"辨病施治"。因此，不辨证施治成为用药错误最突出的表现。如清开灵注射液本应用于热证发热却被误用于寒证发热。

再有，反复用药的问题。药物进入体内后，某些大分子物质可作为半抗原与血浆蛋白结合成更大分子的复合物而起变态反应，致过敏或过敏性休克。反复用药数量多、时间长，发生不良反应的机会就会增加。

再就是中药成分复杂、处方不合理的问题。有的中药注射剂组成药物多达7种以上，成分太复杂，难免存在有害物质，甚至处方不合理，其有效成分也是有害成分。如牛黄、水牛角，其蛋白质等大分子极可能成为抗原或半抗原引起过敏反应；金银花有效成分绿原酸也是高致敏物质；丹参所含的丹参酮能引起过敏反应等。

还有一些因素严格地说，所引起的不良后果不属于不良反应的范畴，但人们仍习惯将它归于不良反应。如药品质量不合格，由于中药注射剂的质量标准尚难得到严格、有效的控制，或未经仔细检查误用不合格药品引起不良后果；超剂量用药，盲目靠加大剂量增强疗效，以为中药作用缓和，中药注射剂剂量小，大胆增加用量引起不良后果；患者年老体弱、心肺功能差、抵抗力差，患者有家族或个人过敏史者以及用药不当等。

当然，中药注射剂引起的不良反应绝大多数都能治愈。

记者：我们应采取怎样的措施防范中药注射剂不良反应的发生？

周超凡：一是严格掌握适应证。如清开灵注射液具阴寒药性，用于表证有遏制阳气之弊，导致一系列不良反应，故表证患者，无论表寒、表热或表里同病，均不能使用清开灵注射液。又如双黄连药性寒凉，受凉后发热咳嗽或虚寒腹泻用双黄连静滴，也属错用。中医治病非常讲究辨证施治，中药注射剂毕竟还是中药，应该在中医药理论指导下应用，必要时应请中医会诊。

二是要优选处方。目前的中药注射剂多属复方制剂，有的药味太多，成分太复杂，药理作用广泛，无形中给注射剂的制备带来难以克服的困难。有的组成药物不适合制成注射剂，如牛黄、水牛角、金银花、丹参等。

三是严格按说明书使用。即使符合适应证范围，也要严格按说明书规定的给药途径和应用人群使用。任何超出说明书规定的用药都有潜在的危险。双黄连注射剂不论注射液、滴注液、粉针剂、注射用双黄连，其主要用法是静脉注射或静脉滴注，临床常有外敷、超声雾化、理疗等用法不宜提倡；由于药品上市前临床研究一般不纳入老人和儿童这些特殊人群，用于他们时应当特别慎重。

四是规范药品说明书的撰写。目前中药注射剂说明书内容简单、概念模糊、项目不全是突出的问题。如很少提到不良反应或仅轻描淡写；有近半数中药注射剂只用中药材名称或化学成分的有效部位或单体成分标示主要成分，来自何药材、是否含有其他有效成分、配伍禁忌、不适宜人群等往往缺项。

五是要加强用药监护。清开灵注射液不良反应，停药后92.7%均需做抗过敏等处理。有的过敏反应出现很快，必须立即抢救；有的不良反应出现在半个多月以后，不能掉以轻心。使用中药注射剂之前，必须做好救治准备，以便及时抢救。

六是注意过敏史。患有其他过敏病者，药物过敏的发生率比无其他过敏病者高4～10倍；绝大多数药物过敏发生于第二次或多次用药之后；医务人员与药剂工作者药物过敏的发生率比普通人群高1倍以上。这些特点远未引起医务人员足够重视。

此外，要避免用于年老体弱、心肺功能不全的儿童或心肺功能差的中老年人等不适宜人群。避免合并用药，提倡口服给药。凡是能口服用药的不注射，能肌肉注射用药的不静脉用药。注射给药注意配伍禁忌，静脉用药必要时分瓶滴注。注意药品质量（厂家、批号），一个疗程内尽量使用同一厂家、同一批号的产品。

周超凡还向记者谈到他对中药注射剂不良反应的反思。他说，在实现中药现代化的今天，我们应当从中药注射剂的不良反应中得到什么警示，很值得注意。中药注射剂的创用已有半个多世纪了，它在我国医疗保健工作中，特别是危急重症的抢救工作中，发挥了巨大的作用，成绩显著。但是，药品同任何事物一样具有两面性，它既能治病，也能致病。当它发挥优异疗效时，要警惕它可能带来的伤害；当它出现不良反应特别是重大不良反应事件时，要认真总结经验，不能"一棍子打死"。中药注射剂还有很多问题亟待解决，在实现中医药现代化的大好形势下，应当全面、深入、细致地总结经验，增加人、财、物力的投入，加强科研力度，使中药注射剂在不同于天然药物、保持中医药特色的基础上，科技含量有突破性的飞跃。

【张东风. 中药注射剂不良反应发出的警示［N］. 中国中医药报，2005-04-27】

确认中药不良反应难

近日，北京药学会组织临床一线药学专家对中药注射剂进行研讨，再次把使用中药引发不良反应的问题摆到了人们的面前。也有人就此对所有中药的安全性产生疑问，甚至出现了"使用恐慌"。对这种现象，国家药典委员会委员、中国中医科学院研究员周超凡日前在接受记者采访时认为——

一、中药不良反应要比西药小和少

周超凡开门见山地说："事物总有两重性，中药也不例外，既有促进健康的正面效应，也就是疗效；也有妨害健康的负面效应，也就是不良反应。但中药由于所含的每种化学成分量很少、作用不显著，所以不良反应确实比西药要小和少。即便是目前中药制剂的不良反应表现得多一些，也并不等于说所有的中药都是这样。"

周超凡进一步介绍说，中医药理论认为，无药不偏，无药不毒。中药即使是单味药，由于所含成分多且复杂，其功能和主治也都是多方面的，不可能仅限于一种。中药治病往往只利用其诸多功能与主治中的一种或一小部分，其他未被利用的部分就属于与用药目的无关，其"偏性"必然带来不良影响，也就是中药的不良反应。以大黄为例，其功能为泄热通肠、凉血解毒、逐瘀通经，用于实热便秘、积滞腹痛、泻痢不爽等。如妇女经前或经期因实热便秘用大黄通便，就可能出现经血过多的不良反应。

二、中药不良反应范畴被扩大化了

周超凡说："现在，由于人们普遍对中药不良反应的概念不清，而将很多原本属于中药药物'不良事件'的病例，都归于中药不良反应范畴，将中药不良反应扩大化了。"

他举例说，由于使用假冒伪劣中药、误用其他品种中药，或不属于正常应用范围的滥用、超量使用所出现的问题，甚至未能判定确系中药引起的不良反应事件，都一股脑儿归罪于中药不良反应。还有的不良反应事件与中药并无因果关系，也被扣上了莫须有的罪名。他认为，要准确判断中药与不良反应的因果关系，即使是有经验的医师，如果没有掌握足够的证据，也不是件容易的事，更何况不是中医药专业的人员，更不应不负责任地下结论。

三、确认中药不良反应的难点在哪儿

周超凡分析说，如从原料和制剂两方面入手的话，原料质量与药材的品种、生长环境、年限、采收季节、炮制加工、储存条件有关；制剂质量与制备工艺是否合理、质量标准是否合理、药品质量是否可控等有关。首先，单就品种是否正确来说，缺乏足够中药材专业知识的人是很难确认的。其次，是否属于正常的用法用量不易界定。中医用药讲究辨证施治，中药的应用范围本来就缺乏明确的界限，加上用药时往往对患者的病症了解、记录不清或不准，出了问题很难界定。而中药饮片的用量又因医生的经验而差异很大，况且目前中医药人员对《中国药典》规定的用药量还有较大争议。再者，中医习惯用复方治病，药味多、成分复杂，药力又不专，在药效不显著的同时，药物的有害反应也不易发现和确认。

周超凡最后说，现在，中药不良反应被扩大化的现象普遍存在，很多原本不是中药不良反应的问题，也被归罪于中药不良反应，甚至在国内外造成恐慌，大大影响了中药的声誉。所以，正确看待这一问题，既有学术意义，又有现实意义。由于在中药不良反应监测方面，我们没有现成的经验可供借鉴，因此，在科学对待中药不良反应的同时，应加大监测力度，不断提高学术和管理水平。

【刘燕玲. 确认中药不良反应难［N］. 健康报，2006-04-25（005）】

科学选择药物，保证公众用药安全

日前，国家卫生部、药监局已将建立和力推国家基本药物制度列为两部门今年工作的重点，而建立这一制度就需有与之相配套的相关措施或办法对其进行精简和完善，其中与该制度最为紧密相关，又是对社会公众影响最为普遍和深切的，当属国家基本药物目录及其使用与管理办法。就此，本刊记者采访了全国政协委员、国家药典委员会执行委员、中国中医科学院科学技术委员会基础理论研究所研究员周超凡教授。

本刊记者： 近年来，我国的医疗改革问题已成为全社会关注的热点，对此，是否可以谈谈您的看法？

周超凡： 今年两会上我将提交两份提案，其中一个是关于我国药品目录的。我是内科医生，但对药物比较熟悉，从 1975 年就开始从事国家药典相关工作，目前医改的问题是全社会关注的焦点，因此，建议政府尽快把国家基本药物目录和医保目录合二为一，推广国家基本药物制度，这样合起来省去两次评审过程，节省人力物力，更便于使用与管理。

本刊记者： 您对现行的国家基本药物目录怎么看？是否能具体谈一下您在本次政协会议上的提案？

周超凡： 现行的国家基本药物目录和医保目录所包含的药品应该基本一致，都应符合"安全有效、临床必需、质量稳定、价格适中、保障供应"的原则。而将来有几个药品目录还说不好，如国家基本药物目录、医保目录、社区目录、新农合目录等，要视具体情况而定，但一个国家最重要的药物目录应该首推国家基本药物目录，其他为子目录。

以 WHO 专家委员会报告"基本药物的选择和使用"中的解释来说：基本药物是优先满足全社会人群医疗保健所需要的药物。基本药物的选择基于公共卫生的实用性、药物的有效性和安全性，以及良好的成本—效益比。基本药物是，在现有的国家医疗保健体系下，在任何时候，人们能以适当的数量、合适的剂型并以个人和社会体系能承受得起的价格，获得的确保质量和有充足药品信息的药品。

目录有大小，有主要、次要之分，我个人认为基本药物目录最重要，这是国际通行的。基本药物意为临床必需、缺它不可，事关老百姓生老病死的问题，是属于雪中送炭的药物，不是锦上添花的药物，政府有责任把这个问题解决好。推广基本药物目录，有利于医疗保险政策的实施；有利于解决目前药价虚高和药品回扣问题；可以减少药物不良反应，更好地保证公众用药安全；还可以解决一药多名的问题。基本药物目录是最基本的，数量不能太多。现在世界上至少 150 多个国家都有基本药物目录，但都不超过 400 种。而我国的基本药物目录里化学药 770 多种，中药 1200 多种，其中还有进口药，这就不基本了。在药物选择上应遵循"临床必需、安全有效、价格合理、使用方便"16 字原则，如抗生素、降压药，只选择临床必需、有代表性、价格便宜、不良反应少的品种即可，不用太多。这就好比老百姓居家过日子，在经济条件有限的情况下，吃菜就吃大白菜，不吃反季节蔬菜；吃鱼就吃带鱼、鲤鱼，而不吃石斑鱼、三文鱼。这虽然不太强调口感和色香味，但都保证了基本营养成分。因此，搞好我国基本药物目录最根本的目的，就是要让大家用得起药，都有机会用药，而不是好高骛远。这是因为我们国家还不富裕，经济实力还不够强大，还远不能满足所有人都用价格昂贵的药的要求，只有等国家富裕了，用药才可以讲究一些，政策放宽一些，使人人都能满意。可喜的是国家卫生部和药监局均将建立基本药物制度作为 2007 年的工作重点，并鼓励药品生产企业通过简化包装、定点生产、统一配送等方式，为农村和社区提供符合"临床必需、安全有效、价格合理、使用方便"原则的基本药物。

我国应该尽快为药品立法，建立有效的药品监管体系。药品立法有利于制定必要的标准、准则和规范，以确保药物的安全性、有效性和质量，同时，确保公众获得准确的药品信息；药品立法还可以约束监管者和被监管者依法行事，避免政府有关部门失察；有效的监管还能回馈良好的经济效益，使药物经济学得到真正的贯彻实施。

本刊记者：有报道说，在 2005 年医院临床使用中成药排行榜的前 20 个品种中，有 16 个是中药注射剂；在广州、南京等四城市医院做呼吸系统用药调查时，对其中成药的采购金额进行排序，排在前 2 位的也是中药注射剂。您作为药物专家，对近年来中药注射剂销售势头很旺的状况有什么看法，它对药物的生产和使用将会有什么样的影响？

周超凡：中药注射剂的使用问题，我在 2006 年的全国政协会议上就有"应当重视中药注射剂上市后的再评价"的提案，随后又从中药注射剂不良反应的警示入手，就慎重使用中药注射剂开始，先后共发表了 10 篇文章，从处方组成、药物鉴别、制备工艺、含量测定、功能主治、回顾与展望及药物经济学研究等，对中药注射剂进行了全面的分析研究，希望主管部门引起重视。

中药注射剂成分复杂，质量难以控制，疗效不稳定，不良反应频发，潜在的风险很大，从目前情况来看不能急于发展中药注射剂。有把握的可以适当搞一点，但不要弄得太火爆。同样一种药治疗同一种病，剂型不同，从药物经济学角度来看价格就大不一样，如清开灵针剂与清开灵口服液价格就不一样，前者比后者贵，如果注入体内发生不良反应的话，再住几天医院成本就更大。注射剂不是不能搞，应该是有条件就搞，没条件就不搞；能过关的就搞，过不了关的决不要勉强。

另外，在临床上还要看有些病是否真正需要注射剂来治疗，现在困扰老百姓的是"看病难、看病贵"，口服怎么说都比肌肉注射便宜，而肌肉注射又比静脉点滴便宜。另外，口服药在家就能自行服用，静脉点滴就得去医院，要乘车来回，重者需要有人护送等，很不方便。因此不要动不动就用注射剂，一定要坚持能口服就不肌注，能肌注就不要静脉点滴，这个原则一定要坚持，这也是合理用药程度的判断标准之一。越是重视合理用药的医院，注射剂的使用率越低；越是在基层医院注射剂使用的比例越高。这其中医生是一个主要原因，但也和患者有关，有些患者希望病早些痊愈，总觉得打针就比吃药快，因此主动要求医生使用注射剂，他们对医学不太了解，甚至没有医疗常识，并不知道这其中的风险。借此机会，我也通过贵刊向读者们简要介绍一些注射剂的基本知识。注射剂绕过人体的皮肤、黏膜这道天然屏障，也不经过胃肠道及肝脏解毒，直接注入血管里去，风险总是比较大的。同时，治疗时还要交纳注射费、材料费等，成本也比较高，增加了患者的医疗费用。注射剂应该是临床急需、其他制剂不适用时的选择，比如，这个药适宜的病种就是用于抢救，遇到昏迷或半昏迷的患者，即不能吞服，鼻饲也不方便，此时当然应该选择注射的方式给药；再就是某药物的化学成分口服时生物利用度很低，通过胃肠道易在胃液、肠液的作用下分解而失效，肯定也要选择注射剂。假如口服效果挺好，病又不是很急，何必还要选择注射剂呢？

还有一种现象值得注意，比如某企业研发的一种治疗上呼吸道感染也准备用于禽流感的药，在基础研究和临床试验中，明明知道口服给药比注射剂的效果好，该企业还是想先研发注射剂，只因为注射剂热销，经济效益也高。对此我提出中肯建议：既然口服药效果好，生物利用度也高，就应该首先开发口服药，不要热衷于注射剂。从药物经济学来看，注射剂成本高、风险大，能不做成注射剂的尽量不做，因为什么药做成什么样的剂型，要由药物本身的性质来决定，不能随便超越这个原则。我们不能选择风险大而价格高的中药注射剂，我热切希望"药品再评价管理办法（修改稿）"尽快出台，以指导中药注射剂的再评价工作。

本刊记者：据了解，国外也在研究注射剂，关于这方面的情况如何？它们对我国的中药注射剂是否有什么影响？

周超凡：国外研究的不是中药注射剂，而是天然药物注射剂。什么是中药注射剂呢？是在中医药理论与经验的指导下研制使用，功能主治用中医药术语表述，或用与中医药有关的西医术语联合表述的才是中药注射剂。而麻黄素注射液、青蒿素注射液、银杏叶注射液等，则是在西医药理论指导下研制的，叫天然药物注射剂。这两种注射剂关键性的区别就是在哪一种理论指导下使用的。"辨证施治"是中医治病的精华所在，比如说，双黄连注射液本应用于风热感冒，用于风寒感冒就属误用，而只要感冒就能用的是天然药物注射剂。欧盟、美国、印度、古巴都有天然药物注射剂，他们走的是西医西药的道路，天然药物注射剂里只有几种成分，纯度在 95% 以上，甚至连结构式都很清楚。但中药注射剂的成分没有这么清楚，比如，鱼腥草注射液有 48 种成分，哪种成分起哪种作用不太清楚，我们多用指纹图谱控制质量，但谱效关系也不清楚，这些特点决定了中药注射剂的研制难度。

【科学选择药物，保证公众用药安全——访全国政协委员、国家药典委员会执行委员周超凡教授〔J〕. 中国药物经济学，2007（02）：16-18】

中药注射剂及含朱砂、雄黄制剂安全性再评价刻不容缓
——中国中医科学院研究员周超凡谈朱砂、雄黄及中药注射剂的用药安全

近年来，随着人们对药品不良反应问题的重视，有关中药的不良反应也逐渐引起关注。2006 年国家食品药品监督管理局先后通报了 13 种中药静脉注射剂的不良反应。全国政协委员、中国中医科学院研究员周超凡近年经过对朱砂、雄黄及中药注射剂用药安全进行充分调研后，发现成方制剂中朱砂、雄黄剂量超标问题很严重，其中不乏朱砂安神丸、牛黄解毒丸等经典名药。在今年的两会上，周超凡提出关于"加强朱砂、雄黄药用价值及中药注射剂用药安全再评价"议案引起广泛关注。近日，本刊记者就此问题专访了周超凡研究员。

记者：今年的两会中，您提出了关于加强朱砂、雄黄药用价值的再评价的议案，您能否先介绍一下目前朱砂、雄黄在我国中成药中的使用情况？

周超凡：中医以矿物入药的历史悠久，重镇安神的朱砂、辟蛇蝎毒虫的雄黄就是其中的代表。我国应用朱砂、雄黄已经有两千多年历史，但由于古代历史条件的限制，临床对于朱砂、雄黄的不良反应问题不可能很清楚，也更不清楚里面含有的化学成分，所以一直在用。现在经科学测定，朱砂含汞，雄黄含砷，都是国际社会严格限用于药品的成分。朱砂的主要成分是硫化汞（HgS），含朱砂的中药制剂不良反应多是因汞引起的，曾经就有报告长期服用朱砂安神丸引起汞中毒的病例。现在很多热衷于减肥的女性喜欢服用一些具有清热、通便、安神作用的制剂，殊不知其中就含有朱砂。若长期服用这些汞、砷超标的中药，会导致汞、砷等重金属在体内蓄积，造成严重的肝、肾功能损害，并可能损害人的血液系统和神经系统。

雄黄的主要成分是二硫化二砷（As$_2$S$_2$），含雄黄的中药制剂不良反应很可能就是砷引起的，如果含雄黄的中药制剂炮制、制备或储存不当，可能导致雄黄中的二硫化二砷氧化为 As$_2$O$_3$。砷对人的危害取决于其水溶性，水溶性高的 As$_2$O$_3$ 是剧毒物。砷及其化合物对人体各系统的毒性反应表现为急性和慢性毒性，慢性砷中毒患者更容易发生皮肤的恶性肿瘤，据文献报道，As$_2$O$_3$ 经口服成人中毒剂量为 10 ～ 15mg，致死量为 60mg。

记者：您从什么时候开始关注朱砂、雄黄的安全性问题？我国目前的中成药含朱砂、雄黄的数量多吗？

周超凡：20 世纪 90 年代我就写过关于朱砂、雄黄在成方制剂中应用安全性问题的文章。《中国药典》曾经两次大幅度降低朱砂、雄黄的剂量，但仍有很多相关超剂量的成方制剂存在。这次为了弄清朱砂、雄黄的药用情况，我和我的同事用了两个多月的时间，全部人工检出了我国现行 4 大国家标准中含朱砂、雄黄的成方制剂的数量。结果发现，现行 4 大国家标准中含朱砂、雄黄的成方制剂多达440 种，占所收载的全部成方制剂的 6.34%，其中不乏朱砂安神丸、牛黄解毒丸等经典名药。

在 2005 年版《中华人民共和国药典》中，收载了含朱砂、雄黄的成方制剂 53 种，占其收载的全部成方制剂的 10%；《卫生部药品标准·中药成方制剂》（以下简称《部颁标准》）中收载 319 种，

占其全部成方制剂的 7.87%;《国家中成药标准汇编·中成药地方标准上升国家标准部分》(以下简称《地升国标准》)中收载 53 种,占其全部成方制剂的 3.49%;《国家药品标准·新药转正标准》(以下简称《新药标准》)中收载 15 种,占其全部成方制剂的 1.79%。

目前,《中国药典》规定的朱砂和雄黄的日用剂量分别为 0.1 ～ 0.5g 和 0.05 ～ 0.1g。然而从所调查的国家标准收载的药物来看,含超剂量朱砂的成方制剂有 170 种,含超剂量雄黄的有 66 种。其中,在《中国药典》中未发现含超剂量朱砂的成方制剂,但含超剂量雄黄的有 11 种;《部颁标准》中含超剂量朱砂的成方制剂有 167 种,含超剂量雄黄的有 48 种;《地升国标准》中含超剂量朱砂的成方制剂有 3 种,含超剂量雄黄的有 7 种。除了一些含量不清的药物,现已查明在含朱砂、雄黄的成方制剂中,含朱砂的有 247 种,含雄黄的有 78 种,兼含朱砂、雄黄的有 115 种。在这些成方制剂中,供内服的有 392 种,局部给药的有 33 种,小儿专用药有 100 种,兼供小儿应用的有 79 种。近年来,由于国内的中药成方制剂中朱砂和雄黄剂量严重超标而屡屡被国外禁用,我国曾经出口给英国的中药中就被查出汞的含量是英国国家允许含量的 11.7 万倍。

记者:成方制剂中朱砂和雄黄剂量超标令人担忧,您的提案中还提到了成方制剂中含朱砂和雄黄的鉴别方法、含量测定的缺失等问题,您能否详细介绍一下?

周超凡:鉴别方法是识别药品真伪的依据,也是控制药品质量最基本的指标之一。在我们调查的 440 种含有朱砂、雄黄的成方制剂中,有 82 种含朱砂、雄黄的成方制剂根本没有鉴别方法。没有鉴别方法就无法鉴别药物真伪,若不及时补上这一漏洞,保证药品质量就是一句空话。

缺乏含量测定也是此类中成药用药安全的一大隐患。目前发现,含量测定中以朱砂为指标的只有 27 种,以雄黄为指标的只有 1 种。而《新药标准》中,因为收载的此类成方制剂只有组成药物名称,没有组成药物剂量,导致多项指标无法计算。朱砂所含的汞和雄黄所含的砷均属有毒元素,若成方中不测其含量,将给患者用药安全埋下隐患。

记者:您认为国家现在应该从哪些方面对含朱砂和雄黄成方制剂的药用价值进行研究?

周超凡:尽管我们国家现在含有朱砂、雄黄的成方制剂很多,但对朱砂和雄黄的药用价值研究还不深入,急需立即组织有关科研机构和企业对其进行研究。

第一是解决安全性问题。因为现在还没有确切的研究数据能说明朱砂、雄黄的成方制剂如何使用才能安全有效,具体应用多长时间、多大剂量才会引起不良反应。特别是专供小儿、孕妇、哺乳期妇女使用的含朱砂、雄黄的成方制剂的安全性问题,均需要对其再评价给出明确答案。

第二是有效性问题。几千年前选用朱砂、雄黄入药有其合理性,因为当时的历史条件所限,缺乏安神定志、解毒辟秽的药物,所以将有此功效的朱砂、雄黄入药无可厚非。科学发展到了今天,功效与之相同甚至更好,服用方便、安全的药物有很多,但现在环境污染严重,人体的矿物质和重金属的蓄积已经超过古人,如果这时还将有着潜在危险的朱砂、雄黄入药,就很有可能不但治不好病,还会雪上加霜。因此,含朱砂、雄黄的成方制剂是否确实有效等都需要进行再评价。

第三是合理性问题。目前含有朱砂、雄黄的成方制剂中,有的品种组成的药多达 94 味,有的品种中朱砂、雄黄含量微乎其微。朱砂、雄黄在其中的作用如何,是否有存在的必要;小儿患者使用含朱砂、雄黄的成方制剂是否合理;有些含朱砂、雄黄的药物组成、用量比例雷同,只是品名、剂型不同是否都应保留,等等,均需要再评价。此外,现行《中国药典》对朱砂、雄黄的相关规定自相矛盾。《中国药典》规定汞的含量为微克级水平,砷的含量却为纳克级水平。且含朱砂、雄黄的成方制剂的名称、组成药物名称、药物组成写法、药品说明书写法等,也需要进行规范。

记者：您的另一个提案是建议对中药注射剂的不良反应进行再评价，是不是现在中药注射剂不良反应现象比较多？

周超凡：目前中药不良反应的比例占所有药品不良反应的 14%。我们在对中药的安全性研究中发现，在所有中药引起的不良反应中，不良反应比例最高、危害最大的当属中药注射剂，中药注射剂的不良反应占所有中药不良反应的比例为 75%，占了 3/4；其他丸、散、膏、丹、颗粒剂、胶囊剂等 44 种剂型只占 1/4。国家药品不良反应监测中心 2006 年《药品不良反应信息通报》第 1–10 期通报的 16 种中成药不良反应药品中，中药注射剂占 8 种。因此需要尽快对上市后的所有中药注射剂安全性进行再评价。

记者：听说您曾经写了 10 篇文章分别从中药注射剂的处方结构、制备工艺、质量标准、临床疗效、安全评价、药物经济学等多个方面，系统地分析了中药注射剂，您能否为我们再介绍一下？

周超凡：中药注射剂目前正处于产量大、研发势头强劲的状态，但其化学成分复杂、制备工艺不完善、质量标准不够合理、临床疗效缺乏严格观察、不良反应较多，需要通过上市后再评价为今后的发展提供依据。

我们先从组方构成上说。发达国家（如欧盟诸国）的植物药制剂一般都由单味药制成；即使复方制剂，其药味也多在 2 ~ 3 味，以不超过 5 味为其基本要求。而我国当前列入国家标准的 109 种中药注射剂中，属于复方制剂的有 50 种（45.87%），其中原料药 3 味以上的 34 种（31.12%），超过 5 味的 16 种（如复方大青叶注射液、复方风湿宁注射液等），超过 7 味的 6 种（如伊痛宁注射液、清开灵注射液、复方蛤青注射液等），有的多达 12 味（如清热解毒注射液）。

药物组成决定药物的性质。从组成药味品种看，在 59 种单味注射剂所涉及的 51 种原料药中，非药典法定品种占 37.24%，多达 19 种，有的复方注射剂 6 味原料药中就有 4 味药属于非药典法定品种（如某注射液中的七叶莲、宽筋藤、过岗龙、鸡骨香）。注射剂的原料药味越多，成分越复杂，制备工艺难度越大，越容易引起不良反应。以非药典法定品种为原料，其质量标准、化学成分、毒性大小等往往资料更少，会加大安全性研究难度；有些难溶性的矿物质如石膏、赤石脂等是否适合选为注射剂原料很值得研究。

再从制备工艺上看，当前列入国家标准的 109 种中药注射剂，其制备工艺采用提取有效成分单体的占 5.50%（6 种），提取有效部位占 12.84%（14 种），水煎醇沉占 32.11%（35 种），醇提水沉占 8.26%（9 种），水蒸气蒸馏占 10.09%（11 种），综合法占 17.34%（19 种），工艺保密占 11.01%（12 种），其他占 2.75%（3 种）。

除去 12 个保密品种工艺不得而知外，在 97 个品种中，很少见有新方法、新技术、新工艺的应用；除去 6 个提取有效成分单体的品种和其他个别品种外，包括提取有效部位和综合法制备的绝大部分品种在内，不仅成品所含成分很复杂，难免混入较多杂质，而且由于普遍采用反复醇沉和活性炭处理，势必丢失不少有效成分。仅用上述几种简单的提取、制备工艺来生产药物组成各不协调、化学成分极其复杂的中药注射剂是否合理，很需要对其制备工艺进行再评价。

含量测定是控制药品质量不可或缺的重要指标，注射剂直接注入人体，属于质量管理最严格的现代常用剂型，我国的相关法规也明确规定注射剂要做含量测定。然而，出人意料的是有 9 种中药注射剂没有含量测定，占 109 种注射剂的 8.26%，如含有作用较强烈的蟾蜍、附子制成的 9 味药复方注射液，也未设立含量测定项目。像中药这样影响因素多、原药材质量不够稳定的天然药，即使单独一味药，其制剂质量已经不容易控制了，十多味药组成的复方注射剂连含量测定项目都没有，其质量怎能保证!

疗效可靠是药品上市的基本条件。我们在对中药注射剂的有效性研究中发现，很多中药注射剂疗效不确切，以治疗感染性疾病的双黄连注射剂为例，在对其 4382 份研究病历中发现，只有 45 份（占 1.03%）未合用西药抗菌药物。中药单独使用临床疗效如何，联合使用临床疗效提高多少，都还是一个未知数。

中药注射剂没有明确的质量标准，也是一个令人担忧的问题。放眼世界，尚未见有如中药注射剂那样直接将天然原料药经过简单工艺制作，用专属性不强的定性、定量指标去控制化学成分非常复杂的注射剂；也未见到有效物质含量不低于总固体量 70%（静脉用不低于 80%）就能认可的注射剂；更未见有 10 多个由不同天然药制成、功能主治有别而含量测定指标一样（如都测定总黄酮）的注射剂。因此，现有中药注射剂的质量标准究竟应该怎样定，岂能不需要再评价？

再看中药注射剂对照品的应用和化学反应的应用。在复方中药注射剂的薄层色谱鉴别法中，有用一种对照品同时鉴别两种药物的情况。如用乌头碱同时对照鉴别川乌和草乌、用阿魏酸同时对照鉴别当归和川芎、用绿原酸同时对照鉴别金银花和茵陈等，因为被鉴别的两种药物都含有对照品成分。因此，只要有一味药存在就能出现阳性结果，有两味药存在也会出现阳性结果，这种鉴别方法显然是不严谨的。

此外，在复方中药注射剂中，还存在用一种化学反应同时鉴别两种或更多种药物的情况，如用有糖和糖的反应同时鉴别大黄、羌活、拳参（此 3 种药都属于阳性），用对二甲氨基苯甲醛硫酸反应同时对照鉴别板蓝根和大青叶（这两种药都属于阳性），用鉴别挥发油的香草醛硫酸反应对照鉴别牡丹皮、金钱草、柴胡的总挥发油和对照鉴别川芎、当归、羌活、独活、防风、白芷、细辛的总挥发油等，这样的方法就更不科学了。

最后从药物经济学来看中药注射剂。以每天的剂量比较，注射剂较其他常规剂型价格昂贵。而目前治疗同一种病往往有许多不同办法（含非药物疗法）可供选择，总结中药注射剂在什么情况是非用不可的，从节约资源、减轻国家和个人负担的角度出发，都有必要从药物经济学的角度进行全面的上市后再评价。

记者：您当选全国政协委员有 20 年了，每年都有很多新提案，这次您为什么会提出这两个关于中药再评价的议案？

周超凡：药品是否安全、有效是人命关天的大事。我认为作为一个药学工作者，应具有强烈的社会责任感，做到时时关注人们的用药安全。以往多数人认为中药无毒副作用或毒副作用小，但近年来，随着人们对药品不良反应的日益重视，中药的不良反应问题也逐渐浮出水面。

为保证人民的用药安全，需要对那些易发生不良反应的中药进行再评价工作。药品再评价工作在国际上是药品监管的重点，在我国药监工作中也占重要位置。但药品上市后再评价工作是个复杂的系统工程，在我国刚刚起步，我们应该从保障人民用药安全的高度出发，重视药品的再评价工作，制定工作目标，构建技术评价体系，采取企业自行再评价和国家强制性再评价相结合的办法，先从问题较多、用量较大的重点品种入手，尤其是对于那些毒副作用很大，对人民生命安全造成极大威胁的药物，该用的就用，不该用的就得淘汰，否则中药就无法跟国际接轨了。

【李玉衡. 中药注射剂及含朱砂、雄黄制剂安全性再评价刻不容缓——中国中医科学院研究员周超凡谈朱砂、雄黄及中药注射剂的用药安全［J］. 首都医药，2007（09）：30-32】

中药颗粒剂标准应统一

　　全国政协委员周超凡在今年的"两会"上递交了一个关于中药配方颗粒剂的提案。他说，中药配方颗粒剂的质量标准应该统一，颗粒剂也应该纳入医保药品目录。

　　中药配方颗粒剂是近年来出现的中药饮片配方新剂型。颗粒剂以中药饮片为原料，经现代化工艺"全成分"提取而成。具有传统饮片的性味归经、功效主治，同时还具有安全、高效、稳定、可控的特点。它的优点在于携带服用方便、便于医院调剂、便于中药生产实现现代化，更重要的是提高了中药质量的均一性、可控性、安全性和卫生学指标，是对传统中药汤剂的一次重大改革。

　　周超凡介绍说，2002年，国家食品药品监督管理局批准了5家中药配方颗粒试点生产企业，各企业均按国家颁布的《中药配方颗粒质量标准研究的技术要求》，对常用400多种中药的有效成分及提取分离工艺进行了研发，同时为每味药物制定了质量控制标准。但目前各家企业的产品质量标准、工艺标准不一，质量参差不齐。

　　据周超凡介绍，目前配方颗粒的价格虽然比中药饮片的价格平均高出30%～50%，但若深入剖析则会发现，医院药房饮片浪费高达5%～10%。饮片质量下降等原因还影响了疗效，延长了疗程，增加了医疗费支出。相比之下，中药配方颗粒为患者提供了成本相对低廉的个性化医疗手段。从药物经济学角度分析，中药配方颗粒的性价比应高于中药饮片和中成药。

　　周超凡分析说，目前，接受中医治疗的患者逐渐减少，其中不可忽视的一个重要原因是中药汤剂调剂难、煎药难，不方便使用，阻碍了中医药的发展，而中药配方颗粒能解决这一系列问题。他分析说，我国已有30多个省市400多家知名中医院使用中药配方颗粒。患者的使用和市场的检验表明，中药配方颗粒安全有效、质量稳定。中药配方颗粒剂已纳入日、韩等国家的医疗保险用药范围。我国应尽快统一配方颗粒的质量标准，并逐步将其纳入医保药品目录中。

【王苏平．中药颗粒剂标准应统一［N］．健康报，2006-03-14（003）】

尽快出台中药配方颗粒质量标准

中药配方颗粒一直没有质量标准，记者日前就此问题采访了全国政协委员、中国中医科学院周超凡研究员。他认为，中药配方颗粒质量标准要尽快出台，并应逐步纳入医疗保险药品目录。

经过大量的调查分析，周超凡认为，中药配方颗粒系选用经过加工炮制的法定中药饮片为原料，根据各类药材的不同特性，参照传统煎煮方法，利用现代化的生产工艺"全成分"提取而成。同传统饮片具有相同的性味归经、功效主治，同时具有安全、高效、稳定、可控的特点，是传统饮片的发展与补充。它具有携带服用方便、便于医院中药房调剂、便于中药生产实现现代化的优点，更重要的是提高了中药质量的均一性、可控性、安全性和卫生学指标，是对传统中药汤剂的一次改革。

中药饮片是中医临床用药的最基本物质，它关系到临床的疗效问题，但一直以来中药饮片的质量问题及调剂煎药等烦琐的用药方式，使传统中医药的发展受到极大挑战。中医药要走向世界，必须要有自己的质量标准。2002 年国家食品药品监督管理局批准了 5 家中药配方颗粒试点生产企业，各企业均按照国家颁布的《中药配方颗粒质量标准研究的技术要求》，将产品纳入中药饮片管理，并实施批准文号管理，5 家企业对常用 400 多种中药的有效成分及提取分离工艺进行研究和开发，同时对每味药物制订其质量控制标准。但目前各家企业的产品质量标准、工艺标准不一，势必造成质量的参差不齐，所以我国的中药配方颗粒面临着质量标准统一的问题。近年来，5 家企业在中药配方颗粒质量标准研究方面都做了大量的工作，且各有特色，可以相互取长补短。如某试点企业在利用红外全成分指纹图谱技术对中药配方颗粒原料进行定性鉴别研究与应用中做了大量的尝试，将红外分光光谱法纳入企业内控标准，利用指纹图谱检测，实现了 412 种配方颗粒产品从原料、中间体到成品的生产全过程质量控制。同时在医院终端的调剂实现上，充分总结原有小包装配方颗粒的应用局限性，推出了自动化调配系统，避免了中药贮藏、保管不当带来的走油、变色、虫蛀、霉变等质量问题，减少了污染，方便保管。使调配更加方便、卫生快捷，可避免传统中药手抓、秤称带来的分剂量误差，也改变了传统中药房给人脏、乱、累的现象，因而有利于中药房的现代化管理。

中药配方颗粒在国外已应用多年且很普遍，并已纳入日、韩等国家的医疗保险健康体系，国际市场上参与中药贸易流通的除中成药、饮片外，主要见到的是日本的复方系列、韩国的单味中药片及胶囊系列。国内也有 30 多个省市，400 多家知名中医院包括东直门医院在内，都在使用中药配方颗粒。经过多年大量患者的使用和市场的检验，表明中药配方颗粒安全有效、质量稳定，市场和患者已逐步接受并认同。所谓单煎、共煎的争论，目前只发现有 2 个处方共煎比单煎疗效好，但不能说明全部，而近年来我国中药新药品种大部分中药的提取工艺是单煎之后制成的复方制剂。所以目前配方颗粒产业更需要政策的扶持，要尽快出台配方颗粒的质量标准。

中药配方颗粒符合社保药品低水平、广覆盖的要求，尤其是因其中药配方颗粒便于流通、性价比优于中药饮片与中成药等特点，更适合于社区医疗和广大农村的患者。所以周超凡委员建议，应将中药配方颗粒逐步纳入国家医疗保险药品目录。

【于丽珊. 尽快出台中药配方颗粒质量标准［N］. 中国中医药报，2006-03-15（002）】

应建立中药配方颗粒质量标准

中药配方颗粒作为传统中药饮片的发展与补充，由于安全性好、疗效肯定、质量可控而被广大中医药人士所认可与关注。目前，中药配方颗粒的发展面临国外同类企业强有力的竞争。全国政协委员、中国中医科学院研究员周超凡提案建议，我国中药配方颗粒生产企业应该联合起来，制定统一的配方颗粒质量标准，以应对国外市场的冲击。

据悉，从 2001 年至今，国家食品药品监督管理局批准的 6 家中药配方颗粒试点生产企业，均按照国家颁布的《中药配方颗粒质量标准研究的技术要求》，对 400 多种常用中药的有效成分及提取分离工艺进行研发，对每味药物制定了各自的质量控制标准。其中，未名天人公司在利用红外指纹图谱对中药配方颗粒原料进行定性鉴别研究及应用中独树一帜，天江药业在运用薄层色谱技术方面经验丰富，而广东一方药业则在运用高效液相技术方面有所建树。但受地域、用药习惯等因素的影响，各中药配方颗粒生产企业生产的品种、原料来源及炮制方法均有一些差异，在制备工艺上也受到各企业原有条件的限制，在定性检测和定量检测都各自为政的情况下，就出现了各家企业的产品质量标准、工艺标准不一，质量参差不齐。

对此，周超凡委员指出，目前日本和韩国正在积极制定和发布中药配方颗粒的国际标准，我们不应该在这个领域落后于人。他介绍说，我国 5 家试点企业已经联合起来，本着对外形成技术壁垒、对内有利于技术发展的目的，以大局为重，团结协作，从去年 10 月起，选取具有代表性的 50 个品种（每家 10 个品种），采取一家牵头、其余四家协助的方法，对其进行定性、定量检测，实现资源共享。目前，50 个品种的标准统一工作已全部完成。从今年 3 月开始，他们将再进行 50 个品种的标准统一工作。

周超凡认为，政府应在中药配方颗粒的研发、产品的准入及产业化阶段给予支持，形成政府引导、社会投入、积极发展的态势，以促进中药配方颗粒产业向现代化、国际化、规范化和标准化发展。

【崔昕. 周超凡委员：应建立中药配方颗粒质量标准［N］. 中国医药报，2007-03-10（003）】

合理补充碘盐

科学、合理地使用碘盐应当引起全社会的重视。周超凡认为，由于我国对缺碘地区、非缺碘地区及高碘地区的调查尚未深入，缺乏精确的调查资料，目前在全国范围内一律推广碘盐的做法，在解决了缺碘地区碘缺乏病高发问题的同时，在非缺碘地区可能造成浪费或诱发有潜在甲亢患者发作甲亢，而在高碘地区则会增加甲亢的发病率。他建议，应在充分调查的基础上分别制定各地补充碘盐的措施。

我国是碘缺乏病高发国。据调查，除上海市外，其余地方都有不同程序的缺碘情况存在。可是，由于我国地区差异较大，如不加区别地推广使用碘盐，难免会出现一些弊端。如山东省，在东部沿海一带不一定缺碘。西部地区可能缺碘，还有个别水源性高碘地区，其甲亢的发病率为1.89%，而非高碘地区仅为0.14%，两者相差很大，故不能一概而论。

目前，我国是统一供应碘盐，普通食盐很难买到，有些甲亢患者也在使用碘盐，这很不合理。在缺碘地区供应碘盐，每日摄入量在50μg以内，应视为安全有益的。若超过100μg，就有发生甲亢的可能。

作为前车之鉴，其他国家实施全民补碘的一些经验教训值得我们参考。1949年，荷兰政府在缺碘地区推广碘化面包，每人每日摄入100μg。后来对73000名食碘化面包的人口进行检查，甲亢的发病率由食用碘化面包之前的0.001%增至0.002%；又如南斯拉夫，1953年开始推广碘化食盐，4年之后甲亢患者增加了3倍。类似情况在美国、奥地利、阿根廷也有报道。

为此，周超凡提出，解决这一问题的根本办法是加强对碘缺乏病的普查工作，并对各地水、土壤、粮食、蔬菜、水果等的含碘量进行普查，同时要了解与掌握各地群众食用高碘食品（如海带、紫菜、海鱼等）的状况。

【陆静. 合理补充碘盐［N］. 中国中医药报，2000-08-04（001）】

正本清源话木通

作为渗湿利尿类常用中药的木通，无论如何也没有想到自己在被沿用了几千年后会变成易引起人体"肾毒反应"的"罪魁"。自从在美国被 FDA 明令禁用后，我国中医药界也出现了"恐木通病"。那么，木通到底有毒无毒？如有毒，还能否使用？为此，记者日前走访了国家药典中医专业委员会主任周超凡研究员。

据周超凡介绍，国家药典委员会不久前组织有关专家对木通进行了一次论证，其结果颇令人意外。中药同名异物的问题这次可与世人开了一个不小的玩笑。原来，一味木通却有三个不同的身份，木通科的木通（古称三叶木通）、毛茛科的川木通和马兜铃科的关木通都统称为木通。正是这三个木通的你兴我衰演绎出木通从"无毒"到"有毒"的"故事"。目前在我国，除了云贵川以外，大部分地区人们使用的中药木通主要是指关木通，而据考证，"此木通非彼木通"。如今市场常见、临床常用的关木通与《神农本草经》等古籍中所记载的木通虽同名为"木通"，但并非一物。关木通属马兜铃科，其所含马兜铃酸经研究证明可能引起人体肾脏损害，属"有毒"类中药（《中国药典》将有毒性的中药分为小毒、有毒和大毒三种）。而《神农本草经》中所记载的木通为木通科的木通，其性无毒。

翻开 2000 年版《中国药典》，我们只能找到关木通和川木通，而作为正品的木通科的木通却榜上无名。这一令人费解的现象是如何产生的呢？

据考证，关木通首载于 1860 年的吉林地方志，其先在关外地区使用，后逐渐南下入关，因而得名。具体是由于什么原因使关木通这个"后起之秀"取代了曾在大江南北普遍使用的正品木通已无从考证。但经过百余年，关木通无论是从市场占有率还是从认知上都"成功"取代了木通科的木通已是不争的事实。据了解，《中国药典》（1965 年版）曾收载过木通科的木通，但因市场份额的缘故其在后来的版本中被"除名"。可以说，市场这只无形的手有意无意间蒙蔽了科学的眼睛。

周超凡告诉记者，在对木通家族进行正本清源后，国家药典中医专业委员会将有针对性地开展一些后续工作，包括为在 2005 年版《中国药典》中恢复收载木通科的木通做必要的准备工作。另外，对于药典部颁复方中出现关木通的 68 个方剂也将酌情进行处理，对于传统方剂，将恢复使用木通科的木通，而对于按国家药品法批准的新药则需与有关生产厂家协商后解决。另外，记者获知，国家科技部已出资 80 万元立项开展"有毒中药的中毒机理研究"，以期从根本上弄清中药毒性的问题。

随着后续工作的逐步落实，相信有关"木通中毒"的"悬案"将会得到一个圆满的解决。然而，有心人不禁要问，如果关木通没有出现如此严重的毒副反应，这样的"正本清源"还会否出现？难道一定要等到出现严重后果我们才迫不得已对中药品种进行"正本清源"吗？在常用中药中还有多少这样的"误会"需要我们去"澄清"呢？

不少中药界学者大声疾呼：必须将中药品种和名称的规范化和标准化作为实现中药现代化的源头之源头来抓。

【陆静. 正本清源话木通［N］. 中国中医药报，2002-03-06】

只为那永不消逝的记忆

——中国中医研究院研究员周超凡谈老年性痴呆的防治

高科技印证了人类智商指数的不断攀升，却难以抵挡人到老年的智力丧失。更无奈的是，现代医学对老年性痴呆无法治愈。那么，我们该如何应对呢？全国政协委员、中国中医研究院研究员、教授周超凡认为，应从源头抓起，一防到底。

一、改善生活习惯

周教授说，老年性痴呆是一种慢性进行性智能衰退的器质性病变。其病因尚不明确，但一般认为是多病因疾病。原发性的病因可能与遗传、中毒、病毒感染、自身免疫等有关；继发性原因由脑内外已知疾病引起，如脑动脉硬化、酒精中毒、脑梗塞等原因。在周教授医治过的老年性痴呆患者中，较多见的是后者，而且以血管性痴呆居多。临床常有高血压、动脉硬化、反复发作的脑血管疾病，以及每次发作留下的或多或少的神经与精神症状，积少成多，最终成为全面的、严重的智力障碍。

周教授总结，这种病和不良的生活习惯不无关系：一是饮食结构西方化，改变了中国人以素食为主、荤素搭配的传统习惯。据研究，经常吃肉，体液的 pH 值就会偏酸性，人的性格会随之变得浮躁。二是各种营养素、维生素、微量元素比例失调，造成"四高四低"（高盐、高脂肪、高蛋白质、高糖和低钙、低锌、低纤维、低维生素）的不良饮食习惯。三是睡眠不足。据调查，现代人比老一辈人的平均睡眠时间减少了一个半小时。四是由于现代化、机械化水平提高，体力活动大大减少，直接导致人群体重超标。五是社会生活节奏加快，竞争日益激烈，导致精神紧张、心理不平衡、情绪不佳，成为现代病的催化剂。

如果留心一下，你或许就有这种种的不良生活习惯，那你可要当心了。不妨用世界卫生组织提出的人类健康四大基石来规范你的生活——"合理饮食、戒烟限酒、适当运动、心情愉快"。

二、补肾填髓为本

改变不良生活习惯，当然是阻断老年性痴呆的根本。如果已经出现病症，又该如何呢？周教授直言，通过现代医疗仪器检查，结合患者的症状，诊断比较容易，然而治疗效果不显著，通常无法治愈，但中医药治疗此病会对症状有一定程度的改善。周教授介绍了"补肾填髓法"治疗老年性痴呆的作用。

中医学认为，肾主骨生髓，脑为髓之海。肾健则精气充足，脑髓充盈，大脑得其滋养而功能正常，人的聪明智慧能得到充分发挥；肾衰则精气化生不足，髓海空虚，大脑得不到正常的滋养，人的智力就会减退。鉴于目前对老年性痴呆的认识，尽管类型多种多样，治疗方法各异，但对其基本病理的认识则不外乎本虚标实，即髓海空虚是本，气滞血瘀、湿阻痰凝为标。

有时患者除智能障碍、思维混乱、言语不清、叙述困难外，并没有其他特殊的临床表现。即便有，也常常被主要症状掩盖。为此，临床治疗要先辨证后辨病，只要抓住肾精不足、髓海空虚这个主要矛盾，即抓住了本病的一般规律，以补肾填精益髓法为主，针对疾病的本质。现代医学研究也表明，许多补肾填精益髓的方药具有改善记忆力低下，增强记忆力的作用。例如传统名方"三才封髓丹""至宝三鞭丸"等能促进脑蛋白的合成，改善神经系统的功能和智能低下的状况。周教授对三才封髓丹加减方进行了动物实验，结果表明，补肾填髓法对氯胺酮、东莨菪碱、酒精、过量谷氨酸钠导致的记忆损害有改善作用。

当然，积极治疗原发病是防治老年性血管性痴呆临床疗效的关键。如积极治疗高血压、脑动脉硬化能有效地控制老年性血管性痴呆的发展；采用益气活血的中药可以溶解纤维蛋白，溶栓通脉，改善脑组织血液循环等。

周教授最后提醒患者，老年性痴呆的病程漫长，且复杂多变，应该坚持治疗，坚持服药。多数患者由于不能长期坚持用药，往往事倍功半，甚至前功尽弃。另外，因为此病大多会出现性格改变，配合心理治疗和食疗，对病情预后有着非常重要的作用。

【黄静. 只为那永不消逝的记忆——中国中医研究院研究员周超凡谈老年性痴呆的防治［N］. 人民政协报，2003/03/26（B01）】

用药不辨证等于火上浇油

　　眼下正值隆冬，天气寒冷，是感冒和胃病的多发季节。"由于大家对这两种疾病早已司空见惯，以致医院一些大夫在治疗时，不辨病就开药。而与此同时，不少患者一犯病，为了省事，干脆就吃常用药。于是，患感冒的不分风寒还是风热，一律服用感冒冲剂。胃病患者不分胃热、胃寒、胃虚、胃实引发，一律服用胃气滞痛冲剂。结果，患者常出现预后不佳、反复发作现象。"这是中医界著名专家周超凡教授，近日在接受记者采访时特别强调的"不辨证随意服药现象"。

　　周教授指出，中医在对感冒和胃病治疗中讲究辨证论治由来已久。中医治病的根本是辨证，要求治疗对证。也鉴于此，中医治疗要抓证（证候），证同治同，证异治异。如在对感冒的辨证治疗中，风热感冒应用"银翘散"，风寒感冒应用"九味羌活汤"。倘若医生不分寒热虚实用药：风寒感冒用辛凉的银翘散，结果会如同雪上加霜；风热感冒用九味羌活汤，就会火上浇油。

　　"除此，一些西医医院或基层小医院的医生在给患者开中药时，不会辨证施治的现象也普遍存在。"周教授同时强调。比如胃痛分胃热、胃寒、胃虚、胃实等不同原因引起。在辨证论治中，胃热患者宜用凉、胃寒患者宜用热、胃虚患者宜用补、胃实患者宜用泻。如果不能准确辨证论治，但凡胃痛者一律服用一种治疗胃痛的中成药，结果多会出现：热者越热、寒者更寒、虚者越虚、实者更实，甚至加重病情。

　　周教授举例，早在几年前，日本曾发生过慢性肝炎患者服用"小柴胡汤颗粒剂"大量中毒的惨剧。究其原因，该药虽是治疗慢性肝炎的中药，但因肝炎分甲、乙、丙等几类，中医用药要分肝气郁滞、肝气不合、湿热、瘀血等多种原因引起的肝炎。结果，当地在出售时，不分病因将此药宣传成"包治肝炎的良药"，导致许多患者服用后大量中毒，甚至死亡。这就是典型的没有辨证施治的教训。而类似这样深刻的教训，应足以引起大家用药注意辨证施治。

【胡迎新. 用药不辨证等于火上浇油［N］. 健康时报，2005-01-20】

名老中医的感叹：方对药不灵

中药饮片质量的不可控，将引起一系列连锁发生的"不良反应"。首先是中医临床治疗疗效的无法保证，继而是社会对中医药的信任产生动摇，最严重的后果是产生"中医存废与否"的质疑。

周超凡最近一直忙于国家药典委员会的相关讨论。作为一名拥有精湛医术和丰富临床用药经验的中医专家，对于中药在中医临床疗效和对整个中医药事业发展的重要意义，周超凡有着深刻的认识。为促进中药的临床合理、规范使用，这位年逾七旬的老人一直在奔走疾呼。

一、处方疗效难预期

中医的精髓是"辨证论治"，理论上，在辨证准确的基础上用药组方，就能达到预期的治疗效果。中医师在遣方时严谨选药、慎重定量，但令人遗憾的是，当这些处方被送到药房，其后的每一个环节都有可能令医师精心设计的用药思路无法正常发挥作用。所以在临床上，很多中医师对于所开处方的疗效都难以预期，不少老中医发出"方对药不灵"的感叹。就连周超凡这样的名老中医，对于疗效都会有"听天由命"的感觉。"首先，我不能确定患者去购药的中药店出售的是否为地道药材，甚至是否为伪劣药材，从而没办法确定药材的有效成分含量是否达到标准。还有就是药房配药、煎煮的方法等都会影响药效的发挥。"如治疗不完全性肠梗阻患者时，组方中的君药通常用到大黄，也就是说大黄（功效泻热毒、破积滞、行瘀血）的作用在方剂中是最重要的。在药材的品种方面，大黄有掌叶大黄、唐古特大黄和药用大黄三种，其有效成分，如蒽醌苷（有较强致泻作用）等的含量各不相同，从而无法判断其有效用量。用量过大，恐致过度泄泻，水电解质失衡；用量过小，达不到治疗的效果。药抓来了，接下来的煎药过程中时间过长、火候过大也有可能造成蒽醌类物质的挥发。周超凡无奈地说："我能做的就是嘱咐患者，腹泻即停药。"广东省中医院院长吕玉波在这方面也深有体会。一次广东省中医院的多位名老中医围绕一味中药的剂量是选用10g还是15g进行了几十分钟的讨论，专家们纷纷引经据典、各抒己见。10g和15g这看似微小的差距，在组方中却对疗效有着重要影响，但是在中药饮片的选取和配药等过程中，这个差距却极有可能被忽略，从而影响疗效。

"中药就如中医治疗过程中的武器。武器的好坏直接关系到战争的成败。"吕玉波说。而很多因素造成目前方剂的基础组成——中药饮片质量的不可控，从而引起一系列连锁发生的"不良反应"。首先是中医临床治疗疗效的无法保证，继而是社会对中医药的信任产生动摇，最严重的后果是产生"中医存废与否"的质疑。说到这点，周超凡的声音变得沉重："假若中医在某一天消亡，很有可能就是因为中药的问题。"

做了20余年全国政协委员的周超凡，每一年都会提交关于促进中医药事业发展的提案。他的提案不仅数量多，落脚点一直关乎着老百姓的生命健康安全。正是缘于此，他的提案总能引起广泛的关注和重视，进一步促进政策层面的推动。针对近年来社会上对中药安全性和有效性的质疑，以及国际市场的冲击，周超凡结合临床实践，在大量调研的基础上，率先提交了多个加快中药规范发展的提案，为中药事业的发展把脉开方。其中包括制订中药饮片的临床使用标准、做好《中药品种保护条例》的修订工作、建立中药配方颗粒统一的质量标准、重视中药注射剂上市后再评价、评价朱砂雄黄的药用价值等。这些提案得到国家食品药品监督管理局等相关部门的重视，也促进了相关政策的制定与执行。

二、临床使用剂量标准化之惑

中药饮片的临床用量目前仍然欠缺规范的标准，周超凡多次就这个问题提交了相关的政协提案，近两年，这项工作得到了 300 万元的经费支持。这也是周超凡和国家药典委员会中医专业委员会在 2008 年重点研讨的项目。

医师临床用药的基本指南是《中国药典》（以下简称《药典》），而目前的《药典》所规定的中药饮片的使用剂量过于保守，很难满足临床的实际需求。这个一直困扰着国内临床中医师的难题，使得医师们在临床遣方用药变得非常被动。国内中药饮片的用法用量是从古方转过来的，在这个过程中，由于度量单位的不同，使得部分药材的规定用量被减少。原国家食品药品监督管理局副局长任德权也曾指出，古籍记载的中药材都是野生的，有效成分含量很足，现在的中药材绝大部分为人工种植，药效均不如前。这也是目前包括中药饮片在内的单味药规定用量偏小的一个原因。为达到临床疗效，在临床上很多中医师会超出《药典》规定剂量用药，有的甚至超出一倍以上。超出《药典》规定用药却可能引起医药纠纷。在治疗过程中，如因为非药物原因出现病情恶化，依照《药典》，中医师就会蒙受"不白之冤"。周超凡举了一个实例，一名北京的名老中医在治疗一例患者时，方中用了"薤白"这一味药，用量超出《药典》规定。后来患者发生了心肌梗死，家属以此为依据将这位医师告上了法庭。而稍对中药有所了解的人就会知道，薤白属于药食同源的药材，既可药用，也可做菜。北方很多家庭都会用它来做酱菜，大量食用也不会出现中毒的情况。因此，为实现中药饮片的临床合理、安全使用，修订《药典》、《临床用药须知》（中药卷）迫在眉睫。作为国家药典委员会执行委员，周超凡参与了历次《药典》的修订工作，对于中药饮片临床使用剂量存在的实际问题，他说："《药典》应随着时代的进步而进步，有的中药饮片的剂量应该适当放宽。这样医生在用药时才能放开手脚，没有后顾之忧。"

三、修撰 2010 年版《药典》的紧迫感

将于 2010 年 7 月 1 日执行的新《药典》正在研讨、增订中。鉴于过去《药典》规定用量偏小，2010 年版《药典》将在中药饮片使用剂量方面做调整。2008 年 1 月 25 日，国家药典委员会中药专业委员会在天津召开研讨会，就包括中药饮片在内的 500 多种单味药《临床用药须知》的修撰工作展开讨论。并计划于 2009 年底完成这部分修撰工作，并于 2010 年 1 月付印。具体修订的内容包括将从古方剂量"钱"转到"克"时产生的含小数点的单位，如 1.5g、4.5g 等，化零为整，予以规范，使之更准确、更整齐。周超凡建议应在一定范围内放宽中药饮片的使用剂量，对无毒、药食两用的中药材，如薤白、山药、茯苓等，使用剂量可以放宽；而 72 种有毒的药物，使用剂量则应保持不变。同时，剂量还应随着不断的研究发现而有所变化。对于过去认为无毒的药材，如今的发现提示其有毒（如苦参、栀子、山豆根、川楝子、益母草等）；过去认为有小毒，如今发现毒性不小（如山慈菇、番泻叶等）的，应在使用剂量上做相应的减量，有所控制。预计将对几十个中药饮片品种、上百个病种进行小范围的调整。

周超凡认为，中药饮片临床应用的标准化制定工作绝不是一朝一夕能完成的，短时间内做不到大范围、突破性的调整和完善。首先，中药饮片的使用剂量与中医的辨证关系密切，同样的一味药，在不同证型中的使用剂量也不相同。以柴胡为例，当在补中益气汤中用于心阳举陷证，用量就应很小；在逍遥散中用于肝气郁结证时，用到的是中等剂量；而用于小柴胡汤或制成柴胡注射液，用量就大。中药饮片的用量与剂型也有关系，如细辛用于煎剂，用量达到6～9g；而在可冲服的粉剂中，细辛的量不能超过3g，否则会导致中毒。此外，用量还与组方、体质、年龄、地区有关系。所以说中药饮片的临床用量是不能用一个具体的数字统一界定的，只能根据适用的证，定一个用量范围。这项工作的进行需要有丰富临床经验的中医师参与。目前很多药物有效量与中毒量之间的差距还没有一一加以研究。"目前不能盲目地进行剂量的调整，只能先易后难，为将来的相关研究打下好的基础。"

在周超凡看来，促进中药事业发展的相关工作应该以"只争朝夕"的紧迫性来开展，正如他常用来鞭策自己的诗句所言："老牛自知夕阳晚，不待扬鞭自奋蹄"。

【盘莉. 名老中医的感叹：方对药不灵［J］. 中国处方药，2008（05）：33-35】

现行医保报销政策谁来动刀？

——全国政协委员周超凡建议推行"国家基本药物制度"

医保报销政策和"国家基本医疗保险药品目录"关系到广大人民群众的身体健康和切身利益，是我国人民福利中的一件大事。到 2004 年 8 月底，全国共有 11847.6 万人参加了基本医疗保险，"国家基本医疗保险药品目录"能保证这些参保人员的合理用药需求，维护参保人员的合法权益。多年来，在国家劳动和社会保障部门的不懈努力下，我国医药费报销方法较好地解决了广大群众的医药费报销问题，在维护人民群众生命健康方面起到了积极的作用。

虽然 2004 版的"国家基本医疗保险药品目录"和我国现行的医保报销政策有了比较大的进步，但是还存在不少问题，有些方面甚至干扰了国家的有关政策，引起社会各界人士的关注，不同的意见越来越多。

在十届政协三次会议上，曾参与劳动与社会保障部"国家基本医疗保险药品目录"的审评咨询专家，第七、八、九、十届全国政协委员周超凡郑重向大会递交提案，建议"改革现行医保报销政策，推行国家基本药物制度"。本刊记者就此进行了独家专访。

一、现行医保报销政策不利药品企业公平竞争

记者：据有关统计，按照国家药典委员会品种标准，截止到 2003 年 11 月，我国现有批准上市的药品品种 14000 多种（每个剂型一个批准文号为一种），化学药大约占 6000 种，中药占 8000 种。在 2004 版"国家基本医疗保险药品目录"中，医保报销药品有 2960 种，仅占上市品种的 21.1%，其中化学药 1700 种，占西药总数的 28.3%；中成药 1260 种（含民族用药 47 种），占中药总数的 15.75%。大约 11040 种药品没有进入现在的医保药品报销目录，约占上市药品品种的 78.9%。您作为专家如何看这一问题？

周超凡：11040 种药品不能平等进入市场竞争，导致人们用药没有更大的选择空间。人们需要更多安全有效的药品，而不仅仅是这 2960 种。我国 80% 的药厂都是中小企业，为了一个药品品种的研发生产而投入巨资。一旦不能进入医保目录，此药品基本上就失去了市场，因此生产企业不得不停产或者转产。如果企业的巨大投入没有回报，就很难生存下去。而且，药品不能平等上市竞争，甚至干扰破坏了正常的商品（药品为特殊商品）竞争规律，违背了国家有关政策，影响了价格机制的调整作用。

二、限制医生自由选择用药的权力

记者：医生为患者治疗时有一个基本理念，就是根据患者的具体情况，选择最适合病情、副作用最小的药品，不受其他因素的影响。可问题在于，我国现有 78.9% 的药品不在医保目录，无法报销，如果患者要用非报销品种，实质上被剥夺了应该享受的医保费用。

周超凡：是这样的。医保药品目录外的药品价格相对比较高，患者难以接受，医生只能违心采用报销品种，使用药不能得心应手。通常医生的处方很少开不能报销的药物，不能仅仅根据患者的病情需要开处方，更多要考虑的是患者的经济负担能力。

病情多种多样，个体也有很大的差异，因此治疗的药品也需要多种多样。现在由于医保药品的数量有限，固定使用一些药品，时间一长就产生药源性疾病，以后再患上这种病，这种药品就对此病失去疗效，这对广大群众的生命健康也是一个很大的威胁。

三、影响医药卫生事业的进步

记者：医药卫生事业的进步，要靠临床实践的支持。目前我国医药临床经验的积累是少数药物提供的，医生很少接触没有进入医保目录的药品，更谈不上了解这些药品的疗效，这极大地影响了医生临床经验的总结。

周超凡：如果一个国家药品经验的总结仅仅由批准上市的 21.1% 的药品提供，不全面也不科学，医药卫生事业的进步和发展自然受到影响。更严重的是，大部分药品不能进入医保，一部分药品生产企业也不会再继续生产这些药品，同时企业研发新产品的积极性也受到了打击，这样会对我国医药科技事业的发展造成很大的影响，长期下去，会形成恶性循环，阻碍医疗卫生事业的进步。

四、药品目录的服务重点不清晰

记者：事实上，威胁广大人民群众健康的敌人，大多还是常见病、多发病、传染病、中毒抢救的急性病和一些专科疾病。现在医保目录的药品遴选是在一类选出一些比较好的品种作为报销品种，一类可能会选择几种甚至上十种，但是这类里可能并非是常见病和多发病。

周超凡：这种没有量化原则和量化标准遴选药品的方法，基本上是综合性、宏观性、概念性的评价，如果一直按照这种方法来遴选药品，就很难满足人们广泛用药的需求。遴选药品的人在遴选药物时，考虑较多的还是药品的疗效和副作用，往往对价格和普通老百姓的承受能力考虑得较少。另外，对于 14000 种药品，加上每年递增的新品种，翻来覆去评价，越评越麻烦，浪费国家经费，难以选出理想的药品，又不能充分发挥现有药品的作用，甚至还会产生一些不正之风，滋生腐败。因此，需要对医保药品目录的遴选方法进行改革，要用全局思想和发展观点来制定科学合理的遴选方法，选出对大多数人及对常见病、多发病、传染病最合适的药品。

五、两个目录分工不明确

记者：现在，国家食品药品监督管理局负责选定国家基本药物，劳动和社会保障部选择医保报销的标准品种和数量，制定医保药品报销政策。社会各界反映，医保药品目录和国家基本药物目录之间没有合作点，各干各的，形成重复劳动，给国家人力、财力造成一定的浪费。

周超凡：现在国家基本药物目录基本上不起作用，形同虚设，医保药品目录参考国家基本药物目录并不多。目前不但有全国医保目录，而且还有地方医保目录，如上海和北京就有各自的医保药品目录。这种情况就会产生很多的问题，给不正之风开了后门，不仅医药专家有意见、知情群众有意见，而且 WHO 官员和专家也有看法，所以应该虚心倾听各方面的合理意见，认真解决存在的问题。

六、重建国家基本药物领导小组

记者：您呼吁，我国医保药品目录和报销政策已经到了需要尽快改革的地步。可是，改革医保药品目录和医保报销方法的工作比较复杂，涉及部门多，一两个部、局难以完成，必须有统一的组织。

周超凡：我已建议该项工作要由国务院高层领导来协调，由国务院相关部门来落实，由国务院任命国家基本药物领导小组的组长，参加成员包括国家发改委、卫生部、劳动和社会保障部、国家食品药品监督管理局、国家中医药管理局、总后卫生部、国家财政部、国家商业部等部门，这些参与部门的领导任副组长，同时还包括专家学者、与此相关领域代表，以及相关社会人士等，群策群力，共同协调。

由国家食品药品监督管理局与劳动和社会保障部分别设立基本药物办公室和报销品种办公室，共同处理日常工作。目前可以是一个兼职的组织形式，如果时机成熟，国家也可以考虑正式编制。

七、实行国家基本药物报销制度

记者：实行国家基本药物报销制度的目的在哪？应如何实施？

周超凡：实施国家基本药物报销制度，就是要改革现行的药品报销目录和基本药物目录，把现在的医保药品报销目录和国家基本药物目录合二为一，统称国家基本药物目录。考虑到和国际接轨，应该称为国家基本药物制度，为了突出报销的问题，可以暂名为国家基本药物报销制度。

在国家基本药物领导小组的领导下，国家食品药品监督管理局负责制定国家基本药物政策，遴选基本药物，劳动和社会保障部可以一起参与研究制订国家基本药物目录，不必单独选品种。国家基本药物目录的药物，就是医保药品报销的标准品种。这样不但能节约大量人力、物力，而且有事半功倍的效果，更重要的是对广大人民群众生命健康和我国医疗卫生事业的发展会产生积极的影响。

八、国家基本药物的遴选方法需要改革

记者：您提出最重要的是对医保药品目录的遴选原则和方法进行改革，寻找最科学的遴选方法。

周超凡：应该在每一基础类选出一个代表品种，按照药品的药理、病症等分类，每一类分到不能再分的最小的类，定为基础类，在每一基础类遴选出一个代表品种，作为报销的标准品种。这样14000多个品种，就能全部上市，自由流通，供人们治疗时选择使用。

当然，这个标准品种必须要符合大多数人能够报销的程度，遴选的药品不但要质量好、疗效好、副作用小，而且要考虑价格、来源和群众的承受能力，选出对人们最合适的药品作为标准品种。所以，标准品种的遴选应该坚持临床必需、安全有效、质量稳定、价格合理、使用方便和保障供应的原则，每一基础类选出一个标准品种，而且这个标准品种要以国产的同类品种为准。

九、实行标准定额的报销制度

记者：您还建议实行标准定额报销制度。

周超凡：药品报销不必受目录限制，对于药品的报销规定，第一，国家基本药物目录品种全部报销。第二，非国家基本药物品种也可以报销，但只能报销与基本药物报销目录中同类标准品种相同的费用，超出部分自己负担，节余归己，不能退还现金，存入医疗报销的个人账户，留作以后支付其他医疗费用。这样就算国家报销的费用没有变化，但是用药的范围全部放开，患者和医生可以根据情

况，自由选择用药。

记者：这样的报销制度好在哪？

周超凡：如此报销不但可以解除物价问题，而且可以促进企业14000多个品种平等地参与市场竞争，没有进入医保的药品就会根据自己的情况确定价格，这样可以解放上市的全部药品品种，患者可以自由选择用药，又能发挥社会现有的全部药品的作用，使制药企业活跃起来，形成良性的市场竞争机制，真正地做到优胜劣汰。

十、国家基本药物目录5年调整一次

记者：您甚至对国家基本药物目录的调整时间也提出了自己的想法。

周超凡：我国基本药物目录的调整是参考世界卫生组织每两年调整一次。对于一个新品种，短短的两年时间，不能很好地反映其临床疗效，而且，国家的经济投入也较大。

我国国民经济增长和卫生资源的增长是一致的，国家每五年制定新的国民经济发展计划，落实新的卫生资源的比例，由这个比例决定医疗报销费用是否会增长。所以，国家基本药物目录每五年调整一次比较合适，在此期间，可以充分地总结经验和教训，解决出现的问题。

【乌兰察夫. 现行医保报销政策谁来动刀？——全国政协委员周超凡建议推行"国家基本药物制度"[J]. 医药产业资讯，2005（04）：15-18】

基本药物和医保药物目录应合二为一

国家食品药品监督管理局的基本药物目录，尤其是社保部的医保药品目录是我国基本医疗保险中的重要内容，涉及药厂生产销售、医生的临床治疗与合理用药、大众看病报销以及药品价格的高低等诸多方面，关系到企业的生存、大众的健康等国计民生的问题，但是目前我国在这方面的制度并不完善。为此，记者日前采访了全国政协委员、中华人民共和国药典委员会执行委员、国家药品监督管理局药品审评专家、国家中药品种保护审评委员会委员、中国中医研究院研究员周超凡。

记者： 我国基本医疗保险药物目录分为基本药物目录和社保药物目录，但二者似乎在目的、性质、内容上很相近。请谈谈这种分类存在的问题。

周超凡： 目前基本药物目录是国家食品药品监督管理局遴选的，社保药物目录是社保部参照国家基本药物目录制订的。其实两个目录的目的、性质基本一样，内容相近，但两个部门各干各的，各自为政，因此在工作中出现了两个部门重复劳动的现象并容易产生矛盾，增加了国家人力、财力的开支，影响了工作质量和效率。而且，所谓基本药物亦很难"基本"，因为它每两年调整一次，每次增加一些品种，如此发展下去，其结果必然是越选越新、越选越多、越选越贵，难以体现国家基本药物的特点和优势，也难以为医疗保险报销目录提供最佳品种。

记者： 社保药品目录现在据说从中央到地方有很多个，请谈谈这种情况对医疗质量、企业发展、药品价格等方面有何影响？

周超凡： 目前社保药品目录太多，从中央到各省有 30 多个，每个目录又大同小异，难以管理，对医药环境容易造成不良影响。具体有以下几方面问题：①由于我国人口多、病种多、患者个体差异大等，需要更多的药品品种做对应治疗。目前我国上市品种 14000 多种（中成药 8000 种、化学药 6000 多种），2004 年度进入社保药品目录的只有 2960 种，不及四分之一，不利于医生用药选择，也不利于患者更好地配合医生用药而影响治疗效果，同时也影响医疗质量，最终会影响国家医药水平。②我国制药企业 5000 多家，生产药品 14000 多种，大约四分之三的品种不能进入社保药品目录，销售量受到制约，利润下滑，企业可能调整非目录品种，或者转产、改行，甚至破产、倒闭。新药研制经费投入很大，上市后，若不能进入基本药物目录（社保药物目录），成本不能及时收回，影响企业研制开发新品种的积极性，影响制药企业的发展。③干扰物价政策，进入医保的药品由政府定价，历经 16 次降价，老百姓受益仍不多。药价虚高，增加人民药费负担。我国有 13 亿人口，患者肯定少不了，可只有 2960 种进入报销品种，显然不能满足治疗需要。不难看出，药品种类、数量都不够用，医生常常选用医保目录以外的品种，这些品种是按市场定价的，因而药价怎么能降下来。④在激烈的市场竞争中，药厂为了使自己生产的品种能进目录，各显其能，出现不正之风在所难免。⑤选出的基本药物或社保目录品种中，有许多药不能保证供应，如小儿药、解毒药等，这些安全、疗效好但利润小的品种没有企业愿意生产。

记者： 您对药品进入基本药物目录或社保目录的遴选原则有何建议？

周超凡：遴选应符合临床必须、安全有效、质量可控、价格合理、使用方便、有代表性的原则。①安全有效：符合国家标准（包括新药、进口药），质量稳定可控，上市2年以上；查阅国内外资料收集临床不良反应，综合评定其安全性好。②价格合理：凡是进入国家基本药物目录的品种，按物价定价程序进行定价或评审，由国家统一定价。③具代表性：按照遴选原则从基础类中选出一个代表性品种，作为基本药物品种，也是标准报销品种。所谓基础类是指按照一般药物分类（按药理、药物成分、病证等）继续细分，直至不能再分为止，该类定为基础类。按现有基本药物分类，大概能分出541个基础类等于541种（中药422种、化药119种）。如果按品种来定，一个剂型算一个品种，总品种为1082～1623种，其中中药844～1266种，化学药238～357种。当然有些情况还应深入研究。

记者：您对目前基本药物和社保药品目录二者并存的状况有何建议？

周超凡：①基本药物和社保药品目录应该尽快合二为一，合并后应该明确分工，各负其责。药监局负责基本药物遴选（标准报销品种），社保部负责制订报销等相关政策和措施，共同完成任务。②实行基本药物报销制度。首先明确基本药物品种就是标准报销品种，因此，以基本药物品种为准制订价格，该价格即为该类品种的标准价格。凡上市药品，均按各类基本药物价格报销。超过部分自己负责，节余归己。

记者：听说您最近正在以"基本药物和社保药物目录应合二为一并实行国家基本药物报销制度"为题目向全国政协提交了议案，您的提案如果能被政府采纳，其意义与预想效果将如何？

周超凡：这个提案已经于2005年7月提交给全国政协提案委员会了。两目录如果能够合并，可减少重复劳动，有利于提高工作质量和效率，减少国家人力、财力浪费。具体说来一是有利于医师合理用药，提高我国医疗用药水平。二是有利于发挥物价政策的调节作用，起到平抑药价虚高的作用。三是可充分发挥上市药品的作用，增加治病的用药选择范围。四是可大大调动企业生产和开发新药的积极性，有利于医药事业的发展，促进国民经济建设。

记者：您认为国家在完善医保药品目录工作中应做哪些工作？

周超凡：①提高医改认识，统一医保思想。首先是有关部门和领导认真研究了解目的、意义，分析论证其可行性。②征求有关专家意见，不断完善医保报销方案，力争2年内完成实施方案。③组织落实，成立国家基本药物领导小组。由于国家药监局和社保部只能解决药品报销目录，而不能保障供应，特别是安全有效、价格便宜的药品，企业因没有利润而不愿生产。所以以上诸多问题只有物价局、发改委等有关部门共同参与才能解决，成立国家基本药物领导小组将大有裨益。

【王敬. 基本药物和医保药物目录应合二为一［N］. 中国中医药报，2005/08/17（004）】

两个目录合并的构想

"两会"临近，全国政协委员周超凡又在忙于撰写提案。

其中一个提案让他有些压力，一向平稳的声音此次透着些不确定，"不知道好弄不好弄，有些问题还要重新考虑"。

是一份什么样的提案，让做了 20 年政协委员的周超凡产生了"就怕影响大了又给我带来压力"的担忧？

一、提案的细节

周超凡即将提交的提案，与目前国家正在筹建的国家基本药物制度有关。"我建议国家把《国家基本药物目录》和《国家基本医疗保险和工伤保险药品目录》（下称《医保目录》）合二为一，全面推行国家基本药物政策制度。"周超凡向记者透露了此次提案的核心内容。

按照周超凡和业内支持者的设想，其一，由国务院医改小组负责协调把两个目录统一，出台新的《国家基本药物目录》。其核心内容是制定政策、协商重大问题、公布新的基本药物名单并负责监督实施等。具体分工是，国家食品药品监督管理局（SFDA）牵头恢复《国家基本药物目录》遴选小组，负责制定《国家基本药物目录》，即标准报销品种参照世界卫生组织的经验，这个小组由临床医生、药理专家和药物经济学家来组成；劳动保障部负责制定相关的报销政策法规和实施措施。

其二，规范国家基本药物遴选原则与步骤。遴选秉持"安全有效、价格合理、使用方便、质量稳定"的原则，每一个标准类可按病症分类，也可按药理或药物成分分类，只选一个代表性品种，这个品种就是基本药物，也是报销的标准品种。《国家基本药物目录》定时更新，可以 5 年为一个调整期。

第三，制定基本药物目录与非基本药物报销政策。国家确定各类基本药物的基本报销标准，基本药物目录品种全部报销。考虑到中国城乡经济差别和病患地区差异，各省可在与基本药物类似的几个非基本药物品种上实行报销浮动，价格参照基本药物。总而言之，高出部分由个人买单——用周超凡自己的话来说，就是"能吃得起鸡鸭牛肉的就吃鸡鸭牛肉，只能吃青菜豆腐的就吃青菜豆腐，既不限制也不浪费，充分调动各地群众对基本药物的选择热情"。

"这样平均报销范围始终是国家基本药物目录，基本药物才"基本"得起来，才能发挥其在药品生产、流通和使用等领域的实质性作用。"相关人士这样评价。

二、合二为一的理由

其实，早在两年前周超凡就产生了"两个目录合并"的想法，驱动原因其实挺简单。

"我既是 SFDA《国家基本药物目录》的审评委员，也是劳动保障部《医保目录》的审评委员。《国家基本药物目录》两年调一次，《医保目录》自 2000 年实施以来在 2004 年调整了一次。"就是在《医保目录》调整的 2004 年夏天，周超凡深切地感到了相关资源的重复和浪费。

周超凡说，虽然这两个目录的性质和作用有所差异，"但还是存在很多雷同的地方，比如专家队伍中 80% 是相同的，很多品种也是重复的。"俗话说，到什么山上唱什么歌，可是"到两个山上唱同一支歌"让周超凡和部分专家感到"没有必要这么弄"。

早在 2005 年"两会"期间，周超凡就想把两个目录合并的建议提上去，但当时觉得不成熟而没有提交。2005 年 7 月，周超凡才把名为《改革医保报销目录 推行国家基本药物政策》的全国政协平时提案交了上去。

在这则提案中，周超凡列举了医保目录和报销政策在实施过程中出现的问题，"这两个目录的性质、目的应该是一致的"，周超凡认为两个目录完全可以合二为一。

在那份提案里，周超凡建议实行国家基本药物报销制度，但没有涉及具体操作。根据周超凡的回忆，提案交上去之后，"SFDA 和劳动保障部都答复了，但是积极程度不同，SFDA 比较积极，劳动保障部积极性不高。"

当时两家专业媒体关于"国家基本药物目录和医保目录合一"的报道在业界引起了较大的关注，在业内引起了能否合一的争议，有相当一部分业内人士表示支持周超凡的观点。

可提案至今没有下文，只是作为一种声音在业界流传了下来。

2007 年 1 月，卫生部部长高强和 SFDA 局长邵明立先后强调了建立国家基本药物制度对医改和药品监管工作的关键作用，表示此项工作将作为今年的重点任务来做。

这让周超凡感到推行两个目录合一的时机已经成熟，遂决定在今年全国"两会"期间，再将这个建议提上去。

目前周超凡正在再次梳理思路，重新考虑新的问题，加入了不少具体操作方面的建议，"要到 3 月初才能完全写好"，周超凡说。

三、相关"合并说"和"母子说"

1992 年，我国结合医疗保险制度改革，开始制定国家基本药物目录的工作，要求国家在基本药物品种范围内制定公费医疗报销药品目录。1996 年，国家公布了第一批《国家基本药物目录》，其中西药有 26 类，699 个品种，中药制剂 1699 种。此后，基本药物目录两年调整一次。

然而，随着 2000 年城镇职工基本医疗保险制度的建立和推广，具备报销"实际"意义的《医保目录》被广泛采用，而《国家基本药物目录》则渐渐被人们淡忘。

"问题的关键是，《国家基本药物目录》目前变成了一个部门的药物目录，其他部门可以'选择性'遵守，缺乏基本政策和法律保障。"一位业内人士告诉记者。

"基本药物亦很难'基本'，因为它每两年调整一次，每次增加一些品种，如此发展下去的结果是，越选越新、越选越多、越选越贵，难以体现国家基本药物的特点和优势，也难以为医疗保险报销目录提供最佳品种。"上述业内人士说。

而《医保目录》在执行过程中亦产生不少问题，最大的问题在于制定方法不科学和限制过"死"。对企业而言，不利于市场公平竞争，常为进不了医保而"头疼"；对医生来说，限制了用药，参保病患者可以选择的药品太少。

两个目录的问题一直为业内诟病，不少专家一直在探讨和寻求解决这些难题的方法。在周超凡提出目录"合并说"之后，有部分业内专家认为，可以实施《国家基本药物目录》为母目录、《医保目录》等其他目录作为子目录的"母子说"。

著名医保专家、原卫生部政策与管理研究专家委员会委员周寿祺就是主张"母子说"的专家之一。"迄今为止，我们国家有关药物的目录有 5 个。除了《医保目录》，2003 年新型农村合作医疗试点启动，制定了《新型农村合作医疗基本药物目录》和《乡村医生用药目录》；2006 年又出台了《社区医疗机构用药目录》。"周寿祺告诉记者，国家可采用《国家基本药物目录》为"母目录"，"母目录"是其他各个"子目录"的制定凭据。

中国医药商业协会常务副会长朱长浩对此也表示认同，他认为，应该在国家基本药物制度的建设和立法工作中，还原《国家基本药物目录》本身应当具备的法力和地位，"应该是一个国家最基本的药物目录，无论是生产、经营还是使用，人人都应该遵守。包括《医保目录》在内的其他子目录，品种规格都应该从《国家基本药物目录》中选择产生，而不应各自为政。"

与周超凡持相同观点的人则认为，国际上的成功经验表明，很多国家只有一个《国家基本药物目录》，一般情况下没有其他版本，《医保目录》是个"有中国特色"的东西，在这一问题上国内应该学习国外的有益经验，逐步取消《医保目录》，全面实行国家基本药物报销的制度。"只有这样，将来建立国家基本药物制度才能落到实处。"一位专家强调。

【钟可芬. 两个目录合并的构想［N］. 医药经济报，2007-02-26（001）】

第五篇 学术思想与诊疗经验研究

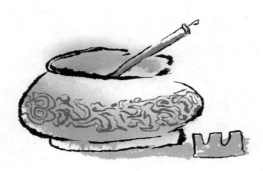

第十四章 学术思想

周超凡谈无毒中药的潜在不良反应

【摘要】药品不良反应（ADR）是指合格药品在正常用法、用量下出现的与用药目的无关或意外的有害反应，它不仅指药物的毒副作用，还包括药物特异性反应、过敏反应、成瘾性、继发性反应以及引起后代畸形、癌症等。近年来，随着中药不良反应事件在国内外的频繁报道，其安全性问题逐渐引起医学界的广泛关注。周超凡教授为《中国药典》委员会委员，一生致力于中药安全性研究。他强调必须在中医理论的指导下合理使用中药，同时应参考现代药理、毒理学研究成果，在重视药物治疗作用的同时，也不能忽视其潜在的不良反应风险。

药品不良反应（ADR）是指合格药品在正常用法、用量下出现的与用药目的无关的或意外的有害反应。中药来源于自然，与化学药物相比，通常被认为具有使用安全、不良反应少等优点。但近年来，随着中药不良反应事件在国内外的频繁报道，其安全性问题逐渐引起医学界的广泛关注。随着对中药毒性研究的日渐深入，越来越多的药物毒性被研究者发现，中药的使用也将更加安全可靠。周超凡教授作为第五、六、七、八、九届药典委员会委员，一生致力于中药安全性研究。他强调中药必须在中医理论的指导下合理使用，在重视药物治疗作用的同时，也不能忽视其潜在的不良反应风险，安全和有效是对药品最基本的要求，且安全比有效更重要。在中医药理论中，未被定义为有毒的中药，也可能存在尚未被认知的潜在毒性或其他不良反应，影响临床用药的安全性。本文全面整理周超凡教授关于无毒中药潜在不良反应风险的认识，为临床安全使用中药起到警示作用。

一、用药时间过长蓄积中毒

周超凡认为，中医处方是在辨证治疗基础上形成的有一定配伍规律的药物组合，处方中某些切中病机的药物容易出现使用周期过长的情况，在一定程度上加大了慢性蓄积中毒的可能。如何首乌、泽泻等中药虽为无毒中药，但长期使用仍存在着慢性蓄积中毒的危险。医生在使用此类药物时应严格掌握其适应证，缩短使用周期。在用药过程中应严密观察该药的不良反应，并注意监测常规检查，一旦出现异常，应立即停药并给予积极的治疗。

何首乌为蓼科属多年生草本植物，其干燥块根入药，生首乌味苦、涩，性平，具有解毒、消痈、截疟、通便的作用；经炮制后的制首乌味苦、甘、涩，性温，具有补肝肾、益精血、乌须发的功效。首乌主要含有二苯乙烯类、蒽醌类、类磷脂类以及其他成分，鉴于其在医疗、美容、养生、保健等诸方面的多重功效，以首乌为主要（或含有）成分生产的中成药、保健食品、洗护发用品在市场上热销，甚至以菜肴、靓汤等食疗方式登上了百姓的日常餐桌。事物总具有两面性，中药也不例外，疗效和不良反应也常并存。自 2006 年英国药品与健康产品管理局（MHRA）通报了何首乌制剂的肝损害案例，并指出其存在安全性问题，加拿大、英国、澳大利亚等国药品监管部门相继出台了对何首乌及含何首乌制剂进行监管甚至限用的政策，国内外医学研究者开始关注何首乌的毒性问题，出现了大量的关于何首乌积蓄中毒导致肝损害的报道。如张瑞晨对何首乌成分进行分析，研究得出何首乌 95% 乙醇洗脱物是何首乌中导致肝细胞损伤的主要物质，对 L02 细胞有明显的生长抑制作用，并诱导 I02 细胞凋亡。胡锡琴观察制何首乌对大鼠的长期毒性作用，结果显示部分大鼠肝脏表面有脂肪颗粒，病理切片显示有不同程度的脂变、肝血窦扩张充血，偶见炎细胞浸润，提示制何首乌长期灌胃对大鼠肝脏有一定的毒副作用。

再如泽泻，《中国药典》收录为无毒药物，临床广泛应用于代谢紊乱综合征，如糖尿病、高血脂、痛风及高血压等疾病的治疗。现代药理学研究表明，泽泻有利尿、降糖、降脂、降压及减肥等诸多功效，其饮片制成的中成药如六味地黄丸系列、癃清片、血脂灵片等占据一定医疗市场。但周超凡一直关注泽泻药理毒理等方面的研究进展，他强调医生对泽泻的用药周期和剂量都要严格把控，长期使用，其含有的泽泻醇在体内慢性蓄积，有一定的肾毒性。如赵筱萍等实验研究发现，泽泻含有的泽泻醇 C、16,23- 环氧泽泻醇 B 和泽泻醇 O 可能会引起肾毒性，应注意泽泻用量和周期的控制。中医理论中，泽泻虽为无毒药物，但据药理毒性分析显示，其有一定的肾损害风险。使用时应定期监测肾功能，对肾功能异常的患者谨慎应用或不用。另外近年来，中药生长环境的破坏，以及药物的炮制、储存、运输等环节处理不当，如菊花等药物炮制过程中会使用硫黄熏制，导致硫超标；太子参因防虫使用农药导致农药残留；而三七种植区土壤砷污染严重，特别是三七花砷含量明显超标，这些因素严重威胁着中药的安全性，长时间服用此类药物，重金属等危害元素在人体内长期慢性蓄积与滞留，无疑都加大了中毒的风险。

二、用药剂量过大损伤肝肾

中医处方多为复方，中药剂量千变万化。剂量的大小是由证候的虚实所决定，不同的剂量可发挥不同的功效。"中医不传之秘在于量"，可见中药剂量在中医辨证施治、组方遣药中占有重要地位，甚至是取效的关键。中药使用的剂量在《中国药典》中有明确规定，但是在临床个别医生为获取速效或奇效，超大剂量使用中药的情况也客观存在。周超凡指出，某些中药的大剂量使用存在一定的安全问题，如三七、益母草、虎杖、五倍子、何首乌、石榴皮、天花粉等。《中国药典》中并未记载其毒性，但文献报道称超大剂量的使用可能会对肝肾功能造成一定程度的损害。他强调用药安全是提高疗效的前提，要严格把控每张处方中的单味中药剂量，并经常告诫临床医生谨慎使用超大剂量的药物，不图一时之快，不追一时之效，以免造成肝肾功能不可逆的损伤。

三七具有活血化瘀、止血定痛的作用，目前广泛用于冠心病、糖尿病、血液病、妇科等疾病中，甚至有些医生将三七粉代替阿司匹林建议患者长期服用，但长期超量服用也存在一定的不良反应风险。徐江等报道，三七总皂苷对大鼠具有心脏毒性作用，皂苷类成分是三七的主要生物活性成分，大剂量的三七总皂苷有可能导致心肌的损伤，从而影响左心室顺应性，改变心脏的收缩和舒张功能，引起大鼠左室内压和左室压力变化速率下降。因此，大剂量使用三七时应监测患者的心脏功能。再如益母草单味药的剂量过大，可能会产生肝肾毒性。如文献报道，大剂量益母草对大鼠肝肾有毒性作用，大鼠血清谷氨酸转氨酶（ALT）、天冬氨酸转氨酶（AST）水平，N-乙酰氨基葡萄糖苷酶（NAG）活性及尿素氮（BUN）、肌酐（Cr）和尿蛋白（Upro）水平均明显升高，肝、肾组织可见轻度病理改变。停药15天后，给药组大鼠尿蛋白水平未见降低，其余各项指标水平均降低，肝肾组织病理改变减轻。提示大剂量益母草对大鼠肝肾有毒性作用，其毒性影响在短期内不完全可逆。再如款冬花，《中国药典》记载为无毒中药，但是体内外试验均显示出一定的肝脏毒性。款冬花中含有肝毒吡咯里西啶生物碱，是目前已知最重要的植物性肝毒成分，可引起肝细胞出血性坏死、肝巨细胞症及静脉闭塞症。实验显示，冬花总生物碱提取物表现出一定的肝脏毒性，具体表现为动物体质量下降，AST水平升高和肝脏病理组织形态学的改变。因此周超凡强调在临床大剂量使用可能损伤肝肾毒性、心脏毒性的中药，应密切监测患者的肝肾功能、心脏功能，凡是肝肾功能、心脏功能异常者应谨慎使用，严格掌握适应证和用法用量及疗程，必要时须间断或停止使用。

三、用药不当加重基础性疾病

周超凡认为有些暂时定义为无毒的中药，由于其特殊的化学成分虽无明显毒副反应，但对患者的基础疾病可能产生影响，临证时应对药物的功效和组成成分进行充分全面的考虑。治疗采取辨证与辨病相结合，在中医中药理论的指导下，紧密结合现代药理研究，实现精准辨证与精准用药，既达到治疗作用，又尽量避免加重或影响患者的基础性疾病。

患者就诊时，应仔细询问是否有高血压、糖尿病、冠心病等基础疾病以及目前的治疗情况。有些中药有升高血压的作用，在治疗高血压患者时应尽量避免使用，如枳实主要成分为对羟福林和N-甲基酪胺，能够升高人体的血压。此类的药物还有枳壳、青皮、陈皮、麻黄、西红花、白鲜皮、蓖麻子、款冬花等，而天麻、钩藤、黄芩、黄连、丹参、牡丹皮、川芎、莱菔子等具有降压的作用，既不会影响到基础疾病，又可以明显提高疗效。再如党参、紫苏、石斛、秦艽、竹叶、杜仲、鹿蹄草有升高血糖的弊端，在坚持中医辨证的基础上，应尽量减少这些药物在糖尿病患者治疗中的使用，可以选用功效相似而又无升高血糖之虞的黄芪、白术、茯苓、生地黄、麦冬、玉竹、枸杞子、葛根等中药代替，既符合中医辨证的思路，养阴生津以改善症状，又兼顾辨病及降低血糖以治疗基础疾病，一举两得。可见，对于有基础性疾病合并其他疾病的治疗，因其病程较长，可能需要长期服药，此时力求用药精准，尽量避免对基础性疾病的影响。

四、体质各异严防药物过敏

中药在使用过程中可能会引起各种类型的过敏反应，这与患者个体差异或过敏性体质有关。中药诱发过敏反应主要是因为含有的蛋白质、多肽、多糖等大分子物质具有完全抗原性，分子较小的化合物作为半抗原与体内蛋白质结合成全抗原，从而引起过敏反应。可能出现过敏反应的中药有三七、天花粉、罂粟壳、乳香、没药、赤芍、西洋参、鳖甲、蝉蜕、僵蚕、黄芪、辛夷、延胡索等，引起的过敏性疾病主要有药疹、过敏性紫癜、过敏性哮喘、过敏性休克、过敏性肾炎等。周超凡指出，个体差异导致对某些药物不耐受，临证时应谨慎对待。有些遗传性肝脏代谢酶缺陷的人群，服用首乌会引起肝损伤；葡萄糖-6-磷酸脱氢酶缺陷的人群，不能食用蚕豆、闻其花香，否则易引起急性溶血性贫血，此类患者也禁服黄连、黄柏等药物。

中药也会诱发过敏反应，中药注射剂发生过敏反应较口服剂型多且重，但过敏反应与药品质量及用药剂量并无关联，而因病者体质决定。医生在诊治时应先询问药物过敏史、家族过敏史，切不可放松警惕，一旦发生过敏立即停药，以免发生更严重的后果。中药有许多虫类药入药，如僵蚕、蝉蜕等，因含有蛋白质对异体蛋白过敏的患者应谨慎使用，若服药期间出现皮肤瘙痒、皮疹等过敏反应须及时停药。偶有患者对桃毛过敏，服用桃仁时因炮制过程中残留桃毛可能会诱发过敏性哮喘。在使用花蕾入药时，当询问患者是否对花粉过敏。西洋参一般不会引起过敏，但是对于高敏的患者易诱发荨麻疹和支气管哮喘。有报道称，中药黄芩水煎服致过敏，出现口唇及舌麻木感，停药后症状消失。中药的过敏反应在一定程度上客观存在，医生在用药时发现过敏现象应及时停药或对症处理。此外，中药乌梅、防风、五味子等具有抗过敏作用，在出现过敏反应时可供参考使用。

应用几千年的中药以安全有效受到世人青睐，当中药迈出国门时，因中药的安全问题引发人们对中药不良反应的关注。因此要正确看待中药不良反应，既肯定中药的治疗作用，又不能忽视中药不良反应的客观存在。周超凡着重强调，在中医药理论中，虽然多数中药目前被定义为无毒药物，但仍可能存在未被认知的潜在毒性或其他不良反应，影响临床用药的安全性。安全和有效是对药品最基本的要求，且安全比有效更重要。对无毒中药潜在不良反应的分析，能为指导临床安全用药敲响警钟，既有学术价值，又有重要的现实意义。

【张玉辉，赵凯维，刘理想，等. 周超凡谈无毒中药的潜在不良反应［J］. 中国中医基础医学杂志，2017，23（04）：544-545，560.】

周超凡对中药常用量与超大剂量应用的认识

【摘要】中医药学家周超凡先生强调中医临床要精准用药，对中药常用量与超大剂量应用有着深刻的认识。治病的有效剂量都是常用剂量，所以在治疗一般疾病时首先要选择应用药物的常用量。在病情需要与患者体质允可的情况下，可适当加大剂量乃至超大剂量，药物剂量最好逐渐增加。不同剂量范围的中药，其治疗作用往往也有差异。中药常用量与超大剂量应用都有一定的适应证。对一些常被人忽视副作用的中药也要有清醒的认识，尤其在超大剂量的情况下，即使是补益类中药的应用也应十分谨慎，必须对症。

中医处方用药是中医理法方药过程中的重要环节，在辨证论治的基础上，根据病情的需要选择适当的中药，确定合适的剂量，而剂量的科学使用与合理配伍则往往关系到中医临床疗效与用药安全。中医医生对病情要有很好的把握，应望闻问切四诊合参进行辨证论治，以达到辨证分析正确、用药效专力宏。近年来，由于各种原因临床应用中药的剂量呈现越来越大的趋势，就连一些毒性较大、副作用较多的中药如附子、乌头等也不例外，这样则难以保证中药的安全性和有效性。

著名中医药专家周超凡先生认为，常用剂量都是治病的有效剂量，所以治疗一般疾病时首先要考虑用药的常用量，只有在特殊或一些特别的情况时才可以考虑用超大剂量。在临证时他对某些中药超大剂量应用有十分丰富的经验，不但对一些公认的有毒中药如附子、细辛、乌头等用药剂量有着清醒的认识，就是对普通中药和大家习以为常的无毒中药也常持谨慎态度，对多数医生认识不到的毒副作用有着深刻的认识。而这又与他多年从事中药研究与丰富的临证经验是分不开的。以下仅列举几种中药的临证应用，由此可见一斑。

一、对常见有毒中药常用量与超大剂量的认识

对于附子、乌头、吴茱萸、朱砂、全蝎等常见有毒中药，医生应用时一般都十分谨慎，常给予常规用量，但亦有超大剂量应用者，如扶阳派（火神派）之于附子、乌头超大剂量似已平常。周超凡认为在临床实践中对1味中药的应用，首先应遵从该药的常用量，对于有毒中药尤其要谨慎，在没有足够经验时切莫盲从超大剂量用法；当然也不能因噎废食，在病情需要与患者体质允可的情况下，可适当加大剂量乃至超大剂量，药物剂量最好逐渐增加。

在细辛临证用量上，有所谓"细辛不可过钱"之说。周超凡认为主要是指单用细辛为散时用量不宜过钱，在做丸剂时也应遵守"细辛不可过钱"之说。而临证用细辛大多并不单用，一般多以"细辛+××药"方式组方，以"××药"来监制细辛，细辛为散时用量在1g左右，如果用作汤剂用量则可以稍大些。但一般情况下细辛也不是一下就用较大量，而是采用不断递增剂量的方法，如先用3g、6g再用9g或者更大量。这种用药方式可以较好地控制细辛的用量，如果在用药过程中出现热象，则停止增量，减少药量。在用较大剂量细辛后，对于有些患者可能会出现的全身烘热、口干等反应，一

般不需做特殊处理就可以自行消失。当然也可配加白芍、生地黄等抑制细辛的温燥之性。对于轻症、年老体弱者不宜用较大量的细辛，细辛入汤剂时可以先煎30分钟。

对于半夏临证治疗疑难杂症时，周超凡认为还是用生半夏为好，因为现在部分药房所发半夏大多为制半夏，但半夏经炮制后药力大为减弱。生半夏一般可用6～10g，应先煎30分钟以去毒存性。如生半夏配石菖蒲可治痰迷心窍之癫痫，生半夏配胆南星可治痰结心脑之精神分裂症，生半夏配竹茹可治湿热胶结之慢性胃炎等。对于半夏的用量，以小剂量（3～6g）主治肺部咳嗽痰多之病证，中剂量（10～15g）主治胃气上逆之病证，大剂量（20g左右）主痰结心脑之失眠、头痛等病证。至若《丹溪心法》中的加味二陈汤，方有半夏、白茯苓、砂仁、橘皮、丁香、炙甘草、生姜等药治疗停痰结气而呕，用半夏达五两（约折合186.5g）则属于超大剂量。周超凡再三指出临证经验若不十分丰富，切不可仿用。

二、对普通常用中药常用量与超大剂量的认识

事物总是具有两面性，作为应用于中医医疗实践的中药也不例外，往往既有促进健康的正面效应（疗效），也有妨害健康的负面效应（不良反应）。一般情况下，与有毒中药相比，普通中药并非没有毒副作用，只不过不良反应往往较少较轻，或被疏忽而不易发现。因此，周超凡认为在辨证论治的基础上，普通中药也最好使用该药的常用量，如病情确实需要应用超大剂量时，当要注意该药的不良反应。

周超凡常用麻黄15g发汗，10g治疗哮喘。对于单纯水肿常用麻黄3～6g，这时麻黄是作为主要配合用药（如配合附子、肉桂）而应用。临证必须根据不同的病情、方剂的配伍、煎服方法、体质、季节、地区等有关因素做适当调整。不论何种情况，麻黄一般不应超过15g。若病情确实独特，必须使用大剂量麻黄，也不宜超过30g，否则出现不良反应的概率将大大增加。

临证用羌活应严格掌握剂量，并依病情及个人不同而选用不同剂量，不主张超大剂量用羌活。周超凡用羌活治感冒时常用3～6g，用羌活治疗痛证用12g左右。由于羌活气味浓烈，所以用羌活时特别要注意患者的反应，主要观察患者有否恶心、呕吐。若患者用羌活后出现恶心、呕吐应立即停药，并给予适当的治疗。羌活短期应用不良反应较少，但若要长期使用则应注意用药安全。

一般情况下，临床实践应用白芷时用量较小，因此对白芷的不良反应往往没有予以重视，然而在治疗肿瘤时则往往需要用较大剂量的白芷，所以周超凡认为对白芷的不良反应还是要有一定的认识。白芷含白芷毒素，依其不良反应轻重不同而言，其轻度不良反应为呕吐、恶心、心悸、头晕、高血压等，而重度不良反应为强直性间歇性痉挛、惊厥，最后全身麻痹。白芷的常用剂量如果不超过15g，则一般情况下不会引起不良反应；如果超过30g，易引起不良反应。白芷的不良反应最早出现恶心、呕吐，而头晕则是最值得注意的症状，因为头晕的出现往往证明可能有大脑感觉障碍。

周超凡认为现今临证用黄柏一般是3～10g，此药量略显低些，在临床实践过程中可用6～15g。对于某些确实要用黄柏治的大病、急病，则不拘此量可用至24g。至若有人用黄柏60g组方，治疗传染性黄疸型肝炎，若医生临床经验丰富，也不妨用此药量；但如是低年资医师或经验不足者，还是不宜用过大剂量，因为黄柏苦寒力强，可伤脾胃。周超凡认为《本草害利》将黄柏列为"凉脾次将"，说明黄柏可损脾"（黄柏）固能除热益阴，然阴阳两虚之人，病兼脾胃薄弱，饮食少进，及食不消，或兼泄泻，或呕恶冷物，及好热食，肾虚天明作泻，上热下寒，小便不禁，少腹冷痛，子宫寒冷，血虚不孕，阳虚发热，瘀血停滞，产后血虚发热"，实补他书之未叙。

苦参的用量，周超凡认为治疗痢疾、心律失常等病证可用 10 ～ 30g，但治疗癌症则非用 30 ～ 60g 不可，否则达不到截断病邪治疗疾病的效果。用苦参治疗湿疹的用量也往往较大，一般可用 30 ～ 60g。苦参毒性较低，然而在用较大剂量时，个别患者则可能出现肝损伤，大部分患者亦可见到消化道反应。因此苦参用量不宜超过 30g，在治疗癌症与湿疹时，则可在一定范围内加大剂量。

对于苍术的应用，周超凡临证时一般用 10 ～ 15g，湿邪较重时用 15 ～ 30g，湿邪特别严重时 30 ～ 60g，并建议临床应用苍术时最大剂量不要超过 100g。金元四大家之一的刘河间擅长用超大剂量苍术，少则 2 两（折合现今约为 74.6g），多则 1 斤（折合现今约 5968g）。刘河间创立了一些超大剂量用苍术的方剂，如苍术防风汤、苍术汤，但同时代金元四大家的另一位医家李杲《兰室秘藏·腰痛》的"苍术汤"只用 3 钱（约合现今 10g）；明·虞抟《医学正传》卷二"苍术防风汤"中苍术只用 2 钱（约合现今 6g）。周超凡指出，对于一个医家的用药经验，既要做同一时代横向比较，也要做不同时代纵向比较，才能得到更多的启示。李杲与刘河间都是金代人，虞抟则离刘河间年代较远，李杲与虞抟用苍术都是小剂量，独有刘河间用苍术剂量较大，这给人以启示，如时代悬隔、社会环境、自然环境不同，疾病谱差异、学术流派差别、个人用药喜好各异等，都可能影响医生的用药风格。周超凡认为，从临床实践来讲，用苍术还是以每日不超过 50g 为好，如果要用更大剂量则必须有丰富的实践经验以及结合现代药理研究结果。

天麻作用广泛，疗效可靠，是临证常用药之一。各种教材大多将天麻列入"平肝息风药"，并未指出其有毒副作用。但天麻有一定毒副作用，且其毒副作用并非当时发作，而是在 1 ～ 6 小时内发作。所以周超凡主张对用天麻治疗者，必须在临证时多多予以嘱咐，一有毒副作用之先兆应立即停用。天麻的用量应控制在 30g 以内，一般用 3 ～ 10g。《本经逢原》曰："天麻性虽不燥，毕竟风剂，若血虚无风，火炎头痛，口干、便闭者，不可妄投。"以上所述诸症，在临证选用天麻时应予注意。若应用天麻时，有头晕胸闷、恶心呕吐、心率及呼吸加快、皮肤瘙痒者应立即停药，并采取适当的解救措施。

对白芍的用量，历代医家较多用 30g 左右。如《疡医大全》清风汤中用白芍一两（约折合 37.3g）："治肝经风热血燥而生顽疮，疮生内股，敛如豆许，翻出肉一块，宛如菌状，用白芍药一两，人参、当归各五钱，白术、栀子、牡丹皮、沙参、天花粉各三钱，川芎二钱，柴胡、连翘、甘草各一钱。"又如《傅青主女科》的清肝止淋汤用白芍一两（约折合 37.3g）："治赤带方，用白芍（醋炒）、当归（酒炒）各一两（约折合 37.3g），生地黄（酒炒）五钱，阿胶（白面炒）、牡丹皮各三钱，黄柏、牛膝各二钱，香附（酒炒）一钱，红枣 10 枚，黑小豆一两。"周超凡认为临床实践也主张用白芍量稍大，以发挥较大作用，如用白芍平抑肝阳可用 15 ～ 24g；用白芍"补血入肝养阴"可用 10 ～ 15g；用白芍止痛，如止三叉神经痛、胆道蛔虫病致腹痛、胆结石致胁痛、肾绞痛等则可用 30g 左右。

三、对补益类中药的常用量与超大剂量的认识

补益类中药一般无毒副作用，或者说毒性极低，但并不等于说用之就安然无虞，可以盲目大剂量应用。周超凡认为，对于补益类中药的超大剂量应用应十分谨慎且必须对症。

白术为常见常用补益类中药，益气健脾，一般认为其毒性很低。周超凡多以 6 ～ 15g 为常用量治疗白细胞减少症、贫血症，而治疗虚性便秘、慢性腰肌劳损、肝病则用较大剂量 30 ～ 60g。古代医籍中对于白术超大剂量应用的记载并不鲜见，然周超凡却认为对此用法一定要谨慎。如古代医籍《辨证录》与《疡医大全》中记载了超大剂量应用白术的情况即是如此。《辨证录·疝气门》的卫睾丹治

疝气、睾丸作痛"用白术三两（约折合 111.9g），附子、甘草、延胡索、柴胡各一钱，肉桂三钱，黄芪一两，水煎服"；《疡医大全·卷二十》的辟寒救腹丹"治小腹痛、漫肿坚硬疼痛、皮色不变、有热渐红或无热不红者，盖阴成阴毒，乃寒虚之故，寒因虚而不行，毒因寒而凝结，用白术、金银花各三两（约折合 111.9g），茯苓、肉桂各三钱，附子二钱，当归二两，蛇床子五钱，水煎服"。周超凡认为如果没有丰富的临床经验，不提倡超大剂量使用白术。应用白术超大剂量必须辨证论治，符合适应证脾胃气虚证或因虚致实证。凡实证或虚实夹杂之证也要谨慎使用，不能超大剂量应用，否则有可能会影响或贻误病情，出现副作用或不良反应。

临床应用黄芪时在用量方面亦是如此，也要十分注意。作为常用补益药，黄芪毒性极低，所以周超凡认为如果病情需要可以适当加大剂量。如治疗虚人感冒可用生黄芪 30～60g，治疗脑梗死可用黄芪 30～60g，治疗糖尿病并发慢性骨髓炎可用生黄芪 60g 左右。但他不主张超大剂量应用黄芪。如《医林改错》的黄芪桃红汤："治产后抽风，两目天吊，口角流涎，项背反张，昏沉不省人事，用生黄芪八两（约折合 298.4g），桃仁三钱，红花二钱，水煎服。"一般在临证经验不足的情况下，并不提倡用如此超大剂量的黄芪，即使如《医学衷中参西录》中治疗肢体痿废或偏枯、脉象极微细无力的干颓汤："用黄芪（生箭芪）五两（约折合 186.5g），当归、枸杞子、山萸肉各一两，生乳香、生没药各三钱，鹿角胶六钱，先煎黄芪煎十余沸去渣，再入当归、枸杞子、山萸肉、乳香、没药，煎十余沸去渣，入鹿角胶烊化，分两次服。"周超凡亦不提倡用此超大剂量黄芪，他认为："由于黄芪在肾利尿功能、心脏、血压等方面在小剂量和大剂量应用时，会产生截然不同的药效作用，因此在超大剂量应用时一定要弄清适应证，无论是慢性肾炎、中风后遗症等病症，中医辨证都必须有明显的气虚证时方可超大剂量应用。对急性肾炎、卒中等病症不宜用超大剂量。而且再三指出，在一般情况下黄芪最大剂量最好不要超过 120g。"

四、结语

古代及当今临床用药一般遵循常用量，抑或有轻剂治病者，然超大剂量用药取得较好疗效的也不乏其人。然而超大剂量用药毕竟非常规用药量，存有一定风险或副作用。周超凡认为在如下情况时才可以考虑用超大剂量，如单味中药应用于某些特定的治疗时；处方中的主药；治疗危重急症时；治疗疑难杂病时如仅用药物的常用量往往难以奏效，则常需要增大药物剂量。

同时周超凡认为临证用超大剂量药物时，还要注意以下几个方面：一是适应证要准确，中药超大剂量的应用都有一定的适应证，在临证时必须严格掌握超大剂量药物应用的适应证，以免形成药重病轻；二是严格遵守药物炮制与制剂的规定；三是药物剂量最好要逐渐增加，一旦在药物剂量增加过程中发现毒性反应或不良反应，可以立即停止使用药物或减少剂量；四是了解中药的毒性及解救措施。

然而一些医生自身临床用药经验不足，往往人云亦云，有从众心理，而支持超大剂量应用的主要依据是古今医家的临床用药经验，无严格的研究与论证，因此无法定依据，故而医生不可盲目跟风，一味追求疗效，随意加大剂量。一般情况下，应以中药的常用量为基础，对超大剂量的使用持谨慎态度，增大剂量要以安全为前提，这也是周超凡提倡中医临床要精准用药的应有之义。

【刘理想，赵凯维，张玉辉，等. 周超凡对中药常用量与超大剂量应用的认识［J］. 中国中医基础医学杂志，2018，24（07）：993-995+1001】

从特效方药谈周超凡学术思想

特效方药是理论与实践结合的产物，其临床应用也必须建立在中医理论指导下。

在处方用药时重视对病的关注，也是治病求本；把握证候特点，辨证论治，实现对病的全过程的干预，对证候进行阶段性的调整，是提高临床疗效的关键，也是特效药一举两得优势的体现。

中国中医科学院中医基础理论研究所周超凡研究员，从事中医药理论与临床工作 60 余年，医药皆精，学验俱丰，在中医药学诸多领域都有高深造诣。本文拟从中医特效方药角度，对周超凡研究员的学术思想做简要介绍。

〖**学术思想**〗

什么是学术思想？著名中医药学家王永炎院士指出："学术思想是高层次的学术成就，是锲而不舍长期坚持读经典做临床，在取得若干鲜活的诊疗经验的基础上，应是学术闪光点凝聚提炼出的精华。"

学术思想不是单纯的一病一证一法一方的诊治经验与心得体会，应该具备创新思维与创新成果，具备理论内涵并能有效指导实践，是对病—证—方—药—效—验的理性升华，是实现从经验到理论，再到知识和证据的过程。

基于此，作者认为，周超凡的学术思想，集中并突出地体现在他对中医特效方药的研究应用上。这是其学术闪光点与精华，也是其中医治疗思想、治疗原则、治疗方法以及临床诊疗思维方法的体现，更是临床疗效的关键所在。

〖**特效方药**〗

特效方药包括特效药与特效方，两者各自独立，又相互联系，所谓"药有单行之功，方有合群之妙"。总之，特效方药就是指对某种疾病有特殊疗效的单味药或复方。

中医特效方药不过是人们口头上的习惯称谓。严格来说，所有的中药都应该是特效药。只不过绝大多数中药目前研究应用的还不够深入，对其针对性的专长还缺乏总结归纳与提炼。假以时日，特效药的数量会不断增多，队伍会逐渐壮大。

特效方药是理论与实践结合的产物，其临床应用也必须在中医理论指导下。没有理论指导的实践是盲目的实践，脱离实践的理论是空洞的理论。只有理法方药一以贯之，因机证治环环相扣，辨证辨病有机结合，才能最大限度地发挥特效方药的作用。不加辨证地孟浪从事不但无功反而有害，这是必须明确的。

一、特效方药应用理念

1. 辨病：治病求本，把握证候

周超凡主张，中医临床诊疗要先识病。现代医学的诊疗技术为中医认识疾病、治疗疾病提供了有益的证据，不能对此视而不见，应该吸收借鉴，为我所用。因此，在处方用药时重视对病的关注，也是治病求本；把握证候特点，辨证论治，实现对病的全过程的干预，对证候进行阶段性的调整，是提高临床疗效的关键，也是特效药一举两得优势的体现。对于一些危急重症的治疗，要针对疾病治疗，又要兼顾证候的调整，此所谓"留人治病。"

2. 辨证：病证结合，改善症状

对于一些慢性病的治疗，在了解疾病发展演变规律的同时，以辨证论治为主，兼顾疾病的特点，通过阶段性的证候调整，缓解病情，改善症状，抽丝剥茧，循序渐进，最终达到治疗目的。因此，以辨证论治为指导思想，选择既对病，又对证的药物组方，或者在辨证论治的基础上加味对病的特效药，病证结合，此所谓"治病救人"。

3. 对症：缓解痛苦，调节状态

有些疾病，病情不重，证候特征也不明显，但症状突出，临床治疗应选择特效方药迅速缓解症状，稳定患者情绪，改善精神身体状态，再诊断疾病，辨识证候，精准施治。

4. 联用：三位一体，辨证为本

在临床上辨病与辨证、对症治疗很难截然分开，多数情况下是三位一体联合应用的，只不过有侧重点的不同。周超凡能洞悉疾病传变，深谙药性药理，并且熟识特效方药，故临证用药单刀直入，直达病所。

二、特效方药来源

"人的正确思想，只能从社会实践中来"。同样，中医特效方药也来源于临床实践与科学实验。周超凡应用特效方药的来源有三：

1. 源于经典

《神农本草经》记载的"当归调经""常山截疟""元胡止痛"就是特效药的萌芽。徐大椿在《医学源流论》中指出的"一病必有一主症，一病必有一主方，一方必有一主药"，蕴含有特效方与特效药思想。《神农本草经百种录》菟丝子条："故古人有单方及秘方，往往以一、二种药治一病而得奇中。及视其方，皆不若经方之必有经络奇偶配合之道，而效反神速者，皆得其药之专能也。""效反神速"体现了特效性；"皆得其药之专能"突出了疗效的专一性。

2. 源于民间

谚云："单方一味，气死神仙。"这也是对特效方药特点的描述。例如，谚语"家有半枝莲，可以伴蛇眠""穿山甲，王不留，产妇喝了乳汁流""七叶一枝花，深山是我家；痈疽如遇着，一似手拈拿"。单方如清金散用一味黄芩治轻度的肺热咳血；都梁丸用一味香白芷治疗头痛；古拜散用一味荆芥穗主治产后受风、筋脉引急，或发搐搦，或昏愦不省人事，或发热恶寒、头痛身痛、鼻渊等。都可视为特效方药。

3. 源于科研

中药的现代研究也发现了许多特效方药，如青蒿素治疗疟疾、天花粉蛋白用于中期引产、靛玉红用于治疗慢性粒细胞白血病、砒霜治疗白血病等。这些都可以认为是中药特效药。

可见，周超凡的特效方药思想是有清晰的源头和坚实的临床试验基础的。

三、特效方药组方思路举隅

"人的实践经过亿万次的重复，在人的意识中以逻辑的式固定下来。这些式正是由于亿万次的重

复，才有着先入之见的巩固性和公理的性质。"(《列宁全集》)

1. 周超凡偏头痛三步辨治法

周超凡偏头痛三步辨治法体现了周超凡特效方药思想。这是建立在经过现代医学检查，排除占位病变、器质性改变后制定的，所用药物都有现代药效学基础，可视为特效药组方的范例。

（1）辨性别 女性以当归、川芎、白芍、香附为基本方，重在养血调经、柔肝缓急止痛；男性以当归、川芎、白芷、防风为基本方，重在活血化瘀、祛风散寒止痛。

（2）辨疼痛部位 头痛在两侧加柴胡、黄芩；颠顶痛加藁本，重用防风；前额连眉棱骨痛，加入或重用白芷；颞部连眼眶痛，重用川芎，加入蔓荆子；后脑连颈项痛，加入葛根、羌活；痛连齿龈甚则面部痉挛，加蝉蜕、生石膏；鼻渊头痛连目系，加辛夷、细辛、鹅不食草等。

（3）辨证型 根据辨证加减用药，如痛如刀割，加丹参、桃仁、红花；攻冲作痛，加川牛膝、代赭石；手足发凉一身尽痛，加元胡、细辛、桂枝；久痛入络，加虫类药等。

2. 特效药组方示例

偏头痛三步辨治法基本方按照国家新药研制的相关要求，做过药学实验和临床试验，效果肯定。

有些疾病即使辨证准确，效果也不理想。对此，周超凡建议可考虑用特效药组方。例如，许多高血压患者临床上表现出明显的肝阳上亢、肝火上扰、阴虚阳亢或痰湿中阻、痰瘀互结证候，但应用传统的平肝息风、清肝泻火、滋阴潜阳、祛痰除湿、化痰散瘀法疗效不稳定。此时可借鉴现代降压药的利尿剂、血管扩张剂、钙离子拮抗剂、血管紧张素转换酶抑制剂、离子通道等研究成果，结合中药药理研究，从高血压的基本病理环节和降压中药的作用机理入手组方，可考虑用汉防己、钩藤、黄芩、臭梧桐、夏枯草等组成基本方，再根据辨证论治随证加减。

临床应用中，在保持辨证论治的原则性、随证治之的灵活机动特点的同时，不要忘记用药的针对性和特异性，特别是特效药的应用。

四、特效方药思想的意义

1. 理论彻底才能征服人

王充《论衡》曰："医能治一病谓之巧，能治百病谓之良。是故良医服百病之方，治百人之疾。"如何将这些宝贵的经验推广应用是件难事。事半功倍的方法就是从特效方药入手。

2. 用理论指导深化实践

恩格斯说："一个民族想要站在科学的最高峰，就一刻也不能没有理论思维。"中医学突出特点，就是善于总结成功的经验进而上升到理论，成为证据加以验证推广传播。特效方药的寻找与使用是对临床经验的深化完善。

3. 学术思想要接地气

构建一个学科，提出一种学说、一种假说，学术思想的根基必须牢固坚实，这是根本。对于许多问题的解决，常常因为简单的思考而成功，也会因为复杂的思考而失败。学术思想要面向社会需求，解决实际问题，所以特效方药是很接地气的。

4. 疗效是硬道理

佛学有一句话："专业技能是菩萨利益众生的增上缘。"周超凡早年从事中药研究，后来又转为理论研究，但始终坚持临床工作。周超凡始终认为，中医学人光有理论、光有思想而没有技术是不够的，一定要做到理论和实践结合，临床疗效是硬道理。特效方药在一定程度上是疗效的保障。

周超凡对于特效方药参悟既久，体悟日深。他坚忍不拔的精神，吃苦耐劳、勤奋思考、读书善变、继承创新才是成就周超凡的事实真相，也是中医学人的楷模和榜样。

【中国中医药报 4 版，2019-10-10。注：标题略有改动】

周超凡医药圆融思想探究

　　周超凡研究员是中国中医科学院著名中医药学家，从事中医药研究 60 余年，在中医药理论研究与临床诊疗实践方面均有高深造诣。作为现代中医治则学的开创者，有学者称他为"中医治则学家"；作为从事国家药典编写工作的核心专家、国家药典卓越成就奖的获得者，有学者称他为中药学家；作为长期担任首长医疗保健工作的医生，有学者又称他为"大医""临床大家"。

　　作者自 1987 年开始，断断续续在周超凡老师身边工作学习，特别是 1993 年至 1998 年期间，在周老师任主任的中医基础理论研究所治则研究室，直接接受周老师的工作指导。其后由于科室调整而离开，但仍在同一单位、同一楼层工作。作者认为，周超凡学术思想的核心是医药圆融。把他单纯归为某一类型的专家学者，都不能反映其学术特征与全貌，而"医药圆融"似可作为其思想特色之一。

一、圆融

　　"圆融"为佛教语，意思为破除偏执，圆满融通。圆者，周遍之义；融者，融通、融和之义。佛学以"万法遍为融通无碍，无二无别，犹如水波，谓为圆融"，突出其浑然一体，水乳交融，有机结合，无"功夫行迹之心"的完美状态。这种圆融不是简单的混合与"拿来主义"，而是"和实生物"，相互取长补短，和谐圆满，故而生机无限。

　　基于此，作者认为，周超凡为人处世与治学，突出体现"圆融"二字。

二、医药圆融

　　医药圆融是言医药一体，无二无别。其中"药具医之理，医籍药之用"，医药圆融，才能苍生司命，才能体现医学的核心价值观。隋代王通《文中子》谓："医者意也，药者瀹也。"《子华子·北宫意问》："医者理也，理者意也；药者瀹也，瀹者养也。"都强调了医药一体。《惠民局本草诗签·蒋溥序》："医者意也，药者瀹也；先得大意，后以药物疏瀹之，此可谓善言医者矣。"则揭示了医药与医者之间的逻辑关系与必然联系，那就是知药懂医后方可成为"良医"。

　　以此标准衡量，周超凡是医药圆融的典范！如此，也就圆满地融合、消弭了有关周超凡"理论家""临床家"与"中药专家"之争。通过方具医之理，医为方之用；方与理合，药与法会，药方法理浑然一体，彰显其"医药圆融思想"。

三、周超凡的医药圆融

　　纵观古今名医大师，无不都是医药圆融的典范。无论是"勤求古训，博采众方"的医圣张仲景，"法之与术，悉出《内经》之玄机"的刘河间，还是医药皆精的李时珍，读书五千卷的徐大椿，拜师十七人的叶天士，医林改错的王清任以及中西汇通的代表张锡纯，他们医与药、道与术的圆融，都达到了至高境界。苏东坡《石恪画维摩颂》"挟方储药如丘山，卒无一药堪施用"说的是医药圆融而不能分离。

1. 医药皆精方能圆融

孙思邈说："世有愚者，读方三年，便谓天下无病可治。及治病三年，乃知天下无方可用。故学者必须博极医源，精勤不倦。至若道听途说而言医者，岂不深自误哉。"强调了理论与实践、医与药之间的关系。毕竟"临阵如临敌，用药如用兵""医之知药性，犹主将之识兵，必明顺逆险阻，而后战胜攻取"。

医和药都不能独立地解决临床医学问题，必须有机结合，相互配合。这一点在周超凡身上体现的尤其鲜明。有关辨证与辨病的结合、传统药性和现代药理学研究成果的结合、临床用药技巧的总结归纳等，都是医药并重、医药皆精的体现。

2. 方药并重体现圆融

周超凡推崇徐大椿"一病必有一主症""一病必有一主方""一方必有一主药"的观点，尤其重视中药特效药的寻找与使用。

《神农本草经百种录》菟丝子条指出："故古人有单方及秘方，往往以一、二种药治一病而得奇中。及视其方，皆不若经方之必有经络奇偶配合之道，而效反神速者，皆得其药之专能也。药中如此者极多，可以类推。"这为我们研究、寻找并使用特效方药提供了重要的参考与借鉴。

周超凡既善用经方时方，又长于独创新方，临床常常"信手拈来皆是药，随心所欲都是方"，臻于"神用无方"境界。这源于他的医药精通，方药并重。《医方考·序》：《易》曰方以知；又曰神无方。无方而有方，有方而无方，其斯大医之门，蹈道之径也。"周超凡研制治疗偏头痛、咳嗽、高血压、糖尿病等新方，践行了《周易·系辞下》"不可为典要，唯变所适"。

3. 身心道术并重实现圆融

"医"繁体字有"醫"与"毉"两种，意思相同，但各有侧重，和之无非强调当身心并重，形神同调，身心同治。醫 + 毉 = 身心同治。

周超凡在科研临床工作中，为术为道，秉承心平耳顺，宠辱不惊，"外不劳形于事，内无思想之患，以恬愉为务，以自得为功"。临床诊疗重视现代医学，重视中西医结合，与患者沟通交流重视心理学与现代叙事医学的综合应用，主张身心并重，道术互参，实践为本。因为术可暂行一时，道则流传千古。以道驭术，以术弘道。如果说中医治则学是对"道"的阐发，有关中药药性理论研究则是对"术"的弘扬，其精湛高超的医术，则是身心并重、道术互参的集大成者。

四、周超凡的启示与意义

周超凡出身于医学世家，至今已家传五代，有家学渊源；他毕业于上海中医药大学，受过系统正规的中医教育；上学乃至工作后，又拜杨树千先生等名家为师，有良好师承。古有"医不三世，不服其药"之说，周超凡的经历印证此说。

1. "学书废纸，学医废人"

名医需要十年磨一剑！时间的积累磨炼必不可少。1万小时定律指出："人们眼中的天才之所以卓越非凡，并非天资超人一等，而是付出了持续不断的努力。1万小时的锤炼是任何人从平凡变成世界级大师的必要条件。"周超凡之勤奋，本所职工人所共知，有目共睹。"青衿之岁，高尚兹典；白首之年，未尝释卷"是他的真实写照。

2. 博极医源，精勤不倦

孙思邈《大医精诚》指出："学者必须博极医源，精勤不倦，不得道听途说，而言医道已了，深自误哉。"《伤寒论·序》："观今之医，不念思求经旨，以演其所知，各承家技，终始顺旧。"周超凡经常用经典名篇教育学生，并要求背诵《本草纲目·序》等名篇，还要浏览中药研究的最新进展，尽量博极医源，拓宽视野。

3. 至道无难，惟嫌拣择

"至道无难，惟嫌拣择。但莫憎爱，洞然明白。"学者要想有所成就，就应该干一行爱一行，不要挑肥拣瘦。证悟至高无上的大道，要在日常参与中不去分别挑选，不受爱憎取舍，直心而应，无所住着。周超凡从辍学回家从父学医，再到上海中医药大学求学；期间其舅舅等为他设计的走仕途的道路，并没有让他动心，中医药信念在心中始终根深蒂固。

4. 心通于道，神会心解

对周超凡的研究探寻，往往注重他的学术思想与经验，对于其心性、心灵的探寻未受到关注。"心通于道，神会心解"或为其不传之秘。"心悟者上达之机，言传者下学之要"，心悟与言传或许就是心通于道的过程，神会心解则是进一步的升华。心者道也，体悟日深，淡泊宁静，心无杂念，心通于道，以至心愈远而道愈近，心愈舍而道愈得。此之谓也。

汉代王充《论衡》："医能治一病谓之巧，能治百病谓之良，是故良医服百病之方，治百人之疾。"从事医学行业，光有理论、理念而没有技术是不够的，一定要做到理论和实践结合。"专业技能是服务人民大众，利益众生的增上缘"，一定要精益求精。

五、结语

袁枚《与薛寿鱼书》："谈何容易！"研究、评价、定位周超凡同样很困难，需要对他的学术思想与临床经验全面把握，理性提升，科学归纳。

从"医药圆融"角度入手可能是研究的最佳路径之一。但应注意，"当其取于心而注于手也，惟陈言之务去，戛戛乎其难哉"！

研究周超凡，要研究有学术的思想与有思想的学术。"隔靴搔痒赞何益，入木三分骂亦精"！

（发布时间：2021-05-16　来源：中国报道）

著名中医学家周超凡先生谈临证治则思想及引领作用

　　周超凡先生说，他的学术生涯前二十年是搞中药研究，后二十年是搞治则研究。临证治则思想及引领作用是周超凡先生在中国中医科学院学术讲座的开篇。

　　思想，三国时代应璩在《与侍郎曹长思书》中说："足下去后，甚相思想。"《素问·上古天真论》指出："外不劳形于事，内无思想之患。"思想如果作为名词，主要指理性认识或观念；倘若作动词，就是指思念、想念。曹植诗说："仰天长太息，思想怀故邦。"脑海中所有成熟的想法，无不是经过"思"，而后又经过判断、剖析，去"想"后得到的认识。哲学上认为有什么样的世界观，就有什么样的方法论。思想其实就是哲学上的世界观，行动就是哲学上的方法论。思想指挥着人本身的行为，没有正确的思想，就没有正确的行动；人们从实践中得到正确思想，正确的思想又不断地推动实践。中医治疗思想与临床实践的关系，大致如此。

　　中医的治则概念，包括治疗思想、治疗原则、治疗方法三部分。三部分相互交叉渗透，相辅相成，治疗思想引领治疗方法与疗效，也决定着治则治法与疗效，是临床取得疗效的决定性基础。

　　治疗思想是中医对疾病治疗的临床思维，也是中医学认识、治疗疾病的总纲。有广义、狭义之分。广义的治疗思想包括系统论思想、多因素思想、平衡思想、辩证法思想、动态发展变化思想等。狭义的治疗思想包括防微杜渐，因时、因地、因人制宜，治未病，防重于治；整体观念，辨证论治；治病求本等。应当说，治疗思想是对疾病的治疗具有普遍指导意义的临床治疗思维，贯穿在每一个临证实践过程中，是中医临床实践的基本思路。

一、治疗思想与治则的关系

　　中医治疗思想在治疗领域有统帅地位，它是研究治疗疾病的临床思维，不是治疗疾病的具体原则和施治方法，但又是确立中医临床治疗原则、治疗方法和手段的行动指南。它决定着整个中医治疗体系的基本理念和总体特征，在确立临床实践的方式、方法、方向中起主导作用，是中医学术的精华和关键所在。治疗思想对治疗原则的确定起着决定性作用，它先于治则而产生，是一种思想思维行动，和任何思想一样，先有思想，其后才会产生原则与方法，最后才能付诸行动。正确的思想指导正确的实践行动。治则是在治疗思想的指导下产生制定的。

　　治疗思想抽象程度高，灵活性较强，但针对性偏低，基本不涉及临床诊疗中的具体细节，只是把握大方向，避免南辕北辙。譬如天人合一思想、动态平衡思想等，这些虽然不直接指导临床处方用药，但却决定了临床诊疗的大方向。治则抽象程度相对较低，但针对性强，并且具有相对的稳定性，面对的问题比较具体，是治疗思想的具体化，治疗思想向具体治法具体的过渡。

　　中医的治疗思想是不断发展的，由此带来治疗原则的进步与完善。如系统论、控制论、复杂性科学的思想方法，也对中医治疗思想产生深远影响，促进中医思维的深化，这对治疗原则的制定也有积极的推动作用。

二、治则与辨证论治的关系

治疗原则和辨证论治是相互补充，相辅相成的。从两者的侧重点来看各有侧重，但从本质来看，则是殊途同归，缺一不可。两者的有机结合，能够使处方用药的针对性更强，准确度更高，临床契合度更好。

临床上辨证论治侧重对四诊收集到的资料的研究，而对于性别、年龄、兴趣嗜好、生活习惯、发病时令、地域差异等因素关注较少，而三因制宜的治则对此类信息的关注较多，在治疗中如注意把握，能够更好地实现临床治疗。未病先防、既病防变、预后防复的治则可以使辨证论治既立足于当下，也着眼于未来，关注的问题宜长远而需更全面。这些都和辨证论治一起共同指导着临床论治，突出体现了辨证论治规律之外的一些防治规律。

治则可以开拓新的诊疗途径。中医辨证论治产生的治则治法和固有的治疗原则相互补充，可以使针对性更强。尤其是对于一些现代新发病、疑难病，辨证论治的一些既往经验有时不能直接运用，需要开拓新的诊疗途径，寻找新的治疗方法。此时在治则的指导下开展研究就显得更为重要。如艾滋病感染期，有时临床症状表现并不明显甚至无证可辨，这就给处方用药带来难度。如从中医扶正祛邪治则入手，容易达成中西医共识，根据性别、年龄、兴趣嗜好、生活习惯、发病时令、地域差异等因素采取综合性干预调控、治疗，临证效果往往会更好。

治则与治法是辨证论治的重要环节。辨证论治是治则的集中体现，两者虽然有层次、目标、体用、思维方式的差异，但根本目标是一致的。中医临床离不开辨证论治，同样离不开治则治法的规范与约束。否则，辨证将漫无边际，用药灵活有余，规范不足，变化无常，有些问题则难以把握。

三、治则与治法的关系

治则与治法的关系如同战略和战术的关系。就联系而言，最直接的表现就是治则与治法之间存在着层次交差，你中有我，我中有你，相互渗透。从区别来看，表现在两者的抽象程度和针对性有所不同。

治则抽象程度比治法略高，治则对于防病治病具有较普遍的指导意义，能指导治法的选择与应用。而治法对病证的针对性强，是治则在临床实践中的具体运用。严格来说，治则与治法之间没有本质的区别，可以统称为"治疗法则"，两者在内涵上是一致的，关系是从属的。从概念的内涵与外延来看，治则的内涵小，外延大；治法内涵大，外延小，是大治则与小治则的关系，也就是说，治法是小治则。

治则决定治法，治法从属于治则。中医主张"方从法立，以法统方"。治则决定治法的选择与应用，治则注重整体，决定治疗方向；治法注重具体问题，针对某一具体因素施治。治法虽然很多，可以用"八法"概括，也可以用其他大法概括，但从治疗方法体系上看，"八法"可以说是上承治则，下启具体治法，而且能使治则与治法之间保持交叉联系的统法、大法。

归纳来说，治则是用以指导治疗方法的总则，而治法是在治则指导下制定的治疗疾病的具体方法，它从属于一定的治疗原则。从疾病邪正关系来说，不外乎邪正之间斗争、消长、盛衰的变化。因此，在治疗上，扶正祛邪就成为治疗的基本原则。在这一总的原则指导下，根据具体情况所采取的益气、养血、滋阴、补阳等方法，就是扶正的具体方法，而发汗、吐下等方法，则是祛邪的具体方法。

从发展变化来看，治则相对固定，治法比较活跃。治则的内容比较固定，临床各科在治则层面的内容基本相同；而治法则处于不断发展之中，有些新的治法不断发现并补充其中，如截断扭转法等。

治则治法与方证的关系。治法是中医根据病证设立的治疗方法，是在临床治疗经验基础上的理论化产物，其形成和发展与方药和病机理论的发展有密切关系。病因病机是对疾病本质的抽象认识，因其涵盖了病因、病性、病位、邪正关系、体质及机体反应性等，因而是对疾病本质的概括。治则治法具有法则、一般治法、具体治法及制方配伍法等不同层次意义上的内涵。在中医辨证论治体系中，治法作为病证和方药的中介，使中医辨证论治的药物治疗学内容构成联系的整体。治法一方面蕴含病证、病因、病机和组方配伍规律的内容，包含着"方证"相关的内在逻辑性，同时治法对证、方、药具有提纲挈领和逻辑分类的重要作用。方遵法立，法从证出。方剂作为中医辨证论治最终的实施工具，作为联系医和药的载体，蕴涵着中医生命调控的丰富信息。因此在一定程度上又验证着与其一致的治法和病证判断的正确与否。

治疗思想、治疗原则、治疗方法、方证对应四者既各自独立，又相互关联。四者从不同的层面，以不同的视角对中医临床诊疗过程阐述，使得中医临床思维更加缜密。中医治法是在中医治则指导下产生的具体方法，而中医治则是在中医治疗思想基础上产生的，所以中医治法也是在中医治疗思想基础上产生的。同时它们又是一个连续的思维过程，一以贯之，不能割裂而独立存在。尽管在有些具体问题的处理中会省略掉其中的某个环节，虽然在某些疾病的诊疗过程中，有经验的医生会根据经验判断直接开具处方，并没有标注具体的治则治法，但从药、方、法、理的角度去追溯，实际上也是一整套完整的思维过程。

【周超凡中医学术思想课题小组. 光明网·中医头条 2021-03-10./ 世界中医药学会联合会周超凡中医学术思想整理课题组. 周超凡先生谈临证治则思想及引领作用（下）[N]. 上海中医药报，2021-04-02（012）】

第十五章　诊疗经验

周超凡临床用药观点与思路

周老师从事科研、临床工作三十年，学识渊博，经验丰富。在临床诊治工作中，常以独特的思路指导处方用药，获得卓效。笔者有幸随师学习，今试将其临床用药的主要观点与思路整理介绍如下。

一、辨证用药与辨病用药相结合

周老师认为临床上只有把辨证用药与辨病用药结合起来，二者相互取长补短，才能更好地提高临床疗效。因为中医学自古就重视辨证论治与辨病论治的结合，这一点可以从《黄帝内经》《伤寒杂病论》等典籍中窥见一斑。

近年来，随着社会的发展，疾病谱也发生了变化，因此，辨病用药在一定程度上看更为重要。因为辨病时所反映出来的"病"，反映了整个疾病的特点和全貌，它有相对固定的病因、病理和特异性理化检查指标，与中医仅凭感官得到的证是有所区别的，只有两者结合，才能提高临床疗效。

1. 病证并重，缺一不可

病证并重是目前最常用的诊疗方法。先诊断清患了什么病，再根据中医理论辨证治疗。例如感冒，只考虑病而不考虑证，就会出现滥用银翘散、藿香正气水的现象，以及西医只用阿司匹林等弊病，如果结合中医辨证，则知感寒、感暑、感湿虽都为感冒，但治法迥异，重视病而忽略了证，临床亦难获全功。例如，慢性胆囊炎和一部分胃十二指肠溃疡患者，都可以表现为气滞症状，都可以用疏肝理气法治疗，但是，由于二者都有各自病的特点，治疗时还应同中有异。考虑到慢性胆囊炎胆汁淤积、排泄不畅的病理特点，还必须利胆消炎，加用金钱草、广郁金等疏肝利胆、清热解毒之品，使炎症得除；胃十二指肠溃疡患者，胃酸分泌过多，酸的慢性刺激使溃疡难愈，此时若加入有制酸作用的乌贼骨、煅瓦楞等以中和胃酸，则溃疡易于痊愈。

2. 无证可辨，因病施治

临床上有些疾病，早期无证可辨，但特异性理化检查异常，本着"治未病"的原则，必须因病施治。例如肺结核，早期无明显临床表现，只是在体检时发现了结核病灶，痰培养也得到证实，这时治疗，既要本着"治痨病、杀痨虫"治则，坚持抑制、杀灭结核杆菌，选用铁包金、百部、白及、冬虫夏草等药物，还要考虑到肺结核阴虚燥热的病理特点，选用养阴润肺的百合、生地黄、北沙参、麦冬等药物，防止阴虚燥热症状的出现，防患于未然。乙型肝炎患者早期也无明显症状，只是在做生化检查时才发现肝功能不正常，因此，早期针对性治疗必须抑制肝炎病毒、恢复肝功能。可见，当无证可辨时，必须因病施治。此外，像糖尿病、肿瘤等疾病，早期治疗也是因病施治。

3. 病证相参，开拓思路

临床上有些疾病，症状明显，诊断清楚，单纯的因证因病施治效果都不理想，此时当病证相参，开发新思路，寻找新治法。例如，慢性肾功能衰竭的患者，中医药因病、因证治疗效果都不好。周老师根据慢性肾功能衰竭的病理特点，在中医学"开鬼门、洁净府、祛瘀陈莝"治则指导下，结合现代医学关于"皮肤是人体第二肾脏，具有吸收和排泄功能"的观点，最大限度地发挥人体各组织器官的功能，内治外治结合；在内服中药的同时，配合中药液浸浴擦洗全身，使全身的皮肤黏膜吸收药物的有效成分，排泄体内代谢毒素，减轻肾脏负担，利于肾功能的恢复，方药多以麻黄汤加红花、羌活、大黄、牡蛎、仙灵脾等为主。对于肥胖病患者，通常的减肥药多采用泻下消导之品，患者服用有一定的痛苦。周老师认为，肥胖患者多痰、多湿、多郁，化验检查多数血脂偏高，亦属本虚标实之证，一味泻下攻伐，则体虚难持，若祛湿、化痰、理气治其本，则痰湿得降、气机调畅、血脂得降、病体自康。周师治疗肥胖症、高脂血症及甲状腺肿大等病，多以三子养亲汤加味而取效，此即异病同治之意。

二、药性理论与现代药理相结合

周老师认为，中医学传统的药性理论和现代药理学是各有所长的，突出表现在传统药性理论的整体性和现代药理研究的深入细致性上，但又各有不足。传统中药药性理论对药物的作用机理阐述不足，现代中药药理对机体的整体性考虑不够，只有把两者有机地结合起来，才能使临床用药增强准确性和针对性，才能使药物既合情，又合理，同时还切合临床实际。

1. 现代中药药理为主，传统药性为辅

周老师认为，治疗某些疾病，在中医辨证论治的基础上，必须以现代药理学研究为主指导用药。例如，对于糖尿病患者，临床治疗时必须结合现代药理研究成果，坚持选用具有降血糖作用的药，同时还要考虑增强机体免疫功能及改善临床症状。具体说来，当患者气虚症状明显时，可选用人参、黄芪，能改善气虚症状、降低血糖、增强机体免疫力；如果选用党参就不合适，因为党参在改善气虚症状的同时，又升高了血糖，对于糖尿病患者，血糖不降，疾病难愈。阴虚津亏者，可选用生地黄、麦冬、玉竹、天花粉，既能养阴生津，又能降低血糖，实为一举两得；如果选用石斛，虽可养阴生津、改善阴虚症状，但又能升高血糖，于病体康复不利。同理，阴虚内热宜用地骨皮、知母，不宜用秦艽；心火上炎者宜用黄连，不宜用竹叶；心肺有热者，可用黄连，不宜用黄芩；等等。只有把二者结合起来指导临床，才能增加药物的合理性和科学性，从而提高临床疗效。

2. 用现代药理学深入认识药性理论

周老师认为，掌握现代药理学知识，可以更深层次地认识传统药性理论，对中药的功用既知其然，又知其所以然。例如枳实，功能破气行痰，消痞除满，临床上用于脘腹胀满、食积痰滞、胃脘积气诸实证甚宜，古人形容它有"冲墙倒壁"之功，对于虚证属慎用之列。现代药理研究表明，枳实既能行气消痰，又能益气升提，可兴奋子宫、胃肠道平滑肌，升高血压，增加心肌收缩力及心脏每搏输出量、冠状动脉血流量，这就为枳实治疗胃下垂、子宫脱垂、脱肛及心衰、低血压、休克等疾病提供了药理学依据，扩大了枳实的适用范围。临床上用补中益气汤加枳实治疗胃下垂、子宫脱垂、脱肛就是借鉴了这一药理学研究成果。葶苈大枣泻肺汤为泻肺平喘、下气行水之剂，主治痰涎壅盛、喘满不得卧、面目浮肿之证，属急则治标之法。现代药理研究表明，葶苈子含有强心苷，能强心利尿、平喘消肿，周老师常以本方治疗肺心病、下肢浮肿等病而获效。

3. 参考现代药理而不囿于现代药理

周老师认为，中药有它的特性，现代中药药理研究有它的局限性，如果只掌握现代药理学知识，不考虑中药的固有特性，临床应用也不会达到预期效果。例如，葛根中的黄酮类化合物对小鼠有很好的避孕作用，但对人却无效；巴豆对人有强烈的泻下作用，但对小鼠不仅无泻下作用，反而越吃越肥，所以巴豆又名肥鼠子。如果对这些成果不加分析地采用，取"拿来主义"用于临床，孟浪从事，则贻害无穷。白花蛇舌草的体外抗菌力很强，药理实验显示：只对金黄色葡萄球菌、痢疾杆菌有微弱的抑菌作用，但在人体内却能增强网状内皮系统功能，提高巨噬细胞吞噬能力，控制感染，防止细菌扩散，用于急性阑尾炎效果很好，目前又多用于癌症治疗。如果仅凭现代药理研究成果而决定取舍，那么临床上将失去一味很好的抗感染、抗癌药物。周老师指出：以上这些情况临床上都必须注意，我们既要掌握现代药理知识，又不能囿于现代药理知识，同时还要考虑中药的特殊性，只有这样，临床上用药才能得心应手，取得疗效。

三、继承古方与创立新方相结合

周老师认为，中药复方在治疗疾病过程中起着极为重要的作用，是目前中医治病的主要手段。这些古方，虽久经临床验证有较好疗效，但并不是所有组方都是完全合理、完美无缺的。加之中医历代方书众多，临床应用难免有望洋之叹。因此，在继承整理古方的基础上创立新方就显得尤为重要。

1. 分析古方，保持其合理性

周老师认为，深入地分析研究古方，探讨其配伍用药规律，保证其完整性，可以更好地为临床服务。举例说，像补中益气汤、桂枝汤、六味地黄丸等著名方剂，它们组方严谨、配伍合理，因而疗效卓著，千百年来应用不衰。它们都是作为一个有机整体而起综合作用的，改变其药物组成及药量比例，都难以达到原有治疗效果。这些古方是必须保留的，也是我们今后研究古方的一面镜子。

2. 精减复方，防止用药复杂化

周老师认为，尽管许多方剂组方合理、用药精当，但仍有部分古方不很理想，仔细推敲一下，方中每味药并非都是必不可少的，每味药量并非都是恰如其分的。因此，分析研究复方，找出哪些药物是必不可少的，哪些药物是可以精减掉的，多大的用量是恰当的，从而精减处方，调整药物用量，防止用药复杂化，使组方药少力专，直达病所。例如，古时用养阴清肺汤治疗白喉，经研究分析精减成抗白喉合剂，药物组成减少了，临床疗效却提高了。当归龙荟丸治疗慢性粒细胞性白血病，复方研究发现起主要作用的药物是青黛，药理分析出其中起主要作用的是靛玉红，并且已经成为治疗慢性粒细胞性白血病的特效药。过去中期引产常用天皂合剂，通过复方分析后得知，其中真正起作用的是天花粉，药化分析又从中提取出有效成分天花粉素，可见天花粉素才是真正的有效成分，它在鲜品中含量最高，而在干品中含量极少，基本不起作用，所以中期引产只用鲜品。这些都是分析研究精减复方的成功之作，是非常值得我们学习借鉴的。

3. 创立新方，以应临床之需

周老师不仅善于继承古方，也善于创立新方。他认为，中医学的"三因制宜"原则是非常重要的，创立新方，必须考虑时、地、人等因素，只有这样，才能"古为今用，推陈出新"。例如，偏头痛是一种非常顽固、迁延难治的疾病，古今治疗方剂很多，但行之有效的方剂却很少。周老师在研究归纳了《太平惠民和剂局方》"治诸风上攻，头目昏重，偏正头痛"的川芎茶调散，《种福堂公选良方》"治半边头痛"的白芷细辛吹鼻散，《医学心悟》"治疗痰厥头痛"的半夏白术天麻汤，以及《辨证奇闻》《永类钤方》等众多方书的基础上，结合现代药理学研究成果，以及现代医学对偏头痛病因病理的认识，创立了新方偏头痛冲剂，经广泛临床验证，疗效高于国内外同类产品。此外，像治疗糖尿病的圣元甘露饮、治疗咳嗽的咳宁冲剂、治疗高血脂的黑木耳冲剂，都是他在继承古方的基础上创立的新方和新制剂。

四、提倡老药新用及中药的鉴别应用

周老师认为，当今临床及科研工作，既要注意发现、应用新药，更要重视老药新用及中药的鉴别。据报道，发达国家每年投资上亿美元，才能找出一种新药。就我国目前的财力、物力状况而言，寻找新药是非常困难的，而发现老药的新用途及其代用品却是比较现实的。

1. 老药新用，切实可行

在科学技术发展的今天，只要巧妙地运用现代中药药理学的研究方法，结合民间经验及临床经验，并将其纳入中医辨证论治体系，就能不断发现原有中药及中成药的新用途。周老师在老药新用方面积累了比较丰富的经验，认为老药新用必须以中药药理学研究成果为依据，否则只能是纸上谈兵。如仙鹤草原为止血药，现代研究证实，仙鹤草对金黄色葡萄球菌、大肠杆菌、绿脓杆菌、痢疾杆菌等均有抑制作用。周老师受此启发，常用仙鹤草治疗支气管炎、痢疾、肠炎、嗜盐杆菌中毒等，每可获效。六神丸为喉科要药，药理研究认为它可抑制毛细血管通透性的增加，减少炎性渗出物，并可加强心脏功能，改善血液循环，有利于局部组织营养的改善和修复。周老师将其用于治疗肺源性心脏病，疗效颇佳。又如益母草冲剂可活血调经，原用于治疗月经不调、产后瘀阻腹痛等证；后经研究发现，它具有利尿降压的作用，用于治疗慢性肾炎，对浮肿、高血压等症状有改善作用。

2. 应用代用品，以补药源之不足

周老师临床长于应用中药代用品来弥补药源的不足，认为只有成分相似、功效相近者才可相互代用。如绞股蓝为葫芦科绞股蓝属植物，1976年以来，对绞股蓝的化学和药理作用进行了大量的研究工作，先后分离并鉴定了60多种皂苷，其中有几种与人参皂苷 Rb1、Rb2、Rb3、Rd1、F2 完全相同，因此可以用绞股蓝作为人参的代用品。代用品的选择不必拘泥于一种药物代替另一种药物，也可多种药物相互代用。如大黄、番泻叶、生首乌、决明子皆含蒽醌类，均有泻下或缓泻作用，可以相互替代，但用量不同。

周老师认为，对一些珍奇稀少的动物药，寻找其中药代用品，具有特殊的意义。如以绵羊黄代牛黄、水牛角代犀角、山羊角代羚羊角、狗骨代虎骨等，可以起到保护珍奇动物、保护资源的作用。

3. 名称、外形虽似，功用不同，不得互代

有些药物名称相似，或外形相近，临床上有以此类药物相互代用的现象。周老师认为，代用品的选择，应以药物疗效为依据，仅凭名称、外形来选择代用品是不科学的。如贝母与土贝母名称相似，但贝母为百合科植物，含多种生物碱，能清热散结、化痰止咳。而土贝母又有两种，一种系葫芦科植物假贝母的块茎，含糖类，具解毒消肿之功，与贝母的成分、功效均不同；另一种又称草贝母，其中含秋水仙碱，有大毒，若充贝母入药，极易中毒而致死。又如荜澄茄与蔓荆子外形相似，但荜澄茄可温中止痛，用于治疗胃寒疼痛、呕吐等症；蔓荆子疏散风热、清利头目，适用于外感风热之头痛。二药功效截然不同，不得混用。

需要说明的是，代用品的使用是为了补充常用中药药源之不足，若常用中药药源充足，价格能为患者所接受，则还应尽量遵方索药，对经方和疗效确切的传统方尤应如此。

五、用现代中药炮制学、中药制剂学理论指导临床用药

周老师临床处方用药时，除熟练运用传统中医理论外，还善于将中药炮制学及中药制剂学理论与临床实践紧密结合起来。

1. 炮制得当，方能提高疗效

不少中药材必须经过特定的炮制处理，才能更符合治疗需要，充分发挥药效。炮制方法的选择极为重要，炮制是否得当，直接关系到药效，而少数毒性药和烈性药的合理炮制，更是确保用药安全的重要措施。周老师重视中药炮制学理论，故而临床处方用药时能合理选药，使药到病除。如延胡索醋制入汤剂，其镇痛效果比未经醋制的延胡索要好，这是因为延胡索的有效成分为生物碱，其中相当一部分生物碱是以游离的形式存在而不溶于水。经醋制后，游离的生物碱与醋酸结合生成生物碱的醋盐而溶于水，测其水煎液中生物碱的含量，结果醋制品比生品的含量成倍增加，从而加强了止痛作用。因此周老师临床上治疗偏头痛等疼痛性疾病，均以醋制延胡索入药。

中药炮制不仅可通过增加有效成分在汤剂中的煎出量、与某种炮制特定辅料起协同作用等以达到增效目的，而且可通过消减有毒成分的含量、破坏或改变其有毒成分等方法而达到制毒的目的。如附子的有毒成分为乌头碱，在炮制过程中经水煎煮，乌头碱可水解为乌头次碱，乌头次碱进一步分解为乌头原碱。乌头次碱的毒性为乌头碱的 1/50，乌头原碱的毒性为乌头碱的 1/2000，经过炮制，附子的毒性大大降低了。

周老师对有些中药炮制也持不同意见。如蔓荆子原是遵"逢子必炒"的理论，炒黄入药，对蔓荆子的挥发油（梓烯、莰烯、蒎烯等）破坏很大，故周老师主张蔓荆子宜生用，用治血管性头痛引起的眼眶周围痛疗效甚佳。

2. 制剂学理论与临床合理选药相结合

周老师认为，只有将传统的煎服理论与现代中药制剂学结合起来，才能更好地发挥中药复方的作用，其临床应用白虎汤、竹叶石膏汤加减时，一般都用粳米。因为石膏的成分是 $CaSO_4 \cdot 2H_2O$，常温下每 100g 水中只溶解 0.21g 石膏，石膏在汤剂中不能完全被水溶解。加入粳米后，粳米对石膏有吸附和黏合作用，可与石膏形成混悬液，这些混悬液进入胃里，其中的 Ca^{2+} 可与胃酸（HCl）起反应，生成 $CaCl_2$ 而发挥其治疗作用。对于一些暑热烦渴的患者，周老师常选用葛根或天花粉，这两味药都含淀粉类成分，其对石膏的吸附、黏合作用与粳米相似，同时它们又可生津止渴，有一举两得之妙。再如《伤寒论》中柴胡桂枝干姜汤、柴胡加龙骨牡蛎汤、柴胡桂枝汤加牡蛎三方中均含有牡蛎。研究表明，牡蛎的作用主要是在煎煮过程中中和酸性物质，提高汤液的 pH 值而阻止皂苷 d 的分解，从而加强柴胡的药效。因此临床运用以上三方时牡蛎不宜去掉。周老师还提倡凉的中药汤剂不能一温即服，一定要再煮开，使沉淀物化开，待温服下，以免沉淀物中的有效成分丢失。

3. 恰当的剂型是充分发挥药效的保证

周老师认为，要充分发挥药物的疗效，必须选择好合适的剂型和给药途径，剂型的选择应从充分发挥疗效和使用方便的原则出发。如黄连解毒汤，黄芩中的黄芩苷易与黄连、黄柏中的小檗碱起沉淀反应。若作汤剂使用，煎煮后趁热进行简单过滤，则沉淀物仍保留在汤液中，服到胃肠后，在胃液、肠液的作用下，仍分解出黄芩苷和小檗碱而发挥药效；若将其做成注射剂，在生产工艺中经提取、精制、过滤，沉淀物损失殆尽，势必影响疗效。周老师认为，汤剂虽有许多优点，如能适应辨证论治的需要，可随证加减，运用起来灵活自如等，但汤剂煎服不便，不易贮存，因而周老师研制了偏头痛冲

剂、百合饮、黑木耳茶等中成药制剂。

六、倡导西药中药化及合理的中西药配伍应用

1. 西药中药化值得提倡

周老师认为，所谓西药中药化，就是把部分兼有中药性能的西药，在临床应用时，放到中医药理论体系内进行研究，使西药兼备中药的基本内容，如性味、归经、升降浮沉、功能、主治等。如水飞蓟素，性凉味苦，归肝、胆经，能清热解毒、保肝利胆，主治湿热黄疸、胁痛等证。从而使原产南欧的水飞蓟带有中医药的特色，供中医辨证论治使用。回顾中医药的发展史，是不断吸收外来的理论和药物来丰富自己的。如苏合香、乳香、没药、诃子、胖大海、藏红花等都是外来的天然药物，在临床实践中都赋予其中药的特色，扩大了中药的品种与临床应用范围。

具体说来，西药中药化的做法是：西药仍按西药学理论使用，又用中医药理论去校正。如强的松可用于肾小球肾炎，因强的松性温味辛，归肺、脾、肾经，有增强三焦气化的功能，凡肾阳虚者用之效果明显，肾阴虚者用之，常有伤阴耗液之虑。其他如阿托品、苯丙酸诺龙等亦性温，阴虚或阳热之体慎用；青霉素、链霉素、氯霉素等性寒，阳虚或阴寒之证用之宜慎；D860具滋阴作用，适用于中医辨证为阴虚的糖尿病患者；等等。总之，西药中药化之后，提高了临床用药的准确性和针对性，并减少了毒副反应和药源性疾病。

2. 合理的中西药配伍应用可提高疗效

周老师在临床用药过程中非常注意中西药的合理配伍应用。中西药配合应用恰当，不仅可以提高疗效，而且还能减轻西药的毒副作用。如蒲公英与甲氧苄胺嘧啶（TMP）配伍制剂，对枯草杆菌、金黄色葡萄球菌的抑菌效果均优于其中任何一种单味药，临床用于青霉素过敏患者及扁桃体炎、支气管炎等效果较好。又如骨碎补20g水煎服，可降低链霉素对第八对脑神经的毒副作用。

反之，如果中西药配伍不当，则会降低药物的疗效，甚至会出现一些严重的毒副反应。例如麻黄及其中药制剂，如川贝精片、平喘丸等，因其中含麻黄碱，其药理作用与肾上腺素相似，可使血压升高，不宜与利血平、氯丙嗪等抗肾上腺素能神经药同用，因二者有拮抗作用。鹿茸及其制剂，如鹿茸片、脑灵素、参茸丸等，均有糖皮质激素样作用，可使血糖升高，减弱降糖药的疗效，故不宜与胰岛素、优降糖、降糖灵等合用。

【于智敏，潘丽萍. 周超凡临床用药观点与思路（待续）[J]. 中医杂志，1994（04）：233-235；

潘丽萍，于智敏. 周超凡临床用药观点与思路（续完）[J]. 中医杂志，1994（05）：305-306】

周超凡临床应用中药原则与择药技巧

周超凡教授是全国政协委员、中华人民共和国卫生部药典委员会委员、著名药物学专家，长期潜心于药物研究，对临床应用中药原则与择药技巧经验丰富，独辟蹊径。笔者有幸聆教于周教授，受益匪浅，现整理如下。

周教授临床应用中药原则主要有两点，一是辨证用药与辨病用药相结合；二是传统中药理论与现代药理研究相结合。至于择药技巧则是在掌握上述原则的基础上，灵活应用，久而久之熟能生巧。现以高血压病、高脂血症、糖尿病为例来阐明其用药原则与择药技巧。

一、高血压病

现代医学治疗高血压病不完全是单纯降压，常常是将降压药与利尿药、镇静药、抗焦虑药、抗眩晕药、降血脂药配合应用。因为高血压病除了血压升高之外，还有血流动力学改变和血脂、尿酸等多种物质代谢障碍，故中西医结合治疗高血压时，除注意降压外，还要改善血流动力学、降血脂、降尿酸等。

高血压病属中医学眩晕等范畴，其病因病机复杂，辨证大致可分4型：肝火炽盛、肝阳上亢、阴虚阳亢、阴阳俱虚。治疗可用清肝泻火法、平肝息风法、滋阴潜阳法、阴阳双补法。

1. 清肝泻火法

常用药：龙胆草、栀子、夏枯草、决明子、黄芩、黄连、黄柏、大黄、野菊花、苦参、北豆根等。这些中药都有不同程度减慢心率的作用，对高血压病心率快患者很适用；心率慢的患者要适当配合能加快心率的中药，如洋金花、川贝母、肉桂、吴茱萸等；若有心律失常可选用抗心律失常的药物，如苦参、山豆根、黄连、当归等。

2. 平肝息风法

常用药：天麻、钩藤、地龙、罗布麻、牛黄、羚羊角等。

3. 滋阴潜阳法

常用药：熟地黄、玄参、石斛、杜仲、何首乌、女贞子、桑寄生、怀牛膝等。

4. 阴阳双补法

常用药：人参、黄芪、白术、五味子、黄精、淫羊藿、鹿衔草、肉桂、冬虫夏草、女贞子、生地黄、玄参、白芍、当归、川芎、酸枣仁、三七等。

5. 其他

治疗高血压病要重视中医辨证，尽量选用经中药药理研究有降压作用的中药。当然也可用一些无降压作用而能对症的中药。慎防使用有升压作用的中药，如陈皮、青皮、枳壳、枳实、款冬花、巴豆、蟾酥等。这样就做到了中医辨证与西医辨病相结合。

由于高血压病患者有血流动力学改变，属中医学气滞血瘀证范畴，治宜理气活血化瘀。理气药用青木香、香附、佛手、厚朴。活血化瘀药用牡丹皮、丹参、延胡索、川牛膝、山楂等。

高血压病患者有摄钠过多、尿酸偏高的情况，可用化湿利尿、祛风湿、降尿酸的中药。化湿利尿药用汉防己、木通、泽泻、益母草、茵陈、罗布麻、桑白皮、桑寄生、玉米须；祛风湿、降尿酸药用青风藤、徐长卿、豨莶草、独活、汉防己等。

高血压病患者血管紧张性高，可用扩张血管药，如黄芪、丹参、川芎、当归、红花、蒲黄、葛根、延胡索、杜仲、生地黄、女贞子、天麻、罗布麻、银杏叶、豨莶草、淫羊藿、鹿衔草、补骨脂、人参、五味子、白术等。

抗肾上腺素药用黄连、葛根、独活。

镇静药用酸枣仁、丹参、当归、川芎、牡丹皮、赤芍、红花、银杏叶、蒲黄、女贞子、灵芝、柴胡、郁金、姜黄、茵陈、瓜蒌、桔梗等。

钙拮抗剂用汉防己。

高血压病患者往往血脂偏高，可用一些降脂药，最好用一些既降压又降脂的药物，如大黄、决明子、生何首乌、泽泻等。

饮食调理宜多食芹菜、绿豆、玉米须、山楂、无花果、海带、海藻等。

二、高脂血症

中医学无高脂血症的病名，认为高脂血症多由痰瘀所致。人体肥胖多生痰湿，痰湿阻遏，气机不畅，气滞血瘀，由痰致瘀，也可痰瘀并存。治疗时常辨证与辨病相结合。

1. 治则

中医治疗高脂血症，常常应用理气化痰、清热通便、活血化瘀、清利肝胆、补益肝肾等法。

（1）理气化湿、消食化痰：药用陈皮、茯苓、泽泻、山楂、麦芽、神曲、瓜蒌、桔梗、海带、昆布。

（2）清热通便：药用大黄、虎杖、决明子、金银花、漏芦等。

（3）活血化瘀：药用蒲黄、丹参、赤芍、牡丹皮、当归、川芎、红花、三七、益母草、水蛭、银杏叶等。

（4）清利肝胆：药用柴胡、郁金、姜黄、虎杖、茵陈、栀子等。

（5）补益肝肾：药用何首乌、杜仲、女贞子、玉竹、枸杞子、黄精、灵芝、酸枣仁等。

2. 中药治疗高脂血症的作用机制

（1）减少脂类吸收：多吃豆类食品，如绿豆中的豆固醇、海带中的 β- 谷甾醇，与胆固醇竞争脂化酶，使胆固醇不能脂化以减少吸收。

（2）抑制胆固醇在肠道吸收，促进肠蠕动，引起轻度腹泻：如大黄、虎杖、生何首乌、决明子等。

（3）加速胆固醇在肠道排泄：常吃的食物如西红柿、柑橘、无花果等。

（4）促进胆固醇在肝内转化为胆汁酸，从肠道排泄：如柴胡、郁金、姜黄、茵陈可促进胆汁分泌，胆囊收缩。

（5）抑制胆固醇、甘油三酯合成：如泽泻、大黄、枸杞子、地骨皮等。

（6）改善血脂分布、转运、清除：如何首乌、灵芝等。

（7）提高高密度脂蛋白胆固醇含量，降低低密度脂蛋白胆固醇含量：如蒲黄、泽泻、蜂王浆等。

三、糖尿病

1. 治则

糖尿病的基本病机是阴虚为本，燥热为标。清热生津、益气养阴为其基本治法。

（1）清热生津：药用金银花、黄连、黄柏、地骨皮、葛根、玄参、生地黄、知母、玉竹。

（2）益气养阴：药用人参、黄芪、黄精、白术、山药、绞股蓝、甘草、五味子、白芍、玉竹、女贞子、枸杞子、何首乌。

（3）活血化瘀：药用丹参、赤芍、三七。止血用仙鹤草。

（4）温阳补肾：药用山茱萸、淫羊藿。

（5）化湿利水：药用茯苓、泽泻。

（6）化痰：药用桔梗。

（7）食品类：如苦瓜、南瓜、葫芦、冬瓜、玉米须、洋葱、大蒜、山药、芹菜、柠檬、海带、木耳、银耳、魔芋等。

2. 中药治疗糖尿病的作用机制

（1）增加胰岛素的分泌。

（2）增加对胰岛素的敏感性和胰岛素受体数量。

（3）减少对胰岛素的抵抗，降低胰高血糖素水平。

（4）减少小肠对葡萄糖的吸收，促进葡萄糖的转运和利用。

（5）增加糖的无氧酵解或不需胰岛素的代谢。

四、小结

1. 临证注重辨证用药与辨病用药相结合。

2. 无证从病，以辨病用药为主。

如无黄疸型肝炎丙氨酸氨基转移酶升高；肺结核早期，无咳嗽、低热；糖尿病血糖偏高，无多饮、多食、多尿症状等，均可从病入手治疗。

3. 无病从证，以辨证用药为主。

经系统检查，未明确疾病，应从证入手，辨证治疗，可结合中医证的研究，如脾虚证研究、肾虚证研究等，应用科研成果。

4. 舍病从证，以辨证用药为主。

温胆汤功用镇静、祛痰，无明显扩冠作用，治疗冠状动脉粥样硬化性心脏病，体胖，痰热，失眠者，用黄连温胆汤治疗效佳。急性胰腺炎属中医学腹痛范畴，多因湿热壅腑。六腑以通为用，方用大柴胡汤、清胰汤治疗，不考虑抗菌消炎、禁食、胃肠减压，只用辛开苦降、清热通腑法治之，疗效也较满意。

5. 舍证从病，以辨病用药为主

如肝豆状核变性，四肢不自主震颤，走路不稳，构音障碍，时流口涎，舌苔薄黄，脉弦数。中医辨证为肝风内动，投以平肝息风药。如珍珠母、牡蛎、龟甲、鳖甲、僵蚕，但此类药物含铜高，而使患者血铜升高，病情加重。故舍证从病，药用茵陈、栀子、大黄、土茯苓等使症状得以改善。

总之，中医辨证用药与西医辨病用药结合，传统中药理论与现代中药药理研究成果结合，是临床治疗用药的原则。择药技巧则是在用药原则指导下，巧用中医药理论与现代科研成果。故我们必须掌握传统理论，发挥辨证论治的优势，善于运用现代药理科研成果，做到二者有机的结合，使临床用药取效最佳。

【李士军．周超凡临床应用中药原则与择药技巧［J］．河北中医，2002（12）：895-896】

周超凡治疗偏头痛的经验

偏头痛类似于现代医学的血管性头痛，是一种血管舒缩功能发生障碍所引起的反复发作、不易根治的顽疾；多表现为头部一侧突发性疼痛，并有头皮血管跳动、视力障碍，甚者恶心、呕吐等症状，疼痛缓解后犹如常人。笔者近年来侍诊于周超凡老师，目睹其用自拟芎芷细辛汤（由川芎 10g、白芷 10g、细辛 3g、延胡索 10g、牛蒡子 10g、半夏 10g 组成）治疗偏头痛有独到的经验，不私所见，公诸同道。

该方一般不做过多地加减，或可随兼症的不同，略做加减。头痛连及颈项、遇风寒加重者，多为风寒上袭所致，可酌加葛根 15g、羌活 10g，以祛风散寒；头痛如针刺、病程较长，或头部有外伤史等有瘀血见证者，为瘀血阻滞脉络，可加丹参 15g、桃仁 10g、红花 10g，以活血化瘀；头晕目眩、心烦易怒者，为肝阳上扰清窍，可加生石决明 18g(先煎)、钩藤 15g(后下)，以平肝潜阳；头重如裹、昏昏沉沉、肢倦便溏者，为痰湿上犯，可加苍术 12g、厚朴 10g、茯苓 15g，以燥湿化痰；兼见心慌、失眠多梦者，为血虚所致，可加当归 12g、炒酸枣仁 15g、夜交藤 12g，以养血安神。

中医学认为偏头痛的发病机理多由风邪侵袭络道、气血凝滞所致，治宜祛风、活血、止痛。方中以川芎辛香行散，温通血脉，既能活血行气，又能祛风止痛，前人谓川芎为血中气药，可上达颠顶，故为方中主药。白芷、细辛、延胡索祛风散寒、活血散瘀、行气止痛，共为辅药。牛蒡子性寒，既有散结之功效，又有镇痛作用，还可兼制温药太过；半夏燥湿化痰、和胃止呕，共为佐使。全方相伍，共奏祛风、活血止痛之功效。现代药理研究证明，川芎主要含挥发油、川芎嗪、川芎内酯、阿魏酸等，具有镇静解痛、扩张血管作用，因此，川芎可作为治疗偏头痛的主药；白芷主要含挥发油、呋喃香豆素等，具有扩张血管和镇痛等作用；细辛含挥发油，其主要成分为甲基丁香酚、龙脑、细辛酮等，大剂量有麻醉作用，中剂量有镇痛作用，小剂量有镇静作用，因此，治偏头痛所必用；延胡索至今已分离出 20 种生物碱，其中经鉴定的有延胡索甲、乙、丑素等，延胡索内服产生类似吗啡及可待因的效果，能显著提高痛阈，有较强的镇痛作用，其所含延胡索甲、乙、丑素均有镇痛作用，而延胡索乙素作用较强，丑素次之，两者并有镇静和使肌肉松弛、解痉等效用，此外延胡索还有中枢性镇吐作用；牛蒡子主要含牛蒡苷、牛蒡酚等，对血管有扩张作用，同时也有镇痛作用；半夏主要含胆碱、β-谷甾醇等，有镇吐、祛痰作用，同时，半夏还可防止川芎、白芷、细辛等辛温药所含挥发油对胃黏膜的刺激。从现代药理分析，芎芷细辛汤用于治疗偏头痛是可以取效的。

验案举例

王某，女，24 岁。1987 年 6 月 15 日初诊。

右侧头痛 5 年余，一般每月发作 1～2 次，时发时止。近因学习紧张，发作更加频繁，经某院诊断为血管性头痛。服去痛片、麦角胺咖啡因等效果不显。主要症状为右侧头部呈阵发性疼痛，两眼发胀，继而恶心欲呕，每次发作持续疼痛 15～30 分钟，平均每天发作 2～3 次，发作后则如常人。查见舌质淡红苔薄白，脉弦细。

处以芎芷细辛汤原方：川芎 10g，白芷 10g，细辛 3g（后下），延胡索 10g，牛蒡子 10g，半夏 10g。水煎日服 1 剂。

6 月 20 日复诊：服前方 5 剂后，疼痛减轻，发作次数减少，现每天发作一次，药已中病，效不更方，再进原方 5 剂，头痛逐渐消失。

体会

偏头痛是一种常见病，据有关医学部门调查，在我国知识分子中，患有偏头痛的占 9.22%。从我们诊治的 300 多名患者中分析，患此病的多为财会、电大学员、出国人员和研究生，女同志月经期也常发病。

西医学视血管性头痛为顽症，目前尚无可靠的治疗方法，长期服用西药可产生明显的副作用。周超凡老师经过多年的临床研究，本着中医"治病求本"的原则，应用祛风、活血、止痛法，在李东垣治头痛名方"芎芷汤"的基础上，采用辨病与辨证相结合的方法，并结合临床经验及现代中药药理研究，研制成芎芷细辛汤治疗偏头痛，经临床验证 300 余例，总有效率达 93.1%。从临床分析，兼有风寒、瘀血证者多见，痰湿者居中，而属肝阳上亢、血虚证者较少。观察表明，病程短、病情轻、未使用过其他镇痛药物、对中药敏感者，短时间内即可奏效；而病程长、病情重、经常服用其他镇痛剂、对中药反应缓慢者，则起效时间较长，应需守方服药较长一段时间。

本方大多为温性药，故对于风寒型的偏头痛来说是比较合适的，但稍加一二味寒凉的药物（如生石膏、生石决明等），对治疗属热证的偏头痛，同样可以取得较好的疗效。倘若愈后复发，再服本方，仍然有效。

【贾怀玉，李巧菊，田治明. 周超凡治疗偏头痛的经验［J］. 山东中医杂志，1990（5）：38-39.】

周超凡治疗偏头痛的经验

周超凡老师是中国中医研究院基础理论研究所研究员，他积30多年的科研及临床经验，形成自己独特的学术思想。他在治疗偏头痛时，采用3个方面辨证用药法，逻辑性强，易于掌握应用，取得显著疗效，特介绍如下。

一、辨性别

偏头痛属西医学血管性头痛范畴，是一种常见病、多发病，发病率为5%，但在知识分子中可达5.22%，且女性多于男性（男：女=1∶3～1∶4）。女性多在月经来潮前期发作，而在妊娠期、哺乳期几乎不发作，提示我们偏头痛的发作和妇女体内雌激素水平有关。考虑到以上因素，周老师在治疗女性患者时，都结合女性的生理特点，而使用偏头痛Ⅰ号方治疗。方剂组成：当归、川芎、白芍、香附，重在养血调经、柔肝缓急以止痛。治疗男性患者时，多使用偏头痛Ⅱ号方治疗。方剂组成：当归、川芎、白芷、防风，重在活血化瘀、祛风散寒以止痛。

两方虽然药味不多，但对于病程短、起病急、发作不太频繁、疼痛不太剧烈的患者，可奏效。

二、辨部位

对于病程较长、发作频繁、头痛剧烈、部位固定的患者，还必须根据疼痛的部位和特点，使用引经药，引药直达病所而一举建功。

偏头痛或痛于两侧，或痛于颠顶，或痛于前额连眉棱骨处，或痛于颞部连眼眶处，或痛于后脑连颈项处。部位不同，所属经络不同，临床用药也就有所不同。①头痛于两侧，加入柴胡、黄芩；②头痛于颠顶，加入藁本，或重用防风；③头痛于前额连眉棱骨处，加入或重用白芷；④头痛于颞部连眼眶处，加入蔓荆子，重用川芎；⑤头痛于后脑连颈项处，加入葛根、羌活；⑥痛连齿龈，甚则面部肌肉痉挛抽搐者，加入蝉蜕、生石膏；⑦鼻渊头痛，痛连目系者，加入辛夷、细辛、鹅不食草。

分性别用药和按经络用药相结合，大约有80%的偏头痛可得到有效控制。

三、辨证型

偏头痛一般病程较长，顽固难治。虽说疼痛固定在局部，但很多情况下会影响全身，而全身机能状况如何，又直接影响头痛的治疗。两者常互相影响，互为因果，互为致病因素。因此，治疗偏头痛时，必须着眼全身状况，结合个体差异，辨证分型，随证治之，才利于偏头痛患者的康复。

头痛头晕、烦躁易怒者，加入钩藤、生石决明；大便干者加入决明子；头痛且胀，痛如针刺刀割，或头部有外伤史者，加入丹参、桃仁、红花；气血虚弱者，加入熟地黄、阿胶、党参；痰浊上犯者，加入清半夏、茯苓、陈皮；呕吐浊唾涎沫者，加入吴茱萸、干姜；精神抑郁者，加入合欢皮、炒酸枣仁、夜交藤；头部攻冲作痛者，加入怀牛膝、代赭石；面红目赤便干者，加入生石膏、牛蒡子；手足发凉、一身尽痛者，加入桂枝、细辛、延胡索、丹参；久痛入络者，加入全蝎、蜈蚣。

　　偏头痛患者采用以上 3 个方面辨证用药法治疗，大多数症状都会得到缓解。但是，选择时机、合理用药、劳逸结合，对防止或减少发作，增加治愈率也是十分重要的。例如，偏头痛发作前多有先兆症状出现：发作前 10 ～ 20 分钟可见眼前闪光、眼冒金星、畏光、视野轻度缺损、面唇肢体麻木等，此时若及时治疗，大多能控制住发作。另外，合理用脑，注意休息，生活规律，忌烟酒，少吃酪胺含量高的食物，如巧克力、乳酪、柑橘等，这对偏头痛的预防、治疗及康复，也是非常重要的。

四、病例介绍

　　吕某，女，37 岁，干部。1994 年 3 月 6 日初诊。

　　右侧头部阵发性疼痛已近 1 年，近日加重，发作前眼睛发胀，头晕欲倒。刻下：右侧头痛剧烈，已持续 1 小时，头晕目眩，恶心欲吐。舌质红、苔薄黄，脉弦数。证属偏头痛。

　　处方：当归 10g，川芎 10g，白芍 10g，香附 10g，生石决明 18g（先煎），清半夏 10g，延胡索 10g。4 剂。

　　服药后，头痛基本控制，但用脑过度后，仍有头晕，再服 7 剂，头痛消失。随访 6 个月，偏头痛未见复发。

五、体会

　　在临床中体会到，四物汤是治疗头痛的特效方剂。其中，川芎是治疗各种头痛的要药。张元素称川芎"上行头目，下行血海，能散肝经之风，治少阳、厥阴经头痛及血虚头痛之圣药也"。当归、白芍具有养血活血、柔肝缓急止痛等多种功效，还能敛阴和营，防诸药升散太过，制约川芎之辛散。白芷治疗头痛，不论风寒、风热、风湿均可使用，对年久头痛效果更佳。

　　对于血管性头痛来说，虫类药如全蝎、蜈蚣、僵蚕等，止痛效果不太确切。偏头痛虽难治愈，但是时发时止，发作时头痛剧烈，缓解时宛如常人，不是长久性疼痛，与久痛入络不符。所以，在治疗时，没有必要都加用虫类药。

【于智敏. 周超凡治疗偏头痛的经验［J］. 中医杂志，1995（05）：270-271】

周超凡治疗原发性血管性头痛经验

一、中医病因病机

原发性血管性头痛属中医学的"头痛""头风"范畴。从发病及临床症状分析，内伤气滞、血瘀、痰浊、虚损，外感风、寒、热、湿均可引发本病。病位在肝、脾、肾三脏。肝失疏泄，郁而化火，上扰清窍或肾水不足，水不涵木，肝肾阴亏，肝阳上亢，而致头痛；脾胃失调，化生无源或劳累过度，形神俱耗致气血不足，脑髓脉络失于涵养，而发头痛；饮食失节，过食肥甘，脾失健运，痰湿内生，上扰清空，阻遏清阳而致头痛；禀赋不足，肾精亏损，脑髓空虚而致头痛，也可阴损及阳，肾阳衰微，清阳不展而为头痛。气滞血瘀致血流缓慢，脉络瘀阻，不通则痛，故内阻也为偏头痛的重要病机。阴阳失调，外邪易入。风为百病之长，"颠高之上，惟风可到"，风夹寒、热或湿邪自表袭于经络，上犯颠顶，外因与内因相互为病，清阳之气受阻，气血凝滞，阻遏络道而诱发头痛。

二、根据中医辨证分型用药

1. 肝郁头痛

肝郁血虚，脾失健运，头痛目眩，月经不调，两胁胀痛，脉弦。治宜疏肝解郁，健脾和营，活血止痛。基本药物：柴胡、当归、白芍、白术、茯苓、香附、郁金。头痛重用川芎、延胡索、香附；眩晕加天麻、白蒺藜。

2. 痰湿头痛

脾失健运，痰浊中阻，上蒙清窍，经络阻塞，清阳不升而致头痛昏蒙，舌苔白腻，脉滑或弦滑。治宜半夏白术天麻汤与四物汤合参。基本药物：半夏、白术、天麻、当归、川芎、白芍。头痛如裹者加羌活、苍术；恶心吐涎沫加吴茱萸、丁香；舌苔黄腻者加黄连、枳实；胸脘满闷加瓜蒌，陈皮；大便溏薄或泄泻，舌体胖大，舌苔白腻，加苍术、茯苓。

3. 瘀血头痛

症见头痛如刺，固定不移，经久不愈，舌质紫暗或有瘀斑，苔薄白，脉沉细或细涩。治宜活血化瘀为主，桃红四物汤化裁。基本药物：当归、川芎、赤芍、桃仁、红花、丹参。头痛甚者加白芷、延胡索；因受寒而诱发或加重见畏寒、舌苔薄白者，加桂枝温经通络散寒；伴四肢麻木或偏瘫者加姜黄、牛膝、地龙。

4. 血虚头痛

症见头痛绵绵反复发作，面色苍白，心悸，神疲乏力，舌质淡、苔薄白，脉细弱。治宜四物汤加减。基本药物：当归、川芎、白芍、熟地黄、鸡血藤。头痛明显加延胡索、白芷、香附；心悸不寐加炒酸枣仁、何首乌藤以养心安神。

5. 肾虚头痛

先天不足或房劳过度，肾精不足，不能上营于脑，脑海空虚致头痛而空，腰痛酸软，神疲乏力，遗精带下，舌质红、少苔，脉沉细无力。治宜六味地黄丸与四物汤合参。基本药物：熟地黄、山茱萸、山药、茯苓、泽泻、牡丹皮、当归、川芎、白芍。痛甚加延胡索、香附；眩晕可酌加天麻。

此外，还可在辨证分型论治的基础上，根据头痛的位置，参照经络在头部的循行部位应用引经药，以提高临床疗效。通常选用的引经药有：枕部疼痛下连于项，为太阳经头痛，选用羌活、葛根；前额及眼眶周围疼痛，属阳明经头痛，选用生石膏、白芷、蔓荆子；少阳疼痛，多在头之两侧，并连及耳部，选用柴胡、黄芩、川芎；颠顶部疼痛，属厥阴经头痛，选用藁本、吴茱萸。

三、中药药性与药理药效结合用药

在中医辨证分型论治的前提下，结合中药药理、药效学研究成果，可以使中药在临床应用更具有针对性，提高临床疗效。如流行病学调查表明女性偏头痛发病率是男性的3.5倍，其中60%的患者头痛发作与月经周期有关，此型患者常在经前或经期发作头痛，同时伴有月经失调、气血不足之证。"经水者，行气血，通阴阳，以荣于身者也。气血盛，阴阳和，则形体通，或外亏卫气充养，内乏荣血之灌溉，血气不足，经候欲行，身体先痛也。"可见补血调经是治疗经期诸痛的关键。现代医学认为，此型患者的发病原因可能是因为雄雌二醇撤退，导致颅内外血管及子宫血管对某些因素，如5-羟色胺（5-HT）敏感有关。四物汤补血调血，补中有通，补而不滞，阴阳兼顾，动静相宜，是中医补血调经的经典方剂。周超凡老师应用四物汤随症加减治疗此型头痛，取得了很好的临床效果。我们对四物汤为主组成的方剂进行药理研究，与镇脑宁对照显示：①对小鼠醋酸扭体反应有明显的作用，可使扭体反应次数明显减少，证明有明显的镇痛作用（$P < 0.01$）；②对辐射热源引起的大鼠尾部疼痛有明显的镇痛作用（$P < 0.01$）；③能明显抑制小鼠自发活动，各给药组均有明显的镇痛作用（$P < 0.01$）；④与异戊巴比妥钠有协同作用，能延长异戊巴比妥钠的睡眠时间（$P < 0.01$）；⑤可改善小鼠软脑膜微循环，各给药组均能使小鼠软脑膜毛细血管网交点作用增强（$P < 0.01$）。对麻醉犬脑血流量影响，与维脑路通对照，能明显降低脑血管阻力，增加脑血流量；大剂量组能明显降低血压，减慢心率；各给药组对心电图均无明显影响。

偏头痛患者的血小板聚集性升高；头痛发作期血浆游离5-HT降低，尿中5-羟吲哚乙酸（5-HIAA）升高；前列腺素、组织胺等浓度升高。偏头痛患者有时在神经症状开始出现之前，甚或无视觉症状情况下出现脑血流量的改变，平均脑血流量降低25%～30%。先兆期基底动脉缺血，偏头痛发作的部分患者脑血管出现多发性局限性痉挛。这些现代医学发现为中医宏观辨证与西医微观辨病相结合提供了依据，也为中医立法选药提供了参考。如牛蒡子疏风清热，解毒利咽，润肠通便，是常用的辛凉解表药。牛蒡子中牛蒡苷水解可生成牛蒡酚，牛蒡酚可抑制血小板聚集、减少前列腺素（PG）的合成及释放，并能调节脑血管的舒缩功能。因风热诱发的偏头痛选用牛蒡子，既考虑了中医证的病因病机，又考虑了西医病的病理生化变化，一举两得。

在临床中具有缓解去甲肾上腺素引起的血管痉挛和血流量减少；扩张脑血管，改善脑循环；降低毛细血管通透性；抑制血小板聚集；抑制PGE_2合成；抑制某些致炎物质（5-HT、组织胺等）的释放等作用的中药：补血活血药当归、川芎、赤芍、丹参、三七、延胡索、桃仁、红花；祛风散寒止痛药防风、羌活、白芷、细辛、藁本、独活；疏散风热止痛药菊花、柴胡、薄荷、牛蒡子、蔓荆子、葛根；清热祛火药夏枯草、决明子；疏肝解郁药柴胡、香附、郁金；平肝清肝药天麻、钩藤、决明子；降逆止呕药吴茱萸、半夏、丁香；补益肝肾药何首乌、女贞子、酸枣仁；化痰药瓜蒌、莱菔子、海藻。

四、典型病例

王某，女，40岁。头痛反复发作10余年，每遇经期、劳累、精神紧张而发作，持续数小时甚则数日，服止痛剂不能缓解。头痛如刺，固定不移，以左侧为重，神疲乏力，心悸气短，失眠多梦，月经延期，色淡量少，舌质淡红有瘀点、苔薄黄，脉沉细涩。其母亲有偏头痛史。血压正常，头颅CT检查无异常，脑电图检查轻度异常。诊断：原发性血管性头痛。辨证：血虚月经延期，瘀血阻络。治法：养血调经，活血通络。方用四物汤加味：当归12g，川芎10g，白芍12g，赤芍12g，熟地黄15g，桃仁12g，红花6g，鸡血藤15g，延胡索12g，香附12g，炒酸枣仁12g。服1剂头痛缓解，7剂后诸症消失。数月后复发1次，疼痛轻微，守前法继服7剂而愈。追访3年未再发作。

徐某，男，75岁。40余年来头痛反复发作，年轻患头痛，自服止痛药，头痛缓解。近年来头痛发作频繁，服用补益剂、止痛药不能缓解，怒则头痛发作或加重，头痛头晕，咚咚作响，两目欲闭，有时恶心，身体沉重，大便不爽，舌质红、苔厚腻，脉弦滑。脑电图、脑血流图、头部多普勒、头颅CT均未见异常。诊断：原发性血管性头痛。辨证：风痰头痛。治法：疏风化痰。方用芎辛汤合半夏白术天麻汤合参：半夏12g，白术12g，天麻10g，川芎10g，白芷12g，徐长卿8g，延胡索12g，牛蒡子12g，胆南星6g。服7剂头痛消失。后随症调整用药，间断服药2月巩固疗效。追访3年头痛未再发作。

【李瑞泉，邹萍．周超凡治疗原发性血管性头痛经验［J］．中医杂志，2003（12）：898-899】

周超凡教授应用补肾填髓法治疗老年性痴呆经验介绍

老年性痴呆是一种慢性、进行性智能衰退的器质性病变。临床表现以呆傻愚笨、高度的记忆障碍及显著的人格、个性改变为特征。该病病程进展缓慢，病情逐渐加重，一般经过 5 ～ 10 年死亡。周超凡教授在临床治疗本病时，以扶正祛邪为主要治则，以补肾填髓法为主要治法，取得较好疗效。现将其经验与个人心得体会介绍如下，供同道参考。

一、髓海空虚是老年性痴呆的基本病理

周师认为，智能是人体精、神、魂、魄、心、意、志、思、虑、智等一系列精神活动的综合过程，其物质基础是人体的"精气"。肾主骨、生髓，脑为髓之海。人始生，先成精，精成而脑髓生。可见，精气也是大脑活动必不可少的物质基础。肾之精气的盛衰直接关系到脑髓的充盈及大脑功能的正常与否。肾健则精气充足，脑髓充盈，大脑得其滋养而功能正常，人的聪明智慧能得到充分发挥；肾衰则精气化生不足，髓海空虚，大脑得不到正常的滋养，人的智力就会减退。李时珍在《本草纲目》辛夷条下明确指出："脑为元神之府。"王清任也认为："人之记性，不在心而在脑。""小儿无记忆者，脑髓未满；高年无记忆者，脑髓渐空。""灵机记忆皆在脑中，小儿善忘者，脑未满也；老人健忘者，脑渐空也。"肾在藏精的同时，也主技巧，肾之精气的盛衰与否也和人体的技巧的发挥有密切关系，这与青少年反应灵敏、行动矫健、记忆力强，老年人反应迟钝、行动缓慢、记忆力减弱的种种表现是一致的。可见，古人在强调五脏六腑在人体智能活动中重要作用的同时，尤其重视脑的作用。鉴于目前对老年性痴呆的认识，尽管分型多种多样，治疗方法各异，但对其基本病理的认识，则不外乎本虚标实，即髓海空虚是本，气滞血瘀、湿阻痰凝为标。

《实用中医内科学》将本病分为四型：①禀赋不足型；②脾虚痰阻型；③脾肾亏损型；④血瘀气滞型。《实用中医脑病学》将本病分为：①髓海不足型；②肝肾亏损型；③心肝火旺型；④痰浊阻窍型；⑤气滞血瘀型等。但细究本病，无论何型，一旦影响到智力，无不以髓海空虚为最终结局，即髓海空虚是本。因此，周师认为髓海空虚是老年性痴呆的基本病理是有理论根据和临床治疗学基础的。

二、补肾填精益髓是老年性痴呆的重要治则

周师认为，中医辨证分型对老年性痴呆的治疗及康复无疑具有重要意义。但是，由于本病病程长，加之多由其他疾病发展而来，这也给辨证论治增加了难度。有时患者除智能障碍、思维混乱、言语不清、叙述困难外，并没有其他特殊的临床表现，即便有，也常常被主要症状所掩盖，这给辨证分型治疗带来一定难度，使用药的准确度下降，有时甚至难以中的。有鉴于此，周师认为，临床上治疗本病，当先辨病，后辨证，使辨证与辨病相结合。只要抓住髓海空虚这个主要矛盾，即抓住了本病的一般规律，以补肾填精益髓法为主，针对疾病的本质，病证结合，灵活用药，随证治之，无论证型如

何变化，治疗时始终能达到标本兼顾，多取得较好疗效。现代医药学研究也表明，许多补肾填精益髓的方药具有改善记忆力低下症状、增强记忆力的作用，这也为补肾填髓法治疗老年性痴呆提供了依据。例如，传统名方至宝三鞭丸、清宫寿桃丸、三才封髓丹等能促进脑蛋白的合成，改善神经系统的功能，清除自由基，改善智能低下状况。许多补肾填精益髓的中药亦具有抗老延年、改善智能状况的作用。在此基础上，我们对三才封髓丹加减方进行了动物实验，结果表明，补肾填髓法对氯胺酮、东莨菪碱、酒精、过量谷氨酸钠等导致的记忆损害有明显的改善作用。

三、积极治疗原发病是提高老年性痴呆临床疗效的关键

以痴呆的发生来分类，可分为先天性痴呆和后天性痴呆两种。前者主要责之于幼年得病，禀赋不足；后者主要责之于脾肾不足，髓海空虚。但无论如何，大凡老年得之，皆影响脑的功能。本病无论先天后天，无论得病新久，均应该在应用补肾填髓法的同时，积极治疗原发病，以控制其发展。这对于改善智能状况、延长生存寿命、改善生存质量、提高临床疗效具有重要作用。此即《内经》中"必伏其所主而先其所因"之意。由于老年性痴呆多由其他疾病发展而来，其中以血管性痴呆为多见，而血管性痴呆又与脑卒中、脑动脉硬化、高血压、糖尿病、冠心病等关系密切。因此，在应用补肾填髓法治疗的同时，配合活血化瘀、扩张血管、降压、降糖、降脂治疗，可以提高临床疗效。如，积极治疗高血压、脑动脉硬化能有效地控制本病的发展；采用益气活血的中药可以溶解纤维蛋白，促进血栓再通，改善脑组织血液循环，阻止再栓塞；活血化瘀、通经活络、降血脂、降血糖等，能使血小板的凝聚性、血液黏稠度降低，使血管通畅，防止再栓塞，同时使大脑供血供氧情况得到改善，使脑功能得到加强，智能状况得到改善等。

四、补肾填精益髓法在治疗老年性痴呆中的应用

周师在临床科研工作中体会到，本病虽然病因多样，病情复杂，但总属本虚标实之证。本虚责之于肾虚、髓海空虚，标实则有气滞血瘀、气虚血瘀、脾虚湿盛、痰浊中阻、痰瘀互结、肝肾阴虚、脾肾两虚之不同。治疗时当以扶正补虚为本，祛邪泻实为标。临床上常以三才封髓丹为主，加减化裁，灵活使用，常可取得满意疗效。

基本药物组成：天冬、生地黄、人参、黄柏、砂仁、甘草、何首乌、枸杞子、淫羊藿、川芎、水蛭。

辨病加减法：多发性血管性痴呆，重用活血化瘀药，如川芎、丹参、桃仁、红花、水蛭；由高血压发展而来者，加用降压药，如天麻、钩藤、石决明、地龙；动脉硬化明显者，加泽泻、山楂、郁金、姜黄；伴有糖尿病者，加用金银花、黄芪、山药、山萸肉、葛根等。

辨证加减：脾虚痰阻者，加陈皮、半夏、茯苓、远志、菖蒲；肝肾亏损者，加当归、熟地黄、山萸肉、白芍；心肝火旺者，加黄连、黄芩、黄柏、栀子；气滞血瘀者，加丹参、赤芍、桃仁、红花、川芎、香附、枳壳；禀赋不足者，加鹿茸粉、黑芝麻。

国内外学者研究认为，黄芪、人参、柏子仁、芍药、灵芝、天麻、钩藤、连翘、银杏、厚朴等有治疗老年性痴呆的作用；中药成方中，当归芍药散、黄连解毒汤、钩藤散、抑肝散、加味归脾汤、加味温胆汤、小柴胡汤、柴胡加龙骨牡蛎汤、八味地黄丸、血府逐瘀汤等，都对老年性痴呆有较好的治疗效果。在临床上根据病情加减选择，与现代药理研究合参，灵活合理地使用，可能会有效地控制老年性痴呆的发展，促进智能的恢复。

本病病程长，且复杂多变，应该坚持治疗，坚持服药。多数患者由于不能坚持服药，往往事倍功半。由于本病大多出现性格改变，配合心理治疗、食疗，对本病的预后有重要作用。

五、典型病例介绍

展某，男，65岁。1994年9月7日初诊。

患者因工作问题而致情绪低落，逐渐出现双下肢无力，来中国中医研究院骨伤科研究所诊治。未发现骨科疾病而请周师会诊。患者记忆力下降，语言颠倒，话语重复，不辨冬夏，不识亲疏，计算能力极差，自私孤僻，表情淡漠，形体肥胖，多寐，鬓发苍白，大便不爽。舌质淡，苔白腻，脉沉细无力。周师疑其为老年性痴呆，嘱做头CT检查，结果提示：两侧大脑出现多发、散在的条片状低密度灶，考虑为皮层下动脉硬化性脑病。病情诊断符合1990年中国中医药学会制定的《老年呆病的诊断、辨证分型及疗效评定标准》，诊断为老年性痴呆，证属肾虚髓海不足、瘀血痰湿阻络。

治法：补肾填髓，活血化瘀，化痰通络。

处方：天冬12g，生地黄15g，人参6g，生何首乌12g，枸杞子12g，淫羊藿10g，川芎10g，桃仁10g，红花6g，菖蒲10g，远志6g，砂仁6g，甘草6g。

患者连服本方100余剂，临床主要症状明显改善，记忆力增强，识别能力提高，性格基本恢复正常，头发由白转黑。

【于智敏. 周超凡教授应用补肾填髓法治疗老年性痴呆经验介绍［J］. 中级医刊，1997（11）：55-57】

周超凡治疗糖尿病用药思路与方法

糖尿病是一组常见的代谢内分泌病。近20年来，受生活方式现代化、体力活动减少、营养过剩等因素的影响，我国糖尿病和糖耐量减退（IGT）的患病人数不断增加，总人数由700万人增至2000余万人，为广大的医务工作者提出了一个严峻的课题。周超凡研究员在30年的临床、科研工作中，对糖尿病进行了潜心研究。他纵览古今医籍，融汇中西理论，博采众家之长，探索糖尿病的病症特点和用药规律，总结出中医药治疗糖尿病的宝贵经验。兹将其用药经验简要归纳如下：

一、中药药性理论与现代中药药理研究相结合

糖尿病属中医学消渴范畴。周师以为从证的角度看，糖尿病的基本病机为阴津亏损，燥热偏盛，阴虚为本，燥热为标。阴愈虚则燥热愈甚，燥热甚则阴愈虚，两者往往互为因果。阴精亏损，阳气化生不足致气阴两虚。宜选择清热生津、益气养阴的方药，改善消渴所引起的烦渴多饮、善饥多食、多尿、消瘦、乏力等症状。同时，还应从西医病的角度考虑，糖尿病生理病理为绝对或相对胰岛素不足和胰高血糖素活性增高所引起的糖、蛋白质、脂肪、水及电解质代谢紊乱。临床表现为高血糖、高尿糖、葡萄糖耐量减低、胰岛素分泌释放试验异常。应选择能降低血糖，消除尿糖，提高糖耐量，纠正代谢紊乱，对病有治疗作用的中药。既重视中医的证，又重视西医的病，既考虑中药传统的药性，又考虑中药现代药理学科研成果，中西并重，取长补短，最大限度地发挥中药的作用。如对IGT患者，可根据其体型（肥胖型、不胖型）及临床表现，在控制饮食的前提下，利用辨证论治方法，选择中医对证且有轻微降糖作用或对血糖具有双向调节作用及提高糖耐量的中药，如生地黄、玄参、黄芪、人参、三七、白术、枸杞子、黄连、石膏、昆布等，以改善症状，纠正其易患糖尿病的体质因素，减少糖尿病的发生。但不必急于应用大量降糖中药降低血糖，以防矫枉过正。对2型糖尿病无症状期，可选择药性平和的降糖中药降低血糖，如黄芪、白术、山药、何首乌、金银花、黄连、儿茶等；2型糖尿病有症状期，宜清热生津、益气养阴并用，改善症状与降低血糖并重，常用清热生津中药，如金银花、地骨皮、葛根、玄参、生地黄、桑叶、黄连、黄柏、知母、石膏等。此外，也常用益气养阴的中药，如人参、黄芪、黄精、白术、山药、山萸肉、白芍、玉竹、女贞子、绞股蓝、甘草、枸杞子、何首乌等。上述中药同时具有降低血糖、治疗糖尿病的作用。

糖尿病患者由于糖代谢紊乱，使得全血比黏度、血浆比黏度、血细胞比容、红细胞电泳时间、红细胞变形能力，以及血胆固醇、甘油三酯均高于正常，血液呈凝、聚、浓、黏状态，其结果是导致毛细血管壁增厚，血流动力学及血液成分的改变，出现微循环障碍。临床表现为中医的血瘀证，在某种程度上验证了中医"久病入络""气虚血必瘀""阴虚血必滞"的观点。所以，周师在糖尿病的治疗中，非常重视降低血糖及活血化瘀中药的应用，如三七、丹参、赤芍、桃仁、红花、牡丹皮等。周师经常告诫年轻医师，有些中药虽然可以治疗气阴两虚的症状，但却能升高血糖，若从病证结合的角度考虑，还是以不用为好。例如，党参能补气，改善气短乏力症状，石斛能滋阴生津，改善阴虚口渴症

状，这些药物有升高血糖作用，血糖不降，症状虽然减轻，但对糖尿病而言仍然不能说是缓解。所以应选用人参，既补气改善气短乏力症状，又可以通过多种机制调节血糖，增加机体免疫功能；生地黄既滋阴生津，改善阴虚口渴症状，又降低血糖，起到治疗糖尿病的作用。此外，能够升高血糖的中药还有柴胡、秦艽、紫苏、槐花、槐米、龙葵、竹叶、鹿蹄草、生姜等。

二、治疗本病与防治并发症相结合

周师认为，防治糖尿病并发症，首先应标本兼顾，全面考虑，方可取得较高的临床疗效。中医认为，先病为本，后病为标。对糖尿病而言，糖代谢紊乱导致的高血糖、高尿糖是本，由此导致的各种并发症是标。因此，在治疗上要以纠正糖代谢紊乱、降血糖、增加机体免疫力为治本，改善并发症的相关症状为治标，这样标本兼顾，可以较好地防治并发症。另外，治疗糖尿病并发症应充分发挥中药的多效性，做到一药多用，一举两得，一举多得。如黄芪补气升阳，益卫固表，利水消肿，托疮生肌，具有明显的降糖作用，并可显著扩张外周血管及冠状动脉，抗心肌缺血、心律失常，保护心肌，抑制血小板凝集，降低尿蛋白，改善肾功能，抑制病原微生物生长。现代药理研究认为，黄芪多糖（APS）、黄芪皂苷甲（AS-1）对免疫系统具有增强及调节作用，用于糖尿病并发高血压、气虚血瘀型冠心病、糖尿病肾病、糖尿病皮肤感染。黄芪对糖尿病既治本又治标，可谓一药多用。泽泻利水渗湿泄热，降血糖，降血压，降血脂，糖尿病合并高血压（见水湿痰饮症状）、高血脂可选用。三七化瘀止血，活血定痛，有止血而不留瘀、化瘀而不伤正之特点，既双向调节糖代谢，增加机体免疫功能，又降低胆固醇，抗心肌缺血，抗心律失常，降血压，还有一定的抗菌消炎作用。三七可应用于糖尿病并发高血压、高胆固醇血症、冠心病、脑血管病、脚趾坏疽、皮肤感染。葛根生津止渴，清热，既可以降糖，又可以改善心脑血管血流量，降血压，可用于糖尿病合并高血压、心脑血管病，口渴多饮的患者。

周师非常注意药物间的配伍应用：如治疗糖尿病合并高血压阴虚燥热明显者，用黄柏配知母；气阴两虚严重者，用人参配玉竹；治疗糖尿病高血压气虚痰浊者，用黄芪伍泽泻；高血压兼项背强痛者，用黄芪伍葛根；高血压肝阳上亢者，用夏枯草伍菊花；高血压肝肾不足者，用女贞子配旱莲草、枸杞子、玄参、天麻；糖尿病合并高脂血症者，用何首乌配绞股蓝，或用泽泻、金银花、枸杞子、黄连、儿茶、地骨皮、昆布等；合并心血管病心脉瘀阻者，用丹参伍三七；气虚血瘀者，用人参配丹参；痰浊壅盛者，用黄芪伍薤白、瓜蒌、昆布；脑血管病气阴两虚、痰瘀阻络者，用补阳还五汤加三七、水蛭、全蝎、蜈蚣；阴虚火旺者，用知母、黄柏、地骨皮、玄参；阴虚风动、瘀血阻络者，用一贯煎加鳖甲、龟甲、牡蛎、丹参、怀牛膝、水蛭、僵蚕等；治疗糖尿病肾病用六味地黄汤加黄芪、枸杞子；氮质血症用大黄、三七；水肿用猪苓、杜仲、冬虫夏草、益母草；治疗糖尿病并发腹部疾患用杞菊地黄丸；热象明显用桑叶配菊花；牡丹皮配栀子活血散瘀，对糖尿病视网膜病变有较好的治疗作用；治疗糖尿病神经病变肢体麻木，用补阳还五汤加丹参、牛膝、鸡血藤、青风藤、威灵仙；治疗糖尿病脚趾坏疽，未溃者用四妙勇安加黄芪、生地黄、牡丹皮等，已溃者用仙方活命饮清热解毒，活血止痛，加丹参、赤芍；治疗劳咳，用百合固金汤加重当归、赤芍、白芍、生地黄、熟地黄用量；治疗糖尿病泻泄，用参苓白术散加儿茶等；对于糖尿病导致的虚脱，则用大剂量黄芪生脉饮；治疗糖尿病导致的皮肤瘙痒，用黄柏配地肤子、白鲜皮、蛇床子等。这里即重视了传统的中药药对在治疗糖尿病中的运用（如黄柏配知母、人参配黄芪、桑叶配菊花、枸杞子配菊花、女贞子配旱莲草、牡丹皮配栀子），又结合中药药理科研成果，自己拟订了一些新的药对（如丹参配三七、丹参配莪术、人参配丹参、人参配水蛭等），在临床上应用协同增效，相得益彰，极大地提高了药物的疗效。

三、药物治疗与饮食治疗、运动锻炼相结合

周师认为，在糖尿病治疗过程中，饮食治疗、运动锻炼与药物治疗具有同等重要的作用。适当节制饮食可减轻胰腺 β 细胞负担，对于年长、体胖、无症状或少症状的轻型糖尿病患者尤为适用。每日进食总量以及三大物质的比例，要根据个体情况准确计算并严格遵守。当肾功能尚好时，为了防止患者出现消瘦、体重减轻、神疲乏力等，饮食可注意适当提高蛋白质（牛奶、瘦肉、鱼肉等）的比例，降低碳水化合物、脂肪比例，这对改善糖耐量有较好的效果。而在降糖食品方面，苦瓜、南瓜、葫芦瓜、丝瓜、冬瓜、各种萝卜、洋葱、大蒜、山药、菠菜、芹菜、玉米须、黄鳝、蚌肉等，都具有较好的降糖效果。此外，甲鱼虽未证实有降糖作用，但对消渴病的阴虚燥热症状以及免疫功能低下，都有一定的改善作用。有些糖尿病的药膳，如菠菜根粥、枸杞粥、萝卜粥（含双链核糖核酸，有干扰素、诱导剂作用）、芡实煮老鸭、韭菜煮蛤蜊肉、海参粥等可以使食借药力，药借食味，协同作用，达到防病治病的目的。糖尿病患者还要重视体育活动，散步是最好的运动锻炼，"饭后百步走，活到九十九"是有科学根据的。出门不一定都坐车，在不急的情况下，安步当车，增加活动，增加葡萄糖的利用与消耗，对防治糖尿病、降低血糖有着重要意义，切不可轻视。糖尿病患者若条件允许还应注意勤洗澡，减少代谢产物对皮肤黏膜的刺激，清洁卫生，减少感染。糖尿病病因病机复杂，但是人类已经找到一些治疗的方法，糖尿病患者要保持乐观情绪，坚定战胜疾病的信心，相信自己一定能够控制糖尿病。

【李瑞泉．周超凡治疗糖尿病用药思路与方法［N］．中国医药报，2001-10-23（006）、2001-10-25（006）、2001-10-30（006）】

糖尿病治疗 5 思路

糖尿病和高血压、肥胖，都是伴随生活水平改善而出现的"富贵病"。我国最早的医书《黄帝内经》就记载了"消渴症"这一病名。中医治疗糖尿病，对糖尿病及其并发症改善有独特的疗效。中国中医科学院基础所研究员周超凡教授擅于将传统中医理论同现代药理相结合，经过多年研究与临床实践，总结出以下 5 个诊治糖尿病的用药思路。

思路一：辨证与辨病相结合

中医学认为，消渴病的基本病机是阴津亏损，燥热偏盛，而以阴虚为本，燥热为标。阴愈虚而燥热愈甚，燥热愈盛而阴愈虚，阴虚与燥热之间常互为因果。阴虚燥热常常波及肺、脾、肾三脏，因此中医治疗消渴病常以"三消"立论。处方用药重在解决阴虚燥热问题，未能充分利用现代医学的调整胰岛功能、纠正代谢紊乱、降低血糖、消除尿糖的思路。经过多年临床实践，周超凡体会到在治疗糖尿病时，以病为主，病证结合，取中西医之长，扬长避短，是可以提高治疗糖尿病的疗效的。周超凡认为糖尿病的诊断应主要靠西医诊断，若仅靠"三消"症状诊断，往往不能及时发现。

思路二：中药理论与药理、毒理相结合

周超凡认为，中药对改善糖尿病之多饮、多食、多尿等症状，效果很好，但降糖作用有时不理想，未能充分利用 70 多种对血糖有影响的中药。周超凡介绍，降糖的中药有人参、黄芪、白术、茯苓、黄精、山药、葛根、白芍、地黄、枸杞子等 30 多种；升糖的中药有柴胡、紫苏、生姜、龙胆草、秦艽、龙葵、瓜蒌、党参、杜仲、鹿蹄草等近 20 种。周超凡认为，临床用药时，在辨证论治的基础上，应充分发挥中药降糖作用的科研成果，尽量避免使用升高血糖的中药。糖尿病患者需要长期服药，对于有毒理报道的中药应当避免使用，以免加重肝肾的负担。

在治疗糖尿病主症时，应做到既要符合中医随症用药的原则，又要尽量选择有降糖作用的中药，不使用有升糖作用的中药。在周超凡多年的临床实践过程中，其选用的中药大多数是既对症又降糖的，少数是只对症不降糖。

思路三：治疗糖尿病与改善并发症相结合

糖尿病如果未得到及时治疗或未得到很好控制，就很容易出现各种并发症。心、脑、肾的并发症即冠心病、中风、糖尿病肾病等，往往是糖尿病患者致死的重要原因。周超凡认为，治疗糖尿病要把中医宏观的证候与西医微观的病理变化结合起来，标本兼顾。中医学认为，糖尿病阴虚为本，燥热为标。阴虚血少，燥热伤气，进而出现"阴虚血必滞""气虚血必瘀"。西医学认为糖尿病患者由于糖代谢紊乱，血液呈浓、黏、凝、聚状态，其结果是导致毛细血管壁增厚，血流动力学及血液成分改变，出现微循环障碍。这些都与中医所述血滞、血瘀的状态是十分相似的。糖尿病的各种并发症包括冠心

病、中风、肾病、视网膜病变、白内障、耳聋、周围神经炎，乃至糖尿病肾病、糖尿病足病，都直接或间接与中医的瘀血证有关。故中医常选用益气养阴、活血化瘀之法为主要治法。

思路四：饮食疗法与锻炼相结合

在糖尿病治疗过程中，饮食疗法、运动锻炼与药物治疗具有同等重要的意义与作用。目前许多糖尿病患者饮食不合理，存在着"四高三低"的特点，即高糖、高脂、高蛋白、高盐，低钙、低纤维素、低维生素，没有采用宝塔型的食物营养模式。适当节制饮食、少食多餐，既可控制餐后血糖过高，还能减轻胰岛细胞的负担。周超凡认为，每日进食总量及三大营养素所占比例要根据个人具体情况准确计算、严格遵守。当患者肾功能尚好时，为了保持其精力、体力、免疫力，防止消瘦，可适当提高蛋白质的比例，降低碳水化合物、脂肪的比例，可改善糖耐量和免疫功能。充分利用降糖蔬菜、水果，如苦瓜、葫芦瓜、冬瓜、萝卜、洋葱、山药、菠菜、黄鳝等。运动锻炼可降低血糖，"饭后百步走，活到九十九"是有道理的，要量力散步，或安步当车，增加活动，以增加葡萄糖的利用与转化，对降低血糖是有重要意义的。

思路五：传统药对的应用

周超凡在临床中善用传统药对，如烦渴多饮，石膏配知母；阴虚火旺，知母配黄柏；气阴两虚，人参配麦冬；湿热下注，黄柏配苍术等。

周超凡认为，在现有中药药理研究的基础上，医者应开拓用药新思路。例如黄芪，有补气升阳、益上固表、利水消肿、托毒生肌的功效，同时药理研究证明，黄芪有降糖作用，用于气虚的糖尿病患者是很合适的。糖尿病患者不仅血糖高，往往血脂也高，而黄芪又有降脂作用。部分患者，尤其是老年糖尿病患者，往往合并高血压，而黄芪亦有降压作用。黄芪还有改善冠脉供血、保护心肌的作用，改善肾功能、减少尿蛋白的作用，调节免疫功能、防止皮肤感染的作用等，这就是一药多用，能在糖尿病患者身上发挥综合作用。又如三七有化瘀止血、活血止痛的功效，药理研究发现三七对糖代谢有双向调节的作用，与人参相似，可用于治疗糖尿病，能降血脂、降血压、抗心肌缺血、抗心律失常，还可用于冠心病，并能改善机体免疫功能，对防止感染有一定意义。其他如葛根、泽泻等，在糖尿病患者身上都可发挥一药多用的优势。

【陈斐然. 糖尿病治疗 5 思路 [N]. 中国中医药报，2010-11-11 (005)】

周超凡以圆融思想辨治糖尿病

第二届全国名中医、中国中医科学院中医基础理论研究所主任医师周超凡熟谙经典、贯通中西，以"方与理合，药与法会，药、方、法、理浑然一体"的学术思想为根基，创新性地将辨药理论融入中医辨证施治体系中，构建了独具特色的医药圆融思想。现介绍周超凡以医药圆融思想辨治糖尿病的经验与心得。

一、圆融诸学，强调"衡"与"通"

以糖尿病为代表的慢性代谢紊乱性疾病如今呈多发趋势。慢性代谢紊乱不仅仅体现在血糖异常，还常见血脂异常、血压异常等。因此，关于糖尿病的诊断、治疗及康复涉及中医学、西医学、营养学、药理学、细胞学、心理及精神医学、行为医学、运动医学、自愈学说、体质学说、平衡学说等多学科、多领域，只有融会贯通才能更加全面地剖析病因，研究病机，总结行之有效的干预方案。圆融诸学，既可以理解为相互矛盾或对立的两个方面动态平衡的协调，也可以理解为整体与局部、主要矛盾与次要矛盾的协调平衡，还可以理解为关乎同一事物的多方位、多角度、多学科之间的学术和技术的整体融通。

糖尿病、高脂血症、高血压、痛风、脂肪肝、动脉硬化、心脑血管疾病等大多数慢性病是生活方式病，与人体内环境的动态失衡息息相关。衡，在此指相对的平衡和动态的平衡。《素问·至真要大论》中"谨察阴阳所在而调之，以平为期"，体现的就是相对的平衡和动态的平衡。调整阴阳、以平为期是中医的根本治则之一，贯穿于疾病治疗的始终，五脏六腑、四肢百骸、气血阴阳、形神关系都要保持相对、动态的平衡，才可称为健康状态。若阴阳失衡则脏腑失和，寒热失衡则邪气偏盛，气血失衡则经络不畅，情志失衡则脏腑受损，体质失衡则日久生疾，动静失衡则运化失调，营养失衡则代谢紊乱，菌群失衡则毒素沉积，免疫失衡则自愈退化，代谢失衡则必致慢病。瘀阻是慢性代谢紊乱性疾病常见的病理产物和阶段性病机，因此"通"法的运用显得尤其重要。清代高秉钧《医学真传·心腹痛》记载："夫通则不痛，理也。但通之之法，各有不同。调气以和血，调血以和气，通也；下逆者使之上升，中结者使之旁达，亦通也；虚者助之使通，寒者温之使通，无非通之之法也。"可见"通"之外延甚广，亦指没有障碍，引申为互相连接无阻断。中医十分重视一个"通"字，历代医家论"通"颇丰，如通阳、通窍、通经、通脉、通络、通腑、通调水道、通畅气机、通则不痛等。

总之，"衡"是为了机体代谢的通畅；"通"是为了机体动态的平衡。"衡"与"通"的圆融，就是为了机体更加协调和合，使气血充盈、脏腑调和、经络通畅、阴阳平衡，正气强盛，自然邪不可干。

二、以圆融思想辨治糖尿病五要点

周超凡认为，糖尿病的治疗既要参照中医辨证、重视患者体征，也要以现代生化检测为优势，关注血糖、尿糖和糖化血红蛋白等数值，在"三多一少"体征出现之前早发现、早诊断，防患未然。结合西方医学的生化检测之甘油三酯、肌酐、尿素氮、尿蛋白、尿酮体、C-肽值以及心电图、B超等的检测结果，可预知肝功能、肾功能、胰腺功能、心脑等的损害程度，及早预防并发症。这是宏观与微观、整体与局部的衡通圆融，在辨治糖尿病中主要体现在以下方面。

1. 持整体观，重视预防

干预糖尿病要从整体出发，结合患者的年龄、体质、并发症、体征等综合信息，急则治其标——改善血糖体征，缓则治其本——重视局部，着眼整体，身心并治。针对出现并发症的糖尿病患者，更要从整体出发，血糖要降，血脂、血压也要调。关注患者的疲劳程度、睡眠质量、饮食及二便情况、情志状况等，保持血糖平衡的同时，更重视幸福指数和生存质量。情志调节对糖尿病的干预很重要，保持心情舒畅、情绪平稳、心态良好是防治糖尿病的关键。针对中青年人中有代谢紊乱倾向的肥胖、脂肪肝、高血压、高血脂等人群，不要等到血糖数值出现异常再治疗，要提前干预，按糖尿病患者的标准纳入医疗管理。针对干预后血糖趋于正常的人群，亦不可掉以轻心、放纵生活方式，严防因疏于管控而重蹈覆辙，强调防治并重，治养结合。

2. 调整阴阳，以平为期

糖尿病的中医病机是阴津亏损、燥热偏盛，本虚而标实，阴虚为本，燥热为标，两者互为因果。阴虚燥热，可变证百出，因此在治疗中要把握好调整阴阳、以平为期的度，滋阴、清热并行，兼顾益气、温阳、涤痰、化瘀、通络、解毒，根据具体情况有所侧重。要以滋阴不生腻、不伤脾，清热不过寒、不碍胃为度。同时针对阴阳两虚之证型，阴虚或阳虚各有偏重，要合理临证求变。

3. 顺势干预，截断扭转

在糖尿病的治疗中，强化降糖（以化学药物为主）即对抗医疗，是西医的主流治法，虽然见效快，但是难有长久而稳定的疗效，并且会对机体产生一定的副作用。中医的综合顺势干预并没有强调"降糖"，而是辨证治疗、对症干预，也能收到良好的长远疗效。当然，对于血糖过高的患者，建议及时使用胰岛素，谨防出现酮症酸中毒现象；针对欲出现疮痈的患者，应及早应用清热解毒之品，以防出现感染、高热神昏；对于肾功能低下者，应及早护肾，以防进展为尿毒症。

4. 分清缓急，灵活化裁

临证治疗糖尿病应以辨病为主，抓住糖尿病阴虚为本、燥热为标的病因病机；辨证为要，分清不同时期、不同证型，清热、化浊、散郁、滋阴、益气、温阳、补血、通络各法宜分主次轻重；辨症为用，可为随机应变之法，临证见口渴、多汗、便秘、失眠、雀目、疮痈、脱疽等，可做首解之举，以急则治标、截断扭转，改善患者身心感受。针对病程短、年龄低、热盛期的患者，可以重在治标祛邪，以清热、化浊、散郁为主，佐以滋阴生津；针对病程长、年龄高、体虚期的患者，可以重在治本扶正，以滋阴、益气、温阳、补血、通络为主，佐以清热、化浊。针对伴有多汗、口渴、失眠、便秘、雀目、疮痈、脱疽等症的患者，可以急则治标、治症，待症状缓后再图治本。总的说来，辨治的过程是解决主要矛盾与次要矛盾的过程，也是协调机体内环境动态平衡的过程，既要辨病、辨证、辨症、辨方、辨药，也要随之变方、变药。临证选方遣药宜灵活变化、三因制宜，在针对主证型选定基础方的同时，加减化裁可因病遣药、因证遣药，也可因症而遣药。组方用药时，优先选择集平糖、控脂、稳压、抑酸等多效于一法之药。

5. 四位一体，综合干预

糖尿病是多方面复杂因素综合演变的结果，因此不能只从医学角度去研究干预。针对以糖尿病为代表的慢性代谢紊乱人群，施以日常营养平衡干预、靶向营养强化干预、中医中药顺势干预、健康管理全程指导的"四位一体"综合管理干预策略，从健康教育入手，改变糖尿病患者不良的行为方式，使其养成良好的生活习惯，学会自我干预，激发自愈潜能。

【李李. 周超凡以圆融思想辨治糖尿病［N］. 中国中医药报，2022-8-15：第4版. 】